D1687155

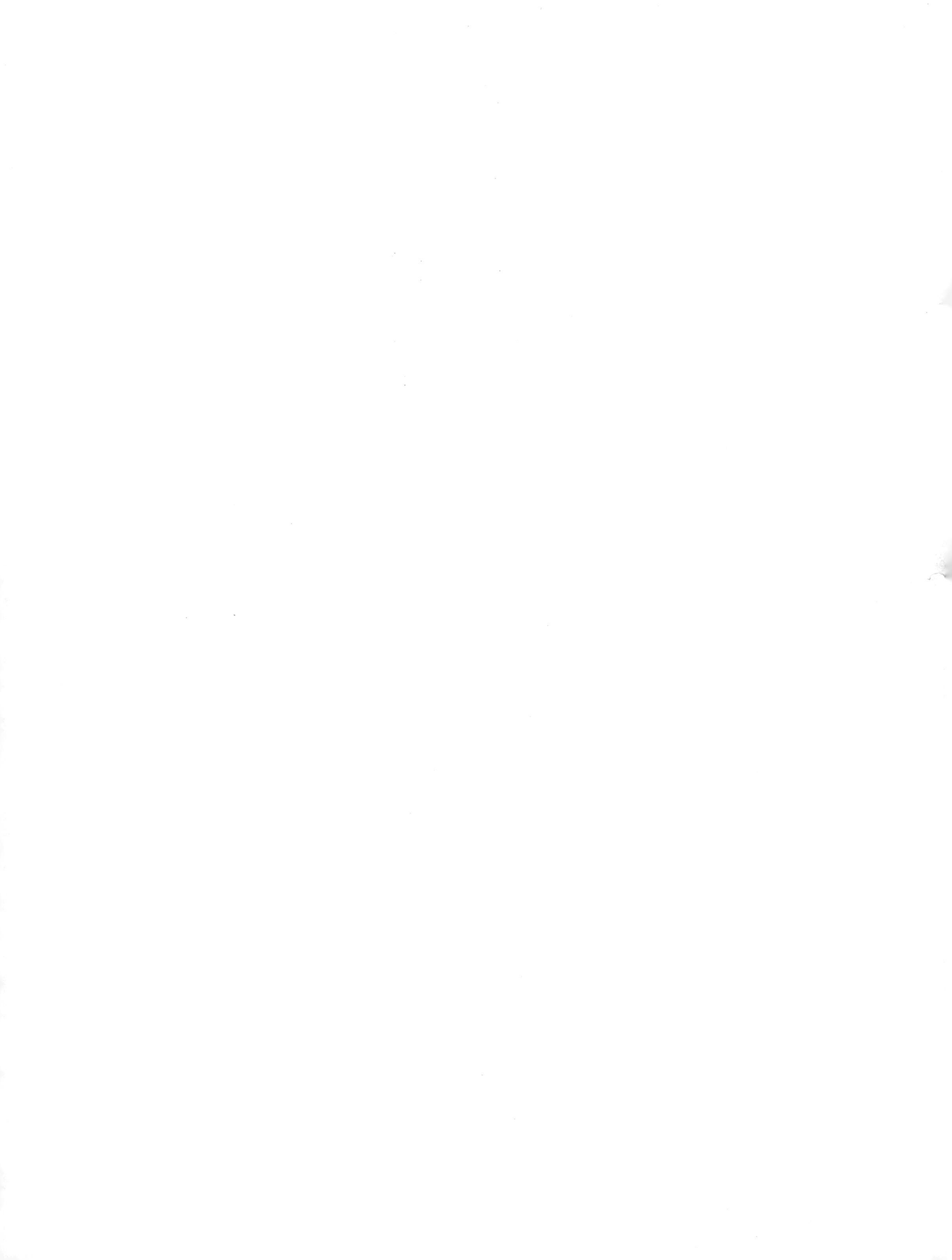

Levine/Klör/Oehler

**Gastroenterologische Differentialdiagnostik**
2. Auflage

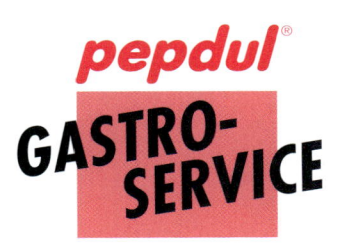

*pepdul*®
GASTRO-SERVICE

Mit freundlichen Empfehlungen

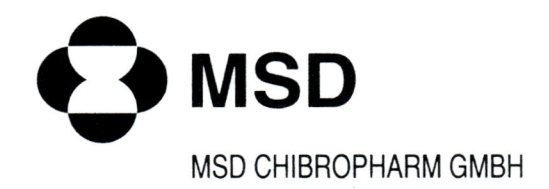

**MSD**

MSD CHIBROPHARM GMBH

# Gastroenterologische Differentialdiagnostik

Entscheidungsprozesse in Flußdiagrammen

Herausgeber:

## J. S. Levine, M. D.
Associate Professor of Medicine
Division of Gastroenterology,
University of Colorado School of Medicine
Denver, Colorado

Deutsche Bearbeitung:

## Prof. Dr. H.-U. Klör
Zentrum für Innere Medizin
der Universität Gießen

## Prof. Dr. G. Oehler
Reha-Klinik Föhrenkamp, Mölln

Mit einem Geleitwort von
Prof. Dr. Dr. h. c. M. Classen, München

2., überarbeitete und
erweiterte Auflage

Schattauer Stuttgart New York

Titel der Originalausgabe:
Decision Making in Gastroenterology · Second Edition.

© 1992 by Mosby-Year Book, Inc. A B. C. Decker imprint of Mosby-Year Book, Inc. St. Louis, Missouri 63146, USA.

Übersetzt von cand. med. Isabel Klör, 35440 Linden-Leihgestern

Die erste Auflage der deutschen Ausgabe wurde unter dem Titel »Gastroenterologische Entscheidungsprozesse« veröffentlicht.

**Die Deutsche Bibliothek – CIP Einheitsaufnahme**
**Gastroenterologische Differentialdiagnostik :**
Entscheidungsprozesse in Flussdiagrammen / hrsg. von J. S. Levine. Dt. Bearb. von H.-U. Klör ; G. Oehler. Mit einem Geleitw. von M. Classen. – 2. überarb. und erw. Aufl. – Stuttgart ; New York : Schattauer, 1995
   Einheitssacht.: Decision making in gastroenterology <dt.>
   1. Aufl. u.d.T.: Gastroenterologische Entscheidungsprozesse
   ISBN 3-7945-1643-5
NE: Levine, Joel S. [Hrsg.]; Klör, Hans-Ulrich [Bearb.]; EST

In diesem Buch sind die Stichwörter, die zugleich eingetragene Warenzeichen sind, als solche nicht besonders kenntlich gemacht. Es kann also aus der Bezeichnung der Ware mit dem für diese eingetragenen Warenzeichen nicht geschlossen werden, daß die Bezeichnung ein freier Warenname ist.
Hinsichtlich der in diesem Buch angegebenen Dosierungen von Medikamenten usw. wurde die größtmögliche Sorgfalt beachtet. Gleichwohl werden die Leser aufgefordert, die entsprechenden Prospekte der Hersteller zur Kontrolle heranzuziehen.
Das Werk ist urheberrechtlich geschützt. Alle Rechte, insbesondere das Recht des Nachdrucks, der Wiedergabe in jeder Form und der Übersetzung in andere Sprachen, behalten sich Urheber und Verlag vor. Kein Teil des Werkes darf in irgendeiner Form ohne schriftliche Genehmigung des Verlags reproduziert werden. Das gilt insbesondere für Vervielfältigungen, Übersetzungen, Mikroverfilmungen und die Einspeicherung, Nutzung und Verwertung in elektronischen Systemen.

© 1995 by F. K. Schattauer Verlagsgesellschaft mbH, Lenzhalde 3, D-70192 Stuttgart, Germany
Printed in Germany
Druck und Einband: Mayr Miesbach, Druckerei und Verlag GmbH, Am Windfeld 15, D-83714 Miesbach, Germany
Gedruckt auf chlor- und säurefrei gebleichtem Papier.

ISBN 3-7945-1643-5

# Geleitwort

Die vielfältige Symptomatik gastrointestinaler Erkrankungen setzt Erfahrung im Umgang mit den zahlreichen vorhandenen diagnostischen und therapeutischen Möglichkeiten voraus. Hinzu kommen Überlappungen von organischen und funktionellen Störungen, die auch vom Spezialisten nicht leicht abzugrenzen sind. Welches Verfahren wann anzuwenden ist, erschließt sich dem Lernenden erst nach Jahren der Praxis. Die Systematik ausführlicher Lehrbücher macht die Gewichtung verschiedener Erkrankungen in der Differentialdiagnose meist nur ungenügend deutlich. Jeder von uns mag sich an Situationen nach dem Studium erinnern, die ihn, obwohl eine Unzahl von Erkrankungen mit Pathophysiologie, Klinik und Therapie im Kopf, vor dem speziellen Fall eines schwierigen Krankheitsbildes ratlos erscheinen ließen. Was fehlte, waren einfache Unterscheidungen, das Erkennen der wesentlichen Symptome und das weitere praktisch-klinische Vorgehen anhand vorliegender Befunde. Die Strukturierung eines solchen schwierigen Falles durch die meist einfachen differentialdiagnostischen Regeln eines klinisch Erfahrenen führte zu dem einprägsamen Lerneffekt. Kann ein Buch eine solche didaktische Aufgabe übernehmen? Sicherlich wird niemand erwarten, er könne – auf dem Weg zum gläsernen Patienten – die ärztliche Erfahrung und Intuition ersetzen. An Lehrbüchern jedoch, die einen differentialdiagnostischen Ansatz mit dem Vorschlag eines praktischen klinischen Vorgehens zu verbinden suchen, herrscht im deutschen Spachraum Mangel.

In diesem Sinn ist das vorliegende Buch zu begrüßen: Sicher trägt es im klinischen Alltag dazu bei, die diagnostische Vielfältigkeit in dem Streben nach Absicherung durch die Konzentration auf das Wesentliche zu ersetzen. Die Einschätzung eines bestimmten Symptoms oder einer bestimmten Untersuchung: Entscheidungshilfen sind für den Berufsanfänger unumgänglich, aber auch für den klinisch Erfahrenen wertvoll.

Bei der zunehmenden Zahl von diagnostischen Möglichkeiten muß die Klärung eines Krankheitsbildes dem Patienten zumutbar bleiben. Er darf nicht mit einer Unzahl von belastenden und zeitraubenden Untersuchungen überschüttet werden, deren Sinn und Wert im speziellen Fall zweifelhaft sein kann. »Decision Making« soll nicht den umfangreichsten, sondern den kürzesten Weg zur Diagnose aufzeigen. Zunächst statistische Begriffe wie prädiktiver Wert, Sensitivität und Spezifität von diagnostischen Methoden müssen mit Inhalt versehen werden.

Es ist kein Zufall, daß dieses Buch aus dem amerikanischen Sprachraum kommt: Dort ist, aus Überzeugung und Notwendigkeit, eine rationale Vorgehensweise in der didaktischen Darstellung bereits weit verbreitet. Gegenüber der amerikanischen Ausgabe ist in dem (besseren) deutschen Buch vor allem eine wohltuende Straffung und eine stärkere Gewichtung der Endoskopie hervorzuheben.

Ich wünsche dem Buch viel Erfolg bei Ärzten und Studenten. An vielen Scheidewegen gastrointestinaler Diagnostik und Therapie wird es sicherlich wertvolle Hilfe leisten.

*M. Classen, München*

# Vorwort zur zweiten deutschen Auflage

Nach Erscheinen der 1. Auflage des Buches *Decision Making in Gastroenterology* im Jahre 1985 hat sich die Gastroenterologie intensiv weiterentwickelt. Dies veranlaßte das Autorenteam aus Denver/Colorado, eine Neubearbeitung mit einer Erweiterung des Stoffes um rund 30% vorzunehmen. Dabei konnten viele Diskussionen berücksichtigt werden, die über die vorgelegten Entscheidungswege geführt worden waren.

Gerne haben wir die deutsche Bearbeitung auch der 2. Auflage übernommen. Dabei haben wir uns im wesentlichen an den vorgegebenen Text gehalten, in einzelnen Fällen aber auch neuere Erkenntnisse einbezogen und insbesondere die deutschsprachigen Literaturangaben aktualisiert.

Wir glauben, daß nunmehr fast alle für die Praxis wichtigen Situationen in der Gastroenterologie dargestellt wurden. Da der Begriff **Differentialdiagnostik** im deutschen Sprachraum im Vergleich zu »Entscheidungsprozesse« traditionell besser bekannt ist, haben wir uns zu dieser Änderung des Titels entschlossen.

Bei unserer Arbeit hat uns als Übersetzerin Frau Isabel Klör engagiert zur Seite gestanden, wofür wir ihr herzlich danken.

Dank sagen möchten wir auch Frau G. Katscher für die Betreuung im Lektorat und nicht zuletzt den Geschäftsführern des Schattauer-Verlags, D. Bergemann und Dr. W. Bertram, für die verständnisvolle Unterstützung.

Gießen und Mölln,
im Januar 1995 *H.-U. Klör, G. Oehler*

# Vorwort zur ersten deutschen Auflage

Sowohl in der Klinik als auch in der Praxis sind gastroenterologische Symptome und Problemstellungen sehr häufig. Die vielfältigen Untersuchungsverfahren erlauben heute meist eine diagnostische Klärung, jedoch ist es erforderlich, die Untersuchungstechniken sinnvoll einzusetzen, um die Diagnose ohne Zeitverzögerung einzugrenzen und die Belastungen des Patienten möglichst gering zu halten. Dabei kann sicher ganz besonders in der Gastroenterologie die schematische Darstellung der erforderlichen Entscheidungsprozesse eine große Hilfe sein.

J. S. Levine hat mit einigen Mitautoren auf der Basis zahlreicher Seminardiskussionen für die in der Gastroenterologie auftretenden Fragestellungen schematische Entscheidungswege dargestellt. Das Konzept, aber auch die Details in der Gedankenführung haben uns derart beeindruckt, daß wir gerne eine Bearbeitung des Werkes für den deutschen Sprachraum übernommen haben. Von der Vorlage der Autoren sind wir nur an wenigen Stellen abgewichen, um dem in Deutschland bzw. Europa etablierten System der medizinischen Versorgung eher gerecht zu werden (dazu gehörten insbesondere finanzielle Argumente), die in der ursprünglichen Form auf deutsche Gegebenheiten nicht anzuwenden waren. Grundsätzlich sollte aber auch die vorliegende deutschsprachige Ausgabe eine kostenbewußte Diagnostik und Therapie fördern.

In den meisten Kapiteln haben wir deutschsprachige Literaturangaben mit aufgenommen. Einige bei uns schwer erreichbare Literaturstellen der amerikanischen Ausgabe wurden weggelassen.

Im Gegensatz zur amerikanischen Ausgabe haben wir den endoskopischen Methoden, meistens im Vergleich zur Röntgendiagnostik, einen größeren Stellenwert eingeräumt, weil die endoskopischen Ausrüstungen und Techniken an unseren Krankenhäusern mittlerweile eine breitere Basis besitzen. Die Endoskopie ist in der Regel die Methode der definitiven Diagnosestellung, weswegen den Patienten die Doppelbelastung einer radiologischen und einer endoskopischen Untersuchung erspart werden kann.

Es muß betont werden, daß die Entscheidungswege gewisse Prioritäten in der Diagnostik aufzeigen sollen. Unabhängig davon sind einzelne Untersuchungen zu Routinemaßnahmen (im Rahmen des sog. Aufnahmestatus) geworden. Hierzu zählt in vielen Kliniken die Oberbauchsonographie.

Wir sind J. S. Levine und dem Mosby Verlag dankbar für die freundliche Genehmigung zur Bearbeitung des Werkes. Ferner gilt unser Dank dem Schattauer Verlag und seinen Mitarbeitern für die stetige Unterstützung bei der Realisierung des vorliegenden Buches.

*H. U. Klör, G. Oehler*

# Vorwort zur amerikanischen Ausgabe

Mit viel Freude habe ich die Briefe und Kommentare von Klinikern aufgenommen, in deren Büchersammlung die *Gastroenterologischen Entscheidungsprozesse* einen festen Platz eingenommen haben und für die das Buch im klinischen Alltag und zum Unterricht hilfreich war. Mir ist inzwischen deutlich geworden, daß das Herausgeben einer zweiten Auflage in vielerlei Hinsicht schwieriger ist als die erste Ausarbeitung. Dies scheint im Falle der *Gastroenterologischen Entscheidungsprozesse* besonders ausgeprägt zu sein, da ja versucht wird, die klinischen Denkprozesse beim Angehen gastroenterologischer Fragestellungen zu Papier zu bringen. Die Fakten und Literaturangaben wurden in jedem Kapitel aktualisiert, einige neue Kapitel kamen hinzu. Die eigentliche Herausforderung bei dieser Auflage war jedoch mehr das Überarbeiten, das Überdenken jener klinischen Logik, derer wir uns vor sieben Jahren bedienten, und das Anpassen der Vorgehensweisen, die damals für richtig gehalten wurden, an die Vorstellungen der 90er Jahre. Obwohl dieser Prozeß weit mehr Zeit in Anspruch nahm als ursprünglich erwartet, sind wir mit den getroffenen, oft weitgreifenden Veränderungen in den Entscheidungsabläufen (und damit auch den Flußdiagrammen) zufrieden. Wie immer gehen wir davon aus, daß unsere Vorgehensweisen nicht immer mit den vor Ort anzutreffenden Praktiken übereinstimmen. Wir hoffen aber, daß das Buch zumindest dem Praktiker hilft, seine klinischen Entscheidungsprozesse mit den hier in Denver, Colorado, angewandten zu vergleichen. Denn nicht zuletzt die Fähigkeit, die eigenen klinischen Entscheidungen neu zu bewerten oder kritisch zu betrachten, ermöglicht es uns, auf Dauer den uns anvertrauten Patienten die bestmögliche Therapie zukommen zu lassen.

Ich möchte mich herzlich bei Frau Ramona Chase für ihre Sekretariatsarbeiten bedanken; mein Dank gilt meinen Koautoren für ihren Einsatz in Phasen, in denen Zeit zum kostbarsten Gut wurde, und meiner Familie (Frieda, Dan, Steve und Karyn) für die Unterstützung.

*Joel S. Levine, M. D.*

# Mitarbeiter

Gregory T. Everson, M.D.
  Associate Professor of Medicine

John S. Goff, M.D.
  Associate Professor of Medicine

R. Matthew Reveille, M.D.
  Assistant Professor of Medicine

  Division of Gastroenterology
  University of Colorado School of Medicine
  Denver, Colorado

H.-U. Klör, Prof. Dr. med.
  Zentrum für Innere Medizin der Universität Gießen
  Rodthol 6, D-35392 Gießen

G. Oehler, Prof. Dr. med.
  Ltd. Arzt der Reha-Klinik Föhrenkamp der BfA
  Birkenweg 24, D-23879 Mölln

# Inhaltsverzeichnis

**1　Ernährung**
　J. S. Goff

Beurteilung des Ernährungszustandes ................ 2
Adipositas ........................................ 4
Anorexie ......................................... 6
Bulimie .......................................... 8
Enterale Ernährung: Wahl der Diätform .............. 10
Enterale Ernährung: Komplikationen ................ 12
Der Zugang für die enterale Ernährung .............. 14
Parenterale Ernährung ............................. 16
Spurenelementmangel .............................. 18

**2　Klinischer Nutzen verschiedener Untersuchungsverfahren**
　J. S. Goff

Röntgenkontrastmitteluntersuchung des oberen Gastrointestinaltrakts vs. Ösophagogastroduodenoskopie ...... 22
Risiken der Endoskopie im oberen Gastrointestinaltrakt .. 24
Schleimhautsaugbiopsie ............................ 26
Angiographie ..................................... 28
Endoskopische retrograde Cholangiopankreatikographie vs. perkutane transhepatische Cholangiographie ........ 30
Perkutane Leberbiopsie (Leberblindbiopsie) vs. Laparoskopie ................................. 32
Starre vs. flexible Sigmoidoskopie ................... 34
Röntgenuntersuchung mit Bariumkontrastmittel vs. Koloskopie ................................... 36
Risiken der Endoskopie im unteren Gastrointestinaltrakt . 38
Endosonographie .................................. 40

**3　Infektionen des Gastrointestinaltrakts**
　J. S. Levine

Antibiotikaprophylaxe bei gastroenterologischen Eingriffen ........................................ 44
Antibiotikaprophylaxe bei Operationen am Magen-Darm-Trakt ............................................. 46
Intraabdomineller Abszeß ......................... 48
Gastrointestinale Erkrankungen bei Patienten mit Immunabwehrschwäche ............................ 50
Antibiotika bei bekannten gastrointestinalen Infektionen . 52

**4　Beurteilung gastrointestinaler Symptome**
　J. S. Levine

Streß und Gastrointestinaltrakt ..................... 56
Gastrointestinale Auswirkungen von intensivem Sport ... 58
Dysphagie ........................................ 60
Akute Ösophagusobstruktion ...................... 62
Odynophagie ..................................... 64
Odynophagie oder Dysphagie bei HIV-positiven Patienten 66
Thoraxschmerz ................................... 68
Sodbrennen ...................................... 70
Übelkeit und Erbrechen ........................... 72
Schwangerschaftserbrechen ........................ 74
Übelkeit und Erbrechen bei onkologischen Patienten ... 76
Hämatemesis oder Meläna ohne Lebererkrankung ..... 78
Hämatemesis oder Meläna bei Lebererkrankungen ..... 80
Akutes Abdomen: Operativ zu behandelnde Erkrankungen 82
Akute Abdominalschmerzen: Konservativ zu behandelnde Erkrankungen ........... 84
Abdominelle Beschwerden bei HIV-positiven Patienten .. 86
Chronische abdominelle Beschwerden ............... 88
Chronische idiopathische abdominelle Beschwerden .... 90
Singultus ......................................... 92
Meteorismus ..................................... 94
Nahrungsmittelbedingte Gastroenteritis ............. 96
Akute Diarrhö .................................... 98
Akute Diarrhö – Besonderheiten bei männlichen Homosexuellen .................................. 100
Diarrhö bei HIV-positiven Patienten ................ 102
Akute Reisediarrhö ............................... 104
Diarrhö bei Alkoholikern .......................... 106
Antibiotika-assoziierte Diarrhö .................... 108
Akute blutige Diarrhö ............................. 110
Chronische Diarrhö ............................... 112
Gewichtsverlust .................................. 114
Obstipation ...................................... 116
Stuhlinkontinenz ................................. 118
Geringgradige bis mäßige Hämatochezie ............ 120
Massive Hämatochezie ............................ 122
Rezidivierende gastrointestinale Blutungen unklarer Herkunft ........................................ 124
Aszites .......................................... 126
Pruritus ......................................... 128
Ikterus .......................................... 130
Postoperativer Ikterus ............................ 132
Ikterus während der Schwangerschaft .............. 134

**5　Bewertung objektiver Symptome bei gastrointestinalen Erkrankungen**
　J. S. Levine

Hyperamylasämie ................................ 138
Hypergastrinämie ................................ 140
Steatorrhö ....................................... 142
Chronische gastrointestinale Erkrankungen und Schwangerschaft ................................. 144
Chronische Lebererkrankungen und Schwangerschaft ... 146
Okkultes Blut im Stuhl (Eisenmangel) .............. 148
Geräusche über dem Abdomen .................... 150
Raumforderung im Abdomen ..................... 152
Hepatomegalie ................................... 154
Szintigraphie von Leber und Milz .................. 156
γ-Glutamyl-Transpeptidase ........................ 158
Erhöhung der alkalischen Phosphatase ............. 160
Erhöhung der Aspartat- und Alaninaminotransferasen ... 162
Hypalbuminämie ................................. 164

**6　Systemerkrankungen und Gastrointestinaltrakt**
　J. S. Goff, J. S. Levine

Diabetes mellitus ................................. 168
Systemische Sklerose (Sklerodermie) ............... 170
Vaskulitis ....................................... 172
Gastrointestinale Blutung: Hereditäre Ursachen ...... 174
Transplantat-gegen-Empfänger-Reaktion (Graft-versus-Host Disease) ...................... 176
Chemotherapie: gastrointestinale Komplikationen ..... 178

Neuromuskuläre Erkrankungen: gastrointestinale
Komplikationen .................................. 180
Nierenerkrankungen: gastrointestinale Komplikationen .. 182

## 7  Erkrankungen des Ösophagus
R. Matthew Reveille

Ring- und Membranbildungen im Ösophagus .......... 186
Krikopharyngeale Achalasie oder Zenker-Divertikel
(Krikopharyngeale Dysphagie) .................... 188
Ösophagusdivertikel ............................. 190
Refluxösophagitis ............................... 192
Gutartige Ösophagusstriktur ..................... 194
Barrett-Ösophagus ............................... 196
Gastroösophagealer Reflux und chronische
Lungenerkrankungen .............................. 198
Diffuser Ösophagospasmus ........................ 200
Achalasie ....................................... 202
Dysphagie bei unspezifischer Motilitätsstörung .. 204
Verätzung mit Säuren und Laugen ................. 206
Ösophagusperforation ............................ 208
Ösophaguskarzinom ............................... 210

## 8  Erkrankungen des Magens und des Zwölffingerdarms
R. Matthew Reveille

Hypertrophische Gastritis ....................... 214
Akute Streßgastritis ............................ 216
Helicobacter-pylori-Infektion ................... 218
Chronische Gastritis ............................ 220
Gastroparese .................................... 222
Magenkarzinom ................................... 224
Magenlymphom .................................... 226
Submuköse Magentumoren .......................... 228
Magenbezoare .................................... 230
Magengeschwür (Ulcus ventriculi) ................ 232
Dauertherapie mit nichtsteroidalen Antirheumatika ..... 234
Zwölffingerdarmgeschwür (Ulcus duodeni) ......... 236
Peptisches Geschwür mit Komplikationen .......... 238
Zollinger-Ellison-Syndrom ....................... 240
Wahl des Operationsverfahrens bei
Zwölffingerdarmgeschwüren ....................... 242
Diarrhö nach Gastrektomie ....................... 244
Dumping nach einer Magenoperation ............... 246
Gastritis nach Gastrektomie ..................... 248
Kontrolluntersuchung nach Magenoperationen ...... 250
Ulkusrezidiv nach einer Magenresektion .......... 252

## 9  Erkrankungen des Pankreas
J. S. Goff

Pancreas divisum ................................ 256
Akute Pankreatitis .............................. 258
Pankreaspseudozysten ............................ 260
Pankreasabszeß .................................. 262
Aszites oder Pleuraerguß bei Pankreaserkrankungen .... 264
Chronische Pankreatitis mit Schmerzen ........... 266
Exokrine Pankreasinsuffizienz ................... 268
Zystische Fibrose ............................... 270
Pankreaskarzinom ................................ 272

Inselzelltumoren ................................ 274
Pankreas-Haut-Fisteln ........................... 276

## 10  Erkrankungen des Dünndarms
J. S. Levine

Sprue (Zöliakie) ................................ 280
Laktoseintoleranz ............................... 282
Giardiasis ...................................... 284
Bakterielle Überwucherung ....................... 286
Kurzdarmsyndrom ................................. 288
Dünndarmtumoren ................................. 290
Karzinoid ....................................... 292
Lymphom ......................................... 294
Exsudative Enteropathie ......................... 296
Eosinophile Gastroenteritis ..................... 298
Sekretorische Diarrhö ........................... 300
Intestinale Obstruktion (Darmverschluß) ......... 302
Intestinale Pseudoobstruktion ................... 304
Folgen einer Resektion des terminalen Ileums .... 306
Morbus Crohn .................................... 308
Morbus Crohn mit Fistelbildungen ................ 310
Morbus Crohn mit Obstruktion .................... 312
Morbus Crohn mit Phlegmonenbildung .............. 314

## 11  Erkrankungen der Gallenblase und der Gallenwege
G. T. Everson

Cholelithiasis: Sonographie vs. i.v. Cholezystographie ... 318
Asymptomatische Cholezystolithiasis ............. 320
Symptomatische Cholelithiasis ................... 322
Akute Cholezystitis ............................. 324
Postcholezystektomie-Syndrom .................... 326
Zurückgelassene Choledochussteine ............... 328
Akute Cholangitis ............................... 330
Sklerosierende Cholangitis ...................... 332
Gallenblasen- und Gallengangskarzinom ........... 334
Gallengangsstriktur ............................. 336
Leberzysten ..................................... 338
Zysten der extrahepatischen Gallenwege .......... 340

## 12  Erkrankungen des Kolon
J. S. Levine

Therapierefraktäre chronische Obstipation ....... 344
Irritables Kolon ................................ 346
Kotstauung ...................................... 348
Laxanzienabusus ................................. 350
Proctitis ulcerosa: Diagnosestellung ............ 352
Proctitis ulcerosa: Therapie .................... 354
Colitis ulcerosa: Diagnose ...................... 356
Colitis ulcerosa: Therapie ...................... 358
Colitis ulcerosa: Megakolon ..................... 360
Colitis ulcerosa: Operative Behandlung .......... 362
Idiopathische Kolitis: Systemische Manifestationen .... 364
Colitis ulcerosa: Kolonkarzinom-Screening ....... 366
Colitis Crohn ................................... 368
Lymphozytäre (Kollagen-)Kolitis ................. 370
Amöbiasis ....................................... 372
Akute Strahlenschädigung des Magen-Darm-Trakts .. 374

| | |
|---|---|
| Enteritis und Kolitis als Spätfolgen von Bestrahlung | 376 |
| Divertikulose | 378 |
| Hereditäre Polyposissyndrome | 380 |
| Kolonpolypen | 382 |
| Screening kolorektaler Karzinome | 384 |
| Rektumkarzinom | 386 |
| Kolonkarzinom | 388 |
| Plattenepithelkarzinom des Anus | 390 |
| Akute Appendizitis | 392 |
| Akute Pseudoobstruktion des Kolons | 394 |
| Solitäres rektales Ulkus | 396 |
| Hämorrhoiden und Analfissuren | 398 |

## 13 Erkrankungen der Abdominalgefäße und des Peritoneums
J. S. Levine

| | |
|---|---|
| Intestinale Ischämie und Infarzierung | 402 |
| Chronische intestinale Ischämie | 404 |
| Neoplasmen des Peritoneums | 406 |
| Angiodysplasie | 408 |
| Aortointestinale Fistelbildungen | 410 |

## 14 Erkrankungen der Leber
G. T. Everson

| | |
|---|---|
| Operationsrisiko bei Patienten mit einer Lebererkrankung | 414 |
| Akute Virushepatitis | 416 |
| Virushepatitis während der Schwangerschaft | 418 |
| Chronische Hepatitis: Diagnosestellung | 420 |
| Chronische Hepatitis: Therapie | 422 |
| Hepatotoxische Arzneimittelreaktionen | 424 |
| Akute Leberinsuffizienz (akutes Leberversagen) | 426 |
| Granulomatöse Hepatitis | 428 |
| Lebererkrankungen infolge einer Kreislaufinsuffizienz | 430 |
| Fettleber (Steatosis hepatis) | 432 |
| Alkoholbedingte Lebererkrankung | 434 |
| Primäre biliäre Zirrhose | 436 |
| Aszites bei Lebererkrankungen | 438 |
| Hepatische Enzephalopathie | 440 |
| Koagulopathie bei Lebererkrankungen | 442 |
| Hepatorenales Syndrom | 444 |
| Spontane bakterielle Peritonitis | 446 |
| Ösophagusvarizenblutung | 448 |
| Hämochromatose | 450 |
| Morbus Wilson | 452 |
| $\alpha_1$-Antitrypsin-Mangel | 454 |
| Porphyrien | 456 |
| Kongenitale Hyperbilirubinämie | 458 |
| Lebervenenthrombose (Budd-Chiari-Syndrom) | 460 |
| Portalvenenthrombose | 462 |
| Leberabszeß | 464 |
| Gutartige Lebertumoren | 466 |
| Hepatozelluläres Karzinom | 468 |
| Lebertransplantation – Patientenauswahl | 470 |
| Lebertransplantation – postoperative Behandlung | 472 |
| Lebertransplantation – pathologisch veränderte Leberwerte nach der Transplantation | 474 |

**Sachverzeichnis** .................... 477

# 1 Ernährung

# Beurteilung des Ernährungszustandes

**A** Der Ernährungszustand des Patienten und seine Reaktion auf internistische Maßnahmen bzw. chirurgische Eingriffe sind in vielen Fällen eng korreliert. Deshalb sollte bei allen Patienten, die stationär aufgenommen werden, eine Beurteilung des Ernährungszustands erfolgen. Hierdurch läßt sich feststellen, ob der Patient einer speziellen Ernährung bedarf. Zu den Hinweisen auf ein potentielles Ernährungsdefizit gehören ein Gewichtsverlust von mehr als 5 kg, eine Lymphozytenzahl unter 1500 Zellen/µl, eine länger als 3 Wochen dauernde Erkrankung oder eine Serumalbuminkonzentration unter 3,5 g/dl. Wenn einer dieser Faktoren vorliegt, sollte eine nähere Beurteilung des Ernährungszustands erwogen werden. Die allgemeine Einschätzung des Patienten durch den Arzt besitzt möglicherweise sogar noch größere Bedeutung. Gewöhnlich besteht eine gute Korrelation zwischen der globalen Einschätzung des Nahrungsbedarfs durch den Arzt und den oben angeführten Parametern.

**B** In der nächsten Phase erfolgt die Beurteilung des Ernährungszustands aufgrund anthropometrischer Daten. Liegt das Verhältnis von Körpergewicht zu Körpergröße, die Hautfaltendicke über dem Trizeps oder der an der Mitte des Oberarms gemessene Muskelumfang unter 85% der Standardwerte, so sollte der Patient noch eingehender untersucht werden. Werte von mehr als 85% der Norm bedeuten im allgemeinen, daß die Ernährungsbilanz des Patienten ausreichend gut ist. Bei diesen Patienten genügt während der stationären Behandlung eine sorgfältige Überwachung und evtl. die Erfassung der Stickstoffbilanz (siehe D).

**C** Umfassendere Beurteilungen des Ernährungszustands beinhalten eine Ermittlung des Kreatinin/Größe-Index (Creatinine height index) (tatsächliche Kreatininkonzentration im 24-Stunden-Urin/optimale Kreatininkonzentration im 24-Stunden-Urin ↔100), Hauttests (*Candida*, *Trichophyton*, Streptokinase-Streptodornase, Mumps) sowie Bestimmung des Serumtransferrins. Unterschreitet das Kreatinin/Größe-Verhältnis 60%, besteht eine Anergie; liegt die Serumtransferrinkonzentration unter 150 mg/dl, so deutet dies darauf hin, daß der Patient unter einem schwerwiegenden Ernährungsmangel leidet.

**D** Patienten, bei denen sich gewisse Anhaltspunkte für einen mangelhaften Ernährungszustand ergeben, müssen während des Klinikaufenthalts eingehend überwacht werden. Um festzustellen, ob der Ernährungszustand des Patienten auf gleichem Niveau bleibt oder sich verschlechtert, kann die Stickstoffbilanz ermittelt werden. Unter der Stickstoffbilanz versteht man die Differenz zwischen der aufgenommenen Stickstoffmenge und dem ermittelten Stickstoffverlust, der sich aus dem im 24-Stunden-Urin ausgeschiedenen Harnstoff-N plus der nicht mit dem Urin eliminierten Stickstoffmenge berechnen läßt (gewöhnlich ein Wert von etwa 4 g/24 Stunden).

**E** Wenn eine ergänzende Nahrungszufuhr oder eine ausschließliche künstliche Ernährung erforderlich ist, so sollte der Energieverbrauch des Patienten ermittelt werden. Der Energiebedarf setzt sich zusammen aus einem Basiswert (zur Aufrechterhaltung der basalen Funktionen) und dem zusätzlichen Energieverbrauch, der bei körperlicher Aktivität, bei krankheitsbedingtem Streß, bei Traumen oder Fieber anfällt. Eine Temperatursteigerung um 1 °C erhöht den Energieverbrauch unter Ruhebedingungen um 13%. Ein gewöhnlicher Spaziergang erhöht den basalen Energiebedarf um etwa 20%. Während einer Erkrankung steigt der basale Energieverbrauch in Abhängigkeit vom Schweregrad des Leidens unterschiedlich hoch an (Herzinsuffizienz: bis zu 20%, schwere Infektion: bis zu 40%, Verbrennungen mit einer Ausdehnung von 50%: bis zu 100%). Der Basiswert kann nach der folgenden Harris-Benedict-Gleichung errechnet werden:

Für Männer:
Basiswert [kcal/Tag] = 66,5 + (13,8 × Gewicht[kg]) + (5 × Größe [cm]) - (6,8 × Alter [Jahren])

Für Frauen:
Basiswert [kcal/Tag] = 66,5 + (9,6 × Gewicht [kg]) + (1,8 × Größe [cm]) - (4,7 × Alter [Jahren])

Der Grundumsatz, ausgedrückt in kcal/m² Körperoberfläche/Stunde (GU), kann mit Hilfe folgender Formel geschätzt werden: 37 - [(Alter - 20)/10]. Der Grundumsatz beträgt ca. 90% des basalen Energieverbrauchs. Der Gesamtenergiebedarf entspricht dem basalen Energieverbrauch, multipliziert mit dem Aktivitätsfaktor (1,0–1,2) und dem Streßfaktor (1,0–1,6). Bei diesen Berechnungen sollte man beachten, daß sie nur eine grobe Abschätzung des tatsächlichen Energiebedarfs erlauben. So fand eine Studie z.B. heraus, daß der mit der Harris-Benedict-Gleichung errechnete Basiswert den tatsächlich vorliegenden um 10 bis 15% überschritt.

**F** Nach Berechnung der für den Patienten erforderlichen Kalorienzahl muß entschieden werden, ob die Kalorienzufuhr über den Magen-Darm-Trakt erfolgen kann oder ob der Patient eine parenterale Ernährung benötigt. Wenn der Gastrointestinaltrakt funktionell intakt ist, sollte der enteralen Ernährung der Vorzug gegeben werden, da Komplikationsrate und Kosten wesentlich niedriger liegen als bei parenteraler Ernährung. Um sicherzugehen, daß der Patient genügend Kalorien erhält, ist häufig der Einsatz von Ernährungssonden notwendig.

## Literatur

1. Anderson CF, Loosbrock LM, Moxness K Nutrient intake in critically ill patients: too many or too few calories? Mayo Clin Proc 1986; 61: 853.
2. Baker JP. Detsky AS, Wesson DE, Wolman SL, Stewart S, Whitewell J, Langer B, Jeejeebhoy KN. A comparison of clinical judgment and objective measurements. N Engl J Med 1982; 306: 969.
3. Daly JM, Heymsfield SY, Head CA, et al. Human energy requirements: overestimation by widely used predictory equation. Am J Clin Nutr 1985; 42:1170.
4. Foster JD, Knox LS, Dempsey ST, Mullen JL Caloric requirements in total parenteral nutrition. J Am College Nutr 1987; 6: 231.
5. Kuhn G, Leweling H, Staedt U, Barth H, Daeger HG, Holm E. Erfassung des Ernährungszustandes mit modernen Methoden. In: Beiträge zur Infusionstherapie. Basel: Karger, 1989; 25: 29.
6. Oehler G. Stoffwechsel und Energiebedarf des Schwerkranken. Med Klin 1981; 76: 649.

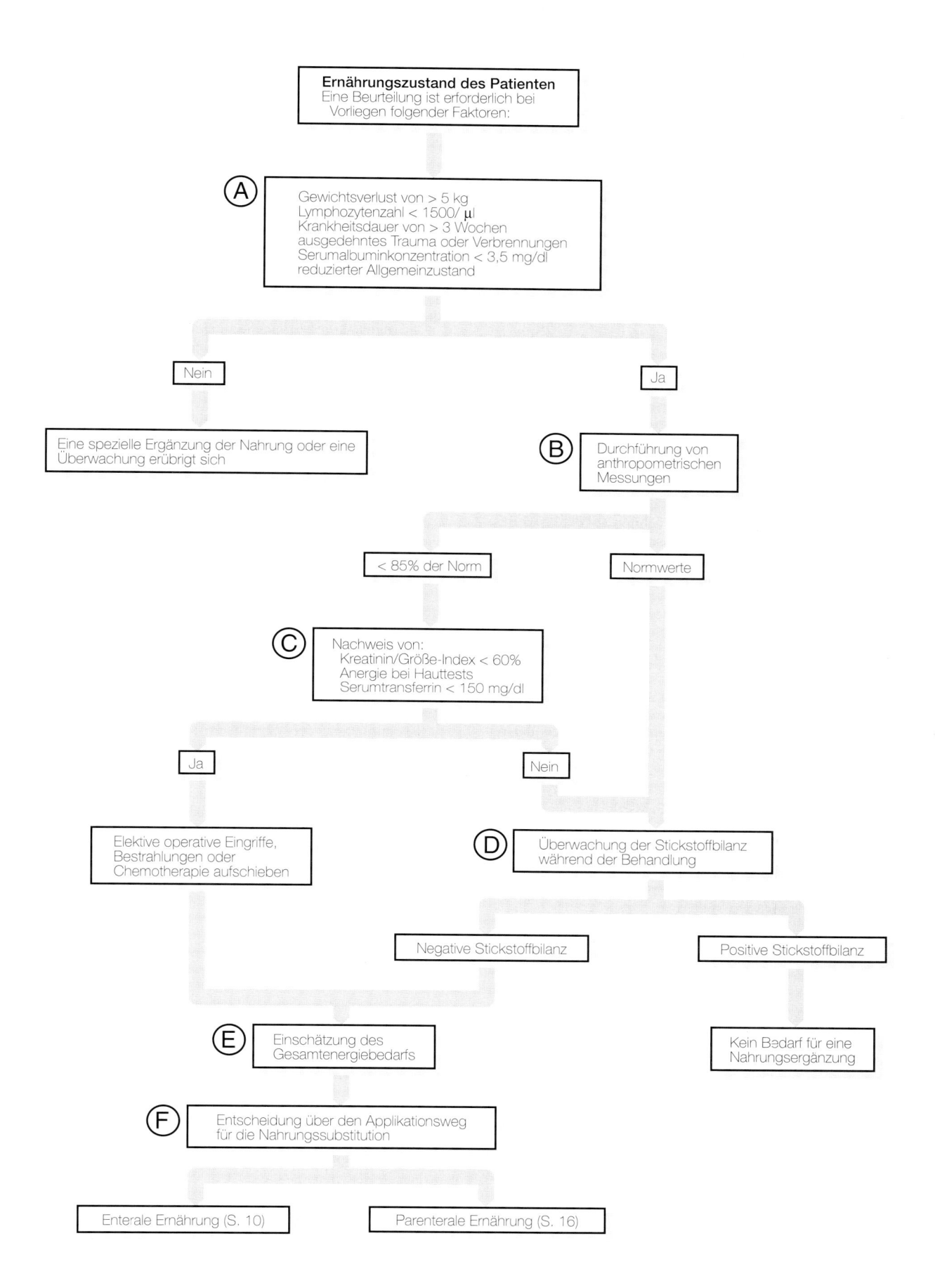

**Ernährungszustand des Patienten**
Eine Beurteilung ist erforderlich bei Vorliegen folgender Faktoren:

- (A) Gewichtsverlust von > 5 kg
  Lymphozytenzahl < 1500/μl
  Krankheitsdauer von > 3 Wochen
  ausgedehntes Trauma oder Verbrennungen
  Serumalbuminkonzentration < 3,5 mg/dl
  reduzierter Allgemeinzustand

**Nein:** Eine spezielle Ergänzung der Nahrung oder eine Überwachung erübrigt sich

**Ja:** (B) Durchführung von anthropometrischen Messungen

- < 85% der Norm → (C) Nachweis von:
  Kreatinin/Größe-Index < 60%
  Anergie bei Hauttests
  Serumtransferrin < 150 mg/dl
- Normwerte → (D) Überwachung der Stickstoffbilanz während der Behandlung

**(C) Ja:** Elektive operative Eingriffe, Bestrahlungen oder Chemotherapie aufschieben

**(C) Nein:** (D) Überwachung der Stickstoffbilanz während der Behandlung

- Negative Stickstoffbilanz → (E) Einschätzung des Gesamtenergiebedarfs
- Positive Stickstoffbilanz → Kein Bedarf für eine Nahrungsergänzung

(F) Entscheidung über den Applikationsweg für die Nahrungssubstitution

- Enterale Ernährung (S. 10)
- Parenterale Ernährung (S. 16)

# Adipositas

Fettleibigkeit ist für viele Patienten der westlichen Gesellschaft ein ernstes soziales Problem und fördert die Entwicklung z. B. von Hypertonie und Diabetes mellitus, so daß letztlich die Lebenserwartung verringert ist. Ein Patient ist adipös, wenn sein Körpergewicht mehr als 20% über dem Idealgewicht liegt. Adipöse Patienten sind bei operativen Eingriffen verstärkt gefährdet. Bei der Beurteilung adipöser Patienten sollte zunächst an die Möglichkeit einer endokrinen Störung gedacht werden, die reversibel sein kann.

(A) Es wurden verschiedene Reduktionsdiäten erprobt. Hauptziel ist die Beschränkung der Kalorienaufnahme auf 600 bis 800 kcal/Tag, um einen Abbau von Fettgewebe herbeizuführen, ohne daß dabei fettfreie Muskelmasse verlorengeht. Um die Effektivität sicherzustellen, sollte die Kalorienbeschränkung zusammen mit einer eingehenden psychischen Unterstützung und täglichen körperlichen Aktivitäten erfolgen. Totales Fasten führt zu einem Gewichtsverlust von 0,5 kg pro Tag, der in den ersten 1 bis 2 Wochen hauptsächlich auf einem Verlust von Natrium und Wasser beruht, so daß das Gewicht bei erneuter Nahrungsaufnahme rasch wieder ansteigt. Längeres Fasten oder Reduktionsdiäten führen zu metabolischer Azidose, Hypotonie, Anstieg des Serumkreatinins, Leberfunktionsstörungen, Hypokaliämie, Ketose, Hyperurikämie, Hypoglykämie, Vitaminmangel, Kotverhaltung im Kolon und zu Herzrhythmusstörungen.

(B) Versuche, durch Hormonbehandlung eine Gewichtsreduktion zu erzielen, waren nur bedingt erfolgreich. Die hochdosierte Gabe von Schilddrüsenhormonen führt zu einer Gewichtsreduktion, die in erster Linie durch eine Verringerung der Muskelmasse und nicht durch einen Abbau von Fettgewebe zustande kommt. Nach Absetzen dieser Medikation nehmen die Patienten in der Regel sehr rasch wieder an Gewicht zu. Zu den potentiellen Nebenwirkungen einer Therapie mit Schilddrüsenhormonen gehören Tachykardie, Angina pectoris, Hypertonie und ein Kalziumverlust mit dem Harn. *Phenylpropanolamin*, *Benzocain* und *Fenfluramin* wurde eine gewichtsreduzierende Wirkung zugeschrieben; dies konnte aber bisher kaum in Untersuchungen bestätigt werden.

(C) Adipositas ist eine chronische Krankheit; Maßnahmen, die auf einen kurzfristigen radikalen Gewichtsverlust abzielen, sind selten anhaltend erfolgreich. Nach einer erfolgreichen Diät liegt der Grundumsatz bei Frauen z.B. niedriger als vor der Diät, was zur Folge hat, daß vorher »normale« Kost nun zu einem erneuten Gewichtsanstieg führen kann. Diese Erfahrung kann für den Patienten und auch Betreuer frustrierend sein; auch deswegen ist eine längere Überwachungsphase nach Ende der Diät zu empfehlen.

(D) Bei den derzeit gebräuchlichsten Operationsverfahren zur Behandlung der Adipositas soll die Nahrungsaufnahme verringert werden, indem der Magen zum größten Teil durch Bypass ausgeschaltet wird, oder durch eine operative Magenverkleinerung (gastric partitioning) (s. Abb.) mit einer schmalen Öffnung, welche die Nahrungspassage in den übrigen Gastrointestinaltrakt limitiert. Der Gewichtsverlust bleibt allerdings minimal, wenn der Patient große Mengen hochkalorischer Flüssigkeit zu sich nimmt. Eine drastische Gewichtsabnahme kann Vitaminmangelerscheinungen zur Folge haben, weswegen allen so behandelten Patienten zusätzlich Vitamine zugeführt werden sollten. Die schwerste Komplikation der operativen Magenverkleinerung ist die fibrotische Verengung des Stoma zwischen Magenreservoir und übrigem Darmtrakt bis hin zur vollständigen Obstruktion. Eine weitere extreme Methode zur Gewichtsreduktion, das Verdrahten der Kiefer, hat sich nach Entfernen der Drähte nur in Ausnahmefällen erfolgreich gezeigt.

(E) Rasche Gewichtsabnahme bringt eine Neigung zu Gallenkonkrementen mit sich. Dem kann man entgegenwirken, indem man den Patienten für die Dauer der Gewichtsabnahme mit Ursodeoxycholsäure behandelt.

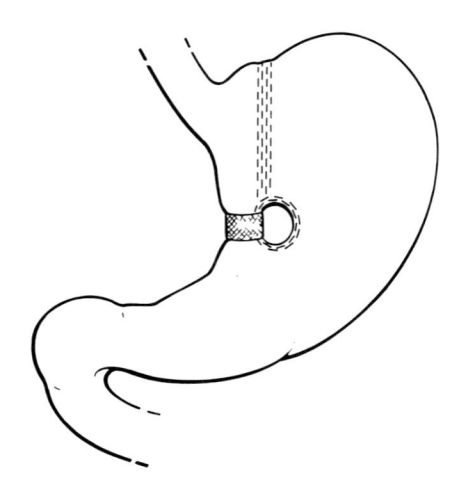

Gastroplastik mit vertikaler Abklammerung eines Magenreservoirs

## Literatur

1. Broomfield PH, Chopra R, Sheinbaum RC, et al. Effect of ursodeoxycholic acid and aspirin on the formation of lithogenic bile and gallstones during weight loss. N Engl J Med 1988; 319: 1567.
2. Caterson ID. Management strategies for weight control. Eating, exercise, and behavior. Drugs 1990; 39(suppl 3): 20.
3. Holmes MD, Zysow B, Delbanco TL. An analytic review of current therapies for obesity. J Fam Pract 1989; 28: 610.
4. Lerman RH, Cave DR. Medical and surgical management of obesity. Adv Intern Med 1989; 34: 127.
5. Pudel V. Zur Psychogenese und Therapie der Adipositas. Untersuchungen zum menschlichen Appetitverhalten. 2. Aufl. Berlin: Springer, 1982.
6. Weigle DS. Human obesity. Exploding the myths. West J Med 1990; 153: 421.

```
                              ┌─────────────┐
                              │  Adipositas │
                              └─────────────┘
                                     │
        ┌────────────────────────────────────────────────────┐
        │ Ausschluß innerer Erkrankungen als Ursache für Adipositas │
        │     Hypothyreose                                   │
        │     Morbus Cushing                                 │
        │     Hypophysentumoren                              │
        │     Weibl. Virilisationssyndrome                   │
        └────────────────────────────────────────────────────┘
                                     │
              ┌──────────────────────────────────────┐
              │ Aufstellen eines Programms zur Gewichtsreduktion │
              └──────────────────────────────────────┘
```

**(A)** Kalorienbeschränkung / Vermehrte körperliche Aktivität / Verhaltenstraining

**(B)** Hormonelle oder medikamentöse Therapie meist unwirksam oder nicht ratsam

- Anhaltender Gewichtsverlust
- **(C)** Ausbleiben einer Gewichtsreduktion oder Sistieren der Gewichtsabnahme
- Komplikationen

Fortsetzen der Fastenkur bei weiterer Motivation des Patienten und fortgesetzter Kontrolle

Überwachung auf Komplikationen der Fastenkur

Grad der Adipositas festlegen

- KG des Patienten >100% oder 50 kg über dem Idealgewicht oder Komplikation durch die Adipositas
- KG des Patienten < 100% über dem Idealgewicht und keine Komplikationen aufgrund der Adipositas

Krankhafte Adipositas

Weitere nichtoperative Therapieansätze zur Reduktion des Gewichts

Erneute psychiatrische Beurteilung & Abklärung von Stoffwechselstörungen

- Negative Untersuchungsbefunde
- Vorliegen einer speziellen psychischen oder metabolischen Erkrankung

**(D)** Magen-Bypass-Op.

Behandlung der Erkrankung

- Anhaltender Gewichtsverlust
- Unzureichender Gewichtsverlust
- Komplikationen

**(E)** Auf Komplikationen anhaltender massiver Gewichtsreduktion überwachen

Zusammenhang mit Eßgewohnheiten des Patienten wahrscheinlich

Chirurgische Revision

Beratung mit einem Ernährungsspezialisten

# Anorexie

(A) Patienten mit Eßstörungen kommen meist wegen einer Reihe von Beschwerden zum Gastroenterologen, darunter Aufstoßen, ein aufgeblähtes Abdomen, Verstopfung, Übelkeit, Erbrechen und Durchfälle. Patienten mit Anorexia nervosa beklagen nicht ihren Gewichtsverlust; für sie ist geradezu charakteristisch, daß der Blick für ihr eigenes Körperbild verzerrt ist und sie sich nicht als die abgemagerte und oft eingefallene Gestalt sehen, die dem Kliniker auffällt. Gewöhnlich werden sie von einem besorgten Familienmitglied zur Untersuchung gebracht, da eine organische Krankheit als Ursache für den Gewichtsverlust befürchtet wird. Ob bei Anorektikern die richtige Diagnose gestellt wird, hängt auch davon ab, ob der Arzt die Verhaltensmerkmale und Einstellungen bezüglich des eigenen Körperbildes und Essens, die der Anorexia eigen sind, aufspürt. Meist ist eine Labordiagnostik für den Ausschluß von endokrinologischen Störungen (Diabetes, Hypophysentumoren, Dysfunktion der Ovarien), Neoplasien und primären gastroenterologischen Erkrankungen (Zöliakie, andere Ursachen für Malabsorption) nötig.

(B) Anorexia nervosa wird als ein Gewichtsverlust von > 25% des idealen Körpergewichts definiert; charakteristisch hierfür sind deutlicher, selbst herbeigeführter Gewichtsverlust, psychologische Störungen und mehrere sekundäre physiologische Anomalien. Anorexie-Patienten sind vorwiegend wohlhabende junge Frauen; die Krankheit tritt jedoch auch bei Männern und bei Patienten über 40 Jahren auf. Die zunehmende Inzidenz von Anorexie hat man auf gesellschaftlichen Druck zurückgeführt, vor allem schlanke Frauen als begehrenswert anzusehen. Anorexie ist bei Ballettänzerinnen, Läuferinnen und Turnerinnen besonders häufig anzutreffen. Mit dem extremen Gewichtsverlust sind folgende Erscheinungen assoziiert: Amenorrhö, Hypothermie, lanugoartige Körperbehaarung, niedriger Blutdruck, verzögerte Magenentleerung, Ödeme der Peripherie und sekretorische Anomalien der Hypophysen-, Nebennieren- und Schilddrüsenhormone. Die Patienten beschäftigen sich oftmals vor allem mit Ernährung (Sammeln von Kochbüchern, Kochen für die Familie), aber sie sind begeistert von ihrer Fähigkeit, den eigenen Hunger zu bezwingen und selber nicht zu essen. Die Gewichtsabnahme wird entweder verleugnet oder umgekehrt geradezu genossen, und die Patienten sind nicht in der Lage, sich als das zu sehen, was sie sind: dünn. Bei vielen Patienten kommen hyperaktive Perioden mit anhaltendem körperlichen Training vor. Im Extremfall liegt zusätzlich noch selbst herbeigeführtes Erbrechen vor.

(C) Die Behandlung eines Anorektikers bedarf eines ganzheitlichen Ansatzes, der sowohl auf die ernährungsphysiologische als auch auf die psychologische Stabilisierung/Normalisierung des Patienten abzielt. Dies ist oft schwierig, da die Patienten wie auch die Familienmitglieder das Wesen der Krankheit und vor allem ihren Schweregrad nicht anerkennen und entsprechenden klinischen wie psychiatrischen Therapieversuchen ausweichen. Die erste Aufgabe des Arztes ist es, das Mortalitätsrisiko des Patienten festzustellen und eine ambulante Therapie gegenüber einer stationären abzuwägen. Zu den Indikationen für eine stationäre Aufnahme gehören: (1) Verlust von > 30% des Idealgewichts in einem Zeitraum von < 3 Monaten; (2) eine Pulsrate von < 40/min, Temperatur < 36 °C, RR von < 70 mmHg systolisch, [K+] < 2,5 mmol/l im Serum trotz oraler Supplementation und ein Harnstoff-Stickstoff von > 30 mg/dl; (3) erhebliches Depressions- oder Selbstmordrisiko; (4) Psychose; (5) familiäre Krise, die den Erfolg einer ambulanten Behandlung unwahrscheinlich macht; (6) extremes, selbstinduziertes Erbrechen, welches eine perorale, aufbauende Ernährungstherapie zum Scheitern bringen würde. Das Vorhandensein auch nur eines dieser Faktoren erhöht die Wahrscheinlichkeit des Versterbens unter der Therapie und macht eine stationäre Einweisung in eine kontrollierte Umgebung erforderlich.

(D) Psychotherapeutische Intervention und kalorischer Aufbau sind die Grundsteine der heutigen Therapie der Anorexia nervosa. Ein interdisziplinäres Vorgehen hat sich zunehmend als erfolgreich herausgestellt; früher führte der ganz offensichtliche Ernährungsmangel zu der Vorstellung, daß eine Wiederherstellung des normalen Körpergewichts einer Heilung entspräche. Infolgedessen kamen Behandlungsschemata zustande, die die Zwangsernährung per Magensonde beinhalteten. Es gibt keinerlei Anhaltspunkte dafür, daß eine Zwangsernährung den Krankenhausaufenthalt des Anorexie-Patienten verkürzt oder die langfristige Prognose in irgend einer Weise verbessert. Auch umgekehrt sind Ansätze, die sich nur auf die nötigen sozialen und zwischenmenschlichen Veränderungen beim Patienten konzentrieren, ohne auch das Wiedererlangen des Normalgewichts zu betonen, gescheitert.

(E) Der Nutzen von Pharmaka in der Therapie von Anorexie ist unklar. Am häufigsten wurden bisher trizyklische Antidepressiva verwendet, aber einige kleinere Studien haben auch *Zyproheptadin* (ein Serotonin- und Histamin-Antagonist), *Lithium* und *L-DOPA* eine Wirksamkeit bescheinigen können.

## Literatur

1. Brand-Jacobi J. Die Klassifikation von Anorexia nervosa und Bulimia nervosa als Syndrom gestörten Eßverhaltens. Akt Ernährungsmed 1984; 9: 20.
2. Drossman DA, Ontjes DA, Heizer WD. Anorexia nervosa. Gastroenterology 1979; 77: 1115.
3. Health and Public Policy Committee of the American College of Physicians. Eating disorder: anorexia nervosa and bulimia. Ann Intern Med 1986; 105: 790.
4. Herzog DB, Copeland PM. Eating disorders. N Engl J Med 1985; 313: 395.
5. Schwabe AD, Lippe BM, Chang RJ, et al. Anorexia nervosa. Ann Intern Med 1981; 94: 371.
6. Waldholtz BD, Andersen AE. Gastrointestinal symptoms in anorexia nervosa. A prospective study. Gastroenterology 1990; 98: 1415.

```
                    Verdachtsdiagnose
                    Störung des Eßverhaltens
                            │
         (A)   Festlegen der vorherrschenden Anomalie
                            │
        ┌───────────────────┴───────────────────┐
        ▼                                       ▼
Ausgeprägter Gewichtsverlust (>25% des      Exzessive Nahrungsaufnahme
ursprünglichen Körpergewichts)                      │
        │                                           ▼
        ▼                                   Verdacht auf Bulimie (S. 8)
Verdacht auf Anorexia nervosa
        │
        ▼
Ausschluß von Stoffwechsel- oder endokrinen
Störungen, Medikamenten, Neoplasie oder
Infektion als Ursache
        │
   ┌────┴─────────────────────────┐
   ▼                              ▼
Nachweis einer Erkrankung    Kein Befund, der Gewichtsverlust erklären würde
   │                              │
   ▼                              ▼
Behandlung              Weigerung des Patienten, ein normales Körpergewicht zu akzeptieren
                        Gestörte Haltung gegenüber dem eigenen Körper
                        Tiefe Ablehnung des Gedankens, "fett" zu werden
                              │
                   (B)   Anorexia nervosa
                              │
                   (C)   Ermitteln, inwiefern dieser Zustand für den
                        Patienten lebensbedrohlich ist
                              │
        ┌─────────────────────┴──────────────────────┐
        ▼                                            ▼
Schneller, gravierender Gewichtsverlust (>30%)    Gradueller Gewichtsverlust
Stoffwechselanomalien                             Stabiler Stoffwechsel
Selbsttätig herbeigeführtes Erbrechen             Kein induziertes Erbrechen
Schwerwiegende Depression, Psychose oder          Patient nicht selbstmordgefährdet
    familiäre Krise                               Soziales Umfeld des Patienten bietet
                                                      ausreichend Rückhalt
        │                                            │
        ▼                                            ▼
Hohes Mortalitätsrisiko                         Geringes Mortalitätsrisiko
        │                                            │
        ▼                                            ▼
Stationäre Aufnahme                             Ambulante Behandlung
        │                                            │
        └────────────────┬───────────────────────────┘
                         ▼
            (D)   Langsamer Kostaufbau
                  Psychotherapeutische Behandlung
                         │
        ┌────────────────┴────────────────┐
        ▼                                 ▼
schlechtes Ansprechen               gutes Ansprechen
        │                                 │
        ▼                                 ▼
(E) Psychotrope Pharmaka in Erwägung   Auf möglichen Rückfall achten
    ziehen
        │
        ▼
Beachten von Komplikationen:
 • Hypokaliämie
 • Herzrhythmusstörungen
 • Vitaminmangelerscheinungen
 • Nierensteine
 • Gastroparese
```

# Bulimie

(A) Während Anorexie-Patienten schon durch ihre abgemagerte Gestalt auffallen, sucht der Bulimie-Patient den Arzt meist mit einer Vielzahl unspezifischer Beschwerden auf, die er auch nicht bereitwillig in einen Zusammenhang mit seiner Eßstörung bringt. Zu den häufigsten Beschwerden gehören geschwollene Hände und Füße, ein aufgetriebenes Abdomen mit Völlegefühl, Schwäche, Übelkeit und aufgeschwemmte Wangen. Da diese Symptome unspezifisch sind, ist vor allem in der Hochrisikogruppe der Frauen im Alter zwischen 15 und 30 Jahren Wachsamkeit geboten. Die körperliche Untersuchung liefert normalerweise keinen Befund, aber verschiedene Auffälligkeiten können als Hinweis dienen: meist beidseitige und schmerzlose Schwellung der Parotiden, Ulzerationen oder Hornhaut auf dem Handrücken (durch das Einleiten des Erbrechens mit den Fingern) oder die Überweisung durch den Zahnarzt wegen Zahnschmelzerosion (typischerweise der lingualen und hinteren Okklusalflächen) aufgrund wiederholten Erbrechens gehören hierzu.

(B) Bulimie beginnt gewöhnlich in der späten Jugend nach einigen erfolglosen Versuchen, an Gewicht abzunehmen. Einige Bulimie-Patienten fangen nach moderaten Mahlzeiten an zu erbrechen und beginnen erst dann, in kürzester Zeit große Mengen meist kalorienreicher Nahrung aufzunehmen. Strenggenommen bedeutet Bulimie das zwanghafte, exzessive Essen («Heißhunger»); beim Großteil der behandelten Patienten folgen auf dieses Exzeß-Essen gewöhnlich Handlungen, die diese überschüssigen Kalorien wieder »vernichten« sollen. Hierzu gehört neben selbstinduziertem Erbrechen auch Laxanzien- oder Diuretikamißbrauch. Dieses typische Verhalten tritt meist periodisch auf und wird durch exogenen Streß gebahnt. Der Großteil der Bulimiker hat entweder Normalgewicht oder liegt nur geringfügig darüber; befragt man die Patienten direkt, geben sie meist auch zu, daß ihr (Eß-)Verhalten gestört ist. Obwohl oft geschätzt wird, daß eine Bulimie häufig vorkommt, sind nach neueren Stu-dien an amerikanischen Universitäten nur 1,3% der weiblichen und 0,3% der männlichen Bevölkerung gemäß den Definitionen des Diagnostic and Statistical Manual (DSM) als Bulimie-Leidende anzusehen. Bei diesen Patienten können anamnestisch oft auch andere zwanghafte Verhaltensweisen (Alkohol, Drogenkonsum) in Erfahrung gebracht werden.

(C) Die häufigsten klinischen Komplikationen der Bulimie werden durch die »selbstreinigenden« Maßnahmen der Patienten hervorgerufen. Das Einleiten des Erbrechens nach einer Exzeßmahlzeit (bei der die Aufnahme von mehr als 10.000-15.000 Kalorien nicht ungewöhnlich sind) kann zu Verletzungen an Magen und Ösophagus führen, in seltenen Fällen kommt es hierbei sogar zu Rupturen. Häufiger kommt es zu gastrointestinalen Blutungen auf dem Boden eines Mallory-Weiss-Risses. Deshalb sollten Risse des Ösophagus beim Nicht-Alkoholiker immer den Verdacht einer Bulimie wecken. Trotz ihrer erwiesenen Untauglichkeit zur Gewichtsabnahme werden auch Abführmittel und Diuretika mißbraucht; als Folge kann es zu Durchfällen, hypokälamischer (metabolischer) Alkalose und Dehydrierung kommen. Zu den Langzeitwirkungen von Abführmitteln gehören Darmstillstand, Verstopfung, Steatorrhö (Fettstühle) und Gastroenteropathie mit Proteinverlust. Tödliche Herzarrhythmien nach Gebrauch von *Ipecacuanha*-Saft als Brechmittel sind zwar möglich, treten aber häufiger bei Anorektikern auf. Menstruelle Unregelmäßigkeiten findet man bei 40% der Patientinnen mit Bulimie, aber eine Amenorrhö selber tritt nur bei 20% der Patientinnen ohne drastischen Gewichtsverlust auf.

(D) Die Behandlung der Bulimie muß Gruppen-, Familien- und Einzeltherapie einschließen. Die Individualtherapie hat zum Ziel, dem Patienten neben Wiedererlangen körperlicher Gesundheit und Symptomabbau auch ein erhöhtes Selbstwertgefühl zu vermitteln und ihm in seiner persönlichen und sozialen Entwicklung weiterzuhelfen. Kognitive Verhaltenstherapie wird eingesetzt, um mit dem Patienten wieder Kontrolle über pathologisches Eßverhalten zu erlangen, aber auch eine Veränderung der starren Denkschemata, die diese Krankheit zum Teufelskreis werden lassen, zu erarbeiten. Der Wert von Psychopharmaka ist umstritten, obwohl in mehreren Studien ein klinischer Nutzen aus der Anwendung trizyklischer Antidepressiva gezogen werden konnte.

## Literatur

1. Harris RT. Bulimarexia and related serious eating disorders with medical complications. Ann Intern Med 1983; 99: 800.
2. Herzog DB, Copeland PM. Eating disorders. N Engl J Med 1985; 313: 395.
3. Humphries LL, Adams LJ, Eckfeldt JH, et al. Hyperamylasemia in patients with eating disorders. Ann Intern Med 1987; 106: 50.
4. Killan JD, Taylor CB, Telch MJ, et al. Self-induced vomiting and laxative and diuretic use among teenagers. JAMA 1986; 255: 1447.
5. Mitchell JE, Seim HC, Colon E, Pomeroy C. Medical complications and medical management of bulimia. Ann Intern Med 1987; 107: 71.
6. Paul T, Pudel V. Bulimia nervosa: suchtartiges Eßverhalten als Folge von Diätabusus. Ernährungsumschau 1985; 32: 74.
7. Schotte DE, Stunkard AJ. Bulimia vs. bulimic behaviours on a college campus. JAMA 1987; 258: 1213.
8. Vanderlinden J, Norré J, Vandereycken W, Meermann R. Therapie der Bulimia nervosa. Stuttgart, New York: Schattauer 1992.

```
                    ┌─────────────────────────────────┐
                    │ Störung des Eßverhaltens        │
                    │ Verdachtsdiagnose               │
                    └─────────────────────────────────┘
                                    │
              (A) ┌─────────────────────────────────────┐
                  │ Festlegung der vorherrschenden Anomalie │
                  └─────────────────────────────────────┘
```

┌──────────────────────────────┐                    ┌──────────────────────────────┐
│ Exzessive Nahrungsaufnahme   │                    │ Ausgeprägter Gewichtsverlust │
└──────────────────────────────┘                    └──────────────────────────────┘

┌──────────────────────────────┐                    ┌──────────────────────────────┐
│ Abklärung von                │                    │ Verdacht auf Anorexia nervosa (S. 6) │
│ • Anfallsleiden              │                    └──────────────────────────────┘
│ • Erkrankungen des Hypothalamus │
│ • Schizophrenie              │
└──────────────────────────────┘

┌──────────────────────────────┐   ┌──────────────────────────────┐
│ Nachweis einer Erkrankung    │   │ Negativer Befund             │
└──────────────────────────────┘   └──────────────────────────────┘

┌──────────────┐
│ Behandlung   │
└──────────────┘

┌──────────────────────────────────────────────────────────────────┐
│ Mindestens drei der folgenden Befunde feststellbar:              │
│ • Bei der exzessiven Nahrungsaufnahme handelt es sich um kalorienreiche Kost │
│ • Nach dem Exzeß Schlafen, Erbrechen oder Schmerz im Abdomen     │
│ • Unauffälliges Eßverhalten anderen gegenüber in der Exzeßphase  │
│ • Gewichtsreduktion mehrfach versucht                            │
│ • Schwankungen des Körpergewichts um > 4,5 kg                    │
│ Patient ist sich seines abnormen Eßverhaltens bewußt             │
│ Depressive Stimmung nach exzessiver Nahrungsaufnahme             │
└──────────────────────────────────────────────────────────────────┘

(B) **Bulimie**

(C) ┌──────────────────────────────────────────────────────────┐
    │ Auf Komplikationen des herbeigeführten                   │
    │ Erbrechens nach Eß-Exzessen achten!                      │
    └──────────────────────────────────────────────────────────┘

┌──────────────────┐    ┌──────────────────┐    ┌──────────────────────────────┐
│ Laxanzienabusus  │    │ Diuretikaabusus  │    │ Selbsttätig herbeigeführtes Erbrechen │
└──────────────────┘    └──────────────────┘    └──────────────────────────────┘

┌──────────────────┐    ┌──────────────────┐    ┌──────────────────────┐
│ Hypokaliämie     │    │ Hypokaliämie     │    │ Hypokaliämie         │
│ Dehydratation    │    │ Diarrhö          │    │ Metabolische Alkalose │
│ Diarrhö          │    │ Dehydratation    │    │ Hyperamylasämie      │
│ "Abführmittelkolon" │ └──────────────────┘    │ Ösophagusruptur      │
└──────────────────┘                             │ Hämatemesis          │
                                                 │ Zahnanomalien        │
                                                 │ Ösophagitis          │
                                                 └──────────────────────┘

(D) ┌──────────────────────────────────┐
    │ Psychotherapeutische Behandlung  │
    └──────────────────────────────────┘

┌──────────────────────────────────────────┐
│ Auf mögliche medizinische Komplikationen achten │
└──────────────────────────────────────────┘

┌──────────────────────────────────────────────────────┐
│ Psychotrope Pharmaka zur Behandlung in Erwägung ziehen │
└──────────────────────────────────────────────────────┘

# Enterale Ernährung: Wahl der Diätform

(A) Wird bei einem Patienten eine partielle oder vollständige künstliche Ernährung notwendig, so sind zwei Entscheidungen zu treffen: Zunächst ist festzustellen, ob der Patient Nahrung aufnehmen kann, und ob er dies will. Unmotivierte Patienten und solche, die nicht in der Lage sind, zu essen, werden sicherlich nicht freiwillig mehr Nahrung zu sich nehmen, und man sollte keine Zeit damit verschwenden, sie zum Essen oder Trinken zu überreden. Hier muß, falls möglich, unverzüglich eine Sondenernährung erfolgen. Eine endoskopisch gelegte Gastrostomie (oder eine Jejunostomie mittels Vorschieben des Gastrostomie-Tubus bei Patienten mit verzögerter Magenentleerung oder schwerem Reflux) bietet hier eine gute Möglichkeit, einen Zugang zum Magen-Darm-Trakt zu schaffen. Als nächstes ist zu entscheiden, ob der Gastrointestinaltrakt funktionell intakt ist und die Nährstoffe resorbiert werden können. Bei schwerer Beeinträchtigung der gastrointestinalen Funktionen sollte parenteral ernährt werden. Eine enterale Diät ist bei intaktem Magen-Darm-Trakt angezeigt und kann dann auch vertragen werden.

(B) Bei Patienten mit weitgehend intaktem Gastrointestinaltrakt muß über die Wahl der enteralen Zusatzdiät entschieden werden. Einige Supplementdiäten enthalten Laktose, die man bei Patienten mit irgendeinem Hinweis auf eine Unverträglichkeit von Milchprodukten vermeiden bzw. die man absetzen sollte, wenn sich Diarrhö und Flatulenz einstellen und die Behandlung problematisch wird. Bei Patienten, die wegen einer Sepsis, eines Traumas oder wegen Verbrennungen einen hohen Kalorienbedarf haben, ist eine Ergänzungsdiät mit mehr als 1 kcal/ml indiziert, sofern der Patient die hohe Osmolarität dieser Produkte toleriert. Für Patienten mit einer Niereninsuffizienz sind Diäten mit einem hohen Gehalt an essentiellen Aminosäuren und einem geringen Natriumanteil besser verträglich. Bei Leberinsuffizienz mit Enzephalopathie ist eine hohe Kalorienzufuhr notwendig; die Zufuhr von Proteinen und Natrium muß bei diesen Patienten beschränkt werden. Es wurden mehrere unkontrollierte und einige kontrollierte Versuche durchgeführt, die darauf hindeuten, daß Diäten mit einem großen Anteil verzweigtkettiger Aminosäuren und einem geringen Gehalt an aromatischen Aminosäuren die hepatische Enzephalopathie nicht verschlechtern, sondern sogar eine Rückbildung bewirken können, obwohl sie oft relativ viel Stickstoff liefern.

(C) Patienten mit ausgeprägter Malabsorption oder Maldigestion aufgrund eines Kurzdarmsyndroms (Short-bowel-Syndrom), einer Erkrankung der Dünndarmschleimhaut, einer Pankreasinsuffizienz, enteroenterischer oder enterokutaner Fistelbildungen oder einer Kolitis benötigen in der Regel eine Nährstoffzufuhr auf enteralem Weg in Form einer Elementardiät oder einer isotonen Nährlösung. Elementardiäten, sog. chemisch definierte Diäten, sind gut resorbierbar, was zur Folge hat, daß nur geringe Restbestandteile in das Kolon gelangen. Da eine hypertone Zusatzernährung eine osmotische Diarrhö auslösen kann (vor allem bei Patienten mit einer Beeinträchtigung der resorbierenden Oberfläche), ist für diese Patienten eine isotone Supplementnahrung mit komplettem Nährstoffprofil oft besser verträglich und liefert darüber hinaus mehr Kalorien als verdünnte Standarddiäten. Mittelkettige Triglyzeride dienen in den Diäten als Fettlieferanten; da zu ihrer Resorption keine Mizellenbildung erforderlich ist, sind sie bei der Behandlung von Patienten mit einer Pankreasinsuffizienz besonders geeignet.

## Literatur

1. ASPEN Board of Directors. Guidelines for the use of enteral nutrition in the adult patient. J Parenter Nutr 1987; 11:435.
2. Heymsfield BSB, Erbland M, Casper K, et al. Enteral nutritional support: metabolic, cardiovascular and pulmonary interactions. Clin Chest Med 1986; 7:41.
3. Kleinberger G, Druml W, Gaßner A, Locks H, Pichler M. Parenterale Ernährung bei internistischen Intensivpatienten. Krankenhausarzt 1981; 54: 20.
4. Mitch WE, Walser M, Steinman TI, et al. The effect of a keto acid-amino acid supplement to a restricted diet on the progression of chronic renal failure. N Engl J Med 1984; 311: 623.

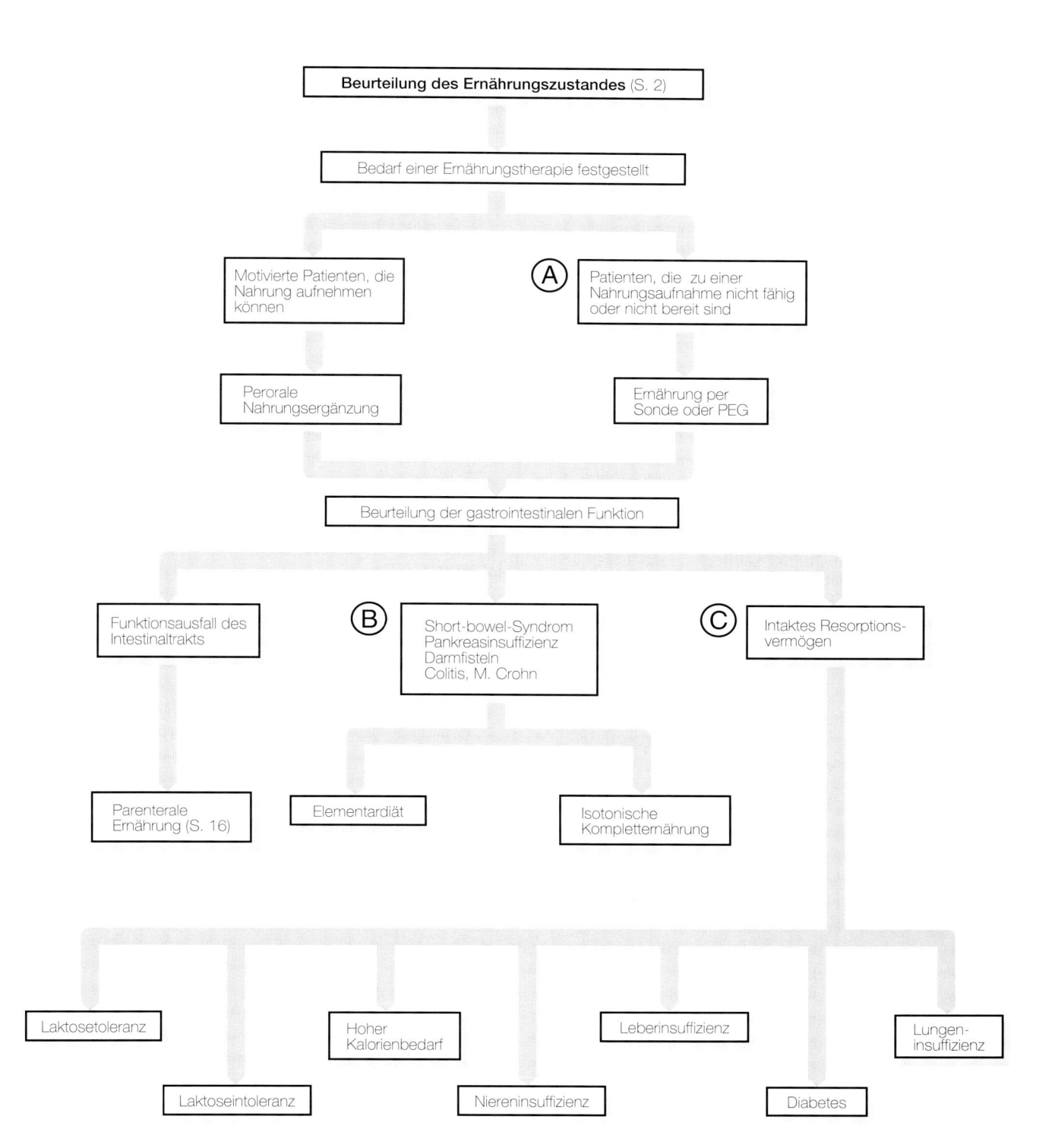

```
┌─────────────────────────────────────────┐
│  Beurteilung des Ernährungszustandes (S. 2)  │
└─────────────────────────────────────────┘
                    │
                    ▼
┌─────────────────────────────────────────┐
│  Bedarf einer Ernährungstherapie festgestellt  │
└─────────────────────────────────────────┘
```

- Motivierte Patienten, die Nahrung aufnehmen können
- (A) Patienten, die zu einer Nahrungsaufnahme nicht fähig oder nicht bereit sind

- Perorale Nahrungsergänzung
- Ernährung per Sonde oder PEG

**Beurteilung der gastrointestinalen Funktion**

- Funktionsausfall des Intestinaltrakts
- (B) Short-bowel-Syndrom, Pankreasinsuffizienz, Darmfisteln, Colitis, M. Crohn
- (C) Intaktes Resorptionsvermögen

- Parenterale Ernährung (S. 16)
- Elementardiät
- Isotonische Kompletternährung

- Laktosetoleranz
- Laktoseintoleranz
- Hoher Kalorienbedarf
- Niereninsuffizienz
- Leberinsuffizienz
- Diabetes
- Lungeninsuffizienz

# Enterale Ernährung: Komplikationen

(A) Beginnt man bei einem Patienten mit einer enteralen Sondenernährung, muß im Hinblick auf mögliche Komplikationen eine sorgfältige Überwachung erfolgen. Komplikationen lassen sich folgenden drei Kategorien zuordnen: mechanische, metabolische und gastrointestinale. Die entsprechenden Häufigkeitsraten liegen bei 2%, 3,5% bzw. 6%. Das wichtigste mechanische Problem ist die Aspiration, die durch eine schlechte Entleerung des Magens, gepaart mit einem gastroösophagealen Reflux, verursacht wird. Dies gestaltet sich noch problematischer bei Patienten, deren Bewußtseinslage beeinträchtigt ist oder bei denen eine Hemmung des Würgereflexes besteht. Diese Situation kann man entschärfen, indem sorgfältig auf eine aufrechte Körperhaltung nach der Nahrungsgabe (oder das Hochstellen des Kopfendes bei bettlägerigen Patienten) geachtet wird. Die Komplikation läßt sich vermeiden, indem man die Ernährungssonde im Dünndarm plaziert; nach neueren Studien soll jedoch auch diese tiefere Plazierung die Aspiration nicht ganz verhindern. Zu den relativ häufigen Komplikationen einer künstlichen enteralen Ernährung gehören Hyperglykämie, Hypernatriämie und Dehydratation, vor allem dann, wenn man bei Patienten, die nicht mitteilen können, daß sie durstig sind oder bei denen eine Bewußtseinsbeeinträchtigung nicht ohne weiteres zu erkennen ist, die Zusatznahrung sehr schnell durch die Ernährungssonde einlaufen läßt.

(B) Häufigste gastrointestinale Komplikation ist die Diarrhö, die in der Regel durch die osmotische Wirkung hypertoner Supplemente verursacht wird. Die Diarrhö läßt sich anfangs durch eine Verabreichung verdünnter Nahrung in den Griff bekommen; wird die Nahrung schließlich bei höherer Konzentration nicht vertragen, so kommen Antidiarrhoika, wie z. B. *Diphenoxylat* oder *Loperamid*, zum Einsatz, um die Darmtätigkeit unter Kontrolle zu bringen. Die enterale Ernährungstherapie kann zu Übelkeit und Erbrechen führen; diese Beschwerden treten jedoch gewöhnlich aufgrund einer Funktionsstörung des Magens (Gastroparese oder peptisches Ulkus) bzw. einer Pankreatitis auf oder sind die Folge eines Ileus, der durch eine metabolische Störung oder durch eine entzündliche Erkrankung verursacht wurde. Falls sich für diese Beschwerden keine Abhilfe schaffen läßt, muß der Patient entweder über eine Dünndarmsonde ernährt werden oder man leitet eine vollständige parenterale Ernährung (TPE) ein.

## Literatur

1. Cataldi-Betcher EL, Seltzer MH, Slocum BA, Jones KW. Complications occurring during enteral nutrition: a prospective study. J Parenter Enter Nutr 1983; 7: 546.
2. Edes TE, Walk BE, Austin JL. Diarrhea in tube-fed patients: feeding formula not necessarily the cause. Am J Med 1990; 88: 91.
3. Pesola GE, Hogg JE, Yonnios T, et al. Isotonic nasogastric tube feedings: how do they cause diarrhea? Crit Care Med 1989; 17: 1151.
4. Scheppach E, Burghardt W, Martram P, Karper H. Addition of dietary fiber to liquid formula diets: the pros and cons. J Parenter Enter Nutr 1990; 14: 204.

```
Beurteilung des Ernährungszustandes (S. 2)
                    │
        Bedarf einer Ernährungstherapie festgestellt
                    │
        Auswahl der passenden enteralen Diät
                    │
    Auf mögliche Komplikationen der enteralen Ernährung achten
                    │
    ┌───────────────┼───────────────┐
   (A)                              (B)
Mechanisch      Metabolisch      Gastrointestinal
```

**Mechanisch:**
- Gestörte Magenentleerung
- Aspirieren der Kost
- Oberkörper des Patienten nach Nahrungszufuhr 2–3 Stunden aufrecht halten
  - Keine weiteren Probleme durch Aspiration
  - Weiterhin Aspiration der Sondenkost
    - **Einführen einer Dünndarm-Ernährungssonde**

**Metabolisch:**
- Hyperglykämie
- Störungen des Wasser- und Elektrolythaushalts
  - Regulierung der Dosierung und Wasserzufuhr

**Gastrointestinal:**
- Übelkeit / Erbrechen
  - Gastroparese (S. 222)
  - Peptisches Ulkus (S. 232)
  - Pancreatitis (S. 184)
- Verstopfung
  - Probeweiser Einsatz von ballaststoffhaltiger Sondenkost
- Diarrhö
  - Verringerung der Osmolalität / Zusätzliche Gabe von Antidiarrhoika
  - Ist das Resorptionsvermögen intakt? (S. 142)
  - Infektionen als mögliche Ursache der Diarrhö ausschließen

# Der Zugang für die enterale Ernährung

(A) Aus psychischen oder physischen Gründen kann eine normale Nahrungsaufnahme, permanent oder kurzfristig, trotz intakter Funktion desr Gastrointestinaltrakt eines Patienten nicht möglich sein. Entsprechend sollte man das Ausmaß eines Eingriffs der Situation anpassen. Welche Methode zur Schaffung eines Zugangs verwendet wird, hängt von den anatomischen Gegebenheiten beim Patienten ab: Verhindert z.B. ein Tumor oder eine Stenose oberhalb des Magens ein Passieren der Nahrung, dann ist eine chirurgische oder radiologische Methode einer endoskopischen vorzuziehen. Vorausgegangene Operationen am Magen-Darm-Trakt können das Risiko bei der endoskopischen Durchführung einer Gastro- oder Jejunostomie erhöhen.

(B) Kleinlumige Magensonden, die man mit Einwirkung der Peristaltik auf das beschwerte Ende von der Nasenhöhle bis in den Magen (oder oberen Dünndarm) vorschiebt, eignen sich gut für eine kurz- und mittelfristige enterale Ernährung. Sie sind klein und sehr flexibel; deshalb führt man sie oft mit Hilfe eines Führungsdrahtes ein. Da sie sich in jedem Abschnitt zwischen Oropharynx und Magen zusammenzurollen drohen, sollte man vor Beginn der Sondenernährung per Röntgenaufnahme die Lage der Sonde kontrollieren. Obwohl empfindliche Patienten diese Sonden als nur begrenzt tolerabel empfinden, werden sie eingesetzt, wenn die Ernährungsdauer nur kurz ist, so z.B. während einer Strahlentherapie oder Rekonvaleszenz nach einem Schlaganfall. Auch die Tendenz dieser Sonden, wieder herauszurutschen, macht sie für eine Langzeitanwendung ungeeignet.

(C) Einen dauerhaften Zugang zum Magen-Darm-Trakt bietet die Gastrostomie. Bisher wurden Gastrostomien chirurgisch und unter Vollnarkose durchgeführt; die endoskopische Vorgehensweise ist jedoch zugleich risikoärmer und weniger aufwendig. Es gibt zahlreiche Kits für die perkutane endoskopische Gastrostomie (PEG) auf dem Markt mit eher unwesentlichen Vor- als auch Nachteilen. Ist einmal eine PEG (oder chirurgische Gastrostomie) durchgeführt worden, kann sie etwa 2 Wochen später (wenn der Durchgang durch Heilung »gereift« ist) durch eine den ambulanten Patienten weniger störende Einrichtung (Knopf) ersetzt werden. Das Plazieren von perkutanen Gastrostomien ist auch interventionellen Radiologen gelungen; zur Zeit sind aber noch nicht genug Erfahrungen mit dieser neuen Technik gesammelt worden. Zudem sind die verwendeten Tubi oft sehr kleinlumig, was ihre Einsatzmöglichkeiten einschränkt. Undichtigkeiten oder Infektionen treten bei ca. 5 bis 10% der Patienten mit Gastrostomien auf.

(D) Patienten mit neurologischen Ausfällen tendieren zur Aspiration. Kommt noch gastroösophagealer Reflux hinzu, so ist das Risiko, größere Volumina an Mageninhalt zu aspirieren, beträchtlich. Reflux und Würgen können bei manchen Patienten vermindert werden, wenn man entweder nur dann schubweise Sondenkost gibt, wenn auch eine aufrechte Körperhaltung für einige Stunden danach gewährleistet ist, oder einfach kontinuierlich geringe Volumina zuführt. Leider verläuft die Magenentleerung bei vielen dieser Patienten nur langsam. Es kann daher erforderlich sein, die Nahrung direkt ins Jejunum zu leiten, um ein Aspirieren zu verhindern. Enterale Ernährung direkt ins Jejunum wird am besten toleriert, wenn sie kontinuierlich einläuft und dabei isotonisch ist. Es hat neuerdings Berichte gegeben, nach denen Patienten mit einer PEG, die zu einer perkutanen endoskopischen Jejunostomie (PEJ) umgewandelt wurde, nicht weniger zur Aspiration neigten, weil ein Reflux der Nahrung aus dem proximalen Dünndarm in den Magen hinein stattfand.

## Literatur

1. DiSario JA, Foutch PG, Sanowski RA. Poor results with percutaneous endoscopic jejunostomy. Gastrointest Endosc 1990; 36: 257.
2. Kirby DF, Craig RM, Tsang TK, Plotnick BH. Percutaneous endoscopic gastrostomies: a prospective evaluation and review of the literature. J Parenter Enter Nutr 1986; 10: 155.
3. Ponsky JL, Ganderer MWL. Percutaneous endoscopic gastrostomy: a nonoperative technique for feeding gastrostomy. Gastrointest Endosc 1981; 27: 9.
4. Russell TR, Brotman M, Norris F. Percutaneous gastrostomy. A new simplified and cost-effective technique. Am J Surg 1984; 148: 132.
5. Stiegmann GV, Goff JS, Silas D et al. Endoscopic versus operative gastrostomy; final results of a prospective randomized trial. Gastrointest Endosc 1990; 36: 1.

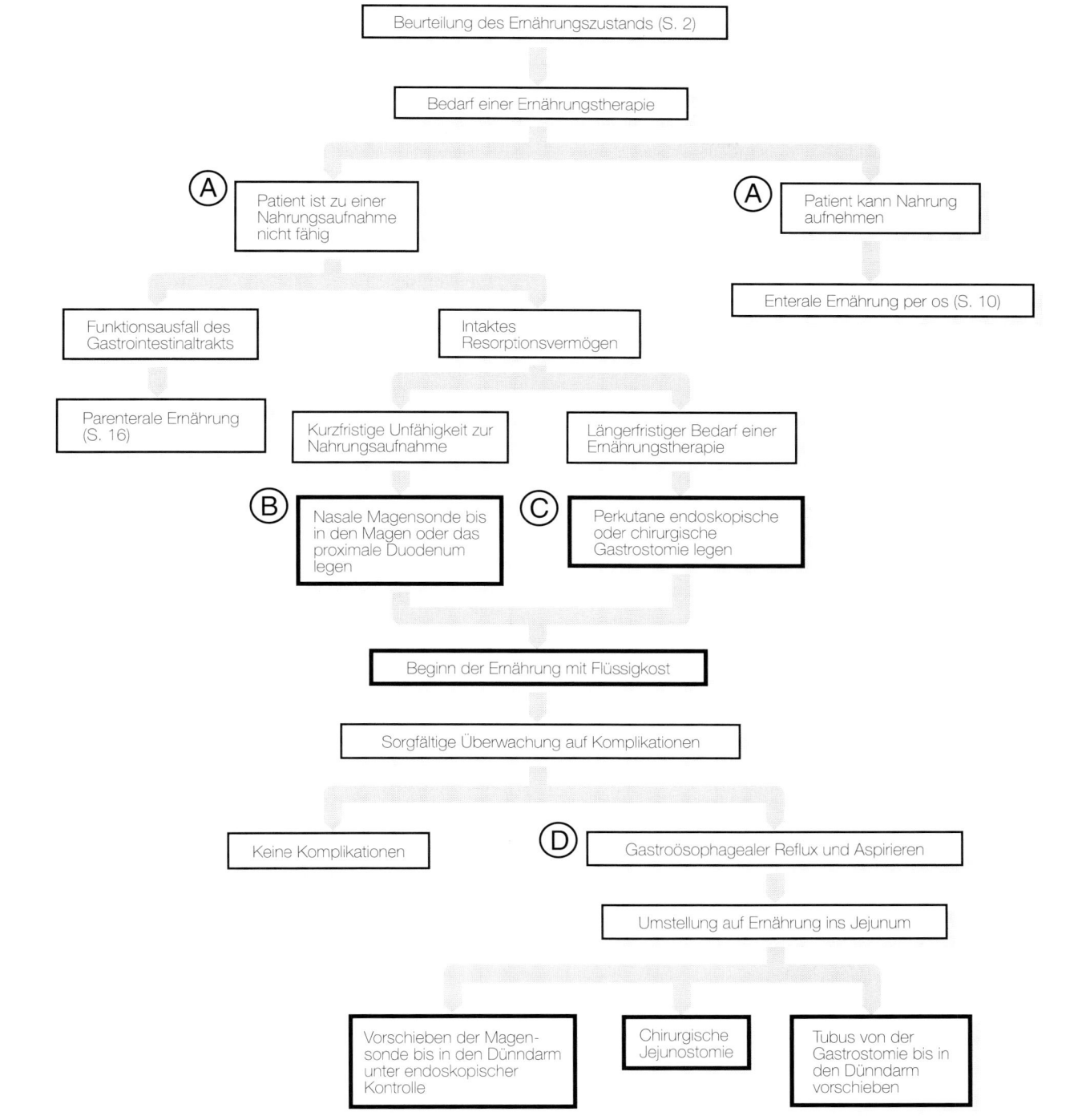

```
Beurteilung des Ernährungszustands (S. 2)
                │
                ▼
     Bedarf einer Ernährungstherapie
       │                       │
       ▼                       ▼
(A) Patient ist zu einer    (A) Patient kann Nahrung
    Nahrungsaufnahme            aufnehmen
    nicht fähig                   │
       │                          ▼
       │                 Enterale Ernährung per os (S. 10)
       ▼
┌──────────────┬──────────────────┐
Funktionsausfall des    Intaktes
Gastrointestinaltrakts  Resorptionsvermögen
       │                    │
       ▼                    ▼
Parenterale Ernährung   Kurzfristige Unfähigkeit zur    Längerfristiger Bedarf einer
(S. 16)                 Nahrungsaufnahme                Ernährungstherapie
                            │                              │
                        (B) Nasale Magensonde bis     (C) Perkutane endoskopische
                            in den Magen oder das         oder chirurgische
                            proximale Duodenum            Gastrostomie legen
                            legen
                                       │
                                       ▼
                        Beginn der Ernährung mit Flüssigkost
                                       │
                                       ▼
                        Sorgfältige Überwachung auf Komplikationen
                            │                              │
                            ▼                              ▼
                    Keine Komplikationen         (D) Gastroösophagealer Reflux und Aspirieren
                                                         │
                                                         ▼
                                           Umstellung auf Ernährung ins Jejunum
                                    │              │                  │
                                    ▼              ▼                  ▼
                         Vorschieben der Magen-  Chirurgische    Tubus von der
                         sonde bis in den Dünndarm Jejunostomie  Gastrostomie bis in
                         unter endoskopischer                   den Dünndarm
                         Kontrolle                              vorschieben
```

# Parenterale Ernährung

(A) Wird bei einem Patienten, dessen Gastrointestinaltrakt funktionell nicht intakt ist und bei dem Versuche einer enteralen Sondenernährung fehlschlagen, eine partielle oder vollständige Ernährungstherapie erforderlich, sollte eine parenterale Ernährung eingeleitet werden. Bei geringem Nährstoffbedarf (< 2000 kcal/Tag) und bei voraussichtlich nicht zu lange andauerndem Funktionsausfall dürfte eine peripher-venöse Ernährung ausreichend sein. Bei Patienten mit einem hohen Kalorienbedarf, ausgeprägteren Ernährungsdefiziten oder einer möglicherweise über 2 Wochen dauernden Darmfunktionsstörung sollte man eine totale parenterale Ernährung (TPE) einleiten.

(B) Eine 900-mosm/l-Lösung, die 3,5% Aminosäuren und 6,5% Dextrose enthält, kann über mehrere Tage bei peripher-venöser Verabreichung vertragen werden. Der Zusatz von 500 IE/l Heparin kann zu einer Schonung der Venen beitragen. Diese Lösung läßt sich mit 10%igen Fettemulsionen ergänzen. Der hauptsächliche Gewinn einer peripheren Ernährung ist die Schonung des Proteinbestands. Steigt der Kalorienbedarf, hält die Darmfunktionsstörung über längere Zeit an oder wird der peripher-venöse Zugang unmöglich, so muß auf eine TPE umgestellt werden.

(C) Ebenso wie bei der enteralen Ernährung werden auch bei der TPE für Patienten mit einer Nieren- oder Leberinsuffizienz und bei Patienten mit einem hohen Kalorienbedarf besondere Lösungen benötigt. Patienten mit eingeschränkter Nierenleistung profitieren von einer Aminosäurelösung, die einen hohen Anteil an essentiellen Aminosäuren aufweist, wobei der Aminosäuregehalt insgesamt jedoch niedriger ist als bei den für die TPE gebräuchlichen Standardlösungen. Um einen Mangel an essentiellen Fettsäuren zu vermeiden, genügen Lipidinfusionen von 500–1000 ml/Woche. Patienten mit Leberinsuffizienz und Enzephalopathie benötigen Infusionslösungen mit ausreichendem Kalorienangebot, jedoch eingeschränktem Proteingehalt. Eine mittlere bis hohe Dosierung verzweigtkettiger Aminosäurelösungen wird in der Regel vertragen, ohne eine Verschlechterung oder Beschleunigung der Enzephalopathie herbeizuführen. Die Zufuhr von Lipiden sollte man bei diesen Patienten ebenfalls beschränken, da hier eine Tendenz zur Auslösung von Leberfunktionsstörungen besteht. Bei Patienten mit großem Kalorienbedarf kann die TPE mit einer Nährlösung erforderlich werden, die eine Kombination aus 500 ml 10%iger Aminosäurelösung und 500 ml 70%iger Dextrose enthält; ebenso sind tägliche Infusionen von 500 bis 1000 ml einer 10%igen Lipidlösung nötig. (Die Standardkombination besteht aus 8,5% Aminosäuren und 50% Dextrose.) Obligat bei allen diesen Mischlösungen ist eine Ergänzung mit Elektrolyten, Vitaminen und Mineralstoffen.

(D) Eine TPE kann viele Komplikationen verursachen. Die Infusion hochkalorischer hypertoner Lösungen durch einen Subklaviavenenkatheter oder einen Vena-jugularis-interna-Katheter macht den Patienten für Thrombosen und Infektionen anfällig. Letzteres kann durch eine peinlich genaue Katheterpflege oder eine operative subkutane Untertunnelung (Broviac-Katheter; s. Abb.) vermieden werden. Die metabolischen Komplikationen infolge einer TPE sind zahlreich. Unerläßlich ist eine sorgfältige Überwachung des Blutzuckerspiegels, der Elektrolyte, des Säure-Basen-Haushalts sowie der Nieren- und Leberfunktion. Um Mangelerscheinungen zu verhüten, muß eine Substitution mit Vitaminen, Spurenelementen und essentiellen Fettsäuren erfolgen.

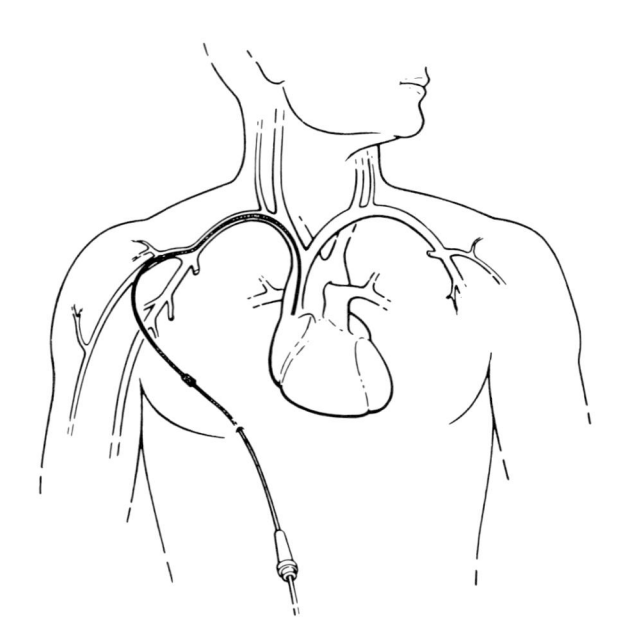

Korrekte Plazierung eines mit subkutaner Untertunnelung gelegten Silastic-Katheters zur Verabreichung einer totalen parenteralen Ernährung. Zu beachten ist, daß der Katheter durch die V. cephalica eingeführt wurde und die Katheterspitze an der Einmündung der V. cava superior in den rechten Vorhof zu liegen kommt.

## Literatur

1. Driscoll DF, Blackburn GL. Total parenteral nutrition 1990. A review of its current status in hospitalized patients, and the need for patient-specific feeding. Drugs 1990; 40: 346.
2. Ganger D, Craig RM. Swallowing disorders and nutritional support. Dysphagia 1990; 4: 213.
3. Koretz RL. What supports nutritional support? Dig Dis Sci 1984; 29: 577.
4. Pelham LD. Rational use of intravenous fat emulsions. Am J Hosp Pharm 1981; 38: 198.
5. Wahren J, Denis J, Desurmont P, Eriksson LS, Escoffier J-M, Gauthier AP, Hagenfeldt L, Michel L, Opolon P, Paris J-C, Veyrae J. Is intravenous administration of branched chain amino acids effective in the treatment of hepatic encephalopathy? A multicenter study. Hepatology 1983; 3: 475.

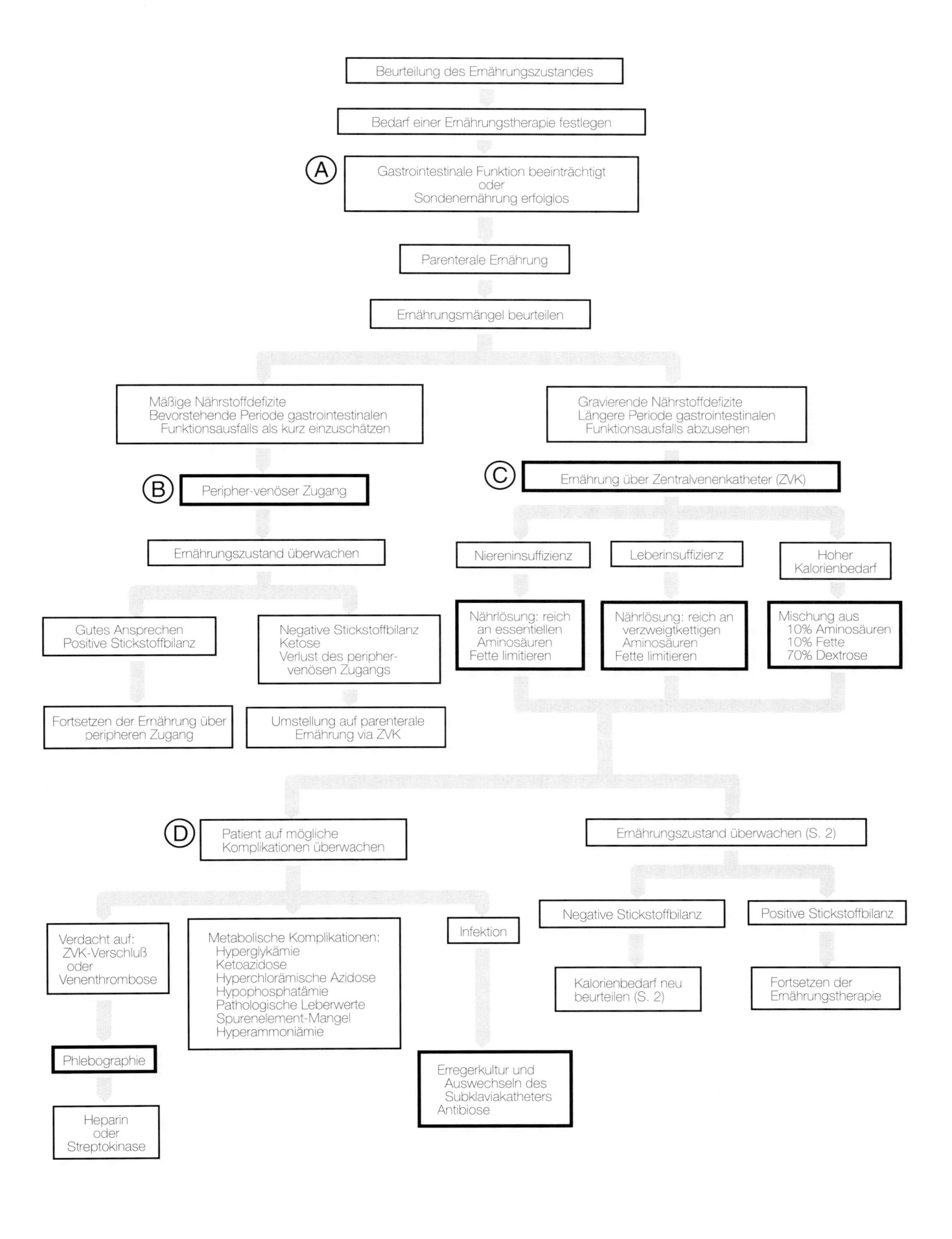

```
                    Beurteilung des Ernährungszustandes
                                   │
                    Bedarf einer Ernährungstherapie festlegen
                                   │
           (A)     Gastrointestinale Funktion beeinträchtigt
                                oder
                       Sondenernährung erfolglos
                                   │
                         Parenterale Ernährung
                                   │
                         Ernährungsmängel beurteilen
                                   │
         ┌─────────────────────────┴─────────────────────────┐
  Mäßige Nährstoffdefizite                        Gravierende Nährstoffdefizite
  Bevorstehende Periode gastrointestinalen        Längere Periode gastrointestinalen
  Funktionsausfalls als kurz einzuschätzen        Funktionsausfalls abzusehen

    (B)  **Peripher-venöser Zugang**         (C)  **Ernährung über Zentralvenenkatheter (ZVK)**

         Ernährungszustand überwachen         ┌────────────┬────────────┬────────────┐
                    │                    Niereninsuffizienz  Leberinsuffizienz   Hoher
                    │                                                         Kalorienbedarf
   ┌────────────────┴────────────────┐
  Gutes Ansprechen           Negative Stickstoffbilanz   **Nährlösung: reich   **Nährlösung: reich   **Mischung aus
  Positive Stickstoffbilanz  Ketose                        an essentiellen      an verzweigtkettigen   10% Aminosäuren
                             Verlust des peripher-         Aminosäuren          Aminosäuren            10% Fette
                             venösen Zugangs               Fette limitieren**   Fette limitieren**     70% Dextrose**

  Fortsetzen der Ernährung über   Umstellung auf parenterale
  peripheren Zugang               Ernährung via ZVK


    (D)  Patient auf mögliche                        Ernährungszustand überwachen (S. 2)
         Komplikationen überwachen
                                                    ┌──────────────┴──────────────┐
                                              Negative Stickstoffbilanz    Positive Stickstoffbilanz

  Verdacht auf:    Metabolische Komplikationen:   Infektion   Kalorienbedarf neu       Fortsetzen der
  ZVK-Verschluß     Hyperglykämie                             beurteilen (S. 2)        Ernährungstherapie
  oder              Ketoazidose
  Venenthrombose    Hyperchlorämische Azidose
                    Hypophosphatämie
  **Phlebographie** Pathologische Leberwerte
                    Spurenelement-Mangel          **Erregerkultur und
  Heparin           Hyperammoniämie                 Auswechseln des
  oder                                              Subklaviakatheters
  Streptokinase                                     Antibiose**
```

# Spurenelementmangel

(A) Spurenelement-Mangelzustände sind bereits im Zusammenhang mit vielen chronischen Erkrankungen des Magen-Darm-Trakts, die zu Mangelernährung und Diarrhö führen, beschrieben worden; sie kommen aber ebenfalls bei Patienten mit schweren Ernährungsmängeln durch Anorexia nervosa (S. 6) vor. Auch Patienten, die auf Dauer über eine totale parenterale Ernährung (TPE) versorgt werden, gehören trotz zusätzlicher Mineralgabe zur Risikogruppe. Im allgemeinen sind jedoch routinemäßige oder wiederholte Untersuchungen auf eventuelle Mangelzustände nicht angezeigt, und das Einleiten einer solchen Diagnostik sollte auf dem Vorhandensein klinischer Symptome oder Zeichen basieren.

(B) Magnesiummangel tritt am häufigsten bei Patienten mit schwerer Diarrhö auf, wurde jedoch auch in Zusammenhang mit Substanzen wie *Cyclosporin*, welche zur Dysfunktion der Nierentubuli führen können, beschrieben. Starke Myalgien und Arthralgien sind übliche Anzeichen, und gelegentlich treten Tetanien auf. Entwickelt sich bei einem Morbus-Crohn-Patienten eine Tetanie, so ist hier die Ursache fast immer Magnesium-, nicht Kalziummangel. Der Magnesiumspiegel im Serum ist ein schlechter Indikator des Gesamtkörpergehalts, und bei Vorliegen einer klassischen Symptomatik empfiehlt sich eine empirische Magnesiumgabe. Die orale Magnesium-Therapie wird oft durch die eintretende Diarrhö erschwert; deshalb kann die intramuskuläre oder intravenöse Gabe von Magnesium erforderlich werden.

(C) Patienten mit Zinkmangel weisen oft charakteristische schorfartige Läsionen um Augen, Nase und Mund auf; sie werden als Acrodermatitis enteropathica bezeichnet. Zinkmangel kann außerdem schlechte Wundheilung, Hypogonadismus, verlangsamtes Wachstum, verändertes Geruchs- und Geschmacksempfinden und eine Verschlechterung der Sehkraft im Dunklen verursachen. Die Diagnose kann gestellt werden, wenn die Serumspiegel erniedrigt waren und sich die Symptomatik auf Zinkgabe hin verbessert. Während klinisch stabile Patienten bei TPE nur 3 bis 4 mg Zink pro Tag benötigen, sollte die Gabe bei Patienten mit Diarrhö, Fisteln, Sepsis oder Trauma wegen ihrer deutlich stärkeren Zinkverluste auf 6 bis 12 mg pro Tag erhöht werden.

(D) Chrommangel tritt nur selten auf und droht nur nach langjähriger TPE. Er ruft Verschlechterung der Glukoseintoleranz, Gewichtsvelust, periphere Neuropathien und in seltenen fällen, Enzephalopathien hervor. Er wird durch den Zusatz von 10 bis 15 μg Chrom zur TPE-Lösung verhindert. Die Bestimmung des Chromgehalts im Serum wird oft extern in spezialisierten Laboratorien durchgeführt.

(E) Ein Mangel an Selen ist mit der Stauungskardiomyopathie, die in ländlichen Gebieten Chinas auftritt, und mit schmerzhaften peripheren Myopathien bei einem Patienten mit TPE in Zusammenhang gebracht worden. Im Tierexperiment führt Selenmangel zur Lebernekrose, Pankreasatrophie und einer Form von Muskeldystrophie. Diese nur in Einzelberichten geschilderte TPE-induzierte Mangelerscheinung wird durch die Selenmenge, die heutzutage jeder TPE-Lösung standardisiert beigegeben wird, verhindert.

(F) Kupfer wird für die Hämatopoese benötigt, weswegen sich ein Kupfermangel auch in Anämie bei Leuko- und Neutropenie ausdrückt. Alkoholismus kann den Kupfermangelzustand verstärken. Nach Ausschluß von häufigen Ursachen einer Anämie (Eisen-, Folsäure- oder Vitamin $B_{12}$-Mangel) führt die Bestimmung des Kupferspiegels im Serum oft zur Diagnose. Als Richtwert gilt die Beigabe von 0,5 mg Kupfer pro Tage zur TPE-Lösung.

## Literatur

1. Elmadfa I, Leitzmann G. Ernährung des Menschen. Stuttgart: Ulmer 1986.
2. Fields M, Lewis CG. Alcohol consumption aggravates copper deficiency. Metabolism 1990; 39: 160.
3. Humphries L, Vivian B, Stuart M, McClain CJ. Zinc deficiency and eating disorders. J Clin Psychiatry 1989; 50: 456.
4. McClain CJ. Trace metal abnormalities in adults during hyperalimentation. J Parenteral Enteral Nutr 1981; 5: 424.
5. Miller SJ. Nutritional deficiency and the skin. J Am Acad Dermatol 1989; 2: 1.

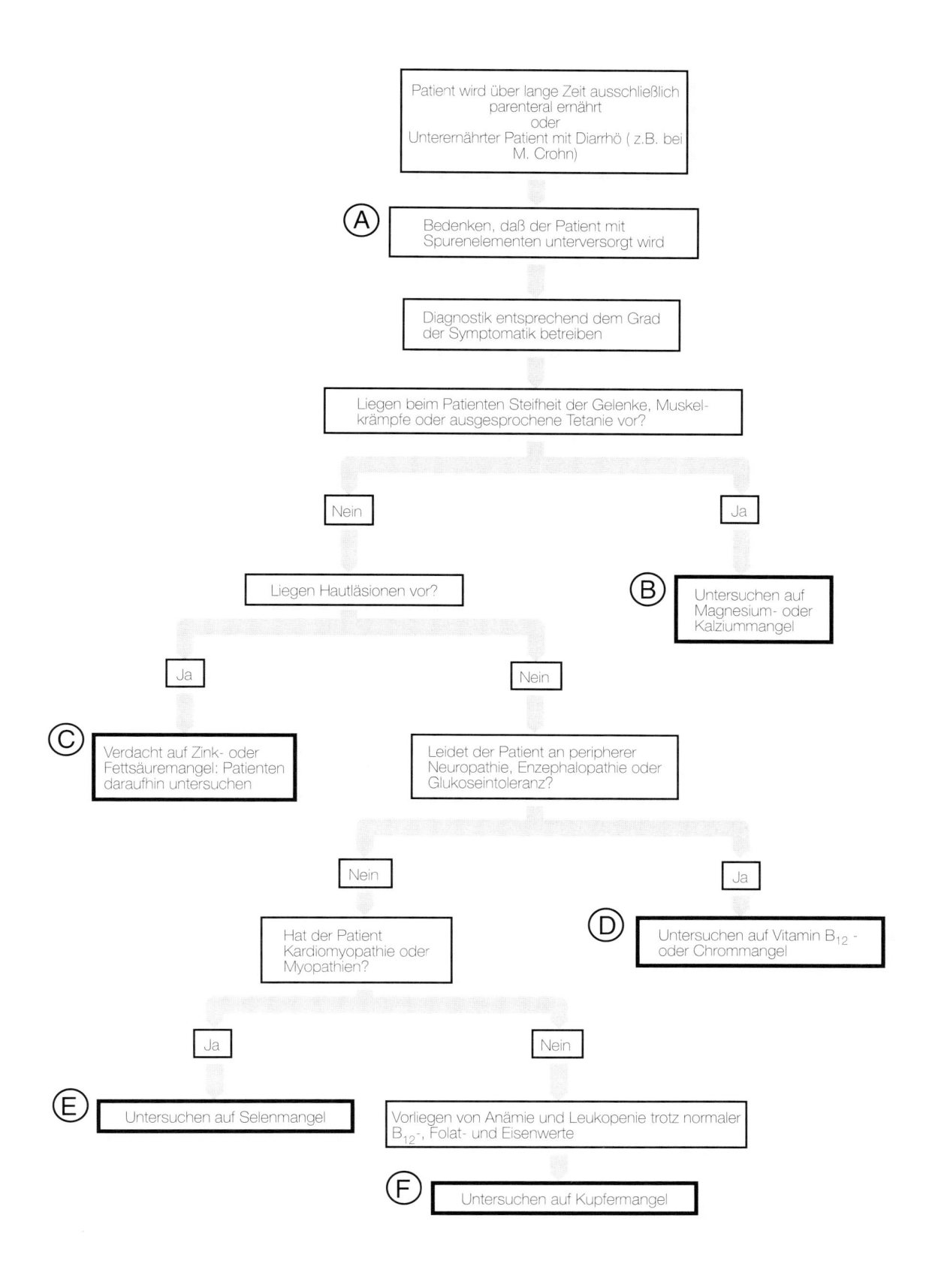

```
┌─────────────────────────────────────┐
│ Patient wird über lange Zeit        │
│ ausschließlich parenteral ernährt   │
│                oder                 │
│ Unterernährter Patient mit Diarrhö  │
│       (z.B. bei M. Crohn)           │
└─────────────────────────────────────┘
                  │
     (A) ┌────────────────────────────────────┐
         │ Bedenken, daß der Patient mit      │
         │ Spurenelementen unterversorgt wird │
         └────────────────────────────────────┘
                  │
         ┌────────────────────────────────────┐
         │ Diagnostik entsprechend dem Grad   │
         │ der Symptomatik betreiben          │
         └────────────────────────────────────┘
                  │
         ┌────────────────────────────────────────┐
         │ Liegen beim Patienten Steifheit der    │
         │ Gelenke, Muskelkrämpfe oder            │
         │ ausgesprochene Tetanie vor?            │
         └────────────────────────────────────────┘
              Nein                        Ja
               │                           │
   ┌───────────────────────┐       (B) ┌──────────────────┐
   │ Liegen Hautläsionen   │           │ Untersuchen auf  │
   │ vor?                  │           │ Magnesium- oder  │
   └───────────────────────┘           │ Kalziummangel    │
        Ja          Nein               └──────────────────┘
         │            │
(C) ┌──────────────┐  ┌────────────────────────────┐
    │ Verdacht auf │  │ Leidet der Patient an      │
    │ Zink- oder   │  │ peripherer Neuropathie,    │
    │ Fettsäure-   │  │ Enzephalopathie oder       │
    │ mangel:      │  │ Glukoseintoleranz?         │
    │ Patienten    │  └────────────────────────────┘
    │ daraufhin    │       Nein              Ja
    │ untersuchen  │        │                 │
    └──────────────┘        │           (D) ┌──────────────────┐
                            │               │ Untersuchen auf  │
                            │               │ Vitamin B₁₂-     │
                            │               │ oder Chrommangel │
                            │               └──────────────────┘
                ┌──────────────────────────┐
                │ Hat der Patient          │
                │ Kardiomyopathie oder     │
                │ Myopathien?              │
                └──────────────────────────┘
                   Ja              Nein
                    │                │
(E) ┌──────────────────────┐  ┌────────────────────────────────┐
    │ Untersuchen auf      │  │ Vorliegen von Anämie und       │
    │ Selenmangel          │  │ Leukopenie trotz normaler      │
    └──────────────────────┘  │ B₁₂-, Folat- und Eisenwerte    │
                              └────────────────────────────────┘
                                        │
                              (F) ┌──────────────────────────┐
                                  │ Untersuchen auf          │
                                  │ Kupfermangel             │
                                  └──────────────────────────┘
```

# 2
# Klinischer Nutzen verschiedener Untersuchungsverfahren

# Röntgenkontrastmitteluntersuchung des oberen Gastrointestinaltrakts vs. Ösophagogastroduodenoskopie

(A) Patienten, bei denen Teerstuhl, blutige Stuhlentleerungen, Hypovolämie oder Hämatemesis auftreten bzw. bei denen die Aspiration über eine nasogastrale Sonde Blut zutage fördert, leiden wahrscheinlich an einer Blutung aus einer Läsion, die oberhalb des Treitz-Bands lokalisiert ist.

(B) Blutungen im oberen Gastrointestinaltrakt lassen sich in der Regel nicht mit einer Röntgenkontrastmitteluntersuchung (MDP) diagnostizieren. Bei diesen Patienten bestehen häufig Schleimhauterkrankungen, Mallory-Weiss-Schleimhautrisse oder Varizen, die radiologisch nicht nachgewiesen werden können.

(C) Durch eine Endoskopie (Ösophagogastroduodenoskopie) läßt sich das Endergebnis bei Patienten mit einer Blutung im oberen Gastrointestinaltrakt deutlich verbessern. Wenn die Endoskopie außerdem mit Therapiemaßnahmen kombiniert wird (Elektrokoagulation, Lasertherapie, Sklerotherapie), ist bei Blutungen eine Verbesserung der Prognose zu erwarten.

(D) Bei 10 bis 15% der Patienten kann die Blutungsquelle mittels Endoskopie nicht festgestellt werden. Eine technisch unzureichende Untersuchung kann evtl. eine spezifische Diagnosestellung unmöglich machen. Da Blutansammlung im Magen die häufigste Ursache für eine inadäquate endoskopische Abklärung ist, sollte dieses Untersuchungsverfahren erst dann ausgeführt werden, wenn der Magen mit einem großkalibrigen Magenschlauch gespült und die Blutkoagel dadurch entfernt wurden. Die Durchführung einer MDP nach einer technisch adäquaten endoskopischen Untersuchung ist von begrenztem diagnostischem Nutzen. Durch den Einsatz eines langen Endoskops zur Untersuchung des Dünndarms können Blutungsquellen aufgedeckt werden, die mit einer Standard-Ösophagogastroduodenoskopie sonst unentdeckt blieben. Dieses Verfahren kann auch im operativen Rahmen zur Lokalisation von gastrointestinalen Blutungsquellen eingesetzt werden.

(E) Vorausgegangene operative Eingriffe am Magen führen zu anatomischen Deformierungen, die eine diagnostische Interpretation des oberen Gastrointestinaltrakts erschweren. Deshalb ist der endoskopischen Untersuchung der Vorzug zu geben, sofern keine Obstruktion vorliegt. Die MDP kann die Darstellung der anatomischen Gegebenheiten erleichtern, falls die endoskopische Untersuchung unklare Befunde ergibt.

(F) Bei den meisten Patienten mit Oberbauchbeschwerden hat die Endoskopie die MDP verdrängt. Da verschiedene Erkrankungen, die unerklärliche abdominelle Beschwerden verursachen (z.B. Gastritis, Ösophagitis), auf Röntgenbildern nicht erkennbar sind, ist bei Patienten, bei denen die MDP negative Befunde ergeben hat, eine weitere endoskopische Untersuchung erforderlich. Hinzu kommt, daß meist eine bioptische Abklärung erforderlich ist (z.B. Malignomverdacht, *Helicobacter*-Gastritis), die nur endoskopisch erfolgen kann.

Das Kreuz im Flußdiagramm bedeutet, daß der Untersuchungsgang nicht indiziert ist oder nur unter besonderen Kautelen durchgeführt werden sollte.

## Literatur

1. Bowden TA Jr. Endoscopy of the small intestine. Surg Clin North Am 1989; 69: 1237.
2. Cello JP, Thoeni RF. Gastrointestinal hemorrhage. Comparative values of double-contrast upper gastrointestinal radiology and endoscopy. JAMA 1980; 243: 685.
3. Graham DY. Limited value of early endoscopy in the management of acute upper gastrointestinal bleeding. Prospective controlled trial. Am J Surg 1980; 140: 284.
4. Köhler B, Riemann JK. Klassische endoskopische diagnostische Techniken am oberen und unteren Verdauungstrakt; Schwerpunkte: Ösophagogastroduodenoskopie und Koloskopie. Internist 1992; 33(12): 778.
5. Lau WY. Intraoperative enteroscopy - indications and limitations. Gastrointest Endosc 1990; 36: 268.
6. Lichtenstein JL. Accuracy and reliability of endoscopy and x-ray in upper GI bleeding. Dig Dis Sci 1981; 7: 705.
7. Peterson WL, Barnett CC, Smith HJ, Allen MH, Corbett DB. Routine early endoscopy and upper-gastrointestinal-tract bleeding. A randomized, controlled trial. N Engl J Med 1981; 304: 925.

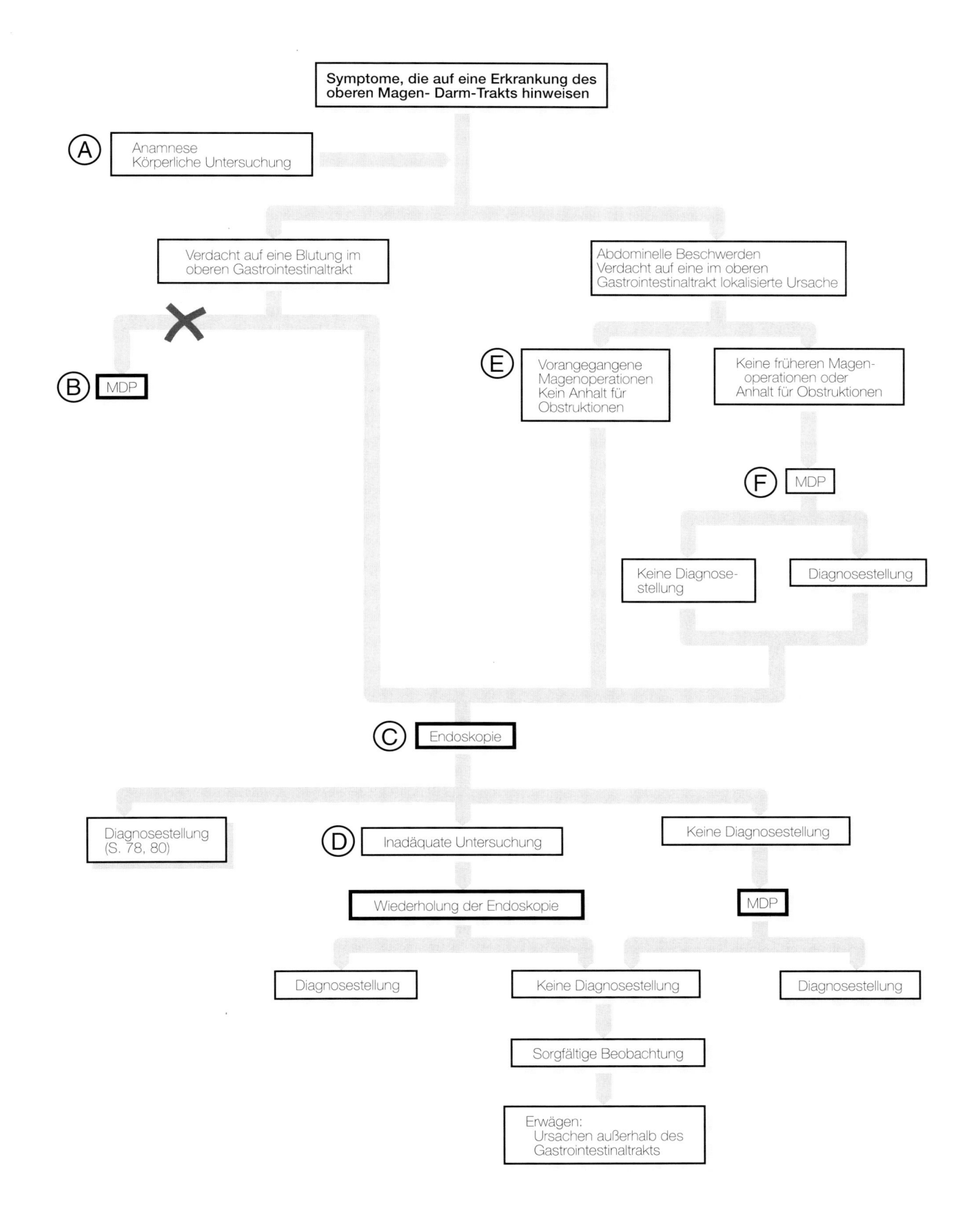

```
                    ┌──────────────────────────────────────┐
                    │ Symptome, die auf eine Erkrankung des│
                    │ oberen Magen- Darm-Trakts hinweisen  │
                    └──────────────────────────────────────┘
                                      │
  Ⓐ  Anamnese
      Körperliche Untersuchung
```

- Ⓐ Anamnese / Körperliche Untersuchung
- Verdacht auf eine Blutung im oberen Gastrointestinaltrakt
- Abdominelle Beschwerden / Verdacht auf eine im oberen Gastrointestinaltrakt lokalisierte Ursache
- Ⓑ MDP ✗
- Ⓔ Vorangegangene Magenoperationen / Kein Anhalt für Obstruktionen
- Keine früheren Magenoperationen oder Anhalt für Obstruktionen
- Ⓕ MDP
- Keine Diagnosestellung
- Diagnosestellung
- Ⓒ Endoskopie
- Diagnosestellung (S. 78, 80)
- Ⓓ Inadäquate Untersuchung
- Keine Diagnosestellung
- Wiederholung der Endoskopie
- MDP
- Diagnosestellung
- Keine Diagnosestellung
- Diagnosestellung
- Sorgfältige Beobachtung
- Erwägen: Ursachen außerhalb des Gastrointestinaltrakts

# Risiken der Endoskopie im oberen Gastrointestinaltrakt

(A) Das Endoskop kann blind oder unter Sichtkontrolle in den Ösophagus eingeführt werden. Der Oropharynx kann, vor allem ohne Sichtkontrolle, die Passage riskant machen: neben natürlichen Aussackungen (*Sinus piriformis*) besteht das Gefahrenpotential bei einem Zenker-Divertikel, bei Kompression des oberen Ösophagussphinkters durch degenerative Erscheinungen der Wirbelsäule, bei überhöhtem Tonus des *M. cricopharyngeus* (Achalasie) und bei Malignomen des Kehlkopfs und des Hypopharynx. Liegt eine oder mehrere dieser Situationen vor, so sollte das Endoskop vorsichtig und nur unter direkter Sichtkontrolle eingeführt werden.

(B) Es gibt nur wenige Indikationen für eine antibiotische Prophylaxe zur Verhinderung einer Endokarditis, die durch eine Endoskopie-bedingte Bakteriämie verursacht werden kann. Am häufigsten werden Bakteriämien bei der Dilatation von Strikturen und Stenosen sowie der Sklerosierung beschrieben. Bei einer Routine-Endoskopie tritt sie jedoch selten ein. Eine Behandlung mit *Ampicillin* oder *Vancomycin* ist nur bei solchen Patienten indiziert, die schwere Herzklappenerkrankungen, künstliche Herzklappen oder einen Mitralklappenprolaps mit Rückstrom aufweisen. Bei Patienten mit schlechter Mundhygiene sollte das Spektrum an Antibiotika verbreitert und auch die Indikationsstellung für eine Antibiotikaprophylaxe erweitert werden.

(C) Hypoventilation mit einhergehender verminderter Sauerstoffsättigung des Blutes tritt häufig bei Patienten zum Intubationszeitpunkt auf. Da die Anwendung von Sedativa die Atmung zusätzlich supprimiert, ist die Überwachung der Sauerstoffsättigung des Blutes und, wenn nötig, die Sauerstoffbeatmung ratsam.

(D) Herzrhythmusstörungen treten unter einer Endoskopie nicht häufig auf; bei Patienten mit Herzerkrankungen sollte man trotzdem darauf achten. Gegen die Bradykardie, die manchmal durch die Vagusreizung während der Intubation auftritt, kann Atropin vor der Untersuchung gegeben werden.

(E) Das Risiko einer Perforation des oberen Gastrointestinaltrakts während einer Routineendoskopie beträgt weniger als 1:1000 und liegt in Notfallsituationen und bei Patienten mit abweichenden anatomischen Verhältnissen etwas höher. Durch einfache endoskopische Biopsien wird das Gesamtrisiko einer Perforation nicht erhöht. Blutungen sind durch zugrundeliegende Koagulopathien, eingenommene Gerinnungshemmer und die Verwendung von nichtsteroidalen Antirheumatika (hierbei vor allem *Acetylsalicylsäure*) bedingt. Die Routineendoskopie ist ein sicheres Verfahren, solange die Thrombozytenzahl nicht extrem niedrig liegt, aber Biopsien und andere therapeutischen Eingriffe sollten verschoben werden, bis Gerinnungsstörungen beseitigt worden sind. Bei Patienten mit schwerer Thrombozytopenie kann die orale Intubation zu Hämatomen im Hypopharynx und an der Epiglottis führen, die die Atmung beeinträchtigen. Dieses Risiko muß gegen den zu erwartenden Nutzen des Eingriffs abgewägt werden.

(F) Wie oben angeführt, können Sedativa eine Atemdepression verursachen. Die Überwachung der Vigilanz des Patienten ist zwar wichtig, aber nicht ausreichend zur Beurteilung der Sauerstoffversorgung. Daher sollte auch die Sauerstoffsättigung im Blut gemessen werden. Gelegentlich treten paradoxe Reaktionen auf Sedierung mit Benzodiazepinen auf, bei denen der Patient mit wachsender Dosis zunehmend aggressiv (enthemmt) wird. Bei diesen Patienten besteht das Risiko der übermäßigen Sedierung, wenn nämlich wegen der Aggressionen erst sehr hohe Dosen eingesetzt werden, dann aber nach dem Eingriff der Stimulus durch die Untersuchung fortfällt. Die Einführung von Benzodiazepin- und Opiat-Antagonisten (*Flumazenil* bzw. *Naloxon*) hat die Steuerbarkeit der Sedation deutlich verbessert.

## Literatur

1. Bailey P, Pace NL, Ashburn MA et al. Frequent hypoxemia and apnea after sedation with midazolam and fentanyl. Anesthesiology 1990; 73: 826.
2. Börsch G, Großmann R. Kardinale Komplikationen bei Endoskopie. Dtsch Med Wochenschr 1988; 113: 1850.
3. Dajani AS, Bisno AL, Chung KJ et al. Prevention of bacterial endocarditis. Recommendations of the American Heart Association. JAMA 1990; 264: 2919.
4. Fleischer DE. Monitoring the patient receiving conscious sedation for gastrointestinal endoscopy. Issues and guidelines. Gastrointest Endosc 1989; 35: 262.
5. Hart R, Hagenmüller F. Komplikationen und Todesfälle in der gastroenterologischen Endoskopie. Internist 1988; 29: 815.
6. Lavies NG, Creasy T, Harris K, Hanning CD. Arterial oxygen saturation during upper gastrointestinal endoscopy: influence of sedation and operator experience. Am J Gastroenterol 1988; 83: 618.
7. Liebermann DA, Wuerker CK, Katon RM. Cardiopulmonary risk of esophagogastroduodenoscopy. Gastroenterology 1985; 88: 468.
8. Müller G. Komplikationen bei der Endoskopie des oberen Gastrointestinaltrakts. Leber Magen Darm 1981; 7: 299.
9. Rösch W, Stöppel G. Bakteriämien bei endoskopisch-therapeutischen Eingriffen. Fortschr Med 1990; 108: 34.

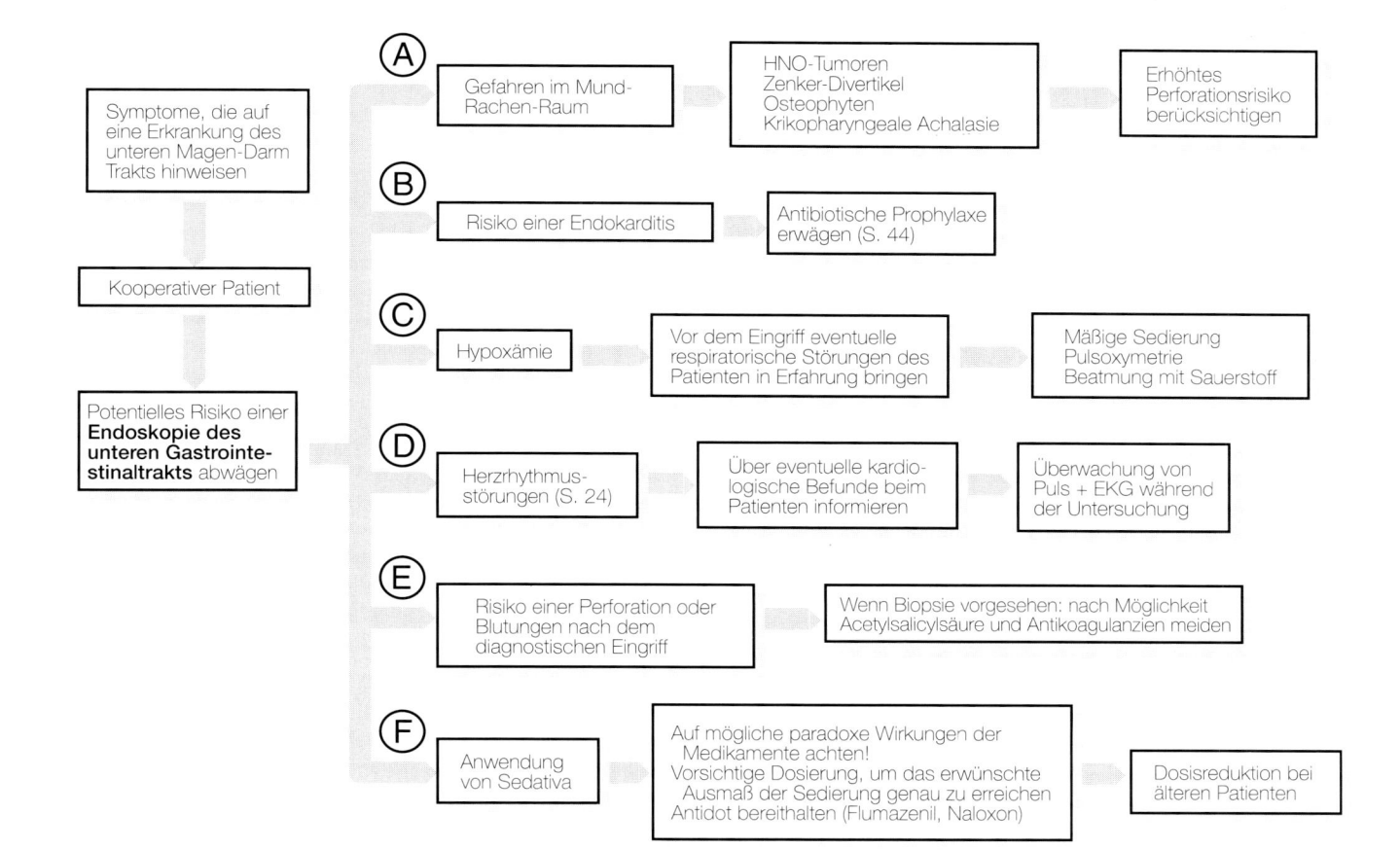

Symptome, die auf eine Erkrankung des unteren Magen-Darm Trakts hinweisen

Kooperativer Patient

Potentielles Risiko einer **Endoskopie des unteren Gastrointestinaltrakts** abwägen

- **A** Gefahren im Mund-Rachen-Raum → HNO-Tumoren / Zenker-Divertikel / Osteophyten / Krikopharyngeale Achalasie → Erhöhtes Perforationsrisiko berücksichtigen

- **B** Risiko einer Endokarditis → Antibiotische Prophylaxe erwägen (S. 44)

- **C** Hypoxämie → Vor dem Eingriff eventuelle respiratorische Störungen des Patienten in Erfahrung bringen → Mäßige Sedierung / Pulsoxymetrie / Beatmung mit Sauerstoff

- **D** Herzrhythmusstörungen (S. 24) → Über eventuelle kardiologische Befunde beim Patienten informieren → Überwachung von Puls + EKG während der Untersuchung

- **E** Risiko einer Perforation oder Blutungen nach dem diagnostischen Eingriff → Wenn Biopsie vorgesehen: nach Möglichkeit Acetylsalicylsäure und Antikoagulanzien meiden

- **F** Anwendung von Sedativa → Auf mögliche paradoxe Wirkungen der Medikamente achten! Vorsichtige Dosierung, um das erwünschte Ausmaß der Sedierung genau zu erreichen Antidot bereithalten (Flumazenil, Naloxon) → Dosisreduktion bei älteren Patienten

# Schleimhautsaugbiopsie

Ⓐ Saugbiopsien unter Verwendung der Watson-Kapsel, der Sonde nach Baumgartner oder der Rubin-Sonde sind der endoskopischen Zangenbiopsie theoretisch überlegen, da die gewonnene Gewebsprobe größer ist und in der Regel Mukosa und Submukosa einschließt. Ein korrektes Anvisieren des Gewebes verbessert die diagnostische Ausbeute. Die endoskopische Zangenbiopsie ist jedoch überlegen, da bei diesem Verfahren Gewebe unter direkter Sichtkontrolle gezielt aus pathologisch erscheinenden Arealen entnommen werden kann. Da heutige therapeutische Endoskope auch das Einführen großer Biopsiezangen erlauben, ist die Saugbiopsie ohne Sichtkontrolle nicht sinnvoll. Diese Biopsiezangen ermöglichen die Entnahme einer Gewebsprobe von annähernd gleicher Größe und Tiefe wie eine durch Ansaugen gewonnene – dabei gezielt aus dem verdächtigen Bereich. Die Saugbiopsie-Technik wird heute nur noch zur tiefen Dünndarm-Biopsie eingesetzt (s. unten).

Ⓑ Epithelanomalien beim Barrett-Syndrom lassen sich aufgrund von Biopsien diagnostizieren, die man unter direkter Sichtkontrolle entnimmt (Exzisionsbiopsiezange via Endoskop). Eine Ösophagitis kann makroskopisch erkennbar sein (Ulzera, Erosionen, Strikturen). Häufig sind die Veränderungen allerdings so gering, daß sie nur bei mikroskopischer Betrachtung nachweisbar sind. An histopathologischen Befunden findet man Basalzellhyperplasien (> 15% der Gesamtdicke des Epithels) oder eine Vergröberung der Papillen des Propriabindegewebes auf über 2/3 der Epitheldicke. Voraussetzung für eine genaue Diagnose dieser Befunde ist, daß die Gewebeschnitte aus der Ösophagusschleimhaut senkrecht zur Schleimhautoberfläche erfolgen. Die klinischen Anwendungsmöglichkeiten solcher Biopsien sind jedoch beschränkt.

Ⓒ Für die Entnahme von Dünndarmbiopsien ist die Verwendung einer Baumgärtner- oder Watson-Kapsel am zweckmäßigsten. Die Sonde wird durch den Mund eingeführt, langsam vorgeschoben (der Patient liegt dabei auf der rechten Seite), bis der Pylorus passiert ist, und dann im Bereich des duodenojejunalen Übergangs plaziert. Daraufhin wird der Patient auf die linke Seite gedreht. Das Vordringen der Sonde und die Endposition werden mittels Röntgendurchleuchtung kontrolliert. Das gewonnene Gewebe wird der Biopsiekapsel durch Ausblasen oder durch vorsichtiges Entfernen des Gehäuses von den Messerklingen entnommen. Das Gewebe rollt sich gewöhnlich ein, wobei die Schleimhautseite nach außen zeigt; es sollte nun behutsam auf der Fingerspitze entrollt werden, auf ein Plastiknetz oder Filterpapier gelegt und in eine Fixierungsflüssigkeit eingetaucht werden, um die Ausrichtung der Gewebsschichten zu bewahren. Eine entsprechende Behandlung des Gewebepräparats ermöglicht es, die Schnitte senkrecht zur Schleimhautoberfläche vorzunehmen und die histopathologische Auswertung somit sehr zu erleichtern. Dünndarmerkrankungen lassen sich oft schon durch endoskopische Biopsie aus dem unteren Duodenum histologisch abklären.

Ⓓ Eine Vergröberung der Magenfalten kann auf eine benigne oder maligne Erkrankung hinweisen. Die Methode der Wahl zur Entnahme von Gewebsproben aus tieferen Schichten ist die Entnahme eines großen Areals einer «Riesenfalte» mittels einer Polypektomieschlinge mit Elektrokauter. Ehe man die Schlingenbiopsien vornimmt, muß man allerdings völlig sicher sein, daß sich hinter den «Riesenfalten» keine Varizen verbergen, sonst könnte die Untersuchung zu einer schweren Blutung führen.

---

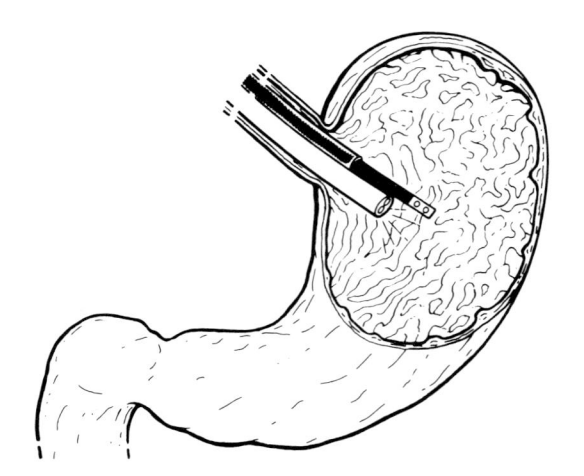

Verfahren, bei dem ein Rubin-Saugbiopsieschlauch mit zwei Öffnungen längs eines Endoskops vorgeschoben wird, womit gezielte Biopsien aus Ösophagus, Magen und Dünndarm möglich werden.

Die Kreuze im Flußdiagramm bedeuten, daß der Untersuchungsgang nicht indiziert ist oder nur unter besonderen Kautelen durchgeführt werden sollte.

## Literatur

1. Kirberg A, Latorre JJ, Hartard ME. Endoscopic small intestinal biopsy in infants and children: its usefulness in the diagnosis of celiac disease and other enteropathies. J Pediatr Gastroenterol Nutr 1989; 9: 178.
2. Knuff TE, Benjamin SB, Worsham F, Hancock JE, Castell DO. Histologic evaluation of chronic gastroesophageal reflux. An evaluation of biopsy methods and diagnostic criteria. Dig Dis Sci 1984; 29: 194.
3. Perrera DR, Weinstein WM, Rubin CE. Small intestinal biopsy. Human Path 1975; 6: 157.
4. Rösch W. Ungezielte Biopsie bei Gastroskopie–Kontra: kein diagnostischer Gewinn. Fortschr Med 1987; 105: 353.

**Verdacht auf Schleimhauterkrankungen im oberen Gastrointestinaltrakt**

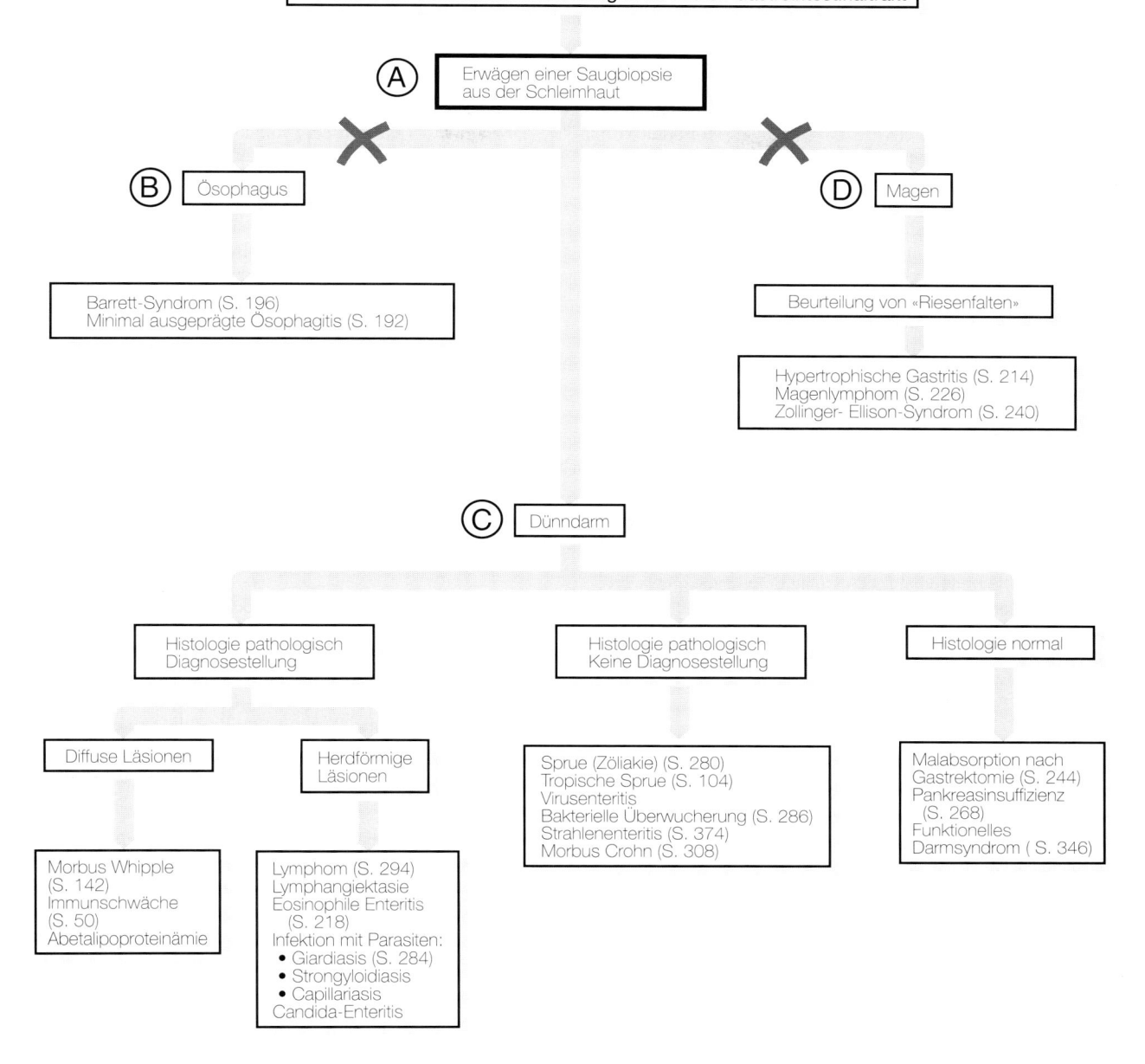

- **A** Erwägen einer Saugbiopsie aus der Schleimhaut

- **B** Ösophagus
  - Barrett-Syndrom (S. 196)
  - Minimal ausgeprägte Ösophagitis (S. 192)

- **D** Magen
  - Beurteilung von «Riesenfalten»
    - Hypertrophische Gastritis (S. 214)
    - Magenlymphom (S. 226)
    - Zollinger-Ellison-Syndrom (S. 240)

- **C** Dünndarm

  - **Histologie pathologisch — Diagnosestellung**
    - *Diffuse Läsionen*
      - Morbus Whipple (S. 142)
      - Immunschwäche (S. 50)
      - Abetalipoproteinämie
    - *Herdförmige Läsionen*
      - Lymphom (S. 294)
      - Lymphangiektasie
      - Eosinophile Enteritis (S. 218)
      - Infektion mit Parasiten:
        - Giardiasis (S. 284)
        - Strongyloidiasis
        - Capillariasis
      - Candida-Enteritis

  - **Histologie pathologisch — Keine Diagnosestellung**
    - Sprue (Zöliakie) (S. 280)
    - Tropische Sprue (S. 104)
    - Virusenteritis
    - Bakterielle Überwucherung (S. 286)
    - Strahlenenteritis (S. 374)
    - Morbus Crohn (S. 308)

  - **Histologie normal**
    - Malabsorption nach Gastrektomie (S. 244)
    - Pankreasinsuffizienz (S. 268)
    - Funktionelles Darmsyndrom (S. 346)

# Angiographie

(A) Die Komplikationsrate bei angiographischen Untersuchungen liegt insgesamt bei etwa 2,5% mit einer Mortalität von 0,045%. Bei Verwendung moderner (nichtionischer) Kontrastmittel ist das Risiko für ein Nierenversagen, vor allem bei Diabetikern, Patienten mit präexistierender Niereninsuffizienz und dehydrierten Patienten geringer. Kardiale Komplikationen (0,3%), wozu Hypotonie, Arrhythmien, Insuffizienz, Infarkte und Angina pectoris gehören, und neurologische Komplikationen (0,2%) einschl. Lähmungen, Aphasie, Erblindung und Provokation von Anfällen machen die Mehrzahl der schweren systemischen Komplikationen aus. Eine Verletzung der Aorta, insbesondere im Bereich von Aneurysmen, ist die Hauptursache für den tödlichen Ausgang infolge einer Angiographie. Dies kommt bei dem üblichen femoralen Zugang jedoch nicht vor.

(B) Der Nutzen einer Angiographie bei Patienten mit Blutungen steht in direkter Relation zur Aktivität der blutenden Stelle. Die angiographische Untersuchung kann negative Befunde ergeben, wenn die Blutungsintensität 0,5 ml/ Sek. unterschreitet, da nicht alle blutenden Läsionen zu diagnostisch verwertbaren Arterienveränderungen führen. Zur Verbesserung der diagnostischen Sensitivität kann man als erstes eine $^{99m}$Tc-Erythrozyten-Szintigraphie durchführen und die angiographische Untersuchung nur bei positiv ausgefallenem Szintigramm anschließen.

(C) Die Inoperabilität von Lebertumoren wird entweder als ausgedehnter Leberbefall definiert. Dies bedeutet, daß eine Totalresektion des Tumors mit einem Überleben nicht vereinbar wäre, oder aber den Befall wichtiger benachbarter Organstrukturen oder Gefäße. Pankreastumoren gelten als inoperabel, wenn größere lokale Gefäße beteiligt sind oder der Tumor weit über die Organgrenzen hinaus auf benachbarte Strukturen übergegriffen hat. Beide Situationen werden heute durch CT oder Kernspintomographie abgeklärt.

(D) Eine Angiographie noch vor der Biopsieentnahme aus solitären raumfordernden Prozessen in der Leber ist manchmal von Nutzen, weil es sich hierbei möglicherweise um stark vaskularisierte Strukturen handelt, die nach perkutaner Biopsie zu exzessiven Blutungen führen könnten. Als Beispiel für solche Läsionen sind vor allem Hämangiome und Adenome anzuführen. Bei Hämangiomen ist der angiographische Hauptbefund die Kontrastmittelfüllung der Sinusoide mit verzögerter Entleerung. Adenome und fokale noduläre Hyperplasie sind hypervaskularisierte Strukturveränderungen mit im Vergleich zu malignen Tumoren weniger bizarren Gefäßformationen. Dies läßt sich in der Regel nichtinvasiv durch Angio-CT bzw. Kernspintomographie klären, ohne daß angiographiert werden muß.

(E) Die Embolisationstherapie wurde bisher keiner kontrollierten Prüfung unterzogen; es gibt jedoch viele positive Berichte über die Wirksamkeit dieser Methode bei der Behandlung einer großen Anzahl unterschiedlicher Läsionen. Die transhepatische Varizenverödung mittels Embolisation oder mit Verödungsmitteln scheint initial gute Resultate zu bringen; in den meisten Fällen kommt es jedoch nach 3 bis 6 Monaten zu einer Rekanalisierung. Bei Patienten mit schwerwiegender Lebererkrankung, die bei einer Shunt-Operation eine nicht zu verantwortende Mortalität bedingen würde, kann man über einen kleinen Schnitt im Abdomen Varizen erreichen, um sie per Embolisation zu verschließen.

(F) Eine Stenosierung operativ angelegter portosystemischer Shunts kann korrigiert werden, indem man unter angiographischer Führung einen Ballon die Engstelle passieren läßt. Die Entfaltung des innerhalb der Stenose liegenden Ballons kann eine langanhaltende Dilatation bewirken, woraus eine Verbesserung der Blutströmung durch den Shunt resultiert. Durch Einlegen einer Gefäßprothese in die Leber läßt sich ein transjugulärer portosystemischer Shunt (TIPSS) bei portaler Hypertension anlegen.

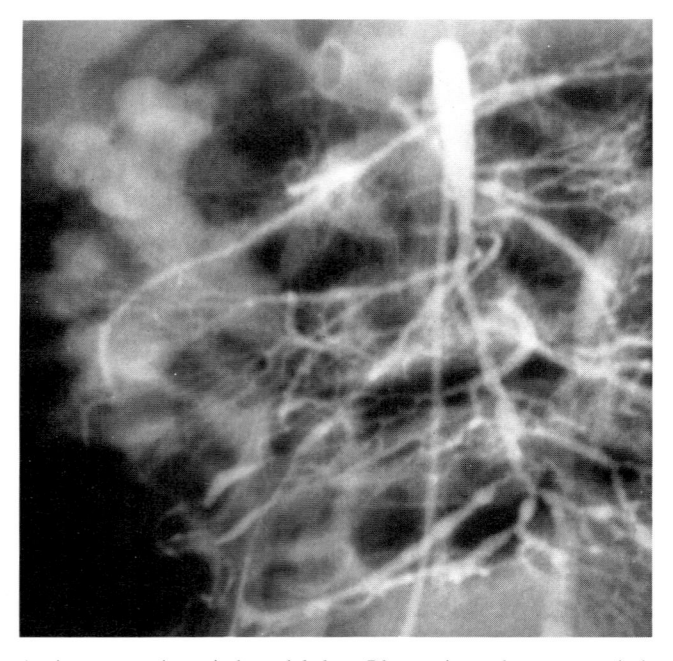

Angiogramm mit typischem lokalem Blutaustritt und aneurysmatischer Dilatation der kleinen Gefäße bei Panarteriitis nodosa

## Literatur

1. Appleton GV, Bathurst NC, Virjee J, et al. The value of angiography in the surgical management of pancreatic disease. Ann R Coll Surg Engl 1989; 71: 92.
2. Durham JD, Kumpe DA, Van Stiegmann G, et al. Direct catheterization of the mesenteric vein: combined surgical and radiologic approach to the treatment of variceal hemorrhage. Radiology 1990; 177: 229.
3. Fiorito JJ, Brandt LJ, Kozicky O, et al. The diagnostic yield of superior mesenteric angiography: correlation with the pattern of gastrointestinal bleeding. Am J Gastroenterol 1989; 84: 878.
4. Hirner A, Haring R, Hofmeister M. Akute Mesenterialgefäßverschlüsse. Chirurg 1987; 58: 577.
5. Labenz J, Borsch J. Vaskuläre Anomalien als Ursache rezidivierender intestinaler Blutungen. Dtsch Med Wochenschr 1990; 115 (15): 575.

```
                    ┌─────────────────────────────────────────┐
                    │ Durchführung einer Angiographie im      │
                    │ Abdominalbereich wird erwogen           │
                    └─────────────────────────────────────────┘
                                        │
                    (A)  Abwägen von Risiko gegen Nutzen dieses Verfahrens
```

Die Angiographie ist von diagnostischem Nutzen bei:

(B) Blutungsquellen im unteren Gastrointestinaltrakt (S. 122) oder unbekannter Lokalisation (S. 124)

Dünndarmtumoren (S. 290)

(C) Inoperabilität von Leber- oder Pankreastumoren (S. 468 bzw. S. 272)

(D) Hämangiome oder Adenome der Leber (S. 466)

Varizen im Bereich von Magen und Dünndarm (S. 448)

Präoperative Beurteilung der anatomischen Verhältnisse vor einer portokavalen Shunt-Operation (S. 448)

Verschluß bzw. Stenose der A. mesenterica superior (embolisch) (S. 402)

Hämobilie

Die Angiographie ist von therapeutischem Nutzen bei:

(E) Temporäre Hämostase bei Blutungen im Gastrointestinaltrakt mittels Embolisation oder Infusion von Vasopressin (S. 78, 122)

Infusion von Chemotherapeutika in die Leberarterie

(F) Ballondilatation von portokavalen Shunt-Verschlüssen

Ballondilatation von arteriellen Stenosen

Embolisation von malignen Tumoren oder großen Hämangiomen

Transjugulärer portosystemischer Shunt (TIPS) bei portaler Hypertension

# Endoskopische retrograde Cholangiopankreatikographie vs. perkutane transhepatische Cholangiographie

(A) Zur Differenzierung zwischen extrahepatischem und hepatozellulärem Ikterus sind Ultraschalluntersuchung (US) und Computertomographie (CT) gleichermaßen geeignet. Werden beide Untersuchungsverfahren in dieser Region gleich gut beherrscht, so wendet man gewöhnlich die Ultraschallmethode an, da sie preiswerter ist und das Risiko der Strahlenbelastung entfällt. Bei adipösen Patienten und bei Patienten mit massiven intestinalen Gasansammlungen (z.B. bei Ileus) ist der CT der Vorzug zu geben, da die sonographische Untersuchung bei diesen Patienten geringere diagnostische Genauigkeit aufweist.

(B) Die Komplikationsrate bei endoskopischer retrograder Cholangiopankreatikographie (ERCP) ist niedrig (Pankreatitis 1-2%, Cholangitis 1%). Besteht der Verdacht auf eine Obstruktion, so sollte eine parenterale Antibiotikaprophylaxe erfolgen (*Ampicillin* 1 g i.v., *Gentamicin* 80 mg i.v.), um das Risiko der bakteriellen Besiedelung oberhalb des Verschlusses zu reduzieren. Bei raumfordernden Prozessen in der Bauchspeicheldrüse muß eine ERCP durchgeführt werden, da eine röntgenologische oder histologische Diagnose bei einer ERCP eher zu erwarten ist als bei der PTC. Die ERCP wird auch dann bevorzugt eingesetzt, wenn eine therapeutische Maßnahme notwendig wird, da dieses Verfahren auch die anschließende Papillotomie (s. Abb.) mit endoskopischer Steinextraktion aus dem Ductus choledochus oder das Einsetzen eines Stent ermöglicht.

(C) Die PTC kann bei Patienten mit massivem Aszites oder einer schweren Koagulopathie (Verlängerung der Prothrombinzeit um mehr als 5 Sek.*, Thrombozytenzahl < 50000 mit einer verlängerten Blutungszeit) nicht angewendet werden. Zu den Komplikationen dieser Untersuchungsmethode gehören Blutung (0,35%), biliäre Peritonitis (0,6%), Sepsis (1%) und Hämobilie (sehr selten). Eine antibiotische Abdeckung ist bei Verdacht auf eine Cholangitis indiziert, da die Gefahr einer Bakteriämie besteht. Die PTC kann außerdem zum Einbringen verschiedener Endoprothesen in die proximalen Gallenwege eingesetzt werden.
* Quick-Wert unter 50%

(D) Besteht der Verdacht auf eine Obstruktion (aufgrund pathologischer Leberenzymwerte und eines positiven sonographischen Befundes) und fällt das Cholangiogramm dennoch normal aus, so sollte man eine Leberbiopsie durchführen, um nach intrahepatischen pathologischen Veränderungen zu suchen.

(E) Von einem geschickten, endoskopieerfahrenen Untersucher ausgeführt verläuft die ERCP in < 10% der Fälle erfolglos. Die PTC bleibt in < 10% der Fälle mit Erweiterung der Gallengänge und etwa 40% der Fälle mit nicht dilatierten Gängen ohne Erfolg.

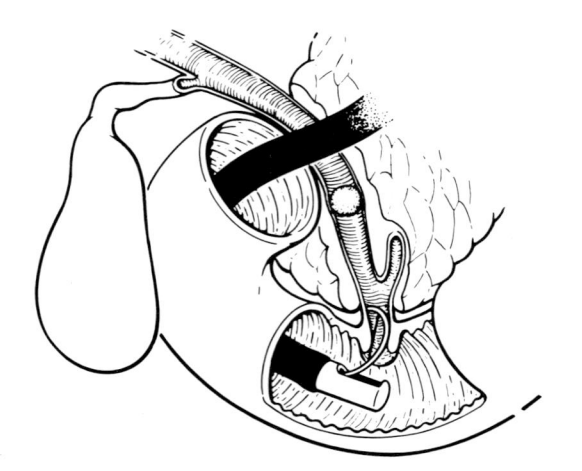

Durchführung der endoskopischen Papillotomie. Das gespannte Papillotom liegt bei einem Patienten mit einem Stein im Ductus choledochus bereit für die Durchschneidung der Papilla vateri.

## Literatur

1. Cotton PB. Critical appraisal of therapeutic endoscopy in biliary tract disease. Annu Rev Med 1990; 41: 211.
2. Einsatz der ERCP bei Verdacht auf Gallengangs- und Pankreaskarzinom. Z Gastroenterol 1992; 30 (10): 765.
3. Hagemann B, Foerster ED, Domschke W. Klassische endoskopisch-diagnostische Techniken am pankreatobiliären System – Schwerpunkt: ERCP. Internist 1992; 33 (12): 811.
4. Matzen P, Malchow-Moller A, Lejerstofte J, et al. Endoscopic retrograde cholangiopancreatography and transhepatic cholangiography in patients with suspected obstructive jaundice. Scand J Gastroenterol 1982; 17: 731.
5. McLean GK, Burke DR. Role of endoprosthesis in the management of malignant biliary obstruction. Radiology 1989; 170: 961.

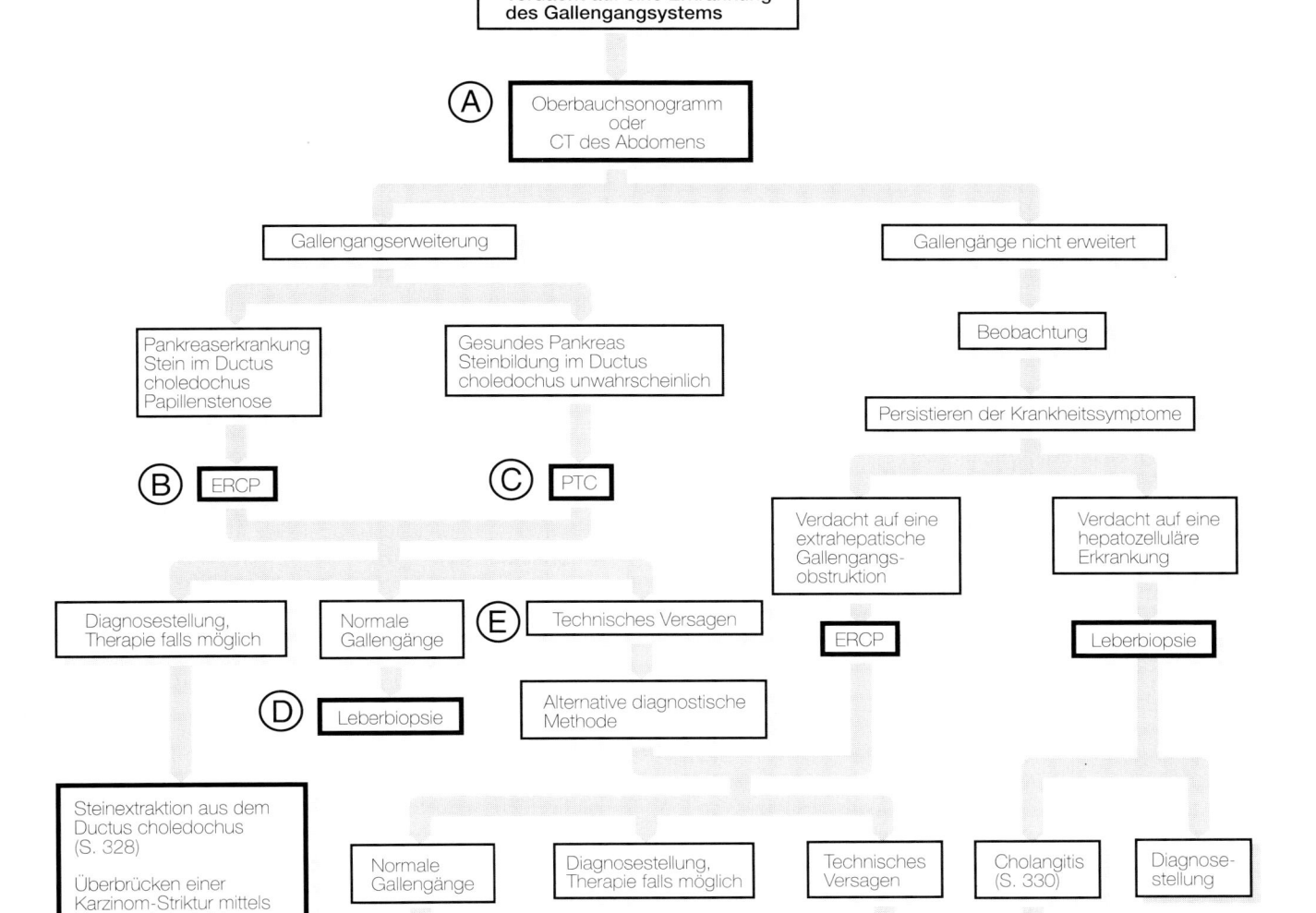

```
                    ┌─────────────────────────────┐
                    │ Verdacht auf eine Erkrankung│
                    │    des Gallengangsystems    │
                    └─────────────────────────────┘
                                  │
                         (A) ┌─────────────────────┐
                             │  Oberbauchsonogramm │
                             │         oder        │
                             │    CT des Abdomens  │
                             └─────────────────────┘
```

```
         Gallengangserweiterung                Gallengänge nicht erweitert
                                                         │
                                                    Beobachtung
                                                         │
                                           Persistieren der Krankheitssymptome
```

```
   Pankreaserkrankung        Gesundes Pankreas
   Stein im Ductus           Steinbildung im Ductus
   choledochus               choledochus unwahrscheinlich
   Papillenstenose

      (B) ERCP                   (C) PTC

                                                 Verdacht auf eine            Verdacht auf eine
                                                 extrahepatische              hepatozelluläre
                                                 Gallengangs-                 Erkrankung
                                                 obstruktion

   Diagnosestellung,    Normale      (E) Technisches Versagen      ERCP              Leberbiopsie
   Therapie falls       Gallengänge
   möglich
                        (D) Leberbiopsie
                                         Alternative diagnostische
                                         Methode
```

```
   Steinextraktion aus dem
   Ductus choledochus
   (S. 328)
                           Normale       Diagnosestellung,    Technisches    Cholangitis    Diagnose-
   Überbrücken einer       Gallengänge   Therapie falls       Versagen       (S. 330)       stellung
   Karzinom-Striktur mittels             möglich
   Katheter («pig-tail»)
   (S. 334)                Beobachtung
                                                              Operativer Eingriff
   Dilatation einer Striktur des                              oder ERCP
   Ductus choledochus bei  Leberbiopsie
   gutartigen Erkrankungen
   (S. 336)
```

# Perkutane Leberbiopsie (Leberblindbiopsie) vs. Laparoskopie

(A) Fallen die Leberwerte pathologisch aus oder ergibt das Lebersonogramm, -CT oder -szintigramm einen von der Norm abweichenden Befund, besteht eine Hepatomegalie oder hat man den Verdacht, daß die Leber an einer primär extrahepatischen Erkrankung mitbeteiligt ist, so kann eine Gewebsprobe aus der Leber beim weiteren Vorgehen und den diagnostischen Entscheidungen wertvolle Dienste leisten.

(B) Diffuse (gleichförmige) Lebererkrankungen werden durch eine Vielzahl von häufig auftretenden, schädigenden Prozessen (Alkohol, Viren, Arzneimittel) verursacht und können aufgrund von Gewebsproben, die der Leber an einer beliebigen Stelle entnommen wurden, beurteilt werden. Bei herdförmigen Erkrankungen (mit unregelmäßiger Verteilung), wie z.B. bei einigen Infektionen, bei Zirrhose und Tumoren ist die Diagnose anhand nicht gezielt entnommener Gewebsproben jedoch nicht so leicht möglich. Derartige Erkrankungen werden am besten durch direkte Inspektion und gezielte Biopsieentnahme abgeklärt, wie dies die Laparoskopie gestattet. Zur Abklärung von Leberrundherden hat sich in jüngster Zeit die durch Sonographie oder CT gesteuerte Punktion bewährt. Im Vergleich zur Laparoskopie hat dies den Vorteil, daß auch in der Tiefe der Leber liegende Herde bioptisch erfaßt werden können.

(C) Eine Laparoskopie ist kontraindiziert, falls eine massive Aszitesbildung mit Bauchdeckenspannung vorliegt (erhöhtes Risiko für die Entstehung eines Flüssigkeitsaustritts nach dem Eingriff), falls sich anamnestisch eine Peritonitis oder mehrfache operative Eingriffe eruieren lassen (intraperitoneale Adhäsionen machen eine Inspektion unmöglich und erhöhen das Risiko für eine Perforation außerordentlich), falls ein raumfordernder Prozeß oder ein Aneurysma aufgrund der Größe oder Lokalisation den sicheren Zugang verhindert oder falls der Gerinnungsstatus pathologische Werte in einem Maß aufweist, daß eine gefahrlose Durchführung der Leberbiopsie nicht mehr gewährleistet ist (Verlängerung der Prothrombinzeit um > 3–4 Sek., Thrombozytenzahl < 50000). Als relative Kontraindikationen für eine Laparoskopie gelten eine vorangegangene Eröffnung des Oberbauchs, ein massiver Aszites, mangelnde Kooperation von seiten des Patienten und periumbilikale venöse Kollateralenbildung.

(D) Läßt sich mit Hilfe der Laparoskopie oder der perkutanen Leberbiopsie noch keine Diagnose stellen bzw. sind diese beiden Untersuchungsmethoden kontraindiziert, so kann eine Laparotomie durchgeführt werden. Hierbei ist nur ein kleiner Schnitt erforderlich, da nur ein kleines Gewebestück aus der Leber entnommen werden muß. Eine andere Möglichkeit, Gewebsproben zu gewinnen, besteht darin, eine Chiba-Nadel unter sonographischer oder computertomographischer Führung zu einem verdächtigen intrahepatischen Prozeß zu leiten. Eine transjugulare Leberbiopsie ist ebenfalls möglich, vor allem bei Patienten mit schweren Koagulopathien.

(E) Vor einer Leberblindpunktion müssen die Lebergrenzen sowie die Lage der Gallenblase sonographisch bestimmt werden, um die optimale Punktionsstelle festzulegen. Die perkutane transthorakale Leberblindpunktion ist kontraindiziert bei exzessiver Aszitesbildung (verringerte Ausbeute an Gewebe und erhöhtes Risiko für Rupturen), bei rechtsseitigen pleuropulmonalen Erkrankungen, bei fehlender Kooperation seitens des Patienten, bei einem Gerinnungsstatus, der stark von der Norm abweicht (Verlängerung der Prothrombinzeit um über 3–4 Sek.; Quick < 50%;, Thrombozytenzahl < 50000) oder bei möglicherweise in der Leber vorliegenden vaskulären Läsionen (Hämangiom oder Gefäßgeschwulst). Das Risiko einer Blutung, des Austritts von Gallenflüssigkeit oder einer Septikämie liegt bei weniger als 1:100. Bei Patienten mit niedrigem Risiko kann die Leberblindpunktion ambulant durchgeführt werden, was die Kosten für diesen Eingriff weiter senkt.

## Literatur

1. Dannmeier H. Sonographisch geführte Punktionen im Abdominalraum. Dtsch Med Wschr 1988; 113: 660.
2. Farnum JB, Patel PH, Thomas E. The value of Chiba fine-needle aspiration biopsy in the diagnosis of hepatic malignancy: a comparison with Menghini needle biopsy. J Clin Gastroenterol 1989; 11: 101.
3. Henning M. Renaissance laparoskopischer Techniken in der Diagnostik von Abdominalerkrankungen. Internist 1993; 34 (3): 208.
4. McGill DB, Rakela J, Zinsmeister AR, Ott BJ. A 21-year experience with major hemorrhage after percutaneous liver biopsy. Gastroenterology 1990; 99: 136.
5. Mörl M, Bohle U. Indikationen der internistischen Laparoskopie. Dtsch Med Wschr 1993; 1649.
6. Nagy AG, James D. Diagnostic laparoscopy. Am J Surg 1989; 157: 490.
7. Weiss H, Düntsch U, Weiss A. Risiken der Feinnadel-Punktion – Ergebnisse einer Umfrage der BRD. Ultraschall 1988; 9: 121.

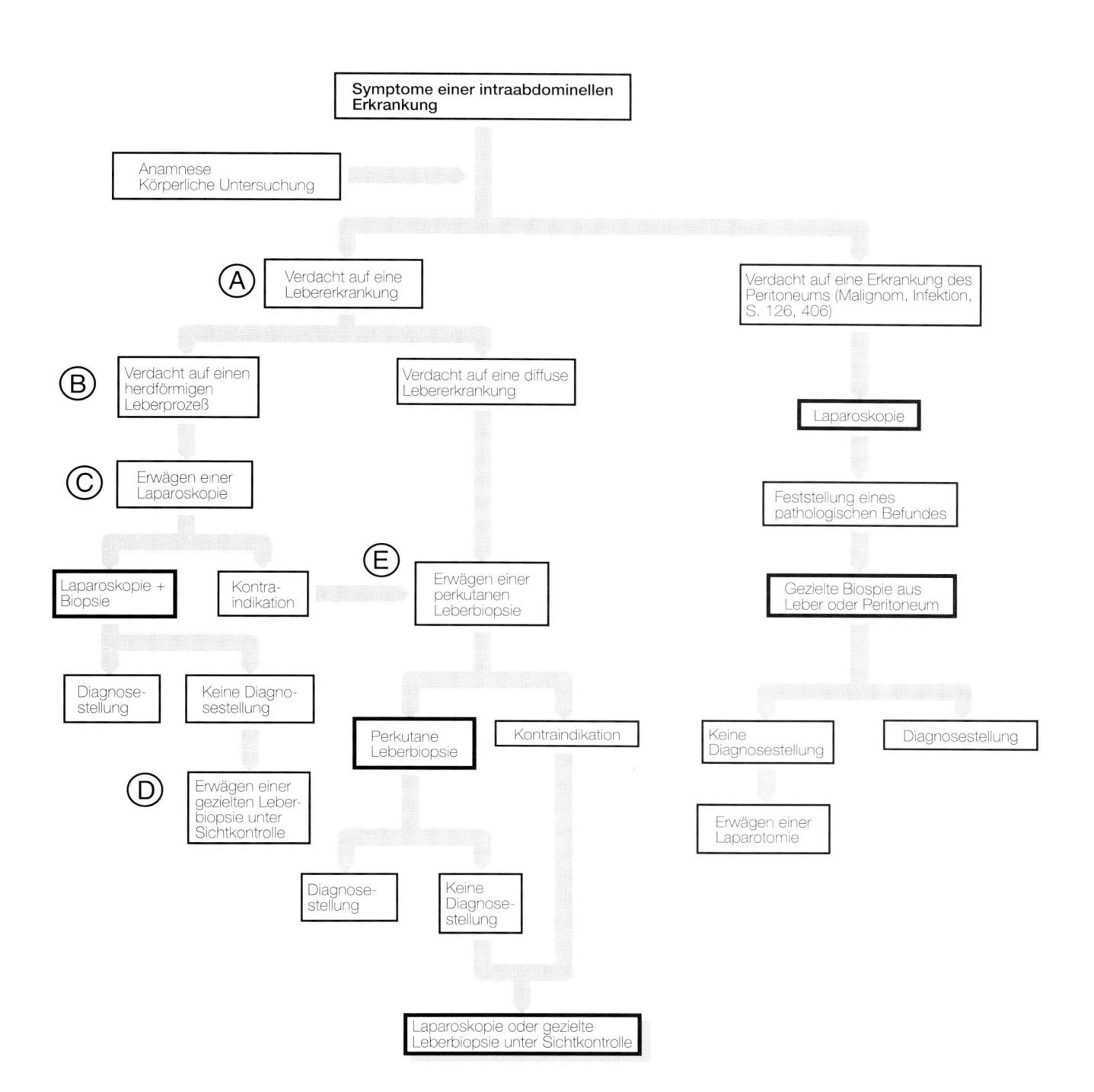

```
                    ┌─────────────────────────────────┐
                    │ Symptome einer intraabdominellen │
                    │ Erkrankung                       │
                    └─────────────────────────────────┘
┌──────────────────────┐
│ Anamnese             │
│ Körperliche Untersuchung │
└──────────────────────┘
```

(A) Verdacht auf eine Lebererkrankung

Verdacht auf eine Erkrankung des Peritoneums (Malignom, Infektion, S. 126, 406)

(B) Verdacht auf einen herdförmigen Leberprozeß

Verdacht auf eine diffuse Lebererkrankung

**Laparoskopie**

(C) Erwägen einer Laparoskopie

Feststellung eines pathologischen Befundes

**Laparoskopie + Biopsie**

Kontraindikation

(E) Erwägen einer perkutanen Leberbiopsie

**Gezielte Biopsie aus Leber oder Peritoneum**

Diagnosestellung

Keine Diagnosestellung

**Perkutane Leberbiopsie**

Kontraindikation

Keine Diagnosestellung

Diagnosestellung

(D) Erwägen einer gezielten Leberbiopsie unter Sichtkontrolle

Erwägen einer Laparotomie

Diagnosestellung

Keine Diagnosestellung

**Laparoskopie oder gezielte Leberbiopsie unter Sichtkontrolle**

# Starre vs. flexible Sigmoidoskopie

(A) Obwohl die Sigmoidoskopie wegen ihrer relativ geringen Belastung für den Patienten weit verbreitet ist, hat sie die starre Rektosigmoidoskopie nicht völlig ersetzt. Nach wie vor ermöglicht das starre Instrument in bestimmten Situationen eine differenziertere Untersuchung. Außerdem bietet der Einsatz der teureren flexiblen Endoskopie in manchen Fällen gegenüber der starren Rektosigmoidoskopie keinen Vorteil für den Patienten.

(B) Für die Diagnose bestimmter Erkrankungen (Amyloidose, Vaskulitis, Morbus Crohn, Morbus Hirschsprung, Tay-Sachs-Syndrom u.a.), bei denen pathologische Befunde hauptsächlich bis weit in die Mukosa hinein zu finden sind, müssen tiefreichende rektale Biopsien entnommen werden. Man gewinnt die Biopsien mit einer Alligator-Zange. Das Risiko einer Blutung nach Entnahme einer tiefen Biopsie aus dem Rektum (1:200) ist mindestens 100mal größer als bei oberflächlicher Biopsie. Nach tiefen Biopsien sollte eine Röntgenkontrastmitteluntersuchung mit Barium bis zu 7 Tage verschoben werden, um eine Perforation zu vermeiden. Nach oberflächlicher Biopsieentnahme kann die Kontrastmitteluntersuchung sofort durchgeführt werden.

(C) Für das Screening zur Früherkennung von Kolonkarzinomen besitzt das flexible Sigmoidoskop gegenüber dem starren Endoskop einen deutlichen Vorteil, weil es durchschnittlich doppelt so tief eingeführt werden kann wie das starre Instrument (s. Abb.) und die Ausbeute an pathologischen (neoplastischen) Befunden 2- bis 4mal so groß ist. Diese erhöhte Ausbeute erzielt man, obwohl das Untersuchungsverfahren für den Patienten gleich gut oder sogar noch besser verträglich ist als die starre Rektosigmoidoskopie. In den meisten Fällen ist eine Koloskopie der flexiblen Sigmoidoskopie vorzuziehen, da auch die proximalen Kolonabschnitte sicher zu beurteilen sind.

## Literatur

1. Diagnostic and therapeutic technology assessment. Rigid and flexible sigmoidoscopies. JAMA 1990; 264: 89.
2. Neugat AI, Pita S. Role of sigmoidoscopy in screening for colorectal cancer: a critical review. Gastroenterology 1988; 95: 492.
3. Porschen R, Strohmeyer G. Prophylaxe des kolorektalen Karzinoms durch endoskopische Untersuchungen. Z Gastroenterol 1992; 30 (11): 823.
4. Selby JV, Friedman GD, Collen MF. Sigmoidoscopy and mortality from colorectal cancer: the Kaiser Permanente Multiphasic Screening Study. J Clin Epidemiol 1988; 41: 247.
5. Selby JV, Friedman GD. US preventive services task force. Sigmoidoscopy in the periodic health examination of asymptomatic adults. JAMA 1989; 261: 594.

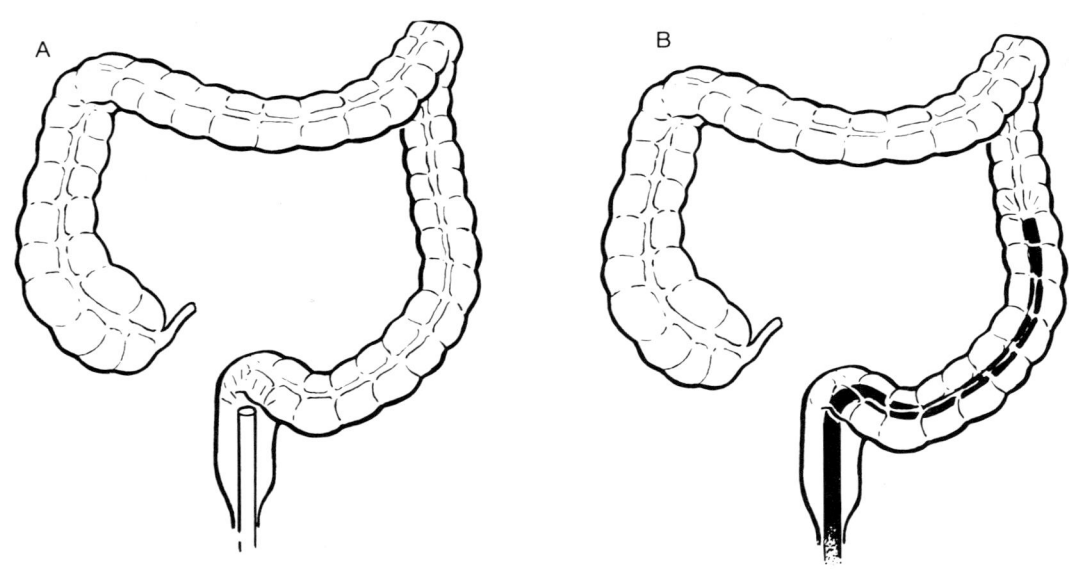

Übliche Einführtiefe bei starrer (A) und flexibler (B) Sigmoidoskopie

```
┌─────────────────────────────────────────┐
│ Verdacht auf eine kolorektale Erkrankung │
└─────────────────────────────────────────┘
                    ↓
    (A) Die direkte Betrachtung von Rektum und Sigmoid sollte
        immer vor der Röntgenuntersuchung mittels
        Bariumkontrastmitteleinlauf erfolgen
                    ↓
        ┌──────────────────────────────┐
        │ Starre vs. flexible Sigmoidoskopie │
        └──────────────────────────────┘
```

**Linker Ast:**

Verdacht auf eine pseudomembranöse Kolitis (S. 108)

Homosexuelle Patienten mit rektalen Beschwerden (S. 100)

Massive hellrote Blutungen aus dem Rektum (S. 122)

(B) Tiefe Mukosabiopsie

→ **Starre Sigmoidoskopie ist vorzuziehen**

**Mittlerer Ast:**

(C) Screening zur Früherkennung von Karzinomen (S. 384)

Positiver Befund bei der Stuhluntersuchung nach okkultem Blut (S. 148)

Kontrolluntersuchungen nach Karzinomoperationen

Beurteilung der Aktivität einer Kolitis (M. Crohn oder Colitis ulcerosa)

→ **Flexible Sigmoidoskopie ist vorzuziehen**

**Rechter Ast:**

Abklärung einer akuten oder chronischen Diarrhö (S. 98, 112)

Geringgradige hellrote Blutungen aus dem Rektum (S. 120)

Abklärung von rektalen Beschwerden

→ **Sowohl starre als auch flexible Sigmoidoskopie geeignet**

# Röntgenuntersuchung mit Bariumkontrastmittel vs. Koloskopie

(A) Wenn das Kolon in seiner Gesamtlänge dargestellt werden muß, stehen zum einen die Röntgen-Doppelkontrastuntersuchung mit flexibler Sigmoidoskopie und zum anderen die hohe Koloskopie zur Verfügung. Die Doppelkontrastuntersuchung ist zwar für den Radiologen und den Patienten zeitaufwendig und erfordert mehr Geschick und Erfahrung; sie wird aber von den Gastroenterologen bevorzugt, da die diagnostische Ausbeute z.B. bei Polypen 40–60% größer ist als bei einfacher Kontrastdarstellung. Bei der Doppelkontrastuntersuchung werden positive Befunde zu 93% bestätigt, negative Befunde zu 70%. Bei den meisten falsch negativen Ergebnissen beim Doppelkontrast liegen Läsionen im Sigmoid vor (vor allem bei älteren Patienten mit einem höheren Risiko für Divertikulose); dies unterstreicht die Wichtigkeit einer zusätzlichen flexiblen (nicht starren!) Sigmoidoskopie, wenn der Verdacht auf Neoplasie hochgradig ist. Wenn der Untersucher erfahren ist, liefert die Koloskopie noch empfindlichere Resultate, obwohl hier um die Flexuren herum auch Läsionen übersehen werden können. Im Schnitt sollte eine Koloskopie bei einem erfahrenen Untersucher ungefähr 30-45 Minuten dauern, wobei in > 95% der Untersuchungen auch das Caecum erreicht wird. Bei vorsichtiger Dosierung der Sedativa wird die Belastung des Patienten minimiert. Die Risiken (Perforation 0,1%, Blutungen 0,1%, bei Polypektomie jeweils 3- bis 4faches Risiko) sind jedoch höher als beim Röntgen-Doppelkontrast. Voraussetzung für ein genaues Untersuchungsergebnis bei der Koloskopie ist eine gute Darmreinigung vor der Untersuchung mit einer Elektrolyt-Polyäthylenglykol-Lavage. Bei der Routinevorbereitung für eine Doppelkontrastuntersuchung kann der massive Anteil an Abführmitteln bei einer aktiven Colitis ulcerosa einen entzündlichen Schub auslösen und sollte daher vermieden werden.

(B) Bei Patienten mit einer akuten (massiv oder nicht ganz so stark ausgeprägten) Blutung im Bereich des unteren Gastrointestinaltrakts sollte die Bariumkontrastmitteluntersuchung nicht zu früh durchgeführt werden, da – im Falle einer erneuten Blutung – eine Angiographie wegen der Bariumrückstände schwierig oder undurchführbar werden kann. Eine frühzeitig vorgenommene Koloskopie nach entsprechenden Abführmaßnahmen ist von größerem diagnostischem Wert und kann bei bestimmten Läsionen auch therapeutisch genutzt werden, falls die technischen Vorrichtungen für eine bipolare Koagulation oder eine Lasertherapie verfügbar sind.

(C) Eine ausgeprägte Dilatation des Kolons, mit oder ohne Gasbildung, stellt ein diagnostisches Dilemma und auch eine therapeutische Herausforderung dar. Dieses Leiden kann auf einer Pseudoobstruktion (Ogilvie-Syndrom), einer mechanischen Obstruktion oder einer Dilatation infolge entzündlicher Prozesse beruhen. Ist die Dilatation Folge einer Pseudoobstruktion, so läßt sie sich gewöhnlich durch eine Dekompression (Luftabsaugen) via Koloskop beheben.

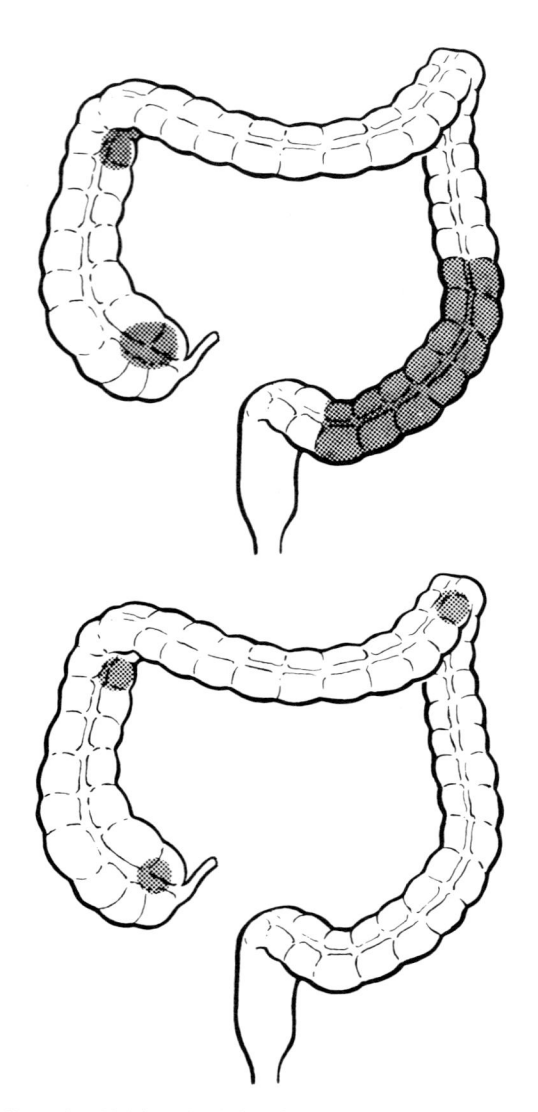

Darstellung der Dickdarmabschnitte, in denen bei der jeweiligen Untersuchungstechnik Neoplasien schlecht darstellbar sind oder übersehen werden können.

## Literatur

1. Bode WE, Beart RW Jr, Spencer RJ, Culp CE, Wolff BG, Taylor BM. Colonoscopic decompression for acute pseudoobstruction of the colon (Ogilvie's syndrome). Am J Surg 1984; 147: 243.
2. Ernstoff JJ, Howard DA, Marshall JB, Jumshyd A, McCullogh AJ. A randomized blinded clinical trial of a rapid colonic lavage solution (Golytely) compared with standard preparation for colonoscopy and barium enema. Gastroenterology 1983; 84: 1512.
3. Kohler B, Riemann F. Klassische endoskopische diagnostische Techniken am oberen und unteren Verdauungstrakt. Schwerpunkt: Ösophagogastroduodenoskopie und Koloskopie. Internist 1992; 33 (12): 778.
4. Lindsay DC, Freeman JG, Cobden I, Record CO. Should colonoscopy be the first investigation for colonic disease? Brit Med J 1988; 296:167.
5. Rex DK, Weddle RA, Lehman GA, et al. Flexible sigmoidoscopy plus air contrast barium enema versus colonoscopy for suspected lower gastrointestinal bleeding. Gastroenterology 1990; 98: 855.

```
                    ┌─────────────────────────────────────────┐
                    │   Verdacht auf eine Erkrankung des Kolons │
                    └─────────────────────────────────────────┘
                                       │
                                       ▼
              Ⓐ   ┌─────────────────────────────────────────────┐
                  │ Notwendigkeit einer Inspektion des gesamten Kolons │
                  └─────────────────────────────────────────────┘
                                       │
                                       ▼
                  ┌──────────────────────────────────────────────────┐
                  │ Klinischen Nutzen einer flexiblen Sigmoidoskopie + │
                  │ Doppelkontrastuntersuchung (Luft und Barium)     │
                  │ gegenüber einer Koloskopie abwägen                │
                  └──────────────────────────────────────────────────┘
                                       │
                                       ▼
                              ┌──────────────────┐
                              │ Erste Untersuchung │
                              └──────────────────┘
```

**Flexible Sigmoidoskopie + Doppelkontrastuntersuchung**

- Okkulte gastrointestinale Blutung, Patient < 60 Jahre alt (S. 148)
- Chronische Diarrhö (S. 112) oder Obstipation (S. 116)
- Unerklärliche Unterbauchbeschwerden (S. 88)
- Verdacht auf Läsionen in der Umgebung des Kolons
- Verdacht auf Kolonobstruktion

**Koloskopie** Ⓑ

- Okkulte gastrointestinale Blutung, Patient > 60 Jahre alt (S. 148)
- Adenom bei der flexiblen Sigmoidoskopie diagnostiziert (S. 382)
- Blut im Stuhl
- Screening zur Früherkennung von Dysplasien oder Kolonkarzinomen bei Colitis ulcerosa (S. 366)
- Screening zur Erkennung von synchronen oder metachronen Kolonkarzinomen
- Ⓒ Dekompression einer Pseudoobstruktion im Bereich des Kolons (Ogilvie-Syndrom) (S. 394)
- Ischämische Colitis (S. 402)
- Biopsie wird benötigt

**Eine der beiden Untersuchungsmethoden oder beide**

- Beurteilung von Ausmaß und Art einer entzündlichen Darmerkrankung
- Rezidivierende gastrointestinale Blutung
- Kontrolluntersuchungen nach operativer Behandlung von Kolonkarzinomen (S. 386, 388)

# Risiken der Endoskopie im unteren Gastrointestinaltrakt

(A) Eine Perforation des Kolons während einer diagnostischen Untersuchung kann auf unterschiedliche Weise zustandekommen: zum einen durch übermäßige Dehnung durch eingebrachte Luft, durch direktes Durchstoßen der Darmwand oder aber durch zu hohen Druck auf die Darmwand durch eine Schlinge im flexiblen Sigmoidoskop oder Koloskop. Bei Patienten mit Divertikeln, die eine breite Mündung haben, ist besondere Vorsicht geboten: ein unerfahrener Untersucher kann die Mündung mit dem Lumen verwechseln und mit dem Endoskop in das Divertikel eindringen. Das Perforationsrisiko bei einer diagnostischen Koloskopie (sowohl mit als auch ohne Schleimhautbiopsien) beträgt insgesamt 1 : 1000; bei der flexiblen Sigmoidoskopie liegt dieses Risiko beträchtlich niedriger. Vorhergegangene Bauchschnitte mit intraperitonealen Adhäsionen erhöhen dieses Risiko, wenn auch minimal. Blutungen sind eine seltene Komplikation, sofern keine Polypektomie durchgeführt wird, aber Schleimhautbiopsien sollten dennoch bei Patienten mit endogenen oder exogenen Gerinnungsstörungen vermieden werden. Im Gespräch mit dem Patienten vor dem Eingriff sollte auch in Erfahrung gebracht werden, ob er nichtsteroidale Antirheumatika oder *Acetylsalicylsäure* einnimmt.

(B) Koloskopie und Sigmoidoskopie (wie auch die Röntgen-Doppelkontrastuntersuchungen) lösen eine Bakteriämie aus und sind in ein oder zwei berichteten Fällen mit der späteren Enwicklung einer Enterokokken-Endokarditis assoziiert worden. Dieses Risiko wird durch Polypektomien und Biopsieentnahmen nicht erhöht. Das Endokarditis-Risiko wird als sehr gering eingeschätzt, weswegen man eine antibiotische Prophylaxe (S. 44) nur bei solchen Patienten in Erwägung zieht, bei denen eine Bakteriämie katastrophale Konsequenzen hätte (z.B. Patienten mit künstlichen Herzklappen). Hierfür sollte *Ampicillin* (2 g) und *Gentamicin* (80–120 mg) unmittelbar vor der Untersuchung intravenös gegeben werden. Bei Penicillinallergie wird 1 g *Vancomycin* anstelle des *Ampicillin* gegeben.

(C) Polypen werden gewöhnlich während der Koloskopie mittels Biospiezange oder Schlingen mit Elektrokauter entfernt. Durch den elektrischen Strom wird gleichzeitig das Gewebe geschnitten und die Blutung durch Kauterisieren der Gefäße vermindert. Besteht eine Ansammlung entzündlicher Gase im Kolon, so kann die Verwendung eines Elektrokauters zu einer Explosion führen. Da diese Situation nur bei unzureichend gereinigtem Darm auftritt, ist jedweder Einsatz eines Elektrokauters bei einem gar nicht oder auch nur schlecht vorbereiteten Kolon unratsam. Das elektrische Kauterisieren erfolgt meist mittels eines einpoligen Systems mit einer großen Erdungsplatte, womit ein Stromfluß von der Zange oder Schlinge durch den Patienten zur Erdungsplatte hin zustande kommt. Hierdurch entsteht jedoch das Potential für Verletzungen (Verbrennungen) in tieferen Schichten des behandelten Areals oder nahe der Erdungsplatte. Durch eine solche Verbrennung kann eine spontane Perforation zustande kommen (2–3 / 1000), die sich durch plötzlich eintretenden, schweren Unterleibsschmerz und freie Luft im Bauchraum in Röntgenaufnahmen bemerkbar macht; hier muß notfallmäßig eine Laparotomie durchgeführt werden. Bei einer Perforation im unteren Rektum ist in der Abdomenleeraufnahme Luft im Retroperitonealraum zu erkennen; hier sind eine vorsichtige Überwachung und die Gabe von Breitspektrumantibiotika ausreichend. Eine weitere Komplikation der Polypektomie ist die Serosaverbrennung, die Schmerzen, Fieber und Leukozytose auslöst und differentialdiagnostisch von einer tatsächlichen Perforation unterschieden werden muß. Bei der bipolaren Kauterisation fließt der elektrische Strom von einer Elektrode zur anderen an der Zange, Sonde oder Schlinge. Hierbei dringt der elektrische Strom nicht tief in das darunterliegende Gewebe ein. Mit der Anwendung von bipolaren Elektrokautern sind bisher nur wenige Erfahrungen gesammelt worden.

(D) Die Inzidenz einer Blutung nach Polypektomie beträgt ca. 1 %. Die meisten massiven Blutungen folgen auf die Entfernung von Polypen mit mehr als 2 cm Durchmesser (inklusive dem Kauterisieren der entsprechend großen Blutgefäße). Obwohl der Großteil der Patienten innerhalb der ersten 1 bis 2 Tage nach der Polypektomie bluten, können sekundäre Blutungen bis zu 14 Tagen nach dem Eingriff auftreten. Bei Patienten, die dauerhaft Antikoagulanzien einnehmen, aber eine Polypektomie benötigen, muß eventuell vorher von Antikoagulanzien auf *Heparin* umgestellt werden (letzteres kann durch *Protaminsulfat* in seiner gerinnungshemmenden Wirkung sehr schnell neutralisiert werden). Blutungen nach der Polypektomie werden meist durch erneuten Elektrokauter gestoppt; nur selten ist ein chirurgischer Eingriff erforderlich.

(E) Die Darmreinigung mit Polyäthylenglykol-Elektrolyt-Lavagen verursacht bei ca. 5 % der Patienten Auftreibungen des Abdomens, Übelkeit und Erbrechen. Blutungen aus Schleimhautrissen in Ösophagus und Magen nach dem Erbrechen sind beschrieben worden. Die Gabe von *Metoclopramid* vor der Darmreinigung kann unter Umständen die Symptomatik reduzieren.

## Literatur

1. Laine L. Multipolar electrocoagulation in the treatment of peptic ulcers with nonbleeding visible vessels. Ann Intern Med 1989; 110: 510.
2. Macræ FA, Tan KG, Williams CB. Towards safer colonoscopy: a report on the complications of 5000 diagnostic or therapeutic colonoscopies. Gut 1983; 24: 376.
3. Oehler R, Sauerbruch B. Richtlinien für Patientenüberwachung bei endoskopischen Untersuchungen in der Gastroenterologie. Z Gastroenterol 1993; 31: 165.

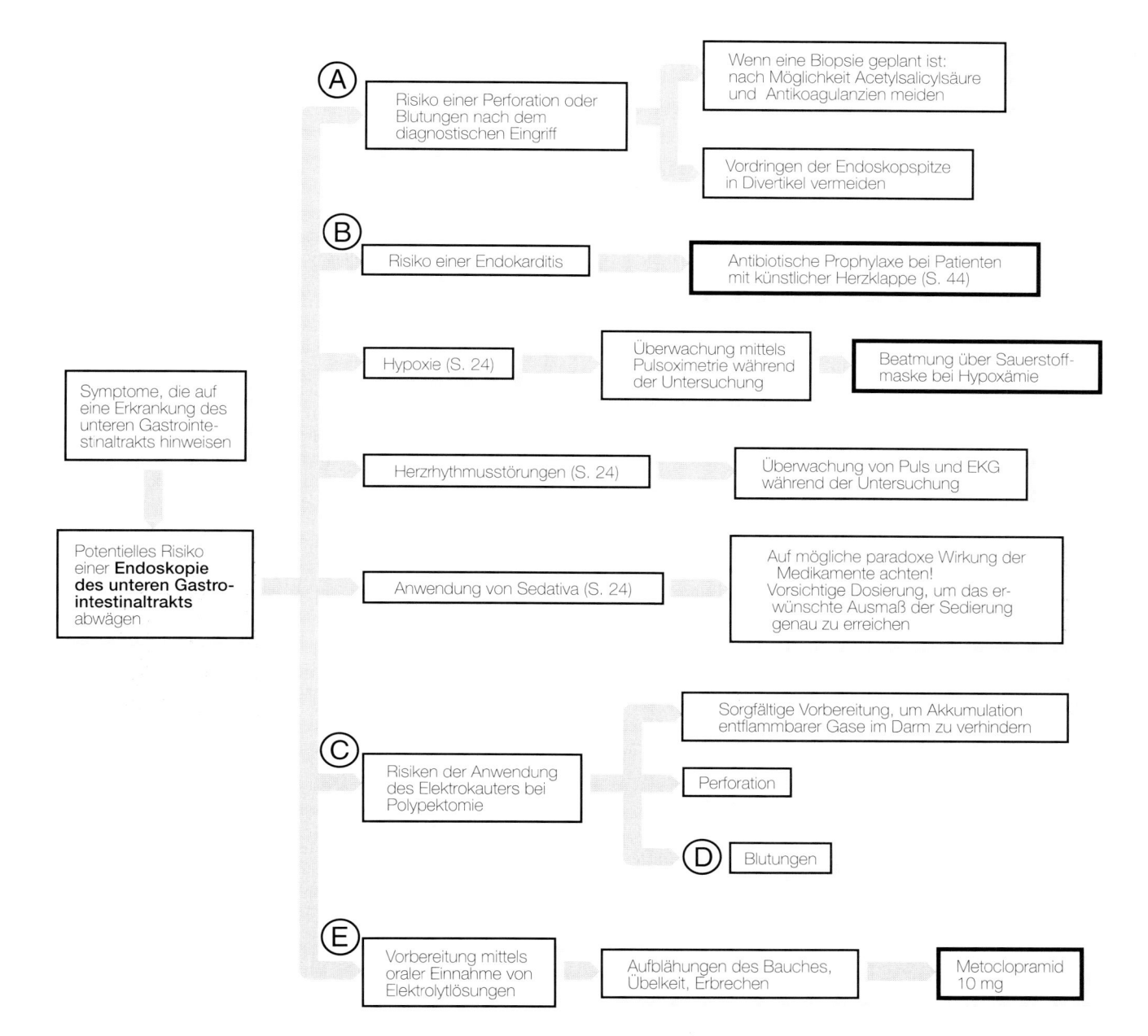

Symptome, die auf eine Erkrankung des unteren Gastrointestinaltrakts hinweisen

Potentielles Risiko einer **Endoskopie des unteren Gastrointestinaltrakts** abwägen

(A) Risiko einer Perforation oder Blutungen nach dem diagnostischen Eingriff
- Wenn eine Biopsie geplant ist: nach Möglichkeit Acetylsalicylsäure und Antikoagulanzien meiden
- Vordringen der Endoskopspitze in Divertikel vermeiden

(B) Risiko einer Endokarditis
- **Antibiotische Prophylaxe bei Patienten mit künstlicher Herzklappe (S. 44)**

Hypoxie (S. 24)
- Überwachung mittels Pulsoximetrie während der Untersuchung
- **Beatmung über Sauerstoffmaske bei Hypoxämie**

Herzrhythmusstörungen (S. 24)
- Überwachung von Puls und EKG während der Untersuchung

Anwendung von Sedativa (S. 24)
- Auf mögliche paradoxe Wirkung der Medikamente achten! Vorsichtige Dosierung, um das erwünschte Ausmaß der Sedierung genau zu erreichen

(C) Risiken der Anwendung des Elektrokauters bei Polypektomie
- Sorgfältige Vorbereitung, um Akkumulation entflammbarer Gase im Darm zu verhindern
- Perforation
- (D) Blutungen

(E) Vorbereitung mittels oraler Einnahme von Elektrolytlösungen
- Aufblähungen des Bauches, Übelkeit, Erbrechen
- **Metoclopramid 10 mg**

# Endosonographie

(A) Die Ultrasonographie kann neuerdings auch im Lumen des Magen-Darm-Trakts angewendet werden, um Läsionen in der Schleimhaut und tieferen Schichten zu untersuchen (endoskopische Ultrasonographie, Endosonographie [ES]). Der Schallkopf ist entweder an der Spitze eines Standard-Endoskops befestigt oder wird durch den Biopsiekanal des Endoskops vorgeschoben. Daher kann die ES nur Läsionen in der näheren Umgebung der Endoskopspitze darstellen. Die ES-Schallköpfe, die durch den Biopsiekanal vorgeschoben werden, eignen sich gegenwärtig nur zur Untersuchung von oberflächlichen (Schleimhaut-) Läsionen. Die ES ist bei der Bestimmung der Lage und Ausdehnung von solchen Läsionen der Mukosa und Submukosa von großer Hilfe, deren Bewertung mit anderen Methoden schwierig wäre (zu tief für endoskopische Biopsie und durch externen Ultraschall oder CT nicht gut erkennbar).

(B) Die ES ist bei der Stadieneinteilung von Ösophagus-, Magen- und rektalen Karzinomen genauer als die üblichen bildgebenden Verfahren. Die TNM-Klassifikation (Tumor, Lymphknotenbefall, Metastasen), welche zur Zeit als bestes System zur Stadieneinteilung und somit zur Prognosestellung gilt, läßt sich am besten per ES durchführen. Bei der ES ist die Differenzierung zwischen Neoplasie und Entzündung nicht möglich; von daher ist in bestimmten Situationen (z.B. bei der Beurteilung eines Ulcus ventriculi) Vorsicht geboten. Gegenwärtig ist die Differenzierung der Ätiologie von nicht biopsierbaren submukösen Läsionen das Haupteinsatzgebiet der ES.

(C) Das Pankreas (und vor allem der Schwanz) ist oft mittels externer Sonographie wegen Gasen in darüberliegenden Darmschlingen nur schwer darzustellen. Bei der ES entfällt dieses Problem und erlaubt oft, nach Hinweisen auf eine Neoplasie oder Entzündung im gesamten Organ zu suchen. Der Pankreaskopf stellt sich vom Duodenum aus am besten dar, während Corpus und Schwanz durch die Magenwand hindurch untersucht werden.

(D) Obwohl Leber und Milz mit der ES darstellbar sind, bleibt hier die externe Sonographie die Methode der Wahl zur Darstellung des Gesamtorgans. Die extrahepatischen und intrapankreatischen Anteile des *Ductus hepaticus communis* und *Ductus choledochus* können jedoch per ES vom Duodenum aus sehr gut untersucht werden. Auch das genaue Ausmaß von Läsionen im Gastrointestinaltrakt, die sich in Leber, Milz und Gallenblase hinein ausgebreitet haben (und umgekehrt), ist mittels ES besser zu erkennen.

(E) Die Gallenblase kann sowohl vom Magen als auch vom Duodenum her dargestellt und beurteilt werden; Konkremente sind aber per externer Sonographie besser aufzuspüren. Bei Verwendung eines externen Schallkopfes ist z.B. die Umlagerung des Patienten weniger problematisch, die ja bei der Suche nach Gallensteinen eine wichtige Rolle spielt. Die ES kann eventuell auch bei der Differentialdiagnose zwischen gutartigen Polypen und invasivem Gallenblasenkrebs hilfreich sein.

## Literatur

1. Kimmey MB, Martin RW, Haggitt RC, et al. Histologic correlates of gastrointestinal ultrasound images. Gastroenterology 1989; 96:433.
2. Lightdale CJ, Botel JF, Kelsen DP, et al. Diagnosis of recurrent upper gastrointestinal cancer at the surgical anatomosis by endoscopic ultrasound. Gastrointest Endosc 1989; 35: 107.
3. Nattermann C, Dancygier M. Endoskopischer Ultraschall im präoperativen TN-Staging des Oesophaguskarzinoms. Eine vergleichende Studie zwischen Endosonographie und Computertomographie. Ultraschall Med 1993; 14 (3): 100.
4. Rösch T, Classen M. Endosonographie – eine Bereicherung der Pankreasdiagnostik. Schweiz Med Wschr 1993; 123: 1059.
5. Rösch T, Classen M. Klinische Relevanz der Endosonographie in der Diagnostik pankreatobiliärer Erkrankungen. Z Gastroenterol 1992; 30 (12): 878.
6. Yasuda K, Nakajima M, Yoshida S, et al. The diagnosis of submucosal tumors of the stomach by endoscopic ultrasonography. Gastrointest Endosc 1989; 35: 10.

```
                    ┌─────────────────────────────────┐
                    │ Vorliegen einer Läsion, die mit │
                    │ üblichen bildgebenden oder      │
                    │ endoskopischen Verfahren nur    │
                    │ undeutlich dargestellt werden   │
                    │ kann                            │
                    └─────────────────────────────────┘
                                    │
                    (A) Klinischen Nutzen einer
                        Endosonographie (ES) abwägen
```

- **Betroffenes Organ oder Läsion liegt nicht innerhalb der Darstellungstiefe der ES**
- **ES steht nicht zur Verfügung**
- **ES verfügbar** → Nutzen je nach klinischer Situation abwägen

**Einsatz eines anderen bildgebenden Verfahrens. Biopsie oder anderer chirurgischer diagnostischer Eingriff**

---

**(B) Tumor im Ösophagus, Magen oder Rektum (Kolon)**

- Tumor liegt unter der Mukosa → Chirurgischen Einsatz für die Diagnosestellung erwägen
  - ES hat einen hohen diagnostischen Stellenwert bei:
    - Leiomyomen
    - Leiomyosarkomen
    - Lipomen
    - Zysten
    - Karzinomen
    - Gefäßverengungen
    - einer extrinsischen Ursache
- Karzinom schon vorher per Biopsie diagnostiziert → ES ist zum Staging geeignet (TNM-Klassifikation)
  - ES durchführen, wenn eine präzisere Stadieneinteilung Einfluß auf die weitere Therapie hat

**(C) Tumor im Pankreas lokalisiert**

ES geeignet zur Differentialdiagnose von:
- Pankreatitis
- Krebs
- Anomalien im Verlauf der Gänge

**(D) Tumor liegt in der Leber oder Milz**

ES kann bei der Differenzierung von:
- Krebs
- Zysten
- Abszessen
- Konkrementen

hilfreich sein

**(E) Abnorme Gallenblase**

Durch ES sind keine detaillierteren Befunde zu erwarten

# 3 Infektionen des Gastrointestinaltraktes

# Antibiotikaprophylaxe bei gastroenterologischen Eingriffen

Vor jedem gastroenterologischen Eingriff sollten zuerst die potentiellen Risiken, darunter auch Infektionsrisiken, für den Patienten beachtet werden. Komplikationen in Form von Infektionen treten zwar selten auf, können aber für den Patienten verheerende Folgen haben. Von daher sollte eine gründliche Anamnese erhoben werden und eine gezielte körperliche Untersuchung, besonders hinsichtlich des Zustands von Herz und Kreislauf, erfolgen.

(A) Jeder der gastroenterologischen Eingriffe kann eine Bakteriämie nach sich ziehen. Die Häufigkeit und darüber hinaus die klinische Bedeutung einer solchen Bakteriämie sind jedoch strittig. Es gibt nur vereinzelt Berichte von immunkompromittierten Patienten, die in diesem Zusammenhang eine Endokarditis oder Sepsis erlitten. Der hier betrachtete Zwischenfall (Auftreten einer Bakteriämie) führt nur ausnahmsweise zu ernsthaften Komplikationen (Endokarditis). Daher sollte eine Antibiotikaprophylaxe für die Fälle vorbehalten bleiben, in denen entweder die Prozedur selbst häufig eine Bakteriämie nach sich zieht oder in denen eine auch nur eventuelle Komplikation untragbare Folgen hätte.

(B) Die Bakteriämie stellt eine große Gefahr für Patienten mit einer Neutropenie (z.B. infolge Chemotherapie) dar. Daher ist auch bei Untersuchungen mit einem erwiesenermaßen geringen Risiko für das Auftreten einer Bakteriämie (z.B. die Ösophagogastroduodenoskopie) größte Vorsicht geboten. In mehreren Fällen wurde sogar von einer nosokomialen Infektion durch Bakterien aus den Endoskopkanälen berichtet. Vor einem solchen Eingriff muß unbedingt der mögliche Nutzen gegen das Risiko erwogen werden. Bei diesen Patienten stellt sich oft das Problem einer Blutung bei gleich- zeitiger Koagulopathie. Durch Gabe von Gerinnungsfaktoren oder Plättchenkonzentraten läßt sich oft die Blutung kontrollieren, und eine Endoskopie kann so umgangen werden.

(C) Bei Patienten mit künstlichen Herzklappen, chirurgisch angelegten Shunts zur Lungenstrombahn, frischen Gefäßimplantaten oder Hüftendoprothesen erübrigt sich angesichts des Risikos einer infizierten Prothese jegliche Kosten-Nutzen-Rechnung bezüglich einer Antibiotikaprophylaxe. Bei diesen Patienten sollte prinzipiell bei jedem gastroenterologischen Eingriff eine Prophylaxe erfolgen.

(D) Ziel der Prophylaxe ist in diesem Fall, einer Enterokokken-Endokarditis oder -Protheseninfektion vorzubeugen. Dies wird durch die intravenöse Gabe von *Ampicillin* (oder *Vancomycin* bei einer Penicillinallergie) und *Gentamicin* direkt vor und 6–8 Stunden nach dem Eingriff erreicht. Für den Nutzen einer zweiten Antibiotikagabe 16 Stunden nach Ende des Eingriffs gibt es keinerlei Beleg. Eine Alternative zur i.v. Prophylaxe ist *Amoxicillin* per os, wobei dies nur Patienten ohne künstliche Herzklappe oder vorausgegangener Endokarditis vorbehalten bleiben sollte.

(E) Das Infektionsrisiko ist bei bestimmten Herzerkrankungen dennoch niedrig, so bei einem angeborenen Herzfehler, bei rheumatischem Fieber ohne vorherige Endokarditis oder Klappenprothese, bei hypertropher Kardiomyopathie und bei einem Mitralprolaps mit Mitralinsuffizienz. Die Antibiotikaprophylaxe sollte bei diesen Patienten auf Untersuchungen beschränkt werden, bei denen nachweislich eine Bakteriämie häufig auftritt. Hierzu gehören die Ösophagusdilatation, Sklerosierung oder Ligatur von Ösophagusvarizen, ERCP und die perkutane transhepatische Cholangiographie bei einer Gallenwegsobstruktion. Es gibt keine Hinweise darauf, daß die Entnahme von Mukosabiopsien oder Polypektomie das Risiko einer Bakteriämie erhöhen.

## Literatur

1. Clemens JD, Horwitz RI, Jaffe CC, Feinstein AR, Stanton BF. A controlled evaluation of bacterial endocarditis in persons with mitral-valve prolapse. N Engl J Med 1982; 307: 776.
2. Dajani A, Bisno AL, Chung KJ, et al. Prevention of bacterial endocarditis. JAMA 1990; 264: 2919.
3. Merkblatt zur bakteriellen Endokarditis. Z Kardiol 1987; 76: 451.

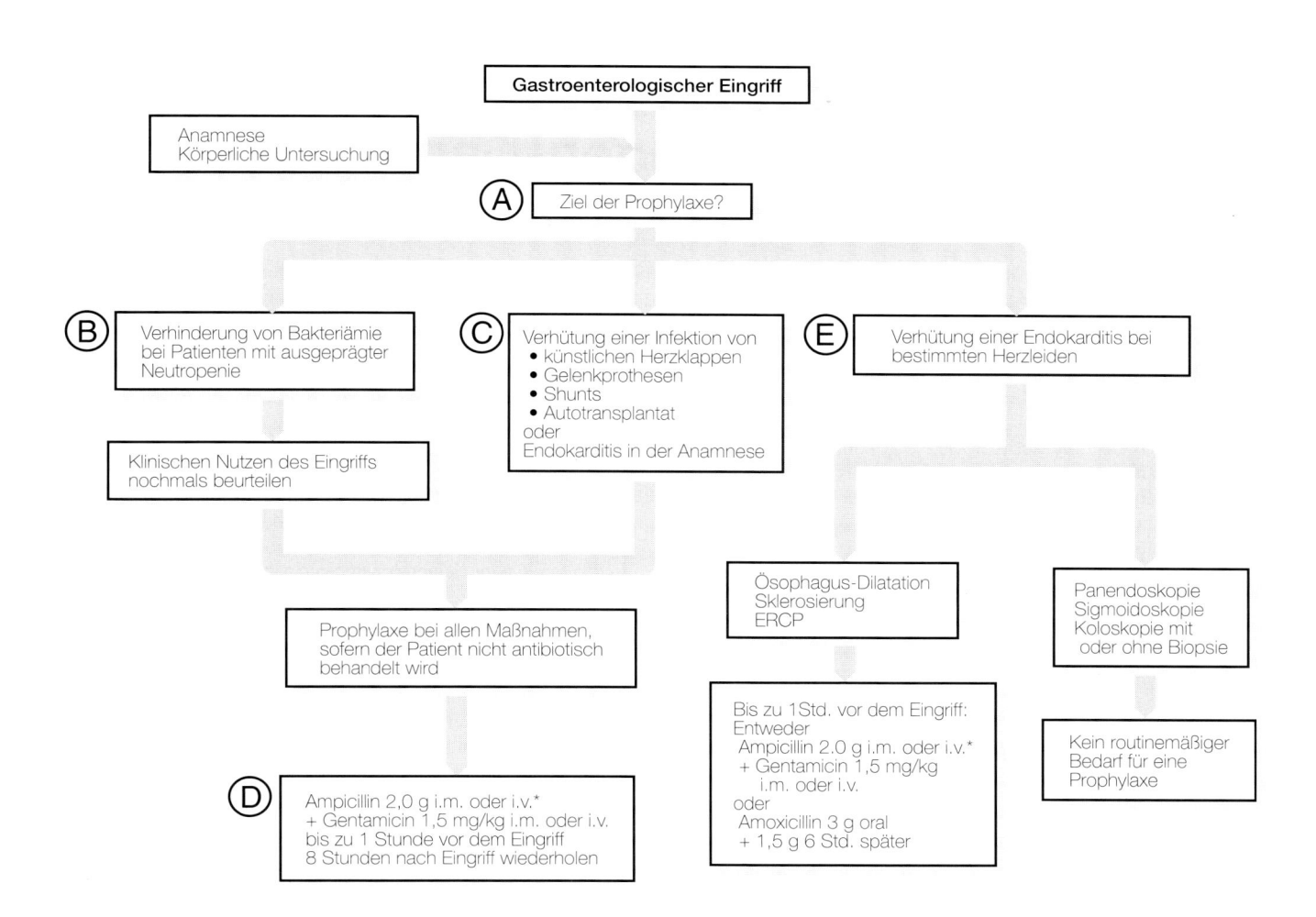

```
                    ┌─────────────────────────────┐
                    │ Gastroenterologischer Eingriff │
                    └─────────────────────────────┘
┌──────────────────────┐           │
│ Anamnese             │           │
│ Körperliche Untersuchung │       │
└──────────────────────┘           │
                    (A) Ziel der Prophylaxe?
```

- **(B)** Verhinderung von Bakteriämie bei Patienten mit ausgeprägter Neutropenie
- **(C)** Verhütung einer Infektion von
  - künstlichen Herzklappen
  - Gelenkprothesen
  - Shunts
  - Autotransplantat
  
  oder
  
  Endokarditis in der Anamnese
- **(E)** Verhütung einer Endokarditis bei bestimmten Herzleiden

Klinischen Nutzen des Eingriffs nochmals beurteilen

Prophylaxe bei allen Maßnahmen, sofern der Patient nicht antibiotisch behandelt wird

Ösophagus-Dilatation
Sklerosierung
ERCP

Panendoskopie
Sigmoidoskopie
Koloskopie mit oder ohne Biopsie

**(D)** Ampicillin 2,0 g i.m. oder i.v.*
+ Gentamicin 1,5 mg/kg i.m. oder i.v.
bis zu 1 Stunde vor dem Eingriff
8 Stunden nach Eingriff wiederholen

Bis zu 1 Std. vor dem Eingriff:
Entweder
  Ampicillin 2,0 g i.m. oder i.v.*
  + Gentamicin 1,5 mg/kg i.m. oder i.v.
oder
  Amoxicillin 3 g oral
  + 1,5 g 6 Std. später

Kein routinemäßiger Bedarf für eine Prophylaxe

*Bei Patienten mit Penicillinallergie mit 1g Vancomycin über 1 Std. verteilt i.v. substituieren

# Antibiotikaprophylaxe bei Operationen am Magen-Darm-Trakt

(A) Trotz umfangreicher, kontrollierter Studien zeigen sich heute noch örtlich große Unterschiede im perioperativen Einsatz von Antibiotika zur Prävention postoperativer Wundinfektionen. Es gilt, die Risiken und Kosten des Antibiotikaeinsatzes gegen den möglichen Nutzen aufzurechnen. Hierbei unterteilt man die verschiedenen Operationsverfahren nach ihrem Infektionsrisiko. Die «septischen» Eingriffen gehen mit einem hohen, die «primär aseptisch-kontaminierten» mit einem mittleren und die «aseptischen» Eingriffe mit einem niedrigen Infektionsrisiko einher. Der klinische Nutzen mehrerer Antibiotika-Einzeldosen hat sich auch bei Eingriffen, die mit einem hohen Risiko behaftet sind, bisher nicht erwiesen: in allen Vergleichen waren Einzeldosen, innerhalb der ersten 24 Stunden nach der Operation verabreicht, genauso wirksam wie mehrfache, periodische Einnahmen.

(B) «Aseptische» operative Eingiffe sind unkomplizierte, elektive Eingriffe, bei denen keine Manipulation des Darms stattfindet (elektive Cholezystektomie wegen Steinbildung, Magenresektion, Appendektomie). Das Risiko einer Wundinfektion beträgt nur 1 bis 3 %, und sogar in größeren Studien konnte keine Verringerung der Infektionsraten durch eine Antibiotikaprophylaxe nachgewiesen werden. In einem solchen Fall stellt die Antibiotikaprophylaxe also einen Kostenfaktor ohne erwiesenen Nutzen dar und ist damit nicht empfehlenswert.

(C) Bei «primär aseptisch-kontaminierten» Eingriffen (Cholezystektomie wegen akuter Cholezystitis, Appendektomie wegen akuter Appendizitis, Ösophagus- oder Kolonresektion) müssen Organe mit einer endogenen bakteriellen Flora eröffnet werden. In diesen Fällen liegt die Inzidenz einer Wundinfektion «unbehandelt» bei 10 bis 15 %, bei Antibiotikaprophylaxe jedoch halb so hoch. Bei diesen Eingriffen (ausgenommen die Kolonresektion) ist die Einmalgabe eines Cephalosporins (2. oder 3. Generation) genauso wirksam wie eine längerdauernde Einnahme. Bei einer bevorstehenden Kolonresektion gehören die mechanische Darmreinigung sowie der perioperative Einsatz von Antibiotika zum Standard. Generell kann man für die prophylaktische Antibiotikatherapie die Einnahme von *Neomycin* und *Erythromycin* per os an Wirksamkeit mit der intravenösen Gabe von *Metronidazol* und *Gentamicin* vergleichen.

(D) «Kontaminierte» Eingriffe sind solche Operationen, bei denen man von einer bakteriell infizierten Bauchhöhle ausgehen muß; Antibiotika dienen hier eher der Infektionsbehandlung als einer Prophylaxe. Die Kombination von *Metronidazol* und *Gentamicin* i.v. richtet sich gegen Anaerobier und gramnegative Darmbakterien. Anstelle von *Metronidazol* kann auch *Clindamycin* zum Einsatz kommen; allerdings ist es zum einen teuer, zum anderen nicht wirksamer als ersteres. Die kostspieligeren Aminoglykoside (z.B. *Tobramycin*) bieten nur dann einen therapeutischen Vorteil, wenn *Gentamicin*-resistente Erreger im Klinikbereich isoliert worden sind. Die meisten Mikrobiologen decken Enterokokken (mit *Ampicillin*) nicht von vornerherein mit ab, sondern nur bei Vorliegen einer Sepsis oder nach Erregernachweis in Kultur.

## Literatur

1. Bauer T, Vennits V, Holm B, et al. Antibiotic prophylaxis in acute nonperforated appendicitis. The Danish Multicenter Study Group III. Ann Surg 1989; 209: 307.
2. Lau WY, Chu KW, Poon GP, Ho KK. Prophylactic antibiotics in elective colorectal surgery. Br J Surg 1988; 75: 782.
3. Meijer WS, Schmitz PI, Jeekel J. Meta-analysis of randomized, controlled clinical trials of antibiotic prophylaxis in biliary tract surgery. Br J Surg 1990; 283.
4. Vestweber KH. Perioperative Antibiotikaprophylaxe. Arzneimitteltherapie 1993; 10: 327.

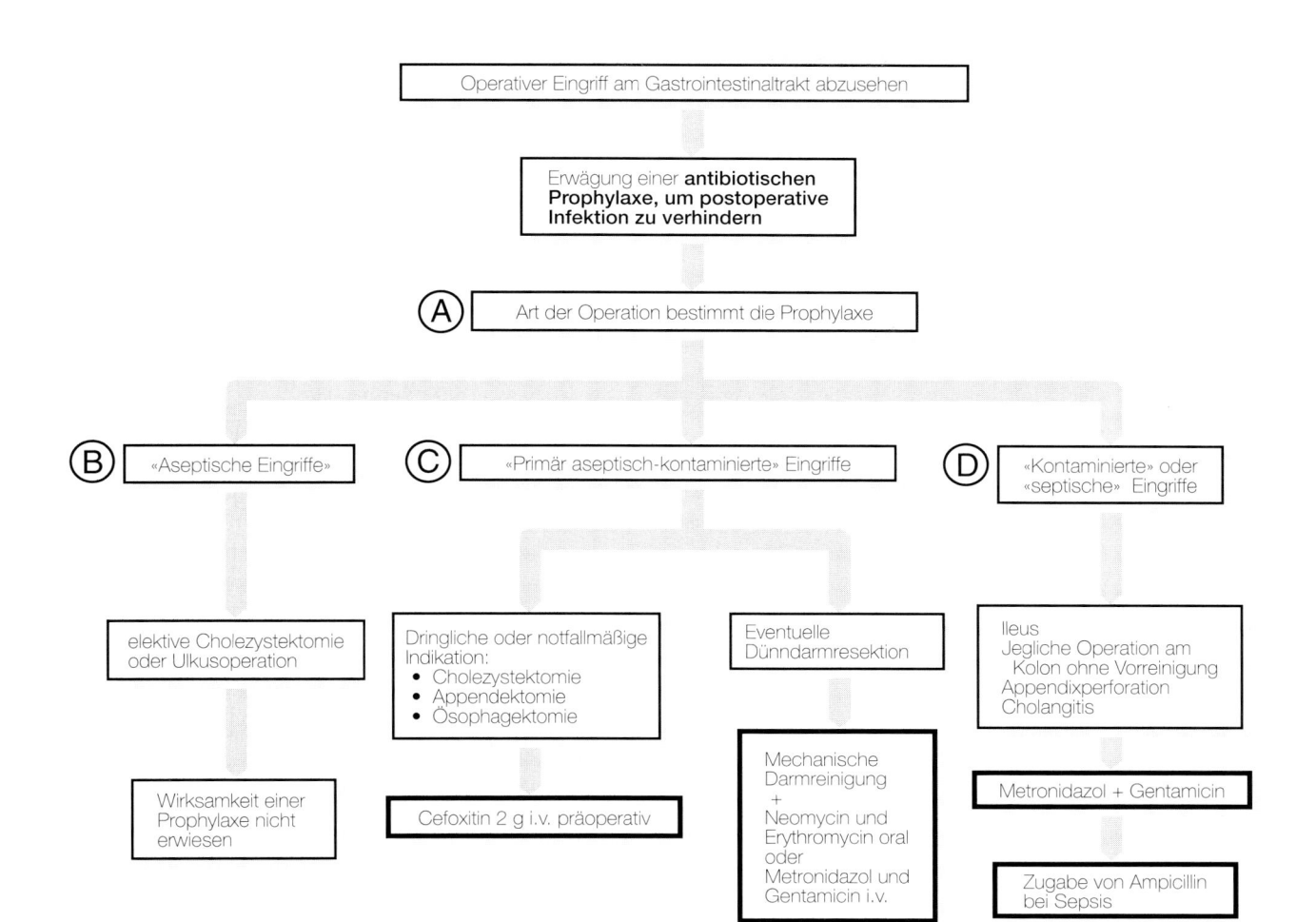

```
┌─────────────────────────────────────────────────────────────┐
│  Operativer Eingriff am Gastrointestinaltrakt abzusehen     │
└─────────────────────────────────────────────────────────────┘
                              │
                              ▼
           ┌──────────────────────────────────┐
           │ Erwägung einer **antibiotischen**│
           │ **Prophylaxe**, um postoperative │
           │ Infektion zu verhindern          │
           └──────────────────────────────────┘
                              │
                              ▼
         (A) ┌──────────────────────────────────┐
             │ Art der Operation bestimmt die    │
             │ Prophylaxe                        │
             └──────────────────────────────────┘
```

(B) «Aseptische Eingriffe»

- elektive Cholezystektomie oder Ulkusoperation
- Wirksamkeit einer Prophylaxe nicht erwiesen

(C) «Primär aseptisch-kontaminierte» Eingriffe

- Dringliche oder notfallmäßige Indikation:
  - Cholezystektomie
  - Appendektomie
  - Ösophagektomie
- **Cefoxitin 2 g i.v. präoperativ**

- Eventuelle Dünndarmresektion
- **Mechanische Darmreinigung + Neomycin und Erythromycin oral oder Metronidazol und Gentamicin i.v.**

(D) «Kontaminierte» oder «septische» Eingriffe

- Ileus
- Jegliche Operation am Kolon ohne Vorreinigung
- Appendixperforation
- Cholangitis

**Metronidazol + Gentamicin**

Zugabe von Ampicillin bei Sepsis

# Intraabdomineller Abszeß

(A) Bei Patienten mit einem intraabdominellen Abszeß treten häufig Fieber, Schüttelfrost und Schmerzhaftigkeit der Bauchdecken in Erscheinung. Anamnestische Hinweise sind, vor allem beim laparotomierten Patienten, kaum auffällig und werden oft nur bei hohem Verdachtsmoment beachtet. Als weitere Zeichen können eine Leukozytose, allgemeines Krankheitsgefühl oder schwaches Fieber vorliegen. Wenn eine druckempfindliche abdominelle Schwellung palpiert werden kann, so ist dies der spezifischste Hinweis auf das Vorliegen eines Abszesses; häufiger ist die Symptomatik jedoch von einer Druckempfindlichkeit der Bauchdecken ohne Vorliegen einer Resistenz geprägt. Da mehr als 90% der intraabdominellen Abszesse anaerobe Keime enthalten, darunter v.a. *Bacteroides fragilis*, müssen aerobe und anaerobe Kulturen angelegt werden. Eine (polymikrobielle) Sepsis mit Keimen der Darmflora sollte als Hinweis auf das Vorliegen eines intraabdominellen Abszesses gewertet werden, solange keine andere Ursache nachgewiesen worden ist.

(B) Die Beobachtung einer Raumforderung in der Abdomenübersichtsaufnahme, die extraluminales Gas enthält, gilt als diagnostisch beweisend für einen Abszeß. Allerdings ist ein so deutlicher Befund sehr selten.

(C) Ultraschalluntersuchung und die Computertomographie weisen bei der Feststellung intraabdomineller Abszesse eine vergleichbare Sensitivität (Bereich 75–90%) auf, wenn sie von erfahrenen Untersuchern durchgeführt werden. Da die sonographische Untersuchung kostengünstiger ist, müßte sie eigentlich bei Verdacht auf einen Abszeß zuerst durchgeführt werden. In der Praxis scheint jedoch die Ultraschalluntersuchung häufig falsch negative Befunde zu liefern (besonders bei Zustand nach einem abdominellen Eingriff mit Ileus). Die geringeren Kosten einer Sonographie bieten in diesem Fall also keinen Vorteil, wenn ohnehin zur Sicherstellung bei negativem oder undeutlichem Sonographiebefund noch ein CT gefahren wird.

(D) Eine ausreichende Drainage sollte sofort nach der Diagnose eines Abszesses unternommen werden. Sofern verfügbar, kann ein geübter interventioneller Radiologe einen Katheter bis in die anzunehmende Abszeßhöhle vorschieben, um dann das Anlegen von Erregerkulturen oder die direkte Drainage zu ermöglichen. Die perkutane Drainage ist bei solitären, unilokulären, pyogenen Abszessen sicher und wirksam (erfolgreich in 85–90%). Der perkutane Zugang ist besonders zweckmäßig, wenn die Ursache der Abszeßbildung bekannt ist (postoperative Abszeßbildung in der Umgebung einer Anastomose). Unter Umständen (keine Spezialisten verfügbar, multilokulärer Abszeß oder unzureichende Drainage durch den Katheter) ist jedoch ein chirurgischer Eingriff erforderlich. Die Antibiotika sollten sowohl Aerobier (*Ampicillin* und *Gentamicin*) als auch Anaerobier (*Metronidazol*) abdecken.

(E) Bei manchen Patienten bestehen Symptome, die hochverdächtig für einen intraabdominellen Abszeß sind (polymikrobielle Sepsis mit Erregern aus dem Darmtrakt oder postoperativ trotz Antibiotikagabe anhaltendes Fieber), obwohl die bildgebenden Standardtechniken negativ ausfallen. An nuklearmedizinischen Zentren versucht man erfolgreich, mittels [111]In-markierter Leukozyten oder [67]Ga szintigraphisch Abszesse darzustellen. Ansonsten bleibt jedoch die Probelaparotomie (oder eine erneute Operation) die geeignete Methode, um zu einer Diagnose zu gelangen und den Abszeß nach Auffinden zu drainieren.

## Literatur

1. Civardi G, Fornari F, Cavanna L, et al. Ultrasonically guided percutaneous drainage of abdominal fluid collections: a long-term study of its therapeutic efficacy. Gastrointest Radiol 1990; 15: 245.
2. Johnson DJ, Tonnesen AS. The abdomen as a source of occult sepsis. Gastroenterol Clin North Am 1988; 17: 419.
3. Johnson WC, Gerzof SG, Robbins AH, Nasbeth DC. Treatment of abdominal abscesses: comparative evaluation of operative drainage versus percutaneous catheter drainage guided by computed tomography or ultrasound. Ann Surg 1981; 194: 511.
4. McNeil BJ, Sanders R, Alderson PO, et al. A prospective study of computed tomography, ultrasound and gallium imaging in patients with fever. Radiology 1981; 139: 647.

```
                    Verdacht auf einen
                    intraabdominellen Abszeß
                              │
        ┌─────────────────────┼─────────────────────┐
   (A) Anamnese                             Blut- und Urinkulturen
       Körperliche Untersuchung
                              │
                    (B) Röntgenaufnahmen des Abdomens bei liegendem
                        und aufrecht stehendem Patienten
                              │
        ┌─────────────────────┴─────────────────────┐
   Differentialdiagnose                      Keine Diagnosestellung
        │                           ┌──────────────┴──────────────┐
   Darmobstruktion (S. 302)   Klinisch geringer Verdacht    Klinisch hochgradiger Verdacht
   Darmperforation (S. 82)    auf einen Abszeß              auf einen Abszeß
                                            │
                                  (C) Ultraschalluntersuchung
                                      des Abdomens
                                            │
                              ┌─────────────┴─────────────┐
                       Keine Diagnosestellung      Technisch unzureichend
                                            │
                              Sorgfältige Überwachung
                              Bekannte Krankheiten behandeln
                                            │
                              ┌─────────────┴─────────────┐
                       Nachlassen der             Klinische Zeichen
                       klinischen Zeichen         bestehen weiter
                                                        │
                                            (C) Computertomographie
                                                des Abdomens
                                                        │
                              ┌─────────────────────────┴─────────────┐
                       Diagnose eines Abszesses             Keine Diagnosestellung
                              │                                       │
                   ┌──────────┴──────────┐              Wiederbewertung der
           Leberabszeß (S. 464)   Andere abdominelle    klinischen Zeichen
           Pankreasabszeß (S. 262) Lokalisationen              │
                                        │           ┌──────────┴──────────┐
                              (D) Antibiotika und   Klinisch hochgradiger  Klinisch geringer Verdacht
                                  Drainage         Verdacht auf einen     auf einen Abszeß
                                                   Abszeß                        │
                                                        │              Behandlung bekannter
                                                (E) Explorative        Erkrankungen
                                                    Laparotomie               │
                                                                    Sorgfältige Überwachung
```

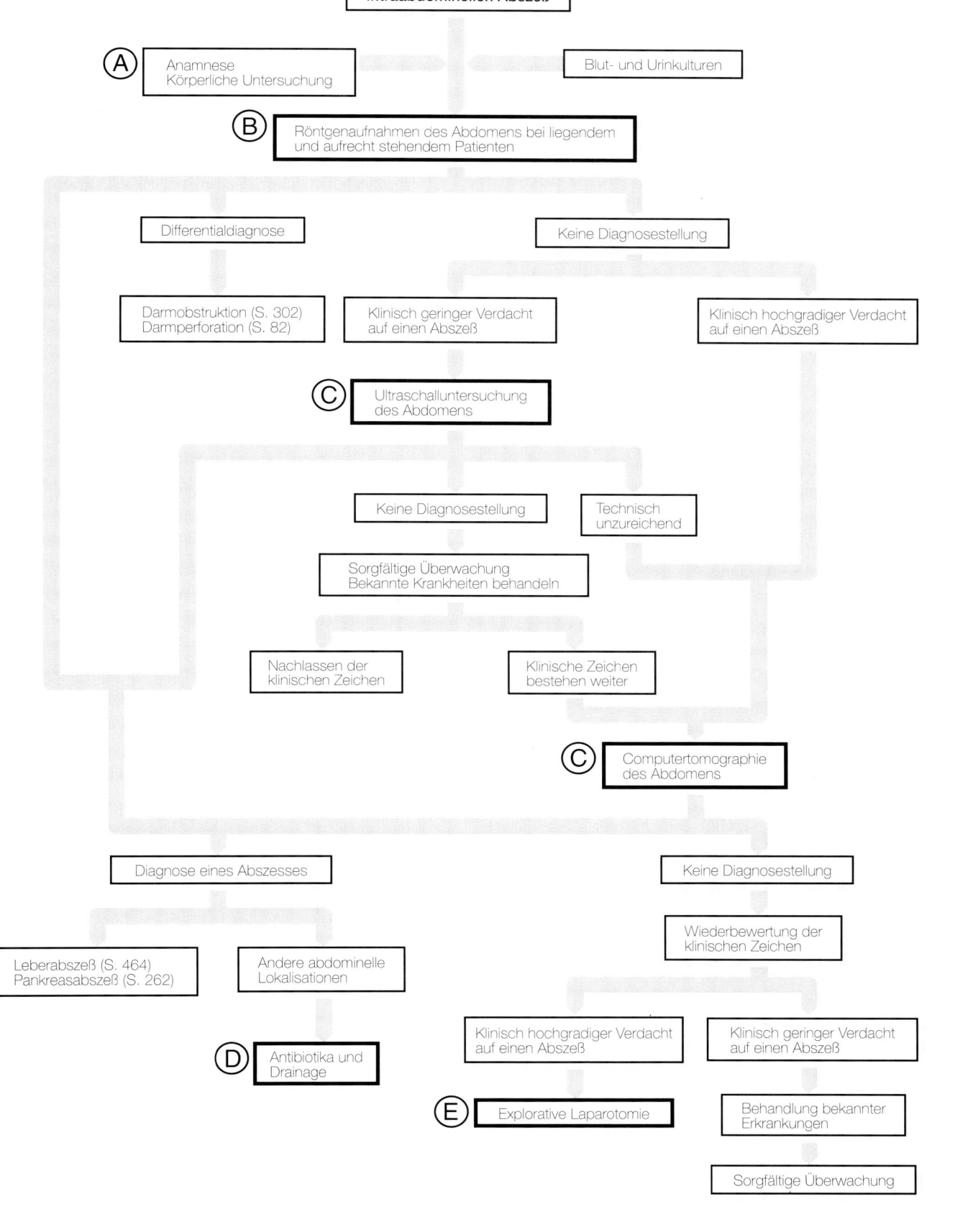

# Gastrointestinale Erkrankungen bei Patienten mit Immunabwehrschwäche

(A) Patienten mit bekannten Immundefekten sind für die Entwicklung zahlreicher Infektionen und Neoplasien prädisponiert, die eine gastrointestinale Symptomatik verursachen. Trotzdem darf man nicht aus dem Auge verlieren, daß diesen Symptomen bei Patienten mit gestörtem Immunsystem auch gewöhnliche Ursachen zugrunde liegen können; bei den Betroffenen sollte daher eine systematische Abklärung erfolgen.

(B) Defekte der B-Lymphozyten-Funktion machen die Patienten für bakterielle Infektionen des Gastrointestinaltrakts und auch für eine Giardiasis anfällig. Bei 20 bis 60% der Patienten mit einem gewöhnlichen variablen Immundefektsyndrom entwickelt sich eine Giardiasis, die häufig zu Malabsorption und partieller Atrophie der Dünndarmzotten führt. Bei Patienten mit akuter oder blutiger Diarrhö besteht der Verdacht auf eine Infektion mit enteropathogenen Erregern, wie z.B. *Campylobacter jejuni*, Shigellen, Amöben oder Salmonellen. Es sollten Kulturen angelegt werden. Rezidivierende oder persistierende bakterielle Infektionen kommen bei diesen Patienten häufig vor; eine entsprechende Antibiotikatherapie ist daher indiziert (S. 98, 100). Nach Abschluß der Therapie sollte nochmals eine Kultur angelegt werden.

(C) Im Darmsekret wird hauptsächlich die Immunglobulinklasse IgA nachgewiesen. Dennoch findet man bei selektivem IgA-Mangel keine Assoziation mit einer deutlichen Anfälligkeit für gastrointestinale Infektionen. Es besteht bei Patienten mit einem IgA-Mangel jedoch eine erhöhte Inzidenz für Autoimmunkrankheiten und allergische Erkrankungen.

(D) Defekte der T-Lymphozyten-Funktion erhöhen in erster Linie die Anfälligkeit für Infektionen durch Pilze, Viren und Protozoen. Die Odynophagie (Schmerzen beim Schlucken) ist eine häufige Manifestation einer Ösophagitis aufgrund einer Infektion durch *Candida*, Herpesviren oder Zytomegalie-Viren. Diese infektiösen Ursachen einer Odynophagie werden im allgemeinen mit Hilfe einer histologischen Untersuchung oder einer Kultivierung von Probematerial diagnostiziert, das anläßlich einer Ösophagoskopie entnommen wurde.

(E) Gewichtsverlust und chronische Diarrhö, mit oder ohne Steatorrhö, sind die Charakteristika eines Syndroms, das gewöhnlich durch eine Giardiasis oder eine Kryptosporidiose verursacht wird. Diagnose und Therapie der Giardiasis werden auf S. 284 beschrieben. Die Kryptosporidiose, eine Protozoeninfektion, die gelegentlich bei gesunden, immunkompetenten Individuen zu einer spontan abheilenden Durchfallerkrankung führt, verursacht bei Patienten mit einem T-Lymphozyten-Immundefekt und hier vor allem bei Patienten mit AIDS häufig eine schwächende Diarrhö und Gewichtsverlust. Der Nachweis erfolgt mittels Färbung auf säurefeste Stäbchen in einer Stuhlprobe oder bei der histologischen Untersuchung einer Dünndarmbiopsie, wobei die Erreger als punktförmiger Saum an der Oberfläche der Mikrovilli zu erkennen sind. Bisher gibt es bei Kryptosporidiose noch keine wirksame Therapie.

(F) Es gibt zwar zahlreiche Ursachen für akute oder blutige Durchfälle bei Patienten mit T-Lymphozyten-Defekt, jedoch sind sie besonders anfällig für die Entwicklung einer Amöbiasis (S. 372), einer invasiven Candidiasis oder einer Zytomegalie-Virus (CMV)-Kolitis und -Enteritis. Das CMV kann in Gewebskulturen oder Biopsien identifiziert und mit *Ganciclovir* behandelt werden. Eine akute, durch *Candida*-Pilze verursachte Ulzeration im Bereich von Dünndarm oder Kolon kann eine Diarrhö mit oder ohne makroskopisch sichtbare Blutbeimengungen auslösen. Bei invasiver Candidiasis ist eine Behandlung mit *Amphotericin B*, *Ketoconazol* oder *Fluconazol* erforderlich.

## Literatur

1. Gottlieb MS, Groopman JE, Weenstein WM, Fahey JL, Detels R. The acquired immunodeficiency syndrome. Ann Intern Med 1983; 99: 208.
2. Gutberlet H, Rüsch W. Primäre Darmtuberkulose bei AIDS. Z Gastroenterol 1994; 30: 869.
3. Hermans PE, Diaz-Buxo JA, Stobo JD. Idiopathic late-onset immunoglobulin deficiency. Clinical observations in 50 patients. Am J Med 1976; 61: 221.
4. Meise W, L'Age M. AIDS-Manifestationen im Gastrointestinaltrakt. Leber Magen Darm 1991; 21: 9.
5. Ott M, Wegner A, Caspary WF, Lembcke B. Intestinale Resorption und Mangelernährung bei Patienten mit AIDS. Z Gastroenterol 1993; 31: 661.
6. Prüfer-Kramer L, Kramer A. Gastrointestinale Manifestationen von

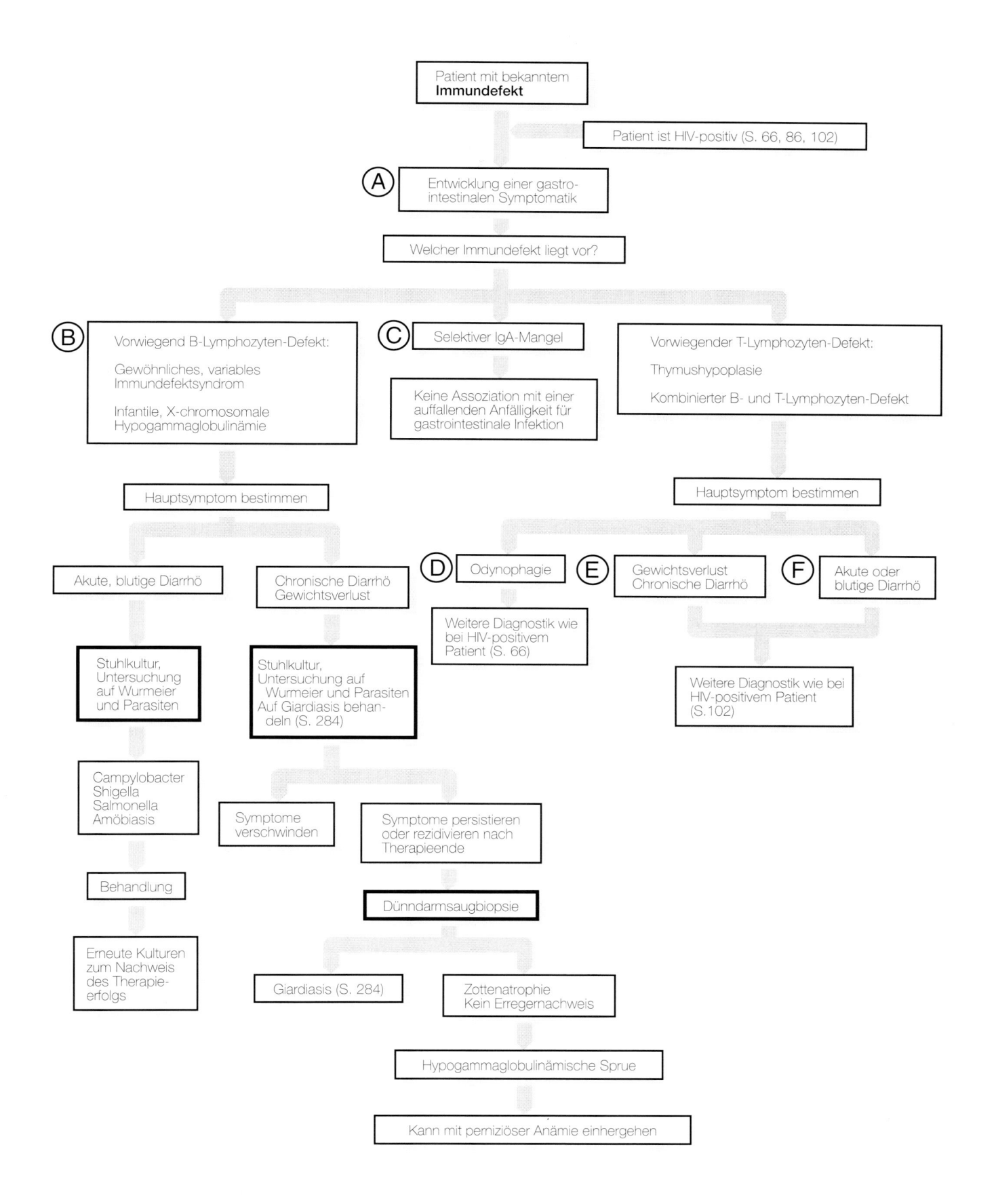

```
                    Patient mit bekanntem
                        Immundefekt

                                    Patient ist HIV-positiv (S. 66, 86, 102)

         (A)   Entwicklung einer gastro-
               intestinalen Symptomatik

               Welcher Immundefekt liegt vor?
```

- (B) **Vorwiegend B-Lymphozyten-Defekt:**
  - Gewöhnliches, variables Immundefektsyndrom
  - Infantile, X-chromosomale Hypogammaglobulinämie

- (C) **Selektiver IgA-Mangel**
  - Keine Assoziation mit einer auffallenden Anfälligkeit für gastrointestinale Infektion

- **Vorwiegender T-Lymphozyten-Defekt:**
  - Thymushypoplasie
  - Kombinierter B- und T-Lymphozyten-Defekt

Hauptsymptom bestimmen

Hauptsymptom bestimmen

- Akute, blutige Diarrhö
- Chronische Diarrhö, Gewichtsverlust
- (D) Odynophagie
- (E) Gewichtsverlust, Chronische Diarrhö
- (F) Akute oder blutige Diarrhö

**Stuhlkultur, Untersuchung auf Wurmeier und Parasiten**

**Stuhlkultur, Untersuchung auf Wurmeier und Parasiten. Auf Giardiasis behandeln (S. 284)**

Weitere Diagnostik wie bei HIV-positivem Patient (S. 66)

Weitere Diagnostik wie bei HIV-positivem Patient (S. 102)

- Campylobacter, Shigella, Salmonella, Amöbiasis

- Symptome verschwinden
- Symptome persistieren oder rezidivieren nach Therapieende

Behandlung

**Dünndarmsaugbiopsie**

Erneute Kulturen zum Nachweis des Therapieerfolgs

- Giardiasis (S. 284)
- Zottenatrophie, Kein Erregernachweis

Hypogammaglobulinämische Sprue

Kann mit perniziöser Anämie einhergehen

# Antibiotika bei bekannten gastrointestinalen Infektionen

(A) Die Wahl der geeigneten empirischen Antibiotikatherapie bei Patienten, bei denen bekannt ist, daß die Infektion vom Gastrointestinaltrakt ausgeht, ist für die Behandlung der Erkrankten von entscheidender Bedeutung. Die Therapie spezifischer, durch enteropathogene Erreger verursachter gastrointestinaler Infektionen (S. 96/98), der Giardiasis (S. 284) oder Amöbiasis (S. 372) wird in anderen Abschnitten dieses Buches abgehandelt. Wichtig ist die Entnahme von geeigneten Kulturen aus Blut, Urin und allen zugänglichen Sekreten, wodurch die anschließende Anpassung der antibiotischen Therapie erleichtert wird. Außerdem sind Gram-Färbungen von Peritonealflüssigkeit oder Abszeßeiter, falls verfügbar, bei der Auswahl der initialen Antibiotikatherapie sehr hilfreich. Bei Nachweis grampositiver Kokken müssen auch Enterokokken bzw. *Staphylococcus aureus* antibiotisch abgedeckt werden. Die chirurgische Intervention ist bei vielen infektiösen Komplikationen aufgrund von Erkrankungen des Gastrointestinaltrakts die wichtigste Therapiemaßnahme.

(B) Die wahrscheinliche Ursache einer Infektion, die im Gastrointestinaltrakt entsteht, hilft, die anfängliche Antibiotikawahl zu bestimmen. Zu den Infektionen, die vom oberen Gastrointestinaltrakt ausgehen, gehören Abszesse im Bereich der *Bursa omentalis* oder des Pankreas, Cholangitis, komplizierte Cholezystitis (emphysematös oder gangränös) oder das Gallenblasenempyem. Am häufigsten lassen sich gramnegative Stäbchen nachweisen, wie beispielsweise *E. coli*, Artvertreter der Gattung *Klebsiella*, *Proteus* und (andere) Enterobacteriaceae. Bei weniger als 25% dieser Infektionen findet man Enterokokken und andere Streptokokken. Infektionen mit Anaerobiern werden bei 15% der Patienten mit komplizierter Cholezystitis oder Cholangitis und beim Großteil der Patienten mit Abszessen festgestellt. Eine routinemäßige antibiotische Abdeckung anaerober Keime sollte bei Patienten mit einem Pankreasabszeß und bei schwerkranken Patienten mit einer Cholangitis oder einer komplizierten Cholezystitis mit berücksichtigt werden.

(C) Die Auswahl spezifischer Antibiotika ist abhängig von der Art der erforderlichen Abdeckung, den klinischen Begleitumständen der Entstehung der Infektion, vom bakteriellen Resistenzmuster der betreffenden Klinik und von ihren Kosten. Patienten, die sich in der Klinik infiziert haben, sowie solche, die vor kurzer Zeit mit Antibiotika behandelt wurden oder bei denen vor einer elektiven Operation eine Darmvorbereitung durchgeführt worden ist, haben wahrscheinlich resistente Keime erworben. Eine antibiotische Abdeckung gramnegativer Darmkeime bei solchen Patienten setzt Kenntnisse über das Resistenzmuster der Erreger in der jeweiligen Klinik voraus; jedoch sprechen resistente Keime wahrscheinlich eher auf *Amikacin* an als auf *Gentamycin* oder *Tobramycin*. Bei Patienten mit anaeroben Infektionen ist *Metronidazol*, nicht *Clindamycin*, das Mittel der Wahl, da Berichten zufolge 2-6% der *B.-fragilis*-Stämme resistent gegen *Clindamycin* sind und *Metronidazol* wesentlich preiswerter ist.

(D) Bei Infektionen, die vom Kolon ausgehen, handelt es sich höchstwahrscheinlich um Mischinfektionen, wobei mindestens eine oder zwei anaerobe Erregerarten sowie gramnegative Darmkeime beteiligt sind. Enterokokken spielen gewöhnlich keine bedeutende Rolle bei der Pathogenese, obgleich sie bei diesen Infektionen häufig kulturell nachweisbar sind; eine antibiotische Erfassung der Enterokokken sollte daher auf Schwerkranke oder auf Patienten, bei denen sich Enterokokken in den Kulturen als dominierende Erregerart herausstellen, beschränkt werden.

(E) Bei postoperativen abdominellen Abszessen hat sich in ≤ 30% der Fälle *Staph. aureus* als bedeutender pathogener Keim herausgestellt; die Abdeckung mit einem Penicillinase-festen Penicillin ist daher bei allen Patienten einzuleiten, bei denen sich nach einer Operation ein intraabdomineller Abszeß entwickelt. Bei Patienten mit multiplen Mikroabszessen der Leber sollte der Verdacht auf eine *Staph.-aureus*-Infektion erhoben werden und dementsprechend so lange die gleiche Therapie erfolgen, bis die Resultate der Kultur zur Verfügung stehen. Eine trotz breiter antibiotischer Abdeckung anhaltende Sepsis stellt einen starken Hinweis auf eine Pilzperitonitis dar.

## Literatur

1. Bumgardner GL, Simmons RL. Newer cephalosporins: lessons to be learned from clinical trials in intra-abdominal infections. Am J Surg 1988; 155(5A): 5.
2. Kramer SJ, Tan EGC, Warren KW, Braasch JW. Pancreatic abscess. A critical analysis of 113 cases. Am J Surg 1975; 129: 426.
3. Levison ME, Bush LW. Peritonitis and other intra-abdominal infections. In: Mandell GL, Douglas RG, Bennett JE, eds. Principles and practice of infectious diseases. New York: Churchill Livingstone 1990.
4. Simon C, Stille W. Antibiotika-Therapie. 8. Aufl. Stuttgart: Schattauer 1993.

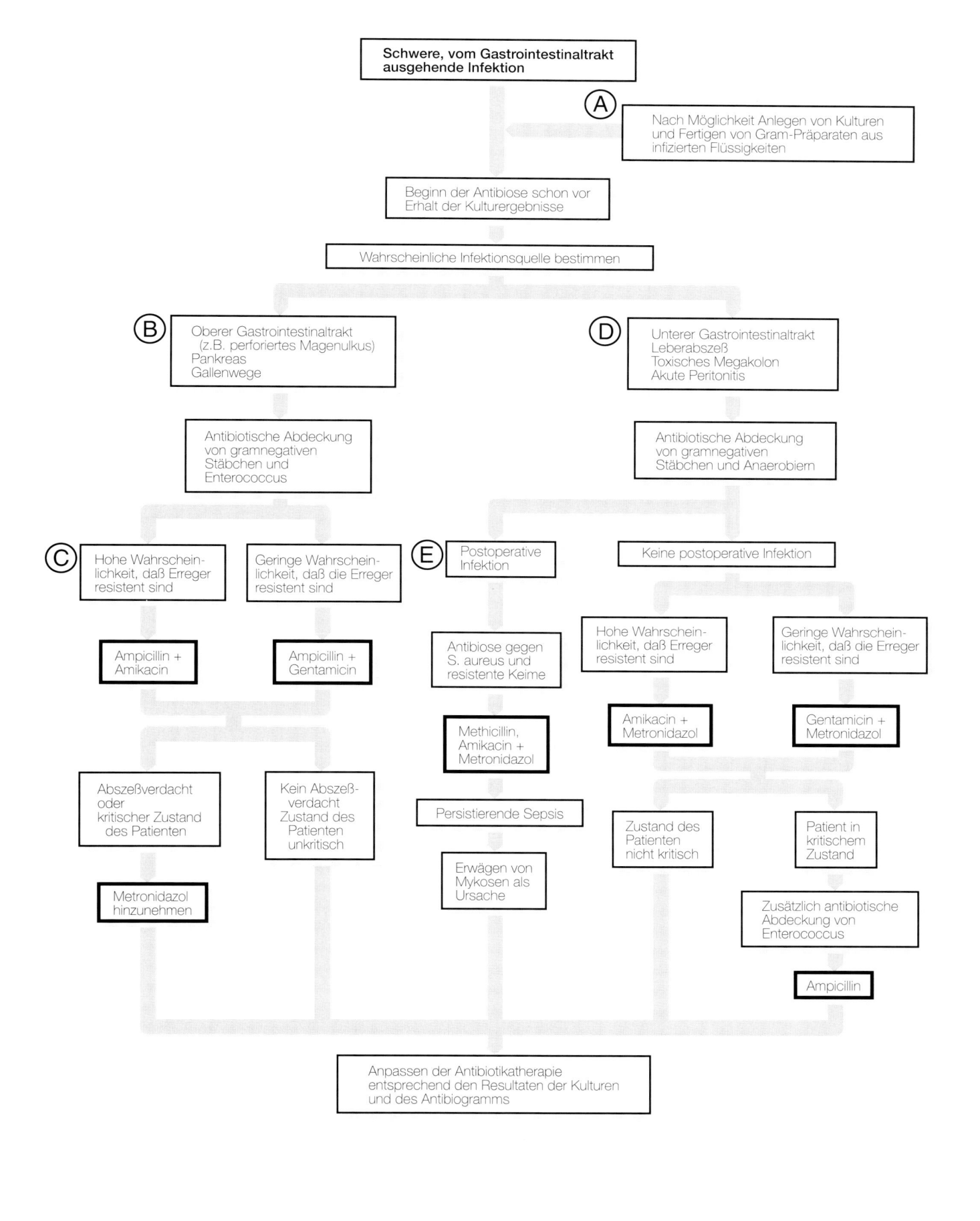

```
                    Schwere, vom Gastrointestinaltrakt
                           ausgehende Infektion
                                    │
                                    │         (A)──► Nach Möglichkeit Anlegen von Kulturen
                                    │                und Fertigen von Gram-Präparaten aus
                                    │                infizierten Flüssigkeiten
                                    │
                         Beginn der Antibiose schon vor
                         Erhalt der Kulturergebnisse
                                    │
                         Wahrscheinliche Infektionsquelle bestimmen
                    ┌───────────────┴───────────────┐
              (B)  Oberer Gastrointestinaltrakt      (D) Unterer Gastrointestinaltrakt
                   (z.B. perforiertes Magenulkus)        Leberabszeß
                   Pankreas                              Toxisches Megakolon
                   Gallenwege                            Akute Peritonitis

                   Antibiotische Abdeckung              Antibiotische Abdeckung
                   von gramnegativen                    von gramnegativen
                   Stäbchen und                         Stäbchen und Anaerobiern
                   Enterococcus
```

(C) Hohe Wahrschein- | Geringe Wahrschein- | (E) Postoperative | Keine postoperative Infektion
lichkeit, daß Erreger | lichkeit, daß die Erreger | Infektion |
resistent sind | resistent sind | |

**Ampicillin + Amikacin** | **Ampicillin + Gentamicin** | Antibiose gegen S. aureus und resistente Keime | Hohe Wahrscheinlichkeit, daß Erreger resistent sind | Geringe Wahrscheinlichkeit, daß die Erreger resistent sind

| | | **Methicillin, Amikacin + Metronidazol** | **Amikacin + Metronidazol** | **Gentamicin + Metronidazol**

Abszeßverdacht oder kritischer Zustand des Patienten | Kein Abszeßverdacht Zustand des Patienten unkritisch | Persistierende Sepsis | Zustand des Patienten nicht kritisch | Patient in kritischem Zustand

**Metronidazol hinzunehmen** | | Erwägen von Mykosen als Ursache | | Zusätzlich antibiotische Abdeckung von Enterococcus

| | | | **Ampicillin**

Anpassen der Antibiotikatherapie entsprechend den Resultaten der Kulturen und des Antibiogramms

# 4 Beurteilung gastrointestinaler Symptome

# Streß und Gastrointestinaltrakt

Die verschiedensten Situationen im Leben könnte man in die Kategorie »Streß« einordnen. Ob der Patient unter Streß steht, kann am besten von ihm selbst beurteilt werden. Ärzte machen es sich mit willkürlichen Urteilen darüber, ob ein Patient auf eine scheinbar belanglose Lebenskrise zu übertrieben reagiert, oft zu leicht. Jeder Kliniker, der sich mit der Primärversorgung von Patienten befaßt, ist sich sehr wohl darüber im klaren, daß Streß mit einer Anzahl von Störungen des Gastrointestinaltrakts in Zusammenhang steht.

(A) Solange peptische Ulzera als klinisch einheitliches Krankheitsbild betrachtet wurden – wobei eine erhöhte Säuresekretion als primärer pathogenetischer Faktor für eine Läsion galt –, ging man im allgemeinen davon aus, daß Streß durch eine Erhöhung der Säuresekretion unmittelbar ulzerogen wirkt. Ein Beweis für diese Hypothese ließ sich jedoch nur sehr schwer finden. Frühe Arbeiten auf diesem Gebiet zeigten, daß die basale Säuresekretion signifikant ansteigt, wenn man sie während der Diskussion über ein seelisch belastendes Thema mißt (s. Abb.). In jüngerer Zeit wurde darauf hingewiesen, daß sich die Magensäuresekretion durch Biofeedback verändern und kontrollieren läßt. Jeder Arzt, der Patienten mit peptischer Ulkuserkrankung betreut, weiß, daß die Symptome häufig mit belastenden Lebenssituationen zusammenhängen. Ein einfühlsamer Mediziner, der sich um Gesundheitsvorsorge bemüht, wird versuchen, eine gewisse Aufarbeitung dieser Konflikte (Streßtherapie) in seinen Behandlungsplan mit einzubeziehen.

(B) Vor kurzem durchgeführte Studien weisen auf einen Zusammenhang zwischen psychischen Erkrankungen und Motilitätsstörungen des Ösophagus hin. Viele dieser Motilitätsstörungen könnte man als diffusen Ösophagospasmus (S. 200) oder als unspezifische Motilitätsstörung (S. 204) klassifizieren. Thoraxschmerz und Dysphagie sind die häufigsten Symptome, und die Diagnose muß notgedrungen durch Ausschluß anderer Ösophaguserkrankungen gestellt werden. Ob die psychische Erkrankung Ursache der abnormen Ösophagusmotilität ist oder aber eine Reaktion auf diese Symptome darstellt, wurde bisher nicht ermittelt. Unter dem klassischen «Globus hystericus» versteht man ein Krankheitsbild, bei dem die Betroffenen während der Nahrungsaufnahme plötzlich das Gefühl haben zu ersticken, ohne daß eine organische Ursache feststellbar wäre (z.B. ein über der *Pars cricopharyngea* entstandenes [Zenker-] Divertikel; s.S. 188). Über dieses Symptom wird oft im Zusammenhang mit Angstanfällen und echten hysterischen Anfällen berichtet.

(C) Das psychogen ausgelöste Erbrechen läßt sich folgendermaßen charakterisieren: **(a)** Es tritt chronisch und episodisch auf; **(b)** es wird vom Betroffenen selbst herbeigeführt; **(c)** es führt nicht zu einem Gewichtsverlust und **(d)** die Familie des Patienten ist über diese Störung mehr besorgt als der Patient selbst. Häufig steht der Beginn von Übelkeit und Erbrechen im Zusammenhang mit einer organischen Erkrankung oder einer psychosomatischen Reaktion auf eine Streßsituation. Im Lauf der Zeit nehmen die Symptome jedoch die typischen Merkmale einer Konversionsreaktion, einer Hypochondrie oder Halluzination an. Bei diesen Patienten wird gewöhnlich das Vorliegen einer schweren psychischen Erkrankung diagnostiziert. Zwar kann man die Betroffenen sorgfältig über die Auswirkungen von Anspannung und Angst auf den Gastrointestinaltrakt aufklären, sie werden jedoch selten eine psychologische Erklärung für ihre Störung akzeptieren.

(D) Die Mehrzahl der Patienten mit einer organischen Erkrankung des Gastrointestinaltrakts nimmt wahr, daß Angstsituationen ihre Symptome verschlimmern, also z.B. die Intensität von Durchfällen oder Schmerzen zunimmt. Die Patienten sollten wissen, daß der erkrankte Gastrointestinaltrakt auf äußere Einflüsse sehr empfindlich reagiert.

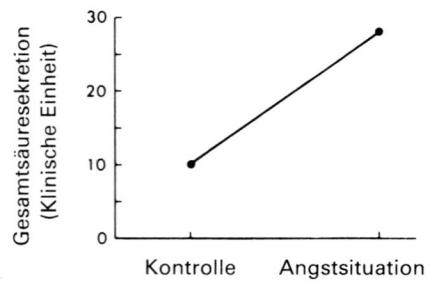

Erhöhung der Säuresekretion bei gesunden Freiwilligen während eines belastenden Gesprächs. (Mod. nach Daten aus: Mahl GF. Anxiety, HCl secretion, and peptic ulcer etiology. Psychosomatic Med 1950; 12; 158-69)

## Literatur

1. Camilleri M, Neri M. Motility disorders and stress. Dig Dis Sci 1989; 34:1777.
2. Clouse RE, Lustman PJ. Psychiatric illness and contraction abnormalities of the esophagus. N Engl J Med 1983; 309: 1337.
3. Clouse RE. Anxiety and gastrointestinal illness. Psychiatr Clin North Am 1988; 11: 399.
4. Ellard K, Beaurepaire J, Jones M, Piper D, Tennant C. Acute and chronic stress in duodenal ulcer disease. Gastroenterology 1990; 99: 1628.
5. Holtmann G, Singer MV, Kriebel R, et al. Differential effects of acute mental stress of interdigestive secretion of gastric acid, pancreatic enzymes, and gastroduodenal motility. Dig Dis Sci 1989; 34: 1701.
6. Peters MN, Richardson CT. Stressful life events, acid hypersecretion, and ulcer disease. Gastroenterology 1983; 84: 114.
7. Rösch W. Diagnose und Therapie der funktionellen Dyspepsie. Dtsch Med Wochenschr 1993; 118: 1729.
8. Schüffel W, Uexküll T v. Funktionelle Syndrome im gastrointestinalen Bereich. In: Psychosomatische Medizin. Uexküll T v, et al (Hrsg).4. Aufl. München, Wien, Baltimore: Urban & Schwarzenberg 1990.
9. Schusdziarra V. Physiologische Regulation der Magensäuresekretion. Z Gastroenterol 1993; 31: 210.
10. Soffer EE, Scalabrini P, Pope CE II, Wingate DL. Effect of stress on oesophageal motor function in normal subjects and patients with the irritable bowel syndrome. Gut 1988; 29: 1591.
11. Swanson DW, Swenson WM, Huizenga KA, Melson SJ. Persistent nausea without organic cause. Mayo Clin Proc 1976; 51: 257.
12. Wruble LD, Rosenthal RH, Webb WL Jr. Psychogenic vomiting: A review. Am J Gastroenterol 1982; 77:318.

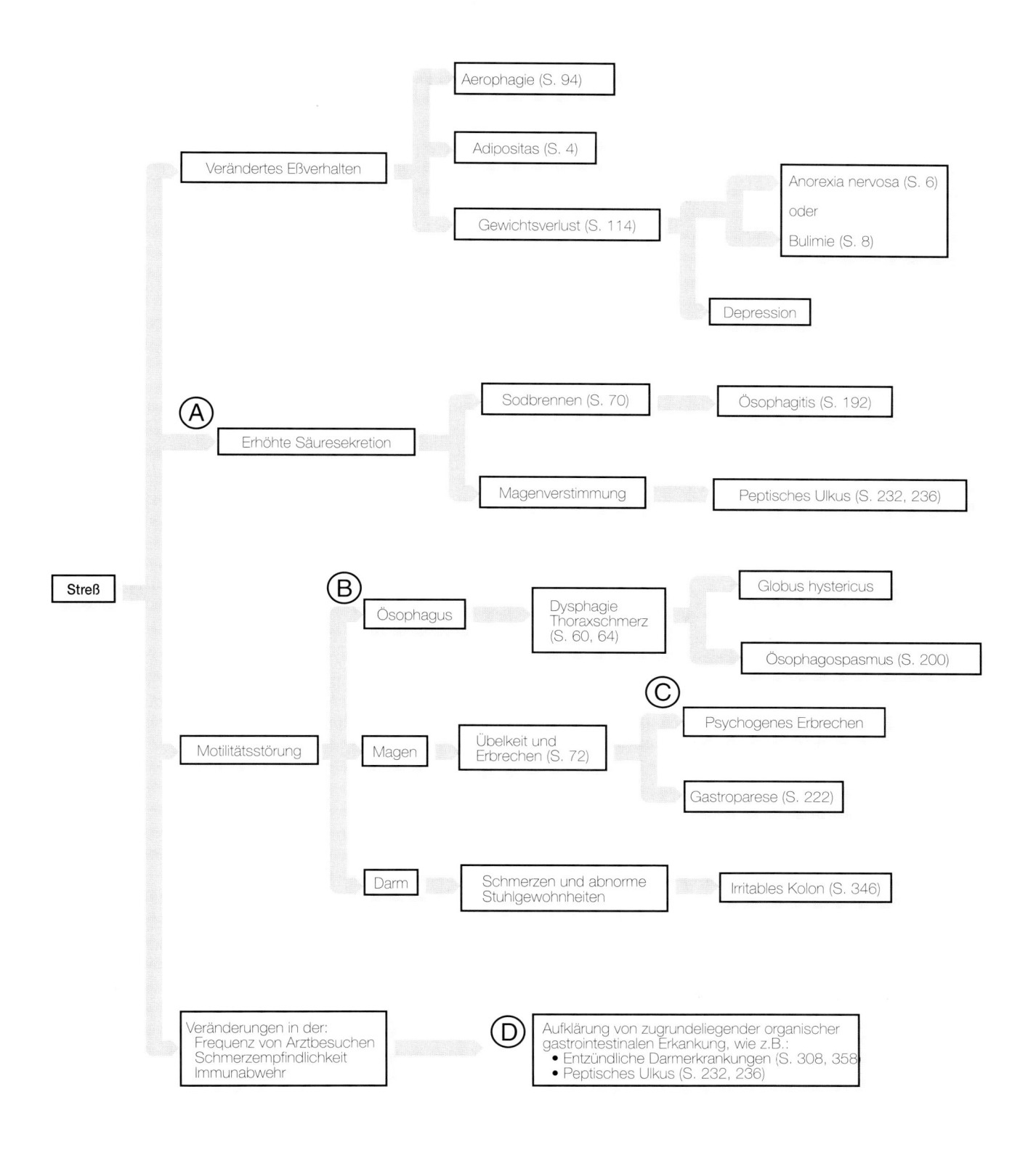

```
Streß
├── Verändertes Eßverhalten
│   ├── Aerophagie (S. 94)
│   ├── Adipositas (S. 4)
│   └── Gewichtsverlust (S. 114)
│       ├── Anorexia nervosa (S. 6) oder Bulimie (S. 8)
│       └── Depression
│
├── (A) Erhöhte Säuresekretion
│   ├── Sodbrennen (S. 70) ── Ösophagitis (S. 192)
│   └── Magenverstimmung ── Peptisches Ulkus (S. 232, 236)
│
├── Motilitätsstörung (B)
│   ├── Ösophagus ── Dysphagie Thoraxschmerz (S. 60, 64)
│   │       ├── Globus hystericus
│   │       └── Ösophagospasmus (S. 200)
│   ├── Magen ── Übelkeit und Erbrechen (S. 72) (C)
│   │       ├── Psychogenes Erbrechen
│   │       └── Gastroparese (S. 222)
│   └── Darm ── Schmerzen und abnorme Stuhlgewohnheiten ── Irritables Kolon (S. 346)
│
└── Veränderungen in der:
    Frequenz von Arztbesuchen
    Schmerzempfindlichkeit
    Immunabwehr
        └── (D) Aufklärung von zugrundeliegender organischer gastrointestinalen Erkankung, wie z.B.:
              • Entzündliche Darmerkrankungen (S. 308, 358)
              • Peptisches Ulkus (S. 232, 236)
```

# Gastrointestinale Auswirkungen von intensivem Sport

(A) Läufer und Ausdauersportler leiden gelegentlich an Sodbrennen, Odynophagie oder Thoraxschmerz in Zusammenhang mit sportlicher Aktivität. In diesem Rahmen muß als erstes ein kardiovaskuläres Leiden ausgeschlossen werden; ist dies geschehen, müssen Erkrankungen des Ösophagus in Betracht gezogen werden. Gastroösophagealer Reflux wird durch sportliche Anstrengung gesteigert; hiergegen hilft die Gabe eines $H_2$-Rezeptorenblockers kurz vor Beginn der Übungen. Andere, nichtpharmakologische Maßnahmen, wie Nahrungskarenz oder einfach das Meiden von fettreichen Speisen, Schokolade oder Rauchen vor einem Dauerlauf, haben sich auch als wirkungsvoll erwiesen.

(B) Bei stetiger Ausübung aerober Sportarten steigt das Plasmavolumen, so daß infolgedessen der gemessene Hämatokrit zu niedrig erscheinen kann. An diese Pseudoanämie bei Sportlern sollte gedacht werden, bevor man wegen dieses vermeintlichen Problems eine umfangreiche Diagnostik betreibt.

(C) Nach neueren Untersuchungen konnte bei 85% von Ultramarathonläufern nach einem Rennen Haemoccult-positiver Stuhl festgestellt werden. Hämatochezie soll mit einer Häufigkeit von 1 bis 2% nach einem solchen Rennen auftreten. Werden sie unter gewöhnlichen Bedingungen untersucht, läßt sich beim Großteil dieser Personen kein Hinweis auf gastrointestinale Blutungen finden; direkt nach einem Rennen findet sich als häufigste Läsion eine hämorrhagische Gastritis, die meist innerhalb weniger Tage völlig abklingt. Bei lang anhaltender Anstrengung wird die Blutzufuhr zu den Eingeweiden gedrosselt; die hierbei entstehende Hypoxie kann in seltenen Fällen eine schwere ischämische Kolitis auslösen. Vereinzelt läßt sich auch eine Eisenmangelanämie feststellen. Bei diesen Patienten sollte man nie davon ausgehen, daß der Sport für die chronischen Blutungen verantwortlich ist, sondern vielmehr eine dem Patientenalter angemessene, vollständige Untersuchung vornehmen (S. 148). Hierbei muß an die weit verbreitete Einnahme von nichtsteroidalen Antirheumatika gedacht werden. Erst wenn keinerlei Befunde erhoben werden konnten, ist die sportliche Aktivität als Erklärung für die Anämie anzunehmen.

(D) Eine hämolytische Anämie kann bei Dauerläufern dadurch entstehen, daß Erythrozyten während der Passage durch die Fußkapillaren beim Laufen mechanisch zerstört werden. Da diese Erscheinung recht selten ist, sollte bei einer hämolytischen Anämie zuerst an andere Ursachen einer solchen Anämie (Hämoglobinopathien, Autoimmunerkrankungen, toxische Arzneimittelreaktionen) gedacht werden.

(E) Abdominelle Krämpfe und Diarrhö treten häufig während eines Marathonlaufs auf. Die allgemein anerkannte Erklärung hierfür lag bisher in der verkürzten Darmpassagezeit; mit modernen Methoden gemessen, stellt sich die Passagezeit jedoch als unverändert oder sogar etwas langsamer als in Ruhe heraus. Die Resorption im Darm wird ebenfalls durch eine solche ausgiebige Anstrengung nicht beeinflußt. Diese Befunde deuten darauf hin, daß die Ursache vielmehr in einer durch die Anstrengung veränderten Funktion des distalen Kolons liegt. Da keine der momentan verfügbaren Methoden zur Untersuchung der Kolonphysiologie während eines Dauerlaufs einsetzbar sind, bleibt der Beweis dieser These noch offen. Krämpfe und Diarrhö können in der Praxis durch eine Stuhlentleerung oder durch die Gabe von Anticholinergika vor der Belastung gelindert werden. Bei Sportlern, die an Wettkämpfen teilnehmen, sollte die Einnahme von Abführmitteln vor einem Lauf verhindert werden, da sich hieraus in einigen Fällen Bulimie-ähnliche Eßstörungen entwickelt haben.

## Literatur

1. Baska RS, Moses FM, Deuster PA. Cimetidine reduces running associated gastrointestinal bleeding: a prospective observation. Dig Dis Sci 1990; 35: 956.
2. Brouns F, Saris WHM, Rehrer NJ. Abdominal complaints and gastrointestinal function during long-lastig exercise. Inter J Sports Med 1987; 8: 175.
3. McMahon JC, Ryan MJ, Laureen D, Fisher RL. Occult gastrointestinal blood loss in marathon runners. Ann Intern Med 1984; 100: 836.
4. Moses FM. The effect of exercise on the gastrointestinal tract. Sports Med 1990; 9: 159.

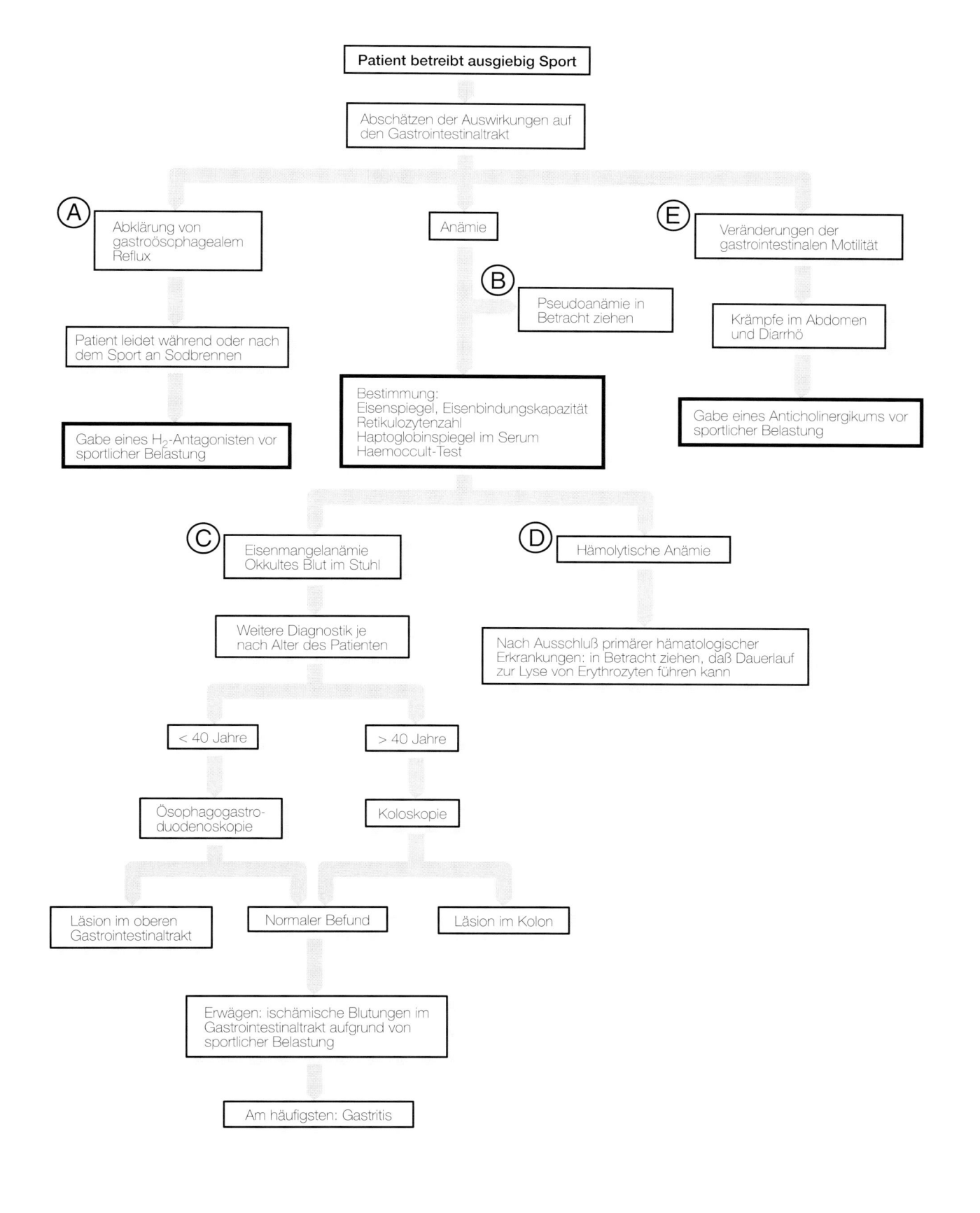

```
                    ┌─────────────────────────────┐
                    │ Patient betreibt ausgiebig Sport │
                    └─────────────────────────────┘
                                  │
                    ┌─────────────────────────────┐
                    │ Abschätzen der Auswirkungen auf │
                    │   den Gastrointestinaltrakt     │
                    └─────────────────────────────┘
```

Ⓐ Abklärung von gastroösophagealem Reflux

Anämie

Ⓑ Pseudoanämie in Betracht ziehen

Ⓔ Veränderungen der gastrointestinalen Motilität

Patient leidet während oder nach dem Sport an Sodbrennen

Krämpfe im Abdomen und Diarrhö

**Gabe eines H₂-Antagonisten vor sportlicher Belastung**

**Bestimmung:**
Eisenspiegel, Eisenbindungskapazität
Retikulozytenzahl
Haptoglobinspiegel im Serum
Haemoccult-Test

**Gabe eines Anticholinergikums vor sportlicher Belastung**

Ⓒ Eisenmangelanämie
Okkultes Blut im Stuhl

Ⓓ Hämolytische Anämie

Weitere Diagnostik je nach Alter des Patienten

Nach Ausschluß primärer hämatologischer Erkrankungen: in Betracht ziehen, daß Dauerlauf zur Lyse von Erythrozyten führen kann

< 40 Jahre → Ösophagogastroduodenoskopie

> 40 Jahre → Koloskopie

Läsion im oberen Gastrointestinaltrakt | Normaler Befund | Läsion im Kolon

Erwägen: ischämische Blutungen im Gastrointestinaltrakt aufgrund von sportlicher Belastung

Am häufigsten: Gastritis

# Dysphagie

Patienten, die beim Schlucken sowohl von flüssigen als auch von festen Speisen Schwierigkeiten haben, bei denen keine vorübergehende Ösophagusobstruktion durch einen Nahrungsbolus vorliegt (S. 62) und bei denen sich ein langsam fortschreitender Gewichtsverlust bemerkbar macht, leiden wahrscheinlich unter einer neuromuskulären Erkrankung, welche eine Motilitätsstörung des Ösophagus verursacht. Subjektive und objektive Symptome von Kollagenosen, Myopathien, einer Muskeldystrophie oder einer dystrophischen Myotonie, eines Diabetes mellitus oder von Erkrankungen des ZNS müssen sorgfältig eruiert werden. Falls die anschließenden Untersuchungen bei solchen Patienten eine Striktur ergeben, darf dies nicht dazu führen, daß die Untersuchung der Ösophagusmotilität unterbleibt. Im Gegensatz dazu muß der Patient mit einer anatomischen Obstruktion die feste Nahrung, die er zu sich nimmt, immer mehr zerkleinern, während er mit Flüssigkeiten keine Probleme hat. Er verliert auch rasch an Körpergewicht.

(A) Patienten, die kurz nach dem Schlucken die Speise wieder herauswürgen oder bei denen Flüssigkeiten rasch durch die Nase regurgitiert werden, leiden wahrscheinlich unter einer neuromuskulären Erkrankung, die hauptsächlich den oberen Ösophagus betrifft. Beobachtet man den Patienten beim Schlucken von Wasser, so kann sich ein Hinweis ergeben, daß bereits die Einleitung des Schluckaktes gestört ist (Funktionsstörung des *N. hypoglossus* oder im Bereich des Pharynx). Läßt man den Patienten im Stehen Wasser schlucken und auskultiert gleichzeitig über dem Magen, so kann mit dieser einfachen klinischen Prüfung zusätzlich die Passagezeit im Ösophagus ermittelt werden. Dauert die Passagezeit von Mund zu Magen bei normalem Beginn des Schluckaktes länger als 10 Sekunden, so ist dies als Hinweis auf eine Achalasie zu werten.

(B) Eine leicht behebbare Ursache einer Dysphagie bei der Aufnahme fester Nahrung läßt sich möglicherweise allein dadurch feststellen, daß man den Patienten beim Essen beobachtet: z. B. ein schlechtes Gebiß, mit dem die Speisen nicht ausreichend gekaut werden können. Verschwinden die Schluckstörungen nach Gebißkorrektur, so kann die weitere Untersuchung verschoben werden.

(C) Wird bei einem Patienten mit Dysphagie erstmals eine Röntgenuntersuchung angeordnet, so sollte dem Radiologen unbedingt mitgeteilt werden, ob die Anamnese auf eine anatomische Obstruktion oder auf eine Motilitätsstörung hinweist. Die sorgfältige Beobachtung des gesamten Schluckablaufs während der Röntgendurchleuchtung mit späterer Überprüfung der Magnetbandaufzeichnung ist unerläßlich. Manchmal kann die Sensitivität der Untersuchung durch Schluckenlassen eines in Barium getauchten Weißbrot- oder Fleischstücks verbessert werden. Zum Ausschluß von Läsionen der Kardia, die sich bis in den Ösophagus hinein erstrecken, oder anderer peptischer Schädigungen muß auch der Magen untersucht werden. Es hat sich als praktisch erwiesen, bei allen Patienten mit anhaltender Symptomatk als nächstes eine Endoskopie durchzuführen (zur Entnahme von Biopsien aus den beobachteten Läsionen und zum Ausschluß falsch negativer Röntgenbefunde). Ausgenommen sind diejenigen Patienten, bei denen sich die Motilitätsstörung durch charakteristische Befunde im oberen Ösophagus erklärt.

(D) Wenn sich beim Patienten die Dysphagie bei fester Nahrung zunehmend verschlimmert, kann man mittels eines Ösophagogramms den Verdacht auf eine strukturelle Obstruktion des Ösophagus abklären. Fast immer wird auch eine Endoskopie für Biopsien oder Bürstenabstriche notwendig. Es ist daher empfehlenswert, von vornherein die Endoskopie einzusetzen, um Zeit und Kosten zu sparen.

(E) Es muß betont werden, daß psychogene Ursachen einer Dysphagie, wie beispielsweise ein *»Globus hystericus«*, Ausschlußdiagnosen sind. Die Tatsache, daß eine anhaltende Dysphagie in zeitlichem Zusammenhang mit psychosozialen Belastungssituationen stehen kann, darf nicht von einer sorgfältigen diagnostischen Abklärung abhalten!

## Literatur

1. Benjamin SB, Gerhardt DC, Castell DO. High amplitude, peristaltic esophageal contractions associated with chest pain and/or dysphagia. Gastroenterology 1979; 77: 478.
2. Castell DO, Knuff TE, Brown FC, Gerhardt DC, Burns TW, Gaskins RD. Dysphagia. Gastroenterology 1979; 76: 1015.
3. Frieling T, Enck P, Lübke HJ, Strohmeyer G. Diagnostik gastrointestinaler Funktionsstörungen. Dtsch Med Wochenschr 1992; 117: 349.
4. Halter F, Witzel L, Gretillat PA, et al. Diagnostic value of biopsy, guided lavage, and brush cytology in esophago-gastroscopy. Dig Dis 1977; 22:129.
5. Hurwitz AL, Nelson JA, Haddad JK. Oropharyngeal dysphagia. Manometric and cine esophagographic findings. Am J Dig Dis 1975; 20: 313.
6. Mandelstam P, Lieber A. Cineradiographic evaluation of the esophagus in normal adults. Gastroenterology 1970; 58: 32.
7. Mirrer AJ. Deglutition. Physiol Rev 1982; 62: 129.
8. Ott DT. Radiologic evaluation of esophageal dysphagia. Curr Probl Diagn Radiol (US) 1988;17:1.
9. Siewert R, Blum AL, Waldeck F. Funktionsstörungen der Speiseröhre. Berlin, Heidelberg, New York: Springer 1976.

```
                    ┌─────────────────────────────┐
                    │ Patient hat Schluckschwierig-│
                    │ keiten bei der Nahrungsaufnahme│
                    └─────────────────────────────┘
```

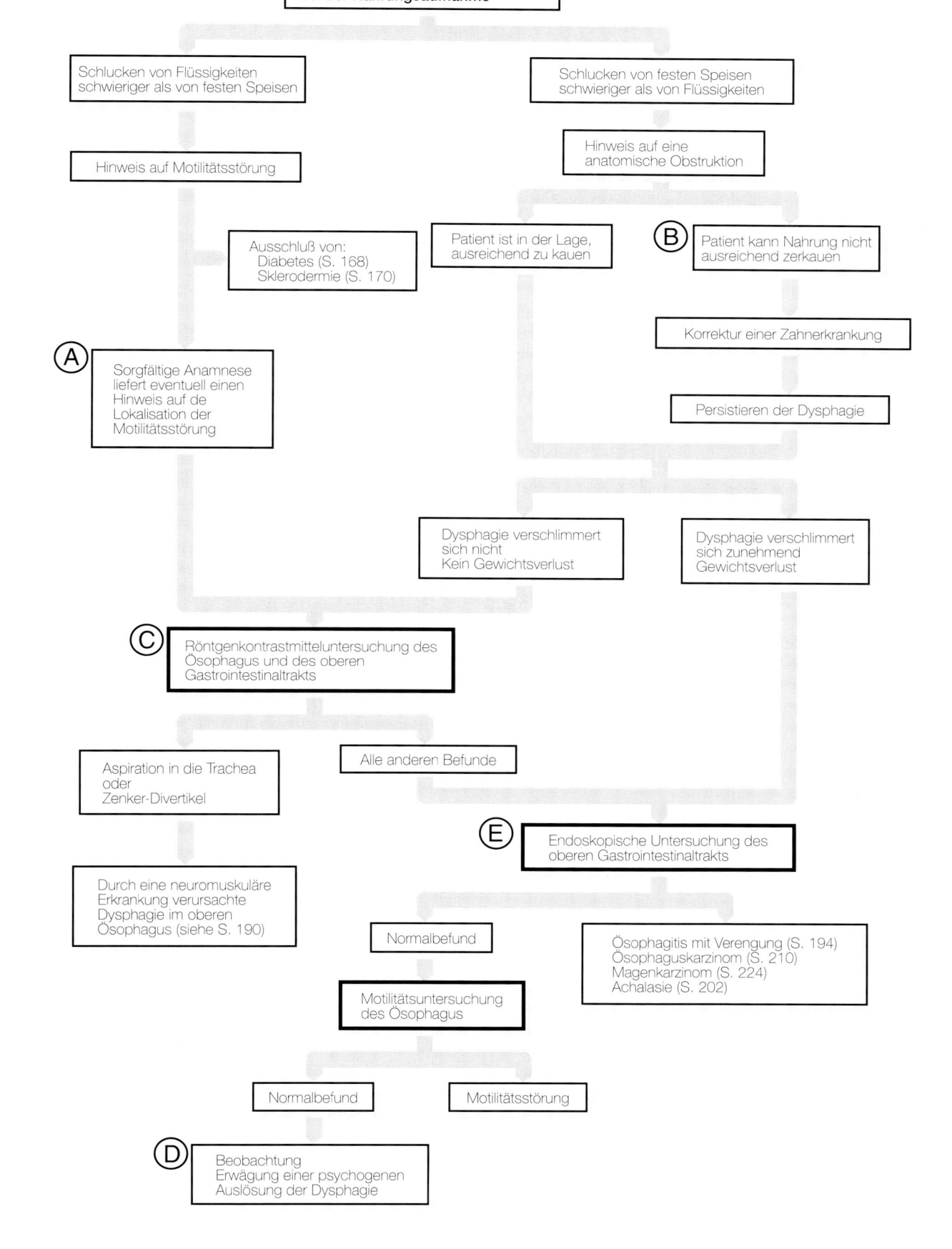

- Schlucken von Flüssigkeiten schwieriger als von festen Speisen
- Schlucken von festen Speisen schwieriger als von Flüssigkeiten
- Hinweis auf Motilitätsstörung
- Hinweis auf eine anatomische Obstruktion
- Ausschluß von:
  Diabetes (S. 168)
  Sklerodermie (S. 170)
- Patient ist in der Lage, ausreichend zu kauen
- (B) Patient kann Nahrung nicht ausreichend zerkauen
- Korrektur einer Zahnerkrankung
- Persistieren der Dysphagie
- (A) Sorgfältige Anamnese liefert eventuell einen Hinweis auf de Lokalisation der Motilitätsstörung
- Dysphagie verschlimmert sich nicht
  Kein Gewichtsverlust
- Dysphagie verschlimmert sich zunehmend
  Gewichtsverlust
- (C) Röntgenkontrastmitteluntersuchung des Ösophagus und des oberen Gastrointestinaltrakts
- Aspiration in die Trachea oder Zenker-Divertikel
- Alle anderen Befunde
- (E) Endoskopische Untersuchung des oberen Gastrointestinaltrakts
- Durch eine neuromuskuläre Erkrankung verursachte Dysphagie im oberen Ösophagus (siehe S. 190)
- Normalbefund
- Ösophagitis mit Verengung (S. 194)
  Ösophaguskarzinom (S. 210)
  Magenkarzinom (S. 224)
  Achalasie (S. 202)
- Motilitätsuntersuchung des Ösophagus
- Normalbefund
- Motilitätsstörung
- (D) Beobachtung
  Erwägung einer psychogenen Auslösung der Dysphagie

# Akute Ösophagusobstruktion

Bleiben Speisen plötzlich im Ösophagus stecken, so verspürt der Patient einen substernalen Druck und ist nicht mehr in der Lage, den Speichel zu schlucken. Diese Symptomatik wird gelegentlich als akuter Myokardinfarkt verkannt. Durch eine sorgfältige Anamnese lassen sich vorangegangene Symptome wie Sodbrennen, Dysphagie oder Odynophagie eruieren, die auf eine zugrundeliegende chronische Ösophaguserkrankung hinweisen. Unzureichendes Zerkauen der Nahrung oder Ringbildung im unteren Ösophagus sind häufige Ursachen einer akuten Obstruktion. Das impaktierte Material besteht meistens aus faserreicher Nahrung und Fleisch.

(A) Vor allem bei Kindern oder alkoholisierten Patienten muß an die Möglichkeit eines Fremdkörpers (Münze, Flaschenverschluß) gedacht werden, der vor einiger Zeit verschluckt wurde und nun eine Obstruktion hervorruft. In diesem Fall sollte eine behutsame endoskopische Untersuchung durchgeführt werden.

(B) Bei Versuchen, eine Obstruktion des Ösophagus zu beheben, sollten Prozeduren, die das Aspirationsrisiko erhöhen (Bariumbreischluck, Versuch, einen Fleischbolus mittels Enzymen aufzulösen), vermieden werden. Zum Entfernen des Fremdkörpers werden zuerst die distalen 3 cm einer 34-French-Magensonde abgeschnitten und die Schnittkanten geglättet. Nach Spray-Anästhesie des hinteren Rachenraums wird die Sonde bis zur Obstruktionsstelle vorgeschoben und dann mittels einer 50-ml-Spritze ein Unterdruck erzeugt. Unter Aufrechterhaltung des Sogs wird nun die Magensonde zurückgezogen, wobei meistens der Speiserest mit entfernt wird. Scheitert diese Methode, sollte rasch die Ösophagoskopie durchgeführt werden.

(C) Die Endoskopie besitzt den Vorteil, daß damit diagnostisch und therapeutisch vorgegangen werden kann. Die Verwendung eines starren Endoskops wäre nicht vorteilhaft und mit vielen Risiken belastet. Unter direkter Sichtkontrolle läßt sich der eingeklemmte Speisebolus (Bezoar) mit der Biopsiezange oder einer Drahtschlinge fassen und daraufhin entfernen bzw. erweichen und in den Magen hineinschieben. Anschließend muß eine sorgfältige Inspektion erfolgen, um eine fixierte benigne Striktur (S. 194), ein Karzinom (S. 210) oder einen «Ösophagusring» (S. 186) aufzuspüren. Ein Ring kann mit Bougies über einen Führungsdraht (z.B. nach *Savary*) im Anschluß an die Endoskopie aufgedehnt werden.

(D) Ergibt die Röntgenkontrastdarstellung bei Patienten mit erstmaliger Speisebolusobstruktion des Ösophagus Normalbefunde und treten in der Zwischenzeit keine neuen Symptome auf, so ist es vernünftig, eine weitere Obstruktion abzuwarten, ehe man eine umfangreichere Abklärung zugrundeliegender Ösophaguserkrankungen einleitet. Dann sollten allerdings eine Ösophagogastroduodenoskopie und eine Motilitätsuntersuchung des Ösophagus durchgeführt werden.

## Literatur

1. Kozarek RA, Sanowski RA. Esophageal food impaction. Description of a new method for bolus removal. Dig Dis Sci 1980; 25: 100.
2. Selivanov V, Sheldon GF, Cello JP, Crass RA. Management of foreign body ingestion. Ann Surg 1984; 199: 187.
3. Siewert JR, Blum AL (Hrsg). Interdisziplinäre Gastroenterologie. 2. Aufl. Berlin, Heidelberg, New York: Springer 1990.
4. Tonn H. Stridor durch Bolusobstruktion des Ösophagus. Dtsch Med Wochenschr 1988; 113: 341.
5. Trenker SW, Maglinte DDT, Lehman CA, Chernish SM, Miller RE, Johnson CW. Esophageal food impaction: treatment with glucagon. Radiology 1983; 149: 401.
6. Webb WA. Management of foreign bodies of the upper gastrointestinal tract. Gastroenterology 1988; 94: 204.

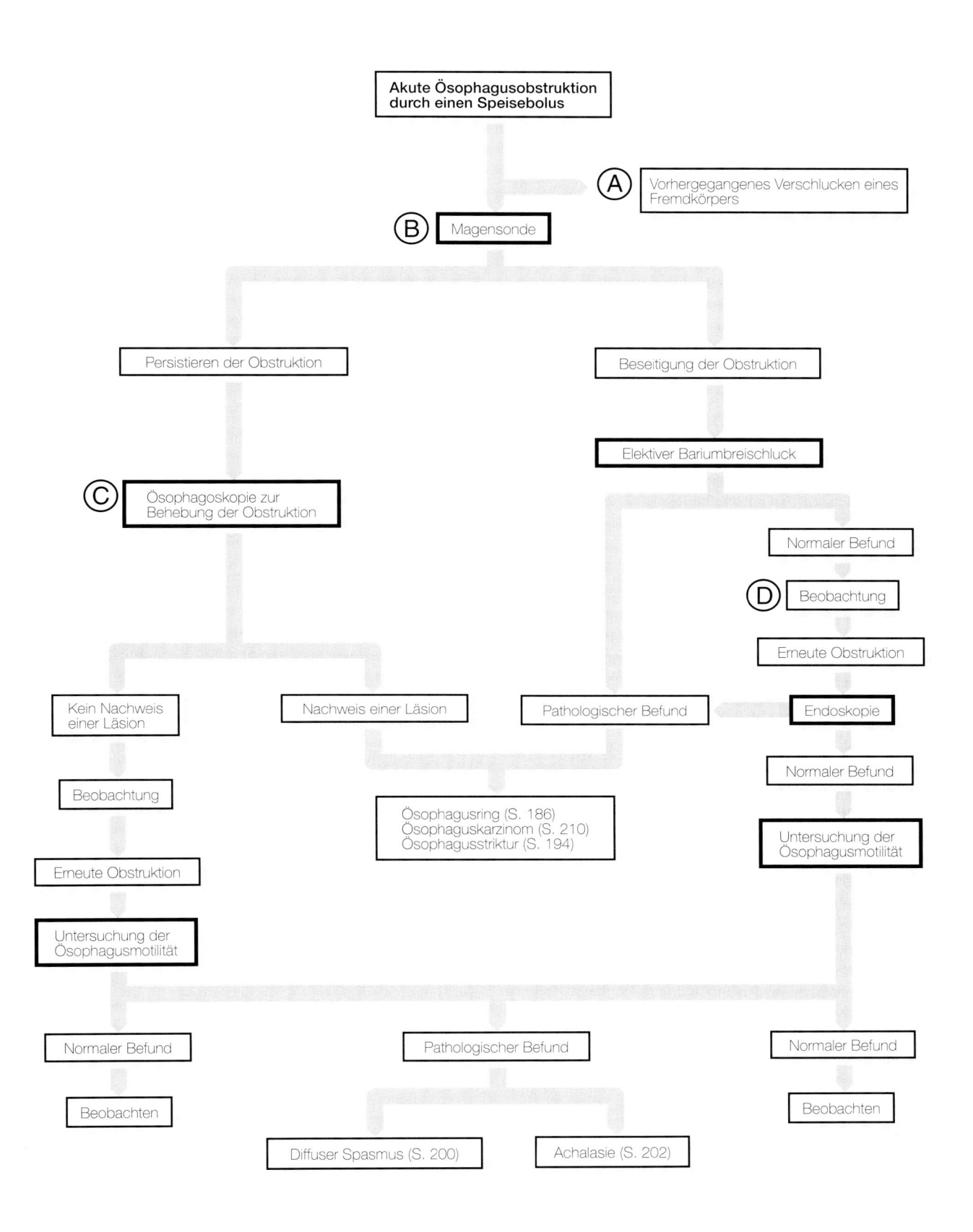

```
                    ┌─────────────────────────────┐
                    │ Akute Ösophagusobstruktion  │
                    │ durch einen Speisebolus     │
                    └─────────────────────────────┘
                                  │
                                  │         Ⓐ  ┌──────────────────────────────────┐
                                  ├───────────▶│ Vorhergegangenes Verschlucken    │
                                  │            │ eines Fremdkörpers               │
                                  │            └──────────────────────────────────┘
                              Ⓑ  ┌──────────┐
                                  │Magensonde│
                                  └──────────┘
                                  │
                 ┌────────────────┴────────────────┐
         ┌──────────────────────┐         ┌──────────────────────┐
         │Persistieren der      │         │Beseitigung der       │
         │Obstruktion           │         │Obstruktion           │
         └──────────────────────┘         └──────────────────────┘
                 │                                  │
                 │                         ┌────────────────────────┐
                 │                         │Elektiver Bariumbreischluck│
                 │                         └────────────────────────┘
          Ⓒ ┌────────────────────┐                  │
            │Ösophagoskopie zur  │           ┌──────────────┐
            │Behebung der        │           │Normaler Befund│
            │Obstruktion         │           └──────────────┘
            └────────────────────┘                  │
                 │                          Ⓓ ┌────────────┐
                 │                            │Beobachtung │
                 │                            └────────────┘
                 │                                  │
                 │                            ┌──────────────────┐
                 │                            │Erneute Obstruktion│
                 │                            └──────────────────┘
                 │                                  │
   ┌─────────────┼──────────────┐          ┌──────────────┐
   │             │              │◀─────────│  Endoskopie  │
┌──────────┐ ┌──────────┐ ┌──────────────┐ └──────────────┘
│Kein      │ │Nachweis  │ │Pathologischer│       │
│Nachweis  │ │einer     │ │Befund        │ ┌──────────────┐
│einer     │ │Läsion    │ └──────────────┘ │Normaler Befund│
│Läsion    │ └──────────┘                  └──────────────┘
└──────────┘      │                               │
   │      ┌──────────────────────────┐   ┌────────────────────┐
┌──────────┐│Ösophagusring (S. 186)  │   │Untersuchung der    │
│Beobachtung││Ösophaguskarzinom(S.210)│   │Ösophagusmotilität  │
└──────────┘│Ösophagusstriktur(S.194)│   └────────────────────┘
   │        └──────────────────────────┘           │
┌──────────────────┐
│Erneute Obstruktion│
└──────────────────┘
   │
┌────────────────────┐
│Untersuchung der    │
│Ösophagusmotilität  │
└────────────────────┘
   │
┌──────────────┐      ┌──────────────────┐      ┌──────────────┐
│Normaler Befund│      │Pathologischer    │      │Normaler Befund│
└──────────────┘      │Befund            │      └──────────────┘
   │                  └──────────────────┘             │
┌──────────┐           │              │          ┌──────────┐
│Beobachten│    ┌──────────────┐ ┌──────────────┐│Beobachten│
└──────────┘    │Diffuser      │ │Achalasie     │└──────────┘
                │Spasmus(S.200)│ │(S. 202)      │
                └──────────────┘ └──────────────┘
```

# Odynophagie

Ⓐ Klagt ein Patient über Schmerzen während des Schluckens, so ist die Erhebung einer vollständigen Anamnese hinsichtlich ösophagusspezifischer Symptome wichtig. Das plötzliche Einsetzen von Schmerzen während der Nahrungsaufnahme sollte dazu veranlassen, sorgfältig zu prüfen, ob etwa eine verschluckte Fischgräte oder ein Hühnerknochen die Ursache ist. Bestimmte Medikamente (*Doxycyclin*, Kaliumchlorid) können Erosionen der Ösophagusschleimhaut und Schmerzen verursachen. Bei einer weniger als 3 Wochen andauernden Odynophagie könnte eine akute infektiöse Ösophagitis in Frage kommen. Eine schmerzhafte Ösophagitis wird ferner durch eine Strahlentherapie des Mediastinums ausgelöst. Bei intermittierender, langanhaltender Odynophagie mit spontan auftretendem Thoraxschmerz (S. 86), bei Dysphagie (S. 60) oder Gewichtsverlust (S. 114) sollte man an eine obstruktive oder neuromuskuläre Erkrankung des Ösophagus denken. (In vielen Fällen wird man direkt die Endoskopie durchführen; siehe Abschnitt D.)

Ⓑ Besteht die Odynophagie erst seit kürzerem und kann davon ausgegangen werden, daß eine akute Infektion vorliegt, so ist für die Abklärung der spezifischen Ätiologie eine Ösophagoskopie sowie die Entnahme von Biopsien erforderlich. Die *Candida*-Mykose ist eine der wenigen therapierbaren Ösophagusinfektionen. Ein empirischer Behandlungsversuch mit Antimykotika bei Patienten, bei denen aller Wahrscheinlichkeit nach eine *Candidiasis* vorliegt, z.B. bei Diabetikern oder Patienten mit einer Immunabwehrschwäche (Steroidtherapie, Neutropenie), ist daher gerechtfertigt. Durch den Nachweis von Exsudatauflagerungen im Pharynx wird die Wahrscheinlichkeit einer Soorinfektion des Ösophagus zwar stark erhärtet, das Fehlen entsprechender Beläge schließt jedoch einen Soorbefall des Ösophagus nicht aus.

Ⓒ Zunächst sollte die Therapie der Soorösophagitis mit *Nystatin* oder *Clotrimazol* erfolgen, da diese Substanzen nicht toxisch wirken. Ein kontinuierliches Einwirken der Medikation auf den Ösophagus läßt sich erreichen, indem man das Antimykotikum alle 3 bis 4 Stunden in flüssiger Form anwendet. Bleibt die Wirkung aus, so sollte vor Anwendung toxischerer Medikamente eine histologische Untersuchung zum Nachweis einer invasiven *Candida*-Ösophagitis durchgeführt werden. In zweiter Linie kommen *Ketoconazol* (200 mg, 1–2 mal täglich) oder *Fluconazol* (100 mg, 1–2 mal täglich) zur Anwendung. *Fluconazol* ist bei Patienten mit verminderter Säuresekretion (z.B. durch Einnahme von $H_2$-Antagonisten) das Mittel der Wahl, da unter diesen Bedingungen die Resorption von *Ketoconazol* herabgesetzt ist.

Ⓓ Liegt aller Wahrscheinlichkeit nach eine infektiöse Ösophagitis vor, so läßt sich aufgrund von Kontrastmitteluntersuchungen sicher keine spezifische Diagnose stellen. Im allgemeinen ist hier eine histologische Untersuchung von entzündetem Ösophagusgewebe notwendig, wofür eine Zytodiagnostik gezielt gewonnener Bürstenabstriche und die Entnahme von Biopsien mit Hilfe eines flexiblen Endoskops erforderlich ist. Durch Anfertigung von KOH-(Kaliumhydroxyd-)Präparaten von Bürstenabstrichen aus dem Ösophagus kann eine Candidiasis rasch bestätigt werden. Außerdem sollten auch Kulturen zum Nachweis von *Herpes simplex* und Zytomegalie-Virus durchgeführt werden. Bei Patienten mit ausgeprägter Neutropenie besteht das Risiko, durch die endoskopische Untersuchung eine Septikämie auszulösen. Man sollte daher eine Antibiotikaprophylaxe in Betracht ziehen (S. 44).

Ⓔ Der Nachweis multipler, diskreter aphthoider Ulzera anläßlich einer endoskopischen Untersuchung kann auf eine *Herpes-simplex*-Infektion hinweisen. Die Diagnose wird aufgrund von Viruskulturen aus Biopsiematerial oder durch Nachweis charakteristischer Kerneinschlüsse in den Epithelzellen verifiziert. Obgleich man eine Herpes-Ösophagitis vor allem bei an Krebs erkrankten Patienten mit einer Neutropenie findet, verursacht diese Virusinfektion Berichten zufolge auch bei gesunden Erwachsenen eine akute Odynophagie. Ein Therapieversuch mit *Aciclovir* (4 mal täglich 200 mg, evtl. intravenös) ist zu empfehlen. Die Schmerzen der Patienten werden symptomatisch behandelt. Bei Zytomegalie-Virus-Infektion ist *Ganciclovir* (ca. 35 mg/12 Std. i.v.) indiziert.

## Literatur

1. Adamek RJ, Wegener M, Wienbeck M. Diagnostik ösophagealer Funktionsstörungen beim "Non cardiac chest pain"-Syndrom. Z Gastroenterol 1993; 31: 751.
2. Blum AL, Siewert JR. Odynophagie und Dysphagie. In: Refluxtherapie. Blum AL, Siewert JR (Hrsg). Berlin, Heidelberg, New York: Springer 1981; S 330.
3. Fazio R, Wickremesinghe PC, Arsura EL. Ketoconazole treatment of Candida esophagitis a prospective study of 12 cases. Am J Gastroenterol 1983; 78: 261.
4. Howiler W, Goldberg HI. Gastroesophageal involvement in Herpes simplex. Gastroenterology 1976; 70: 775.
5. Kikendall JW, Friedman AC, Oyewole MA, Fleischer D, Johnson LF. Pill-induced esophageal injury. Dig Dis Sci 1983; 28: 174.
6. Mathieson R, Dutta SK. Candida esophagitis. Dig Dis Sci 1983; 28: 365.
7. O'Brien JJ, Campoli-Richards DM. Acyclovir. An updated review of its antiviral activity, pharmacokinetic properties and therapeutic efficacy. Drugs (US) 1989; 37: 233.
8. Samonis G, Rolston K, Karl C, Miller P, Bodey GP. Prophylaxis of oropharyngeal candidiasis with fluconazole. Rev Infect Dis 1990; 12 (Suppl 3): 369.
9. Springer DJ, DaCosta LR, Beck IT. A syndrome of acute self-limiting ulcerative esophagitis in young adults probably due to Herpes simplex virus. Am J Dig Dis 1979; 24: 535.
10. Washton H. Review of fluconazole: a new triazole antifungal agent. Diagn Microbial Infect Dis 1989; 12 (Suppl 4): 229.

```
                        ┌─────────────────────────────┐
                        │ Patient hat Schluckbeschwerden │
                        └─────────────────────────────┘
                                      │
         ┌────────────────────────────┼────────────────────────────┐
      Ⓐ  Anamnese                                          HIV-positiver Patient (S. 66)
         Körperliche Untersuchung
```

```
        Schmerzen seit < 3 Wochen                 Schmerzen seit > 3 Wochen

                                                  Bariumkontrastmittel-
                                                  untersuchung

  Mundsoor                Kein Mundsoor
  Diabetiker unter        Kein Diabetiker
   Antibiose               unter Antibiose
  Vorliegen einer         Keine Neutropenie
   Neutropenie             vorliegend
  Patient nimmt           Keine Kortikosteroide
   Kortikosteroide         eingenommen
                                                  Normaler Befunde        Striktur oder Ulkus
                                                  oder
                                                  unspezifische
                                                  Motilitätsstörung
                                                                          Ösophaguskarzinom
                                                                          (S. 210)
                                                                          Refluxösophagitis
 Ⓑ Verdachtsdiagnose einer  Geringere                                     (S. 192)
    Candida-Ösophagitis     Wahrscheinlichkeit einer
                            Candida-Infektion

 Ⓒ Therapieversuch
    mit Nystatin oder
    Clotrimazol

  Rückgang der       Persistieren oder
  Symptomatik        Rezidivieren der
                     Symptomatik

                              Ⓓ Ösophagoskopie mit
                                 Biopsien und Abstrichen

 Bestätigung der     Ⓔ Andere Form der    Ösophaguskarzinom      Normaler Befund
 Candidiasis-Diagnose    infektiösen      (S. 210)
                         Ösophagitis      Refluxösophagitis
                                          (S. 192)              Untersuchung der
                                                                Ösophagusmotilität
 Absetzen der Antibiose,  Herpes simplex
 wenn möglich.            Zytomegalie-Virus
 Verbesserung der
 Stoffwechselkontrolle                                          Achalasie (S. 202)
 beim Diabetiker                                                Spasmus (S. 200)

 Ketokonazol
 Fluconazol
```

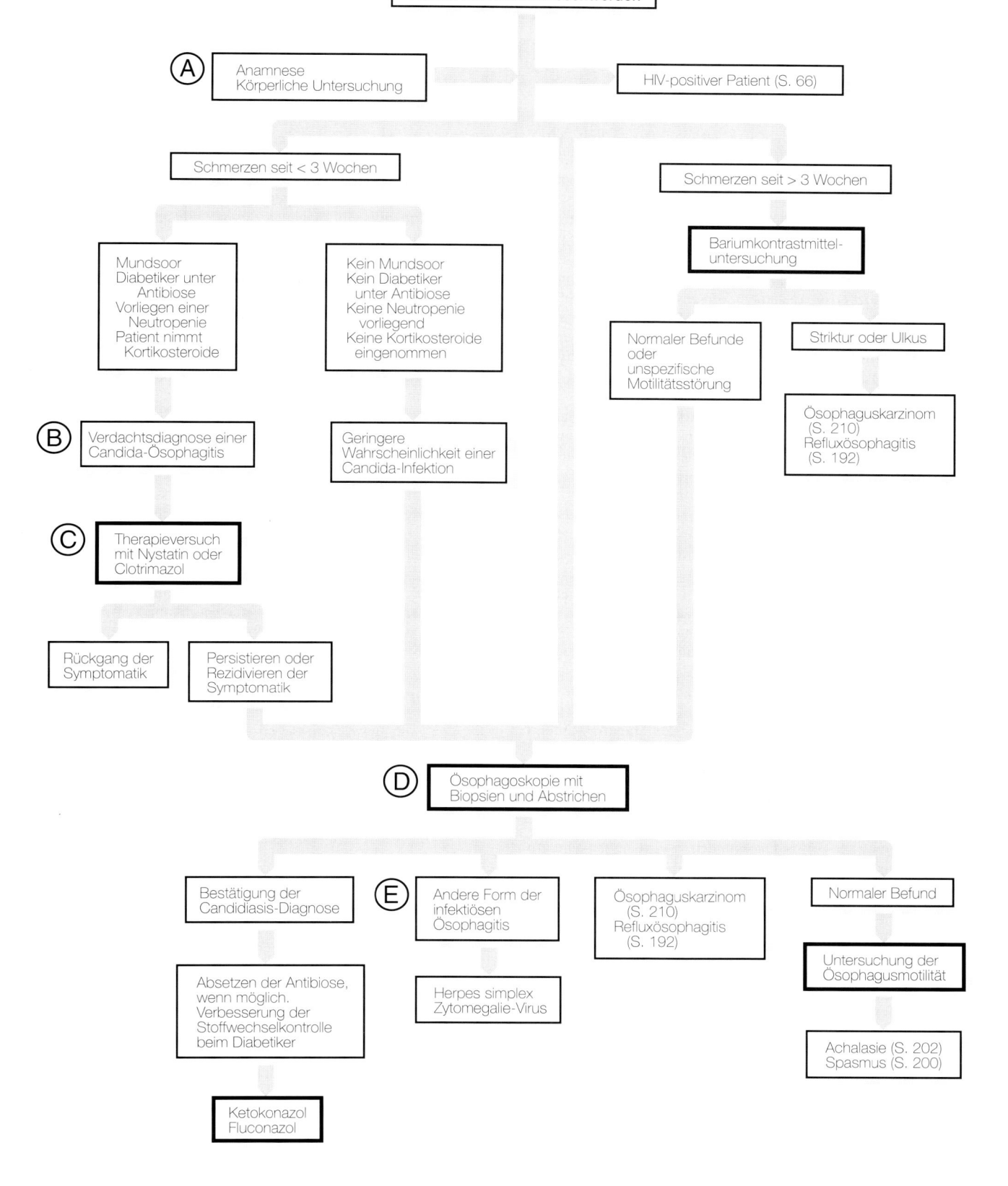

# Odynophagie oder Dysphagie bei HIV-positiven Patienten

(A) Das Auftreten von Odynophagie oder Dysphagie beim HIV-positiven Patienten ist meist das Zeichen für die klinische Manifestation von AIDS. Eine initiale empirische Therapie ist gerechtfertigt, wenn bei der Erstuntersuchung weiße Beläge im Oropharynx festgestellt und auch (mittels KOH-Anfärbung) als Candidiasis identifiziert worden sind. In diesem klinischen Zusammenhang sind *Nystatin* und *Clotrimazol* meist ineffektiv; die Gabe systemischer Antimykotika (*Ketoconazol* oder *Fluconazol*) ist ratsamer. Verschwinden die Schluckbeschwerden und Beläge im Mund- und Rachenraum, so ist eine zusätzliche Endoskopie nicht nötig. Eine Dauertherapie mit der Hälfte der kurativen Dosis zur Rezidivprophylaxe sollte jedoch betrieben werden.

(B) Da endoskopisch entnommene Biopsien nur die oberflächlichen Schichten erfassen und zudem oft keine Diagnose erlauben, ist die Beobachtung violetter Plaques in der Ösophagus-Submukosa unter Endoskopie oft der einzige Hinweis auf Vorliegen eines Kaposi-Sarkoms.

(C) *Ketoconazol* hat bislang in der Therapie der *Candida*-Ösophagitis bei AIDS-Patienten eine überragende Rolle gespielt; es hat jedoch auch immer wieder Therapieversager gegeben. Für die Aufnahme von *Ketoconazol* ist ein saures Milieu im Magen vonnöten, und verminderte Säuresekretion hat auch eine schlechtere *Ketoconazol*-Resorption zur Folge. Nach neueren Untersuchungen wurde bei einem beträchtlichen Teil der AIDS-Patienten eine Hypochlorhydrie nachgewiesen. Für die Resorption von Fluconazol hingegen ist keine Säure im Magen notwendig. Da *Ketoconazol* weniger teuer als *Fluconazol* ist, empfiehlt sich eine pH-Messung des Magens während einer Endoskopie, um zwischen den beiden Medikamenten zu entscheiden. Bei Patienten, die – z.B. wegen eines peptischen Ulkus – mit säuresupprimierenden Medikamenten behandelt werden, sollte grundsätzlich *Fluconazol* angewendet werden.

(D) Die Zytomegalie-Virus-Ösophagitis verursacht schwere Odynophagie und tritt meist in einem Spätstadium von AIDS auf; sie ist Anzeichen für eine schlechte Prognose. Durch CMV ausgelöste Ulzera sind meistens große, vereinzelte und flache Läsionen. Bei der Untersuchung von Biopsien finden sich die typischen intranukleären Einschlüsse, und die Diagnose kann durch Immunhistochemie weiter erhärtet werden. Obwohl *Ganciclovir* gegenwärtig das Therapiemittel der Wahl ist, ist die therapeutische Wirksamkeit gegen CMV-Ösopohagitis (im Gegensatz zum Lungenbefall durch CMV) noch unsicher.

(E) Bei einem kleinen Teil der HIV-positiven Patienten mit akuter Odynophagie finden sich zwar Ulzera im Ösophagus, aber es kann weder eine infektiöse noch eine nichtinfektiöse Ursache ermittelt werden. Ein solches Auftreten von Ulzera als Manifestation einer akuten HIV-Infektion ist bereits als Syndrom beschrieben worden. In einem der erwähnten Fälle konnte das HI-Virus direkt aus einer Ulkus-Randbiopsie isoliert werden, was darauf hinweist, daß das Virus selbst möglicherweise Ulzerationen im Ösophagus verursachen kann. Beim Großteil dieser Patienten klangen die Beschwerden unter symptomatischer Therapie ab. Ein anderes Patientenkollektiv wies mehrfache flache aphthoide Ulzera auf, welche nicht auf eine symptomatische Therapie ansprachen. Bei einer Reihe von kleineren Untersuchungen hat sich die Gabe von 40–60 mg *Prednison* /Tag als wirksam herausgestellt; die kleinen aphthoiden Ulzera sprachen sehr rasch darauf an. Entsprechend sollte eine eventuelle Probetherapie innerhalb von 4 Tagen zu einer spürbaren Verbesserung der Symptomatik führen; anderenfalls ist der Therapieversuch abzubrechen.

## Literatur

1. Bach MC, Howell DA, Calenti AJ, et al. Aphthous ulceration of the gastrointestinal tract in patients with the acquired immunodeficiency syndrome (AIDS). Ann Intern Med 1990; 112: 465.
2. DeWit S, Weerts D, Goosens H, Clumeck N. Comparison of fluconazole and ketoconazole for oropharyngeal candidiasis in AIDS. Lancet 1989; 1: 746.
3. Heise W, Mostertz P, Skörde J, L'age M. Gastrointestinale Befunde bei der HIV-Infektion. Dtsch Med Wochenschr 1988; 113: 1588.
4. Rabeneck L, Popovic M, Gartner S, et al. Acute HIV infection presenting with painful swallowing and esophageal ulcers. JAMA 1990; 263: 2318.
5. Wilcox CM, Diehl DL, Cello JP, et al. Cytomegalovirus esophagitis in patients with AIDS. Ann Intern Med 1990; 113: 589.

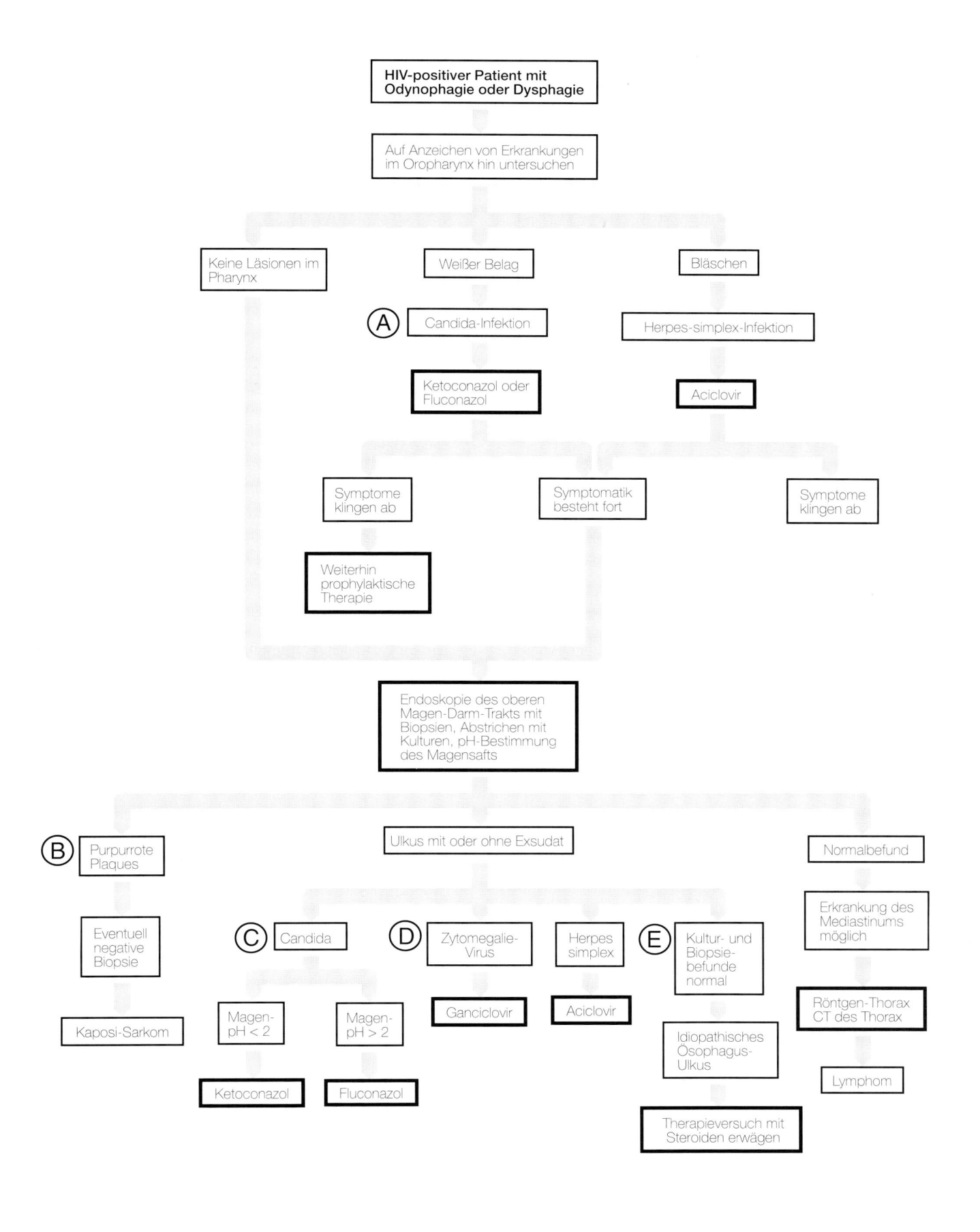

```
                    ┌─────────────────────────┐
                    │ HIV-positiver Patient mit│
                    │ Odynophagie oder Dysphagie│
                    └─────────────────────────┘
                                 │
                    ┌─────────────────────────┐
                    │ Auf Anzeichen von Erkrankungen │
                    │ im Oropharynx hin untersuchen │
                    └─────────────────────────┘
```

- Keine Läsionen im Pharynx
- (A) Weißer Belag — Candida-Infektion → **Ketoconazol oder Fluconazol**
- Bläschen — Herpes-simplex-Infektion → **Aciclovir**

- Symptome klingen ab → **Weiterhin prophylaktische Therapie**
- Symptomatik besteht fort
- Symptome klingen ab

**Endoskopie des oberen Magen-Darm-Trakts mit Biopsien, Abstrichen mit Kulturen, pH-Bestimmung des Magensafts**

- (B) Purpurrote Plaques
  - Eventuell negative Biopsie
  - Kaposi-Sarkom
- Ulkus mit oder ohne Exsudat
  - (C) Candida
    - Magen-pH < 2 → **Ketoconazol**
    - Magen-pH > 2 → **Fluconazol**
  - (D) Zytomegalie-Virus → **Ganciclovir**
  - Herpes simplex → **Aciclovir**
  - (E) Kultur- und Biopsiebefunde normal
    - Idiopathisches Ösophagus-Ulkus → **Therapieversuch mit Steroiden erwägen**
- Normalbefund
  - Erkrankung des Mediastinums möglich → **Röntgen-Thorax CT des Thorax**
    - Lymphom

# Thoraxschmerz

(A) Akute retrosternale Schmerzen, Schweißausbruch und Veränderungen der T-Welle im EKG weisen auf einen akuten Myokardinfarkt hin. Bei einer kleinen Zahl dieser Patienten kommt es jedoch nicht zur Entwicklung der typischen Enzym- und EKG-Veränderungen, und die nochmalige Beurteilung der ursprünglichen Symptome wirft die Frage einer gastrointestinalen Ursache auf. Eine Anzahl von Erkrankungen des Gastrointestinaltrakts kann zwar mit einem Brustschmerz einhergehen (vor allem Erkrankungen des Ösophagus), bei den meisten Patienten bleiben die EKG-Befunde jedoch normal. Bekanntlich können sowohl die Cholezystitis (S. 324) als auch die Pankreatitis (S. 258) Veränderungen der T-Welle hervorrufen. Deshalb sollte nach Ausschluß einer koronaren Herzkrankheit (KHK) eine diagnostische Abklärung hinsichtlich dieser beiden gastrointestinalen Erkrankungen erwogen werden.

(B) Rezidivierende Thoraxschmerzen, die den charakteristischen Symptomenkomplex der Angina pectoris aufweisen (Auslösung der Beschwerden durch Belastung von 5- bis 10minütiger Dauer, Abklingen der Schmerzen in Ruhe), erfordern eine vollständige kardiologische Abklärung. Wird eine Angiographie durchgeführt, so läßt sich bei etwa 10% der Patienten mit typischen Angina-pectoris-Beschwerden keine signifikante KHK nachweisen. Die Mehrheit dieser Patienten leidet weiterhin an Thoraxschmerzen, die sie funktionell beeinträchtigen. Erkrankungen des Ösophagus gehören zu den therapierbaren Ursachen des Thoraxschmerzes, die in diesem Stadium abgeklärt werden sollten.

(C) Wenn eine organische Läsion des Ösophagus ausgeschlossen worden ist, wird im Anschluß im allgemeinen auf Ösophagus-Motilitätsstörungen oder gastroösophagealen Reflux hin untersucht, um die Thoraxschmerzen zu erklären. Auch bei Einsatz aufwendiger Diagnostik ist nur selten ein klarer Zusammenhang zwischen einem Ereignis im Ösophagus und dem Einsetzen der Schmerzen herzustellen. Ein Grund hierfür ist der intermittierende Charakter der Beschwerden bei vielen Patienten (mit einer Frequenz von einmal wöchentlich oder sogar seltener auftretend); hier kann durchaus das ganze Intervall einer 24h-pH-Messung ohne Auftreten von Beschwerden verstreichen. Daher erscheint ein Therapieversuch mit einer aufgeteilten Dosis von Histamin-$H_2$-Antagonisten angemessen; bei Abklingen der Symptomatik erübrigen sich weitere diagnostische Schritte. Halten die Beschwerden jedoch an, sollte man durch Säureperfusion in den Ösophagus (Bernstein-Test) oder mittels einer 24h-pH-Metrie des Ösophagus versuchen, die Ursache der Beschwerden zu klären. Die 24h-pH-Messung erweist sich als aufschlußreich, wenn die typischen Beschwerden während der Überwachungszeit auftreten. Ist ein Reflux ausgeschlossen (was nur bei etwa 10% der untersuchten Patienten zutrifft), so schließen sich Ösophagusmotilitätsuntersuchungen an. Vor allem bei Reizung durch Ergonovin oder Tensilon gelingt dann oft der Nachweis eines diffusen Ösophagospasmus. Der Langzeiterfolg medikamentöser Therapie ist bei Patienten mit dieser Störung ungewiß.

(D) Der «Nußknacker-Ösophagus» (s. Abb.) bei Patienten mit Thoraxschmerzen zeichnet sich durch peristaltische Ösophaguskontraktionen mit extrem hohen Druckamplituden (höher als 175 mmHg) und langer Dauer (mehr als 5,5 Sek.) aus. Ob sich dieses Leiden im Lauf der Zeit zu einem diffusen Ösophagospasmus oder zu einer anderen Motilitätsstörung entwickelt, ist nicht bekannt. Die Behandlung erfolgt zu Beginn mit Spasmolytika, wie z. B. Nitraten mit langer Wirkungsdauer (10–20 mg *Isosorbiddinitrat* per os vor den Mahlzeiten oder ein *Nitroglycerin*-Pflaster), oder Kalziumantagonisten (10 mg *Nifedipin* oder 30 mg *Diltiazem* vor den Mahlzeiten). Bei ausgeprägten refraktären Schmerzen sollte eine Behandlung in einer Schmerzklinik oder ein Therapieversuch mit trizyklischen Antidepressiva versucht werden, bevor eine längsgerichtete Myotomie des Ösophagus in Erwägung gezogen wird.

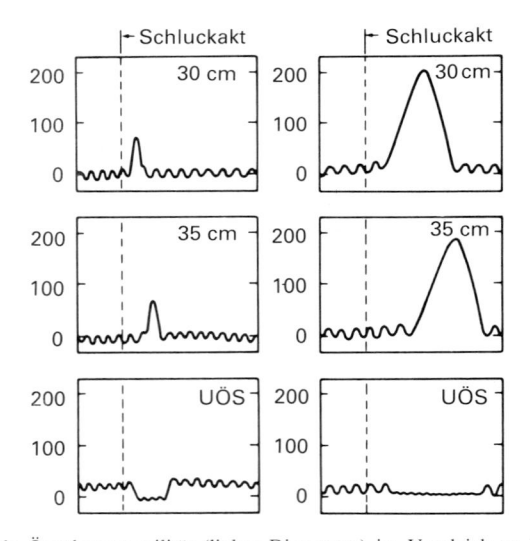

Normale Ösophagusmotilität (linkes Diagramm) im Vergleich zu Druckwerten, die bei einem Patienten mit einem «Nußknacker-Ösophagus» gemessen wurden (rechtes Diagramm). Der «Nußknacker-Ösophagus» zeichnet sich durch Kontraktionen mit hohem Druck und langer Dauer im Bereich des mittleren (30 cm) und distalen (35 cm) Ösophagus aus, wobei die Druckverhältnisse im unteren Ösophagus (UÖS) normal sind.

## Literatur

1. Blackwell JN, Castell CO. Esophageal chest pain. Cut 1984; 25: l.
2. Breumelhof R, Nadorp JH, Akkermans LM, Smout AJ. Analysis of 24-hour esophageal pressure and pH data in unselected patients with noncardiac chest pain. Gastroenterology 1990; 99: 1257.
3. DeMeester TR, O'Sullivan GC, Bermudez G, Midell AI, Cimochowski GE, O'Drobinak J. Esophageal function in patients with angina-type chest pain and normal coronary arteriograms. Ann Surg 1982; 196: 488.
4. Frieling T, Enck P, Lübke J, Strohmeyer G. Diagnostik gastrointestinaler Funktionsstörungen. Dtsch Med Wochenschr 1992; 117: 349.
5. Katz PO, Dalton CB, Richter JE, et al. Esophageal testing of patients with noncardiac chest pain or dysphagie. Ann Intern Med 1987; 106: 593.
6. Peters L, Maas L, Petty D. et al. Spontaneous noncardiac chest pain. Gastroenterology 1988; 94:878
7. Richter JE, Bradley LA, Castell DO. Esophageal chest pain: current controversies in pathogenesis, diganosis, and therapy. Ann Intern Med 1989; 110: 66.

```
                          Patient mit Thoraxschmerz

(A) Akuter Thorax-              Rezidivierender, nicht          Sodbrennen (S. 70)
    schmerz mit EKG-            pleuritischer                   Odynophagie (S. 64)
    Veränderungen               Thoraxschmerz

    Stationäre Aufnahme

                        Typische Angina-pectoris-        Uncharakteristischer
    Ausschluß von:      Beschwerden (oder patho-         Thoraxschmerz mit
     Myokardinfarkt oder logische EKG-Befunde)           unauffälligem EKG bzw.
     -ischämie                                           Belastungs-EKG
     Lungenembolus      Vollständige kardiologische
     dissizidierendes   Abklärung
     Aortenaneurysma

    Verdacht auf:       Pathologischer    (B) Normaler     Sorgfältige Anamnese in
     Cholezystitis (S. 324) kardialer Befund   kardialer    Hinsicht auf:
     oder                                      Befund        Dysphagie, Odynophagie,
     Pankreatitis (S. 258)                                   Dyspepsie, Sodbrennen
                        Behandlung der
                        Herzerkankung                      Bariumbreischluck und
                                                           Magen-Darm-Passage

              (C) Normaler                              Strukturelle Läsion
                  Untersuchungsbefund                   vorgefunden

                  Therapieversuch mit                   Ösophagogastro-
                  H₂-Antagonisten                       duodenoskopie

         Schmerzen          Schmerzen                   Ösophaguskarzinom (S. 210)
         klingen ab         halten an                   Ösophagitis (S. 192)

         Vermutlich         Gastroösophagealen
         gastroösophagealer Reflux ausschließen
         Reflux

                            Bernstein- (Säureper-
                            fusions-) Test oder 24-Std.
                            Magen-pH-Überwachung

                    Negativer Befund       Positiver Befund

                    Motilitätsstörung des  Gastroösophagealer
                    Ösophagus ausschließen Reflux (S. 192)

                    Untersuchung der
                    Ösophagusmotilität

         Normaler Unter-          Pathologischer Un-
         suchungsbefund           tersuchungsbefund

Bei ansonsten stabilem Zustand als   Achalasie    Ösophago-   (D) Nußknacker-   Unspezifische Motili-
chronischen, idiopathischen Schmerz  (S. 202)     spasmus (S. 200)  Ösophagus    tätsstörung (S. 204)
behandeln (S. 90)
```

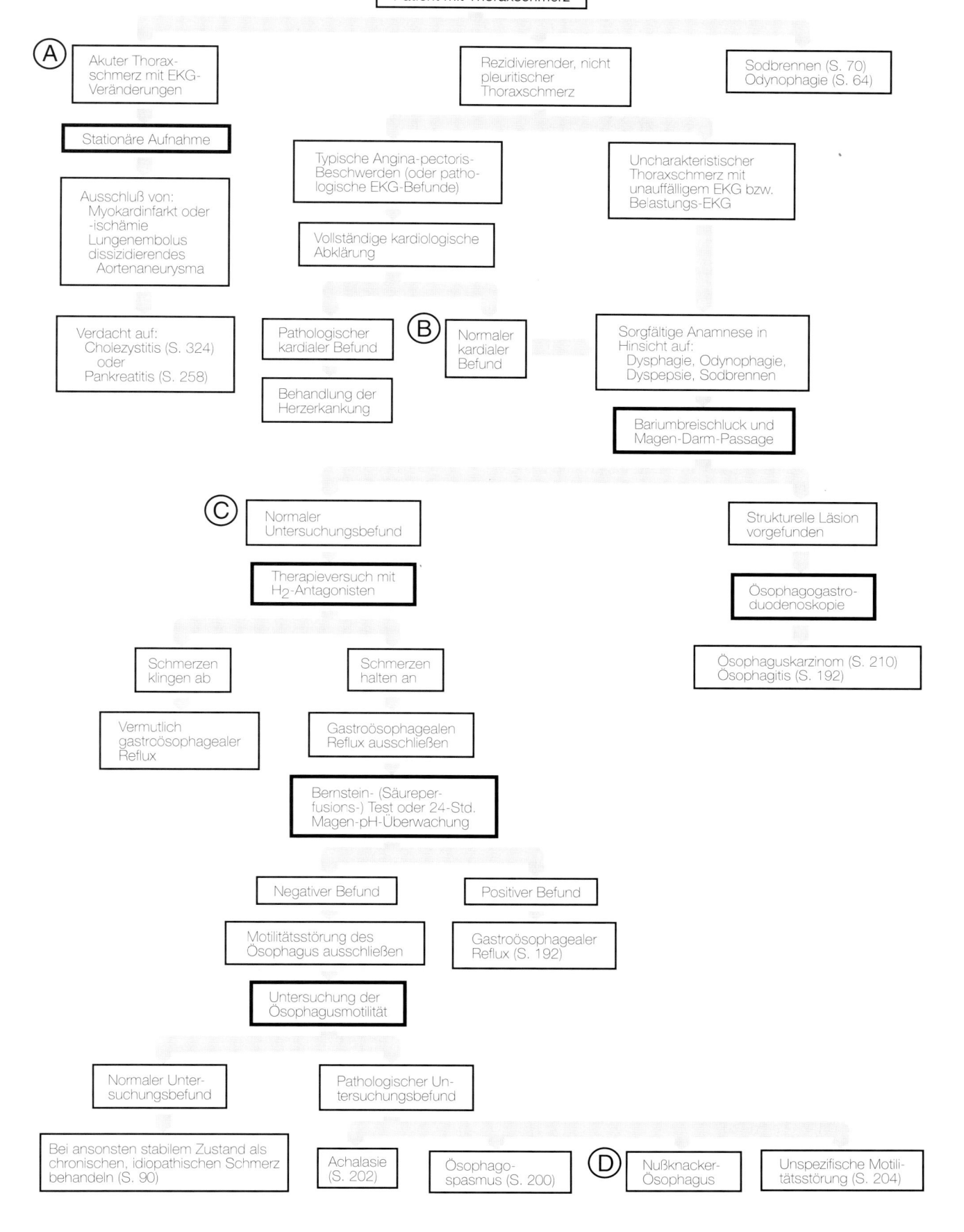

# Sodbrennen

(A) Sodbrennen kann Primärsymptom kardiovaskulärer Erkrankungen sein. Da eine Verzögerung bei der Diagnose von kardialer Ischämie oder einem disseziierenden Aneurysma im Gegensatz zu der eines gastroösophagealen Refluxes tödliche Konsequenzen haben kann, ist es wichtig, abzuklären, ob das Sodbrennen nun einer Angina pectoris entspricht oder wirklich Symptom einer gastrointestinalen Störung ist. Zur Unterscheidung zwischen kardiovaskulärer und gastrointestinaler Ätiologie gibt es verschiedene Anhaltspunkte: Wie verhält sich der Schmerz bei körperlicher Anstrengung? Wie lange hält er an? Strahlt er in den Rücken aus? Außerdem nehmen Beschwerden bei Angina im Gegensatz zu denen bei gastroösophagealem Reflux nicht zu, wenn sich der Patient in eine horizontale Lage begibt.

(B) Es ist wichtig, zwischen episodisch-nahrungsabhängigem, konstantem und rezidivierendem Reflux zu unterscheiden. Bei Gesunden kann Sodbrennen eintreten, wenn sie sich nach einer reichhaltigen Mahlzeit hinlegen, aber auch bei Einnahme fettreicher Nahrungsmittel (Schokolade, Gegrilltes), bei Alkohol- oder Zigarettengenuß. In diesen Fällen sind weitere diagnostische Untersuchungen meist nicht nötig; der Patient wird dazu angehalten, die vermutlich das Sodbrennen verursachenden Speisen zu vermeiden und bei Bedarf Antazida einzunehmen. Die Betroffenen sollten jedoch unbedingt hinsichtlich der folgenden Kriterien beurteilt werden: (a) Leidet der Patient unter Sodbrennen, das ihn aus dem Schlaf weckt? (b) Wird bei Horizontallage oder Bücken säuerlicher Speisebrei regurgitiert? (c) Gehen mit dem Sodbrennen Lungenbeschwerden einher? (d) Besteht bei dem Patienten eine mit dem Sodbrennen assoziierte Dysphagie (S. 60), eine Odynophagie (S. 64) oder eine Blutung aus dem oberen Gastrointestinaltrakt? Jedes dieser Symptome deutet darauf hin, daß der Patient unter einer Refluxösophagitis leidet, die diagnostiziert und therapiert werden muß.

(C) Einige Medikamente setzen den Tonus des unteren Ösophagussphinkters herab und können so gastroösophagealen Reflux verursachen. Hierzu gehören Kontrazeptiva, Anticholinergika, ß-Sympathomimetika (oral oder i.v. appliziert; nicht bei Inhalation), Kalziumkanal-Antagonisten und *Theophyllin*. Eine Anpassung der Medikamente, wenn möglich, ist hier einer zusätzlichen Gabe von Säuresekretionshemmern vorzuziehen.

(D) In der Regel führt man zuerst eine Röntgenuntersuchung mit Bariumbreischluck und eine Magen-Darm-Passage durch, um Veränderungen im Bereich des unteren Ösophagusendes (Striktur, Barrett-Ulkus) oder eine gastroduodenale Erkrankung festzustellen. Diese Röntgenuntersuchungen sind oft diagnostisch wenig ergiebig, weswegen häufig von vornherein die auch eine zielgerichtete Biopsieentnahme ermöglichende Endoskopie vorgezogen wird. Beim Nachweis einer schweren exsudativen Ösophagitis oder eines Barrett-Ösophagus ist oft ein potenterer Säuresekretionshemmer, wie z.B. *Pantoprazol*, indiziert.

(E) Fehlen objektive oder subjektive Symptome einer komplizierten Refluxösophagitis, so ist eine zeitlich befristete (2-4 Wochen) Behandlung der Refluxsymptomatik ohne diagnostische Abklärung gerechtfertigt. Die Standardtherapie der Refluxkrankheit schließt folgende Behandlungsprinzipien ein: (a) Eine Diät, bei der auf Speisen, die den Reflux vermehren, verzichtet wird (s. unter B) und die aus täglich drei Mahlzeiten besteht (häufiges Essen führt zu häufigem Reflux von sezernierter Säure und Gallenflüssigkeit). Eine Nahrungsaufnahme nach dem Abendessen sollte vermieden werden; bei Übergewichtigen sollte die Ernährung kalorienreduziert sein. (b) Eine Verringerung des intraabdominellen Drucks durch Meiden einengender Kleidung und Gewichtsreduktion bei Adipösen. (c) Der Patient sollte lieber in die Hocke gehen, als sich nach vorne zu bücken. (d) Hochstellen des Bettes am Kopfende mit Hilfe von 15 cm hohen Keilen, um den nächtlichen Reflux zu reduzieren. (e) Vermeiden von Tabak und Alkohol. (f) Zweimal tägliche Gabe eines $H_2$-Rezeptorenblockers.

## Literatur

1. Blum AL, Siewert JR (Hrsg). Refluxtherapie. Berlin, Heidelberg, New York: Springer 1981.
2. Helm JF, Dodds WJ, Riedel DR, Teeter BC, Hogan WJ, Arndorfer RC. Determinants of esophageal acid clearance in normal subjects. Gastroenterology 1983; 85: 607.
3. Kahrilas PJ, Gupta RR. Mechanisms of acid reflux associated with cigarette smoking. Gut 1990; 31: 4.
4. Kaufman SE, Kaye MD. Induction of gastro-oesophageal reflux by alcohol. Gut 1978; 19: 336.
5. Ogorek CP, Cohen S. Gastroesophageal reflux disease: new concepts in pathophysiology. Gastroenterol Clin North AM 1989; 18: 275.
6. Ogorek CP, Fisher RS. Detection and treatment of gastroesophageal reflux. Gastroenterol Clin North Am 1989; 18: 293.
7. Orlando RC, Bozymski EM. Heartburn in pernicious anemia - a consequence of bile reflux. N Engl J Med 1973; 289: 522.
8. Pope CE II. Pathophysiology and diagnosis of reflux esophagitis. Gastroenterology 1976; 70: 445.
9. Schindlbeck NE, Heinrich C, Huber RM, Muller-Lissner SA Effects of albuterol on esophageal motility and gastroesophageal reflux in healthy volunteers. JAMA 1988; 260: 3156.
10. Stanciu C, Bennett JR. Smoking and gastro-oesophageal reflux. Br Med J 1972; 3: 793.
11. Wegener M, Börsch G. Nicht-ulzeröse Dyspepsie. Dtsch Med Wochenschr 1988; 113: 1767.

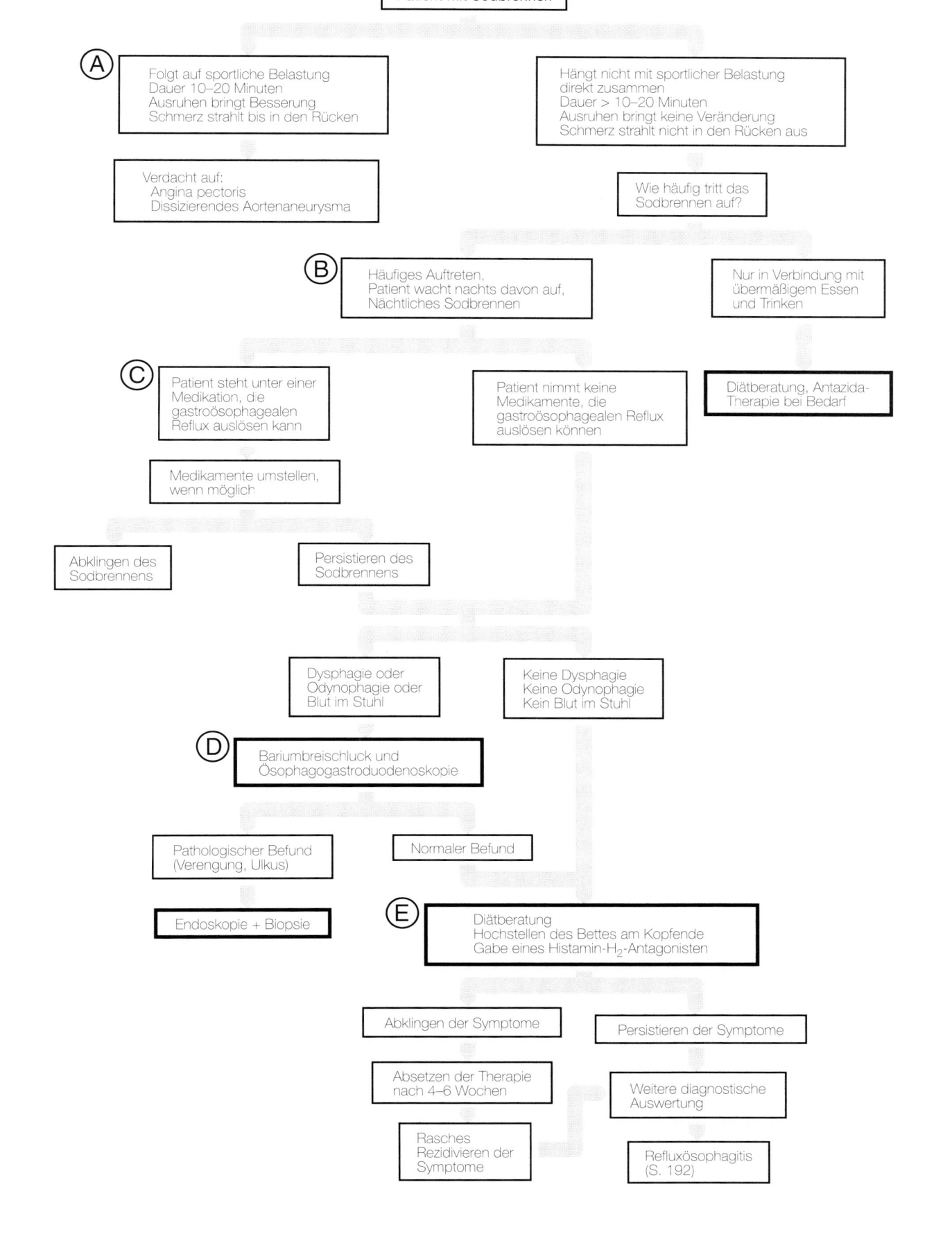

```
                          Patient mit Sodbrennen
                                   |
        ┌──────────────────────────┴──────────────────────────┐
(A) Folgt auf sportliche Belastung           Hängt nicht mit sportlicher Belastung
    Dauer 10–20 Minuten                      direkt zusammen
    Ausruhen bringt Besserung                Dauer > 10–20 Minuten
    Schmerz strahlt bis in den Rücken        Ausruhen bringt keine Veränderung
                |                            Schmerz strahlt nicht in den Rücken aus
    Verdacht auf:                                       |
      Angina pectoris                        Wie häufig tritt das
      Dissizierendes Aortenaneurysma         Sodbrennen auf?
```

- (A) Patient mit Sodbrennen — Differenzierung nach Belastungsabhängigkeit

- (B) Häufiges Auftreten, Patient wacht nachts davon auf, Nächtliches Sodbrennen | Nur in Verbindung mit übermäßigem Essen und Trinken → **Diätberatung, Antazida-Therapie bei Bedarf**

- (C) Patient steht unter einer Medikation, die gastroösophagealen Reflux auslösen kann → Medikamente umstellen, wenn möglich
  - Abklingen des Sodbrennens
  - Persistieren des Sodbrennens

  Patient nimmt keine Medikamente, die gastroösophagealen Reflux auslösen können

- Dysphagie oder Odynophagie oder Blut im Stuhl | Keine Dysphagie, Keine Odynophagie, Kein Blut im Stuhl

- (D) **Bariumbreischluck und Ösophagogastroduodenoskopie**
  - Pathologischer Befund (Verengung, Ulkus) → **Endoskopie + Biopsie**
  - Normaler Befund

- (E) **Diätberatung, Hochstellen des Bettes am Kopfende, Gabe eines Histamin-$H_2$-Antagonisten**
  - Abklingen der Symptome → Absetzen der Therapie nach 4–6 Wochen → Rasches Rezidivieren der Symptome
  - Persistieren der Symptome → Weitere diagnostische Auswertung → Refluxösophagitis (S. 192)

# Übelkeit und Erbrechen

(A) Beim Erbrechen handelt es sich um ein kraftvolles retrogrades Entleeren von Magen- oder Darminhalt. Der Begriff "kraftvoll" unterscheidet das Erbrechen von der passiven Regurgitation, die bei Patienten mit gastroösophagealem Reflux aufgrund einer Druckminderung im unteren Ösophagussphinkter auftritt (S. 192). Besteht der regurgitierte Speisebrei aus unverdauter Nahrung ohne bitteren Geschmack, so sollte man an eine Ösophagusobstruktion (durch ein Karzinom; S. 210), eine Striktur (S. 194), eine Achalasie (S. 202)) oder an ein Divertikel (S. 190) denken. Spontan auftretendes Erbrechen, dem keine Übelkeit vorausgeht, kann durch eine intrakranielle Drucksteigerung aufgrund eines Tumors oder eines Aneurysma ausgelöst werden. Übelkeit und Erbrechen sind häufig auftretende Nebenwirkungen von Medikamenten; deshalb sollte jedes entbehrliche Medikament abgesetzt werden, bevor eine gründliche Diagnostik unternommen wird.

(B) Ebenso wie bei abdominellen Schmerzen (S. 82, 84) ist es auch bei akutem Erbrechen unbedingt notwendig, zu unterscheiden, ob die Emesis durch Erkrankungen verursacht wird, die operativ behandelt werden müssen, oder ob eine medikamentöse Therapie die adäquate Behandlung darstellt. Patienten ohne Anzeichen einer Intoxikation oder Exsikkose können symptomatisch behandelt werden. Bei exsikkierten Patienten mit aufgetriebenem Abdomen und Fieber ist eine Röntgenuntersuchung des Abdomens mit Aufnahmen im Stehen zum Ausschluß von Darmobstruktion erforderlich. Im Frühstadium eines hohen Dünndarmverschlusses kann die Röntgenuntersuchung normal ausfallen. Fäkulentes Erbrechen (aufgrund einer bakteriellen Überwucherung) ist immer ein Hinweis auf eine distale Dünndarmobstruktion oder eine gastrokolische Fistel. Dilatierte Darmschlingen können auch sonographisch nachgewiesen werden.

(C) Klagen Patienten über chronisches Erbrechen, so sollte eine Elektrolytkontrolle erfolgen, um eine hypokaliämische Alkalose auszuschließen, bei der eine intravenöse Flüssigkeitszufuhr sowie eine Substitution von Kalium und Chlorid notwendig werden. Aus dem zeitlichen Zusammenhang zwischen Erbrechen und Nahrungsaufnahme lassen sich Rückschlüsse auf die wahrscheinlich vorliegende Erkrankung – z.B. Gastritis, peptisches Ulkus oder Magenausgangsstenose – ziehen. Die endgültige Diagnose erfordert jedoch eine Magen-Darm-Passage (MDP) und die Endoskopie. Zu den häufigen metabolischen Ursachen des Erbrechens gehören die Urämie, ein entgleister Diabetes mellitus, die Strahlentherapie und die Hypothyreose. Bei Patienten mit chronischem Gewichtsverlust und zusätzlichem Erbrechen muß durch eine MDP mit Röntgenaufnahmen in Bauch- und Rückenlage abgeklärt werden, ob im distalen Duodenumdrittel aufgrund einer Kompression durch die *Arteria mesenterica superior* eine Unterbrechung der Darmpassage vorliegt.

(D) Ergeben Röntgenuntersuchungen und endoskopische Abklärung bei Patienten mit chronischer Übelkeit und Erbrechen normale Befunde, so sollte der Arzt daran denken, daß jede gastrointestinale Erkrankung, die abdominelle Beschwerden verursacht, mit Erbrechen assoziiert sein kann. Eine sorgfältige Anamnese ergibt unter Umständen Hinweise auf eine Erkrankung des unteren Gastrointestinaltrakts, des Pankreas oder der Leber.

(E) Eine Gastroparese im Frühstadium fällt u.U. bei der Kontrastmitteldarstellung des oberen Magen-Darm-Trakts nicht auf, weil die Entleerung von Flüssigkeiten aus dem Magen noch unauffällig verläuft. Bei anhaltendem Erbrechen sollte daher eine Radionuklid-Untersuchung (oder eine sonographische Magenentleerungsstudie) durchgeführt werden, um das Entleerungsverhalten bei festen Speisen zu überprüfen, bevor psychogene Ursachen in Erwägung gezogen werden.

(F) Bei jungen Frauen, die unter Bulimie leiden, sind Übelkeit und Erbrechen oft Ausdruck psychischer Belastungen und werden auch willkürlich herbeigeführt. Die meisten Patienten, deren Erbrechen psychogen bedingt ist, sind sich jedoch keinerlei Zusammenhangs zwischen ihrer seelischen Lage und ihren körperlichen Beschwerden bewußt. Immer ist eine psychiatrische Behandlung vonnöten. Mehreren Berichten zufolge führt die Anwendung trizyklischer Antidepressiva zur klinischen Remission.

## Literatur

1. Clarke RSJ. Nausea and vomiting. Br J Anaesth 1984; 56: 19.
2. Konle O, Mahlke R, et al. Leitsymptom chronische Übelkeit: Eine Indikation für eine Doppelkontrastuntersuchung des oberen Gastrointestinaltraktes nach normaler Gastroskopie. Z Gastroenterol 1993; 31: 444.
3. Laszlo J. Nausea and vomiting as major complications of cancer chemotherapy. Drugs 1983; 25 (Suppl l); l.
4. Malgelada JR, Camilleri M. Unexplained vomiting: a diagnostic challenge. Ann Intern Med 1984; 101: 211.
5. Maule WF, Perry MC. Management of chemotherapy-induced nausea and emesis. Am Fam Prac 1983; 27: 226.
6. Meyer BR, Lewin M, Drayer DE, Pasmantier M, Lonski L, Reidenberg MM. Optimizing metoclopramide control of cisplatin-induced emesis. Ann Intern Med 1984; 100: 393.
7. Muraoka M, Mine K, Matsumoto K, et al. Psychogenic vomiting: the relation between patterns of vomiting and psychiatric diagnoses. Gut 1990; 31: 526.
8. Schuster HP. Nichtchirurgische Peritoniitis. In: Notfalltherapie. Siewert JR, Blum AL, Farthmann EH, Lankisch PG (Hrsg). Berlin, Heidelberg, New-York: Springer 1982; S 676.
9. Schwartz WB, van Ypersele de Strihou C, Kassirer JP. Role of anions in metabolic alkalosis and potassium deficiency. N Engl J Med 1968; 279: 630.

```
                    ┌─────────────────────┐
                    │ Patient mit Übelkeit│
                    │ oder Erbrechen      │
                    └─────────────────────┘
```

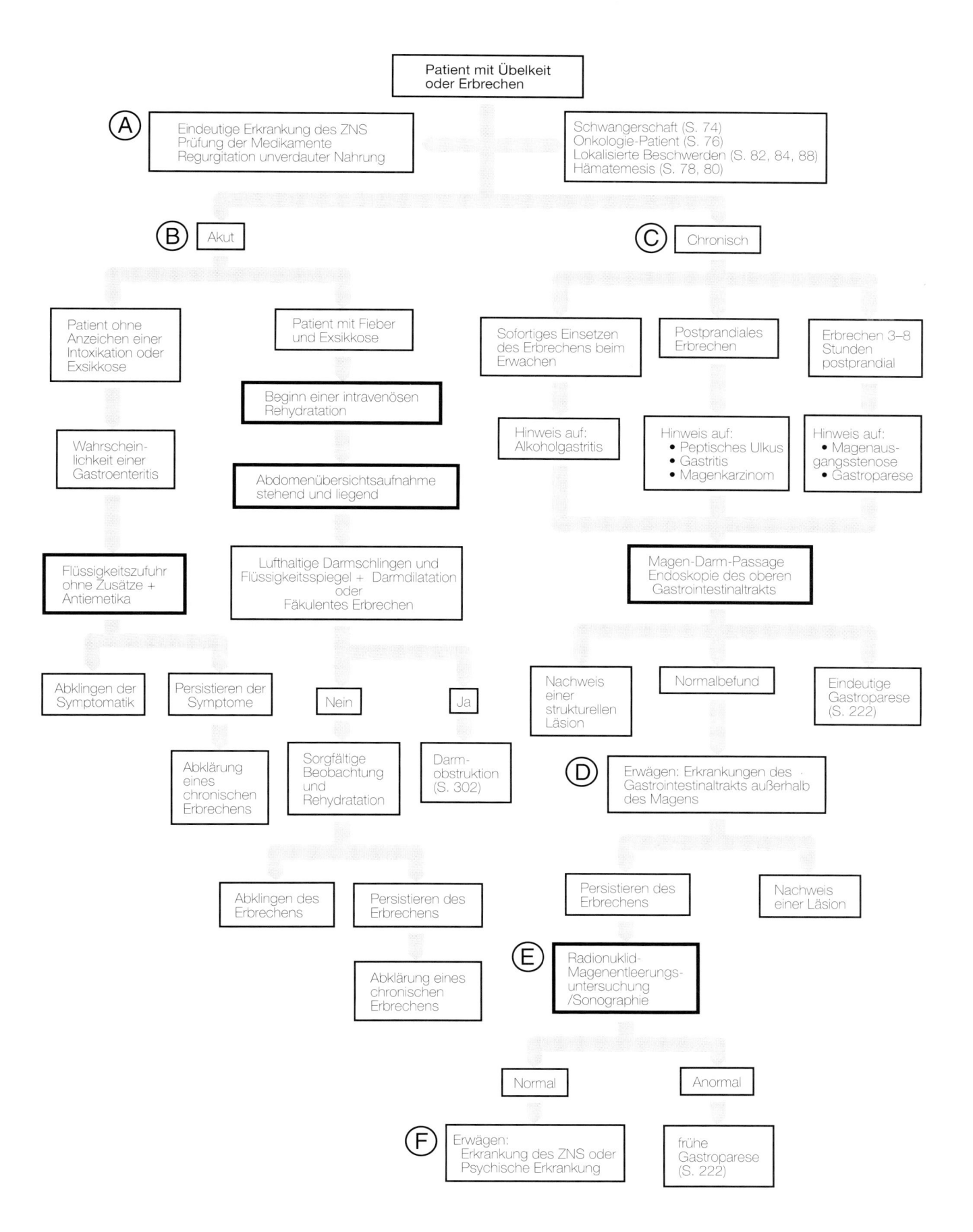

- **A** Eindeutige Erkrankung des ZNS
  Prüfung der Medikamente
  Regurgitation unverdauter Nahrung

- Schwangerschaft (S. 74)
  Onkologie-Patient (S. 76)
  Lokalisierte Beschwerden (S. 82, 84, 88)
  Hämatemesis (S. 78, 80)

- **B** Akut
- **C** Chronisch

### Akut-Zweig

- Patient ohne Anzeichen einer Intoxikation oder Exsikkose
  - Wahrscheinlichkeit einer Gastroenteritis
  - Flüssigkeitszufuhr ohne Zusätze + Antiemetika
    - Abklingen der Symptomatik
    - Persistieren der Symptome → Abklärung eines chronischen Erbrechens

- Patient mit Fieber und Exsikkose
  - Beginn einer intravenösen Rehydratation
  - Abdomenübersichtsaufnahme stehend und liegend
  - Lufthaltige Darmschlingen und Flüssigkeitsspiegel + Darmdilatation oder Fäkulentes Erbrechen
    - Nein → Sorgfältige Beobachtung und Rehydratation
      - Abklingen des Erbrechens
      - Persistieren des Erbrechens → Abklärung eines chronischen Erbrechens
    - Ja → Darmobstruktion (S. 302)

### Chronisch-Zweig

- Sofortiges Einsetzen des Erbrechens beim Erwachen
  - Hinweis auf: Alkoholgastritis

- Postprandiales Erbrechen
  - Hinweis auf:
    • Peptisches Ulkus
    • Gastritis
    • Magenkarzinom

- Erbrechen 3–8 Stunden postprandial
  - Hinweis auf:
    • Magenausgangsstenose
    • Gastroparese

- Magen-Darm-Passage Endoskopie des oberen Gastrointestinaltrakts
  - Nachweis einer strukturellen Läsion
  - Normalbefund
  - Eindeutige Gastroparese (S. 222)

- **D** Erwägen: Erkrankungen des Gastrointestinaltrakts außerhalb des Magens
  - Persistieren des Erbrechens
  - Nachweis einer Läsion

- **E** Radionuklid-Magenentleerungsuntersuchung/Sonographie
  - Normal
    - **F** Erwägen: Erkrankung des ZNS oder Psychische Erkrankung
  - Anormal
    - frühe Gastroparese (S. 222)

# Schwangerschaftserbrechen

Nahezu 50% der Schwangeren leiden unter Übelkeit und Erbrechen. Bei den meisten Patientinnen tritt dies in den ersten 20 Schwangerschaftswochen auf, wobei sich graduell unterschiedliche Formen finden, die von leichter morgendlicher Übelkeit bis zu schwerer Hyperemesis gravidarum reichen. Eine echte Hyperemesis beginnt selten im letzten Trimenon. Bei allen Patientinnen mit protrahiertem Erbrechen müssen andere Ursachen ausgeschlossen werden (S. 72). Der Einsatz von Medikamenten bei der Behandlung des Schwangerschaftserbrechens ist umstritten. Es gibt für die Behandlung Schwangerer keine Arzneimittelempfehlungen durch die FDA (Food and Drug Administration). Da bei 2 bis 3% aller Geburten (ungeachtet einer Arzneimittelexposition) konnatale Mißbildungen vorliegen, kann man davon ausgehen, daß einige dieser Fehlbildungen allein nach dem Zufallsprinzip auf Medikamente zurückzuführen sind. Zweckmäßigerweise hält man sich an folgende Regeln: **(a)** Vermeiden einer medikamentösen Therapie, wann immer es die Umstände erlauben, vor allem aber während des ersten Trimenons, da hier das teratogene Risiko am größten ist; **(b)** Verordnung von Medikamenten nur dann, wenn die Gefährdung, die protrahiertes Erbrechen für die Gesundheit von Mutter oder Fetus mit sich bringt, schätzungsweise größer ist als das Risiko möglicher teratogener Wirkungen; **(c)** Aufklärung der Patientin über mögliche Risiken einer Mißbildung (auch wenn dieses Risiko gering ist), so daß sie an dem Entscheidungsprozeß teilhaben kann; **(d)** Anwendung der Arzneimittel in möglichst kleinen Dosen und über eine möglichst kurze Dauer. Bei protrahiertem Erbrechen (2–3 Wochen lang), das zu einer Mangelernährung führt und den Fetus gefährdet, fanden bisher folgende Medikamente Verwendung: *Dimenhydrinat* (50–100 mg 6stündlich) und *Phenothiazine*.

(A) Bei der Mehrzahl der leichten Formen gelingt es, die morgendliche Übelkeit mit einfachen, stützenden Maßnahmen in den Griff zu bekommen. Dazu gehören: **(a)** Häufige kleine Mahlzeiten, die zum großen Teil aus trocken zugeführten Kohlenhydraten bestehen sollten (Knäckebrot, Haferflocken u.ä.); **(b)** Verzehr einiger Kekse morgens vor dem Aufstehen; **(c)** Verzicht auf Kochen und Meiden über Gerüche, **(d)** seelischer Rückhalt durch die Familie und den Arzt mit der Versicherung, daß die morgendliche Übelkeit nicht mit einer erhöhten Inzidenz von Fehlgeburten assoziiert ist; im Gegenteil: Erbrechen früh in der Schwangerschaft ist mit einer geringeren Inzidenz von Fehlgeburten verbunden.

(B) Die Hyperemesis gravidarum ist ein seltenes Krankheitsbild, das durch unstillbares Erbrechen, beeinträchtigte Nahrungsaufnahme, ein gestörtes Elektrolytgleichgewicht und durch einen Gewichtsverlust von mehr als 5% des Körpergewichts gekennzeichnet ist. Eine eindeutige Differenzierung zwischen morgendlicher Übelkeit und Hyperemesis gibt es nicht; dies ist lediglich eine Frage des graduellen Unterschieds. Die Ätiologie der Hyperemesis ist unbekannt. Erklärungen, die sich auf hormonelle und neurologisch-psychische Faktoren berufen, haben Verbreitung gefunden. Die Hyperemesis kann zu einer ausgeprägten hypokaliämischen Alkalose, gastrointestinalen Blutungen aus Mukosarissen am Übergang Ösophagus ≈ Magen sowie zu einer Beriberi-Avitaminose führen. Die Therapie erfordert: **(a)** stationäre Einweisung, **(b)** Nahrungskarenz, **(c)** intravenöse Flüssigkeitszufuhr mit Substitution von Vitaminen und Elektrolyten, **(d)** vorsichtige Wiederaufnahme der Nahrungszufuhr, wenn sich der Zustand stabilisiert hat. Der beste Weg zu einer Genesung ist die Gewichtszunahme, weniger das Sistieren des Erbrechens. Nur selten müssen die Patientinnen parenteral ernährt werden (S. 16).

(C) Sodbrennen (S. 70), ein häufiges Problem während der Schwangerschaft, verschlimmert sich in der Regel im letzten Trimenon. Der gastroösophageale Reflux läßt auf eine Druckverminderung im unteren Ösophagussphinkter schließen, vor allem aufgrund der erhöhten Progesteron- und Östrogenkonzentration. Gleichzeitig erhöht der gravide Uterus den intraabdominellen Druck. Die Behandlung entspricht derjenigen bei nicht schwangeren Patienten mit einem Reflux (S. 192), jedoch mit einer Ausnahme: Die Anwendung systemisch wirkender Medikamente ($H_2$-Rezeptorenblocker, *Omeprazol*, *Metoclopramid*) ist zu vermeiden. Eine Sucralfatsuspension oder flüssige Antazida können eine symptomatische Besserung des Sodbrennens bei Schwangeren bewirken. Da mehr als 95% des *Sucralfats* nicht aus dem Intestinaltrakt resorbiert werden, dürfte dies eine sichere Alternativbehandlung während der Schwangerschaft sein.

(D) Das HELLP-Syndrom (Hämolyse, erhöhte Leberenzymwerte und niedrige Thrombozytenzahl) ist eine Variante der frühen Form der Prä-Eklampsie. Bei den meisten Patientinnen manifestiert sich das HELLP-Syndrom in der 33. bis 34. Schwangerschaftswoche mit Übelkeit, Erbrechen, Hypertonie, Schmerzen im rechten Oberbauch, Proteinurie und erheblich erhöhten LDH-Werten. Weil bei dieser Erkrankung die maternale und fetale Sterblichkeit erhöht ist, sollte die Patientin zur Geburtseinleitung stationär aufgenommen werden.

## Literatur

1. Dipalma JR. Drugs for nausea and vomiting of pregnancy. Am Fam Pract 1983; 28: 272.
2. Fairweather DVI. Nausea and vomiting during pregnancy. In: Wynn RM (ed). Obstetrics and Gynecology Annual. New York: Appleton-Century-Crofts, 1978; p.91.
3. Fisher RS, Roberts GS, Grabowski CJ, Cohen S. Altered lower esophageal sphincter function during early pregnancy. Gastroenterology 1978; 74: 1233.
4. Glasbrenner B, Swobodnik W, Malfertheimer P, Ditschuneit H. Schweres Schwangerschaftserbrechen – Pathophysiologische Beobachtungen und neuer therapeutischer Ansatz. Z Gastroenterol 1991; 29: 163.
5. Schmidt-Matthiesen H . Gynäkologie und Geburtshilfe. 8. Aufl. Stuttgart, New York: Schattauer 1992.
6. Sibai BM. The HELLP syndrome. Am J Obstet Gynecol 1990; 162: 311.
7. Sibai RM, Taslimi MM, El-Nazar A, et al. Maternal-perinatal outcome associated with the syndrome of hemolysis, elevated liver enzymes and low platelets in severe preeclampsia-eclampsia. Am J Obstet Gynecol 1986; 155: 501.
8. Weigel MM, Weigel RM. Nausea and vomiting of early pregnancy and pregnancy outcome. Br J Obstet Gynecol 1989; 96: 1304.

```
                          Schwangerschaftserbrechen
                          ┌─────────────┴─────────────┐
                   Frühschwangerschaft          Spätschwangerschaft
```

- **Frühschwangerschaft:**
  - Morgendliches Erbrechen / Keine Exsikkose / Stabiles Gewicht
    - Ⓐ Morgendliche Übelkeit
    - Unterstützende Therapie
  - Unstillbares Erbrechen / Gewichtsverlust > 5% des Körpergewichts / Beeinträchtigung des Ernährungszustandes
    - Stationäre Einweisung der Patientin
    - Ausschluß: Erbrechen aufgrund anderer Erkrankungen (S. 72)
    - Ⓑ **Hyperemesis gravidarum**
    - **Rehydratation / Parenterale Ernährung / Elektrolytsubstitution**

- Ⓒ Regurgitation mit Sodbrennen
  - **Hochstellen des Bettes am Kopfende um 10-15 cm, Antazida nach den Mahlzeiten und vor dem Schlafengehen, Kleine Mahlzeiten, Verzicht auf eine Nahrungsaufnahme über einen Zeitraum von 4 Std. vor dem Zubettgehen**

- Hypertonie / Proteinurie / Thrombozytopenie
  - Ⓓ Eklampsie-Vorstadium / HELLP-Syndrom

- **Spätschwangerschaft:**
  - Ausschluß: Andere Ursachen für Erbrechen (S. 72)
  - Ikterus (S. 134) / Fettleber aufgrund der Schwangerschaft / Hepatitis / Erkrankung der Gallenblase

# Übelkeit und Erbrechen bei onkologischen Patienten

(A) Die Wahrscheinlichkeit, daß während einer Strahlentherapie Übelkeit und Erbrechen auftreten, steigt mit dem Ort und der Fläche der Bestrahlung und hängt auch mit der Strahlenart und -dosis zusammen. Liegt das Lumen des Magen-Darm-Trakts im bestrahlten Areal oder wird ein gastrointestinaler Tumor therapiert, so können die direkten Strahlenschäden eine entzündliche Reaktion im betroffenen Darmabschnitt hervorrufen. Es können Sodbrennen, Dysphagie oder Odynophagie bei Ösophagusbestrahlung, Diarrhö und Hämatochezie hingegen bei Bestrahlung des Darms verursacht werden. Übelkeit und Erbrechen können in beiden Zusammenhängen auftreten.

(B) Die Bestrahlung von Hirntumoren wird oftmals von Erbrechen begleitet. Als Ursache hierfür spielen sowohl zerebrale Ödeme als auch direkte Strahlungseinwirkung auf die für das Erbrechen verantwortlichen Hirnstammkerne eine Rolle. In der Praxis werden die Patienten meist mit Dexamethason und Antiemetika behandelt.

(C) Häufigkeit und Schweregrad von Übelkeit und Erbrechen sind oft durch einen verminderten Abbau peripherer und zentraler Neurotransmitter (z.B. Serotonin) bedingt. Während die Spiegel dieser Neurotransmitter langsam ansteigen, entwickeln sich entsprechend die Beschwerden. Mehr als 2/3 aller Patienten benötigen schon innerhalb von 5 Tagen nach Beginn der Chemotherapie Antiemetika. *Cisplatin*, *Doxorubicin* und *Cyclophosphamid* weisen das größte emetische Potential auf. Wird diesem Problem nicht genügend Aufmerksamkeit geschenkt, so können diese Nebenwirkungen derartig schwere Ausmaße annehmen, daß der Patient sich ganz weigert, eine potentiell kurative Therapie fortzusetzen.

(D) Bei bis zu 25% der Patienten unter intensiver Chemotherapie treten »vorgreifende« Übelkeit und Erbrechen ein. Nachdem der Patient bei der ersten Behandlungsreihe hochgradige Übelkeit erfahren hat, können auch nur entfernt mit den Umständen dieser Behandlung assoziierte Reize (Krankenzimmer, Schwestern, Infusionen) Übelkeit und Erbrechen auslösen. Wenn sich das Erbrechen in Erwartung einer (unangenehmen) Behandlung etabliert hat, bewirken Antiemetika keine Besserung mehr. Durch Verhaltenstherapie können diese Beschwerden manchmal behoben werden. Da dieses »vorgreifende« Erbrechen sich um so eher einstellt, je schwerer die Belastungen des Patienten durch die initiale Chemotherapie war und je jünger der Patient ist, muß beim Chemotherapie-Beginn der antiemetischen Prophylaxe eine hohe Priorität eingeräumt werden.

(E) Phenothiazine sind wirkungsvolle Mittel gegen Erbrechen, wenn weniger emetogene Chemotherapeutika eingesetzt werden.

(F) Wenn sehr emetogene Chemotherapeutika eingesetzt werden, setzt das Erbrechen meist 2 bis 5 Tage nach Beginn der Therapie ein. Hier hat sich *Metoclopramid* (ein Dopaminantagonist) in Kombination mit *Dexamethason* als das beste Mittel herausgestellt. Seit einiger Zeit sind als potente Antiemetika Serotoninantagonisten (z.B. *Ondansetron*) verfügbar.

## Literatur

1. Alba, E, Bastus R, de Andres L, et al. Anticipatory nausea and vomiting: prevalence and predictors in chemotherapy patients. Oncology 1989; 46: 26.
2. Bremer K. Individuelle risikoadaptierte antiemetische Stufentherapie. Dtsch Med Wochenschr 1994; 119: 598.
3. DeMulder PHM, Seynaeve C, Vermorken JB, et al. Ondansetron compared with high-dose metoclopramide in prophylaxis of acute and delayed cisplatin-induced nausea and vomiting. Ann Intern Med 1990; 113: 834.
4. Kris MG, Gralla RJ, Tyson LB, et al. Controlling delayed vomiting: double-blind, randomized trial comparing placebo, dexamethasone alone, and metoclopramide plus dexamethasone in patients receiving cisplatin. J Clin Oncol 1989; 7: 108.
5. Lindley CM, Bernard S, Fields SM. Incidence and duration of chemotherapy-induced nausea and vomiting in the outpatient oncology population. J Clin Oncol 1989; 7: 114.
6. Merrifield KR, Chaffee BJ. Recent advances in the management of nausea and vomiting caused by antineoplastic agents. Clin Pharm 1989; 8: 187.
7. Stewart DJ. Cancer therapy, vomiting, and antiemetics. Cancer Physiol Pharmacol 1990; 68: 304.

# Übelkeit und Erbrechen bei einem Onkologie-Patienten

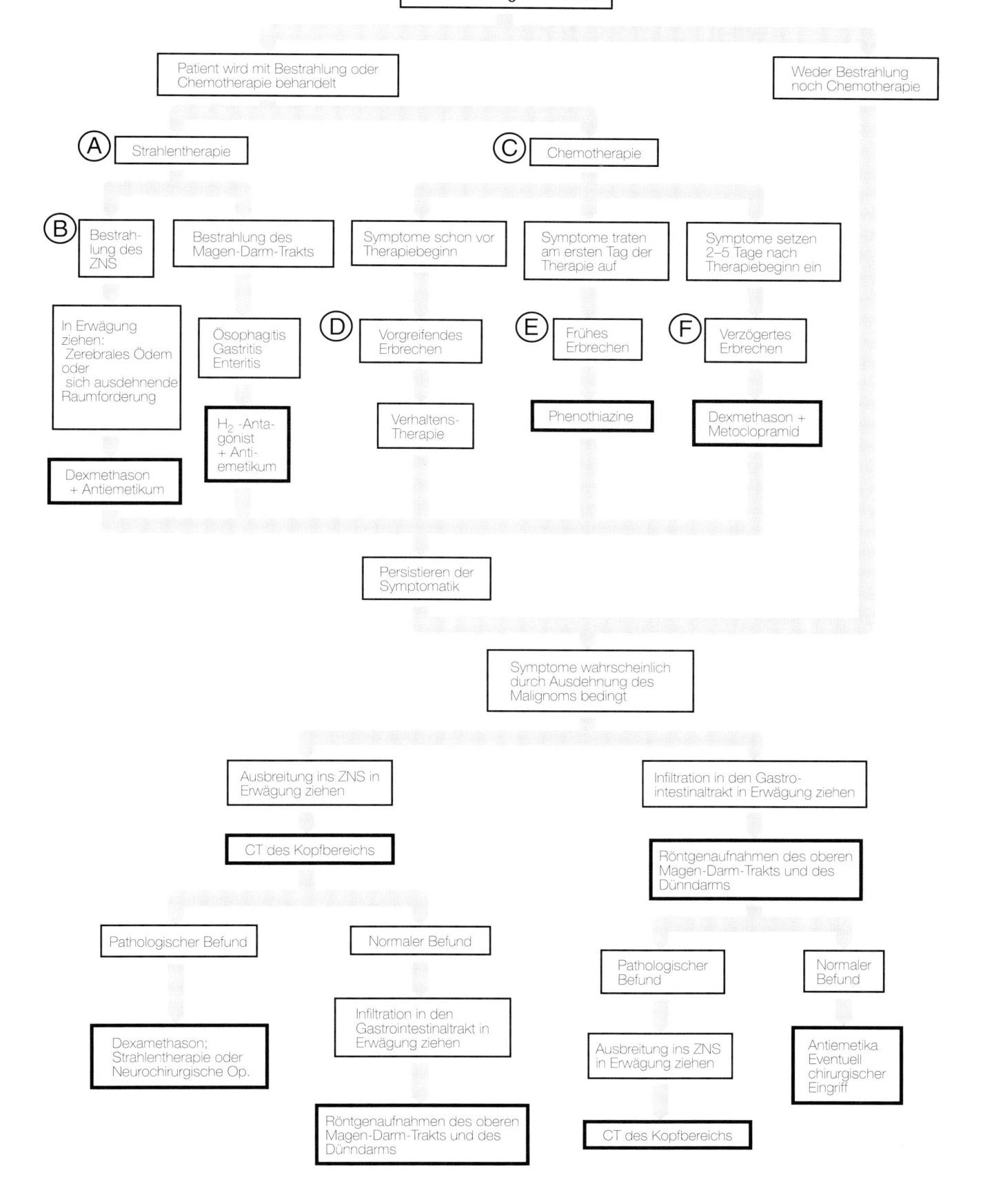

- Patient wird mit Bestrahlung oder Chemotherapie behandelt
- Weder Bestrahlung noch Chemotherapie

**A** Strahlentherapie

**C** Chemotherapie

**B** Bestrahlung des ZNS
- In Erwägung ziehen: Zerebrales Ödem oder sich ausdehnende Raumforderung
- **Dexmethason + Antiemetikum**

Bestrahlung des Magen-Darm-Trakts
- Ösophagitis, Gastritis, Enteritis
- **H₂-Antagonist + Antiemetikum**

Symptome schon vor Therapiebeginn

**D** Vorgreifendes Erbrechen
- Verhaltens-Therapie

Symptome traten am ersten Tag der Therapie auf

**E** Frühes Erbrechen
- **Phenothiazine**

Symptome setzen 2–5 Tage nach Therapiebeginn ein

**F** Verzögertes Erbrechen
- **Dexmethason + Metoclopramid**

Persistieren der Symptomatik

Symptome wahrscheinlich durch Ausdehnung des Malignoms bedingt

- Ausbreitung ins ZNS in Erwägung ziehen
  - **CT des Kopfbereichs**
    - Pathologischer Befund
      - **Dexamethason; Strahlentherapie oder Neurochirurgische Op.**
    - Normaler Befund
      - Infiltration in den Gastrointestinaltrakt in Erwägung ziehen
      - **Röntgenaufnahmen des oberen Magen-Darm-Trakts und des Dünndarms**

- Infiltration in den Gastrointestinaltrakt in Erwägung ziehen
  - **Röntgenaufnahmen des oberen Magen-Darm-Trakts und des Dünndarms**
    - Pathologischer Befund
      - Ausbreitung ins ZNS in Erwägung ziehen
      - **CT des Kopfbereichs**
    - Normaler Befund
      - Antiemetika, Eventuell chirurgischer Eingriff

# Hämatemesis oder Meläna ohne Lebererkrankung

(A) Bei der Behandlung von Patienten mit einer massiven Blutung aus dem oberen Gastrointestinaltrakt müssen an erster Stelle die Höhe des Blutverlustes abgeschätzt und der Kreislauf stabilisiert werden. Zu den häufigsten Fehlern, die hierbei unterlaufen, gehört es, das Ausmaß der Blutung zu unterschätzen, weil man sich auf den Hämatokritwert verläßt (der erst nach 24 bis 48 Stunden korrekte, dem Blutverlust entsprechende Werte ergibt). Ältere Patienten wurden durch übermäßige Volumensubstitution manchmal überwässert. Das Ausmaß einer akuten Blutung läßt sich am besten anhand von Veränderungen der vitalen Funktionen, der Urinausscheidung und der Bewußtseinslage überwachen. Um eine Volumenüberlastung und eine pulmonale Stauung zu vermeiden, empfiehlt sich die Transfusion von Erythrozytenkonzentraten.

(B) Bluterbrechen ist charakteristisch für eine Blutung im Bereich des oberen Gastrointestinaltrakts, Teerstühle sind als entsprechender Hinweis aufzufassen. In seltenen Fällen wird ein Teerstuhl durch Blutungen im rechten Kolonanteil (*Colon ascendens*) bei gleichzeitig langsamer Darmpassage verursacht. Das Einführen eines großkalibrigen Magenschlauchs ermöglicht die Entfernung von Koagel und Blutansammlungen aus dem Magen, so daß eine endoskopische Untersuchung durchgeführt werden kann. Es gibt keine Anhaltspunkte dafür, daß die Magenspülung irgendeine spezifisch therapeutische Wirkung hätte. Die verwendete Spülflüssigkeit sollte Raumtemperatur haben, da sich herausgestellt hat, daß Eiswasserspülungen die Blutung verstärken. Für die Lavage kann Leitungswasser verwendet werden. Der Zusatz von *Levarterenol* (Norepinephrin) zur Spülflüssigkeit kann eine kardiale Ischämie verursachen und ist nicht zu empfehlen.

(C) Es gibt keine Anhaltspunkte dafür, daß eine medikamentöse Behandlung eine Blutung zum Stillstand bringen oder ein Rezidiv verhüten könnte. Da die Mehrzahl der Blutungen durch Säure und Pepsinexposition in Gang gehalten wird, erfolgt im allgemeinen eine Therapie mit $H_2$-Rezeptorenblockern (z. B. *Famotidin* i.v. 20 mg im 12-Stunden-Intervall).

(D) Die hohe diagnostische Sensitivität der Panendoskopie (S. 22) führt bei einem nicht selektierten Patientengut mit einer Blutung aus dem oberen Gastrointestinaltrakt nicht zu einer Beeinflussung der Mortalität während des Klinikaufenthalts. Dies überrascht nicht, da die Blutungen bei mehr als 85% dieser Patienten spontan sistieren. Bei ausgewählten Patientengruppen kann jedoch mit Hilfe einer Notendoskopie die Läsion versorgt werden. Eine Endoskopie ist insbesondere angebracht bei älteren Patienten mit einem Blutverlust von mehr als drei Konserven oder bei Patienten mit einer Lebererkrankung (S. 80).

(E) Lediglich umschriebene Läsionen wie Ulzera oder Telangiektasien sind einer therapeutischen Endoskopie zugänglich. Bei Ulzera mit einem gefäßfreien Grund ist die Wahrscheinlichkeit eines Blutungsrezidivs gering; liegt ein solches Ulkus vor, kann der Patient auf einer Normalstation behandelt werden. Läßt sich bei der endoskopischen Untersuchung am Ulkusgrund ein Gefäßstumpf erkennen oder besteht eine aktive Blutung mit kontinuierlichem (mehr als fünf Blutkonserven innerhalb von 24 Stunden) oder rezidivierendem Blutverlust, beträgt die Wahrscheinlichkeit für eine Notoperation ca. 50%. Bei solchen Patienten sollte daher eine Sklerotherapie oder Koagulationstherapie (Laser, Elektrotherapie, Hitzekoagulation) durchgeführt werden.

(F) Dem Team, das die Entscheidungen über die Therapie des Patienten mit einer Blutung aus dem oberen Gastrointestinaltrakt zu treffen hat, sollte ein Chirurg angehören, damit eine unter Umständen erforderliche chirurgische Intervention unverzüglich erfolgen kann. Im allgemeinen empfehlen wir frühzeitiges operatives Eingreifen bei älteren Patienten mit internistischen Grunderkrankungen, wenn diese auch nach Koagulationsversuchen weiterhin bluten.

(G) Bei folgenden Anzeichen sollte man bis zum Nachweis des Gegenteils davon ausgehen, daß eine lebensbedrohliche Blutung im unteren Gastrointestinaltrakt vorliegt: **(a)** Bewußtlosigkeit war der erste Hinweis auf eine Blutung; **(b)** langsamer Puls trotz niedrigem Blutdruck; **(c)** Austritt von hellrotem Blut aus dem Rektum, während bei der Magenspülung dunkleres Blut zutage kommt. Während der Patient wiederbelebt wird, sollten die Vorbereitungen zu einer Notoperation getroffen werden. Auch wenn anhaltende Blutungen trotz Lavage eine Endoskopie unmöglich machen, sollte eine Notlaparotomie nicht herausgezögert werden.

## Literatur

1. Bordley RE, Mushlin AI, Dolan JG, et al. Early clinical signs identify low-risk patients with acute upper gastrointestinal hemorrhage. JAMA 1985; 253: 3282
2. Fleischer D. Etiology and prevalence of severe persistent upper gastrointestinal bleeding. Gastroenterology 1983; 84: 538.
3. Gostout DJ. Acute gastrointestinal bleeding – a common problem revisited. Mayo Clin Proc 1988; 63: 596.
4. Laine L. Multipolar electrocoagulation versus injection therapy in the treatment of bleeding peptic ulcers. Gastroenterology 1990; 99: 1303.
5. Larson DE, Farnall MB. Upper gastrointestinal hemorrhage. Mayo Clin Proc 1983; 58: 371.
6. NIH Consensus Conference. Therapeutic endoscopy and bleeding ulcers. JAMA 1989; 262: 1369.
7. Ottenjann R. Nutzen der Endoskopie bei der oberen gastrointestinalen Blutung diagnostisch, therapeutisch und prognostisch. Internist 1983; 23: 245.
8. Peterson WL, Barnatt CA, Smith HJ, Allen MH, Corbett DB. Routine early endoscopy in upper gastrointestinal-tract bleeding: a randomized, controlled trial. N Engl J Med 1981; 304: 925.
9. Peterson WL. Evaluation and initial management of patients with upper gastrointestinal bleeding. J Clin Gastro Enterol 1981; 3 (Suppl 2): 79.
10. Schwickert H, Oberstein A, Thelen M. Blutungen des Dünn- und Dickdarms – Radiologische Diagnostik und Therapie. Dtsch Med Wochenschr 1993; 118: 152.
11. Storey DW, Bown SG, Swain CP, Salmon PR, Kirkham JS, Northfield TC. Endoscopic prediction of recurrent bleeding in peptic ulcers. N Engl J Med 1981; 305: 915.

```
                    ┌─────────────────────────────────────┐
                    │ Patient mit Hämatemesis oder Meläna │
                    └─────────────────────────────────────┘
```

- Anamnese
- Körperliche Untersuchung

**(A)**
- Gesamtblutverlust abschätzen
- Blutbild + Bestimmung der Gerinnungsparameter
- Verdacht auf Lebererkrankung oder Alkoholismus (S. 80)

**(B)**
- Anlegen eines weitlumigen intravenösen Zugangs
- Einleiten einer Infusion mit Kochsalzlösung
- Blutgruppe bestimmen, Blut kreuzen
- Urinausscheidung überwachen
- Einführen einer Magensonde, Lavage mit Wasser

---

**Keine aktive Blutung**
- Stabile Hämodynamik
- Unter 55 Jahre alt
- Keine weitere schwerwiegende Erkrankung und
- Geschätzter Blutverlust < 3 Konserven

**(D) Aktive Blutung**
- Instabile Hämodynamik
- Über 55 Jahre alt
- Schwerwiegende Erkrankung liegt vor oder
- Geschätzter Blutverlust > 3 Konserven

**(G) Hämorrhagie mit hohem Blutverlust**

Vorbereitung auf Notoperation

**Aufnahme auf allgemeine Station**

**Aufnahme auf Intensivstation**

Prä- oder perioperative Endoskopie des oberen Magen-Darm-Trakts sofern möglich; Operation sollte bei Nichtzustandekommen der Endoskopie nicht verzögert werden

**(C)**
- Gabe von Histamin-$H_2$-Antagonisten
- 4stündliche Kontrolle der vitalen Meßwerte
- Häufiges Blutbild

- Stabilisieren der Vitalparameter
- Magenspülung mit Wasser
- Internistischer und Chirurgischer Konsiliar
- Empirische i.v.-Gabe von Histamin-$H_2$-Antagonisten

**Elektive Ösophagogastroduodenoskopie vor der Entlassung**

**Dringende Ösophagogastroduodenoskopie**

**(E) Läsion, die einer Koagulation oder Sklerosierung zugänglich ist**

**Läsion, die weder für Koagulation noch Sklerosierung zugänglich ist**

**Unzureichende Untersuchung**

- Gefäßmißbildung
- Mallory-Weiss-Ruptur
- Peptisches Ulkus

- Gastritis, Ösophagitis, Magenkarzinom

- Sorgfältige Überwachung der Vitalparameter
- Weiterhin Gabe von Histamin-$H_2$-Antagonisten

**Aktive Blutung**
- Gefäß sichtbar
- Sickerblutung und Gerinnsel

**Keine aktive Blutung**
- Geringes Blutungsrisiko

- Weitere Abklärung und Therapie je nach Blutungsanzeichen

**Therapeutische Endoskopie**

- Persistieren oder Rezidiv der Blutung
- Sistieren der Blutung

**(F) Operation**

**Fortsetzung der Therapie mit Histamin-$H_2$-Antagonisten**

# Hämatemesis oder Meläna bei Lebererkrankungen

(A) Es ist wichtig zu entscheiden, ob der Patient an einer komplizierten Lebererkrankung leidet oder nicht, da die Behandlung davon beeinflußt wird. Bei Alkoholabusus oder Vorliegen charakteristischer Zeichen einer chronischen Lebererkrankung (Palmarerythem, Spider-Nävi, Dupuytren-Kontraktur, Gynäkomastie, Hodenatrophie, Aszites oder Hepatosplenomegalie) besteht die Gefahr, daß der Patient Ösophagusvarizen hat, die einer speziellen Diagnostik und Therapie bedürfen (S. 448). Blutungen werden oft zusätzlich durch das Vorliegen einer Koagulopathie komplizierter (S. 442).

(B) Häufige Ursache einer Blutung aus dem oberen Gastrointestinaltrakt sind bei Alkoholikern nach Erbrechen auftretende Schleimhautrisse in der Nähe des gastroösophagealen Übergangs (Mallory-Weiss-Syndrom). Durch das Erbrechen kommt es zu einer seitlichen Druckbelastung, die zu Schleimhautrissen führt. Bei Vorliegen einer Hiatushernie entstehen die Risse im Bereich der gastrischen Seite der Kardia (s. Abb.). Die Differenzierung zwischen Ösophagusrissen und blutenden Varizen kann schwierig sein. Da bei 90% der Patienten mit blutenden Schleimhautrissen die Blutung spontan zum Stillstand kommt, sind in der Regel ein vorsichtiger Blutersatz, eine Korrektur der Koagulopathie (sofern möglich) sowie die Gabe von H$_2$-Rezeptorenblockern und Antiemetika ausreichend. Die operative Behandlung von Schleimhautrissen besteht aus einer einfachen Übernähung. Liegt eine portale Hypertension vor, so kann der chirurgische Eingriff ein signifikantes Risiko mit sich bringen (S. 414). In diesen Fällen sollte eine Koagulation oder eine Unterspritzung (Sklerosierung) erwogen werden.

(C) Eine diffuse erosive Gastritis kann durch Alkohol hervorgerufen werden und scheint nach Alkoholexzessen häufiger aufzutreten als bei chronischen Alkoholikern. Dies beruht möglicherweise auf einer «adaptiven» Zytoprotektion, die durch den kontinuierlichen Alkoholkonsum induziert wird, wobei der Alkohol vermutlich zu einer kompensatorischen Erhöhung der endogenen Prostaglandinkonzentration in der Schleimhaut führt. Erweist sich eine Therapie mit H$_2$-Rezeptorenblockern und Vasopressin als unwirksam und wird eine Operation notwendig, so sollte man zunächst eine Vagotomie und Pyloroplastik anstreben. Bei Fortdauer der Blutung kann eine subtotale Gastrektomie erforderlich werden.

(D) Bei Patienten mit Leberzirrhose und portaler Hypertension lassen sich oft Veränderungen in der Magenmukosa beobachten. Bei milder Ausprägung erinnert das Aussehen an die Rinde einer Wassermelone, während die Mukosa bei schweren Formen granulären Charakter hat und mit zahlreichen, kirschroten Flecken übersät ist. Histologisch zeigt sich nur geringe entzündliche Aktivität, was auf eine Gefäßerkrankung in der Mukosa als Ursache für diese Erscheinungen hinweist. Derartige Mukosaveränderungen sind als «portal-hypertensive oder Stauungsgastropathie» bezeichnet worden; man findet sie häufiger bei Patienten mit großen Ösophagusvarizen, die mit Sklerosierungstherapie behandelt worden sind.

(E) Der Nutzen einer intravenösen Gabe von *Vasopressin* bei der Behandlung der Gastritis oder von Schleimhautrissen ist kaum belegt. Vasopressin erweist sich jedoch bei sorgfältiger Überwachung als verhältnismäßig sicheres Therapeutikum, und das Risiko, das eine Alternativbehandlung (chirurgischer Eingriff) mit sich bringt, ist in dieser Patientengruppe hoch (S. 406). Deshalb sollte zu diesem Zeitpunkt ein Therapieversuch mit *Vasopressin* (0,2–0,8 IE/min) erfolgen. Die zusätzliche Gabe von *Nitroglyzerin* scheint die Häufigkeit von Komplikationen durch Gefäßspasmen bei *Vasopressin* zu verringern.

(F) Sobald die akute Blutung nachläßt, sollte man sich der kurz- und längerfristigen Therapie der zugrundeliegenden Lebererkrankung zuwenden. Es sollte zuerst nach der Ätiologie der Erkrankung geforscht werden (Hämochromatose, chronische Hepatitis). Alkoholabstinenz ist notwendig. Obwohl sie nicht unumstritten ist, minimiert die vorsichtige überwachte Gabe eines Betarezeptorenblockers (bis zur Verminderung des Ruhepulses um 25%) das Risiko einer erneuten Blutung.

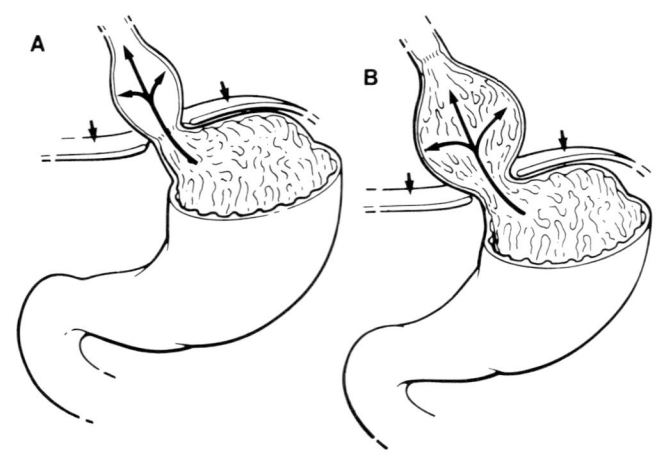

Graphische Darstellung, aus der ersichtlich wird, warum Schleimhautrisse (Mallory-Weisss-Syndrom) bei Patienten ohne Hiatushernie oberhalb des gastroösophagealen Übergangs (A) und bei Patienten mit einer Hiatushernie unterhalb des gastroösophagealen Übergangs (B) entstehen können.

## Literatur

1. Columbo M, deFranchis R, Tommasini M, et al. Beta-blockade prevents recurrent gastrointestinal bleeding in well-compensated patients with alcoholic cirrhosis. Hepatology 1989; 9: 433.
2. D'Amico G, Montalbano L, Traina M, et al. Natural history of congestive gastropathy in cirrhosis. Gastroenterology 1990; 1558.
3. Knauer CM. Mallory-Weiss syndrome. Gastroenterology 1976; 71: 5.
4. Koff RS. Benefit of endoscopy in upper GI bleeding in patients with liver disease. Dig Dis Sci 1981; 26: 12s.
5. Sauerbruch T, Ansari H, Wotzka R, Sohendra N, Köpke W. Prognose-Parameter bei Leberzirrhose, Varizenblutung und Sklerosierungstherapie. Dtsch Med Wochenschr 1988; 113: 11.
6. Soehendra N, Kempeneers I, de Heer R. Fiberendoskopische Ösophagusvarizenverödung. Akt Probl Chir 1981; 16: 93.

**Hämatemesis oder Meläna bei Vorliegen einer Lebererkrankung**

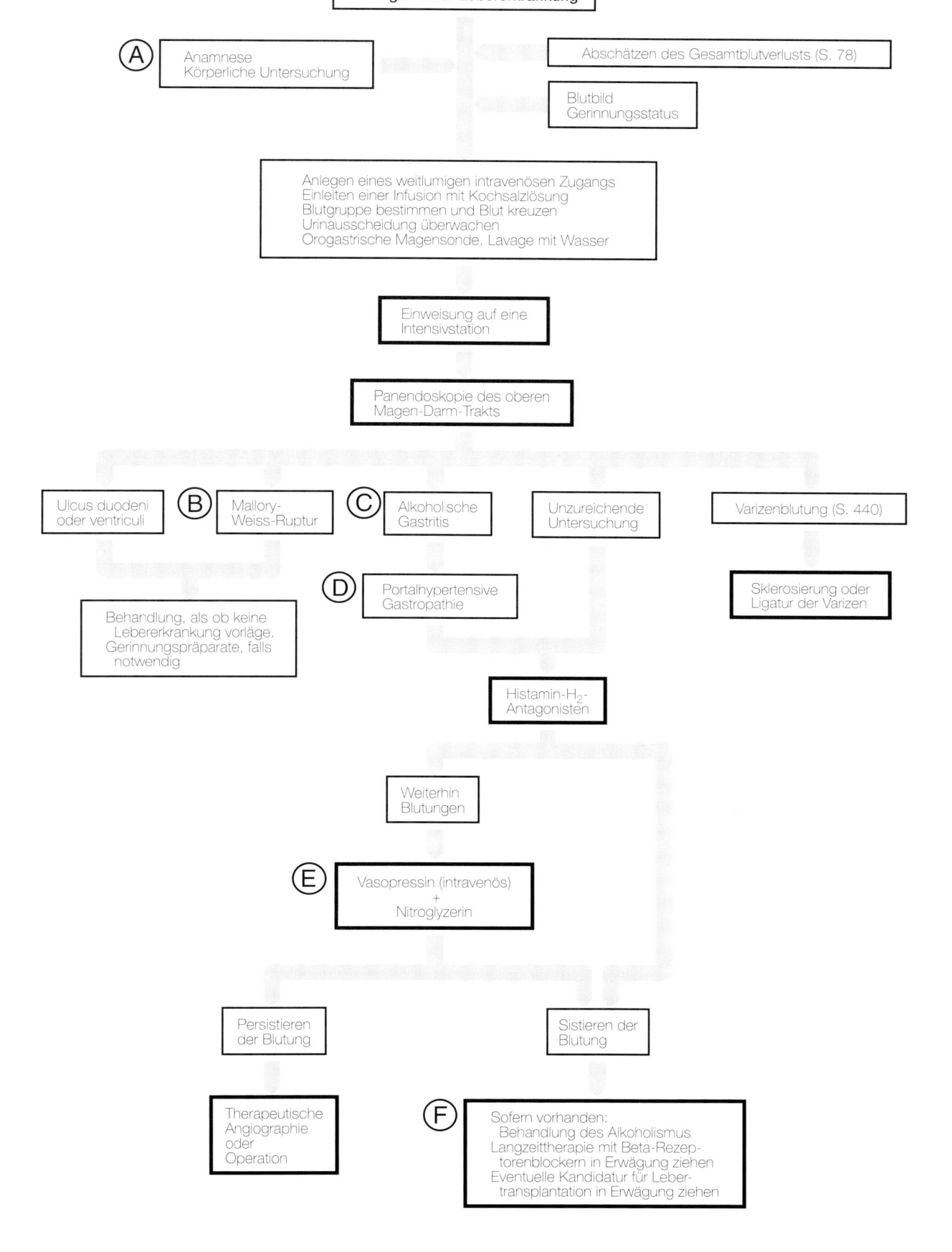

- (A) Anamnese
  Körperliche Untersuchung
- Abschätzen des Gesamtblutverlusts (S. 78)
- Blutbild
  Gerinnungsstatus

Anlegen eines weitlumigen intravenösen Zugangs
Einleiten einer Infusion mit Kochsalzlösung
Blutgruppe bestimmen und Blut kreuzen
Urinausscheidung überwachen
Orogastrische Magensonde, Lavage mit Wasser

Einweisung auf eine Intensivstation

Panendoskopie des oberen Magen-Darm-Trakts

- Ulcus duodeni oder ventriculi
- (B) Mallory-Weiss-Ruptur
- (C) Alkoholische Gastritis
- Unzureichende Untersuchung
- Varizenblutung (S. 440)

Sklerosierung oder Ligatur der Varizen

(D) Portalhypertensive Gastropathie

Behandlung, als ob keine Lebererkrankung vorläge.
Gerinnungspräparate, falls notwendig

Histamin-$H_2$-Antagonisten

Weiterhin Blutungen

(E) Vasopressin (intravenös) + Nitroglyzerin

- Persistieren der Blutung
- Sistieren der Blutung

Therapeutische Angiographie oder Operation

(F) Sofern vorhanden:
Behandlung des Alkoholismus
Langzeittherapie mit Beta-Rezeptorenblockern in Erwägung ziehen
Eventuelle Kandidatur für Lebertransplantation in Erwägung ziehen

# Akutes Abdomen:
# Operativ zu behandelnde Erkrankungen

Bei der Beurteilung eines Patienten mit akutem Abdomen erhebt sich sofort die Frage, ob eine Klinikeinweisung und eine Notoperation erforderlich sind. Rasches Einsetzen der Beschwerden, Schmerzen, die einem Erbrechen vorangehen und bekannte frühere operative Eingriffe am Abdomen sind die anamnestisch nützlichsten Hinweise auf das Vorliegen einer chirurgisch zu behandelnden abdominellen Erkrankung. Lokalisierte oder generalisierte Symptome einer Peritonitis (Loslaßschmerz, Abwehrspannung, Fehlen von Darmgeräuschen) signalisieren das Vorliegen einer schwerwiegenden intraabdominellen Erkrankung. Entsprechendes gilt auch für Blutbeimengungen im Stuhl (Ischämie) oder sichtbare Peristaltik (Obstruktion). Fieber und Leukozytose erweisen sich dann als wertvolle Hinweise, wenn durch ihr Vorliegen der aus der Anamnese und der körperlichen Untersuchung gewonnene Eindruck bestätigt wird. Bei Verdacht auf eine Nierenkolik müssen ein Urinstatus, eine Sonographie der Nieren und eventuell eine i.v. Pyelographie durchgeführt werden. Alle angeführten Symptome können bei älteren Patienten mit einer bedrohlichen intraabdominellen Erkrankung fehlen (S. 48).

(A) Bestehen bei einem Patienten eindeutige peritoneale Symptome und ergibt eine Laparoskopie oder Probelaparotomie trotzdem einen negativen Befund, so sollte man an außergewöhnliche Ursachen denken. Dazu gehören die Addison-Krise, eine Vaskulitis (rheumatoide Arthritis, Periarthritis nodosa, systemischer Lupus erythematodes, Schönlein-Henoch-Purpura) (S. 172), die akute intermittierende Porphyrie (S. 456), das familiäre Mittelmeerfieber, ein Diabetes mit neuropathischen Schmerzen oder eine Gastroenteritis, die bei 5 bis 10 % der Patienten mit lokalisierten Schmerzen oder Abwehrspannung einhergehen kann.

(B) Eine häufige »nichtchirurgische« Erkrankung, die fälschlicherweise operativ behandelt wird, ist die akute Salpingitis. Bei jeder Frau mit lokalisierten Unterbauchbeschwerden ist eine sorgfältige Untersuchung des Beckens notwendig. Gynäkologische Erkrankungen, die einen chirurgischen Eingriff erfordern, sind Rupturen einer Extrauteringravidität (Hämatokritabfall, Anstieg der Amylase und des humanen Choriongonadotropins im Serum), die Ruptur einer Ovarialzyste und eine stielgedrehte Ovarialzyste. Bei diesen Erkrankungen weist das Sonogramm Flüssigkeit im kleinen Becken auf.

(C) Bei Patienten mit lokalisierten peritonealen Symptomen im rechten Unterbauch, einer Leukozytose und Fieber, bei denen der Verdacht auf eine Appendizitis besteht, findet man bei der Operation gelegentlich ein akut entzündetes Ileum. Hier sollte der Chirurg eine Appendektomie vornehmen (um Unklarheiten bei Rezidivieren der Schmerzen zu vermeiden) und den entzündeten Darmabschnitt belassen. Infektiöse Ursachen einer akuten Ileitis sind *Yersinia enterocolitica*, *Campylobacter fetus ss. jejuni*, *Entamoeba histolytica* und *Salmonella*. Bei negativem kulturellem Befund wird die Verdachtsdiagnose einer Ileitis bei akutem M. Crohn gestellt. Diese Patienten bedürfen gewöhnlich keiner spezifischen Therapie (S. 308), und die Symptomatik klingt spontan ab. In etwa 30% der Fälle kommt es nie zu einem Rezidiv. Bei den übrigen Patienten entwickelt sich ein klassischer M. Crohn (S. 308).

(D) Akute Beschwerden im rechten Oberbauch können bei sexuell aktiven Patientinnen von einer Gonokokken- oder Chlamydien-Perihepatitis (eine entzündliche Reaktion an der Organoberfläche, auch Fitz-Hugh- und Curtis-Syndrom genannt) herrühren. Die Infektion des Beckens kann asymptomatisch sein; die Untersuchung des Beckens sollte auch die Gramfärbung eines Zervixabstrichs und eine Kultur auf Thayer-Martin-Medium umfassen. Obwohl bei Perihepatitis keine pathologischen Veränderungen der Leberwerte eintreten, wird diese Erkrankung meist mit akuter Cholezystitis verwechselt (S. 324). Bei (operativ) eröffnetem Bauchraum können fadenartige Adhäsionen zwischen der Leberkuppel und dem Peritoneum beobachtet werden. Als Therapie muß entsprechend gegen die Infektion durch *Neisseria gonorrhoeae* oder *Chlamydia trachomatis* vorgegangen werden (S. 100).

(E) Läßt sich auf einer Abdomenübersichtsaufnahme im Stehen freie Luft unterhalb des Zwerchfells nachweisen, so besteht der Verdacht auf eine Organperforation. Bei diesem Befund wird in der Regel und zweckmäßigerweise eine Notlaparotomie durchgeführt. Handelt es sich bei der freien intraperitonealen Luftansammlung jedoch um einen isolierten Befund (z.B. ein Druckschmerz), so sollte der Nachweis einer Pneumatosis cystoides intestini (PCI; gashaltige Zysten in der Darmwand) auf dem Röntgenbild eher zu einer sorgfältigen Beobachtung als zu einem chirurgischen Eingriff veranlassen. Die Ursache der PCI ist unbekannt; die Zysten können jedoch rupturieren und zu einem Luftaustritt in die Bauchhöhle führen. Ungeklärt ist bisher, ob die PCI selbst zu abdominellen Beschwerden führt. Nach einem operativen Eingriff läßt sich bis zu 7 Tage freie Luft in der Bauchhöhle nachweisen; dies sollte bei Fehlen weiterer Befunde nicht zu einer Nachoperation führen.

## Literatur

1. Bleyl V, Bohrer MH. Das multifunktionale Darmversagen – eine organotypische Krankheitseinheit. Dtsch Med Wochenschr 1994; 119: 637.
2. deDomal FT. Picking the best tests in acute abdominal pain. J Roy Coll Phys (Lond) 1979; 13: 203.
3. Ecker J, Williams R, Clay K. Pneumatosis cystoides intestinalis. Am J Gastroent 1971; 56: 125.
4. Hickey MS, Kiernan GJ, Weaver KE. Evaluation of abdominal pain. Emerg Med Clin North Am 1989; 7: 437.
5. Irvin TT. Abdominal pain: a surgical audit of 1190 emergency admissions. Br J Surg 1989; 76: 1121.
6. Phillips SL, Burns GP. Acute abdominal disease in the aged. Med Clin North Am 1988; 71: 1213.
7. Sarr MC, Bulkley GB, Zuldema GD. Preoperative recognition of intestinal strangulation obstruction. Am J Surg 1983; 145: 176.
8. Siewert JR, Blum AL. Akutes Abdomen. In: Chirurgische Gastroenterologie, Bd l. Allgöwer M, Harder F, Hollender LF, Perper HJ, Siewert JR (Hrsg). Berlin, Heidelberg, New York: Springer 1981.
9. Wang SP, Eschenbach DA, Holmes KK, Wager G, Grayston JT. Chlamydia trachomatis infection in Fitz-Hugh-Curtis syndrome. Am J Obstet Gynecol 1980; 138: 1034.
10. Winek TG, Mosely HS, Grout G, Luallin D. Pneumoperitoneum and its association with ruptured abdominal viscus. Arch Surg 1988; 123: 709.

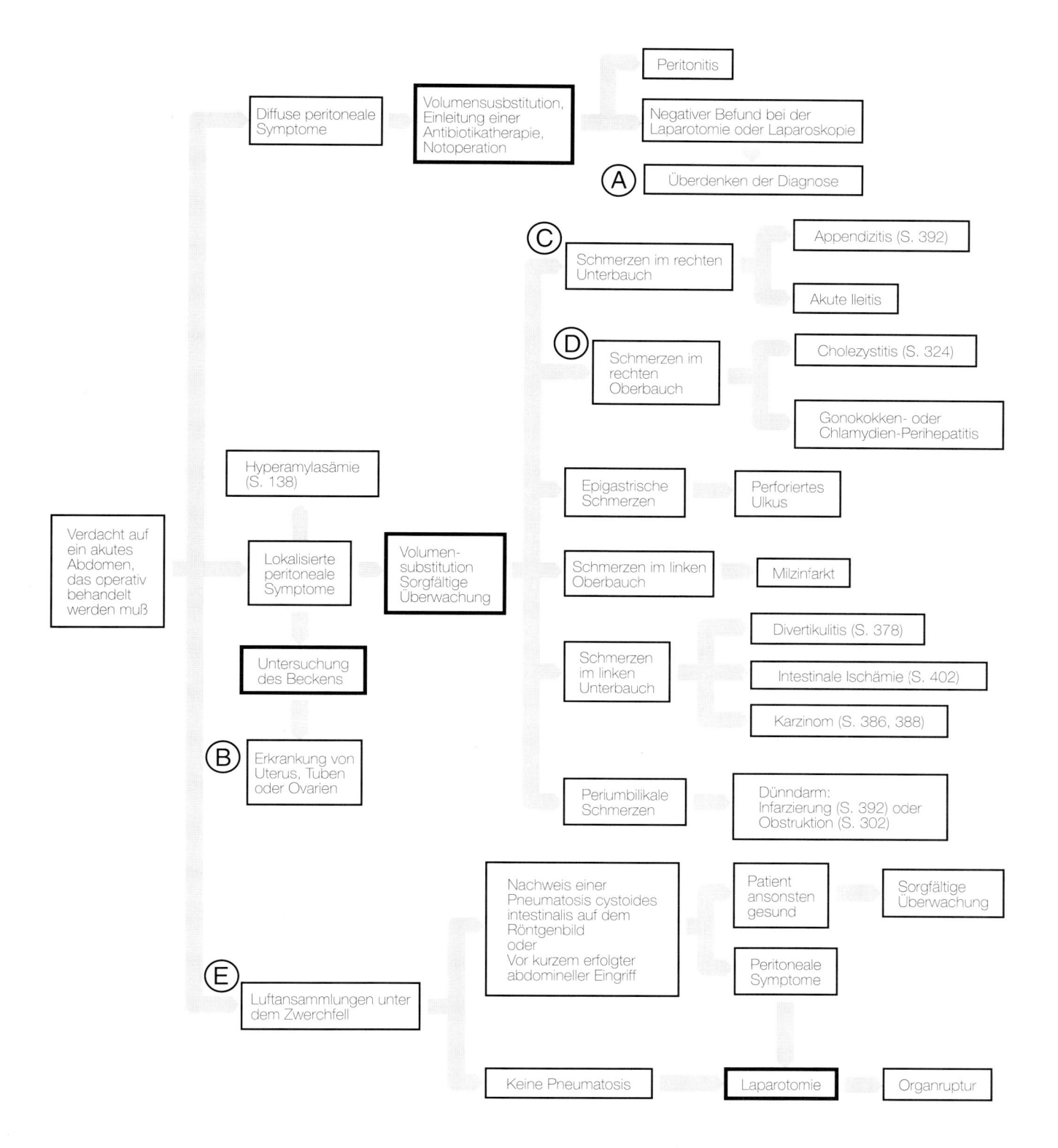

```
Verdacht auf                    Diffuse peritoneale         Volumensubstitution,              Peritonitis
ein akutes          ──────────► Symptome          ────────► Einleitung einer          ──────►
Abdomen,                                                    Antibiotikatherapie,              Negativer Befund bei der
das operativ                                                Notoperation              ──────► Laparotomie oder Laparoskopie
behandelt
werden muß                                                                          (A) Überdenken der Diagnose


                                                                                            Appendizitis (S. 392)
                                                        (C) Schmerzen im rechten   ──────►
                                                            Unterbauch
                                                                                            Akute Ileitis
                                                                                    ──────►

                                                                                            Cholezystitis (S. 324)
                                                        (D) Schmerzen im           ──────►
                                                            rechten
                                                            Oberbauch                       Gonokokken- oder
                                                                                    ──────► Chlamydien-Perihepatitis


                                Hyperamylasämie                 Epigastrische              Perforiertes
                                (S. 138)                        Schmerzen          ──────► Ulkus


                                Lokalisierte           Volumen-
                                peritoneale ─────────► substitution                Schmerzen im linken       Milzinfarkt
                                Symptome               Sorgfältige         ──────► Oberbauch         ──────►
                                                       Überwachung

                                Untersuchung                                                           Divertikulitis (S. 378)
                                des Beckens                                        Schmerzen  ──────►
                                                                                   im linken           Intestinale Ischämie (S. 402)
                                                                                   Unterbauch ──────►
                                                                                                       Karzinom (S. 386, 388)
                            (B) Erkrankung von                                                 ──────►
                                Uterus, Tuben
                                oder Ovarien
                                                                                   Periumbilikale      Dünndarm:
                                                                                   Schmerzen   ──────► Infarzierung (S. 392) oder
                                                                                                       Obstruktion (S. 302)


                                                       Nachweis einer              Patient            Sorgfältige
                                                       Pneumatosis cystoides ────► ansonsten  ──────► Überwachung
                                                       intestinalis auf dem        gesund
                                                       Röntgenbild
                                                       oder                        Peritoneale
                                                       Vor kurzem erfolgter ─────► Symptome
                            (E) Luftansammlungen unter abdomineller Eingriff
                                dem Zwerchfell

                                                       Keine Pneumatosis           Laparotomie       Organruptur
```

83

# Akute Abdominalschmerzen: Konservativ zu behandelnde Erkrankungen

Das Fehlen einer lokalisierten Schmerzempfindlichkeit oder Abwehrspannung, langsames Einsetzen der Beschwerden (mehr als 48 Stunden) und anamnestisch eruierbare ähnliche Beschwerden in der Vergangenheit, die wieder abklangen, ermöglichen bei Patienten mit akuten Abdominalschmerzen eine ambulante Überwachung und Abklärung. Bei unklaren Fällen kann die Bestimmung der Leukozytenzahl, der Serumamylase, eine Sonographie und eine Abdomenübersichtsaufnahme weiterhelfen.

(A) Eine Untergruppe von Patienten mit akuten abdominellen Beschwerden und einem scheinbar «nichtchirurgischen» Abdomen muß mit besonderer Aufmerksamkeit beobachtet werden, da bei ihr schwerwiegende intraabdominelle Erkrankungen entstehen können, ohne daß sich dabei die charakteristischen subjektiven und objektiven Symptome einstellen. Bei der Mehrzahl der über 70jährigen Patienten mit einer Darmgangrän beobachtet man weder Fieber noch eine Leukozytose oder Tachykardie. Auch bei Patienten, die längere Zeit systemisch mit Steroiden behandelt wurden, kann eine Darmperforation eintreten, ohne daß sich Symptome entwickeln, die durch eine körperliche Untersuchung oder durch Labortests festgestellt werden könnten. Bei diesen Patienten und bei solchen, die eine Dehydration, einen Ileus oder starke, einem Erbrechen vorausgehende Schmerzen (dem deutlichsten anamnestischen Hinweis auf eine operativ zu behandelnde Erkrankung) aufweisen, sollte man eine stationäre Einweisung und sorgfältige Überwachung gründlich abwägen. Fortlaufende körperliche Untersuchungen durch denselben Arzt, Abdomenübersichtsaufnahmen und Leukozytenzählung erleichtern die Klärung der Diagnose.

(B) Bei jedem Patienten mit akuten Schmerzen, vor allem, wenn die Beschwerden von Anfang an den Charakter eines Dauerschmerzes aufwiesen, sollte eine mögliche Erkrankung der Brustwand oder der Bauchdecke als Ursache in Betracht gezogen werden. Häufige Ursachen sind eine posttraumatische Entzündung, ein Tietze-Syndrom, ein Zoster, eine Neuropathie (Diabetes) und Muskelzerrungen. *Sternum* und *Processus xiphoideus* müssen sorgfältig palpiert werden. Zunehmende Bauchschmerzen bei Anspannung der Bauchmuskulatur lassen an eine Erkrankung der Bauchdecke als auslösende Ursache denken. Bei einer sorgfältigen Inspektion des Rückens können Herpes-Zoster-Effloreszenzen im Frühstadium festgestellt werden, die eine lokale oder systemische Therapie mit *Aciclovir*, eine analgetische und gelegentlich auch antiphlogistische Medikation erfordern.

(C) Bei Patienten, die an weniger als 2 Wochen andauernden Verdauungsstörungen leiden, sollte die Röntgenuntersuchung des oberen Gastrointestinaltrakts nicht notfallmäßig erfolgen. Röntgenuntersuchungen, die unter solchen Umständen angeordnet werden, ergeben bei weniger als 10 % der Patienten klinisch verwertbare Aufnahmen. Im Frühstadium einer peptischen Erkrankung erweisen sich Antazida (30 ml 1 und 3 Stunden nach den Mahlzeiten und vor dem Schlafengehen) oder $H_2$-Antagonisten (z.B. *Famotidin*) als sehr wirkungsvoll. Auch wenn ein Ulkus vorliegt, treten bei mehr als 30 % der Patienten, die auf diese Weise behandelt werden, keine Erkrankungsrezidive mehr auf. Wenn ein Patient in diesem Zusammenhang in der Notaufnahme untersucht worden ist, sollte die diagnostische Beurteilung (S. 88) der Entscheidung des Arztes überlassen werden, der die weitere Entwicklung des Patienten verfolgt.

(D) Bei der diagnostischen Abklärung von Patienten mit Unterbauchbeschwerden ist ein Urinstatus zum Ausschluß von Infektionen und einer Nephrolithiasis von ausschlaggebender Bedeutung. Besteht ein hochgradiger Verdacht auf eine entsprechende Erkrankung (Anamnese: Hämaturie, Dysurie und Flankenschmerz), so wird gewöhnlich eine Sonographie und i.v. Pyelographie durchgeführt, auch wenn der Urinstatus Normalwerte ergibt. Wichtig ist ferner die Untersuchung des Beckens bei Frauen (S. 60) und der Prostata bei Männern. Eine Prostatitis kann sich mit dumpfen Kreuzschmerzen und Schmerzen im rektalen Bereich ohne Symptome von seiten des Harntrakts oder mit pathologischen Befunden bei der Urinanalyse präsentieren. Führt man die Urinuntersuchung nach Palpieren und Massieren der Prostata durch, so ist die Chance, eine Pyurie nachzuweisen, größer.

## Literatur

1. Ansell G (Hrsg). Komplikationen in der Röntgendiagnostik. Stuttgart: Enke 1983.
2. Baumgardner DJ. Abdominal pain. Chlamydia as culprit. Postgrad Med 1989; 85: 281.
3. Brewer RJ, Golden GT, Hitch DC, Rudolf LE, Wangensteen SL. Abdominal pain. An analysis of 1000 consecutive cases in a university hospital emergency room. Am J Surg 1976; 131: 219.
4. Brook RH, Berg MH, Schechter PA. Effectiveness of nonemergency care in the emergency room. Ann Intern Med 1973; 78: 333.
5. Jess P, Bjerregaard B, Brynitz S, Holst-Christensen J, Kalaja E, Lund-Kristensen J, Matzen P. Prognosis of acute nonspecific abdominal pain. Am J Surg 1982; 144: 338.
6. Kußmann J. Das akute Abdomen. Med Welt 1991; 42: 542.
7. Mueller PD, Benowitz NL. Toxicologic causes of acute abdominal disorders. Emerg Med Clin North Am 1989; 7: 667.
8. Purcell TB. Nonsurgical and extraperitoneal causes of abdominal pain. Emerg Med Clin North Am 1989; 7: 721.
9. Staniland JR, Ditchburn J, deDombal FT. Clinical presentation of acute abdomen: Study of 600 patients. Br Med J 1972; III: 393.
10. Tobin MV, Aldridge SA, Morris AI, et al. Gastrointestinal manifestations of Addison's disease. Am J Gastroenterol 1989; 84: 1302.
11. Warshaw AL, Welch JP, Ottinger LW. Acute perforation of the colon associated with chronic corticosteroid therapy. Am J Surg 1976; 131: 442.

# Akutes Abdomen
## Offensichtlich "nichtchirurgisches" Abdomen

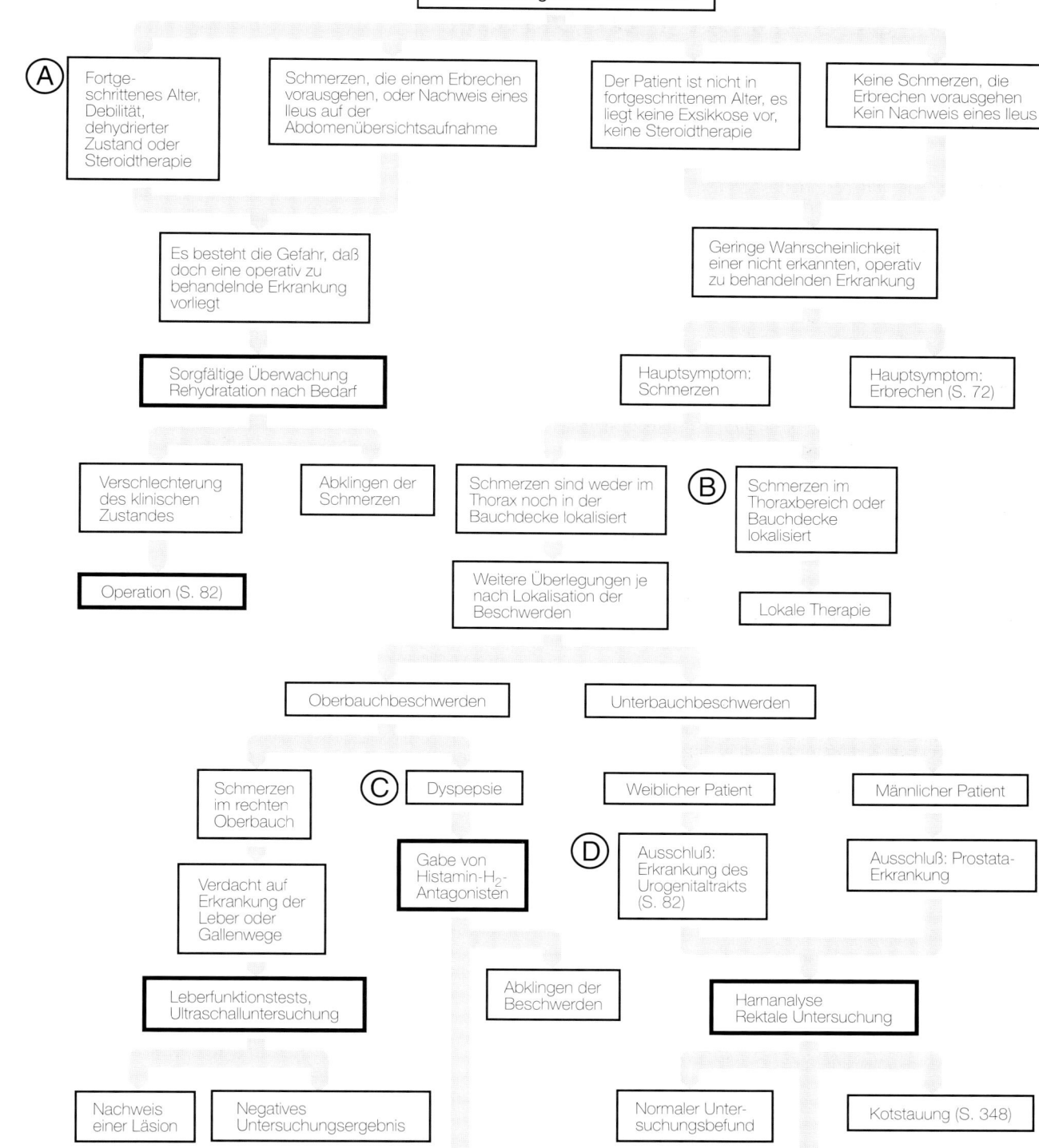

**A** Fortgeschrittenes Alter, Debilität, dehydrierter Zustand oder Steroidtherapie

Schmerzen, die einem Erbrechen vorausgehen, oder Nachweis eines Ileus auf der Abdomenübersichtsaufnahme

Der Patient ist nicht in fortgeschrittenem Alter, es liegt keine Exsikkose vor, keine Steroidtherapie

Keine Schmerzen, die Erbrechen vorausgehen. Kein Nachweis eines Ileus

Es besteht die Gefahr, daß doch eine operativ zu behandelnde Erkrankung vorliegt

Geringe Wahrscheinlichkeit einer nicht erkannten, operativ zu behandelnden Erkrankung

**Sorgfältige Überwachung. Rehydratation nach Bedarf**

Hauptsymptom: Schmerzen

Hauptsymptom: Erbrechen (S. 72)

Verschlechterung des klinischen Zustandes

Abklingen der Schmerzen

Schmerzen sind weder im Thorax noch in der Bauchdecke lokalisiert

**B** Schmerzen im Thoraxbereich oder Bauchdecke lokalisiert

**Operation (S. 82)**

Weitere Überlegungen je nach Lokalisation der Beschwerden

**Lokale Therapie**

Oberbauchbeschwerden

Unterbauchbeschwerden

Schmerzen im rechten Oberbauch

**C** Dyspepsie

Weiblicher Patient

Männlicher Patient

Verdacht auf Erkrankung der Leber oder Gallenwege

**Gabe von Histamin-H₂-Antagonisten**

**D** Ausschluß: Erkrankung des Urogenitaltrakts (S. 82)

Ausschluß: Prostata-Erkrankung

**Leberfunktionstests, Ultraschalluntersuchung**

Abklingen der Beschwerden

**Harnanalyse. Rektale Untersuchung**

Nachweis einer Läsion

Negatives Untersuchungsergebnis

Normaler Untersuchungsbefund

**Kotstauung (S. 348)**

Harnwegserkrankung

Schmerzen persistieren oder rezidivieren

Abklärung wie bei chronischen abdominellen Beschwerden (S. 88)

# Abdominelle Beschwerden bei HIV-positiven Patienten

Bei der Abklärung abdomineller Beschwerden bei HIV-positiven Patienten sollte zuerst wie bei HIV-negativen Patienten vorgegangen werden (S. 82, 84). Obwohl häufige Ursachen für solche Beschwerden, wie z.B. ein perforiertes peptisches Ulkus oder eine Appendizitis, auszuschließen sind, muß beachtet werden, daß auch Lymphome oder Kaposi-Sarkome eine Perforation oder einen Ileus vortäuschen können. Ein plötzlich auftretender Aszites kann auch Hinweis auf ein intraabdominelles Malignom sein.

(A) Neben Anflügen von epigastrischem Schmerz besteht bei HIV-Positiven auch ein erhöhtes Risiko invasiver Tumoren, die sich auf den Magen ausdehnen. Kaposi-Sarkome, welche in jedem Abschnitt des Verdauungstrakt auftreten können, erscheinen in der Endoskopie als purpurfarbene Tumoren in der Submukosa. Eine Mukosabiopsie führt meistens zu keiner Diagnosestellung, da die tieferen Schichten, in denen der Tumor sitzt, hier nicht erfaßt werden.

(B) Bei jedem Patienten mit pathologischen Leberwerten sollte vor einer invasiven Untersuchung an die Möglichkeit einer hepatotoxischen Arzneimittelreaktion gedacht werden. Dies ist besonders im HIV-positiven Patientenkollektiv zu bedenken, da diese Patienten oft unter vielfältiger prophylaktischer und Kombinationstherapie stehen. Insbesondere *Trimethoprim-Sulfamethoxazol* kann mit serumkrankheitsartigen Reaktionen und Hepatitis verbunden sein.

(C) Wenn ein HIV-positiver Patient fiebert und einen erhöhten Spiegel alkalischer Phosphatase hat, ergibt eine Leberbiopsie mit darauffolgenden Kulturen und Anfärbung auf Pilze und säurefeste Stäbchen gewöhnlich eine Infektion durch *Mycobacterium avium-intracellulare*. Obwohl die Therapiemöglichkeiten für die meisten Leberinfektionen oder -tumoren bei HIV-positiven Patienten eingeschränkt sind, gibt ein Bericht über eine Antibiotika-empfindliche Peliosis hepatis Anlaß zur Hoffnung.

(D) Eine endoskopische retrograde Cholangiopankreatikographie (ERCP) sollte bei den Patienten erwogen werden, die wegen ihrer Oberbauchschmerzen in ihren Aktivitäten völlig eingeschränkt werden. In manchen Fällen wird hierbei eine Cryptosporidien- oder Mikrosporidien-Cholangitis, eine Papillenstenose oder eine sklerosierende Cholangitis diagnostiziert; auch die Zytomegalie-Virus-Infektion der Gallenwege kann sklerosierende Gallengangsläsionen zur Folge haben. Über das beste therapeutische Vorgehen herrscht Unsicherheit; mit einer endoskopischen Papillotomie kann man jedoch vorübergehende Schmerzlinderung schaffen.

## Literatur

1. Barone JE, Wolkomir AF, Muakkassa FF, Fares LG 2d. Abdominal pain and anorectal disease in AIDS. Gastroenterol Clin North Am 1988; 17: 631.
2. Bruck B, Detle S, Kaiserling E, Scheurler M. Fistel zwischen rektosigmoidalem Übergang und Ileum als Komplikation eines AIDS-assoziierten, hochmalignen Lymphoms. Dtsch Med Wochenschr 1991; 116: 1911.
3. Margulis SJ, Honig CL, Soave R, et al. Biliary tract obstruction in the acquired immunodeficiency syndrome. Ann Intern Med 1986; 105: 207.
4. Schneidermann DJ, Cello JP, Laing FC. Papillary stenosis and sclerosing cholangitis in the acquired immunodeficiency syndrome. Ann Intern Med 1987; 106: 546.

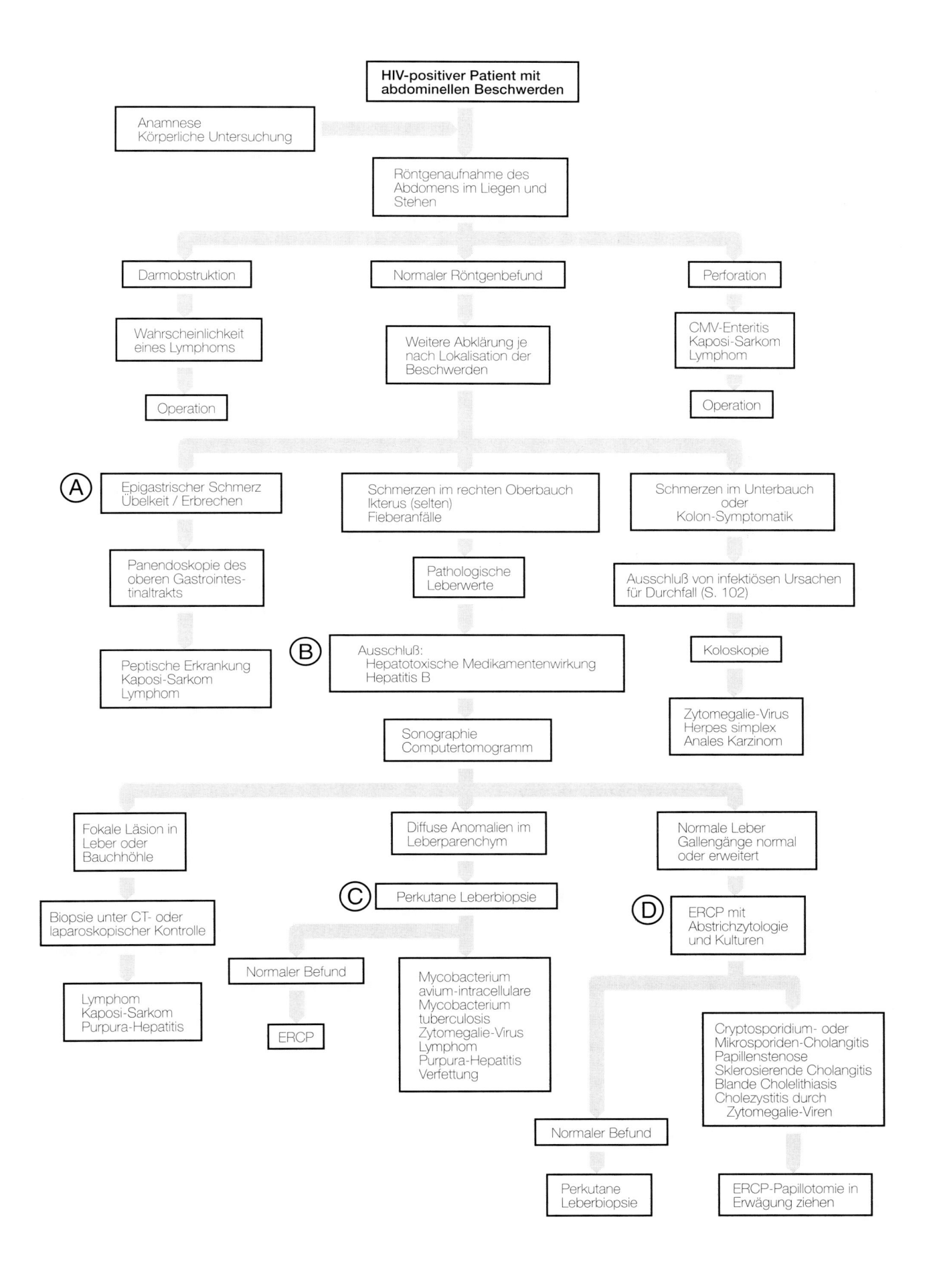

```
                    ┌─────────────────────────┐
                    │ HIV-positiver Patient mit│
                    │ abdominellen Beschwerden│
                    └─────────────────────────┘
                                │
┌──────────────────┐            │
│ Anamnese         │───────────▶│
│ Körperliche      │            │
│ Untersuchung     │            ▼
└──────────────────┘  ┌─────────────────────────┐
                      │ Röntgenaufnahme des     │
                      │ Abdomens im Liegen und  │
                      │ Stehen                  │
                      └─────────────────────────┘
```

```
    Darmobstruktion          Normaler Röntgenbefund          Perforation
         │                           │                            │
         ▼                           ▼                            ▼
  Wahrscheinlichkeit         Weitere Abklärung je          CMV-Enteritis
  eines Lymphoms             nach Lokalisation der         Kaposi-Sarkom
                             Beschwerden                   Lymphom
         │                                                      │
         ▼                                                      ▼
     Operation                                              Operation
```

Ⓐ Epigastrischer Schmerz / Übelkeit / Erbrechen
  • Schmerzen im rechten Oberbauch / Ikterus (selten) / Fieberanfälle
  • Schmerzen im Unterbauch oder Kolon-Symptomatik

- Panendoskopie des oberen Gastrointestinaltrakts
- Pathologische Leberwerte
- Ausschluß von infektiösen Ursachen für Durchfall (S. 102)

- Peptische Erkrankung / Kaposi-Sarkom / Lymphom

Ⓑ Ausschluß: Hepatotoxische Medikamentenwirkung / Hepatitis B

- Koloskopie
- Zytomegalie-Virus / Herpes simplex / Anales Karzinom

Sonographie / Computertomogramm

- Fokale Läsion in Leber oder Bauchhöhle
- Diffuse Anomalien im Leberparenchym
- Normale Leber / Gallengänge normal oder erweitert

- Biopsie unter CT- oder laparoskopischer Kontrolle
- Ⓒ Perkutane Leberbiopsie
- Ⓓ ERCP mit Abstrichzytologie und Kulturen

- Lymphom / Kaposi-Sarkom / Purpura-Hepatitis
- Normaler Befund → ERCP
- Mycobacterium avium-intracellulare / Mycobacterium tuberculosis / Zytomegalie-Virus / Lymphom / Purpura-Hepatitis / Verfettung
- Cryptosporidium- oder Mikrosporiden-Cholangitis / Papillenstenose / Sklerosierende Cholangitis / Blande Cholelithiasis / Cholezystitis durch Zytomegalie-Viren

- Normaler Befund → Perkutane Leberbiopsie
- ERCP-Papillotomie in Erwägung ziehen

# Chronische abdominelle Beschwerden

(A) Bei der Beurteilung eines Patienten mit chronischen oder rezidivierenden abdominellen Beschwerden sollte man mit Hilfe der Anamnese und der körperlichen Untersuchung unbedingt eine Verdachtsdiagnose stellen, die das weitere Vorgehen bestimmt. Durch eine Verdachtsdiagnose wird eine gezielte diagnostische Abklärung erleichtert. Außer der Lokalisation sind vor allem Schmerztyp (s. Abb.) und Schmerzdauer sowie ein Zusammenhang mit der Nahrungsaufnahme oder der Defäkation von ausschlaggebender Bedeutung. Ein Duodenalulkus und funktionelle Verdauungsstörungen verursachen schubweise auftretende Oberbauchbeschwerden (Auftreten von Schmerzen über eine Zeitdauer von mehr als 2 Wochen mit beschwerdefreien Intervallen von mehr als 1 Monat Dauer). Der Verdacht auf ein Duodenalulkus erhärtet sich, wenn die Schmerzen nachts auftreten oder durch Antazida gelindert werden können. Da bei 10 bis 25% der Patienten mit funktionellem Darmsyndrom (S. 346) Oberbauchbeschwerden bestehen, sollte bei jedem Patienten eine sorgfältige Anamnese in bezug auf die Darmfunktion erhoben werden.

(B) Chronisch rezidivierende Schmerzattacken im Bereich des Oberbauches werden definiert als anfallsweise auftretende Schmerzen von kurzer Dauer (Stunden bis einige Tage), die zu jeder beliebigen Zeit einsetzen können. Bei Schmerzausstrahlung in den Rücken oder zur Schulter sollte der Verdacht auf eine Erkrankung der Gallenwege oder des Pankreas erhoben werden. Rechtsseitige Oberbauchschmerzen, die im Verlauf einiger Stunden an Intensität zunehmen, sich für Stunden auf einem Niveau einpendeln und dann wieder langsam abklingen, sprechen am ehesten für eine Cholezystitis.

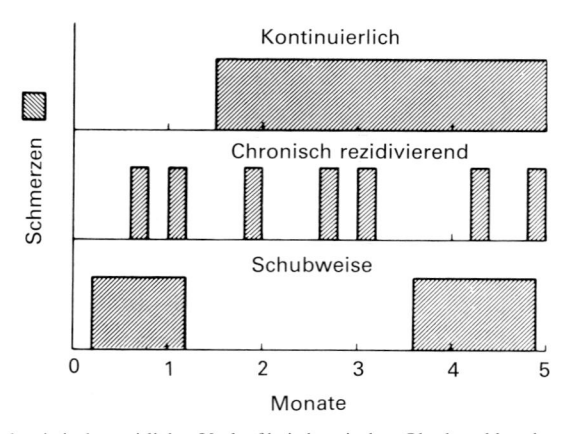

Charakteristischer zeitlicher Verlauf bei chronischen Oberbauchbeschwerden (schraffierte Areale)

(C) Schmerzen, die von Anfang an kontinuierlich auftreten, hängen aller Wahrscheinlichkeit nach nicht mit Erkrankungen von Hohlorganen des Gastrointestinaltrakts zusammen. Gastrointestinale Karzinome (Magen, Pankreas) können gelegentlich mit «Dauerschmerzen» einhergehen. Bei einer genauen Befragung des Patienten lassen sich jedoch kurze schmerzfreie Perioden feststellen. Kapseldehnung oder Krankheitsprozesse in Leber oder Milz können einen Dauerschmerz im rechten bzw. linken Oberbauch auslösen. Häufige Ursachen für wochenlang andauernde abdominelle Beschwerden sind Erkrankungen der Bauchdecke oder der Brustwand. Eine Anamnese, bei der eine vorangegangene Verletzung eruiert werden kann, sorgfältiges Fahnden nach herdförmigen, oberflächlichen Schmerzarealen oder der Nachweis typischer Zostereffloreszenzen wird die Zahl kostenaufwendiger Untersuchungen des Gastrointestinaltraktes mit negativen Befunden reduzieren.

(D) Periumbilikale Schmerzen deuten auf eine Erkrankung des Dünndarms hin. Bei gleichzeitig aufgetriebenem Abdomen kann ein periumbilikal lokalisierter Schmerz als Hinweis auf eine Malabsorption (S. 142), eine Maldigestion (wie z.B. Laktoseintoleranz) (S. 282) oder eine partielle Dünndarmobstruktion (S. 302) aufgefaßt werden. Liegt kein Trommelbauch vor und findet sich Blut im Stuhl, so besteht hochgradiger Verdacht auf eine intestinale Ischämie (S. 404).

(E) Eine Kolonerkrankung kann zwar Störungen nachahmen, die den oberen Gastrointestinaltrakt betreffen (z.B. Oberbauchbeschwerden, Übelkeit, Erbrechen), es kommt jedoch selten vor, daß eine Erkrankung im Bereich des oberen Gastrointestinaltrakts mit Unterbauchbeschwerden einhergeht. Bei Schmerzen im Unterbauch sollte vor allem an Erkrankungen des Kolons, des terminalen Ileums und des Urogenitaltraktes gedacht werden.

## Literatur

1. Horrocks JC, De Dombal FT. Clinical presentations of patients with »dyspepsia«. Detailed symptomatic study of 360 patients. Gut 1978; 19: 19.
2. Neumayr A. Chronischer Abdominalschmerz. In: Blum AL, Siewert JR, Ottenjann R, Lehr L (Hrsg). Aktuelle gastroenterologische Diagnostik. Berlin - Heidelberg - New York: Springer 1985.
3. Sarfeh IJ. Abdominal pain of unknown etiology. Am J Surg 1976; 132: 22.
4. Swarbrick ET, Heggarty JE, Bat L, Williams CB, Dawson AM. Site of pain from the irritable bowel. Lancet 1980; 2: 443.
5. Zeuzen S, Caspary WF. Diagnostik der autonomen diabetischen Polyneuropathie. Dtsch Med Wochenschr 1992; 117: 1285.

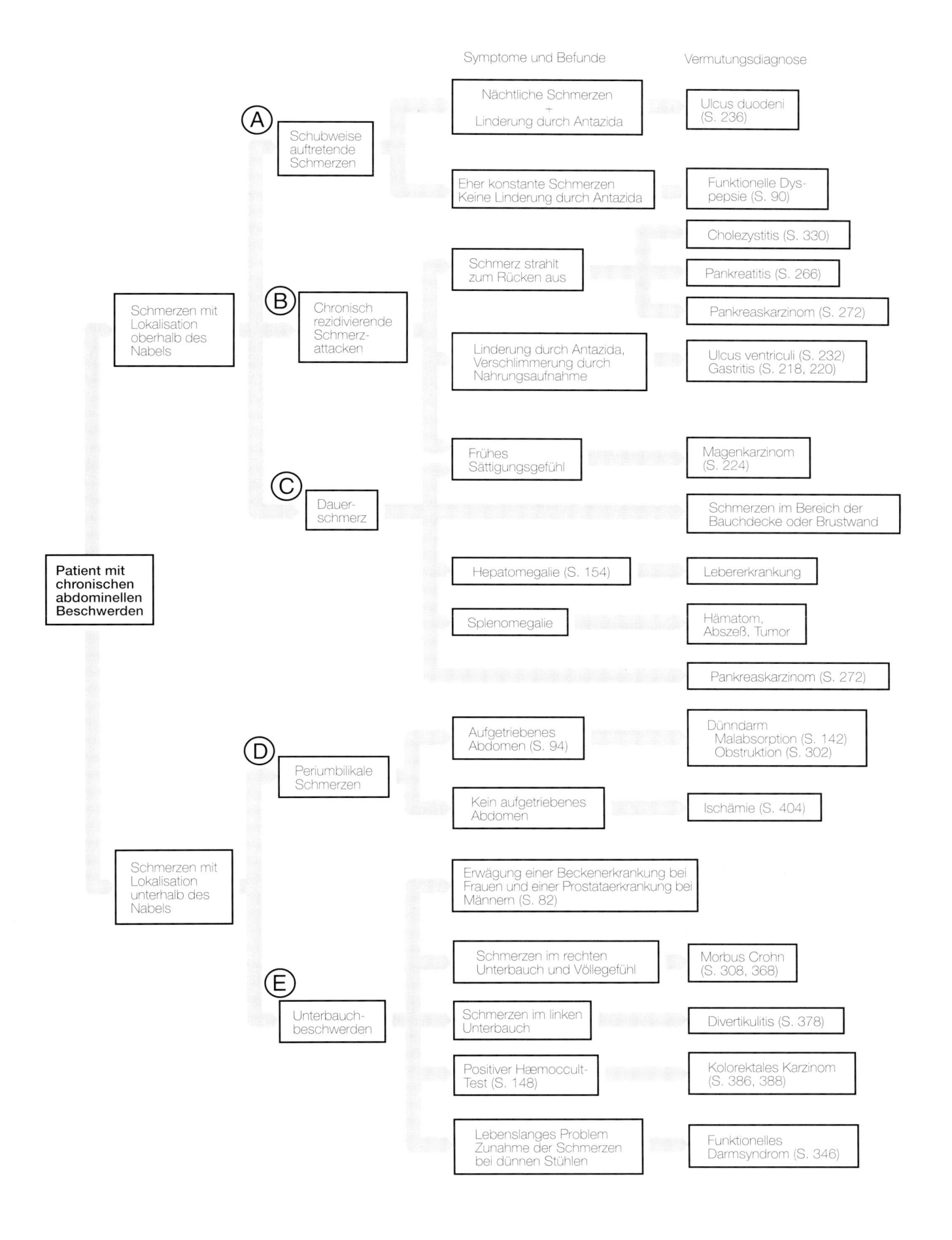

| | | Symptome und Befunde | Vermutungsdiagnose |
|---|---|---|---|
| | Ⓐ Schubweise auftretende Schmerzen | Nächtliche Schmerzen + Linderung durch Antazida | Ulcus duodeni (S. 236) |
| | | Eher konstante Schmerzen Keine Linderung durch Antazida | Funktionelle Dyspepsie (S. 90) |
| Schmerzen mit Lokalisation oberhalb des Nabels | Ⓑ Chronisch rezidivierende Schmerzattacken | Schmerz strahlt zum Rücken aus | Cholezystitis (S. 330) Pankreatitis (S. 266) Pankreaskarzinom (S. 272) |
| | | Linderung durch Antazida, Verschlimmerung durch Nahrungsaufnahme | Ulcus ventriculi (S. 232) Gastritis (S. 218, 220) |
| | Ⓒ Dauerschmerz | Frühes Sättigungsgefühl | Magenkarzinom (S. 224) |
| | | | Schmerzen im Bereich der Bauchdecke oder Brustwand |
| | | Hepatomegalie (S. 154) | Lebererkrankung |
| **Patient mit chronischen abdominellen Beschwerden** | | Splenomegalie | Hämatom, Abszeß, Tumor |
| | | | Pankreaskarzinom (S. 272) |
| | Ⓓ Periumbilikale Schmerzen | Aufgetriebenes Abdomen (S. 94) | Dünndarm Malabsorption (S. 142) Obstruktion (S. 302) |
| | | Kein aufgetriebenes Abdomen | Ischämie (S. 404) |
| Schmerzen mit Lokalisation unterhalb des Nabels | | Erwägung einer Beckenerkrankung bei Frauen und einer Prostataerkrankung bei Männern (S. 82) | |
| | Ⓔ Unterbauchbeschwerden | Schmerzen im rechten Unterbauch und Völlegefühl | Morbus Crohn (S. 308, 368) |
| | | Schmerzen im linken Unterbauch | Divertikulitis (S. 378) |
| | | Positiver Hæmoccult-Test (S. 148) | Kolorektales Karzinom (S. 386, 388) |
| | | Lebenslanges Problem Zunahme der Schmerzen bei dünnen Stühlen | Funktionelles Darmsyndrom (S. 346) |

# Chronische idiopathische abdominelle Beschwerden

(A) Chronische idiopathische abdominelle Beschwerden stellen für den behandelnden Arzt eine große Herausforderung dar. Der Patient ist typischerweise aggressiv, war schon bei einer Vielzahl von Ärzten in Behandlung und ist eventuell auch ständig von Betäubungsmitteln zur Schmerzkontrolle abhängig. Hier ist die Anmerkung wichtig, daß bei einer Dauer der Beschwerden von mehr als 6 Monaten und nach mehrfachen diagnostischen Verfahren die Wahrscheinlichkeit, noch eine spezifische organische Erkrankung nachzuweisen, sehr gering ist. Gelegentlich gelingt noch die Diagnose einer chronischen Pankreatitis, eines M. Crohn oder einer Porphyrie; meistens werden die Schmerzen jedoch einer eher funktionellen Störung wie dem irritablen Kolon, dem Postcholezystektomie-Syndrom oder einem Ösophagospasmus zugeschrieben. Läßt sich keine Funktionsstörung eruieren, werden die Schmerzen als idiopathisch klassifiziert.

(B) Beim ersten Besuch des Patienten ist es wichtiger, der Schilderung des Krankheitsverlaufes aus der Sicht des Patienten zuzuhören, als das Gespräch aufgrund der vorher gelaufenen diagnostischen Abklärungsversuche zu führen. Hiermit soll jedoch nicht die zentrale Rolle geschmälert werden, die ein gründliches Studium der bisher erfolgten medizinischen Eingriffe spielen muß. Der Patient sollte alle Primärunterlagen, wie Röntgenbilder und Pathologie-Befunde, mitbringen, damit man beurteilen kann, ob die vorher erfolgten Untersuchungen technisch adäquat durchgeführt wurden und ob die aus den Ergebnissen gezogenen Schlüsse gültig sind. Es sollte bei diesen Patienten unbedingt geklärt werden, ob auch wirklich eine vollständige Diagnostik durchgeführt worden ist und jegliche weitere Untersuchung überflüssig wäre. Unangemessene wiederholte Untersuchungen sind für Arzt und Patient gleichermaßen unsinnig, da sie beim Patienten das Krankheitsgefühl verstärken und gleichzeitig den Eindruck vermitteln, daß idiopathische Schmerzen kein ernsthaftes, zu behandelndes Symptom darstellen. Zu diesem Zeitpunkt sollte eine gründliche psychosoziale Beurteilung des Patienten erfolgen, um z.B. frühere Mißhandlungen aufzudecken. Stehen die Beschwerden in der Vergangenheit z.B. deutlich mit Lebensereignissen in Zusammenhang, so kann die Therapie in die entsprechende Richtung geleitet werden. Weitere Diagnostik sollte nur dann erfolgen, wenn der Verdacht besteht, irgend ein Bereich sei noch nicht ausreichend gründlich abgeklärt.

(C) Bei einem Zusammenhang zwischen Lebensereignissen und Beginn der Beschwerden stehen mehrere Möglichkeiten eines Therapieversuchs offen. Eine Langzeittherapie mit Tranquilizern sollte vermieden werden; Benzodiazepine erhöhen sogar die Schmerzempfindlichkeit. Bei epigastrischen Schmerzen, die mit Nahrungsaufnahme zusammenhängen (Dyspepsie), ergab sich beim Einsatz von Medikamenten gegen peptische Erkrankungen eine Ansprechrate von 40–50 %, was etwa der Placeborate entspricht. Bei manchen Patienten wirkt hingegen ein motilitätsförderndes Medikament (*Metoclopramid* oder *Cisaprid*) besser. Wenn der Patient einen Zusammenhang der Beschwerden mit streßreichen Situationen erkennt, können Beratung und Streßmanagement günstig wirken. Bei Störungen der Stuhlentleerung hingegen haben sich probeweise Therapien mit Anti-cholinergika oder trizyklischen Antidepressiva als nützlich erwiesen.

(D) Eine Erkrankung der gastrointestinalen Hohlorgane verursacht nie über Monate anhaltende, konstante Schmerzen. In diesem Fall sollte an entzündliche Erkrankungen der Muskeln oder des Skeletts, an Neurome in Narbengewebe oder an diabetische Neuropathien gedacht werden. Narkotika, Barbiturate und Tranquilizer sind zu vermeiden, da bei vielen dieser Patienten der Schmerz durch diese Mittel zwar vermindert, aber nicht ausgelöscht wird. Bei der Pharmakotherapie sollten trizyklische Antidepressiva den Schwerpunkt bilden (z.B. bis zu 150 mg *Amitriptylin* oder *Doxepin* abends), welche bei bis zu 80% der Patienten mit chronischen Schmerzen wirksam sind. Falls eine Wirkung ausbleibt, sollte man abklären, inwiefern eher physisch ausgerichtete Behandlungen wie Verhaltensmodifikation, Nervenblockade, Bewegung, Akupunktur oder Elektrostimulation von Nerven in Frage kommen.

## Literatur

1. Born P, Kamenisch W, Barenà W, Reng M, Müller S, Paul F. Laktose-Malabsorption. Med Welt 1991; 42: 212.
2. Clouse RE, Lustman PJ, Eckert TC et al. Low-dose trazodone for symptomatic patients with esophageal contraction abnormalities. Gastroenterology 1987; 92: 127.
4. Creed F, Craig T, Farmer R. Functional abdominal pain, psychiatric illness, and life events. Gut 1988; 29: 235.
5. Drossman DA. Patients with psychogenic abdominal pain: six years' observation in the medical setting. Am J Pychiatry 1982; 139: 1549.
6. Talley NJ, McNeil S, Hayden A, et al. Prognosis of chronic unexplained dyspepsia. Gastroenterology 1987; 92: 1060.
7. Vatn MH, Mogstad TW, Gjone E. A prospective study of patients with uncharacteristic abdominal disorders. Scand J Gastroenterol 1985; 20: 407.

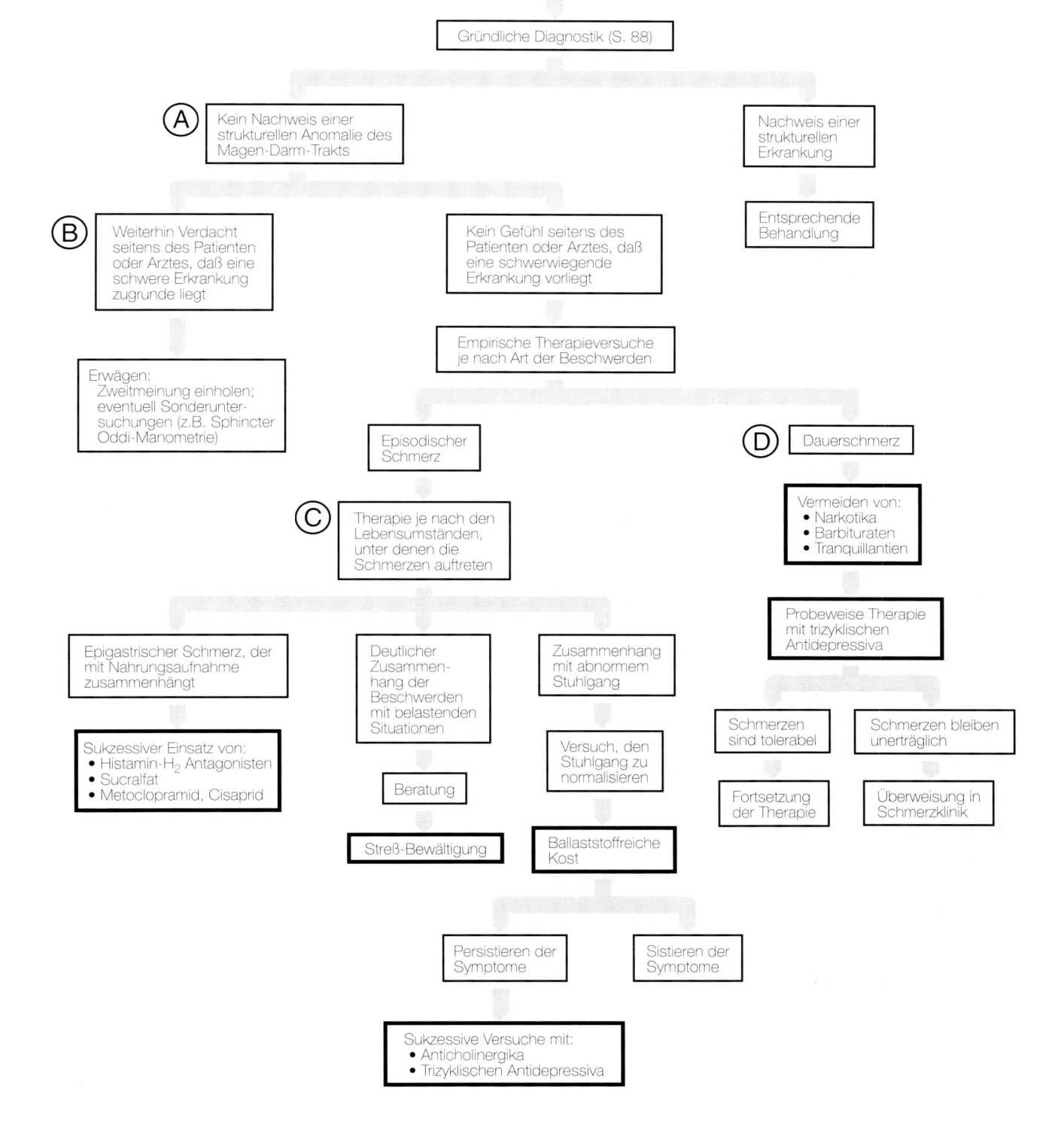

```
                    ┌─────────────────────────┐
                    │ Patient mit chronischen │
                    │ abdominellen Beschwerden│
                    └───────────┬─────────────┘
                                ▼
                    ┌─────────────────────────┐
                    │ Gründliche Diagnostik (S. 88) │
                    └───────────┬─────────────┘
```

(A) Kein Nachweis einer strukturellen Anomalie des Magen-Darm-Trakts

Nachweis einer strukturellen Erkrankung → Entsprechende Behandlung

(B) Weiterhin Verdacht seitens des Patienten oder Arztes, daß eine schwere Erkrankung zugrunde liegt

Erwägen: Zweitmeinung einholen; eventuell Sonderuntersuchungen (z.B. Sphincter Oddi-Manometrie)

Kein Gefühl seitens des Patienten oder Arztes, daß eine schwerwiegende Erkrankung vorliegt

Empirische Therapieversuche je nach Art der Beschwerden

Episodischer Schmerz

(D) Dauerschmerz

Vermeiden von:
• Narkotika
• Barbituraten
• Tranquillantien

Probeweise Therapie mit trizyklischen Antidepressiva

Schmerzen sind tolerabel → Fortsetzung der Therapie

Schmerzen bleiben unerträglich → Überweisung in Schmerzklinik

(C) Therapie je nach den Lebensumständen, unter denen die Schmerzen auftreten

Epigastrischer Schmerz, der mit Nahrungsaufnahme zusammenhängt

Sukzessiver Einsatz von:
• Histamin-H₂ Antagonisten
• Sucralfat
• Metoclopramid, Cisaprid

Deutlicher Zusammenhang der Beschwerden mit belastenden Situationen

Beratung

Streß-Bewältigung

Zusammenhang mit abnormem Stuhlgang

Versuch, den Stuhlgang zu normalisieren

Ballaststoffreiche Kost

Persistieren der Symptome

Sistieren der Symptome

Sukzessive Versuche mit:
• Anticholinergika
• Trizyklischen Antidepressiva

# Singultus

Bei der Mehrzahl der Patienten klingt ein Schluckauf, der mit übermäßigem Essen oder Trinken zusammenhängt, in der Regel spontan ab. Ein Arzt wird deswegen gewöhnlich nicht konsultiert, denn der Schluckauf läßt sich mit diversen traditionellen Hausmitteln beseitigen. In seltenen Fällen kommt es jedoch vor, daß der Arzt mit Patienten konfrontiert wird, deren Schluckauf Stunden, Tage, Wochen oder sogar Jahre hinweg persistiert. Solche Patienten stellen den Arzt vor eine schwierige diagnostische und therapeutische Aufgabe.

(A) Schluckauf entsteht durch intermittierende krampfhafte Kontraktionen des Zwerchfells und der akzessorischen Atemmuskulatur, die durch Stimmritzenverschluß abrupt abgebrochen werden. Anfangs besteht die Therapie aus einer Anzahl von Manövern, die auf eine Zunahme der afferenten Impulse im Reflexbogen abzielen, von dem man annimmt, daß er den Schluckauf in Gang hält. Man erreicht dies durch Schlucken von einem Teelöffel grobkörnigen Zucker, durch Irritation des Nasopharynx mit einer nasogastralen Sonde nach Dekompression des Magens oder durch Instillation einiger Tropfen Salmiakgeist in den hinteren Pharynx. Einem neueren Bericht zufolge soll eine Rektalmassage mit dem Finger zur Beendigung von unstillbarem Schluckauf geführt haben.

(B) Eine Vielzahl zentral und peripher wirkender Pharmaka wurde für die Behandlung bei hartnäckigem Schluckauf empfohlen, wobei sich diese Empfehlungen gewöhnlich auf den erfolgreichen Einsatz bei wenigen Patienten und kurzzeitiger Verlaufskontrolle stützen. Wir schlagen drei Medikamente vor, die klinisch am umfassendsten erprobt wurden: *Chlorpromazin*, *Metoclopramid* und *Chinidin*. Jedes dieser Medikamente besitzt eindeutige Nebenwirkungen, die vor Einleitung der Therapie abzuschätzen sind. Erweist sich eine anfangs intravenös durchgeführte Behandlung als wirksam, so verabreicht man das Präparat in der Regel peroral noch weitere 7 bis 10 Tage. Neuerdings wurde die Behandlung mit einem Kalziumkanalblocker, *Nifedipin* (10–20 g, 8stündlich), vorgeschlagen.

(C) Bleiben Pharynxstimulation sowie anschließende medikamentöse Maßnahmen ohne Erfolg, so sollte man unter Umständen eine Effektorblockade des Reflexbogens, der den Schluckauf in Gang hält, durch Ruhigstellung des Zwerchfells erwägen. Dieser Schritt darf jedoch erst nach einer Beurteilung der Zwerchfellbeweglichkeit mittels Röntgendurchleuchtung und einer vollständigen Überprüfung der Lungenfunktion in Betracht gezogen werden. Eine permanente Blockade darf nur ins Auge gefaßt werden, wenn zuvor eine temporäre Blockade des linken *N. phrenicus* den Schluckauf erfolgreich zum Stillstand gebracht hatte, ohne daß dabei die Lungenfunktion gefährdet worden war. Selten ist eine beidseitige Blockade des *N. phrenicus* erforderlich.

(D) Hartnäckiger (oder rezidivierender) Singultus ist die seltene Manifestation einer Vielfalt von neurologischen, thorakalen und gastrointestinalen Erkrankungen. Durch eine sorgfältige Anamnese und die körperliche Untersuchung läßt sich der Großteil dieser Leiden ausschließen. Mit einfachen Röntgenuntersuchungen und Labortests können die noch verbleibenden Störungen abgeklärt werden. Besonders wichtig ist die sorgfältige Untersuchung zum Ausschluß von Tumoren des distalen Ösophagus und proximalen Magenanteils. Es wurde auch von einer kleinen Patientenzahl berichtet, bei der Schluckauf durch Entfernung eines Haares aus dem inneren Gehörgang zum Stillstand gebracht werden konnte, was darauf hinweist, daß auch eine otolaryngologische Untersuchung erfolgen sollte.

## Literatur

1. Eisenburg J. Differentialdiagnose gastrointestinaler Symptome und Krankheitsbilder. Stuttgart: Thieme 1989.
2. Fisher MJ, Mittal RK. Hiccups and gastroesophageal reflux: cause and effect? Dig Dis Sci 1989; 34: 1277.
3. Hafter E. Praktische Gastroenterologie. 7. Aufl. Stuttgart: Thieme 1988; 239.
4. Lipps DC, Jabbari B, Mitchell MH, Daigh JD Jr. Nifedipine for intractable hiccups. Neurology 1990; 40: 531.
5. Madanagopolan N. Metoclopramide and the hiccup. Curr Med Res Opin 1975; 3: 371.
6. Odeh M, Bassan H, Oliven A. Termination of intractable hiccups with digital rectal massage. J Intern Med 1990; 227: 145.
7. Stromberg BV. The hiccup. Ear Nose Throat J 1979; 58: 354.
8. Wagner MS, Strapczynski JS. Persistent hiccups. Ann Emer Med 1982; 11: 24.

```
                    ┌─────────────────────────────────────┐
                    │ Patient mit persistierendem Singultus │
                    └─────────────────────────────────────┘
                                      │
                              ┌───────────────┐
                              │ Gleichzeitig: │
                              └───────────────┘
```

- **A** Lokale Stimulation des Pharynx
  - Sistieren des Singultus
  - Kein Erfolg
- **B** Aufeinanderfolgende medikamentöse Maßnahmen:
  - **Chlorpromazin 25–50 mg i.v.**
    - Sistieren des Singultus
    - Kein Erfolg
  - **Metoclopramid 10 mg i.v.**
    - Sistieren des Singultus
    - Kein Erfolg
  - **Chinidin 200 mg p.o Nifedipin (10–20 mg, 8stündlich)**
    - Sistieren des Singultus
    - Kein Erfolg
- **C** **Temporäre Blockade des linken N. phrenicus**
  - Sistieren des Singultus
  - **Erwägen einer permanenten Blockade des linken N. phrenicus**

- **D** Einleiten einer diagnostischen Abklärung
  - Singultus auch während des Schlafens
    - Hinweis auf organische Ursache
  - Singultus nur in wachem Zustand
  - Erwägen: Aerophagie Hysterie

  Ausschluß von:
  - Otologische Untersuchung → Fremdkörper
  - Untersuchung des Halses → Halstumoren oder Lymphadenopathie
  - Neurologische Untersuchung → Gefäßverschluß, Trauma, raumfordernder Prozeß oder Enzephalitis
  - Abklärung metabolisch-toxischer Störungen → Urämie, Toxin, Alkohol
  - **Thoraxröntgenaufnahme + Röntgendurchleuchtung des Zwerchfells** → Erkrankungen von Mediastinum, Perikard, Pleura, Zwerchfell
  - Röntgenkontrastmittel-untersuchung des oberen Gastrointestinaltrakts → Gastroösophageale Tumoren

# Meteorismus

(A) Mit »zu viel Luft im Bauchraum« wird von den Patienten gewöhnlich eine Vielfalt von subjektiven Symptomen beschrieben. Um eine kostenaufwendige diagnostische Abklärung zu vermeiden, muß die genaue Bedeutung dieser Beschwerden geklärt werden. Die meisten Patienten mit »Blähungen« leiden unter Aufstoßen, Völlegefühl und Flatulenz oder weisen eine echte Auftreibung des Abdomens auf. Die Beurteilung jedes dieser Symptome erfordert eine sorgfältige, ins Detail gehende Anamnese, wobei man versuchen sollte, das Symptom mit den Lebensgewohnheiten des Patienten, seiner Ernährung und seiner Auffassung von Krankheit in Beziehung zu setzen. Ballaststoffreiche Kost und auch manche Arzneimittel, wie z.B. *Laktulose,* steigern die Flatulenz. Die körperliche Untersuchung sollte durchgeführt werden, wenn der Patient das Vollbild der Beschwerden bietet, um eine tatsächliche abdominelle Auftreibung von einem Völlegefühl trennen zu können. Im übrigen ist die Untersuchung nur von Nutzen, wenn ein positiver Befund (raumfordernder Prozeß, Haemoccult-positive Stuhlprobe) nachweisbar ist.

(B) Die naheliegendste Ursache von Aufstoßen ist beinahe immer das unbewußte Schlucken von Luft. In seltenen Fällen ist Aufstoßen das führende Symptom einer bakteriellen Überwucherung im Magen (z.B. bei gastrokolischen Fisteln) oder einer Giardiasis; diese Krankheitsbilder gehen jedoch in der Regel mit einer Diarrhö und einem Gewichtsverlust einher. Auch bei Patienten mit Gastroparese, Bezoaren und verwesenden Nahrungsresten im Magen kann ein übelriechendes Aufstoßen auftreten. Gelegentlich entdecken Patienten mit einer Refluxösophagitis, daß sich ihre Beschwerden durch wiederholtes Schlucken lindern lassen; eine detaillierte Beurteilung in bezug auf Sodbrennen ist also wichtig. Die einzige effektive Behandlung einer Aerophagie besteht in der Anleitung und Beruhigung des Patienten. Als hilfreich kann es sich erweisen, den Patienten über den unmittelbaren Zusammenhang zwischen Luftschlucken und Aufstoßen anhand einer praktischen Demonstration aufzuklären. In manchen Fällen ist ein psychiatrisches Konsilium erforderlich.

(C) Steht fest, daß bei dem Patienten keine wirkliche Auftreibung des Abdomens vorliegt, so konzentriert man sich bei der initialen Abklärung von Völlegefühl und Flatulenz darauf, häufige, leicht behebbare Ursachen für diese Symptome der Reihe nach auszuschließen. Sorgfältigen Studien zufolge ist Wasserstoff, der während der bakteriellen Spaltung gärungsfähiger Substanzen gebildet wird, die einzige Ursache für eine vermehrte Gasansammlung im Rektum. In den allermeisten Fällen wird dies durch eine Malabsorption aufgenommener Kohlenhydrate hervorgerufen, wie z.B. von Laktose (S. 282) oder Fruktose, Zuckeraustauschstoffen wie Xylit und von Raffinose oder Stachyose in Bohnen. Außerdem wird praktisch bei allen gesunden Individuen ein beträchtlicher Anteil von Nahrungsmitteln, die aus Mehl zubereitet wurden, das Gluten enthält, schlecht resorbiert. Bei Touristen oder Patienten, die in entsprechenden Endemiegebieten leben, sollte eine Giardiasis ausgeschlossen werden (S. 284).

(D) Ist eine echte abdominelle Auftreibung Manifestation einer organischen Erkrankung des Gastrointestinaltrakts, so tritt dieses Symptom am häufigsten 1 bis 2 Stunden nach der Nahrungsaufnahme auf und zeigt im Lauf des Tages eine fortschreitende Verschlimmerung. Es erweist sich bei diesen Patienten als hilfreich, die Untersuchung vorzunehmen, wenn die Symptome voll ausgeprägt sind, da sichtbare Darmsteifungen oder eine starke Auftreibung mit Tympanie in Zusammenhang mit dem Nachweis von Gas-Flüssigkeit-Spiegeln bei der Abdomenübersichtsaufnahme im Stehen auf eine Obstruktion (S. 302) oder eine Pseudoobstruktion (S. 304) des Darms hinweisen.

(E) Gelingt es nicht, durch eine Kost, bei der bestimmte blähende Nahrungsmittel der Reihe nach ausgeschlossen werden, das Völlegefühl oder die Flatulenz unter Kontrolle zu bringen, so handelt es sich bei diesen Symptomen aller Wahrscheinlichkeit nach um Manifestationen einer funktionellen Darmerkrankung oder um Zeichen einer ungewöhnlich verlaufenden Malabsorption oder intestinalen Obstruktion. Wenn in der darauffolgenden 2- bis 8wöchigen Beobachtungszeit Gewichtsverlust, Fieber, Schmerzen oder Hypoalbuminämie auftreten, besteht der Anlaß zu einer intensiveren Suche nach einer organischen Läsion. Eine funktionelle Erkrankung ist anzunehmen, wenn die Symptome seit längerem bestehen und ein Zusammenhang mit den Stuhlgewohnheiten ersichtlich wird, wenn die Beschwerden den Patienten nicht aus dem Schlaf wecken und Fieber, Gewichtsverlust oder pathologische Laborbefunde fehlen.

## Literatur

1. Anderson IH, Levine AS, Levitt MD. Incomplete absorption of the carbohydrate in all-purpose flour. N Engl J Med 1981; 304: 891.
2. Fardy J, Sullivan S. Gastrointestinal gas. Can Med Assoc J 1988; 139: 1137.
3. Goebell H. Symptome der Fettverdauung und Fettaufnahme. In: Innere Medizin der Gegenwart: Gastroenterologie. Goebell H (Hrsg.). München, Wien, Baltimore: Urban & Schwarzenberg 1992; S. 140.
4. Lasser RB, Bond JH, Levitt MH. The role of intestinal gas in functional abdominal pain. N Engl J Med 1975; 293.
5. Ravich WJ, Bayless TM, Thomas M. Fructose: Incomplete intestinal absorption in man. Gastroenterology 1983; 84: 26.
6. Rumessen JJ, Gudmand-Hoyer E. Functional bowel disease: malabsorption and abdominal distress after ingestion of fructose, sorbitol, and fructose-sorbitol mixtures. Gastroenterology 1988; 85: 694.
7. Rumessen JJ, Hamberg O, Gudmand-Hoyer E. Influence of orocaecal transit time on hydrogen excretion after carbohydrate malabsorption. Gut 1989; 30: 811.

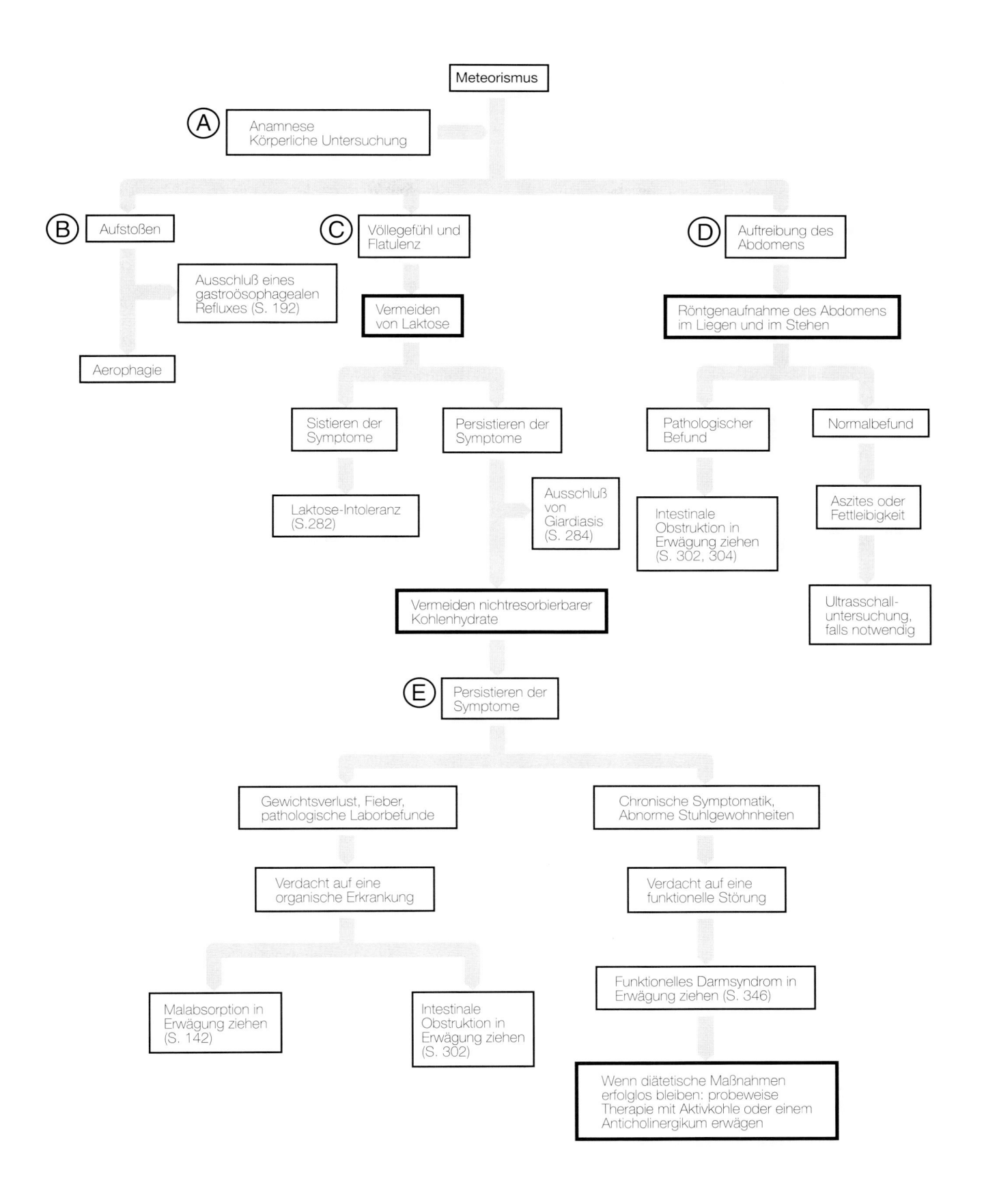

```
                        Meteorismus
                             │
            Ⓐ  Anamnese
               Körperliche Untersuchung
                             │
        ┌────────────────────┼────────────────────┐
        │                    │                    │
    Ⓑ Aufstoßen      Ⓒ Völlegefühl und     Ⓓ Auftreibung des
                        Flatulenz              Abdomens
        │                    │                    │
   Ausschluß eines      Vermeiden         Röntgenaufnahme des Abdomens
   gastroösophagealen   von Laktose       im Liegen und im Stehen
   Refluxes (S. 192)         │                    │
        │              ┌─────┴─────┐         ┌────┴────┐
   Aerophagie    Sistieren der  Persistieren  Pathologischer  Normalbefund
                 Symptome       der Symptome  Befund              │
                      │             │             │          Aszites oder
                 Laktose-       Ausschluß     Intestinale    Fettleibigkeit
                 Intoleranz     von           Obstruktion         │
                 (S.282)        Giardiasis    in Erwägung    Ultraschall-
                                (S. 284)      ziehen         untersuchung,
                                              (S. 302, 304)  falls notwendig
                                    │
                            Vermeiden nichtresorbierbarer
                            Kohlenhydrate
                                    │
                            Ⓔ Persistieren der
                               Symptome
                                    │
                    ┌───────────────┴───────────────┐
         Gewichtsverlust, Fieber,          Chronische Symptomatik,
         pathologische Laborbefunde        Abnorme Stuhlgewohnheiten
                    │                               │
         Verdacht auf eine                 Verdacht auf eine
         organische Erkrankung             funktionelle Störung
                    │                               │
         ┌──────────┴──────────┐           Funktionelles Darmsyndrom in
    Malabsorption      Intestinale         Erwägung ziehen (S. 346)
    in Erwägung        Obstruktion                  │
    ziehen             in Erwägung         Wenn diätetische Maßnahmen
    (S. 142)           ziehen              erfolglos bleiben: probeweise
                       (S. 302)            Therapie mit Aktivkohle oder einem
                                           Anticholinergikum erwägen
```

# Nahrungsmittelbedingte Gastroenteritis

Es ist allgemein bekannt, daß die Aufnahme von kontaminierter Nahrung eine akute Erkrankung auslösen kann, zu deren charakteristischen Symptomen Übelkeit, Erbrechen oder Diarrhö gehören. Jedoch läßt sich die Infektionsquelle auch bei sorgfältiger Anamnese hinsichtlich der verzehrten Lebensmittel meist nicht aufdecken, wenn es nicht gelingt, weitere Erkrankte ausfindig zu machen.

(A) Bei Intoxikationen, die durch *Clostridium perfringens* ausgelöst werden, besteht fast immer ein Zusammenhang mit dem Verzehr von gekochtem Fleisch oder Geflügel, das ohne ausreichende Kühlung aufbewahrt wurde, so daß hitzeresistente Sporen auskeimen können. Die keimenden Sporen bilden ein Enterotoxin, das 4 bis 12 Stunden nach der Nahrungsaufnahme zu starken, wäßrigen Diarrhöen führt, die 24 Stunden andauern. Mit Ausnahme einer sorgfältigen Flüssigkeitszufuhr, um eine Exsikkose zu verhüten, gibt es keine spezifische Therapie.

(B) *Bacillus cereus*, ein aerober Sporenbildner, entwickelt ein hitzelabiles Toxin, das eine akute Durchfallerkrankung verursacht, die sich klinisch nicht von einer *C.-perfringens*-Intoxikation unterscheiden läßt. Ferner bildet das Bakterium ein hitzestabiles Toxin; das hierdurch ausgelöste akute Erbrechen ähnelt einer Staphylokokken-induzierten Lebensmittelvergiftung. Die Mehrzahl der durch *B. cereus* ausgelösten Gastroenteritiden tritt Berichten zufolge nach dem Verzehr von gebratenem Reis auf, der nach dem Kochen unzureichend gekühlt aufbewahrt wurde. Die Therapie besteht aus Flüssigkeitsersatz und der Gabe von Antiemetika.

(C) Entwickeln sich bei Patienten nach dem Verzehr von Fisch profuse, wäßrige Diarrhöen und Bauchkrämpfe, so besteht der Verdacht auf eine *Vibrio-parahaemolyticus*-Enteritis. Im Gegensatz zu den meisten nahrungsmittelbedingten Gastroenteritiden kann man hier gewöhnlich eine Leukozytose im peripheren Blut und in den Fäzes nachweisen. Die Isolierung des Erregers in Stuhlproben erfordert spezielle Kulturmethoden. Antibiotika sind bei dieser 1 bis 2 Tage dauernden Erkrankung wirkungslos.

(D) Schlagartiges Einsetzen von sehr starkem Erbrechen und Diarrhö signalisiert den Beginn einer Lebensmittelvergiftung mit *Staphylococcus aureus*. Die Symptome beginnen kurz nach dem Verzehr gekochter, eiweißhaltiger Lebensmittel, die anschließend nicht gekühlt wurden. Ausgelöst wird die Erkrankung durch ein Enterotoxin, produziert von Erregern, die sich in nicht sachgerecht zubereiteten Nahrungsmitteln rasch vermehren. *B. cereus*, *V. parahaemolyticus* und *Yersinia enterocolitica* können ein identisches klinisches Krankheitsbild hervorrufen.

(E) Eier und Geflügel sind häufig die Quellen von *Salmonella*-Infektionen. Die Wahrscheinlichkeit, an einer Salmonellenenteritis zu erkranken, erhöht sich, falls große Mengen von Erregern aufgenommen wurden, der Patient in letzter Zeit mit Antibiotika behandelt wurde oder im Magen keine Säure sezerniert wird. Aus diesem Grund besteht vor allem bei Patienten mit einer perniziösen Anämie oder Patienten unter $H_2$-Antagonisten-Therapie die Gefahr einer Salmonellengastroenteritis. Außer bei Intoxikation oder Sepsis ist eine Antibiotikatherapie nicht ratsam, da hierdurch die Keimausscheidung im Stuhl verlängert wird. Eine kontinuierliche fäkale Salmonellenausscheidung, die länger als 1 Jahr anhält, kennzeichnet den Dauerausscheider. Besteht das Risiko, daß der Patient weitere Personen infiziert, können die Erreger durch eine Behandlung mit *Amoxicillin* (500 mg 3mal täglich für die Dauer eines Monats) oder *Ciprofloxacin* beseitigt werden. Eine Sanierung gelingt häufig auch mit *Lactulose*. Die Keime wachsen zumeist in einer steinhaltigen Gallenblase. Oft ist daher eine Cholezystektomie für die Sanierung des Dauerausscheiders notwendig.

(F) Die Zunahme des Verzehrs von rohem Fisch und Schalentieren ist von einem Anstieg der akuten toxininduzierten Erkrankungen begleitet worden. Beispiele hierfür sind Vergiftungen durch *Ciguatera* oder Scombrotoxin (Thunfisch). Bei beiden treten 1 bis 2 Tage nach Verzehr schweres Erbrechen und Diarrhö auf, wobei jedoch die erstere Vergiftung mit Parästhesien und Paresen, die letztere mit Flush einhergeht. Eine Vergiftung mit *Amanita*-Pilzen (z.B. der Knollenblätterpilz) beginnt mit Gastroenteritis, entwickelt sich aber rasch zu einer hepatorenale Insuffizienz. Eine sorgfältige Ernährungsanamnese ist für eine akkurate Diagnosestellung Pflicht.

## Literatur

1. Archer DL, Young FE. Contemporary issues: diseases with a food vector. Clin Microbiol Rev 1988; 1: 377.
2. Bean NH, Griffin PM, Goulding JS, Ivey CB. Foodborne disease outbreaks, 5-year summary, 1983-7. MMWR 1990; 39: 15.
3. Eastaugh J, Shepherd S. Infectious and toxic syndromes from fish and shellfish consumption. A review. Arch Intern Med 1989; 149: 1735.
4. Gianella RA, Brasile L. A hospital food-borne outbreak of diarrhea caused by Bacillus cereus: clinical, epidemiologic, and microbiologic studies. J Infect Dis 1979; 139: 366.
5. Hof H. Epidemiologie der Salmonellose im Wandel. Dtsch Med Wschr 1991; 116: 545.
6. Holmberg SD, Blake PA. Staphylococcal food poisoning in the United States. JAMA 1984; 251: 487.
7. Horwitz MA. Specific diagnosis of foodborne disease. Gastroenterology 1977; 73: 375.
8. Loewenstein MS. Epidemiology of Clostridium perfringens food poisoning. N Engl J Med 1972; 286: 1026.
9. Lowry PW, McFarland LM, Peltier BH, et al. Vibrio gastroenteritis in Louisiana. J Infect Dis 1989; 160: 978.
10. Pavia AT, Shipman LD, Wells JG, et al. Epidemiologic evidence that prior antimicrobial exposure decreases resistance to infection by antimicrobial-sensitive Salmonella. J Infect Dis 1990; 161: 255.

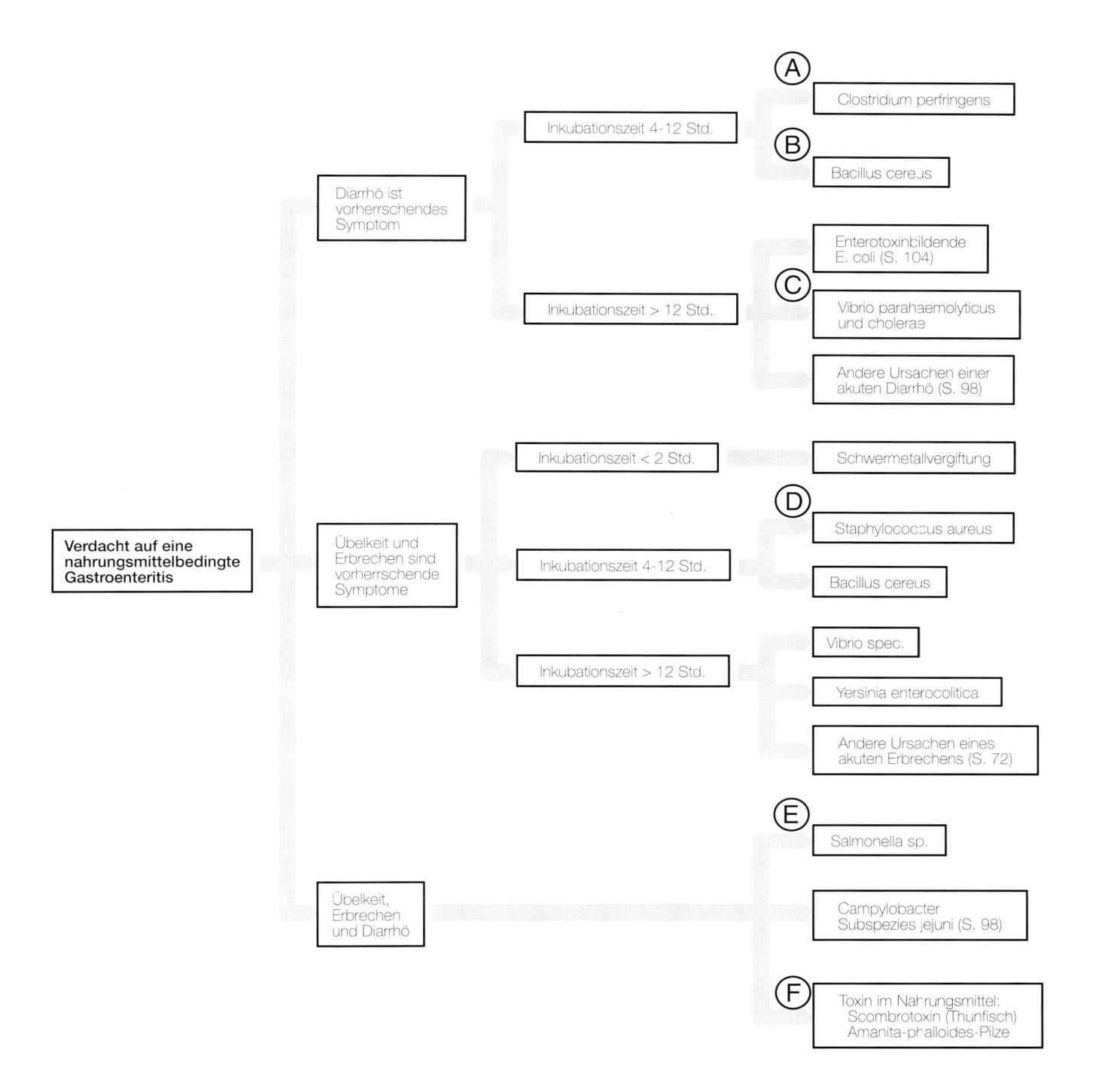

```
Verdacht auf eine
nahrungsmittelbedingte
Gastroenteritis
│
├── Diarrhö ist vorherrschendes Symptom
│   ├── Inkubationszeit 4-12 Std.
│   │   ├── (A) Clostridium perfringens
│   │   └── (B) Bacillus cereus
│   └── Inkubationszeit > 12 Std.
│       ├── Enterotoxinbildende E. coli (S. 104)
│       ├── (C) Vibrio parahaemolyticus und cholerae
│       └── Andere Ursachen einer akuten Diarrhö (S. 98)
│
├── Übelkeit und Erbrechen sind vorherrschende Symptome
│   ├── Inkubationszeit < 2 Std.
│   │   └── Schwermetallvergiftung
│   ├── Inkubationszeit 4-12 Std.
│   │   ├── (D) Staphylococcus aureus
│   │   └── Bacillus cereus
│   └── Inkubationszeit > 12 Std.
│       ├── Vibrio spec.
│       ├── Yersinia enterocolitica
│       └── Andere Ursachen eines akuten Erbrechens (S. 72)
│
└── Übelkeit, Erbrechen und Diarrhö
    ├── (E) Salmonella sp.
    ├── Campylobacter Subspezies jejuni (S. 98)
    └── (F) Toxin im Nahrungsmittel:
            Scombrotoxin (Thunfisch)
            Amanita-phalloides-Pilze
```

# Akute Diarrhö

(A) Bei Erwachsenen mit kurzdauernder Diarrhö ohne Fieber, Exsikkose oder Hämatochezie (Blutstuhl) sollte durch die Behandlung vor allem eine Symptomlinderung erreicht werden; eine spezifische Diagnostik oder Therapie steht hier erst an zweiter Stelle. Dieses Vorgehen läßt sich folgendermaßen begründen: (a) Die Mehrzahl der Patienten leidet unter einem spontan rasch abklingenden Durchfall, der durch Viren hervorgerufen wird (Norwalk-Virus, Rotavirus). (b) Diagnostische Tests bei akuter Diarrhö (Stuhlproben zum Anlegen von Kulturen und zur Untersuchung auf Wurmeier und Parasiten) können sehr aufwendig sein. (c) Bei vielen Durchfallerkrankungen, die nicht durch Viren ausgelöst werden, gibt es keine spezifische Therapie, und sie klingen innerhalb einer Woche spontan ab. Daher sollte die Behandlung in der Frühphase einer akuten Durchfallerkrankung auf die Verhütung einer Exsikkose und auf eine Symptomlinderung hin ausgerichtet sein; Nahrungsmittel, welche die Durchfallerkrankung verlängern könnten, sind zu vermeiden. Großversuche zeigten, daß eine Elektrolytlösung, die Glucose enthält, auch bei starken sekretorischen Diarrhöen resorbiert wird (der glucosevermittelte Natriumtransport wird durch Enterotoxine nicht beeinträchtigt). Diese Lösung sollte Patienten mit voluminösen Durchfällen verordnet werden, die bei alleiniger Flüssigkeitszufuhr ohne Zusätze eine Exsikkose entwickeln. In kleinen Untersuchungsreihen wurde zwar gezeigt, daß peristaltikhemmende Medikamente das febrile Stadium bei einer durch Shigellen ausgelösten Diarrhö verlängern können, dennoch erreicht man bei Patienten ohne Intoxikation mit ausgeprägten schmerzhaften Tenesmen durch vorsichtigen Einsatz von *Pektin, Loperamid* oder *Diphenoxylat* unter Umständen eine raschere Normalisierung der Darmfunktion und eine Verringerung des Flüssigkeitsverlusts. Eine vorübergehende Laktoseintoleranz (Tage bis Monate andauernd) ist eine häufige Begleiterscheinung von viralen oder parasitären Dünndarminfektionen; es sollte daher allen Patienten mit einer akuten Diarrhö eine laktosefreie Diät verordnet werden. Dadurch läßt sich vermeiden, daß wegen einer persistierenden Diarrhö aufgrund einer Laktosemalabsorption eine aufwendige Diagnostik eingeleitet wird (S. 282).

(B) Die leicht durchführbare, kostengünstige Wright-Färbung von Stuhlproben zum Nachweis von in den Fäzes enthaltenen Leukozyten ist ein ausreichend sensitiver und spezifischer Test (75%) bei bakterieller Diarrhö. Finden sich in den Fäzes keine Leukozyten, so sollte man die symptomatische Therapie eine ganze Woche lang fortführen, ehe man Stuhlkulturen anlegt und auf Parasiten untersucht.

(C) Klingt die Diarrhö auch nach einer Woche noch nicht ab und fallen die anfangs vorgenommenen diagnostischen Tests negativ aus, so muß entschieden werden, ob man die Untersuchungen wiederholt (ergänzt durch eine Sigmoidoskopie, zur Entnahme von Biopsien und von Abstrichen aus dem Rektum) oder einen empirischen Therapieversuch einleitet. In Gebieten (z.B. Colorado; USA), wo die Giardiasis (S. 284) eine weitverbreitete Erkrankung ist, wird versuchsweise *Metronidazol* verabreicht. Röntgenkontrastmitteluntersuchungen des Gastrointestinaltrakts spielen bei der diagnostischen Abklärung akuter Diarrhöen keine Rolle und verringern darüber hinaus die Sensitivität von Untersuchungen zum Nachweis von Parasiten.

(D) Von allen Stuhlproben sollte eine Kultur auf Selektivmedien zum Nachweis von *Campylobacter ssp. jejuni* angelegt werden. Dies aus den folgenden Gründen: (a) Es handelt sich um das weitverbreitetste Bakterium, das Diarrhöen bei Erwachsenen verursacht. (b) Die von ihm verursachte Erkrankung ahmt das klinische Bild und die bei einer Sigmoidoskopie nachweisbaren typischen Veränderungen bei entzündlichen Darmerkrankungen oder antibiotikaassoziierter Kolitis nach. (c) Es kann eine monatelang andauernde Erkrankung hervorrufen. (d) Die Behandlung mit *Erythromycin* (4mal täglich 250 mg) verkürzt die Krankheitsdauer. Durch Stuhluntersuchungen mit Hilfe der Dunkelfeldmikroskopie ≈ falls verfügbar ≈ lassen sich die den Erregern eigenen Rotationsbewegungen mit bis zu 90%iger Sensitivität feststellen, so daß die Behandlung eingeleitet werden kann, noch ehe das Resultat der Kultur vorliegt. *Aeromonas hydrophila* ist inzwischen als häufiger Erreger akuter Diarrhö, vor allem kurz nach Antibiotikatherapie oder nach dem Trinken von unbehandeltem Wasser, erkannt worden. Dieser Organismus ist gegenüber *Trimethoprim-Sulfamethoxazol* oder *Ciprofloxacin* empfindlich.

(E) Besteht bei an akuter Diarrhö erkrankten Patienten eine Intoxikation (Fieber, Exsikkose, blutige Diarrhö), so ist (a) häufig eine Klinikeinweisung erforderlich; (b) es muß bei ihnen eine Vielzahl von Tests gleichzeitig durchgeführt werden; (c) sie bedürfen einer empirischen Antibiotikatherapie, während zugleich eine intravenöse Volumensubstitution erfolgt und das Ergebnis der Kulturen abgewartet wird. Bei Verdacht auf eine Shigelleninfektion ist eine Therapie mit *Trimethoprim-Sulfamethoxazol*, bei einer Campylobacter-Infektion eine Behandlung mit *Erythromycin* einzuleiten. Die sachgemäße Isolierung der Stuhlausscheidungen ist bei jedem stationären Patienten wichtig.

## Literatur

1. Christensen ML. Human viral gastroenteritis. Clin Microbiol Rev 1989; 2: 51.
2. Drake AA, Gilchrist MJR, Washington JA II, Huizenga KA, Van Scoy RE. Diarrhea due to Campylobacter fetus subspecies jejuni. A clinical review of 63 cases. Mayo Clin Proc 1981; 56: 414.
3. Gertler S, Pressman J, Cartwright C, Dharmsathaphorn K. Management of acute diarrhea. J Clin Gastroenterol 1983; 5: 523
4. Halpern Z, Dan M, Giladi M, et al. Shigellosis in adults: Epidemiologic, clinical, and laboratory features. Medicine 1989; 68: 210.
5. Holmberg SD, Schell WL, Fanning GR, et al. Aeromonas intestinal infection in the United States. Ann Intern Med 1986; 105: 683.
6. John D, Levine MM. Treatment of diarrhea. Infect Dis Clin North Am 1988; 2: 719.
7. Satterwhite TK, DuPont HL. Infectious diarrhea in office practice. Med Clin NA 1983; 67: 203.
8. Simon GL, Gorbach SL. Intestinal flora in health and disease. Gastroenterology 1984; 86: 174.
9. Sonnenborn V, Grinewald R. Escherichia coli: im menschlichen Darm nützlich, schädlich oder unbedeutend? Dtsch Med Wochenschr 1990; 115: 906.
10. Stoll BJ, Glass RI, Banu H, Huq MI, Khan MU, Ahmed M. Value of stool examination in patients with diarrhoea. Br Med J 1983; 286: 2037.

```
                        ┌─────────────────────────┐
                        │ Patient mit akuter Diarrhö │
                        └─────────────────────────┘
                                    │
                        ┌───────────────────────────────────────┐
                        │ Erwägen:                              │
                        │ • Kürzlich durchgeführte Reise (S. 104)│
                        │ • Homosexueller (S. 100)              │
                        │ • Antibiotika-assoziiert (S. 108)     │
                        │ • Nahrungsmittelbedingte Gastroenteritis (S. 96) │
                        └───────────────────────────────────────┘
```

- **Keine Intoxikation, Diarrhödauer < 3 Tage**
  - (A) Symptomatische Therapie
    - Diarrhö klingt ab → Virusenteritis wahrscheinlich
    - Persistieren der Diarrhö

- **Keine Intoxikation, Diarrhödauer > 3 Tage**
  - (B) Stuhl auf Leukozyten untersuchen
    - Nicht vorhanden → Symptomatische Therapie
      - Diarrhö klingt ab
      - Diarrhö persistiert für > 1 Woche
    - Vorhanden
  
  → Stuhlkultur, Stuhluntesuchung auf Eier und Parasiten
    - Negatives Untersuchungsergebnis → Persistieren der Diarrhö
      - (C) Erwägen: Therapieversuch oder Nochmalige Kultur + Koloskopie
        - Persistieren der Diarrhö → Chronische Diarrhö (S. 112)
    - Nachweis eines enteropathogenen Erregers
      - (D) Campylobacter, Shigella, Salmonella, Yersinia, Aeromonas
    - Nachweis von Parasiten
      - Giardiasis (S. 284)
      - Amöbiasis (S. 372)

- **(E) Intoxikation**
  - Stuhlkultur, Stuhluntersuchung auf Wurmeier und Parasiten, Sigmoidoskopie
  - Rehydratation
  - Erwägen einer empirischen Antibiotikatherapie

# Akute Diarrhö – Besonderheiten bei männlichen Homosexuellen

(A) Hauptrisikofaktoren für die Entstehung sexuell übertragbarer Darminfektionen bei Homosexuellen sind die sexuelle Promiskuität und oral-anale Sexualpraktiken. Trotz der breiten Akzeptanz von «Safer Sex» bleiben sexuell übertragene Darminfektionen weiterhin ein Problem. Hämatochezie, Tenesmen oder Rektalbeschwerden weisen auf eine Läsion des Rektosigmoids hin; wäßrige, voluminöse Diarrhöen und Völlegefühl lassen hingegen auf eine Enteritis schließen. Bei Vorliegen von Adenopathien, einer *Candida*-Ösophagitis oder den für das Kaposi-Sarkom charakteristischen Hautläsionen sollte man an AIDS denken. Durch eine sorgfältige perirektale Untersuchung können Verletzungen (Fissur) oder herpetische Ulzerationen aufgefunden werden.

(B) Bei symptomlosen Homosexuellen mit mehreren Sexualpartnern sollte man aus Rachen-, Urethra- und Rektumabstrich Kulturen zum Nachweis von Gonokokken anlegen sowie 2mal jährlich eine Syphilisdiagnostik durchführen. Der kulturelle Nachweis von Gonokokken aus Rektumabstrichen kann nur dann Anspruch auf Gültigkeit erheben, wenn der Wattetupfer zur Entnahme des Abstrichs 2 cm tief in den Analkanal eingeführt wird und man das Thayer-Martin-Medium nur dann mit dem Untersuchungsmaterial beschickt, wenn es nicht mit Stuhl kontaminiert wurde. *Neisseria gonorrhoeae* kann eine schwere Proktitis verursachen, die auf die distalen 3-5 cm des Mastdarmgewölbes begrenzt ist. Der Nachweis von gramnegativen Diplokokken in Leukozyten, die man bei der Rektoskopie mit Hilfe eines Tupfers gewonnen hat, ist Berichten zufolge ein sensitiver (> 90%) diagnostischer Test bei Verdacht auf eine Gonorrhö. Die Behandlung der rektalen Gonorrhö besteht in der Verabreichung von *Prokain-Penicillin G* in wäßriger Lösung (4,8 Mio IE i.m.) plus *Probenecid* (1 g) oder von *Spectinomycin* (2,0 g i.m.) bei Patienten mit einer Penicillinallergie. Da die asymptomatische Gonorrhö häufig vorkommt, sollte bei Persistieren der Symptome nach einer Behandlung eine Diagnostik zum Nachweis anderer infektiöser Erreger eingeleitet werden.

(C) Bei Homosexuellen, die über eine ausgeprägte Rektalgie, über Obstipation, Harnverhaltung, radikulär ausstrahlende Gesäß- oder Oberschenkelschmerzen oder sakrale Parästhesien klagen, sollte die Verdachtsdiagnose einer *Herpes-simplex*-Proktitis gestellt werden. Durch den Nachweis einer inguinalen Adenopathie oder schmerzhafter perirektaler Ulzera läßt sich die Diagnose weiter erhärten. Die Behandlung mit *Aciclovir* (400 mg, 4 mal täglich) vermindert sowohl die Dauer der Virusausscheidung als auch die Symptome; mit niedrigeren Dosen verhindert man zwar ein Rezidiv, erreicht aber keine Elimination latenter Viren.

(D) Konnten Gonorrhö, Syphilis und ein Herpes simplex ausgeschlossen werden und dauern die Symptome an, so sollte man eine Rektoskopie durchführen. Ein ausgedehntes Rektalulkus läßt auf ein Lymphogranuloma venereum schließen; Biopsien und Abstriche, die dem Schleim der Darmwand entnommen wurden, sind die sensitivsten Tests zum Nachweis einer Amöbiasis; ferner können traumatische Lazerationen festgestellt werden. Obwohl sich im Stuhl vieler homosexueller Patienten *Entamoeba histolytica* finden läßt, ist dieser Parasit nur selten invasiv oder wirklich pathogen. Durch eine Biopsie der entzündeten Darmmukosa läßt sich daher am einfachsten klären, inwiefern Amöbenbefall Ursache der Diarrhö ist.

(E) Homosexuelle mit konfluierender distaler Proktitis und negativen Befunden bei konventionellen Stuhlkulturen und Untersuchungen auf Wurmeier und Parasiten leiden aller Wahrscheinlichkeit nach an einer Proktitis, die durch *Chlamydia trachomatis* anderer Serotypen, wie sie für das Lymphogranuloma venereum verantwortlich sind, verursacht zu sein scheint. Da Kulturen aus Rektumabstrichen falsch negative Ergebnisse liefern können, ist der empirische Behandlungsversuch mit Tetrazyklinen, 4mal täglich 500 mg über einen Zeitraum von 2 bis 3 Wochen, ein zweckmäßiges therapeutisches Vorgehen.

(F) Bei persistierender Diarrhö und Gewichtsverlust ohne Nachweis eines definierbaren pathogenen Keims oder nach einer erfolglosen Therapie erhebt sich die Frage, ob die Ursache möglicherweise ein ungewöhnlicher enteropathogener Erreger ist, der bei AIDS auftreten kann. Dazu gehören die Kryptosporidiose, das *Mycobacterium avium intracellulare*, das Zytomegalievirus sowie Läsionen des Gastrointestinaltrakts durch ein Kaposi-Sarkom oder ein Lymphom. Auch wenn anfängliche Tests auf HIV negativ ausgefallen sind, sollte bei Patienten mit typischen Symptomen (Diarrhö, Dysphagie) oder ungewöhnlichen Infektionen (*Isospora belli*, Kryptosporidiose) eine erneute Abklärung stattfinden (S. 102).

## Literatur

1. Ewig S, Kühnen E, Niese D, Musch E, Kempis J von. Tuberkulose und atypische Mykobakterien bei HIV-Infizierten. Med Welt 1990; 85: 355.
2. Geile D, Hauck R, Scheidter K. Proktologie in der Praxis. Med Welt 1987; 38: 643.
3. Klietmann W (Hrsg). AIDS. Diagnose, Epidemiologie, Klinik, Therapie, Pathologie. 2. Aufl. Stuttgart, New York: Schattauer, 1990.
4. Laughton BE, Druckman DA, Vernon A, et al. Prevalence of enteric pathogens in homosexual men with and without acquired immunodeficiency syndrome. Gastroenterology 1988; 94: 984.
5. O'Brien JJ, Campoli-Richards DM. Acyclovir. An updated review of its antiviral activity, pharmacokinetic properties, and therapeutic efficacy. Drugs 1989; 37: 233.
6. Quinn TC, Stamm WF, Goodell SE, et al. The polymicrobial origin of intestinal infections in homosexual men. N Engl J Med 1983; 309: 576.
7. Rompalo AM, Roberts P, Johnson K, Stamm WE. Empirical therapy for the management of acute proctitis in homosexual men. JAMA 1988; 260: 348.
8. Soave R, Danner RL, Honig CL, Ma P, Hart CC, Nash T, Roberts RB. Cryptosporidosis in homosexual men. Ann Int Med 1984; 100: 504.
9. Weinke T, Friedrich-Janiche B, Hopp P, Janitschke K. Prevalence and clinical importance of Entamoeba histolytica in two high-risk groups: Travelers returning from the tropics and male homosexuals. J Infect Dis 1990; 161: 1029.

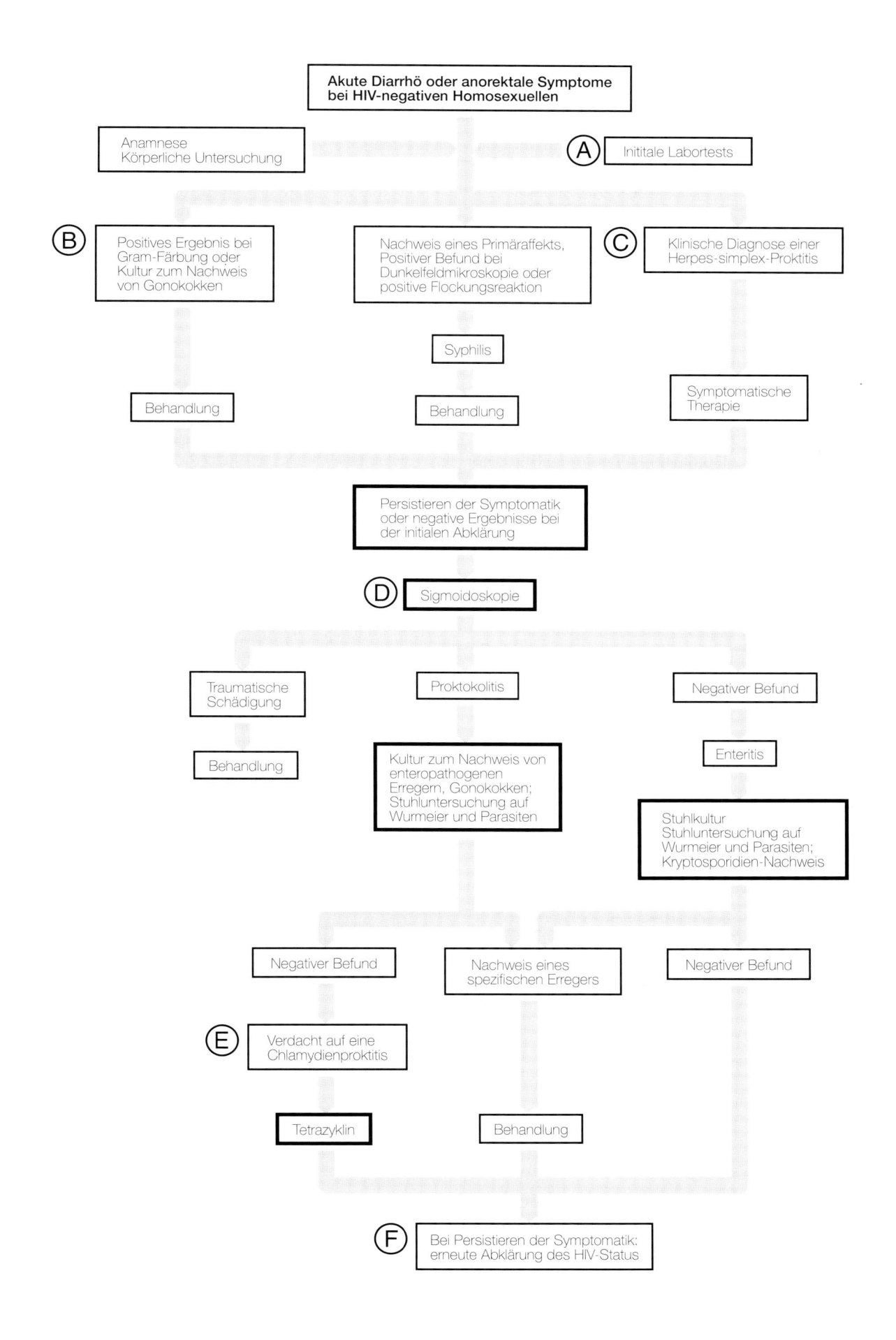

```
                    ┌─────────────────────────────────────┐
                    │ Akute Diarrhö oder anorektale Symptome │
                    │      bei HIV-negativen Homosexuellen    │
                    └─────────────────────────────────────┘
                                      │
         ┌────────────────────────────┼────────────────────────────┐
         │                                                         │
   Anamnese                                                 (A) Initiale Labortests
   Körperliche Untersuchung
```

- (B) Positives Ergebnis bei Gram-Färbung oder Kultur zum Nachweis von Gonokokken
- Nachweis eines Primäraffekts, Positiver Befund bei Dunkelfeldmikroskopie oder positive Flockungsreaktion
- (C) Klinische Diagnose einer Herpes-simplex-Proktitis

→ Syphilis

- Behandlung
- Behandlung
- Symptomatische Therapie

**Persistieren der Symptomatik oder negative Ergebnisse bei der initialen Abklärung**

(D) **Sigmoidoskopie**

- Traumatische Schädigung → Behandlung
- Proktokolitis → **Kultur zum Nachweis von enteropathogenen Erregern, Gonokokken; Stuhluntersuchung auf Wurmeier und Parasiten**
- Negativer Befund → Enteritis → **Stuhlkultur; Stuhluntersuchung auf Wurmeier und Parasiten; Kryptosporidien-Nachweis**

- Negativer Befund
- Nachweis eines spezifischen Erregers
- Negativer Befund

(E) Verdacht auf eine Chlamydienproktitis

- **Tetrazyklin**
- Behandlung

(F) Bei Persistieren der Symptomatik: erneute Abklärung des HIV-Status

101

# Diarrhö bei HIV-positiven Patienten

(A) Tritt bei einem HIV-positiven Patienten Diarrhö auf, so kommt eine Vielzahl verschiedener Diagnosen in Frage. Der erste Schritt bei diesen Patienten wäre die Durchführung einiger einfacher diagnostischer Tests in der Hoffnung, daß die Diarrhö durch eine leicht zu behandelnde Infektion verursacht wird. Wegen des Risikos einer Salmonella-Bakteriämie gehören hierzu auch Blutkulturen. Eine Resorcin-Fuchsin-Färbung des Stuhls zum Nachweis von Kryptosporidien oder Isosporidien sollte neben Routinekulturen und Nachweis von Wurmeiern und Parasiten durchgeführt werden. Kryptosporidiose ist eine häufige Ursache von Flatulenz, Diarrhö und Gewichtsverlust beim immunkompromittierten HIV-positiven Patienten. Der Nutzen der gegenwärtig praktizierten Therapie mit *Spiramycin* ist nicht belegt.

(B) Gegen die Erreger einer Diarrhö bei HIV-positiven Patienten, die nicht mit den üblichen Stuhluntersuchungen erfaßt werden – z.B. Zytomegalie-Virus oder *Mycobacterium avium intracellulare* – gibt es z. Z. keine wirkungsvolle Therapie. Deshalb erscheint der Therapieversuch mit einem effektiven Antidiarrhoikum wie *Loperamid* sinnvoll, bevor weitere kostspielige Diagnostik (Endoskopie, Biopsien) betrieben wird. Sobald es effektivere Behandlungsmethoden für Tumoren und opportunistische Infektionen, welche nur mit aufwendigeren Mitteln diagnostiziert werden könnten, gibt, ist dann natürlich eine rein empirische Therapie weniger angemessen.

(C) Die Infektion mit dem Protozoon *Isospora belli*, die bei AIDS-Patienten auftreten kann, verursacht großvolumige, wäßrige Durchfälle. Der Erreger kann als große, ovale, säurefeste Oocyste mit zwei Sporoblasten nachgewiesen werden. *Isospora*-Befall wird über 10 Tage hinweg mit einer Tablette *Trimethoprim-Sulfamethoxazol* forte 2 mal täglich behandelt. Ein Rezidiv tritt bei mehr als 50% der Patienten innerhalb vom 8 Wochen nach Absetzen der Therapie auf; dies kann durch eine prophylaktische Dauertherapie mit einer Tablette *Trimethoprim-Sulfamethoxazol* pro Tag verhindert werden.

(D) Infektionen des Darms lassen sich bei AIDS-Patienten zwar behandeln, aber nur selten heilen. Rezidive sind nach Therapieende bei Patienten mit Shigellose, Salmonellose und Giardiasis häufig. Bei manchen dieser Patienten kann eine Dauertherapie mit der Hälfte der »kurativen« Dosis Rezidive und die Funktionsfähigkeit des Patienten einschränkende Symptome verhindern.

(E) Mikrosporidiose ist eine nicht behandelbare Infektionskrankheit, welche beim AIDS-Kranken mit Diarrhö assoziiert ist. Mikrosporidien sind so klein, daß sie nur durch Elektronenmikroskopie von Biopsien des oberen Dünndarms nachweisbar sind. Mangels einer effektiven Therapie sind die zusätzlichen Kosten für diese Elektronenmikroskopie im üblichen klinischen Rahmen nicht gerechtfertigt.

(F) Bei einer beträchtlichen Anzahl der AIDS-Patienten mit Diarrhö gelingt es trotz ausgedehnter Biopsien und Kulturen nicht, eine Ursache ausfindig zu machen. Im histologischen Bild zeigt sich bei diesen Patienten eine leichte Abstumpfung der Darmvilli neben einer lymphozytären Infiltration der Lamina propria. Beim Großteil dieser Patienten sind die Laktaseaktivität am Bürstensaum und die Fett- und D-Xylose-Resorption vermindert; dies wird von einer chronischen, entkräftenden Diarrhö begleitet. In schweren Fällen sollte die Anwendung von Opiaten oder lang wirksamen Somatostatin-Analoga in Erwägung gezogen werden, um die Diarrhö einigermaßen unter Kontrolle zu bringen.

## Literatur

1. Johanson JF, Sonnenberg A. Efficient management of diarrhea in the acquired immunodeficiency syndrome (AIDS). A medical decision analysis. Ann Intern Med 1990; 112: 942.
2. Kotler DP, Francisco A, Clayton F, Scholes JV, Orenstein JM. Small intestinal injury and parasitic diseases in AIDS. Ann Intern Med 1990; 113: 444.
3. Pape JW, Verdier R-I, Johnson WD. Treatment and prophylaxis of Isospora belli infection in patients with the acquired immunodeficiency syndrome. N Engl J Med 1989; 320: 1044.
4. Ullrich R, Zeitz M. HIV-Infektion der intestinalen Mukosa und HIV-Enteropathie. Z Gastroenterologie 1991; 29: 557.
5. Ullrich R, Zeitz M, Heise W, et al. Small intestinal structure and function in patients infected with human immunodeficiency virus (HIV): evidence for HIV-induced enteropathy. Ann Intern Med 1989; 111: 15.

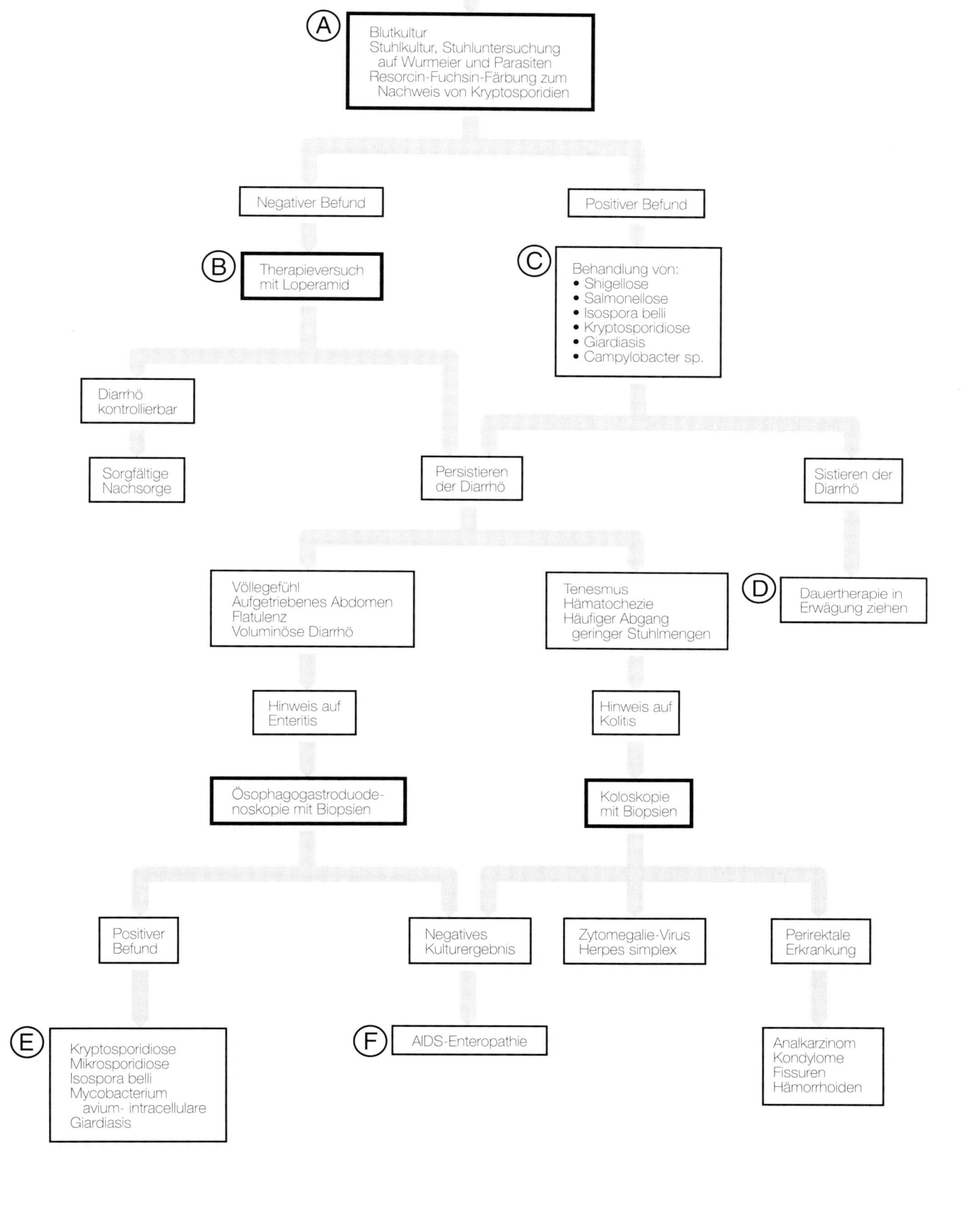

```
                    ┌─────────────────────┐
                    │ Diarrhö bei einem HIV-│
                    │ positiven Patienten │
                    └─────────────────────┘
                              │
          ┌───────────────────────────────────────┐
        (A)│ Blutkultur                           │
           │ Stuhlkultur, Stuhluntersuchung       │
           │ auf Wurmeier und Parasiten           │
           │ Resorcin-Fuchsin-Färbung zum         │
           │ Nachweis von Kryptosporidien         │
           └───────────────────────────────────────┘
```

(A) Blutkultur
Stuhlkultur, Stuhluntersuchung auf Wurmeier und Parasiten
Resorcin-Fuchsin-Färbung zum Nachweis von Kryptosporidien

**Negativer Befund** → (B) Therapieversuch mit Loperamid

**Positiver Befund** → (C) Behandlung von:
- Shigellose
- Salmonellose
- Isospora belli
- Kryptosporidiose
- Giardiasis
- Campylobacter sp.

Diarrhö kontrollierbar → Sorgfältige Nachsorge

Persistieren der Diarrhö

Sistieren der Diarrhö → (D) Dauertherapie in Erwägung ziehen

Völlegefühl / Aufgetriebenes Abdomen / Flatulenz / Voluminöse Diarrhö → Hinweis auf Enteritis → Ösophagogastroduodenoskopie mit Biopsien

Tenesmus / Hämatochezie / Häufiger Abgang geringer Stuhlmengen → Hinweis auf Kolitis → Koloskopie mit Biopsien

**Positiver Befund** → (E) Kryptosporidiose, Mikrosporidiose, Isospora belli, Mycobacterium avium-intracellulare, Giardiasis

**Negatives Kulturergebnis** → (F) AIDS-Enteropathie

**Zytomegalie-Virus / Herpes simplex**

**Perirektale Erkrankung** → Analkarzinom, Kondylome, Fissuren, Hämorrhoiden

# Akute Reisediarrhö

(A) Touristen, die Länder der Dritten Welt bereisen, müssen zu 50 bis 70% damit rechnen, an einer akuten Diarrhö zu erkranken, die 2 bis 4 Tage andauern kann und sie zur Unterbrechung ihrer Reise zwingt. Die überwiegende Zahl der Diarrhöen wird durch enterotoxische *Escherichia coli* verursacht; man beobachtet jedoch auch Infektionen mit *Shigella, Campylobacter, Amoeba, Giardia* und *Salmonella*. Man sollte das Trinken von Leitungswasser sowie den Verzehr von rohem Obst und Gemüse und von Eis vermeiden. Ob diese Maßnahmen eine Diarrhö effektiv verhindern können, ist allerdings nicht geklärt.

(B) Untersuchungen zeigten, daß die tägliche Einnahme von *Wismutsubsalizylat* (240 ml), *Doxycyclin* (100 mg/Tag) oder *Trimethoprim-Sulfamethoxazol* (1 »forte«-Tablette tgl.) die Inzidenz der Diarrhö um 60 bis 90% reduziert. Trotzdem kann dem Durchschnittsreisenden keine prophylaktische Therapie empfohlen werden, da die Einnahme von Wismut umständlich ist und Antibiotika mit Risiken belastet sind. Außerdem beobachtet man mit wachsender Sorge, daß der übermäßige Gebrauch dieser Antibiotika zu einer raschen Plasmid-vermittelten Resistenz führt. Da die Magensäure eine effektive Verteidigung gegen Bakterien darstellt, besteht bei Patienten unter säurehemmender Therapie ein besonderes Risiko von Darminfektionen. Bei diesen Patienten sollte eine Antibiotikaprophylaxe in Erwägung gezogen werden.

(C) Bei den meisten Touristen ist die Behandlung bei Einsetzen der Diarrhö günstiger als eine Prophylaxe. Hat der Patient hohes Fieber oder blutige Durchfälle, empfiehlt sich die Konsultation eines einheimischen Arztes. Falls keine Intoxikation besteht, können Beschwerden und Erkrankungsdauer durch verschiedene Alternativmaßnahmen verringert werden. Eine Elektrolyt-Glukose-Lösung verhindert eine Dehydratation, *Loperamid* beseitigt Bauchkrämpfe und reduziert das Stuhlvolumen, *Ciprofloxacin* (2mal täglich 500 mg) oder *Trimethoprin-Sulfamethoxazol* (2mal täglich 1 Tablette peroral) kann die Krankheitsdauer auf 24 Stunden verkürzen.

(D) Wichtiger Bestandteil der initialen Abklärung einer akuten Diarrhö bei Patienten, die kurz zuvor aus dem Ausland zurückgekehrt sind, ist die Rektoskopie, da diese Untersuchung die größte diagnostische Sensitivität für den Nachweis von Amöben aufweist (sofern Färbungen von Darmschleimausstrichen und Biopsien durchgeführt werden). Bei einer Infektion mit Shigellen behandelt man mit *Trimethoprim-Sulfamethoxazol* (2mal 2 »forte«-Tabletten/Tag), *Campylobacter*-Enteritiden werden mit *Erythromycin* (4mal täglich 250 mg) therapiert; Salmonellosen bedürfen keiner Antibiotikatherapie. *Metronidazol* (3mal täglich 250 mg bei Giardiasis und 3mal täglich 750 mg bei Amöbiasis) ist bei vielen Infektionen mit Parasiten wirksam.

(E) Persistiert eine Diarrhö, nachdem die diagnostische Abklärung negative Befunde erbracht hat, so kann sich der empirische Therapieversuch gegen eine eventuelle Infektion mit Enterotoxin-produzierenden *E. coli* (kurzdauernde Enteritis, an welcher man vor allem in den Tropen erkranken kann) oder einer Giardiasis (eine chronische Enteritis, die besonders in den gebirgigen Regionen der Vereinigten Staaten vorkommt) als zweckmäßig erweisen. Beide Erreger bleiben bei konventioneller Diagnostik unter Umständen unentdeckt.

(F) Patienten, die längere Zeit in einem tropischen Land verbracht haben (Monate), können an chronischer Diarrhö und Malabsorption erkranken. Hier sollte man an die tropische Sprue denken und Schleimhautbiopsien aus dem Dünndarm entnehmen (S. 26). Man findet bei Patienten mit tropischer Sprue eine Zottenatrophie, die sich von den Veränderungen bei einer gluteninduzierten Enteropathie nicht unterscheiden lassen. Die Erkrankten sprechen auf eine Kombinationstherapie mit Tetrazyklinen und Folsäure an; die Ätiologie, d.h. ein spezifischer Erreger, ist jedoch unbekannt.

## Literatur

1. Blaser MJ. Environmental interventions for the prevention of traveler's diarrhea. Rev Infect Dis 1986; 8 (Suppl. 2): S142.
2. DuPont HL, Evans DG, Rios N, Cabada FJ, Evans DJ, DuPont MW. Prevention of traveler's diarrhea with trimethoprim-sulfamethoxazole. Rev Inf Dis 1982; 4: 533.
3. DuPont HL, Sullivan P, Evans DG, et al. Prevention of traveler's diarrhea. Prophylactic administration of subsalicylate bismuth. JAMA 1980; 243: 237.
4. Ericsson CD, DuPont HL, Mathewson JJ, et al. Treatment of traveler's diarrhea with sulfamethoxazole and trimethoprim and loperamide. JAMA 1990; 263: 257.
5. Ericsson CD, Johnson PC, DuPont HL, et al. Ciprofloxacin or trimethoprim-sulfamethoxazole as initial therapy for traveler's diarrhea. Ann Intern Med 1987; 106: 216.
6. Gracey M. Traveler's diarrhea. Is drug therapy for prophylaxis and treatment of real benefit? Drugs 1984; 27: 1.
7. Kain MC, Kelly MT. Clinical features, epidemiology, and treatment of pleisiomonas shigelloides diarrhea. J Clin Microbiol 1989; 27: 998.
8. Kean BH. Travelers' diarrhea: an overview. Rev Infect Dis 1986; 8 (Suppl 2): 5111.
9. Klipstein FA, Engert RF, Clements JD, Houghten RA. Vaccine for enterotoxigenic Escherichia coli based on synthetic heat-stable toxin crossed-linked to the B subunit of heat-labile toxin. J Inf Dis 1983; 147: 318.
10. Lang W. Tropenmedizin in Klinik und Praxis. Stuttgart: Thieme, 1993.
11. Menge H. Erkrankungen des Magen-Darm-Traktes mit Bakterien, Viren und Parasiten. In: Innere Medizin der Gegenwart: Gastroenterologie. Goebell H (Hrsg.). München, Wien, Baltimore: Urban & Schwarzenberg, 1992.
12. Murray BE, Rensimer ER. Transfer of trimethoprim resistance from fecal Escherichia coli isolated during a prophylaxis study in Mexico. J Inf Dis 1983; 147: 724.
13. Wolfe MS. Acute diarrhea associated with travel. Am J Med 1990; 88: 34S.

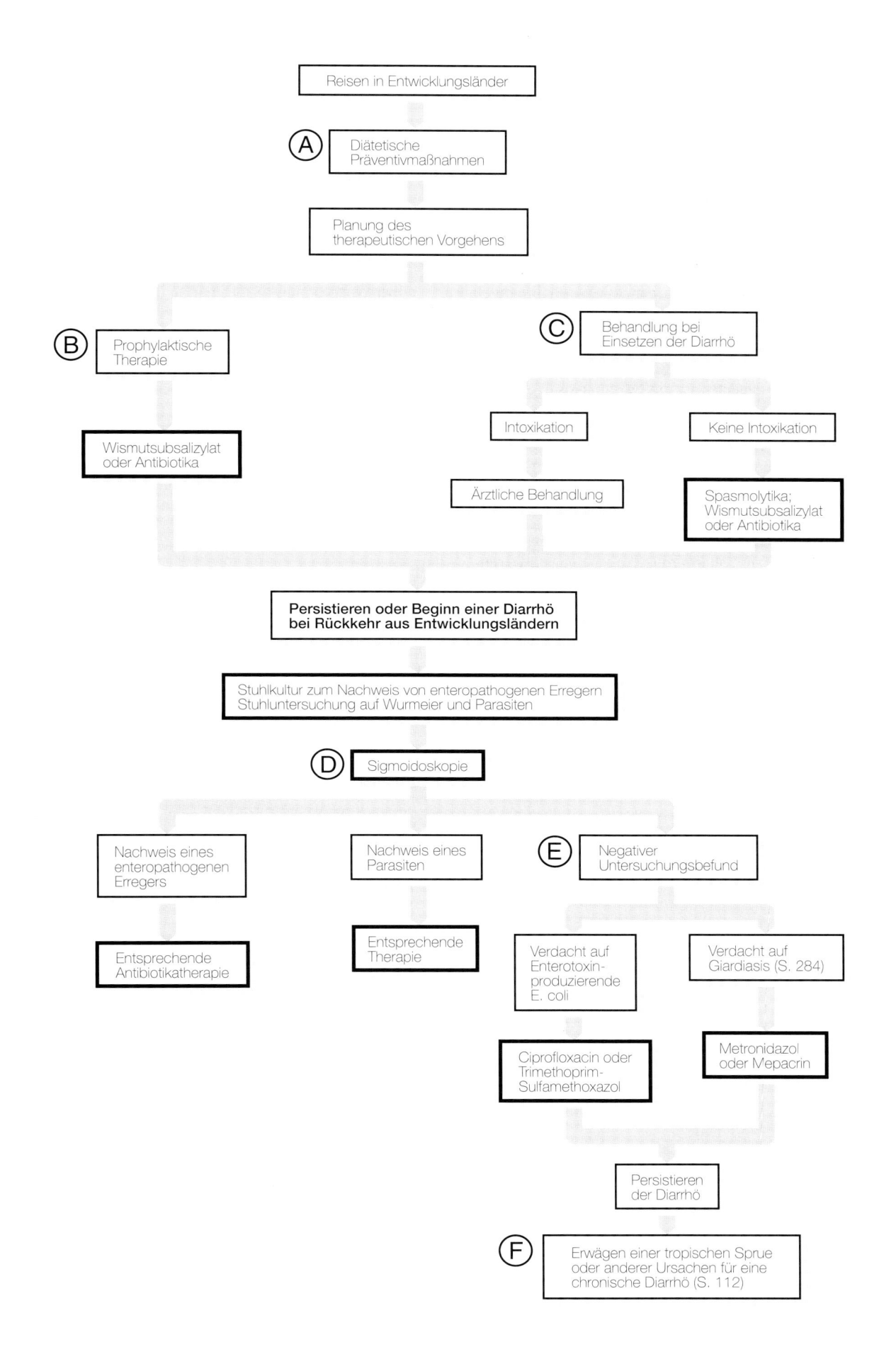

```
                    Reisen in Entwicklungsländer
                                │
                    (A) Diätetische
                        Präventivmaßnahmen
                                │
                        Planung des
                        therapeutischen Vorgehens
                    ┌───────────┴───────────┐
        (B) Prophylaktische            (C) Behandlung bei
            Therapie                       Einsetzen der Diarrhö
                │                       ┌───────┴────────┐
        **Wismutsubsalizylat        Intoxikation      Keine Intoxikation
         oder Antibiotika**             │                    │
                                    Ärztliche           **Spasmolytika;
                                    Behandlung            Wismutsubsalizylat
                                                          oder Antibiotika**
```

**Persistieren oder Beginn einer Diarrhö
bei Rückkehr aus Entwicklungsländern**

**Stuhlkultur zum Nachweis von enteropathogenen Erregern
Stuhluntersuchung auf Wurmeier und Parasiten**

(D) **Sigmoidoskopie**

```
        ┌───────────────────┼───────────────────────────┐
   Nachweis eines      Nachweis eines         (E) Negativer
   enteropathogenen    Parasiten                  Untersuchungsbefund
   Erregers                │                   ┌──────────┴──────────┐
        │             Entsprechende        Verdacht auf          Verdacht auf
   **Entsprechende   Therapie              Enterotoxin-          Giardiasis (S. 284)
   Antibiotikatherapie**                   produzierende
                                           E. coli                    │
                                               │              **Metronidazol
                                        **Ciprofloxacin oder    oder Mepacrin**
                                        Trimethoprim-
                                        Sulfamethoxazol**
                                                    │
                                            Persistieren
                                            der Diarrhö
                                                │
                                    (F) Erwägen einer tropischen Sprue
                                        oder anderer Ursachen für eine
                                        chronische Diarrhö (S. 112)
```

# Diarrhö bei Alkoholikern

(A) Durchfälle unterschiedlichen Schweregrads sind bei Alkoholikern eine häufige Erscheinung. Diese Diarrhö kann viele Formen annehmen, von einem vorübergehenden akuten Schub wäßriger Stühle nach einem Alkoholexzeß bis hin zu protrahierter großvolumiger sekretorischer Diarrhö. Auch Formen, die bei Nichtalkolikern beobachtet werden, treten auf. Typischerweise erfolgt das Aufsuchen ärztlicher Hilfe durch den Kranken aufgrund anderer Störungen (Blutungen, Leberversagen, akute Pankreatitis), und die Diarrhö tritt erst beim stationären Aufenthalt zutage. Beim chronisch mangelernährten Alkoholiker sind Folsäure- und Vitamin-$B_{12}$-Mangel häufig. Bei diesen Patienten ist die Darmmukosa verändert; histologisch kann man Zottenatrophie mit megaloblastischen Kernveränderungen erkennen. Diese Veränderungen werden von einer Malabsorption von Laktose, D-Xylose und Fett begleitet. Eine Vitaminsubstitution bringt die Diarrhö meist zum Abklingen.

(B) Bei Alkoholikern besteht meist eine verminderte Disaccharidasen-Funktion im Darm. Ursache hierfür sind entweder die oben erwähnten Mukosaveränderungen oder eine Pankreasinsuffizienz. Typischerweise fallen solche Patienten, wenn sie zuhause keine Milch trinken, auf, wenn sie im Krankenhaus auf Milch hin Diarrhö bekommen. Ähnliche Folgen können fruktosereiche Getränke, wie Apfelsaft, Traubensaft oder gesüßte Erfrischungsgetränke auslösen. Hierbei wird kein diagnostischer Test benötigt: meistens ist es ausreichend, wenn die betreffenden Nahrungsmittel vermieden werden. Außerdem ist Alkoholabstinenz notwendig

(C) Pankreasinsuffizienz tritt bei Alkoholikern häufig auf; die resultierende Steatorrhö kann zu einer Diarrhö beitragen. Da Pankreasenzympräparate recht teuer sind, ist eine empirische Enzymgabe nicht ratsam. Eine abnorme Fettausscheidung bei einem Alkoholiker mit Kalkablagerungen im Pankreas auf dem Röntgenbild gilt hier zwar als ausreichender Befund, um eine Enzymsubstitution zu rechtfertigen, aber quantitativere Untersuchungen sollten in Erwägung gezogen werden.

(D) In seltenen Fällen verlaufen die diagnostischen Untersuchungen ohne Ergebnis, während schwere wäßrige Durchfälle über Wochen hinweg anhalten. In diesem Fall sollte an einen direkten toxischen Effekt des Alkohols auf die Mukosa gedacht werden. Bei einer Reihe von Untersuchungen konnte nachgewiesen werden, daß ins Jejunum instillierter Alkohol bei Tieren die Resorption von Wasser und Elektrolyten beträchtlich herabsetzte. Bei einigen Alkoholikern betrug die Stuhlausscheidung mehrere Liter pro Tag; wegen der erfolgenden Dehydratation konnten sie nicht entlassen werden. Da bei manchen dieser Patienten eine autonome Neuropathie vorliegt, empfiehlt sich ein Therapieversuch mit *Loperamid*. Wenn mit *Loperamid* keine Wirkung zu erzielen ist, sollte die Verwendung eines langwirkenden Somatostatin-Analogons erwogen werden.

## Literatur

1. Greene HL, Stifel FB, Herman RH, et al. Ethanol-induced inhibition of human intestinal enzyme activities: reversal by folic acid. Gastroenterology 1974; 67: 434.
2. Halsted CH, Robles EA, Mezey E. Intestinal malabsorption in folate-deficient alcoholics. Gastroenterology 1973; 64: 526.
3. Keshavarzian A, Dutta SK. Carbohydrate malabsorption in alcoholic pancreatic insufficiency. The effect of pancreatic enzyme therapy on intestinal transit time. J Clin Gastroenterol 1988; 10: 528.
4. Senger MV, Layer P, Goebel H. Chronische Pankreatitis. In: Innere Medizin der Gegenwart. Gastroenterologie. Goebell H (Hrsg.). München, Wien, Baltimore: Urban & Schwarzenberg 1992; S. 502.
5. Villata J, Estruch R, Antunez E, et al. Vagal neuropathy in chronic alcoholics: relation to ethanol consumption. Alcohol 1989; 24: 421.

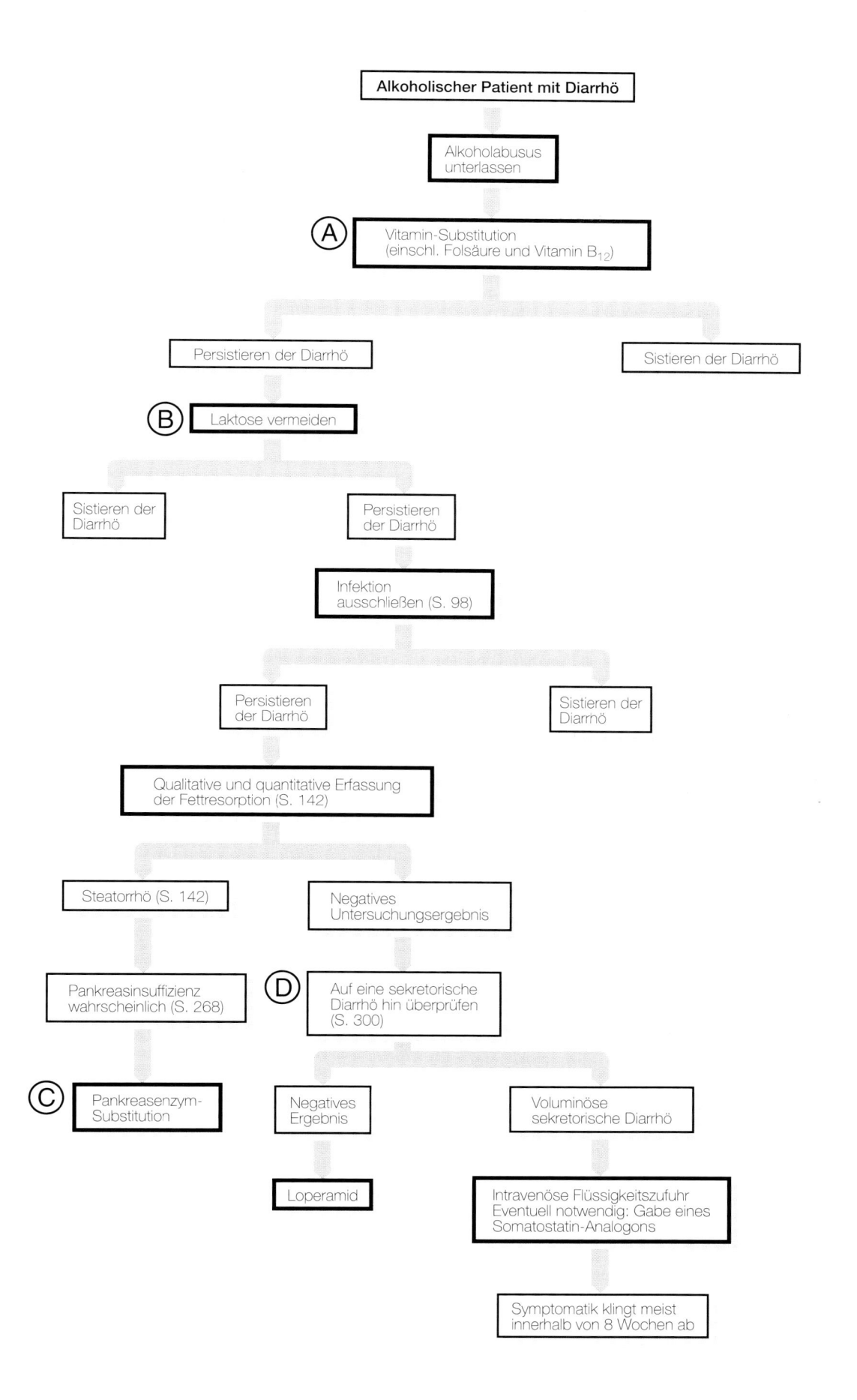

```
                    ┌─────────────────────────────┐
                    │ Alkoholischer Patient mit Diarrhö │
                    └─────────────────────────────┘
                                   │
                    ┌─────────────────────────────┐
                    │   Alkoholabusus unterlassen  │
                    └─────────────────────────────┘
                                   │
              (A)   ┌─────────────────────────────┐
                    │      Vitamin-Substitution    │
                    │ (einschl. Folsäure und Vitamin B₁₂) │
                    └─────────────────────────────┘
                                   │
                ┌──────────────────┴──────────────────┐
      Persistieren der Diarrhö              Sistieren der Diarrhö
                │
        (B) ┌──────────────────┐
            │ Laktose vermeiden │
            └──────────────────┘
                │
      ┌─────────┴─────────┐
 Sistieren der      Persistieren
   Diarrhö           der Diarrhö
                          │
                ┌──────────────────┐
                │ Infektion        │
                │ ausschließen (S. 98) │
                └──────────────────┘
                          │
              ┌───────────┴───────────┐
        Persistieren              Sistieren der
        der Diarrhö                 Diarrhö
              │
      ┌───────────────────────────┐
      │ Qualitative und quantitative │
      │ Erfassung der Fettresorption │
      │ (S. 142)                     │
      └───────────────────────────┘
              │
     ┌────────┴────────┐
 Steatorrhö         Negatives
 (S. 142)       Untersuchungsergebnis
     │                  │
 Pankreasinsuffizienz  (D) Auf eine sekretorische
 wahrscheinlich             Diarrhö hin überprüfen
 (S. 268)                   (S. 300)
     │                         │
 (C) Pankreasenzym-    ┌───────┴────────┐
     Substitution   Negatives     Voluminöse
                   Ergebnis   sekretorische Diarrhö
                     │              │
                 Loperamid    Intravenöse Flüssigkeitszufuhr
                              Eventuell notwendig: Gabe eines
                              Somatostatin-Analogons
                                     │
                              Symptomatik klingt meist
                              innerhalb von 8 Wochen ab
```

# Antibiotika-assoziierte Diarrhö

(A) Während einer Antibiotikabehandlung treten häufig leichte Magenbeschwerden und Durchfälle auf. Bei den meisten Patienten lassen sich diese Symptome durch einfache Maßnahmen, wie Verabreichung von Joghurtkulturen und Absetzen der Antibiotika, beseitigen. In seltenen Fällen persistiert die Diarrhö jedoch auch nach Absetzen der Medikation, oder es kommt zu einer »toxischen Reaktion« (Hämatochezie, Leukozyten in den Fäzes, Fieber, Auftreibung und Druckschmerzhaftigkeit des Abdomens). Bei letzteren Patienten besteht das Risiko einer Antibiotika-assoziierten Kolitis; eine weitere diagnostische Abklärung muß erfolgen.

(B) Um die Diagnose einer Antibiotika-assoziierten Kolitis zu verifizieren, ist entweder das Auffinden charakteristischer Pseudomembranen (gelbe, adhärente Plaques mit dazwischenliegender normaler Schleimhaut) bei einer Koloskopie oder der Nachweis von *Clostridium-difficile*-Toxin in Stuhlproben erforderlich. Beiden Untersuchungen sind Grenzen gesetzt: Bei etwa 10 bis 20% der Patienten mit einer Antibiotika-assoziierten Kolitis lassen sich innerhalb der Reichweite eines starren Sigmoidoskops keine Pseudomembranen nachweisen; benutzt man ein flexibles Endoskop, so muß es, um eine Übertragung von *C.-difficile*-Sporen zu vermeiden, mit Gas sterilisiert werden. Außerdem können Pseudomembranen auch aufgrund einer ischämischen Kolitis entstehen und sind für eine Antibiotika-assoziierte Kolitis nicht pathognomonisch. Der Labortest zum Nachweis von *C.-difficile*-Toxin kann auch bei Patienten mit einer vorübergehenden Diarrhö ohne Kolitis positiv ausfallen und muß daher unter Berücksichtigung des klinischen Bildes und der endoskopischen Untersuchungsergebnisse interpretiert werden. Beim immunologischen Toxinnachweis, der jetzt anstelle des Zytotoxizitätstests durchgeführt wird, ergibt sich eine falsch negative Befundrate von 20 bis 50%, so daß ein negativer Toxintest eine Antibiotika-assoziierte Kolitis nicht ausschließt.

(C) *Clostridium difficile* sondert nur zwei Toxine ab (A, B), wovon nur eines (A) Antibiotika-assoziierte Kolitis hervorrufen kann. Bei 13% von asymptomatischen Patienten wurde bei stationärer Aufnahme *C. difficile* in Kultur nachgewiesen; dies belegt, daß ein positives Kulturergebnis keinen Krankheitsbeweis darstellt. *C. difficile* vermehrt sich nach einer Antibiotikatherapie im Darm stark. Jedes Antibiotikum kann eine Antibiotika-assoziierte Kolitis verursachen; die Erkrankung kann während der Therapie oder mehrere Wochen nach Absetzen der Antibiotika beginnen. Falls die Patienten mit einer Antibiotika-assoziierten Kolitis stationär aufgenommen werden, sollten die Stuhlausscheidungen isoliert werden, da sich die *C.-difficile*-Sporen bei einer Standarddesinfektion als resistent erweisen können und monatelang auf umgebenden Oberflächen haften bleiben.

(D) Die Standardbehandlung der Antibiotika-assoziierten Kolitis bestand bis vor kurzem aus der peroralen Gabe von 4mal täglich 500 mg *Vancomycin* über eine Dauer von 10 bis 14 Tagen. Eine solche Therapie ist relativ teuer und stützte sich größtenteils auf nichtrandomisierte, retrospektive Studien. In jüngster Zeit konnte anhand mehrerer Untersuchungen demonstriert werden, daß die perorale Gabe von 3mal täglich 250 mg *Metronidazol* ebenso wirksam ist wie *Vancomycin* (Heilung in über 90%) und 125 mg *Vancomycin* 4mal täglich genauso effektiv sind wie 500 mg 4mal täglich. Da eine *Metronidazol*-Kur weniger kostspielig ist, sollte dieses Medikament die Therapie der Wahl bei einer Antibiotika-assoziierten Kolitis sein, sofern die Erkrankung nicht als Folge einer *Metronidazol*-Therapie aufgetreten ist. Wenn die Therapie greift, sollten sich 48 bis 72 Stunden nach Beginn der Therapie die Symptome bessern und die Pseudomembranen verschwinden.

(E) 10 bis 20% der Patienten mit einer Antibiotika-assoziierten Kolitis, bei denen unter der Therapie die Symptome abklingen, entwickeln innerhalb eines Monats ein Rezidiv. Bei vielen Patienten ist dies auf eine Persistenz von *C. difficile* zurückzuführen, wobei im Lauf der Zeit eine erneute Besiedelung des Darms auftritt; bei anderen Patienten läßt dies auf eine Reinfektion schließen. Das Rezidiv kann mit denselben Therapeutika behandelt werden wie die ursprüngliche Erkrankung. Zu den alternativen Therapien gehören *Rifampicin*, *Bacitracin* und *Colestyramin*. Einem neueren Bericht zufolge verhinderte die einmonatige Gabe der nichtpathogenen Hefe *Saccharomyces boulardii* nach Abschluß einer erfolgreichen *Vancomycin*-Therapie Rezidive.

## Literatur

1. Bartlett JG. Clostridium difficile: Clinical considerations. Rev Infect Dis 1990; 12 (Suppl 2): 5243.
2. Fekety R, Silva J, Kauffman C, Buggy B, Deery HG. Treatment of antibiotic-associated Clostridium difficile colitis with oral vancomycin: Comparison of two dosage regimens. Am J Med 1989; 86: 15.
3. Lyerly DM, Krivan HC, Wilkins TD. Clostridium difficile: Its disease and toxins. Clin Microbiol Rev 1988; 1: 1.
4. McFarland LV, Surawicz CM, Stamm WE. Risk factors for Clostridium difficile carriage and C. difficile-associated diarrhea in a cohort of hospitalized patients. J Infect Dis 1990; 162: 678.
5. Menge H. Erkrankungen des Magen-Darm-Traktes durch Bakterien, Viren und Parasiten. In: Innere Medizin der Gegenwart,: Gastroenterologie. Goebell H (Hrsg). München, Wien, Baltimore: Urban & Schwarzenberg, 1992.
6. Silva J Jr. Update on pseudomembranous colitis. West J Med 1989; 151: 644.
7. Surawicz CM, McFarland LV, Elmer G, Chinn J. Treatment of recurrent Clostridium difficile colitis with vancomycin and Saccharomyces boulardii. Am J Gastronenterol 1989; 84: 1285.

```
                    Akute Diarrhö bei Patienten unter
                         medikamentöser Therapie

        (A) Antibiotika                                      Nicht antibiotisch wirkende
                                                             Medikamente

                                                                  Absetzen der
                                                                  Medikation

    Leichte Diarrhö,            Starke Diarrhö,
    Kein Fieber,                Fieber, abdominelle                Symptomatische
    Keine abdominellen          Beschwerden                        Therapie
    Beschwerden

         Absetzen der                Absetzen der
         Antibiotika                 Antibiotika           Sistieren der        Persistieren
                                                           Diarrhö              der Diarrhö

Sistieren der    Persistieren   (B) Koloskopie
Diarrhö          der Diarrhö        Nachweis von C. dif-                 Abklärung entsprechend einer
innerhalb von                       ficile-Toxin im Stuhl                nicht medikamentös induzierten
5 Tagen                                                                  Diarrhö (S. 98)

                  Negativer              Nachweis von Pseudo-
                  Befund                 membranen   oder
                                         Positiver Toxinnachweis

                  Persistieren
                  der Diarrhö        (C) Antibiotika-
                                         assoziierte Kolitis

            Abklärung entsprechend einer
            nicht durch Antibiotika          (D) Metronidazol oder
            induzierten Diarrhö (S. 98)          Vancomycin

                    Abklingen                    Persistieren
                    der Diarrhö                  der Diarrhö

                    Kontrolluntersuchung         Überdenken
                    nach 1 Monat                 der Diagnose

                                                 Therapiewechsel

         Kein Rezidiv      Rezidivieren
                           der Diarrhö

                    Nachweis von C.difficile-
                    Toxin im Stuhl

            Negativ            Positiv

         Abklärung          (E) Rezidiv einer Antibiotika-
         entsprechend           induzierten Kolitis
         einer akuten
         Diarrhö (S. 98)       Wiederholung
                               der Therapie
```

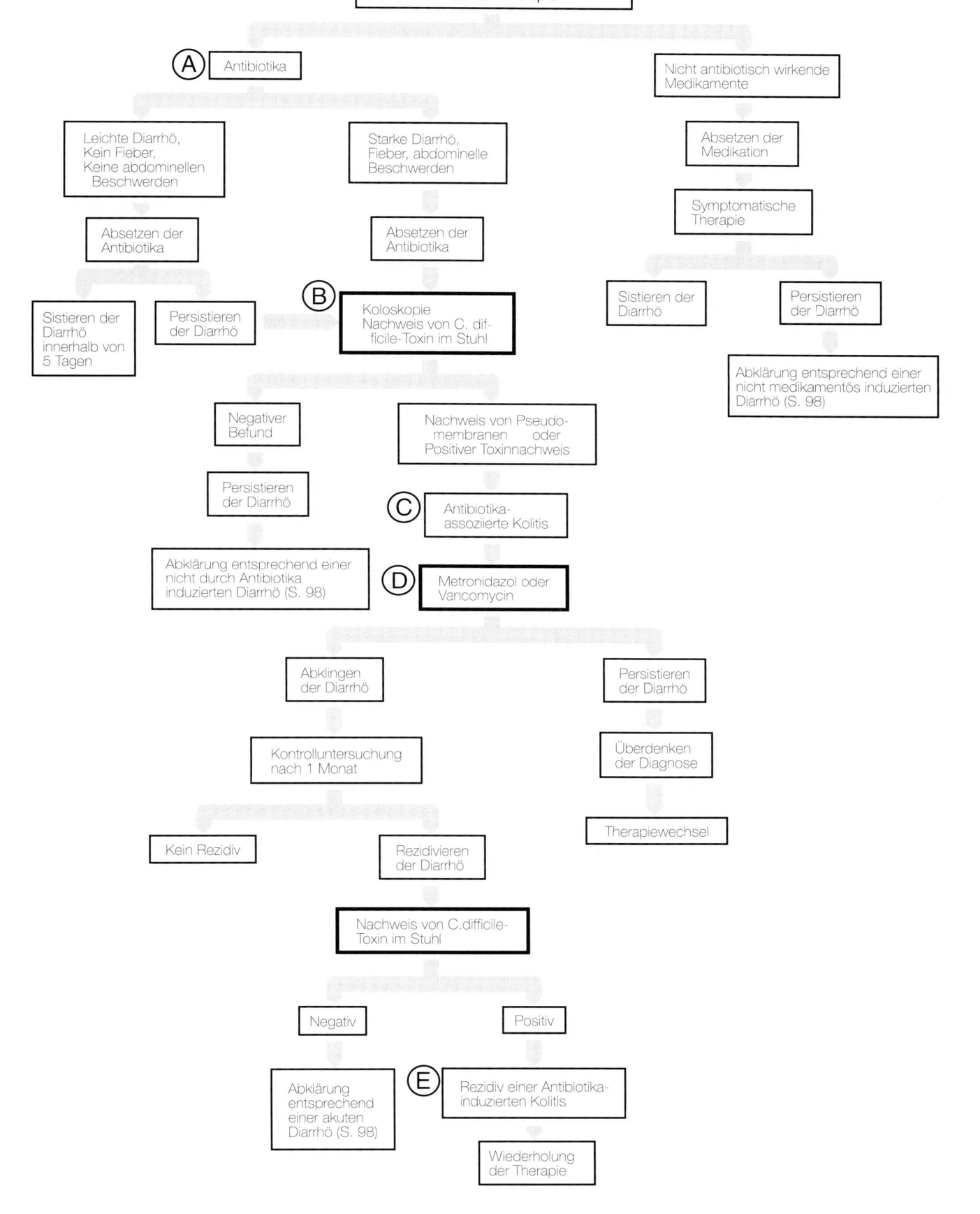

# Akute blutige Diarrhö

(A) In nichttropischen Gebieten, in denen keine durch Amöben oder Shigellen verursachte Ruhr verbreitet ist, kann man davon ausgehen, daß Blutbeimengung bei Diarrhö nicht Zeichen einer bakteriellen oder parasitären Infektion ist. Trotzdem sollte bei Blut im Stuhl eine intensive diagnostische Abklärung folgen, die auch Kulturen und Koloskopie umfaßt. Finden sich Fissuren oder Hämorrhoiden bei normal aussehender Mukosa, so sollte der Patient wie bei einer nichtbakteriellen Enteritis therapiert werden (S. 96). Lokalbehandlungen (Suppositorien, Salben) sind meistens überflüssig, da die Blutungen aus den Läsionen nach Abklingen der Diarrhö sistieren.

(B) Bei Patienten mit einer konfluenten Proktokolitis, aber negativen Ergebnissen bei Stuhlkulturen und Nachweisen von Wurmeiern und Parasiten sind Biopsien zur weiteren Klärung von zentraler Bedeutung. Eine veränderte Kryptenarchitektur und lymphozytäre Infiltration der Lamina propria weisen deutlich eher auf eine chronische als auf eine akute Proktitis hin. Auch zum Ausschluß von Amöbiasis sind Biopsien wichtig. Manche Patienten behandeln sich selbst mit Peroxid- oder Kräutereinläufen, welche zu einer chronischen Proktitis führen können. Es gibt auch gute Belege dafür, daß durch nichtsteroidale Antirheumatika (NSAR) entzündliche Darmerkrankungen ausgelöst oder verschlimmert werden können.

(C) Auch wenn bei allen Routinekulturen kein Erregernachweis gelang, bedeutet dies keinen Ausschluß bakterieller Erreger. In Stuhlkultur gelingt z.B. nicht die Differenzierung zwischen dem 0157:H7-Serotyp von *E. coli* und dem kommensalen Typus. Der genannte Serotyp verhält sich jedoch invasiv, verursacht eine hämorrhagische Kolitis und ist mit dem hämolytisch-urämischen Syndrom und der thrombotisch-thrombozytopenischern Purpura assoziiert. Typischerweise tritt hierbei eine segmentale Kolitis mit Aussparung des Rektums auf; optisch kann sie mit ischämischer Kolitis oder der Crohn-Erkrankung verwechselt werden. Eine Identifizierung der vorhandenen Serotypen wird von vielen privaten und öffentlichen Labors durchgeführt.

(D) Die Rolle von Östrogenen in der Pathogenese von Kolitis ist umstritten. Es gibt zahlreiche Berichte von Frauen unter hormoneller Kontrazeption, bei denen sich eine segmentale Kolitis entwickelte, die jedoch nach Absetzen der Hormongaben abklang. Diese Phänomen basiert aber wahrscheinlich eher auf ungewöhnlichen ischämischen Komplikationen. Es liegen epidemiologische Studien vor, die zu dem Schluß kommen, orale Kontrazeptiva steigerten oder lösten chronische idiopathische entzündliche Darmerkrankungen aus. In neueren kontrollierten Studien konnte dieser Zusammenhang jedoch nicht bestätigt werden. Es ist auf jeden Fall angemessen, bei Patientinnen mit segmentaler Kolitis orale Kontrazeptiva abzusetzen. Es spricht wohl nichts dagegen, bei Frauen mit bekannter entzündlicher Darmerkrankung orale Kontrazeptiva einzusetzen.

(E) Beim älteren Patienten mit einer Erstmanifestation segmentaler Kolitis sollte immer zuerst an Ischämie gedacht werden, bevor man die Erkrankung als Morbus Crohn zu deuten beginnt. Das Risiko hierfür ist bei Patienten mit Herzerkrankungen, bei denen das Herzzeitvolumen verringert oder das Risiko von Embolien erhöht ist (Vorhofflimmern, Kardiomyopathie), am größten. Befindet sich der Patient in einem klinisch stabilen Zustand, so läßt sich die Diagnose am besten durch sorgfältige Verlaufskontrolle bestätigen: entzündliche Veränderungen auf dem Boden von Ischämien sollten innerhalb von 1 bis 2 Monaten abklingen.

## Literatur

1. Farraye FA, Peppercorn MA, Ciano PS, Kavesh WN. Segmental colitis associated with Aeromonas hydrophila. Am J Gastroenterol 1989; 84: 436.
2. Griffin PM, Olmstead LC, Petras RE. Escherichia coli 0157:H7-associated colitis. Gastroenterology 1990; 99: 142.
3. Griffin PM, Ostroff SM, Tauxe RV, et al. Illnesses associated with Escherichia coli 0157:H7 infections. Ann Intern Med 1988; 109: 705.
4. Jaspersen P, Rumpf KD, Bässler R, Bonzel T, Hammar C-H. Vital bedrohliche arterielle Blutung bei hämorrhagisch-nekrotisierender Salmonellen-Ileitis. Dtsch Med Wochenschr 1993; 118: 971.
5. Kaufmann HJ, Taubin HL. Nonsteroidal anti-inflammatory drugs activate quiescent inflammatory bowel disease. Ann Intern Med 1987; 107: 513.
6. Lashner BA, Kane SV, Hanauer SB. Lack of association between oral contraceptive use and Crohn's disease: a community-based matched case-control study. Gastroenterology 1989; 97: 1442.

# Patient mit akuter blutiger Diarrhö

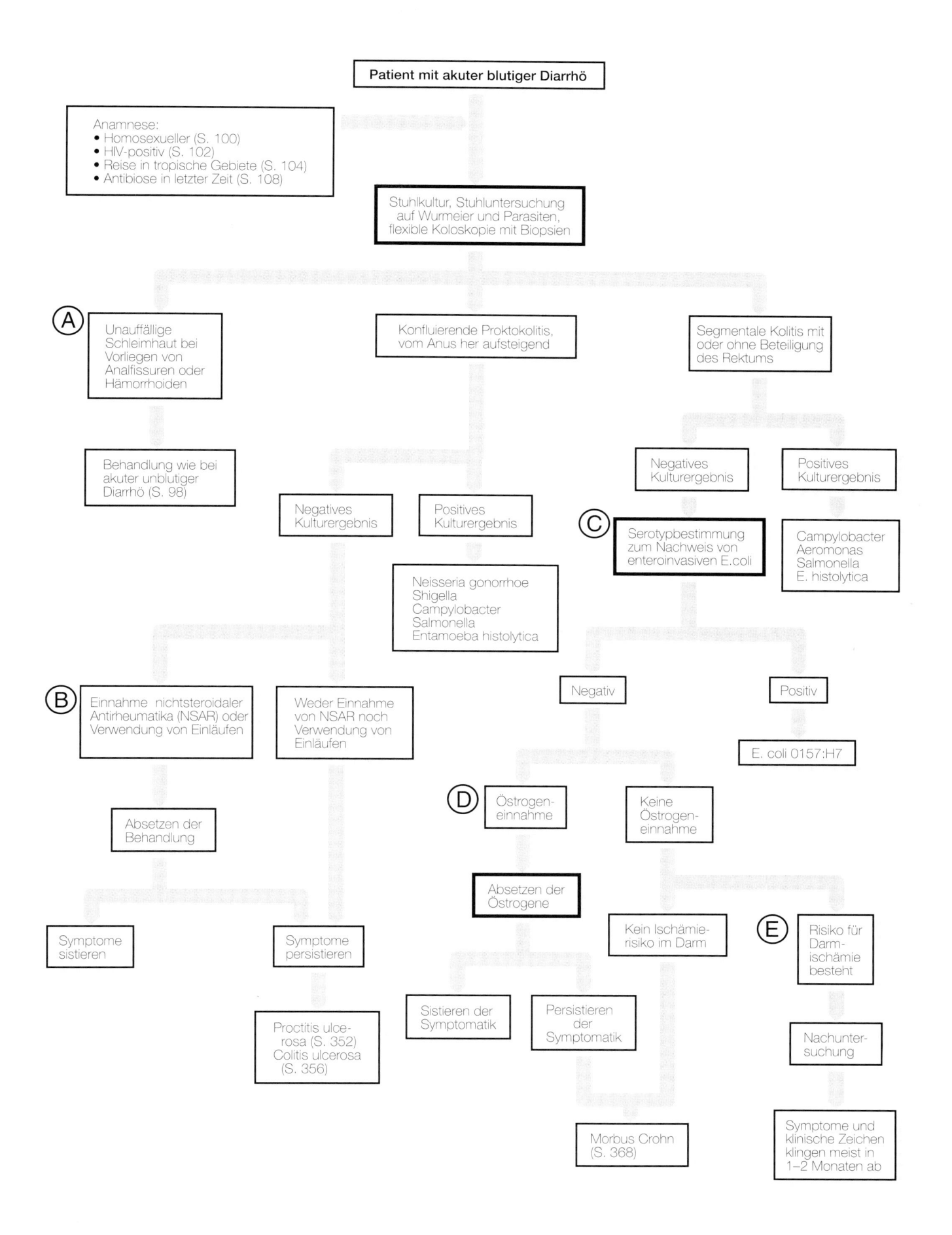

Anamnese:
- Homosexueller (S. 100)
- HIV-positiv (S. 102)
- Reise in tropische Gebiete (S. 104)
- Antibiose in letzter Zeit (S. 108)

Stuhlkultur, Stuhluntersuchung auf Wurmeier und Parasiten, flexible Koloskopie mit Biopsien

## (A) Unauffällige Schleimhaut bei Vorliegen von Analfissuren oder Hämorrhoiden
→ Behandlung wie bei akuter unblutiger Diarrhö (S. 98)

## Konfluierende Proktokolitis, vom Anus her aufsteigend
- Negatives Kulturergebnis
- Positives Kulturergebnis → Neisseria gonorrhoe, Shigella, Campylobacter, Salmonella, Entamoeba histolytica

### (B) Einnahme nichtsteroidaler Antirheumatika (NSAR) oder Verwendung von Einläufen
→ Absetzen der Behandlung
- Symptome sistieren
- Symptome persistieren

### Weder Einnahme von NSAR noch Verwendung von Einläufen
- Symptome persistieren → Proctitis ulcerosa (S. 352), Colitis ulcerosa (S. 356)

## Segmentale Kolitis mit oder ohne Beteiligung des Rektums
- Negatives Kulturergebnis
- Positives Kulturergebnis → Campylobacter, Aeromonas, Salmonella, E. histolytica

### (C) Serotypbestimmung zum Nachweis von enteroinvasiven E. coli
- Negativ
- Positiv → E. coli 0157:H7

### (D) Östrogeneinnahme
→ Absetzen der Östrogene
- Sistieren der Symptomatik
- Persistieren der Symptomatik → Morbus Crohn (S. 368)

### Keine Östrogeneinnahme
- Kein Ischämierisiko im Darm
- (E) Risiko für Darmischämie besteht → Nachuntersuchung → Symptome und klinische Zeichen klingen meist in 1–2 Monaten ab

# Chronische Diarrhö

(A) Diarrhöen, die 2 bis 3 Wochen andauern, gelten als chronisch, und ihre diagnostische Abklärung (z.B. der Einsatz von Röntgenkontrastmitteluntersuchungen) unterscheidet sich von derjenigen bei Durchfallerkrankungen von kürzerer Dauer. Eine Reihe von Darminfektionen (*Campylobacter*, S. 98; Giardiasis, S. 284; Amöbiasis, S. 372) kann Symptome verursachen, die ohne Therapie Monate oder Jahre persistieren; sie sollten durch entsprechende Untersuchungen ausgeschlossen werden. Auszuschließen sind auch leicht therapierbare Erkrankungen, wie die Laktoseintoleranz (S. 282) oder eine Hyperthyreose. Eine sorgfältige Anamnese trägt dazu bei, die Diagnostik auf den Dünn- oder Dickdarm zu konzentrieren (s. Abschnitt C) und organische und funktionelle Diarrhöen zu differenzieren (s. Abschnitt D).

(B) Koloskopie und Sigmoidoskopie spielen bei der Abklärung chronischer Durchfallerkrankungen eine wichtige Rolle. Die flexible Sigmoidoskopie mit einer Einführtiefe von 60 cm ist ein schnell und leicht durchführbares Untersuchungsverfahren. Es ist bei diesen Krankheitsbildern der starren Sigmoidoskopie vorzuziehen, da bei vielen Erkrankungen, die eine chronische Diarrhö verursachen, keine Veränderungen im Rektum hervorgerufen werden (Ischämie, Karzinom, Kolitis bei Morbus Crohn). Bei der Sigmoidoskopie sollten Biopsien entnommen werden; die histologische Untersuchung von Gewebsproben aus pathologisch veränderten Schleimhautarealen erhöht möglicherweise die diagnostische Ausbeute.

(C) Klagt der Patient in der Anamnese über Diarrhöen mit kleinen Stuhlmengen, über Tenesmen (auch ohne Vorliegen einer Proktitis), über Blutbeimengungen im Stuhl oder krampfartige Unterbauchbeschwerden, sollte nach der Sigmoidoskopie evtl. das gesamte Kolon (Koloskopie) untersucht werden. Diarrhöen bei Dünndarmerkrankungen sind gewöhnlich voluminöser und mit einer Auftreibung des Abdomens, mit Völlegefühl und periumbilikalen Bauchschmerzen verbunden. Einen Gewichtsverlust beobachtet man häufiger bei Erkrankungen des Dünndarms.

(D) Eine Reihe charakteristischer Befunde weist darauf hin, daß sich für die Durchfallerkrankung eines Patienten keine organische Störung finden wird. Zu diesen subjektiven und objektiven Befunden einer funktionellen Erkrankung (die im allgemeinen auf eine Motilitätsstörung des Gastrointestinaltrakts zurückgeführt werden kann) gehören folgende Kriterien: (a) der Durchfall tritt nur tagsüber auf; (b) im Stuhl lassen sich weder Blut noch Leukozyten nachweisen; (c) die Patienten verlieren nicht wesentlich an Gewicht, und der wichtigste Gesichtspunkt: (d) anamnestisch lassen sich die Darmprobleme oft bis zur Adoleszenz bzw. Kindheit zurückverfolgen. Bei eingehender Befragung geben die Patienten einen Wechsel von Diarrhö und Obstipation an oder berichten über »Diarrhöen«, die sich als häufige, unvollständige Entleerungen eines »Schafkotstuhls« entpuppen. Eine Objektivierung dieses Symptoms gelingt am besten durch genaue Bestimmung des Stuhlgewichts. Bei allen Patienten mit chronischer Diarrhö muß auch an einen heimlichen Laxanzien- oder Diuretikaabusus (S. 350) gedacht werden.

(E) Patienten mit persistierender Diarrhö, bei denen sich jedoch keine spezifische organische Ursache nachweisen läßt, müssen unter Umständen medikamentös therapiert werden, um Häufigkeit und Volumen der Durchfälle zu reduzieren. Im allgemeinen empfiehlt es sich, zu Beginn der Therapie Medikamente einzusetzen, die kein Suchtpotential aufweisen, da das Leiden voraussichtlich einen langwierigen Verlauf nimmt. Die folgenden Medikamente können der Reihe nach über jeweils 2 bis 3 Wochen versucht werden: **(a)** *Semen psyllii* (Flohsamen) (hydrophil); **(b)** *Colestyramin* (bindet Gallensäuren und bewirkt eine leichte Obstipation); **(c)** *Loperamid* (verzögert die Darmpassage und erhöht die intestinale Resorption von Flüssigkeiten). *Loperamid* weist kein Suchtpotential auf (im Gegensatz zu *Diphenoxylat*, Opiumtinktur und *Codein*) und ist bei diesem Krankheitsbild sehr wirksam.

(F) In seltenen Fällen stellt man bei Patienten mit chronischer wäßriger Diarrhö ein optisch unauffälliges Kolon fest, obwohl histologisch betrachtet die Mukosabiopsien pathologisch sind. Hierbei kann man eine lymphozytäre Infiltration der Mukosa oder eine Kollagenschicht, die die Basalmembran des Epithels zu verdicken scheint, ausmachen. Dieses Phänomen wird als lymphozytäre, mikroskopische oder kollagene Kolitis bezeichnet. Manche dieser Patienten weisen parallel dazu Erkrankungen des Dünndarms (Sprue) und Magens (lymphozytäre Gastritis) auf. Bei dieser lymphozytären Kolitis hat man mit wechselndem Erfolg eine Vielzahl von Therapien eingesetzt (*Sulfasalazin*, Steroide, *Loperamid*) (S. 370).

## Literatur

1. Awouters F, Niemegeers CJE, Janssen PAJ. Pharmacology of antidiarrheal drugs. Ann Rev Pharmacol Toxicol 1983; 23: 279.
2. DuBois RN, Lazenby AJ, Yardley JH, et al. Lymphocytic enterocolitis in patients with »refractory sprue«. JAMA 1989; 262: 935.
3. Fedorak RN, Field M. Antidiarrheal therapy. Prospects for new agents. Dig Dis Sci 1987; 32: 195.
4. Krejs GJ, Walsh JH, Morawski SG, Fordtran JS. Intractable diarrhea. Dig Dis Sci 1977; 22: 280.
5. Lazenby AJ, Yardley JH, Giardello FM, et al. Lymphocytic (microscopic) colitis: a comparative histologic study, with particular reference to collagenous colitis. Hum Pathol 1989; 20: 18.
6. Lembcke B. Ursachen und klinische Diagnostik der chologenen Diarrhoe. Z Gastroenterol 1989; 27: 279.
7. Phillips SF. Diarrhea: Pathogenesis and diagnostic techniques. Postgrad Med 1975; 57: 65.
8. Read NW, Krejs GJ, Read MG, Santa Ana CA, Morawski SG, Fordtran JS. Chronic diarrhea of unknown origin. Gastroenterology 1980; 78: 264.

```
                          Patient mit chronischer Diarrhö
                                       │
        ┌──────────────────────────────┼──────────────────────────────┐
    Ⓐ  Anamnese                                                   Ausschluß von:
        Körperliche Untersuchung                                    • Ursachen einer akuten Diarrhö (S. 98)
                                                                    • Laktoseintoleranz (S. 282)
                                                                    • medikamentös induzierter Diarrhö
                                       │
                              Persistieren der Diarrhö
                                       │
                                                                  Erwägen:
                                                                    • Vorangegangene Strahlentherapie (S. 376)
                                                                    • Vorangegangene Magenoperation (S. 244)
                                                                    • Vorangegangene Ileumresektion (S. 306)
                                                                    • Diabetes (S. 168)
                                       │
                            Ⓑ  Flexible Sigmoidoskopie
                                       │
              ┌────────────────────────┴────────────────────────┐
         Pathologischer                                     Normalbefund
            Befund                                               │
              │                                        Ⓒ  Ausgangspunkt der
              │                                           Diarrhö bestimmen
              │                                               │
       ┌──────┴──────┐                              ┌─────────┴─────────┐
   Entzündliche   Obstruktion                    Dünndarm              Kolon
   Darmerkrankung                                                         │
        │             │                                              Koloskopie
        │        Erwägen:                                                 │
        │         • Karzinom (S. 388)                            ┌────────┴────────┐
   Erwägen:       • Divertikulitis (S. 378)                  Normalbefund    Pathologischer
   • Proctitis ulcerosa (S. 352)                                  │             Befund
   • Colitis ulcerosa (S. 356)                         Voluminöse Stühle?        │
   • Morbus Crohn (S. 368)                             Hypokaliämie?        Entzündliche
   • ischämische Kolitis (S. 402)                      Dehydratation?       Darmerkrankung oder
                                                            │               Obstruktion
                                              ┌─────────────┴─────────┐
                                             Ja                      Nein
                                              │                       │
                                      Verdacht auf eine         Fettstühle
                                      sekretorische             Gewichtsverlust
                                      Diarrhö (S. 300)               │
                                                               Verdacht auf
                                                               Steatorrhö (S. 142)

                                                    Ⓓ  Anamnetisch
                                                       Anhaltspunkte
                                                       für eine
                                                       funktionelle
                                                       Diarrhö?
                                                       │
                                              ┌────────┴────────┐
                                         Anamnese           Anamnese weist
                                         weist nicht auf    auf funktionelle
                                         funktionelle       Diarrhö hin
                                         Diarrhö hin              │
                                              │              Ⓔ  Symptomatische
                                         Koloskopie              Behandlung
                                         mit Biopsien             der Diarrhö
                                              │
                                    ┌─────────┴─────────┐
                               Normalbefund      Pathologischer Befund
                                    │                     │
                         Abklärung von Dünndarm-    Ⓕ  Entzündliche Darmerkrankung
                         erkrankungen (S. 142) oder    Obstruktion
                         Behandlung entsprechend       Lymphozytäre oder kollagenöse
                         einer funktionellen Diarrhö   Kolitis (S. 370)
```

# Gewichtsverlust

Unfreiwilliger Gewichtsverlust ist ein häufiges Leiden; oft wird eine umfangreiche Diagnostik durchgeführt, ohne daß objektive Befunde einer Gewichtsabnahme vorliegen. Ist der Patient dem Arzt nicht bekannt und fehlen weitere subjektive oder objektive Symptome einer Erkrankung, so erweist es sich als hilfreich, wenn sich vor der Anordnung spezieller diagnostischer Tests eine kontinuierliche weitere Gewichtsreduktion nachweisen läßt.

(A) Eine gastrointestinale Ursache für den Gewichtsverlust ist unwahrscheinlich, wenn keines der folgenden Symptome vorliegt: Dysphagie (S. 60), Erbrechen (S. 72), Übelkeit, Ikterus (S. 130), abnorme Stuhlgewohnheiten (S. 112, 116), Hepatosplenomegalie (S. 154), okkultes Blut im Stuhl (S. 148), abdominelle Beschwerden oder Druckempfindlichkeit der Bauchdecken (S. 88). Bei der Mehrzahl (über 95%) der Erkrankungen, die einen Gewichtsverlust verursachen und nicht den Gastrointestinaltrakt betreffen, ergeben Anamnese, körperliche Untersuchung und Laborwerte (Kreatinin, Kalzium, alkalische Phosphatase, Transaminasen, Hämatokrit und Leukozytenzahl) oder eine Thorax- Röntgenaufnahme pathologische Befunde. Zu den häufigen auslösenden Ursachen gehören metastasierende Malignome (z.B. Lungenkrebs) und Infektionen (z.B. Tuberkulose).

(B) Stellt sich ein Patient mit kontinuierlichem Gewichtsverlust erneut vor, nachdem die anfangs durchgeführten Untersuchungen negativ ausgefallen waren, so ist wegen einer möglichen psychogen bedingten Gewichtsabnahme die erneute Beurteilung der zu Beginn erhobenen Anamnese wichtig. Bei Patienten, die im Rahmen der Primärversorgung beurteilt werden, beruht der Gewichtsverlust häufig auf einer Depression. Man sollte den Patienten offen auf in jüngster Zeit erlittene Verluste und seine Reaktion auf vorangegangene Streßsituationen ansprechen (Schlaflosigkeit, Schreikrämpfe, Appetitlosigkeit); dieses gezielte Vorgehen ist günstiger als die Diagnose einer Depression per exclusionem. Der Versuch einer antidepressiven Medikation kann sich als richtig erweisen. Bei jungen Patienten sollte man an eine primäre Eßstörung (Anorexia nervosa, Bulimie) denken.

(C) Die Reihenfolge der Untersuchungen bei Patienten, die aufgrund von abdominellen Beschwerden oder Erbrechen stark geschwächt sind, wird durch die Anamnese und den physikalischen Untersuchungsbefund bestimmt. In Schüben auftretende Oberbauchbeschwerden, die mit der Nahrungsaufnahme zusammenhängen, weisen auf eine Erkrankung von Hohlorganen hin und lassen sich mit Hilfe der Endoskopie und evtl. der Röntgenkontrastmitteluntersuchung des oberen Gastrointestinaltrakts abklären. Beschwerden, die mehr den Charakter eines Dauerschmerzes aufweisen und in den Rücken ausstrahlen, lassen auf eine Pankreaserkrankung oder Lebermetastasen schließen und können durch bildgebende Untersuchungsverfahren (Sonographie oder CT) diagnostiziert werden. Zur exakten Abklärung ist häufig eine ERCP notwendig. Bei geringem Verdacht sollte der Patient kontinuierlich beobachtet werden.

(D) Verliert ein Patient weiter an Gewicht, ohne daß sich hierfür eine Ursache feststellen läßt, hängt die Entscheidung, ob eine weitere Diagnostik (z.B. eine Untersuchung des Gastrointestinaltrakts bei Patienten ohne gastrointestinale Symptomatik) durchgeführt wird, weitgehend davon ab, wie ausgeprägt die Bedenken des behandelnden Arztes sind. Bei jungen Patienten ist eine sorgfältige Verlaufskontrolle hinsichtlich neu auftretender objektiver oder subjektiver Symptome, welche die diagnostische Abklärung in eine bestimmte Richtung lenken, vertretbar; bei älteren Patienten (bei denen maligne Erkrankungen eine größere Rolle spielen) sollten die Untersuchungen wiederholt werden, ohne Zeit für eine Beobachtung zu verlieren. Vor allem wenn Patient und Arzt sich noch nicht kennen, kann eine gewisse Zeit der Beobachtung dem Patienten dabei helfen, über persönliche Probleme, die für die bestehende Erkrankung unter Umständen wichtig sind, mit mehr Offenheit zu sprechen.

## Literatur

1. Grosvenor M, Bulcavage L, Chlebowski RT. Symptoms potentially influencing weight loss in a cancer population. Correlations with primary site, nutritional status, and chemotherapy administration. Cancer 1989; 63: 330.
2. Marton KI, Sox HC Jr, Krupp JR. Involuntary weight loss: Diagnostic and prognostic significance. Ann Int Med 1981; 95: 568.
3. Pohl C, Eidt S, Ziegenhagen D, Kruis W. Immunoproliferative Erkrankungen des Dünndarms – eine seltene Differentialdiagnose des M. Crohn. Dtsch Med Wochenschr 1991; 116: 1265.
4. Robbins LJ. Evaluation of weight loss in the elderly. Geriatrics 1989; 44: 31.
5. Theologides A. Weight loss in cancer patients. CA 1977; 27: 205.

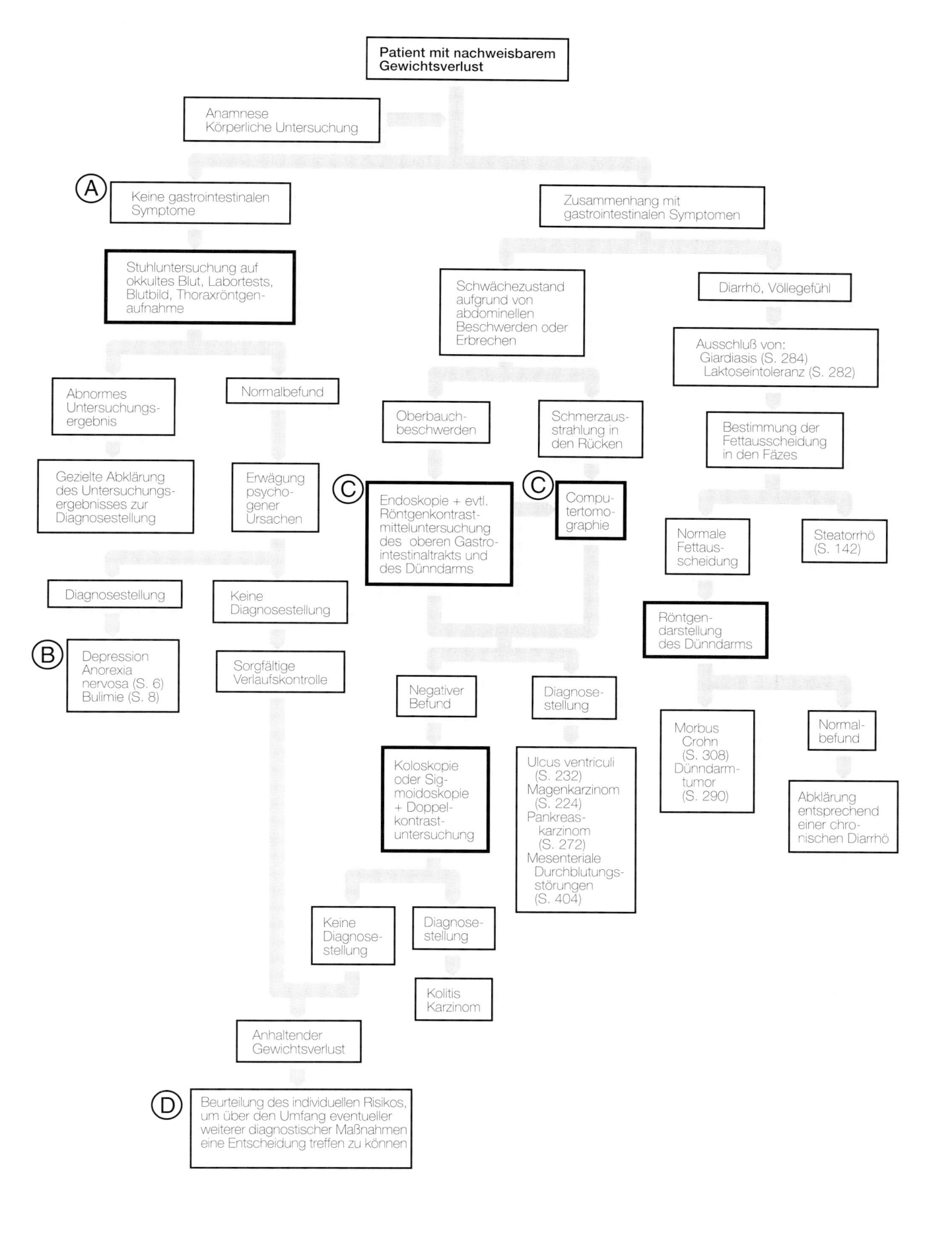

```
                    ┌─────────────────────────┐
                    │ Patient mit nachweisbarem│
                    │ Gewichtsverlust         │
                    └─────────────────────────┘
                                │
                    ┌───────────────────────┐
                    │ Anamnese              │
                    │ Körperliche Untersuchung│
                    └───────────────────────┘
```

(A) Keine gastrointestinalen Symptome → **Stuhluntersuchung auf okkultes Blut, Labortests, Blutbild, Thoraxröntgenaufnahme**

- Abnormes Untersuchungsergebnis → Gezielte Abklärung des Untersuchungsergebnisses zur Diagnosestellung → Diagnosestellung → (B) Depression, Anorexia nervosa (S. 6), Bulimie (S. 8)
- Normalbefund → Erwägung psychogener Ursachen → Keine Diagnosestellung → Sorgfältige Verlaufskontrolle

Zusammenhang mit gastrointestinalen Symptomen:

- Schwächezustand aufgrund von abdominellen Beschwerden oder Erbrechen
  - Oberbauchbeschwerden → (C) **Endoskopie + evtl. Röntgenkontrastmitteluntersuchung des oberen Gastrointestinaltrakts und des Dünndarms**
  - Schmerzausstrahlung in den Rücken → (C) **Computertomographie**
    - Negativer Befund → **Koloskopie oder Sigmoidoskopie + Doppelkontrastuntersuchung**
      - Keine Diagnosestellung → Anhaltender Gewichtsverlust → (D) Beurteilung des individuellen Risikos, um über den Umfang eventueller weiterer diagnostischer Maßnahmen eine Entscheidung treffen zu können
      - Diagnosestellung → Kolitis, Karzinom
    - Diagnosestellung → Ulcus ventriculi (S. 232), Magenkarzinom (S. 224), Pankreaskarzinom (S. 272), Mesenteriale Durchblutungsstörungen (S. 404)

- Diarrhö, Völlegefühl → Ausschluß von: Giardiasis (S. 284), Laktoseintoleranz (S. 282) → Bestimmung der Fettausscheidung in den Fäzes
  - Normale Fettausscheidung → **Röntgendarstellung des Dünndarms**
    - Morbus Crohn (S. 308), Dünndarmtumor (S. 290)
    - Normalbefund → Abklärung entsprechend einer chronischen Diarrhö
  - Steatorrhö (S. 142)

115

# Obstipation

In den Vereinigten Staaten werden Ärzte jedes Jahr 2,5 Mio. mal wegen Obstipation aufgesucht – dies ergibt eine Prävalenz von 1,5 bis 2%. Diese Prävalenz hat sich über die letzten drei Jahrzehnte nicht verändert. Frauen suchen doppelt so häufig den Arzt wegen Obstipation auf als Männer, und die Prävalenz der Arztbesuche bei Personen über 65 Jahre liegt bei über 4%.

(A) Der Normbereich hinsichtlich der Defäkationsfrequenz in den westlichen Ländern liegt zwischen drei Stühlen pro Tag und einem Stuhlgang jeden dritten Tag. Diese »Normen« wurden aufgestellt, um die ständigen Befürchtungen mancher Menschen im Hinblick auf ihre Stuhlgewohnheiten zu verringern. Trotzdem ist fraglich, ob eine Stuhlentleerung jeden 2. bis 3. Tag als »gesund« bezeichnet werden kann. Diese Normen wurden in Ländern entwickelt, in denen eine ballaststoffarme Ernährung mit hohem Risiko, an einem Kolonkarzinom oder einer Divertikulose zu erkranken, und einem erstaunlichen Verbrauch von Laxanzien (mehr als 250 Millionen Dollar jährlich in den Vereinigten Staaten) in Zusammenhang gebracht wurden. Auf die individuelle Anamnese sollte mehr Wert gelegt werden als auf das Festsetzen willkürlicher Normbereiche für die Stuhlfrequenz. So ist es wichtig zu erfahren, ob der Patient harte «Schafkotstühle» absetzt und die Defäkation erschwert ist, ob er Laxanzien einnimmt, um einen Stuhlgang herbeizuführen, oder ob er das Gefühl einer unvollständigen Entleerung hat. Der Ballaststoffgehalt der Nahrung (faserreiche Getreideprodukte, Vollkornbrot, faserreiches Gemüse) kann in wenigen Minuten beurteilt werden. Eine verminderte Ballaststoffaufnahme erklärt die Mehrzahl der chronischen Obstipationen. Viele Arzneimittel können eine Änderung der Stuhlgewohnheiten verursachen (z.B. Opiatanalgetika); daher muß eine sorgfältige Anamnese in bezug auf die Einnahme von Medikamenten erfolgen. Die chronische Anwendung von Laxanzien (S. 350) beeinträchtigt unter Umständen die Dickdarmfunktion und bietet spezielle therapeutische Probleme. Bei älteren Menschen beobachtet man häufig eine Obstipation in Zusammenhang mit einer ballaststoffarmen Kost. Hierbei kann es sich um die «Somatisierung» einer Depression handeln.

(B) Bei Patienten mit akuter Obstipation läßt sich durch Klysmen oder stimulierende Laxanzien kurzfristig eine Besserung erreichen. Diese Maßnahmen setzen allerdings den Ausschluß einer Darmobstruktion voraus.

(C) Eine Obstipation wird in den meisten Fällen durch eine ausgeprägt ballaststoffarme Ernährung verursacht. Die Anreicherung der Kost mit Ballaststoffen bewirkt eine Beschleunigung der Darmpassage, eine Zunahme des Stuhlgewichts und häufigere Stuhlentleerungen. Eine ballastreiche Ernährung erzielt man durch Ergänzen der Kost mit (a) Weizenkleie, (b) kleiehaltigem Brot (nicht nur «Vollkornbrot»), (c) Dörrobst, (d) Popcorn oder Kartoffelchips, oder (e) indem zusätzlich zu den normalen Mahlzeiten Kleie (2–3 Eßlöffel/Tag) eingenommen wird. Damit die wasserbindenden Eigenschaften unverdauter Fasern voll zur Geltung kommen, muß der Patient unbedingt 2 bis 3 Liter Flüssigkeit/Tag trinken. Der Patient sollte darüber aufgeklärt werden, daß eine ballaststoffreichere Diät zu einem gewissen Grad Flatulenz und eine Auftreibung des Abdomens bewirken kann.

(D) Je älter der Patient, desto größer ist die Wahrscheinlichkeit, daß ein organisches Grundleiden die Obstipation verursacht. Das kolorektale Karzinom (S. 386, 388), eine Divertikulose (S. 378) und postischämische Strikturen (S. 404) können mit einer Obstipation einhergehen. Eine diagnostische Abklärung sollte aber auch bei allen jungen Patienten eingeleitet werden, bei denen sich die Obstipation nach diätetischen Maßnahmen nicht bessert.

## Literatur

1. Binder HJ. Use of laxatives in clinical medicine. Pharmacology 1988; 36 (Suppl 1): 226.
2. Blum AL. Obstipation. In: Aktuelle gastroenterologische Diagnostik. Blum AL, Siewert JR, Ottenjann R, Lehr L (Hrsg.). Berlin, Heidelberg: Springer 1985; 52.
3. Castle SC. Constipation: endemic in the elderly? Gerontopathophysiology, evaluation and management. Med Clin North Am 1989; 73: 1497.
4. Drossman DA, Sandler RS, McKee DC, Lovitz AJ. Bowel patterns among subjects not seeking health care. Gastroenterology 1982; 83: 529.
5. Graham DY, Moser SE, Estes MK. The effect of bran on bowel function in constipation. Am J Gastroenterol 1982; 77: 599.
6. Hamilton JW, Wagner J, Burdick BB, Bass P. Clinical evaluation of methylcellulose as a bulk laxative. Dig Dis Sci 1988; 33: 993.
7. Klauser AG, Flaschenträger J, Gehrke A, Müller-Lissner SA. Bauchdeckenmassage: Effekt auf die Kolonfunktion bei gesunden Probanden und Patienten mit chronischer Obstipation. Z Gastroenterol 1992; 30: 247.
8. Johanson JF, Sonnenberg A, Koch TR. Clinical epidemiology of chronic constipation. J Clin Gastroenterol 1989; 11: 525.
9. Kallman H. Constipation in the elderly. Am Fam Pract 1983; 27: 179.
10. Sonnenberg A, Kock TR. Physician visits in the United States for constipation: 1958 to 1986. Dig Dis Sci 1989; 34: 606.

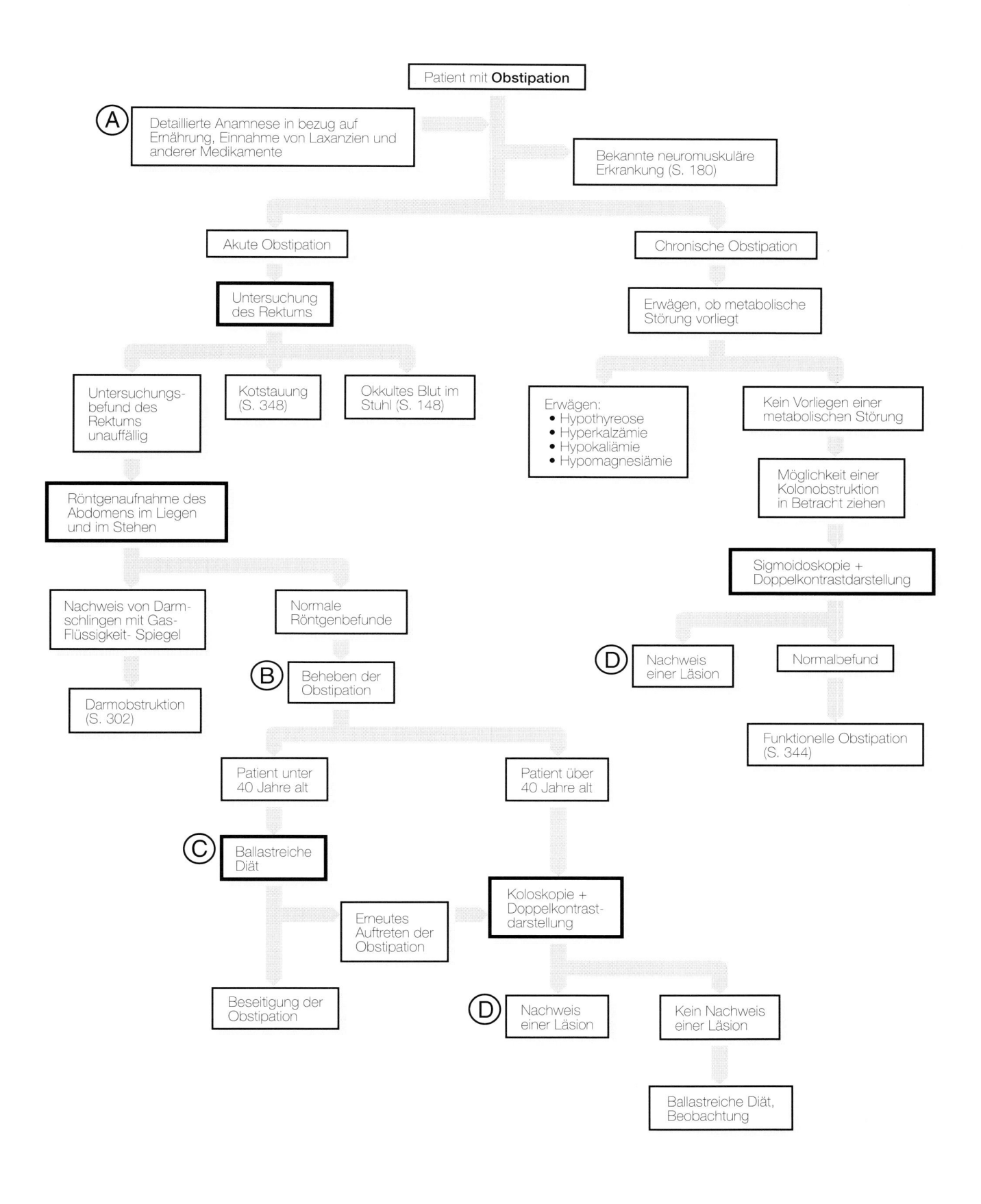

```
                              ┌─────────────────────────┐
                              │ Patient mit Obstipation │
                              └─────────────────────────┘
   ┌───┐  ┌──────────────────────────────────┐
   │ A │  │ Detaillierte Anamnese in bezug auf│
   └───┘  │ Ernährung, Einnahme von Laxanzien │
          │ und anderer Medikamente           │
          └──────────────────────────────────┘
                                              ┌───────────────────────────┐
                                              │ Bekannte neuromuskuläre   │
                                              │ Erkrankung (S. 180)       │
                                              └───────────────────────────┘
```

- **A** Detaillierte Anamnese in bezug auf Ernährung, Einnahme von Laxanzien und anderer Medikamente
- Bekannte neuromuskuläre Erkrankung (S. 180)

**Akute Obstipation**
- Untersuchung des Rektums
  - Untersuchungsbefund des Rektums unauffällig
    - Röntgenaufnahme des Abdomens im Liegen und im Stehen
      - Nachweis von Darmschlingen mit Gas-Flüssigkeit-Spiegel → Darmobstruktion (S. 302)
      - Normale Röntgenbefunde
        - **B** Beheben der Obstipation
          - Patient unter 40 Jahre alt
            - **C** Ballastreiche Diät
              - Erneutes Auftreten der Obstipation
              - Beseitigung der Obstipation
          - Patient über 40 Jahre alt
            - Koloskopie + Doppelkontrastdarstellung
              - **D** Nachweis einer Läsion
              - Kein Nachweis einer Läsion → Ballastreiche Diät, Beobachtung
  - Kotstauung (S. 348)
  - Okkultes Blut im Stuhl (S. 148)

**Chronische Obstipation**
- Erwägen, ob metabolische Störung vorliegt
  - Erwägen:
    - Hypothyreose
    - Hyperkalzämie
    - Hypokaliämie
    - Hypomagnesiämie
  - Kein Vorliegen einer metabolischen Störung
    - Möglichkeit einer Kolonobstruktion in Betracht ziehen
      - Sigmoidoskopie + Doppelkontrastdarstellung
        - **D** Nachweis einer Läsion
        - Normalbefund → Funktionelle Obstipation (S. 344)

117

# Stuhlinkontinenz

(A) Zunächst ist eine sorgfältige Anamnese in Hinsicht auf eine chirurgische oder geburtshilfliche Verletzung des Anus wichtig, da derartige Risse der Sphinktermuskulatur operativ behebbar sind und gute Aussichten auf eine Rückbildung der Inkontinenz bestehen. Eine langanhaltende Obstipation und die Anwendung von Laxanzien können eine Kotverhaltung verursachen, die bei älteren Patienten häufig zu einer Stuhlinkontinenz führt. Symptome eines Rektalprolapses (Vorwölbung im Anus während der Defäkation), einer systemischen Neuropathie (Diabetes mellitus mit Funktionsstörung des autonomen Nervensystems), von Myopathien (Dermatomyositis, Sklerodermie), Erkrankungen des Zentralnervensystems oder Rückenmarksverletzungen weisen darauf hin, daß es sich um eine sekundäre Inkontinenz auf dem Boden eines organischen Grundleidens handelt. Eine Inkontinenz für festen Stuhl läßt in nahezu allen Fällen auf eine Läsion des Analsphinkters schließen. Eine Inkontinenz für flüssige Stühle kann auch bei normaler Sphinkterfunktion auftreten.

(B) Durch eine rektale Untersuchung und die Sigmoidoskopie lassen sich Analfissuren, Hämorrhoiden, eine Proktitis oder anale bzw. rektale Tumoren feststellen, die eine Inkontinenz verursachen können, wobei die Sphinktermuskulatur entweder von der Erkrankung mit betroffen ist oder die pathologischen Veränderungen als Irritationsherde in Rektum und Anus fungieren. Der Sphinktertonus kann bei der rektalen Untersuchung beurteilt werden.

(C) Manometrische Untersuchungen des Anus werden in der Regel mit Hilfe eines perfundierten Kathetersystems vorgenommen, womit sich der Ruhedruck im Analsphinkter und der Druck bei maximaler willkürlicher Muskelkontraktion (Druck während des Pressens) (s. Abb.) messen lassen. Der anorektale Hemmreflex wird registriert, indem eine Analsonde innerhalb des Analkanals plaziert und ein Ballon im Bereich des Rektums mit Luft aufgeblasen wird. Eine derartige Dehnung des Mastdarms verursacht normalerweise eine vorübergehende reflektorische Relaxierung des inneren Analsphinkters und eine willkürliche Tonussteigerung im äußeren Analsphinkter. Als Maß für die Reflexstärke wird das Füllvolumen notiert, ab dem die reflektorische Entspannung des inneren Analsphinkters für mehr als 60 Sekunden unterbunden wird. Es ist meistens möglich, gleichzeitig mit dieser Untersuchung auch die Kontinenz zu überprüfen; hierzu wird erst eine Kochsalzlösung ins Rektum infundiert und dann das Füllvolumen im Rektalballon, bei dem der erste Flüssigkeitsaustritt beobachtet werden kann, notiert. Ein Ruhetonus im Sphinkter unterhalb von 50 mmHg, das Unvermögen, den Druck im äußeren Sphinkter 75 mmHg über die Basisdruckwerte hinaus zu erhöhen und das Ausbleiben einer Reaktion des äußeren Sphinkters auf die Balloninsufflation korrelieren gut mit dem klinischen Schweregrad der Analinkontinenz.

(D) «Operant conditioning» (Biofeedback) erweist sich bei vielen Patienten mit einer Stuhlinkontinenz bei intaktem Sphinkterapparat als günstig. Bei einigen dieser Patienten beruht die Inkontinenz auf einer herabgesetzten Reaktion auf die Dehnung des Rektums und einem konsekutiv unzureichenden anorektalen Hemmreflex. Bei solchen Patienten kann im allgemeinen durch Training eine Reaktion auf eine geringgradigere Dehnung des Rektums erzielt werden. Auch bei manchen Patienten mit einer Dysfunktion des Sphinkters aufgrund neurogener oder myogener Erkrankungen kann die Inkontinenz durch «Operant conditioning» positiv beeinflußt werden. Bei offensichtlich erschlafftem Sphinkterapparat, der auf eine konservative Therapie nicht anspricht, sollte ein chirurgischer Eingriff erwogen werden.

(E) Vor allem bei älteren Patienten läßt sich die Stuhlinkontinenz oft durch den gezielten Einsatz von Obstipazien im Wechsel mit Einläufen zum Abführen beherrschen. Bei Nichtansprechen auf die konservative Therapie kommt für Patienten mit einem hypotonen Analsphinkter ein operativer Eingriff in Frage.

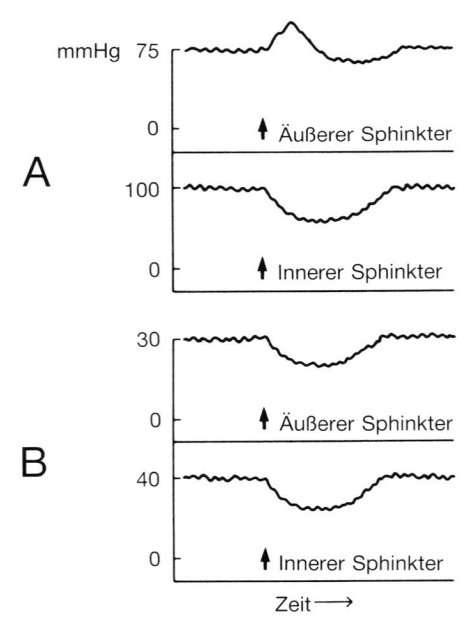

Anorektale Manometrie bei einem gesunden Probanden (A) und einem Patienten mit Stuhlinkontinenz (B). Bei dem inkontinenten Patienten findet sich ein niedriger Druck im Analsphinkter, eine Reaktion auf die Dehnung des Rektums (Pfeil) bleibt aus; der Tonus im äußeren Sphinkter zeigt keinen Anstieg.

## Literatur

1. Allen ML, Orr MC, Robinson MG. Anorectal functioning in fecal incontinence. Dig Dis Sci 1988; 33: 36.
2. Barrett JA, Brockelhurst JC, Kiff ES, et al. Anal function in geriatric patients with fecal incontinence. Gut 1989; 30: 1244.
3. Lubowski DZ, Nicholls RJ, Burleigh DE, Swash M. Internal anal sphincter in neurogenic fecal incontinence. Gastroenterology 1988; 95: 997.
4. Müller-Lissner SA, Akkermanns, CMH. Chronische Obstipation und Stuhlinkontinenz. Heidelberg: Springer 1989.
5. Sun WM, Read NW, Donnelly TC. Impaired internal anal sphincter in a subgroup of patients with idiopathic fecal incontinence. Gastroenterology 1989; 97: 130.
6. Wald A, Tunuguntla AK. Anorectal sensorimotor dysfunction in fecal incontinence and diabetes mellitus. N Engl J Med 1984; 310: 1282.
  Wald A. Disorders of defecation and fecal continence. Cleve Clin J Med 1989; 56: 491.

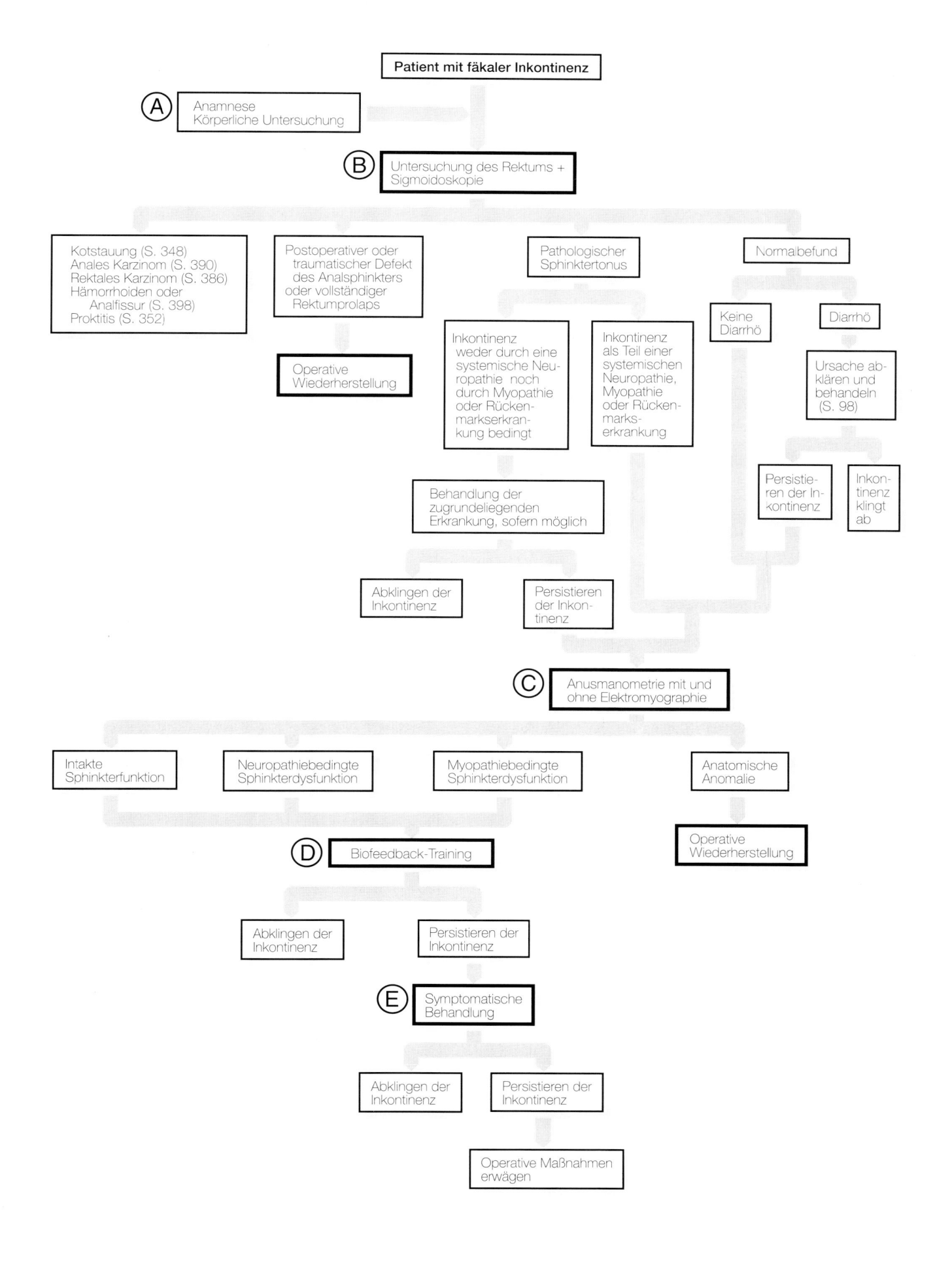

```
                        Patient mit fäkaler Inkontinenz
                                    │
        Ⓐ  Anamnese
            Körperliche Untersuchung
                                    │
        Ⓑ  Untersuchung des Rektums +
            Sigmoidoskopie
                                    │
    ┌───────────┬───────────────┬───────────────┬───────────────┐
```

- Kotstauung (S. 348)
- Anales Karzinom (S. 390)
- Rektales Karzinom (S. 386)
- Hämorrhoiden oder Analfissur (S. 398)
- Proktitis (S. 352)

Postoperativer oder traumatischer Defekt des Analsphinkters oder vollständiger Rektumprolaps → **Operative Wiederherstellung**

Pathologischer Sphinktertonus:
- Inkontinenz weder durch eine systemische Neuropathie noch durch Myopathie oder Rückenmarkserkrankung bedingt
- Inkontinenz als Teil einer systemischen Neuropathie, Myopathie oder Rückenmarkserkrankung → Behandlung der zugrundeliegenden Erkrankung, sofern möglich
  - Abklingen der Inkontinenz
  - Persistieren der Inkontinenz

Normalbefund:
- Keine Diarrhö
- Diarrhö → Ursache abklären und behandeln (S. 98)
  - Persistieren der Inkontinenz
  - Inkontinenz klingt ab

Ⓒ **Anusmanometrie mit und ohne Elektromyographie**

- Intakte Sphinkterfunktion
- Neuropathiebedingte Sphinkterdysfunktion
- Myopathiebedingte Sphinkterdysfunktion
- Anatomische Anomalie → **Operative Wiederherstellung**

Ⓓ **Biofeedback-Training**
- Abklingen der Inkontinenz
- Persistieren der Inkontinenz

Ⓔ **Symptomatische Behandlung**
- Abklingen der Inkontinenz
- Persistieren der Inkontinenz → Operative Maßnahmen erwägen

# Geringgradige bis mäßige Hämatochezie

Eine Differenzierung zwischen massiver (S. 122) und mäßig ausgeprägter Hämatochezie lohnt sich, weil die auslösenden Ursachen sich unterscheiden. Patienten mit mäßiger Hämatochezie haben weniger als drei Blutkonserven (unter 1500 ml/24 Std.) verloren, die Blutungsaktivität ist gering, und es besteht keine Hypotonie. Viele dieser Patienten berichten über die Blutung nur, wenn sie anläßlich einer sorgfältigen Anamnese gezielt danach gefragt werden. Wurden Blutspuren lediglich auf dem Toilettenpapier bemerkt oder tropfte das Blut in die Toilettenschüssel, so ist dies ein Hinweis auf, aber kein Beweis für eine perirektale Läsion. Die Unterscheidung zwischen Blutungen, die mit dem Stuhl vermischt sind, und Blutauflagerungen ist für die diagnostische Klärung ohne Belang. Dunkelrotes Blut deutet auf einen Sitz der Läsion oberhalb des Sigmoids hin. Zu den möglichen Ursachen einer geringgradigen Hämatochezie bei Patienten, die jünger als 40 Jahre sind, gehören Analfissuren oder Hämorrhoiden (S. 398), entzündliche Darmerkrankungen (S. 308, 352, 356), die infektiöse Kolitis (S. 98) und Adenome (S. 382). Bei über 40jährigen Patienten sind Hämorrhoiden, Adenome und das Kolonkarzinom (S. 386, 388), eine entzündliche und ischämische Kolitis (S. 402) und die Divertikulitis (S. 378) häufige Ursache einer mäßig ausgeprägten Blutung aus dem unteren Gastrointestinaltrakt.

(A) Da sich aufgrund der Anamnese eine perirektale Blutungsquelle nur vermuten läßt, gehören eine sorgfältige Untersuchung des Anus und die Sigmoidoskopie zu den ersten diagnostischen Maßnahmen. Zum Nachweis von Analfissuren muß die Schleimhaut im Anus während der Untersuchung auseinandergezogen werden. Bei jungen Patienten mit geringem Risiko einer Karzinomerkrankung genügt in der Regel zunächst die Untersuchung mit einem starren Sigmoidoskop. Bei Nachweis einer aktiven Blutung aus einer perirektalen Läsion, die unter der Behandlung steht, kann die weitere Diagnostik unterbleiben, wenn die Tests auf okkultes Blut im Stuhl längerfristig negativ ausfallen. Bei der Untersuchung mit einem flexiblen Sigmoidoskop ist eine Retroflexion des Instruments im Rektum zur Inspektion des Anus unbedingt erforderlich. Bei älteren Patienten ist die Wahrscheinlichkeit größer, daß ein Malignom oder eine Ischämie die Blutung verursacht. Die Untersuchung mit einem Fiberendoskop ist hier ergiebiger. Lassen sich nur nichtblutende Hämorrhoiden finden, sollte die diagnostische Abklärung auf jeden Fall mit einer Koloskopie fortgeführt werden.

(B) Von einer einfachen Kontrastdarstellung mit Barium bei Patienten mit einer Blutung aus dem unteren Gastrointestinaltrakt ist dringend abzuraten, da die falsch negative Befundrate hinsichtlich eines Kolonkarzinoms bei 30 bis 50% liegt. Auch bei einer Doppelkontrastdarstellung ist es wichtig, die Blutung nicht Divertikeln zuzuschreiben, falls keine anderen Läsionen festgestellt werden können. Bei einer Reihe von Studien ließ sich demonstrieren, daß die Wahrscheinlichkeit (10–15%), bei einer anschließenden Koloskopie eine Neoplasie aufzudecken, stets gleich groß war, ob nun bei einer Doppelkontrastdarstellung Divertikel nachgewiesen worden waren oder nicht. Ältere Patienten, bei denen das Risiko einer Neoplasie am größten ist, sollten nach Ausschluß perirektaler Läsionen zweckmäßigerweise mit dem Koloskop untersucht werden.

(C) Gelingt es bei der initialen Abklärung nicht, Läsionen aufzufinden, so muß der Patient nach einem Blutungsrezidiv auf jeden Fall sofort nochmals untersucht werden. Falls sich keine Dickdarmerkrankung nachweisen läßt, sollte man bei jungen Patienten an eine Blutung aus einem Meckel-Divertikel denken. Sezerniert ektopische Magenschleimhaut Säure in das Divertikel, so kann es in der benachbarten Ileumschleimhaut zu Ulzerationen und Blutungen kommen. Mit Hilfe einer Pertechnetatszintigraphie läßt sich die Magenschleimhaut im rechten Unterbauch nachweisen. Die Diagnosestellung kann auch angiographisch erfolgen.

## Literatur

1. Boulos PB, Karamanolis DG, Salmon PR, Clark CG. Is colonoscopy necessary in diverticular disease? Lancet 1984; I: 95.
2. Brand EJ, Sullivan BH, Sivak MV, Rankin GB. Colonoscopy in the diagnosis of unexplained rectal bleeding. Ann Surg 1980; 192: 111.
3. Cheung PS, Wong SK, Boey J, Lai CK. Frank rectal bleeding: a prospective study of causes in patients over the age of 40. Postgrad Med J 1988; 64: 364.
4. Druschke W. Gastrointestinale Blutung – Grundlagen der Diagnostik. In: Notfalltherapie. Siewert JR, Blum AL, Farthmann EH, Lankisch PG (Hrsg). Berlin, Heidelberg, New York: Springer 1987.
5. Eitner K, Donnehacke KH, Fritze C, Prauser R. Endoskopische Lasertherapie beim Malignom und tubovillösen Adenom des Rektosigmoids. Gastroenterol 1990; 50: 38.
6. Lawrence MA, Hooks VH 3d, Bowden TA Jr. Lower gastrointestinal bleeding. A systematic approach to classification and management. Postgrad Med 1989; 85: 89.
7. Ludtke FE, Mende V, Kohler H, Lepsien G. Incidence and frequency of complications and management of Meckel's diverticulum. Surg Gynecol Obstet 1989; 169: 537.
8. Potter GD, Sellin JH. Lower gastrointestinal bleeding. Gastroenterol Clin North Am 1988; 17: 341.
9. Rosen AM, Fleischer DE. Lower GI bleeding: updated diagnosis and management. Geriatrics 1989; 44: 49.
10. Thoeni RF, Venbrux AC. The value of colonoscopy and double- con- trast barium enema examinations in the evaluation of patients with sub- acute and chronic lower intestinal bleeding. Radiology 1983; 146: 603.
11. Williams JT, Thomson JP. Ano-rectal bleeding: a study of causes and investigative yields. The Practitioner 1977; 219: 327.

```
                    ┌─────────────────────────────────────┐
                    │ Patient mit mäßig ausgeprägten rektalen │
                    │ Blutungen (< 1500 ml/24 Std.)       │
                    │ (Blutungen sind zum Stillstand gekommen) │
                    └─────────────────────────────────────┘
                                     │
                                     │ Mit Diarrhö (S. 110)
                    ┌────────────────┴────────────────┐
                    │                                 │
         ┌──────────────────┐              ┌──────────────────┐
         │ Patient unter 40 │              │ Patient über 40  │
         │ Jahre alt        │              │ Jahre alt        │
         └──────────────────┘              └──────────────────┘
                    │                                 │
         Ⓐ ┌────────────────────────┐    Ⓐ ┌────────────────────────┐
           │ Sorgfältige Untersuchung │      │ Sorgfältige Untersuchung │
           │ des Anus; Starre         │      │ des Anus; flexible       │
           │ Proktoskopie             │      │ Sigmoidoskopie           │
           └────────────────────────┘      └────────────────────────┘
```

**A** — Sorgfältige Untersuchung des Anus; Starre Proktoskopie (Patient unter 40 Jahre alt)

- Aktive anorektale Erkrankung
  - Analfissur Hämorrhoiden (S. 398)
  - Behandlung
    - Sistieren der Blutung → Untersuchung auf okkultes Blut im Stuhl innerhalb des nächsten Jahres (S. 148)
    - Persistieren der Blutung
- Normalbefund

**A** — Sorgfältige Untersuchung des Anus; flexible Sigmoidoskopie (Patient über 40 Jahre alt)

**B** — Koloskopie
- Negativer Befund
  - Blutungsrezidiv
  - Nochmalige Untersuchung des Dickdarms
    - Keine Läsion nachgewiesen → **C** Szintigraphie zum Nachweis eines Meckel-Divertikels, Röntgenuntersuchung des Dünndarms
    - Nachweis einer Läsion
- Nachweis einer Läsion
  - Anorektale Erkrankung (S. 398)
  - Adenom (S. 382)
  - Kolorektales Karzinom (S. 386, 388)
  - Ischämische Kolitis (S. 402)
  - Entzündliche Darmerkrankung (S. 308, 352, 356)

# Massive Hämatochezie

(A) Bei Patienten mit einer massiven Hämatochezie muß zum Ausschluß einer Blutungsquelle im oberen Gastrointestinaltrakt eine nasogastrale Sonde gelegt werden. Die Untersuchung ist nur dann aussagekräftig, wenn die Sonde so weit vorgeschoben wird, bis sich entweder Blut oder Galle aspirieren läßt, wodurch die korrekte Plazierung sichergestellt ist. Für ein positives Untersuchungsergebnis muß das Aspirat makroskopisch sichtbares Blut enthalten, da okkultes Blut auf eine Verletzung beim Einführen der Sonde zurückgeführt werden könnte. Für ein negatives Untersuchungsergebnis muß das Aspirat Galle enthalten. Enthält es weder Blut noch Galle, so sollte eine Ösophagogastroduodenoskopie durchgeführt werden. Die Endoskopie kann auch anstelle der Sondenapplikation an den Anfang des Untersuchungsgangs gestellt werden.

(B) Ehe man eine umfangreiche diagnostische Abklärung beginnt, sollten perirektale Läsionen ausgeschlossen werden, die in seltenen Fällen massive Blutungen verursachen können. Besteht eine massive Blutung aus dem unteren Gastrointestinaltrakt, so stehen sich die starre und die flexible Sigmoidoskopie mit ihren jeweiligen Vor- und Nachteilen gegenüber. Das starre Sigmoidoskop ist beim Aspirieren überlegen, während nur das flexible im Rektum retroflexiert werden kann, um auch eine Betrachtung eventueller blutender perianaler Läsionen zu erlauben.

(C) Durch den szintigraphischen Nachweis von Technetium- bzw. Schwefelkolloid-markierten Erythrozyten läßt sich die Lokalisation der Blutung mit 80%iger Sensitivität und Spezifität aufzeigen. Die Schwefelkolloidszintigraphie liefert wie die Angiographie nur dann ein positives Ergebnis, wenn zum Zeitpunkt der Radionuklidinjektion eine aktive Blutung besteht (etwa 0,5 ml/min). Fällt das Szintigramm negativ aus, so können markierte Erythrozyten infundiert und die szintigraphische Untersuchung im Verlauf von 24 Stunden wiederholt werden, um ein Blutungsrezidiv aufzudecken. Bei negativem Szintigraphiebefund kann man davon ausgehen, daß die Blutung zum Stillstand gekommen ist.

(D) Bei Patienten, deren Blutung sistiert, kann nach einer Vorbereitung des Dickdarms mit einer hypertonen, Elektrolyte und Polyäthylenglykol enthaltenden Lösung eine Notkoloskopie vorgenommen werden. Falls keine starke Blutung besteht, ermöglicht diese Darmreinigung eine ausgezeichnete Inspektion des Kolons. Die Koloskopie ist eine sensitive, zeitsparende Untersuchungstechnik, mit der sich eine Angiodysplasie des Kolons (S. 408) nachweisen läßt. Ferner kann bei einer Divertikulose dokumentiert werden, aus welchem Divertikel die Blutung stammt. Eine Röntgenkontrastdarstellung liefert keine genauen Befunde und schließt die Möglichkeit einer Angiographie aus, falls ein Blutungsrezidiv auftritt. Bei der Koloskopie hat man zusätzlich die Möglichkeit, aktive Blutungen mit dem Elektrokauter zu stillen.

(E) Im Gegensatz zu einem mäßigen analen Blutabgang (S. 120) kann bei Patienten mit einer rektalen Blutung von mehr als drei Blutkonserven (über 1500 ml/24 Std.) und einem Orthostasesyndrom die Blutungsquelle im oberen Gastrointestinaltrakt liegen (siehe A). Häufigste Ursachen einer massiven Blutung aus dem unteren Gastrointestinaltrakt sind arteriovenöse Mißbildungen und Divertikel im rechten Kolonanteil. Die Angiodysplasie des Kolons – bei älteren Patienten die häufigste Ursache massiver Hämorrhagien – entsteht aufgrund degenerativer Alterungsprozesse. Sie ist häufig multipel, löst rezidivierende Blutungen aus und wird bei einer großen Zahl älterer Menschen gefunden, ohne daß es zu Blutungen kommt. Deshalb beruht die koloskopisch oder arteriographisch gestellte Diagnose und Behandlung einer Angiomatose auf einer aktiven Blutung und dem Ausschluß anderer Läsionen. Im rechten Kolon lokalisierte Divertikel können bluten. Ein möglicher Zusammenhang mit der Angiodysplasie des Kolons ist jedoch nicht bekannt. Histopathologische Untersuchungen weisen darauf hin, daß eine asymmetrische Intimaproliferation und Vernarbung der Rektalgefäße am Grund der Divertikel die Blutungsquelle sein könnten. Entzündete Divertikel führen nicht zu massiven Blutungen. In seltenen Fällen werden Blutungen durch entzündliche Darmerkrankungen (M. Crohn und Colitis ulcerosa), Dünndarmtumoren und ischämische Darmerkrankung verursacht.

(F) Konnte eine Dickdarmerkrankung ausgeschlossen werden, so muß nach Läsionen im Dünndarm gefahndet werden. Das Untersuchungsverfahren mit der größten Sensitivität für den Nachweis von Dünndarmtumoren (S. 290) ist die Dünndarm-Doppelkontrastdarstellung (Sellink-Untersuchung). Während eines Blutungsrezidivs kann schließlich eine Angiographie erforderlich werden.

## Literatur

1. Boley SJ, Sammartano R, Adams A, DiBiase A, Kleinhaus S, Sprayregen S. On the nature and etiology of vascular ectasias of the colon. Gastroenterology 1977; 72: 650.
2. Jensen DM, Machicado GA. Diagnosis and treatment of severe hematochezia. The role of urgent colonoscopy after purge. Gastroenterology 1988; 95: 1569.
3. Leitman IM, Paull DE, Shires GT 3d. Evaluation and management of massive lower gastrointestinal bleeding. Ann Surg 1989; 209: 175.
4. Luk GD, Bynum TE, Hendrix TR. Gastric aspiration in localization of gastrointestinal hemorrhage. JAMA 1979; 241: 576.
5. McKusick KA, Froelich J, Callahan RJ, Winzelberg GG, Strauss HW. Tc red blood cells for detection of gastrointestinal bleeding: experience with 80 patients. Am J Roentgenol 1981; 137: 1113.
6. Meyers MA, Alonso DR, Gray GF, Baer JW. Pathogenesis of bleeding colonic diverticulosis. Gastroenterology 1976; 71: 577.
7. Nicholson ML, Neuptolemos JP, Sharp JF, et al. Localization of lower gastrointestinal bleeding using in vivo technetium-99m-labelled red blood cell scintigraphy. Br J Surg 1989; 76: 358.
8. Ottenjann R. Nutzen der Endoskopie bei der oberen G.I.-Blutung - diagnostisch, therapeutisch. Internist 1983; 23: 245.
9. Rege RV, Nahrwold DL. Diverticular disease. Curr Probl Surg 1989; 26: 133.
10. Richter JM, Christensen MR, Colditz GA, Nishioka NS. Angiodysplasia. Natural history and efficacy of therapeutic interventions. Dig Dis Sci 1989; 34: 1542.
11. Rogers BHG, Adler F. Hemangiomas of the cecum - colonoscopic diagnosis and therapy. Gastroenterology 1976; 71: 1079.
12. Schwickert H, Oberstein A, Thelen M. Blutungen des Dünn- und Dickdarms. Dtsch Med Wochenschr 1993; 118: 152.

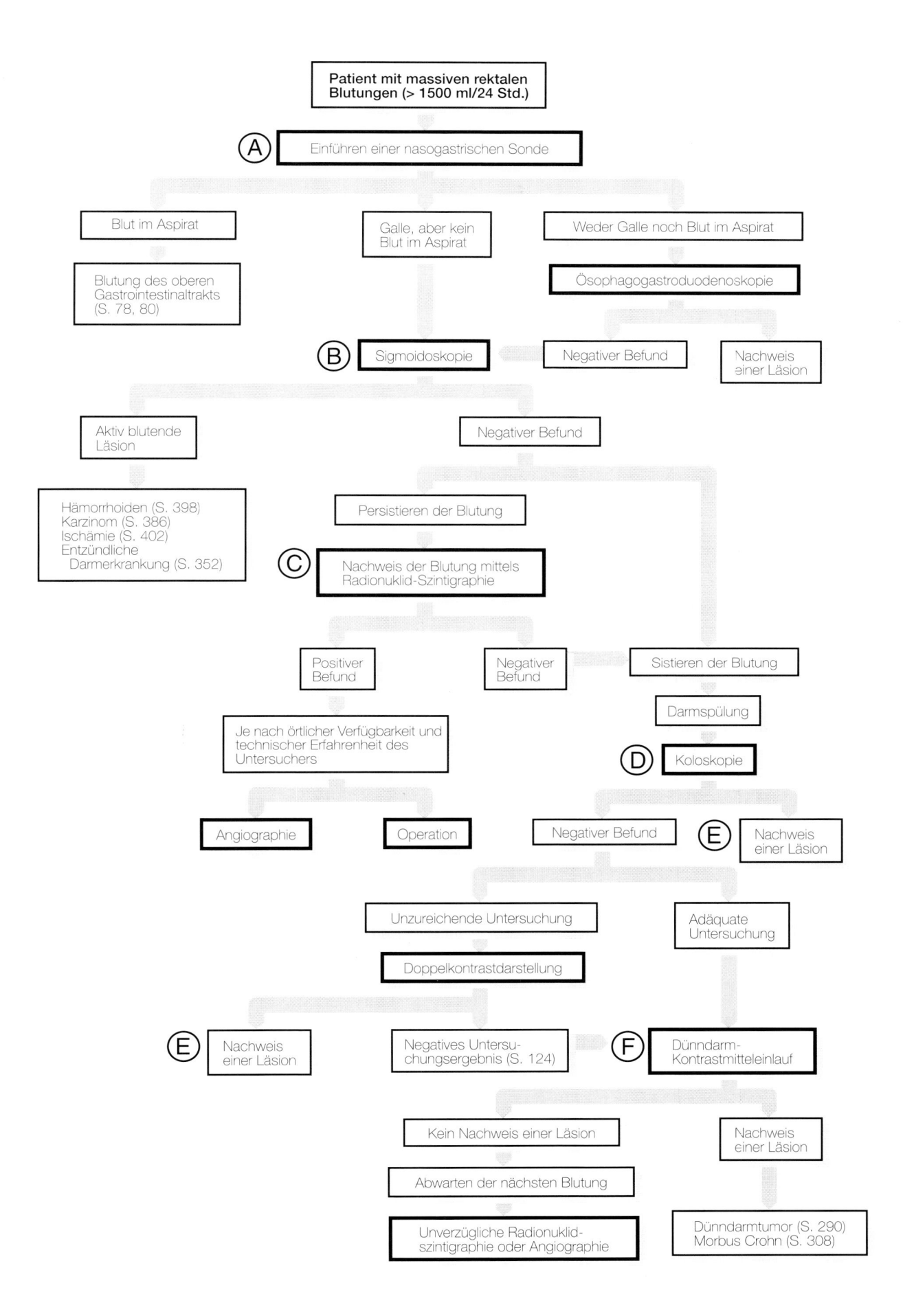

```
                    ┌─────────────────────────┐
                    │ Patient mit massiven    │
                    │ rektalen Blutungen      │
                    │ (> 1500 ml/24 Std.)     │
                    └─────────────────────────┘
                                │
                    (A) Einführen einer nasogastrischen Sonde
```

- Blut im Aspirat → Blutung des oberen Gastrointestinaltrakts (S. 78, 80)
- Galle, aber kein Blut im Aspirat → (B) Sigmoidoskopie
- Weder Galle noch Blut im Aspirat → Ösophagogastroduodenoskopie
  - Negativer Befund
  - Nachweis einer Läsion

Sigmoidoskopie:
- Aktiv blutende Läsion
  - Hämorrhoiden (S. 398)
  - Karzinom (S. 386)
  - Ischämie (S. 402)
  - Entzündliche Darmerkrankung (S. 352)
- Negativer Befund
  - Persistieren der Blutung → (C) Nachweis der Blutung mittels Radionuklid-Szintigraphie
    - Positiver Befund → Je nach örtlicher Verfügbarkeit und technischer Erfahrenheit des Untersuchers → Angiographie / Operation
    - Negativer Befund
  - Sistieren der Blutung → Darmspülung → (D) Koloskopie
    - Negativer Befund
    - (E) Nachweis einer Läsion

- Unzureichende Untersuchung → Doppelkontrastdarstellung
- Adäquate Untersuchung

- (E) Nachweis einer Läsion
- Negatives Untersuchungsergebnis (S. 124)
- (F) Dünndarm-Kontrastmitteleinlauf
  - Kein Nachweis einer Läsion → Abwarten der nächsten Blutung → Unverzügliche Radionuklidszintigraphie oder Angiographie
  - Nachweis einer Läsion → Dünndarmtumor (S. 290), Morbus Crohn (S. 308)

# Rezidivierende gastrointestinale Blutungen unklarer Herkunft

Beim Großteil der Patienten mit gastrointestinalen Blutungen, die auf Hämatemesis und Meläna (S. 78, 80), Hämatochezie (S. 120, 122) oder auf eine okkulte Blutung mit Eisenmangel (S. 148) schließen lassen, kann die Blutungsquelle mit endoskopischen und radiologischen Routinemethoden ausfindig gemacht werden. Einige Patienten weisen jedoch rezidivierende, intermittierende Blutungen auf, deren Ätiologie unklar bleibt. Gewöhnlich sind dies ältere Patienten, bei denen die Durchführung einer Angiographie oder einer explorativen Laparotomie risikoreich ist; andererseits bedeutet es für den Patienten auch ein Risiko, wenn die Anämie fortbesteht.

(A) Bevor eine aufwendige diagnostische Abklärung unternommen wird, sollte zuerst nachgeprüft werden, ob die Ösophagogastroduodenoskopie und Koloskopie technisch adäquat durchgeführt worden sind. Hierbei sollte auf folgende Punkte eingegangen werden: Wurde das Zäkum zufriedenstellend dargestellt (konnte man den Appendix und die Ileozäkalklappe erkennen)? Gab es irgendwo im Kolon noch Verunreinigungen durch Kot? Behinderten Gerinnsel im Magen irgendwie die Sicht? Sind diese beiden Untersuchungen bei aktiver Blutung korrekt, aber ohne pathologischen Befund durchgeführt worden, so muß die Blutungsquelle im Dünndarm liegen.

(B) In diesem Abschnitt der diagnostischen Abklärung spielen die radiologische Untersuchung des Dünndarms und Angiographie der Mesenterialarterien eine zentrale Rolle. Der Kontrastmitteleinlauf in den Dünndarm (Infusion von Bariumlösung durch eine nasoduodenale Sonde bei gleichzeitiger Röntgenkontrolle, Enteroklysma nach *Sellink*) weist eine höhere Genauigkeit bei der Darstellung von Dünndarmtumoren als eine übliche Röntgendarstellung des Dünndarms auf. Diese Untersuchung ist allerdings auch unangenehmer, und der Patient sollte über auftretende Schmerzen und Aufblähung vorher aufgeklärt werden. Obwohl die Angiographie eigentlich aktiven Blutungen vorbehalten bleiben sollte, damit die genaue Blutungsquelle ausfindig gemacht werden kann, ist sie auch beim nicht mehr aktiv blutenden Patienten von Nutzen. Der kombinierte Einsatz dieser Untersuchungen führt in mehr als 90% der Fälle zu einer Lokalisation der Blutungsquelle.

(C) Bei älteren Patienten verbirgt sich hinter geringfügigen chronischen rezidivierenden idiopathischen gastrointestinalen Blutungen meist eine Angiodysplasie («multiple arteriovenöse Malformationen») des Dünndarms. Die Diagnose erfolgt meistens mittels einer Angiographie, wobei auch dann die Blutungen gestillt werden können. Leider sind Rezidive bei dieser Störung häufig; eine großflächige Resektion ist unmöglich, und auch nach kleineren, segmentalen Resektionen treten gehäuft Blutungsrezidive auf. Neuerdings hat man bei Angiodysplasie Erfolg mit der Anwendung von Östrogen-Progesteron gehabt: die Blutungshäufigkeit wurde bei Gabe von 0,05 mg *Ethinylöstradiol* + 1 mg *Norethisteron* um 90% gesenkt. Dieses Therapieschema sollte jedoch nur bei Patienten ohne fokale, operativ behandelbare Läsion zur Anwendung kommen.

(D) Eine intraoperative Endoskopie sollte dann in Erwägung gezogen werden, wenn weder die Angiographie noch der Kontrastmitteleinlauf zum Erfolg führten und eine Anämie trotz Eisensubstitution fortbesteht. Bei diesem Verfahren führt der Chirurg bei geöffnetem Abdomen das Koloskop durch den Darm, während der Endoskopiker durch die Optik die Darmwandung absucht. Findet sich hierbei eine Läsion, kann sie im Anschluß exzidiert werden.

## Literatur

1. Lübke HJ, Kauschite D, Schumacher B. Angiodysplasien des Gastrointestinaltraktes: Zufallsbefund oder Ursache rezidivierender gastrointestinaler Blutungen. Z Gastroenterol (Suppl. 5) 1993; 31: 27.
2. Moncure AC, Tompkins RG, Athanasoulis CA, Welch CE. Occult gastrointestinal bleeding: newer techniques and diagnosis and therapy. Adv Surg 1989; 22: 141.
3. Peterson WL. Obscure gastrointestinal bleeding. Med Clin North Am 1988; 72: 1169.
4. Rex DK, Lappas JC, Maglinte DD, et al. Enteroclysis in the evaluation of suspected small intestinal bleeding. Gastroenterology 1989; 97: 58.
5. Rosenbusch G. Stand der radiologischen Technik. In: Radiologische Dünndarmdiagnostik. Trüber E (Hrsg). Berlin: Springer 1990.
6. Schein M, Decker G. Retrograde intraoperative gastroscopy in obscure bleeding of the gastrointestinal tract. Surg Gynecol Obstet 1988; 167: 437.
7. Tillotson CL, Geller SC, Kantrowitz L, et al. Small bowel hemorrhage: angiographic localization and intervention. Gastrointest Radiol 1988; 13: 207.
8. van Cutsem E, Rutgeerts P, VanTrappen G. Treatment of bleeding gastrointestinal vascular malformations with oestrogen-progesterone. Lancet 1990; I: 953.

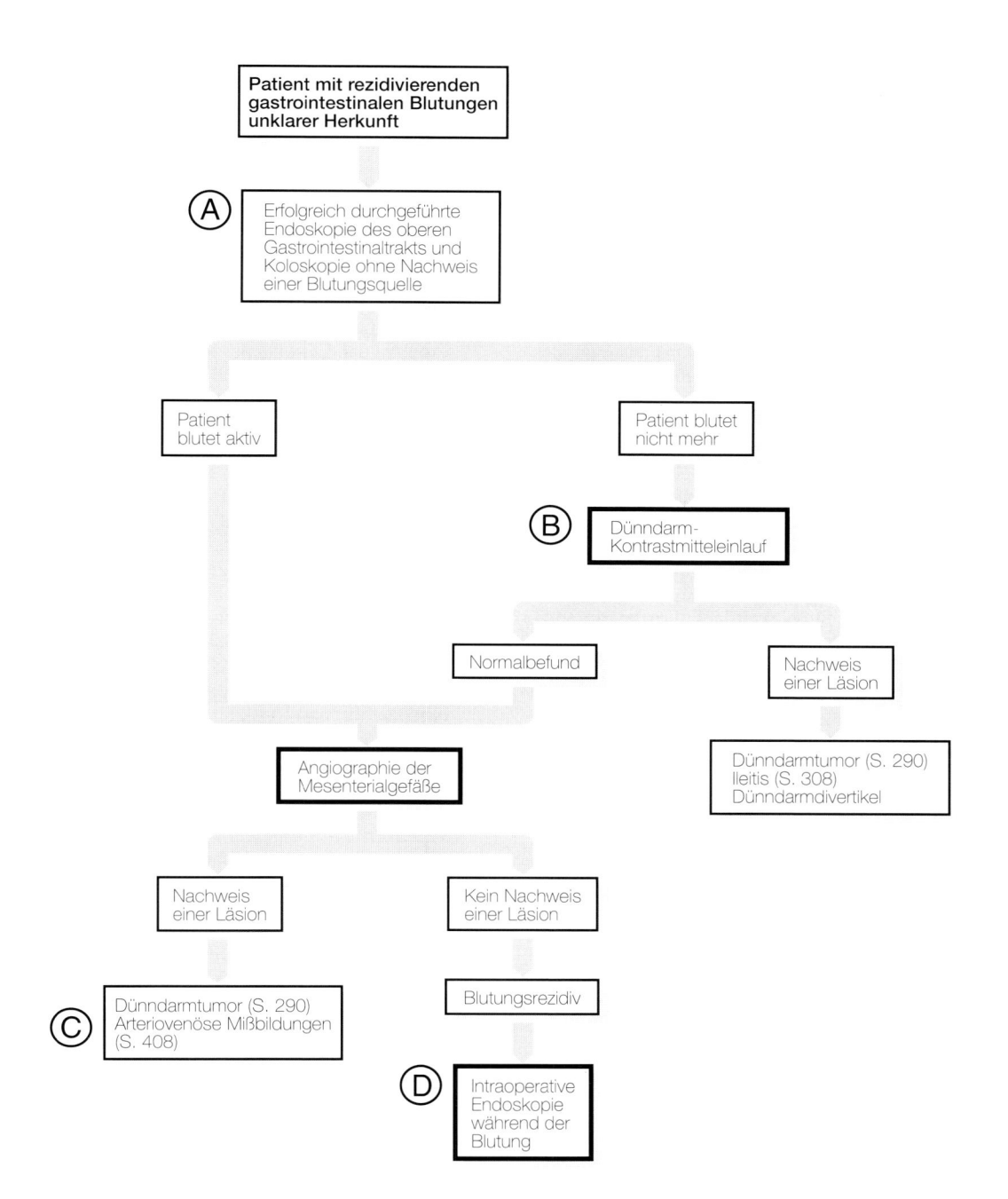

```
                    ┌─────────────────────────┐
                    │ Patient mit rezidivierenden │
                    │ gastrointestinalen Blutungen │
                    │ unklarer Herkunft           │
                    └─────────────────────────┘
                                │
                    ┌─────────────────────────┐
               (A)  │ Erfolgreich durchgeführte │
                    │ Endoskopie des oberen     │
                    │ Gastrointestinaltrakts und │
                    │ Koloskopie ohne Nachweis  │
                    │ einer Blutungsquelle      │
                    └─────────────────────────┘
```

- **(A)** Erfolgreich durchgeführte Endoskopie des oberen Gastrointestinaltrakts und Koloskopie ohne Nachweis einer Blutungsquelle
  - Patient blutet aktiv → Angiographie der Mesenterialgefäße
    - Nachweis einer Läsion → **(C)** Dünndarmtumor (S. 290), Arteriovenöse Mißbildungen (S. 408)
    - Kein Nachweis einer Läsion → Blutungsrezidiv → **(D)** Intraoperative Endoskopie während der Blutung
  - Patient blutet nicht mehr → **(B)** Dünndarm-Kontrastmitteleinlauf
    - Normalbefund → Angiographie der Mesenterialgefäße
    - Nachweis einer Läsion → Dünndarmtumor (S. 290), Ileitis (S. 308), Dünndarmdivertikel

# Aszites

(A) Bei größerem Aszitesvolumen (mehr als 2 l) läßt sich die klinische Diagnose anhand des Undulationsphänomens in der Regel ohne Schwierigkeiten stellen. In Knie-Ellenbogen-Lage kann eine Aszitesmenge von 500–1000 ml dadurch festgestellt werden, daß sich die Flüssigkeit nach ventral sammelt und periumbilikal eine Dämpfung zu perkutieren ist. Bei unsicherer Diagnose ist die Ultraschalluntersuchung des Abdomens die Untersuchungstechnik mit der größten Sensitivität und Spezifität.

(B) Bei Patienten mit (a) Aszites und chronischer dekompensierter Herzinsuffizienz, (b) Leberzirrhose und bekanntem chronischen stabilen Aszites oder (c) Aszites und nephrotischem Syndrom dürften die Risiken einer Punktion die Vorteile überwiegen. Zu den möglichen Risiken, mit denen eine Aszitespunktion belastet ist, gehören Blutungen, subkutanes Eindringen von Aszitesflüssigkeit in das Skrotum oder in die Vulva, ein persistierendes Flüssigkeitsleck, Darmperforation und Peritonitis. Die Gefahren lassen sich durch eine korrekte Technik reduzieren. Falls der Quick-Wert deutlich pathologisch ausfällt (unter 40–50%), sollte eine Korrektur mit tiefgefrorenem Frischplasma erfolgen. Sind keine Narben vorhanden und ist die Harnblase entleert, so wird 1–3 cm unterhalb des Nabels in der Mittellinie bzw. im linken Unterbauch (s. Abb.) unter streng aseptischen Kautelen die Punktion durchgeführt, wobei der Punktionskanal einen Z-förmigen Verlauf haben sollte. Für diagnostische Zwecke werden 50 bis maximal 500 ml Flüssigkeit entleert (Zellzahl, Kulturen, Amylase, Proteingehalt, Albumin, Zytologie). Die Entleerung großer Flüssigkeitsmengen kann bei Zirrhose-Patienten zu einer Hypotonie führen, so daß die Substitution mit Albumin angebracht ist. Ein hoher Gradient zwischen Serumalbumin und Aszitesalbumin ($Alb_S : Alb_A > 1,1$) läßt auf eine portale Hypertonie schließen, während ein niedriger Gradient ($> 1,1$) einen Tumor oder eine Infektion anzeigt.

(C) Ein maligner Aszites stellt ein schwieriges therapeutisches Problem dar. Es sollte der Versuch unternommen werden, die Flüssigkeit so gut wie möglich zu entfernen. Sammelt sich rasch erneut Flüssigkeit an, so bedeutet dies für die dem Patienten verbleibende Zeit eine beträchtliche Einschränkung der Lebensqualität.

(D) Ein Aszites mit hohem Eiweißgehalt und negativem zytologischen Befund läßt auf eine Tuberkulose (Tbc) oder eine Pilzerkrankung schließen. Kulturen aus Aszitesflüssigkeit haben eine relativ geringe Sensitivität (weniger als 25% positiv). Bei hochgradigem Verdacht auf Abdominal-Tbc (Fieber, bekannte Lungen-Tbc, abdominelle Beschwerden, weiche Konsistenz der Bauchdecken bei der Untersuchung, Alkoholismus mit schlechtem Ernährungszustand) sollten eine Laparoskopie mit Biopsieentnahme aus dem Peritoneum durchgeführt und Kulturen angelegt werden.

(E) Bei Ausschluß eines peritonealen Tumors und einer Infektion läßt ein hoher Eiweißgehalt der Aszitesflüssigkeit darauf schließen, daß ein posthepatischer Block (z.B. ein Lebervenenverschluß, eine Perikarditis, Membranbildungen in der *Vena cava*) eine Transsudation von Leberlymphe mit hohem Proteingehalt in die Peritonealhöhle verursacht.

(F) Ein Aszites mit geringem Eiweißgehalt bei einem hohen $Alb_S : Alb_A$-Gradienten weist auf eine portale Hypertension und Lebererkrankung hin und wird durch Natriumrestriktion, Diuretika und Parazentese behandelt (S. 438).

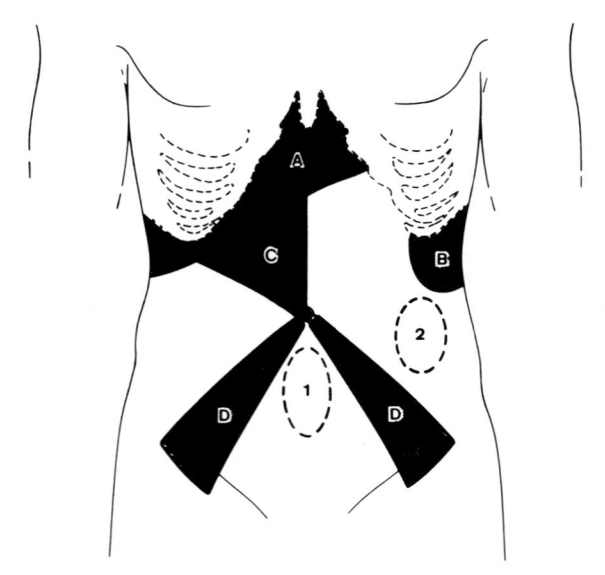

Die günstigste (1) und die zweitbeste (2) Stelle für das Einstechen der Punktionsnadel, falls keine Bauchnarben vorhanden sind. Im Bereich der dunklen Felder (A) Leber, (B) Milz, (C) Ligamentum falciforme und (D) Aa. epigastricae inferiores darf nicht punktiert werden.

## Literatur

1. Cattau EL, Benjamin SB, Knuff TE, Castell DO. The accuracy of the physical examination in the diagnosis of suspected ascites. JAMA 1982; 247: 1164.
2. Innere Medizin der Gegenwart: Hepatologie. Gerok W (Hrsg.). München, Wien, Baltimore: Urban & Schwarzenberg 1987.
3. Mallory A, Schaefer JW. Complications of diagnostic paracentesis in patients with liver disease. JAMA 1982; 247: 1164.
4. Marshall JB, Vogele KA. Serum-ascites albumin difference in tuberculous peritonitis. Am J Gastroenterol 1988; 83: 1259.
5. Mauer K, Manzione NC. Usefulness of serum-ascites albumin difference in separating transudative from exudative ascites: another look. Dig Dis Sci 1988; 33: 1208.
6. Qazi R, Saylor ED. Peritoneovenous shunt for palliation of malignant ascites. Cancer 1982; 49: 600.
7. Runyon Ba, Hoefs JC, Morgan TR. Ascitic fluid analysis in malignancy-related ascites. Hepatology 1988; 8: 1104.
8. Simel DL, Halvorsen RA Jr, Feussner JR. Quantitating bedside diagnosis: clinical evaluation of ascites. J Gen Intern Med 1988; 3: 423.
9. Wannagat FJ, Stremmel W, Strohmeyer G. Pathogenese und Therapie des Aszites bei chronischen Lebererkrankungen. Therapiewoche 1983; 33: 1749.

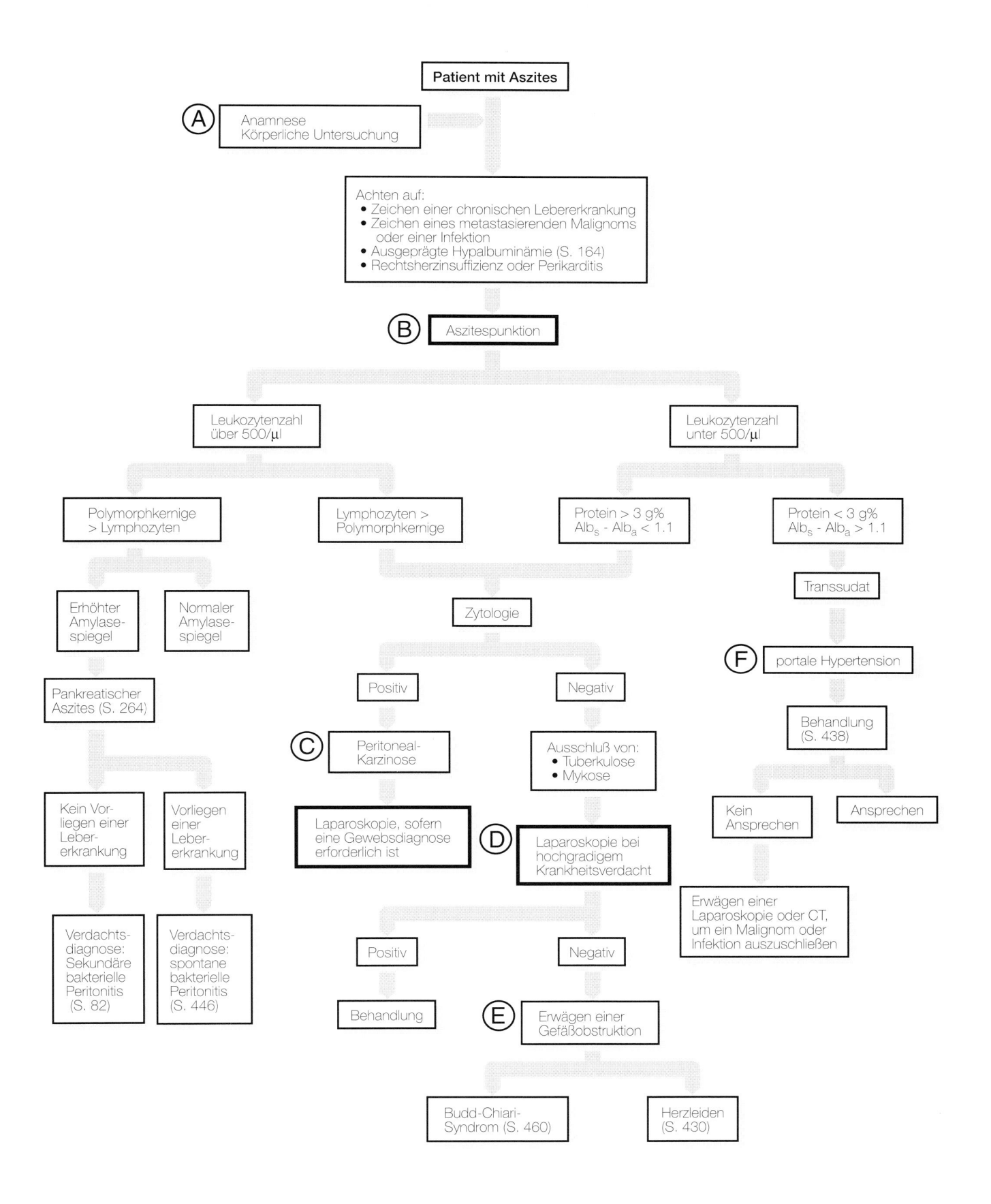

```
                        ┌─────────────────────┐
                        │ Patient mit Aszites │
                        └──────────┬──────────┘
           ┌─────┐  ┌──────────────────────────┐
           │  A  │──│ Anamnese                 │
           └─────┘  │ Körperliche Untersuchung │
                    └──────────┬───────────────┘
```

Achten auf:
- Zeichen einer chronischen Lebererkrankung
- Zeichen eines metastasierenden Malignoms oder einer Infektion
- Ausgeprägte Hypalbuminämie (S. 164)
- Rechtsherzinsuffizienz oder Perikarditis

**B** Aszitespunktion

- Leukozytenzahl über 500/µl
  - Polymorphkernige > Lymphozyten
    - Erhöhter Amylasespiegel
      - Pankreatischer Aszites (S. 264)
        - Kein Vorliegen einer Lebererkrankung
          - Verdachtsdiagnose: Sekundäre bakterielle Peritonitis (S. 82)
        - Vorliegen einer Lebererkrankung
          - Verdachtsdiagnose: spontane bakterielle Peritonitis (S. 446)
    - Normaler Amylasespiegel
  - Lymphozyten > Polymorphkernige
    - Zytologie
      - Positiv
        - **C** Peritoneal-Karzinose
          - Laparoskopie, sofern eine Gewebsdiagnose erforderlich ist
      - Negativ
        - Ausschluß von:
          - Tuberkulose
          - Mykose
        - **D** Laparoskopie bei hochgradigem Krankheitsverdacht
          - Positiv
            - Behandlung
          - Negativ
            - **E** Erwägen einer Gefäßobstruktion
              - Budd-Chiari-Syndrom (S. 460)
              - Herzleiden (S. 430)
- Leukozytenzahl unter 500/µl
  - Protein > 3 g%, $Alb_s - Alb_a < 1.1$
  - Protein < 3 g%, $Alb_s - Alb_a > 1.1$
    - Transsudat
      - **F** portale Hypertension
        - Behandlung (S. 438)
          - Kein Ansprechen
            - Erwägen einer Laparoskopie oder CT, um ein Malignom oder Infektion auszuschließen
          - Ansprechen

# Pruritus

Pruritus (Juckreiz) wird als unangenehme Hautsensation definiert, die zum Kratzen veranlaßt. Es ist allgemein anerkannt, daß es keine spezifischen Neurone gibt, die ausschließlich die Sinnesqualität Juckreiz weiterleiten. Vielmehr hängt es vom räumlichen und zeitlichen Reizmuster ab, ob der Reiz im ZNS als Schmerz, Druck oder Juckreiz verarbeitet wird. Die diagnostische Abklärung eines Pruritus erfordert die Differenzierung in lokalisierten und generalisierten Juckreiz. Lokalisierter Juckreiz spricht eher für eine Hauterkrankung, bei generalisiertem Juckreiz kann es sich um das initiale Symptome einer schweren systemischen Erkrankung handeln.

(A) Nach Ausschluß von Arzneimittelreaktionen, einer trockenen Haut, die bei älteren Menschen sehr häufig zu finden ist, und von offensichtlichen psychopathologischen Ursachen ist eine sorgfältige Abklärung der dem Juckreiz zugrundeliegenden Ursache angezeigt. Durch einige einfache Laborbestimmungen läßt sich eine chronische Niereninsuffizienz, ein Diabetes mellitus, Erkrankungen des hämatopoetischen Systems und eine Hyperthyreose ausschließen.

(B) Bei Patienten mit einer cholestatischen Lebererkrankung steht der Juckreiz oft als Hauptbeschwerde im Vordergrund, und bei vielen Patienten, deren Leberleiden einer direkten Behandlung nicht zugänglich ist, wird eine körperliche Beeinträchtigung vor allem durch dieses Symptom hervorgerufen. Im Prinzip leiden alle Patienten mit einer symptomatischen primären biliären Zirrhose (S. 436) (mehr als 50% zum Zeitpunkt der Zirrhosemanifestation) an Juckreiz. Bei einer kleinen Gruppe von Frauen können sowohl orale Kontrazeptiva als auch Schwangerschaft einen Pruritus auslösen, der sofort aufhört, sobald sich die erhöhten Östrogenwerte wieder normalisieren (S. 128). Pruritus, der im Gefolge einer Cholestase auftritt, wird wahrscheinlich durch eine vermehrte Ablagerung von Gallensäuren oder ihren Stoffwechselprodukten in der Haut hevorgerufen. Bei einer kürzlich durchgeführten Studie gelang es jedoch nicht, in der Haut von Patienten mit einer Cholestase, die an Juckreiz litten, eine quantitative pathologische Veränderung nachzuweisen. Die Behandlung des cholestasebedingten Juckreizes zielt darauf ab, die Gallensäuren durch Verabreichung eines Anionenaustauschers (*Colestyramin* 4 g, oder *Colestipol* 5 g, 3mal täglich mit Flüssigkeit zu den Mahlzeiten) aus dem Körper zu entfernen. Diese Austauscharze binden Gallensäuren, die in das Darmlumen sezerniert wurden, irreversibel und werden mit den Fäzes ausgeschieden. Bei Patienten, die eine 3malige Gabe dieser Präparate nicht vertragen, erzielt man die beste Wirkung, wenn das Gallensäure-bindende Medikament zum Frühstück verabreicht wird, d.h. nach einer nächtlichen Nüchternperiode, während der der Großteil des Gallesäurepools in der Gallenblase gespeichert wird. Erweist sich *Colestyramin* als unwirksam, so kann die Medikation durch *Phenobarbital* ergänzt werden, das den kanalikulären Galleflluß verbessert. Die Tagesdosis für Erwachsene beträgt 60 bis 120 mg, wobei der Hauptanteil der *Phenobarbital*-Dosis vor dem Zubettgehen eingenommen werden sollte, um eine zu starke Sedierung tagsüber zu vermeiden. Als mögliche Erklärung für den Cholestase-Pruritus ist die Wirkung von «toxischen» Gallesalzen postuliert worden. Diese Hypothese wird durch die Wirksamkeit von *Ursodeoxycholsäure* (eines »nichttoxischen« Gallesalzes) und von *Rifampin* (hemmt die Gallensalzaufnahme in die Leber) bei primär biliärer Zirrhose unterstützt. Antihistaminika sind bei generalisiertem, nichtallergischem Pruritus selten wirksam.

(C) In seltenen Fällen entdeckt man anläßlich einer 2 Stunden postprandial vorgenommenen Bestimmung der Gallensäuren im Serum bei Patienten, die an einem Juckreiz leiden, ein Cholestasesyndrom mit ansonsten normalen Leberwerten. Fallen die Werte für die alkalische Phosphatase (S. 160) und die Gamma-Glutamyltranspeptidase (S. 158) pathologisch aus, so sind die Gallensäuren im Serum nahezu immer erhöht und die Bestimmung trägt nichts zur diagnostischen Abklärung bei.

## Literatur

1. Beare JM. Generalized pruritus. A study of 43 cases. Clin Exp Dermatol 1976; 1: 343.
2. Bloomer JR, Ghent CN. Management of the intractable cholestasis of primary biliary cirrhosis. Sem Liv Dis 1981; 1: 345.
3. Eisenburg G. Ursodeoxycholsäure bei primär biliärer Zirrhose. Fortschr Med 1989; 106: 61.
4. Ghent CN, Bloomer JR, Klatskin G. Elevations in skin tissue levels of bile acids in human cholestasis: relation to serum levels and pruritus. Gastroenterology 1977; 73: 1125.
5. Ghent CN, Carruthers SG. Treatment of pruritus in primary biliary cirrhosis with rifampin. Gastroenterology 1988; 94: 488.
6. Gilchrest BA. Pruritus. Pathogenesis, therapy, and significance in systemic disease states. Arch Intern Med 1982; 142: 101.
7. Lorette G, Vaillant L. Pruritus. Current concepts in pathogenesis and treatment. Drugs 1990; 39: 218.
8. Thorne EG. Coping with pruritus: a common geriatric complaint. Geriatrics 1978; 33: 47.
9. Wildgrube HJ, Stang J, Winkler M, Mauritz G. Die Bedeutung des Serumspiegels konjugierter Cholsäure für die Diagnostik von Leberkrankheiten. Dtsch med Wochenschr 1982; 33: 1235.

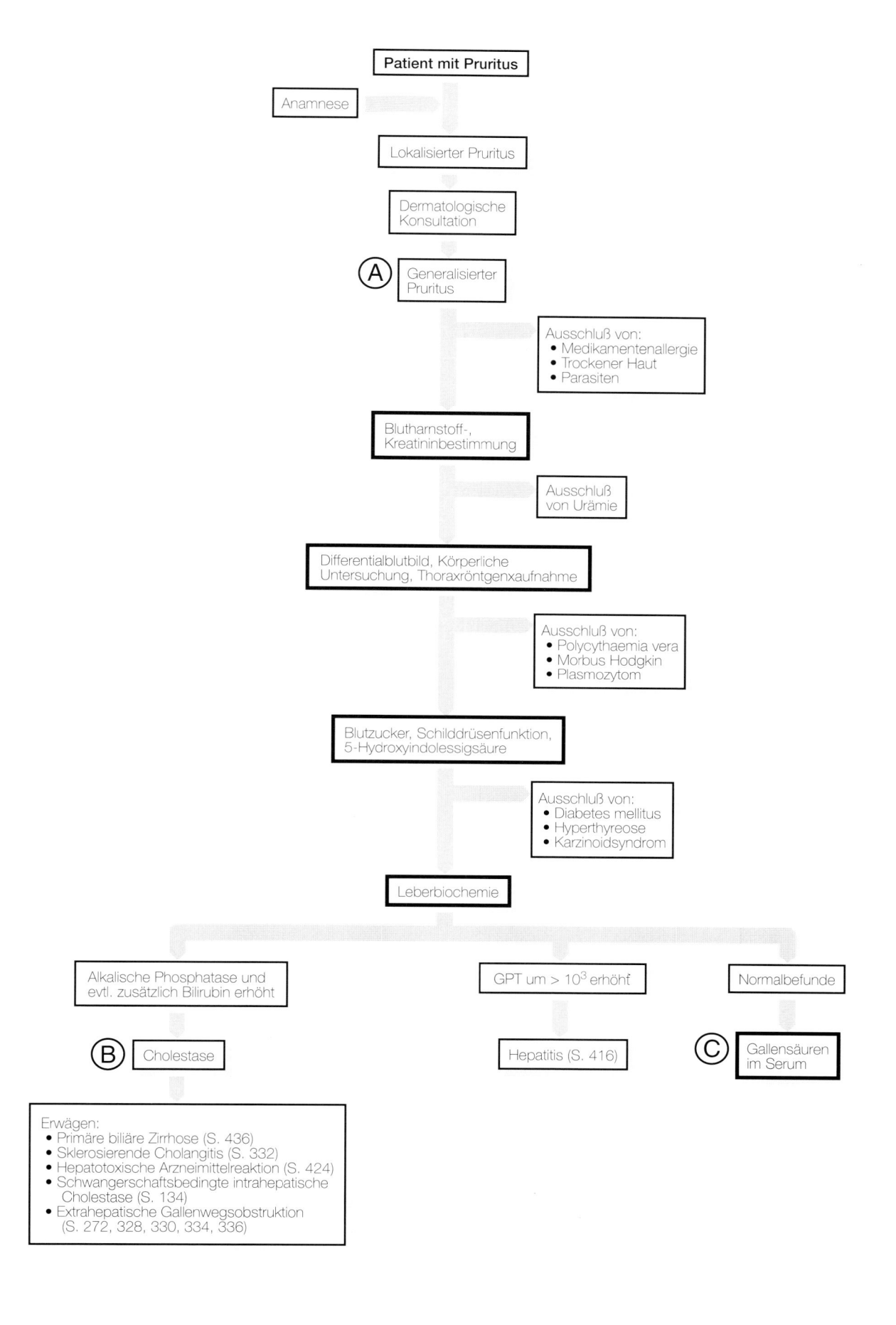

```
                    ┌──────────────────────┐
                    │ Patient mit Pruritus │
                    └──────────────────────┘
                               │
              ┌────────────┐   │
              │ Anamnese   │   │
              └────────────┘   │
                               ▼
                    ┌──────────────────────┐
                    │ Lokalisierter Pruritus│
                    └──────────────────────┘
                               │
                    ┌──────────────────────┐
                    │ Dermatologische      │
                    │ Konsultation         │
                    └──────────────────────┘
                               │
              (A)   ┌──────────────────────┐
                    │ Generalisierter      │
                    │ Pruritus             │
                    └──────────────────────┘
```

- (A) Generalisierter Pruritus

Ausschluß von:
- Medikamentenallergie
- Trockener Haut
- Parasiten

**Blutharnstoff-, Kreatininbestimmung**

Ausschluß von Urämie

**Differentialblutbild, Körperliche Untersuchung, Thoraxröntgenaufnahme**

Ausschluß von:
- Polycythaemia vera
- Morbus Hodgkin
- Plasmozytom

**Blutzucker, Schilddrüsenfunktion, 5-Hydroxyindolessigsäure**

Ausschluß von:
- Diabetes mellitus
- Hyperthyreose
- Karzinoidsyndrom

**Leberbiochemie**

- Alkalische Phosphatase und evtl. zusätzlich Bilirubin erhöht → (B) **Cholestase**
- GPT um $> 10^3$ erhöht → Hepatitis (S. 416)
- Normalbefunde → (C) **Gallensäuren im Serum**

Erwägen:
- Primäre biliäre Zirrhose (S. 436)
- Sklerosierende Cholangitis (S. 332)
- Hepatotoxische Arzneimittelreaktion (S. 424)
- Schwangerschaftsbedingte intrahepatische Cholestase (S. 134)
- Extrahepatische Gallenwegsobstruktion (S. 272, 328, 330, 334, 336)

# Ikterus

(A) Nach Ausschluß einer hepatotoxischen Arzneimittelreaktion (S. 424) stellt sich für den Kliniker, der einen Patienten mit konjugierter Hyperbilirubinämie zu beurteilen hat, die für das praktische Vorgehen entscheidende Frage: Ist die Erkrankung operativ zu behandeln oder kann konservativ vorgegangen werden? Die Feinheiten der Differentialdiagnose sind wichtig, zunächst aber von zweitrangiger Bedeutung. Während vor 25 Jahren die fehlindizierte Operation von Patienten mit hepatozellulärer Nekrose, verbunden mit einer sehr hohen Mortalität (S. 414), das Hauptproblem darstellte, besteht heutzutage die Schwierigkeit darin, daß zu viele Untersuchungen und diese in einer ungünstigen Reihenfolge durchgeführt werden. Kosteneskalation und Verzögerung der Diagnosestellung sind die Folgen. Es empfiehlt sich deshalb ein rationales Vorgehen und die Berücksichtigung folgender Punkte: **(a)** Die Klinikeinweisung sollte erst dann erfolgen, wenn eine invasive Untersuchung oder ein operativer Eingriff erforderlich ist, falls der Gesundheitszustand des Patienten dies gestattet. **(b)** Anamnese, körperliche Untersuchung und die Leberbiochemie (Genauigkeit = 80–85%) verschaffen aussagekräftige Informationen, die eine Verdachtsdiagnose ermöglichen. Man sollte sich daher vor allem auf diese Basisdiagnostik stützen. **(c)** Auf nuklearmedizinische Verfahren (Leber-Milz-Szintigraphie oder HIDA-Scans) sollte man wegen der geringen Aussagefähigkeit bei diesem Krankheitsbild weitgehend verzichten.

(B) Die Wahrscheinlichkeit, daß eine extrahepatische Obstruktion, die operativ behandelt werden muß, die Cholestase verursacht, ist am größten bei älteren Patienten (> 60 Jahre) mit den Symptomen: **(a)** Oberbauchbeschwerden, **(b)** Schüttelfrost, **(c)** acholische Stühle über einen Zeitraum von über 2 Wochen, **(d)** eine tastbare Gallenblase, **(e)** eine um mehr als das 3fache erhöhte alkalische Phosphatase, **(f)** das Fehlen klinischer Symptome einer Lebererkrankung (siehe Abschnitt C). Symptome wie Vorliegen oder Fehlen eines Gewichtsverlusts, Pruritus, eine druckempfindliche vergrößerte Leber oder eine Erhöhung der Serumtransaminasen (unterhalb von 10fach erhöhten Werten) sind für die Diagnostik von geringem Wert.

(C) Die Wahrscheinlichkeit, daß die Cholestase durch eine Lebererkrankung verursacht wird, ist am größten bei jüngeren Patienten (Alter unter 40 Jahre), bei denen sich folgende Befundkonstellationen finden: **(a)** chronischer Alkoholabusus; **(b)** Prodromi, die einer Grippe ähneln, oder bekannter Kontakt mit Hepatitisviren (Drogenmißbrauch, Homosexuelle); **(c)** massive Hepatomegalie (mehr als 20 cm Leberdämpfung in der Medioklavikularlinie); **(d)** typische Kennzeichen eines chronischen Leberleidens (Spider-Nävi, Palmarerythem, Aszites); **(e)** eine Erhöhung der alkalischen Phosphatase um weniger als das dreifache; **(f)** keine klinischen Symptome einer Gallenwegserkrankung (siehe B).

(D) Der Wert der klinischen Beurteilung hinsichtlich der Wahrscheinlichkeit einer intra- oder extrahepatischen Cholestase vor der Anordnung von technischen Untersuchungsverfahren wird ersichtlich, wenn eine zu Beginn durchgeführte nichtinvasive Untersuchung (z.B. Oberbauchsonogramm) negativ ausfällt (intrahepatische Gallengänge mit normalem Durchmesser), obwohl sie technisch adäquat durchgeführt wurde. Eine technisch unzureichende Untersuchung sollte wiederholt oder als Alternative eine Computertomographie durchgeführt werden. Liegt vermutlich eine intrahepatische Cholestase vor und lassen sich in der Leber keine herdförmigen «Speicherdefekte» nachweisen, ist es zweckmäßig, die Patienten über einen gewissen Zeitraum zu beobachten und bei kontinuierlich pathologischen Leberwerten anschließend eine Leberbiopsie vorzunehmen. Liegt andererseits mit großer Wahrscheinlichkeit eine extrahepatische Cholestase vor, sollte nach einer unauffälligen Ultraschalluntersuchung die endoskopische retrograde Cholangiopankreatikographie (ERCP) folgen, da Steine im Ductus choledochus, die zu einer intermittierenden oder unvollständigen Obstruktion führen, unter Umständen keine Erweiterung der Gallengänge verursachen. Mit der perkutanen transhepatischen Cholangiographie (PTC) gelingt die Gallengangsdarstellung nicht so leicht (S. 32). Einige Autoren schlagen die sofortige Durchführung einer ERCP vor. Man sollte jedoch berücksichtigen, daß die Informationen über Veränderungen von Leber und Pankreas, die eine Ultraschalluntersuchung liefern kann (Metastasen, Tumoren, die das portale Venensystem in Mitleidenschaft ziehen), von diagnostischem Nutzen sein können.

(E) Der Nachweis dilatierter intrahepatischer Gallengänge beim Oberbauchsonogramm kann unmittelbar zu einer Operation führen, falls keine röntgenologischen oder endoskopischen Untersuchungstechniken zur Dekompression der Gallenwege (Papillotomie, Endoprothesen, Ballondilatation von Strikturen) zur Verfügung stehen und der Chirurg der Ansicht ist, daß sich eine detaillierte Darstellung des Gallenwegsystems erübrigt. In der Regel sollte jedoch auch in dieser Situation eine ERCP durchgeführt werden. Gelingt die Darstellung der Gallenwege bei der ERCP nicht, so sollte eine PTC folgen.

## Literatur

1. Frank BB. Clinical evaluation of jaundice. A guideline of the Patient Care Committee of the American Gastroenterological Association. JAMA 1989; 262: 3031.
2. Grossen N. Diagnosestrategie des Ikterus mit modernen bildgebenden Systemen. Radiol Diagn 1989; 30: 577.
3. Matzen P, Malchow-Moller A, Brun B, Gronvall S, Haubek A, Henriksen JH, Laursen K, Lejerstofte J, Stage P, Winkler K, Juhl E. Ultrasonography, computed tomography, and cholescintigraphy in suspected obstructive jaundice – a prospective comparative study. Gastroenterology 1983; 84: 1492.
4. O'Connor KW, Snodgrass PJ, Swonder JE, Mahoney S, Burt R, Cockerill EM, Lumeng L. A blinded prospective study comparing four current noninvasive approaches in the differential diagnosis of medical versus surgical jaundice. Gastroenterology 1983; 84: 1498.
5. Scharschmidt BF, Goldberg HI, Schmid R. Approach to the patient with cholestatic jaundice. N Engl J Med 1983; 308: 1515.
6. Siewert JR, Harder F, Allgöwer M, Blum AL, Creutzfeldt W, Hollender LF, Peiper H-J (Hrsg). Chirurgische Gastroenterologie. 2. Aufl. Aufl. Berlin, Heidelberg, New York: Springer 1990.

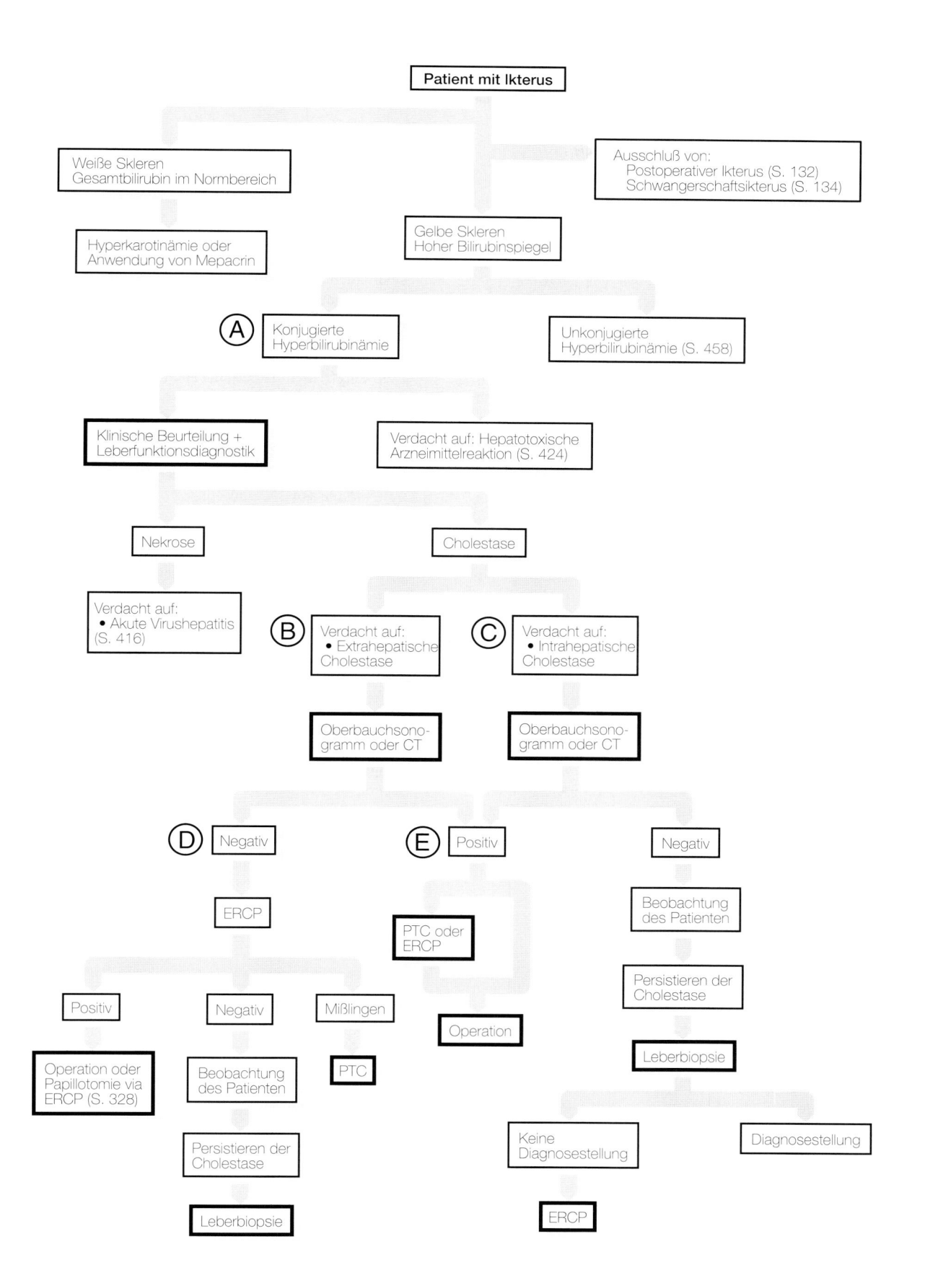

```
                                    Patient mit Ikterus

   Weiße Skleren                                            Ausschluß von:
   Gesamtbilirubin im Normbereich                             Postoperativer Ikterus (S. 132)
                                                              Schwangerschaftsikterus (S. 134)

   Hyperkarotinämie oder              Gelbe Skleren
   Anwendung von Mepacrin             Hoher Bilirubinspiegel

                      (A) Konjugierte                    Unkonjugierte
                          Hyperbilirubinämie             Hyperbilirubinämie (S. 458)


              Klinische Beurteilung +           Verdacht auf: Hepatotoxische
              Leberfunktionsdiagnostik          Arzneimittelreaktion (S. 424)


                     Nekrose              Cholestase

              Verdacht auf:
              • Akute Virushepatitis  (B) Verdacht auf:          (C) Verdacht auf:
                (S. 416)                  • Extrahepatische          • Intrahepatische
                                            Cholestase                 Cholestase

                                       Oberbauchsono-             Oberbauchsono-
                                       gramm oder CT              gramm oder CT


                        (D) Negativ         (E) Positiv                  Negativ

                            ERCP                                     Beobachtung
                                                PTC oder             des Patienten
                                                ERCP
                                                                     Persistieren der
        Positiv       Negativ      Mißlingen    Operation            Cholestase

   Operation oder   Beobachtung      PTC                             Leberbiopsie
   Papillotomie via des Patienten
   ERCP (S. 328)
                                                        Keine                Diagnosestellung
                    Persistieren der                    Diagnosestellung
                    Cholestase

                    Leberbiopsie                        ERCP
```

131

# Postoperativer Ikterus

1 bis 2 Wochen nach einem ausgedehnten operativen Eingriff tritt gelegentlich ein Ikterus auf. Zunächst muß selbstverständlich die Exazerbation einer zugrundeliegenden Lebererkrankung ausgeschlossen werden (S. 420). Die klinische Praxis zeigt jedoch – und dies sollte hervorgehoben werden –, daß ein Ikterus durch eine ganze Anzahl von Ursachen ausgelöst werden kann. Die Überproduktion von Bilirubin, die auf der Resorption und Hämolyse von Blut aus Hämatomen und der Hämolyse von Blutkonserven, die transfundiert wurden, beruht, ist einer der Faktoren, die zu einer Ikterusbildung in der postoperativen Phase mit beitragen. Die Belastung mit Pigmenten kann zu einer unkonjugierten Hyperbilirubinämie führen, falls die Leberfunktion durch die Operation beeinträchtigt wurde.

(A) *Halothan*, ein ansonsten sicheres Anästhetikum, wurde mit dem seltenen Auftreten einer akuten fulminanten Hepatitis (mit einer Mortalitätsrate von 30–50%) in Zusammenhang gebracht, die auf einer Idiosynkrasiereaktion des Empfängers gegenüber dem Inhalationsnarkotikum beruht (S. 424). Adipöse Patienten, bei denen Halothan über eine kurze Zeit hinweg mehrmals eingesetzt wurde, gehen anscheinend das größte Risiko ein, eine Hepatitis zu entwickeln. Unerklärliches, postoperativ verzögert auftretendes Fieber (6–10 Tage) oder Gelbsucht nach *Halothan*-Exposition wurde bei Patienten beobachtet, die später an einer *Halothan*-Hepatitis erkrankten. Diese Symptomatik sollte daher als Kontraindikation für einen nochmaligen Einsatz dieses Narkosemittels gelten. Es gibt keine spezifische Untersuchung (die Leberbiopsie eingeschlossen), mit der sich eine *Halothan*-induzierte Hepatitis von einer fulminanten Virushepatitis unterscheiden läßt. Diese Erkrankung kann also weiterhin nur per exclusionem diagnostiziert werden. Bei fulminanten Erkrankungen setzt der Ikterus 1 bis 12 Tage nach der Operation ein; die Behandlung entspricht dem therapeutischen Vorgehen bei einer schweren Hepatitis (S. 426) aufgrund anderer Ursachen. Eine ähnliche Art der Hepatitis kann auch durch *Methoxyfluran* hervorgerufen werden.

(B) Eine schwere Sepsis kann einen Ikterus auslösen, ohne direkte Beteiligung der Leber an der Infektion, und eine Abszeßbildung verursachen (S. 464). Die Sepsis kann zu einer konjugierten Hyperbilirubinämie mit einer geringen Erhöhung der alkalischen Phosphatase und der Transaminasen führen. Bei einer Leberbiopsie läßt sich in der Regel auch eine geringfügige bis mäßig ausgeprägte Cholestase nachweisen. Tierversuche weisen darauf hin, daß die von grampositiven und gramnegativen Bakterien gebildeten Endotoxine diese Cholestase hervorrufen. Die Gelbsucht klingt ab, sobald die Infektion effektiv behandelt wird.

(C) Durch den zunehmenden Einsatz einer totalen parenteralen Ernährung (TPE) in der perioperativen Phase ließen sich drei mögliche Mechanismen für die Auslösung eines cholestatischen Ikterus aufzeigen. Bei mehr als 50% der Patienten, die über 3 Wochen lang eine TPE mit hohem Lipidanteil (3 g/kg Körpergewicht/Tag) erhalten, entwickelt sich ein Ikterus und eine Erhöhung der alkalischen Phosphatase. Leberbiopsien zeigen eine Steatosis (S. 432) und eine Cholestase. Das Oberbauchsonogramm ermöglicht den Ausschluß operativ zu behandelnder Ursachen einer Cholestase. Eine Reduktion des Lipidgehalts auf 1 g/ kg KG/ Tag bringt die Symptomatik zum Abklingen. Außerdem kann der Applikationsweg für die TPE Ausgangspunkt für eine Sepsis sein (s. Abschnitt B). Eine langfristige TPE kann auch eine Gallenblasenstauung und eine Cholelithiasis verursachen. Die Gefahr späterer Komplikationen ist so groß, daß manche Autoren bei Operationen, die unter Umständen eine langfristige, zu Hause durchgeführte TPE nach sich ziehen (z.B. Operationen bei Darminfarzierung), eine prophylaktische intraoperative Cholezystektomie vorschlagen.

(D) Die Diagnose einer postoperativ akut auftretenden Cholezystitis – wobei zwischen der Gallenblasenerkrankung und dem operierten Leiden keine Beziehung besteht – kann schwierig sein, da bei 25 bis 50% der Patienten eine Cholezystitis ohne Steinbildung vorliegt und die Schmerzen durch die gleichzeitig verabreichten Analgetika kaum spürbar sind. Bei vielen Patienten ist unerklärliches Fieber oder eine Gelbsucht die einzige Manifestation. Die Entstehungsursache der Cholezystitis ohne Steinbildung ist unklar, jedoch scheint eine gewisse Mangeldurchblutung der Gallenblase eine Rolle zu spielen. Es überrascht daher nicht, daß es häufig zu einer Gangrän und Perforation der Gallenblase kommt. Steht die Diagnose einer Cholezystitis fest, sollte unverzüglich die Operation erfolgen.

## Literatur

1. Allardyce DB. Cholestasis caused by lipid emulsions. Surg Gynecol Obstet 1982; 154: 641.
2. Becker SD, Lamont TJ. Postoperative jaundice. Semin Liver Dis 1988; 8: 183.
3. Benjamin SB, Goodman ZD, Ishak KG, et al. The morphologic spectrum of halothane-induced hepatic injury: Analysis of 77 cases. Hepatology 1985; 5: 1163.
4. Franson TR, Hierholzer WJ Jr, LaBreaque DR. Frequency and characteristics of hyperbilirubinemia associated with bacteremia. Rec Infect Dis 1985; 7: 1.
5. Guthoff W, Schiller WG, Gastmeier K. Die Halothan-Hepatitis in der Differentialdiagnose des postoperativen Ikterus. Anästhesiol-Reanim 1990; 15: 195.
6. LaMont TJ, Isselbacher KJ. Postoperative jaundice. N Engl J Med 1973; 288: 305.
7. Miller DJ, Keeton GR, Webber BI, Saunders SJ. Jaundice in severe bacterial infection. Gastroenterology 1976; 71: 94.
8. Ottinger LW. Acute cholecystitis as a postoperative complication. Ann Surg 1976; 184: 162.

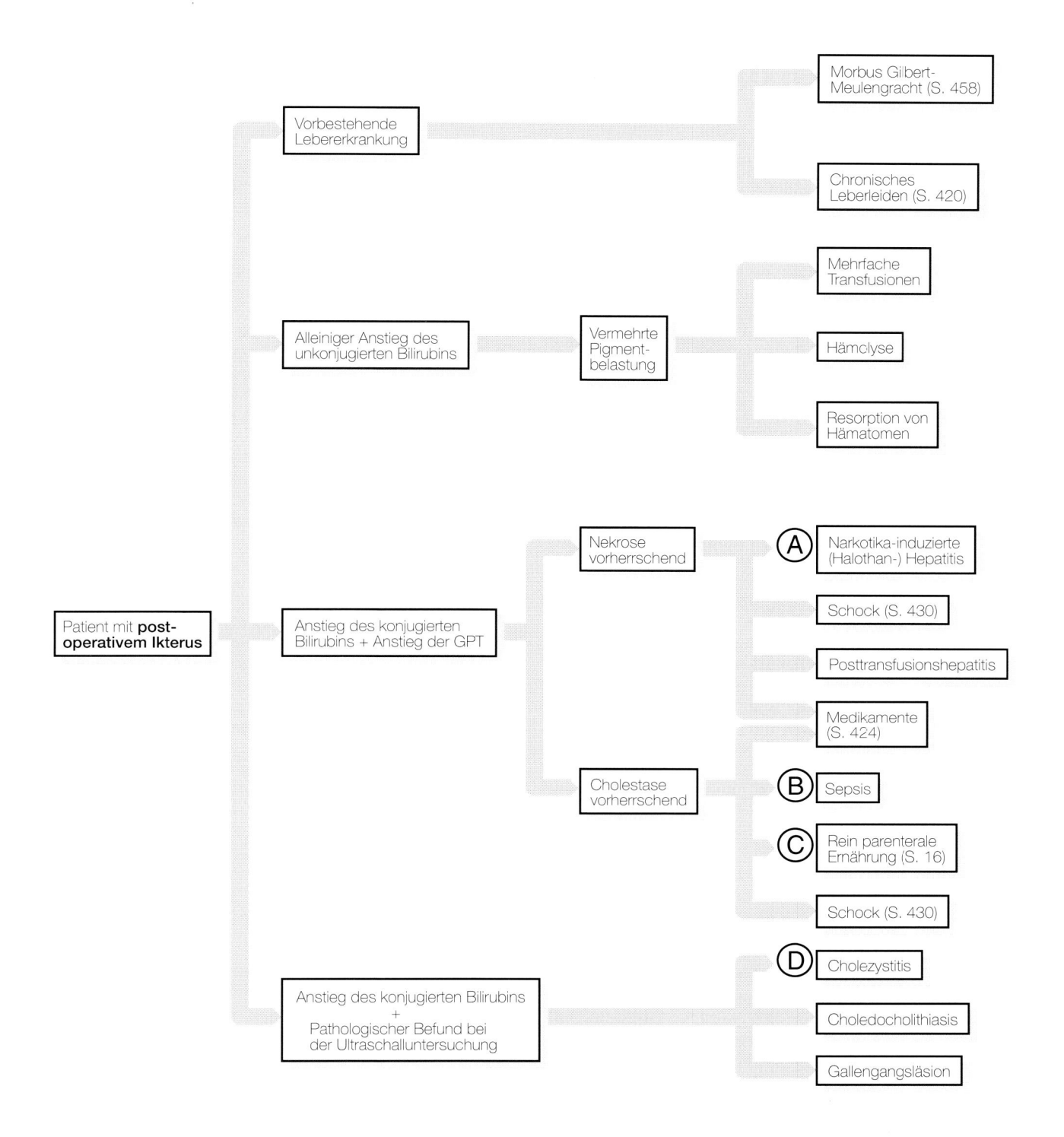

```
Patient mit post-operativem Ikterus
├── Vorbestehende Lebererkrankung
│   ├── Morbus Gilbert-Meulengracht (S. 458)
│   └── Chronisches Leberleiden (S. 420)
├── Alleiniger Anstieg des unkonjugierten Bilirubins
│   └── Vermehrte Pigmentbelastung
│       ├── Mehrfache Transfusionen
│       ├── Hämolyse
│       └── Resorption von Hämatomen
├── Anstieg des konjugierten Bilirubins + Anstieg der GPT
│   ├── Nekrose vorherrschend
│   │   ├── (A) Narkotika-induzierte (Halothan-) Hepatitis
│   │   ├── Schock (S. 430)
│   │   ├── Posttransfusionshepatitis
│   │   └── Medikamente (S. 424)
│   └── Cholestase vorherrschend
│       ├── (B) Sepsis
│       ├── (C) Rein parenterale Ernährung (S. 16)
│       └── Schock (S. 430)
└── Anstieg des konjugierten Bilirubins + Pathologischer Befund bei der Ultraschalluntersuchung
    ├── (D) Cholezystitis
    ├── Choledocholithiasis
    └── Gallengangsläsion
```

# Ikterus während der Schwangerschaft

(A) Bilirubin, Transaminasen (GPT, GOT) und die γ-Glutamyltranspeptidase zeigen im Verlauf einer normalen Schwangerschaft keine Veränderungen. Hingegen beobachtet man einen Anstieg der alkalischen Phosphatase auf das 2fache der Basiswerte sowie einen Abfall des Albumins auf 2/3 der Normwerte. Das diagnostische Vorgehen bei einem Ikterus, der während der Schwangerschaft auftritt, unterscheidet sich nur geringfügig von der Diagnostik bei nichtschwangeren Patientinnen (S. 130). Mit Hilfe des Oberbauchsonogramms lassen sich extrahepatische Obstruktionen ausschließen und die Lebergröße genau bestimmen. Die häufigste Ursache eines Ikterus während der Schwangerschaft ist die Virushepatitis (S. 418). Eine ganze Reihe von Erkrankungen, die nur während der Schwangerschaft auftreten, muß jedoch ebenfalls als auslösende Ursache in Betracht gezogen werden.

(B) Klinische Anzeichen einer Lebererkrankung treten erst relativ spät im Lauf einer Schwangerschaftstoxikose auf. Dabei weisen viele Patientinnen Symptome auf, die für das HELLP-Syndrom typisch sind: Hämolyse, erhöhte Leberwerte, niedrige Thrombozytenzahl. In einem Blutausstrich können charakteristische Zeichen einer mikroangiopathischen Anämie gefunden werden (Thrombozytopenie, Leukozytose). Es ist äußerst schwierig, ohne den Einsatz invasiver Methoden zwischen einem schweren HELLP-Syndrom und einer akuten Schwangerschaftsfettleber zu unterscheiden, denn mit den nichtinvasiven Methoden (Sonographie, CT) läßt sich eine Steatose der Leber nicht immer darstellen. Jede Patientin, die eine solche Konstellation von Laborwerten, Schmerzen im rechten Oberbauch und Erbrechen aufweist, sollte daher wie bei einer Schwangerschaftsfettleber behandelt werden.

(C) Eine große Leber, schwerer Abdominalschmerz und Erbrechen bei Mehrgebärenden mit einer Präeklampsie weisen auf eine spontane Leberruptur hin. Die Mehrzahl der Fälle wird im letzten Trimenon beobachtet. Aspiriert man bei der Punktion (S. 126) frisches Blut, so ist eine Notlaparotomie indiziert. Die Erkrankung wird möglicherweise durch eine disseminierte intravaskuläre Gerinnung (DIC) verursacht, manifestiert sich gelegentlich als Schock und Hämoperitoneum und ist mit einer hohen Mortalitätsrate für Mutter und Kind belastet. Die Ruptur betrifft nahezu immer den rechten Leberlappen.
Eine Lebervergrößerung oder ein Hämoperitoneum im Verlauf einer Schwangerschaft kann mit einem Lebervenenverschluß (S. 460) und einem Leberadenom (S. 466) zusammenhängen.

(D) Eine akute Fettleber entsteht ohne Ausnahme nach der 30., in der Regel jedoch nach der 36. Schwangerschaftswoche. Die Erkrankung kommt bei Erstgebärenden häufiger vor. Zu den initialen Symptomen gehören Übelkeit, Erbrechen und abdominelle Beschwerden; in der Folge entwickeln sich Ikterus, hepatische Enzephalopathie (S. 440) und eine Niereninsuffizienz. Blutausstriche zeigen eine Leukozytose (über 25 000), Normoblasten und eine Thrombozytopenie. Beobachtet wurden lebensbedrohliche Hypoglykämien und das Vollbild einer DIC. Bei feingeweblicher Untersuchung der Leber lassen sich feintropfige Fettablagerungen in den Hepatozyten mit periportaler Aussparung nachweisen. Nekrosen sind nicht vorhanden. Klinisches Bild und pathologische Befunde entsprechen dem Reye-Syndrom bei Kindern, der toxischen Leberschädigung durch *Tetrazykline* und *Valproinsäure* und der Jamaikanischen Brechkrankheit. Diese Erkrankungen spiegeln eine tiefgreifende hepatozelluläre Stoffwechselstörung wider, die hauptsächlich auf einer Beeinträchtigung der Mitochondrienfunktion beruht. Die akute Fettleber in der Schwangerschaft geht mit einer sehr hohen (über 80%) Mortalitätsrate für Mutter und Fetus einher. In jüngster Zeit durchgeführte Studien lassen jedoch darauf schließen, daß die Frühdiagnose und sofortige Beendigung der Schwangerschaft durch einen Kaiserschnitt die Prognose wesentlich verbessert.

(E) Die schwangerschaftsbedingte intrahepatische Cholestase ist die zweithäufigste Ursache eines Ikterus bei Schwangeren. In dieser Patientengruppe finden sich wahrscheinlich Frauen mit einer genetisch verankerten Überempfindlichkeitsreaktion gegenüber den cholestatischen Eigenschaften der Östrogene. Die betroffenen Frauen klagen über quälenden Juckreiz. Nur gelegentlich entwickelt sich in der Folge ein Ikterus, der im 2. oder 3. Schwangerschaftstrimenon einsetzt (oder bei Einnahme oraler Kontrazeptiva). Laborchemisch findet sich vor allem ein Anstieg der alkalischen Phosphatase und des Bilirubins. Die Transaminasen können ebenfalls leicht erhöht sein. Falls eine adäquate Ernährung aufrechterhalten wird, bedeutet diese Erkrankung keine Gefahr für Mutter oder Fetus. Die Symptomatik bildet sich nach der Geburt spontan und folgenlos zurück und ist kein Grund für eine vorzeitige Beendigung der Schwangerschaft. Eine symptomatische Besserung der »Schwangerschafts-Cholestase« erzielt man durch Colestyramin (S. 128). Bei einer erneuten Schwangerschaft ist gewöhnlich mit einem Rezidiv zu rechnen.

## Literatur

1. Arevalo JA. Hepatitis B in pregnancy. West J Med 1989; 150: 668.
2. Gerken G, Weilemann LS, Borner N. Akute Schwangerschaftsfettleber. Z Gastroenterol 1986; 24: 738.
3. Hou SH, Levin A, Ahola S, Lister J, Omicioli V, Dandrow R, Papageorge W, Kaplan M. Acute fatty liver of pregnancy. Survival with early cesarian section. Dig Dis Sci 1984; 29: 449.
4. Pockros PJ, Peters RL, Reynolds TB. Idiopathic fatty liver of pregnancy: findings in ten cases. Medicine 1984; 63: 1.
5. Riely CA, Latham PS, Romero R, Duffy TP. Acute fatty liver of pregnancy. Ann Intern Med 1987; 106: 703.
6. Riely CA. Case studies in jaundice of pregnancy. Semin Liver Dis 1988; 8: 191.
7. Schmidt-Matthiesen H, Hepp H. Schwangerschaft. In: Gynäkologie und Geburtshilfe. Schmidt-Matthiesen H (Hrsg). 8. Aufl. Stuttgart, New York: Schattauer 1992.
8. Sherlock S. Acute fatty liver of pregnancy and the microvesicular fat diseases. Gut 1983; 24: 265.
9. Werth TE, Wang HH, Chopra S. A 20-year-old woman with abdnormal liver function test results in the third trimester of pregnancy. Gastroenterology 1990; 99: 552.
10. Wilkinson ML. Diagnosis and management of liver disease in pregnancy. Adv Intern Med 1990; 35: 289.

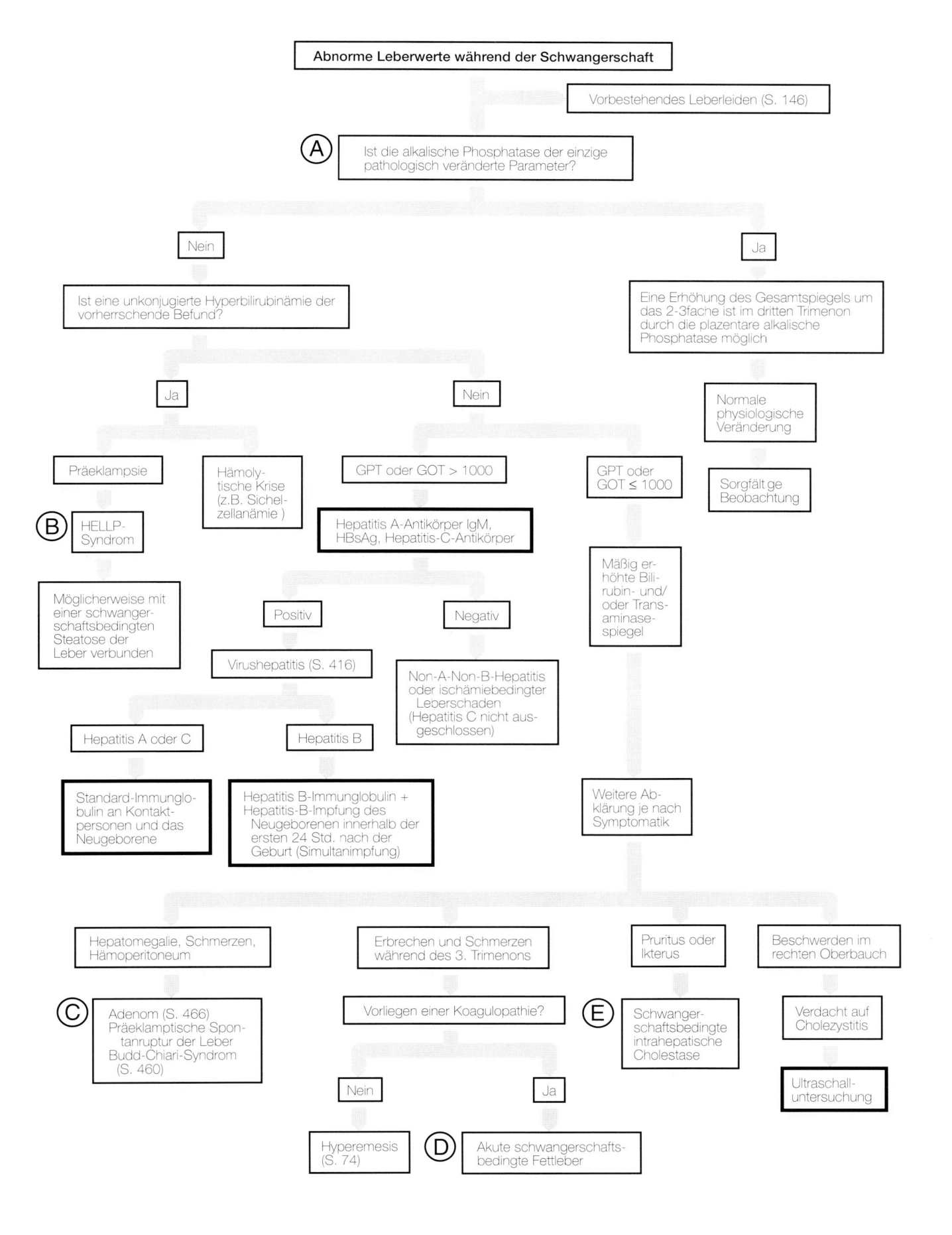

```
                    ┌─────────────────────────────────────────────┐
                    │ Abnorme Leberwerte während der Schwangerschaft │
                    └─────────────────────────────────────────────┘
                                        │
                                        │         ┌─────────────────────────────┐
                                        ├─────────│ Vorbestehendes Leberleiden (S. 146) │
                                        │         └─────────────────────────────┘
                              ┌─────────────────────────────────────┐
                         (A)  │ Ist die alkalische Phosphatase der einzige │
                              │ pathologisch veränderte Parameter?         │
                              └─────────────────────────────────────┘
```

**(A)** Ist die alkalische Phosphatase der einzige pathologisch veränderte Parameter?

- **Nein** → Ist eine unkonjugierte Hyperbilirubinämie der vorherrschende Befund?
  - **Ja**:
    - Präeklampsie
    - **(B)** HELLP-Syndrom — Möglicherweise mit einer schwangerschaftsbedingten Steatose der Leber verbunden
    - Hämolytische Krise (z.B. Sichelzellanämie)
  - **Nein**:
    - GPT oder GOT > 1000 → Hepatitis A-Antikörper IgM, HBsAg, Hepatitis-C-Antikörper
      - **Positiv** → Virushepatitis (S. 416)
        - Hepatitis A oder C → **Standard-Immunglobulin an Kontaktpersonen und das Neugeborene**
        - Hepatitis B → **Hepatitis B-Immunglobulin + Hepatitis-B-Impfung des Neugeborenen innerhalb der ersten 24 Std. nach der Geburt (Simultanimpfung)**
      - **Negativ** → Non-A-Non-B-Hepatitis oder ischämiebedingter Leberschaden (Hepatitis C nicht ausgeschlossen)
    - GPT oder GOT ≤ 1000 → Mäßig erhöhte Bilirubin- und/oder Transaminasespiegel → Weitere Abklärung je nach Symptomatik

- **Ja** → Eine Erhöhung des Gesamtspiegels um das 2-3fache ist im dritten Trimenon durch die plazentare alkalische Phosphatase möglich
  - Normale physiologische Veränderung
  - Sorgfältige Beobachtung

Weitere Abklärung je nach Symptomatik:

- Hepatomegalie, Schmerzen, Hämoperitoneum → **(C)** Adenom (S. 466), Präeklamptische Spontanruptur der Leber, Budd-Chiari-Syndrom (S. 460)
- Erbrechen und Schmerzen während des 3. Trimenons → Vorliegen einer Koagulopathie?
  - Nein → Hyperemesis (S. 74)
  - Ja → **(D)** Akute schwangerschaftsbedingte Fettleber
- Pruritus oder Ikterus → **(E)** Schwangerschaftsbedingte intrahepatische Cholestase
- Beschwerden im rechten Oberbauch → Verdacht auf Cholezystitis → **Ultraschalluntersuchung**

# 5
# Bewertung objektiver Symptome bei gastrointestinalen Erkrankungen

# Hyperamylasämie

(A) Bei Patienten mit akutem anhaltendem Oberbauchschmerz, der in der Mitte des Epigastriums lokalisiert ist und in den Rücken ausstrahlt, sollte eine Bestimmung der Serumamylase erfolgen. Die Patienten leiden häufig unter Übelkeit oder Erbrechen. Ursache dieser klinischen Symptomatik ist wahrscheinlich eine akute Pankreatitis (S. 258), das klinische Bild ist jedoch in vielen Fällen nicht so deutlich ausgeprägt (z.B. Übelkeit, Erbrechen und nur leichte abdominelle Beschwerden bei Alkoholikern). Ein Anstieg der Amylase kann darüber hinaus auch durch extrapankreatische Erkrankungen hervorgerufen werden. Außerdem liegt die Serumamylase bei 10 bis 15% der Patienten mit akuter Pankreatitis im Normbereich. Dies beruht auf der kurzen Serumhalbwertszeit der Amylase, kombiniert mit der Ausscheidung niedermolekularer Proteine in den Nierentubuli. Nicht ganz so häufig beobachtet man, daß eine ausgeprägte Hypertriglyzeridämie (mehr als 1000 mg/dl, lipämisches Serum), die eine Pankreatitis verursachen kann, die kolorimetrische Bestimmung der Amylase beeinträchtigt und fälschlich niedrige Werte ergibt. Durch Messung der Amylaseausscheidung im 2-Stunden-Sammelurin lassen sich die Unsicherheiten hinsichtlich der Serumamylase umgehen. Liegen die Werte für die Urinamylase im Normbereich – eine normale Nierenfunktion vorausgesetzt –, so kann eine akute Pankreatitis nahezu ausgeschlossen werden. Der Anstieg der Amylase im Harn ist jedoch unspezifisch und kann auch bei zahlreichen extrapankreatischen Erkrankungen vorkommen.

(B) Findet man bei Patienten mit einer Hyperamylasämie Normwerte für die Urinamylase, so beruht dies entweder auf einer Makroamylasämie oder auf einer Niereninsuffizienz. Unter Makroamylasämie versteht man einen makromolekularen Komplex aus Amylase (Enzym aus den Speicheldrüsen und dem Pankreas) und Globulinen (IgG, IgA), der von den Nieren nicht ausgeschieden wird. Bei dieser Komplexbildung, die bei 1 bis 2% der Normalbevölkerung vorhanden sein kann, handelt es sich um einen gutartigen Befund ohne pathologische Bedeutung. Die fälschliche Annahme einer Pankreaserkrankung veranlaßt allerdings bei solchen Patienten unter Umständen eine umfangreiche Diagnostik und Klinikeinweisung. Bei Vorliegen einer Niereninsuffizienz ist der Versuch, eine Pankreatitis zu diagnostizieren, schwierig, da die Bestimmung der Urinamylase wenig aussagekräftig ist. Es gilt die Faustregel, wonach die Serumamylase allein bei Vorliegen einer Azotämie auf das 2fache der oberen Normwerte ansteigen kann. Höhere Anstiege weisen auf eine akute Pankreatitis hin.

(C) Bei der Mehrzahl der Patienten mit akutem Abdominalschmerz und einer Hyperamylasämie bzw. Hyperamylasurie besteht eine akute Pankreatitis. Eine funktionell identische α-Amylase wird jedoch auch von den Speicheldrüsen, den Eileitern und seltenen Tumoren sezerniert und repräsentiert normalerweise 60% der zirkulierenden Amylase. Entspricht die Symptomatik nicht dem klassischen Bild einer akuten Pankreatitis, so sollte durch weitere Laborbestimmungen eine Klärung der Amylaseerhöhung angestrebt werden. Hier bietet sich vor allem die Bestimmung des Serumlipasespiegels an, da dieses Enzym ausschließlich bei Pankreaserkrankungen ansteigt. Heute sind auch Testkits verfügbar, die nur die pankreasspezifische Amylase erfassen. Die Messung der Lipase hat den zusätzlichen Vorteil, daß dieses Enzym bei Patienten mit einer Makroamylasämie nicht erhöht ist.

(D) Die klinische Bedeutung einer Differenzierung in pankreatogene und nichtpankreatogene Ursachen einer Hyperamylasämie wird durch Untersuchungen bei asymptomatischen Alkoholikern in Entzugsprogrammen hervorgehoben. Bei mehr als 30% dieser Patienten besteht eine Hyperamylasämie, die jedoch in den meisten Fällen auf einem Anstieg der in den Speicheldrüsen produzierten Amylase beruht. Dies legt nahe, daß einige Patienten, bei denen angenommen wird, sie seien an einer akuten alkoholinduzierten Pankreatitis erkrankt, tatsächlich an einer akuten Gastritis und Parotitis leiden, wobei sich eine stationäre Behandlung erübrigt. Eine nichtpankreatogene Hyperamylasämie wird ferner durch eine Schwangerschaft (beobachtet werden Amylaseanstiege auf das 2fache der oberen Normwerte), rupturierte Extrauterinschwangerschaften (selten, akute Salpingitis), systemische Azidose, Bulimie (S. 8) und durch Tumoren hervorgerufen.

## Literatur

1. Clavien PA, Robert J, Meyer P, et al. Acute pancreatitis and normoamylasemia: not an uncommon combination. Am J Surg 1989; 210: 614.
2. Eckfeldt JH, Leatherman JW, Levitt MD. High prevalence of hyperamylasemia in patients with acidemia. Ann Intern Med 1986; 104: 362.
3. Katayama S, Ikeuchi M, Knazawa Y, Akanuma Y, Kosaka K, Takeuchi T, Nakayama T. Amylase-producing lung cancer: Case report and review of the literature. Cancer 1981; 48: 2499.
4. Panteghini M, Pagani F. Diagnostic value of measuring pancreatic lipase and the P3 isoform of the pancreatic amylase in serum of hospitalized hyperamylasemic patients. Clin Chem 1989; 35: 417.
5. Scheutzel P, Gerlach M. Alpha-Amylase-Isoenzyme in Serum und Speichel bei Patienten mit Anorexia und Bulimia nervosa. Z Gastroenterol 1992; 29: 339.
6. Tromm A, Holtmann B, Huppe D, Kuntz MD, Schwegler U, Max B. Hyperamylasämie, Hyperlipasämie und akute Pankreatitiden bei chronisch entzündlichen Darmerkrankungen. Leber Magen Darm 1991; 21: 19.
7. Weitzel KN, Pooler PA, Mohammed R, et al. A unique case of breast carcinoma producing pancreatic-type isoamylase. Gastroenterology 1988; 94: 519.

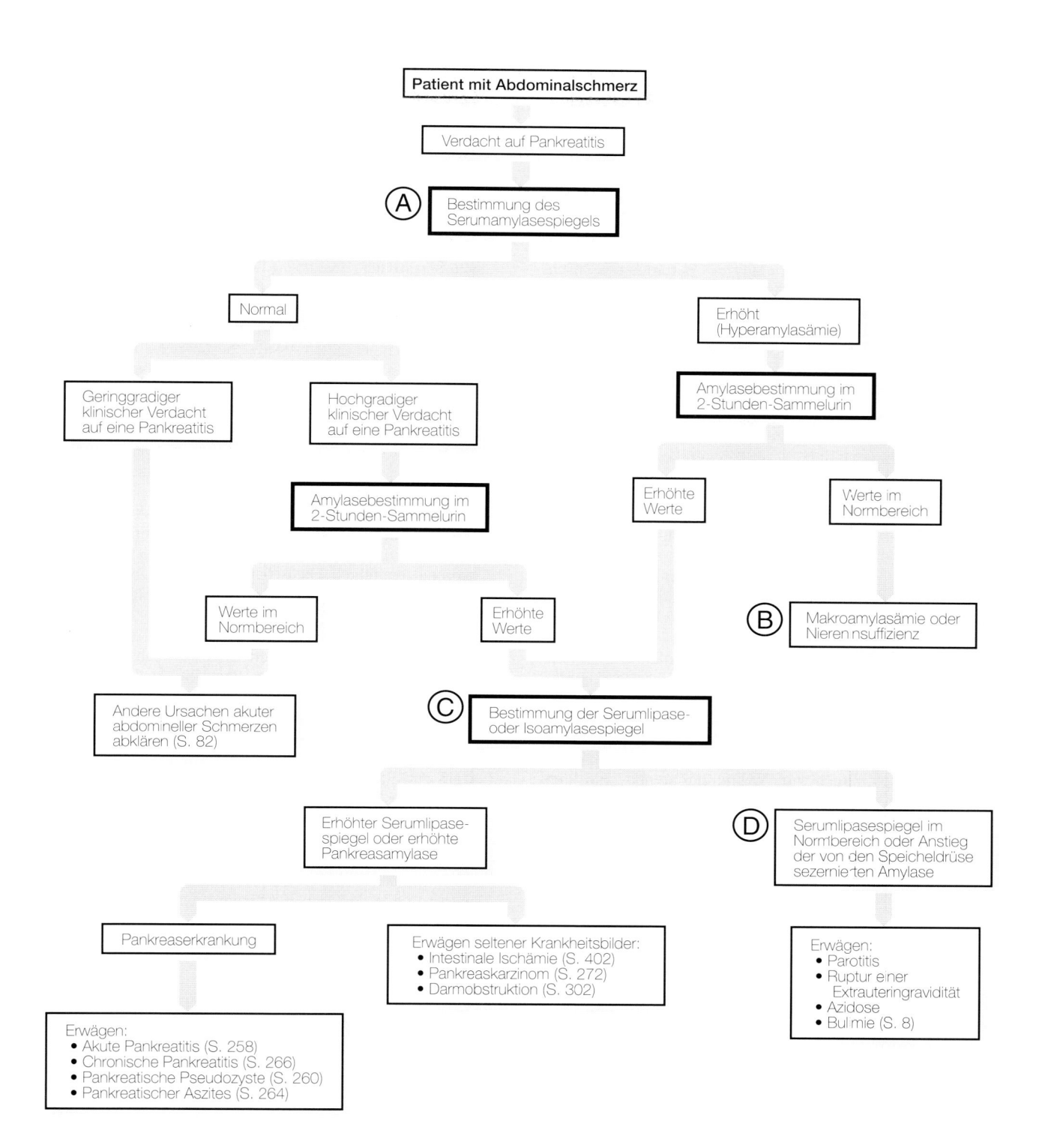

```
                    Patient mit Abdominalschmerz
                              │
                    Verdacht auf Pankreatitis
                              │
              (A) Bestimmung des Serumamylasespiegels
                   │                           │
                Normal                    Erhöht (Hyperamylasämie)
          │              │                         │
Geringgradiger    Hochgradiger        Amylasebestimmung im
klinischer Verdacht  klinischer Verdacht   2-Stunden-Sammelurin
auf eine Pankreatitis auf eine Pankreatitis     │           │
                      │                    Erhöhte      Werte im
           Amylasebestimmung im            Werte        Normbereich
           2-Stunden-Sammelurin              │              │
           │              │                  │         (B) Makroamylasämie
      Werte im      Erhöhte                  │             oder Niereninsuffizienz
      Normbereich   Werte                    │
           │              │                  │
  Andere Ursachen    (C) Bestimmung der Serumlipase-
  akuter abdomineller    oder Isoamylasespiegel
  Schmerzen abklären              │
  (S. 82)              ┌──────────┴──────────┐
              Erhöhter Serumlipase-    (D) Serumlipasespiegel im
              spiegel oder erhöhte         Normbereich oder Anstieg
              Pankreasamylase              der von den Speicheldrüse
                     │                     sezernierten Amylase
        ┌────────────┴───────────┐              │
  Pankreaserkrankung    Erwägen seltener    Erwägen:
        │               Krankheitsbilder:   • Parotitis
  Erwägen:              • Intestinale       • Ruptur einer
  • Akute Pankreatitis    Ischämie (S. 402)   Extrauteringravidität
    (S. 258)            • Pankreaskarzinom  • Azidose
  • Chronische            (S. 272)          • Bulimie (S. 8)
    Pankreatitis        • Darmobstruktion
    (S. 266)              (S. 302)
  • Pankreatische
    Pseudozyste (S. 260)
  • Pankreatischer
    Aszites (S. 264)
```

# Hypergastrinämie

Seit für die Bestimmung des humanen Gastrins ein kommerzieller Radioimmunoassay (RIA) zur Verfügung steht, wird dieser Test zur Diagnostik verschiedener klinischer Krankheitsbilder herangezogen. Da Nahrungsaufnahme in das Antrum eine Gastrinsekretion induziert, ist die Bestimmung des Serumgastrins nach einer nächtlichen Nüchternperiode Voraussetzung für eine aussagekräftige Interpretation. Die Bestimmung der Nüchternwerte für Serumgastrin dient der Diagnose eines Zollinger-Ellison-Syndroms (Gastrinom, S. 240), das im Vergleich zur häufigen peptischen Ulkuskrankheit sehr selten vorkommt. Es finden sich bei diesen Patienten postbulbäre Duodenalulzera, Geschwürsbildungen im Jejunum, rezidivierende Duodenalulzera, Anastomosengeschwüre nach partieller Gastrektomie, Magengeschwüre mit Hyperazidität sowie sekretorische Diarrhö mit Hyperazidität. Bei manchen Patienten ist ein elektiver operativer Eingriff wegen eines Ulkus geplant.

(A) Da eine über längere Zeit bestehende Anazidität (perniziöse Anämie, Hypochlorhydrie und gleichzeitige Anwendung eines potenten Histamin-$H_2$-Rezeptorenblockers oder *Omeprazol*, Zustand nach Vagotomie) zu einem Anstieg von Gastrin führt, wie man ihn bei Patienten mit einem Gastrinom beobachtet, muß eine Hypergastrinämie im Zusammenhang mit der Magensäureproduktion betrachtet werden. Die Magensäuresekretionsanalyse mit Hilfe des Pentagastrin-Stimulationstests ist leicht durchführbar. Verwertbare Ergebnisse erhält man, indem eine transnasale Magensonde entlang der großen Kurvatur plaziert, das Sekret kontinuierlich abgesaugt und sorgfältig mit NaOH titriert wird. Die Ergebnisse können innerhalb eines Tages zur Verfügung stehen und den diagnostischen Zeitaufwand beträchtlich verkürzen. Durch den Nachweis einer basalen Säuresekretion (BAO) von mehr als 15 mval/Std. (über 5 mval/Std. nach einer Ulkusoperation) oder eines BAO/MAO-Quotienten (MAO = maximale Säuresekretion) von über 0,6 kann die Diagnose eines Gastrinoms erhärtet, jedoch noch nicht endgültig gestellt werden.

(B) Falls die Gastrinkonzentrationen bei einer Hypergastrinämie in einem mittleren Bereich liegen (100–1000 pg/ml), sind zur Abklärung der Erkrankung weitere Bestimmungen erforderlich. Das Untersuchungsverfahren mit der größten Spezifität und Sensitivität (über 95%) ist die Gabe von Sekretin (2 Einheiten/kg KG i.v., s. Abb.) und Messung des Gastrinspiegels 0, 2, 5, 10, 15, 20 und 30 Minuten nach der Stimulation. Ein deutlicher Anstieg des Serumgastrins (um mindestens 200 pg/ml bei kommerziellen Assays) bestätigt die Diagnose eines Gastrinoms. Wenn kein Gastrinom vorliegt, bleibt die Serumgastrinkonzentration unverändert, oder sie nimmt ab. In Anbetracht der hohen Kosten und auch angesichts von Berichten über einen positiven Sekretin-Test bei Patienten mit einer Achlorhydrie-bedingten Hypergastrinämie ist dieser Test nur bei nachgewiesener Hyperazidität angezeigt.

(C) In seltenen Fällen kann eine unzureichende Antrumresektion bei Patienten mit einer Billroth-II-Anastomose zu einer Hypergastrinämie, Hyperazidität und rezidivierenden Anastomosenulzera führen. Die Behandlung besteht in der operativen Entfernung des verbliebenen Antrumrestes.

(D) Eine G-Zell-Hyperplasie im Antrum, die nicht mit einer perniziösen Anämie assoziiert ist, wird noch seltener beobachtet als Gastrinome. Eine über die Normwerte hinaus vermehrte Gastrinsekretion nach Stimulation durch Nahrungsaufnahme ist für diese Erkrankung kennzeichnend. Das Leiden läßt sich durch eine Antrektomie heilen. Mahlzeiten, die der Stimulation von Gastrin im Antrum dienen, sollten Eiweiß enthalten (z.B. zwei Eier und Schinken, Orangensaft, Milch). Die Gastrinkonzentration ist vor sowie 30, 45, 60 und 90 Minuten nach der Nahrungsaufnahme zu messen.

(E) Selten findet man bei Patienten mit einer aggressiven peptischen Ulkuskrankheit erhöhte Nüchternwerte für Serumgastrin, ohne daß sich hierfür eine Ursache festlegen läßt. Diese Patienten sollten, falls möglich, medikamentös behandelt werden (S. 236); die Untersuchungen sind bei Bedarf zu wiederholen.

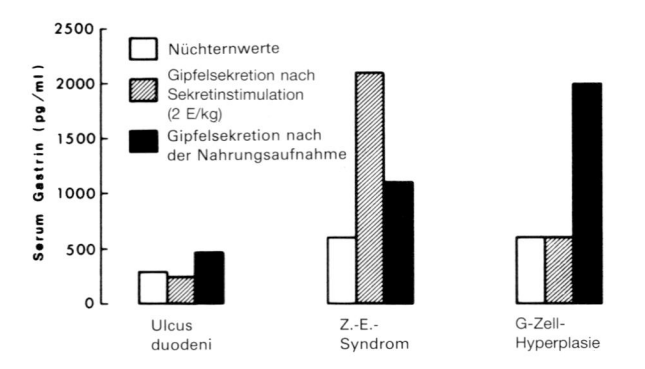

Beispiele für die Wirkung einer Stimulation des Serumgastrins durch Sekretin bzw. durch Nahrungsaufnahme bei Patienten mit einem Ulcus duodeni, einem Zollinger-Ellison-Syndrom oder einer Gastrin(G)-Zellhyperplasie und einer Nüchtern-Hypergastrinämie.

## Literatur

1. Frucht H, Howard JM, Slaff JI, et al. Secretin and calcium provocative tests in the Zollinger-Ellison syndrome. Ann Intern Med 1989; 111: 713.
2. Horing E, Egner AE, von Galsberg U. Karzinoid des Magens bei chronisch-atrophischer Gastritis mit Hypergastrinämie. Leber Magen Darm 1991; 21: 83.
3. Layer P. Bestehen Unterschiede zwischen sporadischen und Men-1-assoziierten Gastrinomen? Z Gastroenterol 191; 29: 313.
4. McGuigan JE, Wolfe MM. Secretin injection test in the diagnosis of gastrinoma. Gastroenterology 1980; 79: 1324.
5. Webster MW, Barnes EL, Stremple JF. Serum gastrin levels in the differential diagnosis of recurrent peptic ulceration due to retained gastric antrum. Am J Surg 1978; 135: 248.
6. Weinel RJ, Neuhaus L, Klotter HJ, Trautmann ME, Arnold R, Rothmund M. Standardisiertes chirurgisches Konzept zur Diagnostik und Therapie des Zollinger-Ellison-Syndroms. Dtsch Med Wochenschr 1993; 118: 485.

```
                    Patient mit erhöhten
                    Nüchternwerten für Serumgastrin
                    
         Säuresekretionsstatus                    Bekannte Hyperazidität
         unbekannt                                oder Ulcus duodeni oder
                                                  Anastomosenulkus
         
    Ⓐ   Magensäuresekretionsanalyse
         nach Stimulation mit Pentagastrin
         
    Geringe oder        Hyperazidität       Nochmalige Bestimmung der Gastrin-
    fehlende                                Nüchternwerte + Serumkalzium
    Säuresekretion
    
Perniziöse Anämie oder        Hyperkalzämie    Gastrin erhöht, jedoch    Gastrinspiegel
Hypochlorhydrie + H₂-Rezeptoren-                unter 1000 pg/ml; Serum-  > 1000 pg/ml
blocker oder Postvagotomie-Syndrom              kalzium in der Norm
oder Verwendung von Omeprazol
                              Multiple endokrine                         Gastrinom
                              Adenopathie,     Sekretinstimulation       (S. 240)
                              Typ I (S. 240)   des Serumgastrins
```

Pseudo-flowchart continues:

- Ⓑ Gastrinkonzentration unverändert oder Konzentrationen unterhalb der Basiswerte
- Deutliche Erhöhung des Serumgastrins → Gastrinom (S. 240)

- Vorangegangene Antrektomie | Keine vorangegangene Magenoperation
- Ⓒ Zurückgebliebener Antrumrest wahrscheinlich
- Stimulation der Gastrinsekretion durch Nahrungsaufnahme

- Gastrinanstieg über 200% | Gastrinanstieg unter 200%
- Ⓓ G-Zell-Hyperplasie im Antrum
- Ⓔ Diagnose ungewiß
- Antrektomie
- Beobachtung, Wiederholung der Untersuchungen bei Bedarf

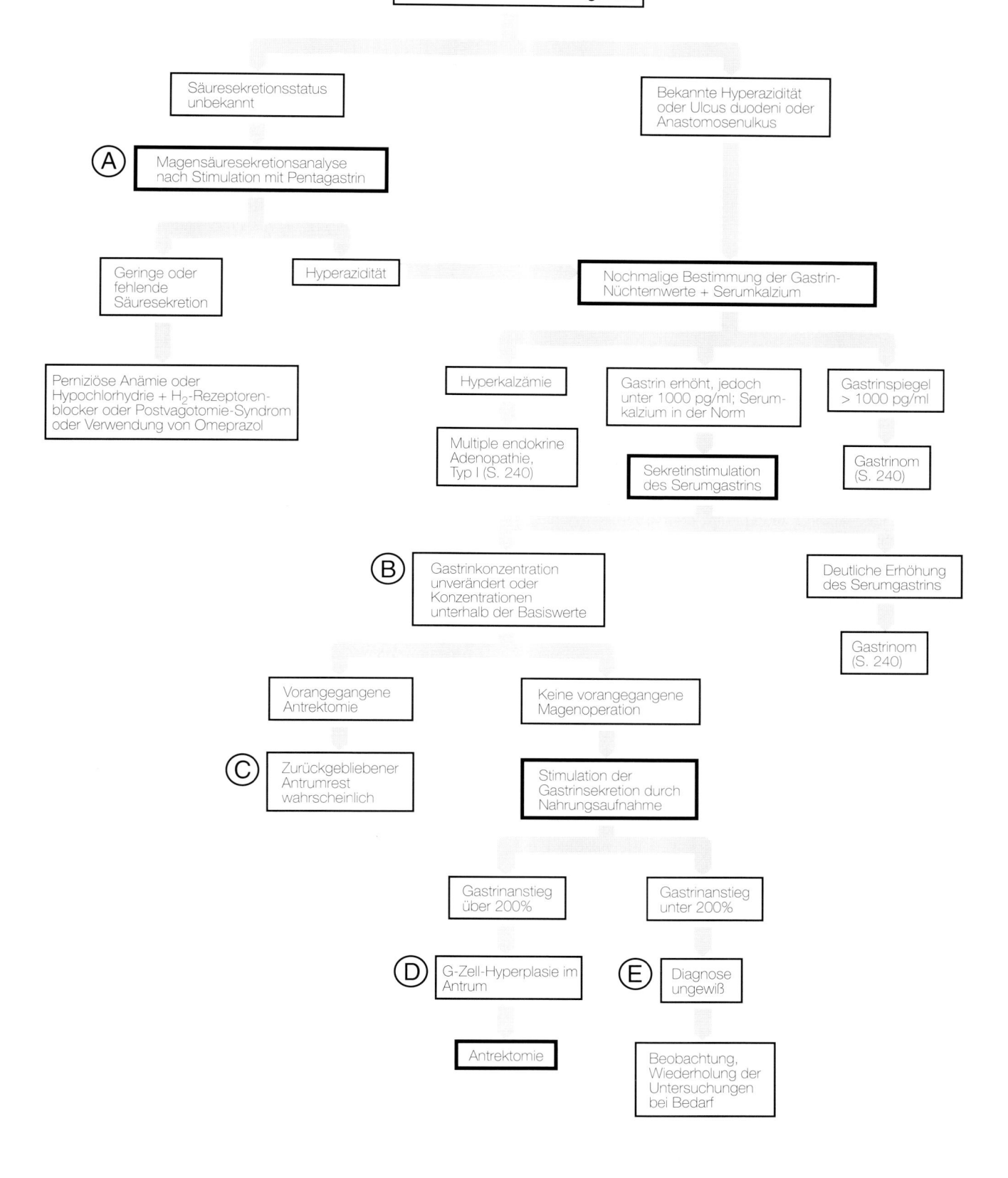

# Steatorrhö

Zu den häufigsten Symptomen einer Steatorrhö gehören Gewichtsverlust (S. 114), Auftreibung des Abdomens (S. 84), Diarrhö (S. 112), Flatulenz (S. 94) und Fettstühle («oben treibende» Stühle sind als Hinweis auf einen hohen Gasgehalt aufzufassen, hinsichtlich des Fettgehalts lassen sich daraus keine Schlüsse ziehen). Hämorrhagische Diathese, Nachtblindheit oder Knochenschmerzen deuten auf eine Malabsorption und einen Mangel an fettlöslichen Vitaminen hin.

(A) Subjektive und objektive Symptome der Steatorrhö sind unspezifisch. Eine genaue Diagnose erfordert verschiedene Untersuchungsverfahren. Standardtest ist die quantitative Stuhlfettbestimmung über einen Zeitraum von 3 Tagen. Der Patient sollte während dieser Zeit nicht mehr als 100 g Fett pro Tag zu sich nehmen, da eine «Steatorrhö» aufgrund einer Hyperthyreose durch eine Fettzufuhr von mehr als 500 g pro Tag hervorgerufen werden kann. Bei einer Fettausscheidung von über 6 g in 24 Stunden liegt eine Steatorrhö vor. Eine Stuhlfettausscheidung von mehr als 20 g pro Tag spricht für eine Pankreasinsuffizienz. Das Sammeln des Stuhls und die Bestimmung der Fettausscheidung kann 1 bis 2 Wochen dauern. Als alternative Untersuchungsmethode kommen der $^{14}C$-Triolein-Atemtest oder der Cholesterin-$^{14}C$-Octanoat-Atemtest in Frage (s. Abb.), die eine qualitative Differenzierung von Patienten mit einer Steatorrhö und Gesunden ermöglichen. Wird der Atemtest nach Einnahme eines Pankreasenzym-Präparates wiederholt, so kann man aufgrund einer Zunahme der $^{14}CO_2$-Ausscheidung zusätzlich zwischen pankreatogener und nichtpankreatogener Steatorrhö differenzieren. Zu falsch positiven Resultaten kommt es, falls das markierte Lipid im Magen verbleibt (z.B. Gastroparese bei Patienten mit Diabetes mellitus).

(B) Konnte eine Steatorrhö objektiviert werden, so muß die Ursache festgestellt werden. Nächste Funktionsprüfung ist die Messung der D-Xylose-Konzentration im Blut eine Stunde nach Aufnahme einer Menge von 5 g. Der D-Xylose-Test kann auch mit Hilfe der Urin-Xylose-Ausscheidung durchgeführt werden. Der Proband erhält 25 g D-Xylose oral. Dem Urin wird über 5 Stunden gesammelt. Darin sind normalerweise mehr als 4 g Xylose enthalten. Das Ergebnis ist der Körperoberfläche entsprechend zu korrigieren. Eine niedrige D-Xylose-Konzentration wird durch Erkrankungen verursacht, die zu einer Verminderung der Resorptionsfläche im Dünndarm führen (z.B. die Sprue, s.S. 280). Ursache kann auch eine bakterielle Überwucherung sein (Bakterien metabolisieren die D-Xylose; s. S. 286)). Ein falsch positives Resultat kann durch eine verzögerte Magenentleerung zustande kommen; es wird vermehrt bei älteren Patienten beobachtet. Durch eine Röntgenuntersuchung des Dünndarms lassen sich strukturelle Veränderungen, wie z.B. Divertikelbildung im Jejunum, Pseudoobstruktionen (S. 304) oder ein Morbus Crohn (S. 308) feststellen (Ausflockung des Bariumkontrastmittels, leichte Dilatation).

(C) Eine Steatorrhö kann auch auf einer Blockade des Lymphabflusses aus dem Dünndarm beruhen, da langkettige Fettsäuren bei dieser Störung nicht aus der Mukosa abtransportiert werden. Das morphologische Korrelat einer lymphatischen Obstruktion ist die Lymphangiektasie, die sich in Dünndarmschleimhautbiopsien nachweisen läßt. Da die dilatierten Lymphgefäße nur vereinzelt auftreten, müssen mehrere Biopsien entnommen werden. Tumoren (Lymphom) und chronisch entzündliche Erkrankungen (narbige Schrumpfung infolge Entzündungen des Mesenteriums, Morbus Ormond) können den Lymphabfluß blockieren und mit einem chylösen Aszites einhergehen, falls es zu einer Ruptur des Ductus thoracicus kommt. Die Mehrzahl dieser Patienten leidet darüber hinaus an einer exsudativen Gastroenteropathie (S. 296). Eine Verbesserung des Ernährungszustands kann durch Gabe mittelkettiger Triglyzeride (direkte Resorption in den Pfortaderkreislauf) und ergänzende Proteinzufuhr erreicht werden.

(D) Zu den Manifestationen eines Morbus Whipple können Steatorrhö, Polyarthritiden, die nicht zu Gelenkdeformierungen führen, Pleuritis, Leukozytose, Lymphadenopathie oder neurologische Störungen (Demenz, Myoklonie) gehören. Diagnostisch beweisend ist der Nachweis von PAS-positiven Makrophagen, die zu einer in Dünndarmbiopsien feststellbaren Verbreiterung der Lamina propria führen. Elektronenmikroskopisch wird erkennbar, daß diese Makrophagen baziliforme Einschlüsse enthalten, die man auch in anderen Organen beobachten kann. Durch eine antibiotische Behandlung (*Tetrazyklin,* 4mal täglich 500 mg, oder *Erythromycin,* 4mal täglich 500 mg) kann eine Heilung oder temporäre Remission erreicht werden. Unter Umständen wird eine Langzeitbehandlung mit Antibiotika erforderlich. Die Wirksamkeit der Therapie ist durch wiederholte Dünndarmschleimhautbiopsien zu überwachen.

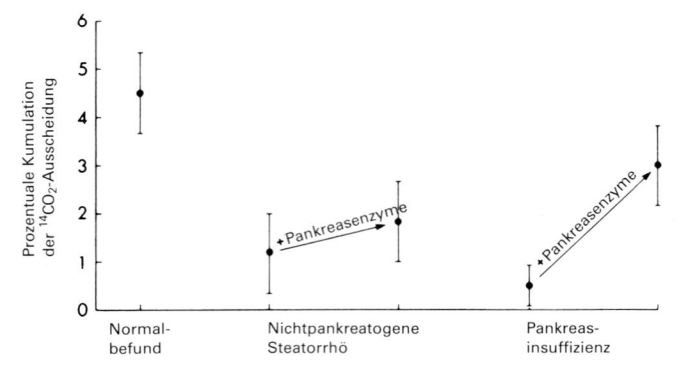

Zweiphasischer Triolein-Atemtest. Differenzierung von Gesunden und Patienten, die an einer Steatorrhö leiden, bzw. von pankreatogener und nichtpankreatogener Steatorrhö.

## Literatur

1. Goff JS. Two-stage triolein breath test differentiates pancreatic insufficiency from other causes of malabsorption. Gastroenterology 1982; 83: 44.
2. Loser C, Fölsch UR. Klinische und pharmakologische Aspekte der Pankreasenzymsubstitution. Leber Magen Darm 1991; 21: 56.
3. Menge H, Riecken EO. Dünndarmfunktionsdiagnostik. Z Gastroenterol 1978; 3: 198.
4. Romano TJ, Dobbins JW. Evaluation of the patient with suspected malabsorption. Gastroenterol Clin North Am 1989; 18: 467.

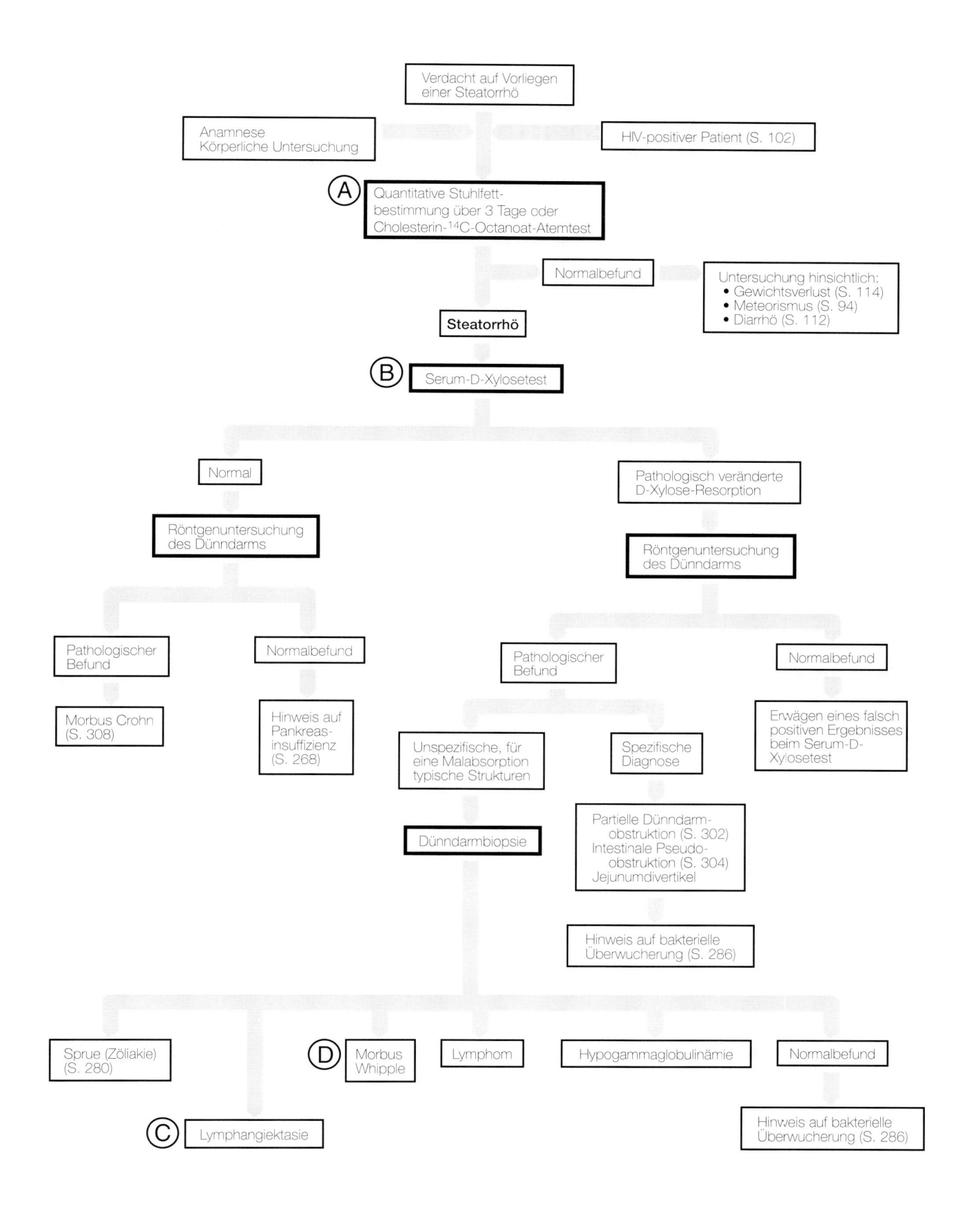

```
                    ┌─────────────────────┐
                    │ Verdacht auf Vorliegen │
                    │  einer Steatorrhö   │
                    └─────────────────────┘
   ┌──────────────────────┐         ┌──────────────────────────┐
   │ Anamnese             │         │ HIV-positiver Patient (S. 102) │
   │ Körperliche Untersuchung │     └──────────────────────────┘
   └──────────────────────┘
         (A) ┌─────────────────────────────────┐
             │ Quantitative Stuhlfett-         │
             │ bestimmung über 3 Tage oder     │
             │ Cholesterin-¹⁴C-Octanoat-Atemtest │
             └─────────────────────────────────┘
```

**Ablaufdiagramm: Abklärung bei Verdacht auf Steatorrhö**

- Verdacht auf Vorliegen einer Steatorrhö
  - Anamnese, Körperliche Untersuchung
  - HIV-positiver Patient (S. 102)
- **(A)** Quantitative Stuhlfettbestimmung über 3 Tage oder Cholesterin-$^{14}$C-Octanoat-Atemtest
  - Normalbefund → Untersuchung hinsichtlich:
    - Gewichtsverlust (S. 114)
    - Meteorismus (S. 94)
    - Diarrhö (S. 112)
  - **Steatorrhö**
    - **(B)** Serum-D-Xylosetest
      - **Normal** → Röntgenuntersuchung des Dünndarms
        - Pathologischer Befund → Morbus Crohn (S. 308)
        - Normalbefund → Hinweis auf Pankreasinsuffizienz (S. 268)
      - **Pathologisch veränderte D-Xylose-Resorption** → Röntgenuntersuchung des Dünndarms
        - Pathologischer Befund
          - Unspezifische, für eine Malabsorption typische Strukturen → **Dünndarmbiopsie**
          - Spezifische Diagnose
            - Partielle Dünndarmobstruktion (S. 302)
            - Intestinale Pseudoobstruktion (S. 304)
            - Jejunumdivertikel
            - Hinweis auf bakterielle Überwucherung (S. 286)
        - Normalbefund → Erwägen eines falsch positiven Ergebnisses beim Serum-D-Xylosetest

Dünndarmbiopsie-Ergebnisse:
- Sprue (Zöliakie) (S. 280)
- **(C)** Lymphangiektasie
- **(D)** Morbus Whipple
- Lymphom
- Hypogammaglobulinämie
- Normalbefund → Hinweis auf bakterielle Überwucherung (S. 286)

143

# Chronische gastrointestinale Erkrankungen und Schwangerschaft

(A) Patientinnen mit chronischen gastrointestinalen Erkrankungen können sowohl hormonelle als auch mechanische Kontrazeptiva anwenden. Ebenso wichtig ist eine Aufklärung über mögliche Auswirkungen des Leidens hinsichtlich einer geplanten Schwangerschaft. Männliche Patienten mit einer entzündlichen Darmerkrankung, die *Sulfasalazin* einnehmen, müssen darüber informiert werden, daß dieses Medikament mit einer Verminderung der Spermienzahl und einem Motilitätsverlust der Spermien einhergeht und somit eine reversible Infertilität verursachen kann. Das mögliche Risiko einer Erkrankungsexazerbation durch Absetzen von *Sulfasalazin* ist abzuwägen. Als Faustregel kann gelten, daß bestehende chronische Gastrointestinalkrankheiten vor dem Zustandekommen einer Schwangerschaft erst in Remission gebracht werden sollten. Alkoholabusus führt bei beiden Geschlechtern zu einer Verminderung der Fertilität und gefährdet das ungeborene Kind, falls die Mutter während der Schwangerschaft nicht aufhört zu trinken. Der Ernährungszustand der Patienten muß berücksichtigt werden, da chronische Eiweißmangelernährung und unzureichende Kalorienzufuhr, wie sie bei Malabsorptionssyndromen oder Morbus Crohn auftreten können, zu einer Einschränkung der Fertilität und zu Fehlgeburten führen. Trotz verschiedener Hinweise, daß *Azathioprin* ein relativ geringes Risiko für den Feten bedeutet, sollten Patienten unter *Azathioprin* vor Eintritt einer Schwangerschaft auf eine Alternativmedikation umgestellt werden, um das teratogene Risiko zu verringern.

(B) Sieht man von den Patienten mit einem Morbus Crohn und einem mangelhaften Ernährungszustand oder mit Erkrankungen der Adnexe ab, so besteht für Frauen mit einer entzündlichen Darmerkrankung keine Beeinträchtigung der Fertilität. Bei 1/3 der Frauen mit einer entzündlichen Darmerkrankung, die schwanger werden und das Kind austragen, kommt es zu einer Verschlimmerung, bei einem weiteren Drittel zu einer Stabilisierung und bei dem restlichen Drittel zu einer Verbesserung des Krankheitsbildes. Im allgemeinen ist das Risiko einer Exazerbation der chronisch entzündlichen Darmerkrankung während der Schwangerschaft erhöht, wenn zu Beginn der Gravidität eine aktive Erkrankung vorgelegen hatte. Die größte Gefährdung für Mutter und Kind ist die therapeutisch nicht mehr beeinflußbare Erkrankung. Von daher sollten Steroide oder *Sulfasalazin* weiterhin belassen werden, wenn sie vor der Schwangerschaft zum Aufrechterhalten einer Remission nötig waren. Dabei sollte jedoch die geringste noch wirksame Dosis verabreicht werden; rektale Applikationsformen, sofern sie wirksam sind, sind zu bevorzugen, da sie geringere systemische Auswirkungen zeigen als die oral eingenommenen Formen. In seltenen Fällen wird bei fulminanter Verlaufsform eine künstliche Ernährung (enteral oder parenteral) oder die chirurgische Exzision des befallenen Darmabschnitts notwendig. Eine Ileostomie oder Ileoanal-Anastomose schließt eine normale vaginale Entbindung nicht aus. Bei schweren perirektalen Erkrankungen oder enterovaginalen Fistelbildungen dürfte jedoch eine elektive Kaiserschnittenentbindung das zweckmäßige Vorgehen sein.

## Literatur

1. Alstead EM, Ritchie JK, Lennard-Kones JE, et al. Safety of azathioprine in pregnancy in inflammatory bowel disease. Gastroenterology 1990; 99: 443.
2. Baird DD, Narendranathan M, Sandler RS. Increased risk preterm birth for women with inflammatory bowel disease. Gastroenterology 1990; 99: 987.
3. Bjorkman DJ, Bort RW, Tolman KG. Primary care for women with gastrointestinal disorders. Clin Obstet Gynecol 1988; 31: 974.
4. Briese V, Müller M, Berkholz A. Präkonzeptionelle Beratung und Schwangerschaft bei chronisch-entzündlichen Darmerkrankungen – Morbus Crohn und Colitis ulcerosa. Zentralbl Gynäkol 1993; 115:1.
5. Nelson H., Dozois RR, Kelly KA, et al. The effect of pregnancy and delivery on the ileal pouch-anal anastomosis functions. Dis Colon Rectum 1989; 32: 384.
6. Schneider W, Handert E. Schwangerschaft und chronisch-entzündliche Darmerkrankungen. Z Ges Inn Med 1991; 46: 602.

```
┌─────────────────────────────┐
│ Planung einer Schwangerschaft│
│ Chronische gastrointestinale │
│ Erkrankung eines Partners    │
└─────────────────────────────┘
              │
              │          ┌──────────────────────────┐
              │          │ Vorliegen einer chronischen│
              │          │ Lebererkrankung (S. 142)  │
              │          └──────────────────────────┘
              ▼
    (A) Beratung vor der Schwangerschaft
              │
              ▼
         Schwangere mit:
```

- **Peptischer Ulkuskrankheit**
  - Behandlung mit nicht systemisch wirkenden Pharmaka
  - Antazida, Alginsäure, Sucralfat

- **Pankreasinsuffizienz**
  - Hochdosierte, darmgängige Enzyme
  - Wenn nötig, zusätzlich Gabe von Bicarbonat, nicht von $H_2$-Antagonisten

- **(B) Entzündliche Darmerkrankung**
  - Vorrangig sind: sorgfältige Überwachung der Krankheitsaktivität und des Ernährungszustandes

- **Akute Diarrhö**
  - Orale Gabe von Glukose-Elektrolyt-Lösungen
  - Antibiotika vermeiden

- **Obstipation**
  - Ballaststoffreiche Ernährung, keine Laxanzien
  - Glyzerinzäpfchen oder Einläufe zur Verhütung eines Kotstaus

### Proctitis ulcerosa
- 5-ASA-Einläufe
- Persistieren der Symptome → Zusätzlich orale 5-ASA-Gabe
- Persistieren der Symptome → Steroidklysmen oder -rektalschaum
- Kontrolle der Symptome → Therapie bei minimaler noch wirksamer Dosis fortführen
- Persistieren der Symptome → Erwägen: systemische Steroidgabe

### Colitis ulcerosa
- Bei Remission weitere Therapie mit Sulfasalazin oder oralem 5-ASA
- Bei Exazerbation Prednison + enterale Ernährung
- Keine Besserung → Parenterale Steroidgabe + parenterale Ernährung
- Besserung → Schrittweise Reduktion der Steroidtherapie
- Bei Nicht-Ansprechen Kolektomie

### Morbus Crohn
- Vor der Schwangerschaft: Ernährungszustand optimieren
- Bei Exazerbation: Prednison + 5-ASA + enterale Ernährung
- Keine Besserung → Parenterale Steroidtherapie + parenterale Ernährung
- Operative Eingriffe bei Komplikationen (S. 312)

# Chronische Lebererkrankungen und Schwangerschaft

(A) Alkoholabusus führt bei beiden Geschlechtern zu einer Verminderung der Fertilität. Die teratogene Wirkung jeglichen Alkohlgenusses während der Schwangerschaft muß betont werden. Von Anfang der Schwangerschaft an sollte vollständige Abstinenz eingehalten werden. Falls die Mutter während der Schwangerschaft nicht zu trinken aufhört, wird eine unterstützende Beratung bei den Anonymen Alkoholikern oder einer ähnlichen Organisation erforderlich. Chronische Hepatitiden vom Typ B und C können auf das Kind übertragen werden. Deshalb sollte vor Eintreten einer Schwangerschaft der Versuch einer Serokonversion durch Interferon-Therapie gemacht werden. Frauen mit Pfortaderhochdruck sollten darüber informiert sein, daß bei einer Schwangerschaft das Risiko einer Varizenblutung im letzten Trimenon sehr hoch ist. Eine Sklerosierung oder Ligatur der Varizen wäre zu erwägen.

(B) Das Hepatitis-B-Screening aller Schwangeren oder zumindest der Hochrisikogruppe (in Dritt-Welt-Ländern wohnhaft, Arbeit im Gesundheitswesen, mit einem drogenabhängigen oder bisexuellen Partner) ist inzwischen üblich geworden. Bei positivem Testresultat kann man davon ausgehen, daß die Patientin infektiös ist und mit einer hohen Wahrscheinlichkeit das B-Virus auf ihr Kind übertragen wird. Lediglich die Leberwerte, HBsAg und Anti-HBs-Spiegel geben Aufschluß über den Verlauf der Erkrankung während der Schwangerschaft. Durch die Gabe von Hepatitis-B-Immunglobulin und der ersten Dosis einer Hepatitis-B-Schutzimpfung kann das Kind vor der Infektion mit dem Virus bewahrt werden.

(C) Der fortgesetzte Genuß von Alkohol in der Schwangerschaft setzt den Feten einem hohen Risiko von Mißbildungen und geistigen Störungen aus. Eine Abstinenz sollte mit der Patientin vereinbart und durch wöchentliche Kontrollen des Blutalkohols bzw. des Asialo-Transferrins nachgewiesen werden. Eine begleitende Betreuung durch einen Psychiater oder Psychotherapeuten sollte gewährleistet sein.

(D) Bei Schwangeren, die an einer Zirrhose leiden, ist das Risiko für Aborte und Totgeburten erhöht. Das Einsetzen von Blutungen aus Ösophagusvarizen bedeutet höchste Gefahr für die Mutter. Mit Beginn des letzten Trimenons kann es durch die Zunahme des Herzminutenvolumens und der viszeralen Durchblutung bei 2/3 der Schwangeren auch ohne Vorliegen einer Lebererkrankung zur Ausbildung von Ösophagusvarizen kommen. Patientinnen mit nachgewiesener Leberzirrhose und portaler Hypertension sind also besonders gefährdet. Frauen mit Pfortaderthrombose sind nicht selten, im Gegensatz zu zirrhotischen Patientinnen. Eine Obliteration der Varizen mittels endoskopischer Sklerosierung oder Ligatur sollte sofort durchgeführt werden, wenn während der Schwangerschaft eine Varizenblutung eintritt.

## Literatur

1. Christian SS, Duff P. Is universal screening for hepatitis B infection warranted in all prenatal populations? Obstet Gynecol 1989; 74: 259.
2. Gerken G, Meyer-zum-Buschenfelde KH. Hepatitis-B-Virusinfektion und Schwangerschaft. Gynäkologe 1991; 24: 125.
3. Homburg R, Bayer I, Lurie B. Bleeding esophageal varices in pregnancy. J Reprod Med 1988; 33: 784.
4. Wilkinson ML. Diagnosis and management of liver disease in pregnancy. Adv Intern Med 1990; 35: 289.
5. Wirsing von König KH. Hepatitis-Viren und Schwangerschaft. Immun Infekt 1993; 21: 16.

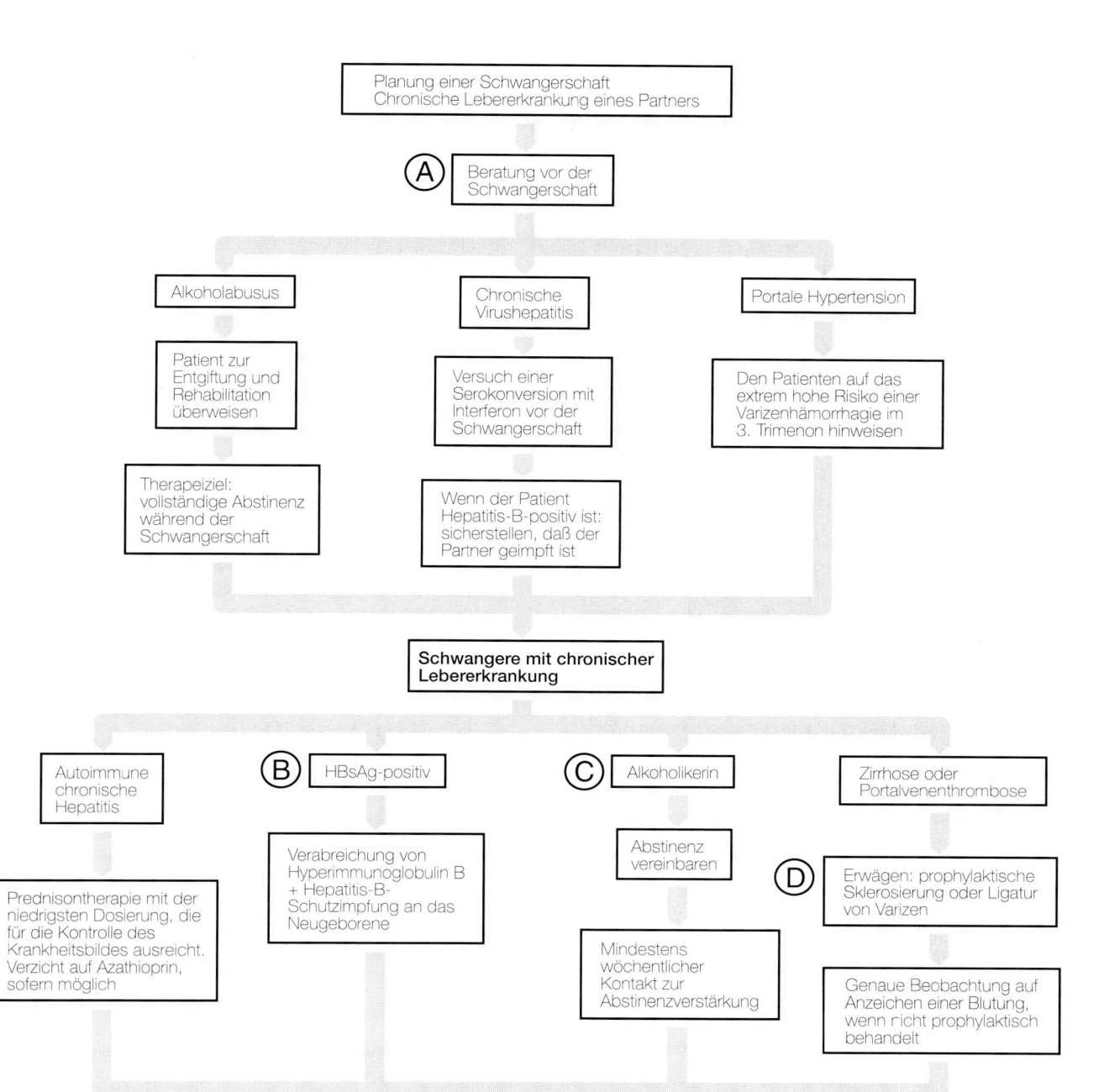

```
                    ┌──────────────────────────────────────┐
                    │ Planung einer Schwangerschaft        │
                    │ Chronische Lebererkrankung eines Partners │
                    └──────────────────────────────────────┘
                                    │
                         (A) ┌──────────────────┐
                             │ Beratung vor der │
                             │ Schwangerschaft  │
                             └──────────────────┘
```

┌──────────────────┐      ┌──────────────────┐      ┌──────────────────┐
│ Alkoholabusus    │      │ Chronische       │      │ Portale Hypertension │
│                  │      │ Virushepatitis   │      │                  │
└──────────────────┘      └──────────────────┘      └──────────────────┘

| Patient zur Entgiftung und Rehabilitation überweisen | Versuch einer Serokonversion mit Interferon vor der Schwangerschaft | Den Patienten auf das extrem hohe Risiko einer Varizenhämorrhagie im 3. Trimenon hinweisen |

| Therapieziel: vollständige Abstinenz während der Schwangerschaft | Wenn der Patient Hepatitis-B-positiv ist: sicherstellen, daß der Partner geimpft ist | |

**Schwangere mit chronischer Lebererkrankung**

| Autoimmune chronische Hepatitis | (B) HBsAg-positiv | (C) Alkoholikerin | Zirrhose oder Portalvenenthrombose |

| Prednisontherapie mit der niedrigsten Dosierung, die für die Kontrolle des Krankheitsbildes ausreicht. Verzicht auf Azathioprin, sofern möglich | Verabreichung von Hyperimmunoglobulin B + Hepatitis-B-Schutzimpfung an das Neugeborene | Abstinenz vereinbaren | (D) Erwägen: prophylaktische Sklerosierung oder Ligatur von Varizen |

| | | Mindestens wöchentlicher Kontakt zur Abstinenzverstärkung | Genaue Beobachtung auf Anzeichen einer Blutung, wenn nicht prophylaktisch behandelt |

Kontrolle der Leberwerte und Gerinnungsparameter zum Schwangerschaftsende hin

**Überwachung entsprechend einer Risikoschwangerschaft**

# Okkultes Blut im Stuhl (Eisenmangel)

(A) Dient der Nachweis von okkultem Blut im Stuhl als Screening-Test zur Früherkennung von Dickdarmneoplasien (S. 384), so weist diese Untersuchung zwar eine geringe Sensitivität auf, der Prozentsatz falsch positiver Resultate ist jedoch niedrig (2%). Falls man bei asymptomatischen Patienten anläßlich einer rektalen Untersuchung okkultes Blut im Stuhl feststellt, sollte vor einer umfangreichen Diagnostik der Blutnachweis in ausgeschiedenen Stuhlproben wiederholt werden. Sofern keine andere Blutungsquelle erkennbar wird, ist bei Vorliegen einer Eisenmangelanämie ein gastrointestinaler Blutverlust als Ursache anzunehmen.

(B) Um die Rate falsch positiver Ergebnisse bei der Stuhluntersuchung auf okkultes Blut zu reduzieren, müssen die Patienten angehalten werden, vor dem Test *Acetylsalicylsäure*, Alkohol und eisenhaltige Nahrungsmittel zu meiden. Erfahrungsgemäß ist bei Patienten unter 40 Jahren eine Läsion des oberen Gastrointestinaltrakts, wie z.B. eine peptische Ulkuskrankheit, die häufigste Ursache einer okkulten gastrointestinalen Blutung. Bei Patienten, die Symptome von seiten des oberen Gastrointestinaltrakts aufweisen, sollte als erstes eine diagnostische Abklärung des betreffenden Darmabschnitts erfolgen, auch wenn es sich dabei um ältere Personen handelt. Eine endoskopische Untersuchung des oberen Gastrointestinaltrakts ist unabdingbar, da nur hierdurch eine Blutungsquelle sicher nachgewiesen wird. Eine Untersuchung des Dickdarms ist jedoch erforderlich, falls keine Läsion des oberen Gastrointestinaltrakts festgestellt werden konnte oder falls in den Stuhlproben weiterhin okkultes Blut nachweisbar ist.

(C) In sachgerecht gewonnenen Proben (S. 384) aus Stuhlausscheidungen stellt man bei 2 bis 4% der über 40 Jahre alten symptomlosen Personen okkultes Blut fest. Bei 30 bis 80% dieser Patienten (erhöhter Prozentsatz mit zunehmendem Alter) findet man bei einer vollständigen diagnostischen Abklärung ein Adenom oder ein Kolonkarzinom im Frühstadium. Das Risiko, an einem kolorektalen Karzinom zu versterben, läßt sich also wesentlich reduzieren.

(D) Bei älteren Patienten erfordert die diagnostische Abklärung von okkultem Blut im Stuhl eine Inspektion des gesamten Dickdarms. Es ist entweder eine Sigmoidoskopie mit einem Fiberendoskop und anschließend eine Doppelkontrastdarstellung mit Luft und Barium oder alternativ eine Koloskopie durchzuführen. Die Wahl des Untersuchungsverfahrens hängt von folgenden Gesichtspunkten ab: **(a)** Von der Geschicklichkeit des Untersuchers, der die Endoskopie vornimmt (er sollte in der Lage sein, das Zäkum bei über 95% der Untersuchungen zu erreichen); **(b)** vom Interesse und den Fähigkeiten des Radiologen, der die Doppelkontrastdarstellung durchführt; **(c)** vom Alter des Patienten (mit fortschreitendem Alter nimmt die Wahrscheinlichkeit zu, daß Dickdarmneoplasien vorhanden sind). Unter optimalen Bedingungen ist die Koloskopie die Methode der Wahl. Biopsien verdächtiger Areale können durchgeführt und Läsionen im Schleimhautniveau (z.B. Angiodysplasien) sicher erkannt werden.

Um den Patienten mit möglichst wenigen Untersuchungen zu belasten, lohnt es sich zu überlegen, wie nach einem negativen Befund bei flexibler Sigmoidoskopie und Doppelkontrast-
(E) darstellung weiter vorgegangen werden soll. Wird die diagnostische Abklärung vorerst eingestellt und die Stuhluntersuchung auf okkultes Blut nach 2 bis 3 Monaten wiederholt (z.B. bei jüngeren Patienten oder bei nachgewiesener perirektaler Läsion), so gilt die flexible Sigmoidoskopie kombiniert mit dem Doppelkontrastverfahren als annehmbares und kostengünstigeres diagnostisches Vorgehen. Muß jedoch auf jeden Fall eine Koloskopie durchgeführt werden, weil der hochgradige klinische Verdacht auf eine Dickdarmneoplasie besteht (also z.B. bei Eisenmangelanämie, Patientenalter über 60 Jahre, fehlender Nachweis einer anderen Blutungsquelle), so sollte die Koloskopie am Anfang der Diagnostik stehen. Falls weder die Ösophagogastroduodenoskopie noch die Koloskopie eine Blutungsquelle ergeben hat, muß eine Dünndarm-Untersuchung durchgeführt werden. Auch ein Erythrozyten-Szintigramm ist manchmal hilfreich. Mit diesen Methoden können Lymphome, andere Tumoren oder ein Meckel-Divertikel des Dünndarms diagnostiziert und lokalisiert werden.

---

Die Kreuze im Flußdiagramm bedeuten, daß der Untersuchungsgang nicht indiziert ist oder nur unter besonderen Kautelen durchgeführt werden sollte.

## Literatur

1. Barry MJ, Mulley AG, Richter JM. Effect of workup strategy on the cost-effectiveness of fecal occult blood screening for colorectal cancer. Gastroenterology 1987; 93: 301.
2. Demling L. Frühdiagnose des Kolonkarzinoms. Fortschr Med 1992; 110: 99.
3. Enke A, Hanisch E, Largiader F, Rothmund M, Kussmann I, Schumpelick V, Winkeltau G. Die okkulte Blutung aus Dünn- und Dickdarm. Langenbecks Arch Chir 1991; 376: 308.
4. Hunt RH, Cotton PB, Crespi M, et al. Role of endoscopy in the diagnosis of cancer: a consensus statement. Cancer Res 1989; 49: 6822.
5. Lindsay DC, Freeman JG, Cobden I, Record CO. Should colonoscopy be the first investigation for colonic disease? Br Med J 1988; 296: 167.
6. Rex DK, Weddle RA, Lehman GA, et al. Flexible sigmoidoscopy plus air contrast barium enema versus colonoscopy for suspected lower gastrointestinal bleeding. Gastroenterology 1990; 98: 855.

```
                    ┌─────────────────────────┐
                    │ Okkultes Blut im Stuhl  │
                    │         oder            │
                    │   Eisenmangelanämie     │
                    └─────────────────────────┘

   (A)  Anamnese
        Körperliche Untersuchung


   (B)  Patient ohne Symptomatik und              (C)  Patienten ohne Symptomatik
        unter 40 Jahre alt                             und über 40 Jahre alt
              oder                                           oder
        mit Symptomen von seiten des                   mit Symptomen von seiten
        oberen Gastrointestinaltrakts                  des Dickdarmes

        Darstellung des oberen                    (D)  Darstellung des Kolons
        Gastrointestinaltrakts
                    ✗                                          ✗
        Röntgenkontrastuntersuchung des                Flexible
        oberen Gastrointestinaltrakts                  Sigmoidoskopie


   Kein Befund      Nachweis                 Negativer          Pathologischer
                    einer Läsion             Befund             Befund

   Keine weitere
   Untersuchung                                    Röntgen-Doppel-
   des oberen       Ulcus duodeni   Andere         kontrastuntersuchung
   Gastrointe-                      Läsion
   stinaltrakts
                    Behandlung                (E)  Normalbefund    Pathologischer
   Untersuchung     (S. 236)                                       Befund
   des Kolons
                                    Ösophagogastro-
                                    duodenoskopie    Wiederholte
                                                     Untersuchung auf
                                                     okkultes Blut im         Koloskopie
                                                     Stuhl nach 3-6
                    Pathologischer   Normalbefund    Monaten
                    Befund
                                                                  Normalbefund   Kolonkarzinom
                    Behandlung       Untersuchung                                (S. 386, 388)
                                     des Kolons                                  Adenom (S. 382)

                                                     Eisenmangel       Okkultes Blut
                                                                       im Stuhl ein-
                                                                       ziger Befund

                    Wiederholte Unter-                    Wiederholung der Untersuchungen
                    suchung auf okkultes                  unter optimalen Bedingungen
                    Blut im Stuhl und Blutbild

                                                     Pathologischer        Normalbefund
                                                     Befund
         Normal          Pathologischer
                         Befund
                                                                           Wiederholte
         Nachuntersuchung                                                  Untersuchung
         in 6-12 Monaten    Untersuchung                                   nach 4-6
                            des Kolons                                     Monaten

                                                     Ösophagogastro-
                                                     duodenoskopie
                                                     Dünndarm-Doppel-
                                                     kontrastuntersuchung
                                                     Erythrozyten-Szintigramm
```

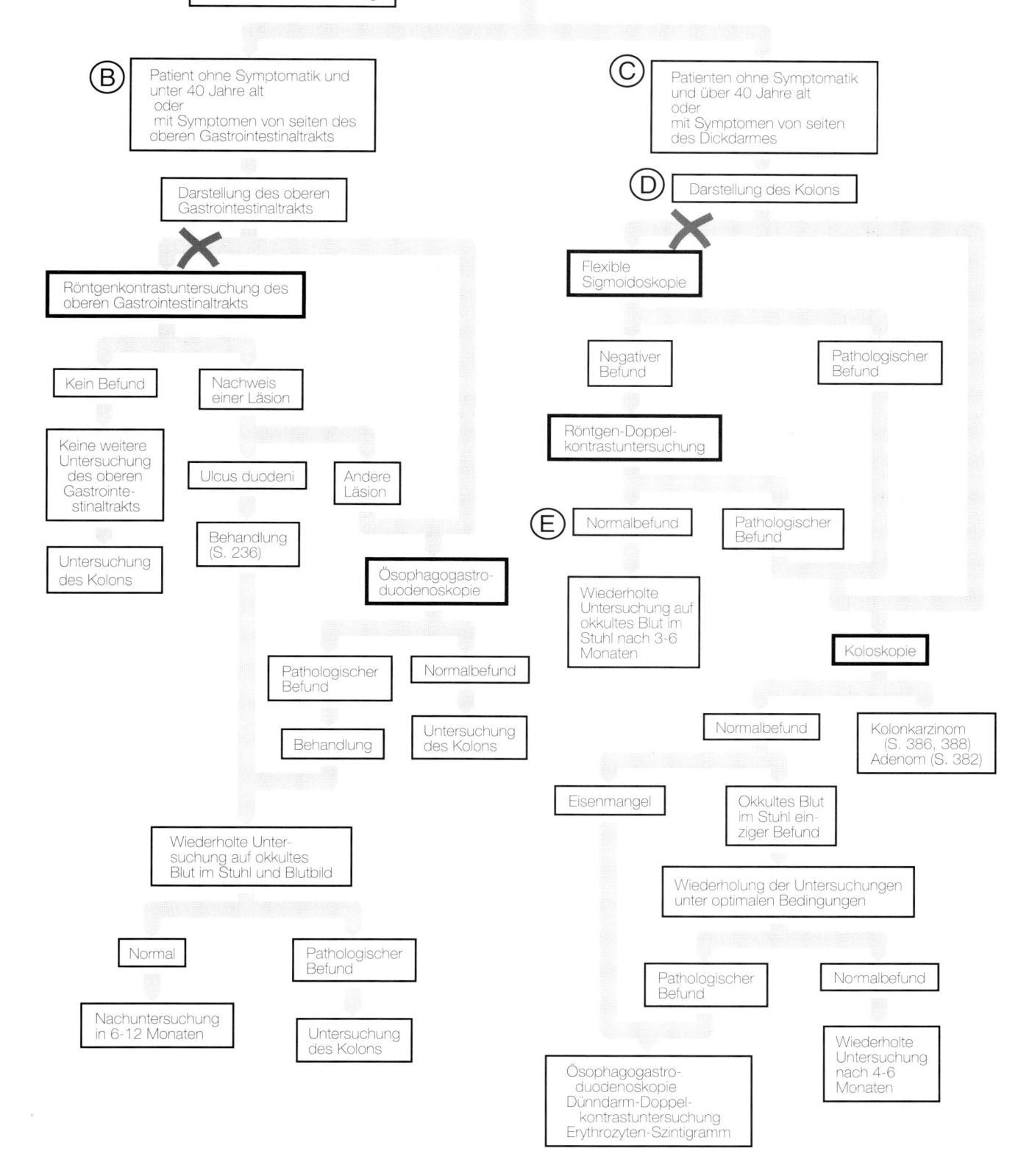

# Geräusche über dem Abdomen

(A) Bei Auskultation von Gefäßgeräuschen über dem Abdomen während einer körperlichen Untersuchung muß beurteilt werden, ob es sich um Geräusche handelt, die vom Herzen oder von den Femoralarterien fortgeleitet werden. Dies ist anzunehmen, falls über den betreffenden Organen ein identisches Geräusch mit größerer Lautstärke hörbar ist. Bei dünnen Personen kann man gelegentlich durch eine zu starke Kompression der Bauchaorta mit dem Stethoskop ein artefizielles Geräusch erzeugen. Durch Auskultation des «hängenden» Bauches in Knie-Ellenbogen-Lage des Patienten läßt sich dieser Artefakt ausschließen. Verschwindet das Geräusch, so lag aller Wahrscheinlichkeit nach ein artefizielles Kompressionsgeräusch vor.

(B) Eine Reihe von Untersuchungen weist darauf hin, daß bei 5 bis 15% ansonsten gesunder Personen Geräusche auskultiert werden können. Daher sollte der Nachweis eines abdominellen Geräusches, falls weitere objektive oder subjektive Krankheitssymptome fehlen, kein Anlaß für weitere Untersuchungsmaßnahmen sein.

(C) Bei Patienten mit einer Lebererkrankung lassen sich unterschiedliche Gefäßgeräusche auskultieren. Ein lautes systolisches Geräusch oder Reibegeräusche über der Leberoberfläche gelten als deutlicher Hinweis, ja sogar als pathognomonisch für einen primären oder sekundären Lebertumor und sollten zur Durchführung bildgebender Untersuchungsverfahren (Sonographie, CT-Scan, Angiographie) veranlassen, um den Erkrankungsprozeß zu verifizieren. Ein niederfrequentes, kontinuierliches Gefäßgeräusch (oft über dem Nabel hörbar) ist ein häufiger Befund, der durch den venösen Blutstrom bei portaler Hypertension zustande kommt. Eine weitere diagnostische Abklärung erübrigt sich.

(D) Auskultiert man bei Patienten mit blutenden Ösophagusvarizen ein hin und her wanderndes, kontinuierliches, hochfrequentes Geräusch über dem Abdomen, so kann dies als Hinweis aufgefaßt werden, daß die portale Hypertension möglicherweise eher auf eine arteriovenöse Fistelbildung als auf eine Zirrhose zurückzuführen ist. Hier empfiehlt sich eine sorgfältige Anamnese in Hinsicht auf vorangegangene abdominelle Traumen und die Durchführung einer Arteriographie, da eine operativ korrigierbare Fistelbildung zu den wenigen therapierbaren Ursachen einer portalen Hypertension gehört.

(E) Nach Ausschluß häufig vorkommender Erkrankungen, die zu abdominellen Beschwerden führen (S. 88), kann ein abdominelles Geräusch bei Patienten mit rezidivierenden Bauchschmerzen als Hinweis für Durchblutungsstörungen im Bereich der Mesenterialarterien als auslösende Ursache der Beschwerden gewertet werden. Da auch bei Gesunden nicht selten Geräusche über dem Abdomen auskultierbar sind, muß sich der Verdacht vor Durchführung einer Arteriographie, die mit einem geringen, jedoch nachweisbaren Risiko behaftet ist (S. 28), stark erhärten lassen. In seltenen Fällen läßt sich eine Kompression des *Truncus coeliacus* durch das Ligamentum arcuatum mediale des Zwerchfells oder durch ein großes *Ganglion coeliacum* nachweisen. Angeblich kann eine ganze Reihe verschiedener Symptome (Abdominalschmerz, Gewichtsverlust, Diarrhö) durch eine Stenosierung des *Truncus coeliacus* verursacht werden, und die operative Entlastung der Gefäßstrukturen soll zu einem langfristigen symptomfreien Intervall führen (nach veröffentlichten Verlaufskontrollen 6 Monate bis zu 3 Jahren). Die Existenz eines solchen Syndroms wurde jedoch in Frage gestellt, da sich in Arteriogrammen von Patienten ohne abdominelle Beschwerden eine Kompression des *Truncus coeliacus* durch benachbarte Strukturen recht häufig nachweisen läßt (10–30%) und man sich über den Placeboeffekt einer chirurgischen Intervention hinsichtlich der Schmerzen sehr wohl im klaren ist. Mit der Diagnose sollte man äußerst zurückhaltend sein.

## Literatur

1. Julius S, Stewart BH. Diagnostic significance of abdominal murmurs. N Engl J Med 1967; 276: 1175.
2. Watson WC, Sadikali F. Celiac axis compression. Experience with 20 patients and a critical appraisal of the syndrome. Ann Intern Med 1977; 86: 278.
3. Watson WC, Williams PB, Duffy G. Epigastric bruits with and without celiac axis compression. A phonographic study. Ann Intern Med 1973; 79: 211.

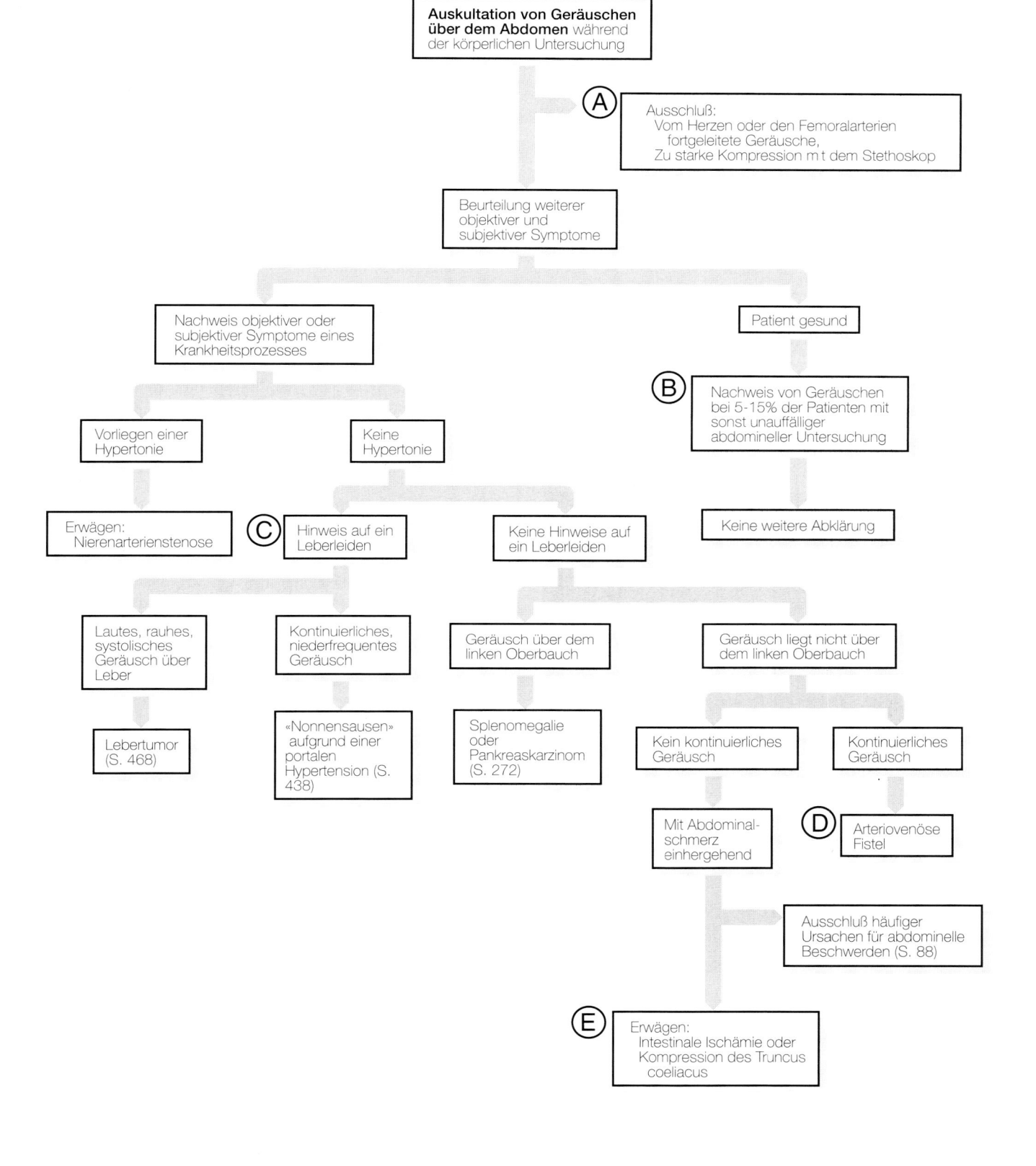

```
                    ┌─────────────────────────────┐
                    │ Auskultation von Geräuschen │
                    │ über dem Abdomen während    │
                    │ der körperlichen Untersuchung│
                    └─────────────────────────────┘
                                   │
                                   ▼
                    (A) Ausschluß:
                        Vom Herzen oder den Femoralarterien
                        fortgeleitete Geräusche,
                        Zu starke Kompression mit dem Stethoskop
                                   │
                                   ▼
                    ┌─────────────────────────────┐
                    │ Beurteilung weiterer        │
                    │ objektiver und              │
                    │ subjektiver Symptome        │
                    └─────────────────────────────┘
```

**Nachweis objektiver oder subjektiver Symptome eines Krankheitsprozesses**

- Vorliegen einer Hypertonie
  - Erwägen: Nierenarterienstenose
- Keine Hypertonie
  - (C) Hinweis auf ein Leberleiden
    - Lautes, rauhes, systolisches Geräusch über Leber → **Lebertumor (S. 468)**
    - Kontinuierliches, niederfrequentes Geräusch → **«Nonnensausen» aufgrund einer portalen Hypertension (S. 438)**
  - Keine Hinweise auf ein Leberleiden
    - Geräusch über dem linken Oberbauch → **Splenomegalie oder Pankreaskarzinom (S. 272)**
    - Geräusch liegt nicht über dem linken Oberbauch
      - Kein kontinuierliches Geräusch
        - Mit Abdominalschmerz einhergehend → (E) Erwägen: Intestinale Ischämie oder Kompression des Truncus coeliacus
        - Ausschluß häufiger Ursachen für abdominelle Beschwerden (S. 88)
      - Kontinuierliches Geräusch → (D) **Arteriovenöse Fistel**

**Patient gesund**

(B) Nachweis von Geräuschen bei 5-15% der Patienten mit sonst unauffälliger abdomineller Untersuchung → Keine weitere Abklärung

# Raumforderung im Abdomen

(A) Über die Sensitivität oder Spezifität bezüglich dem Erkennen einer Raumforderung im Abdomen bei der körperlichen Untersuchung gibt es keine Daten. Bei der Untersuchung des Beckens kann eine gynäkologische Ursache für eine Raumforderung im Unterleib identifiziert werden. Eine tastbare Masse ist am ehesten dann Ausdruck eines Krankheitsprozesses, wenn sie mit spezifischen Beschwerden, wie Schmerzen im Abdomen, einhergeht oder selbst druckschmerzhaft ist. Im allgemeinen läßt sich die Raumforderung um so leichter palpieren, je fester sie ist. Häufig stellt sich eine Masse im Abdomen als Stuhl im Abdomen oder (seltener) als eine prall gefüllte Harnblase heraus. Bei Fehlen von Begleitbeschwerden sollte vor weiterer Abklärung zuerst eine Wiederholungsuntersuchung nach 1 bis 2 Wochen erfolgen, um festzustellen, ob dieses Phänomen dauerhaft besteht.

(B) Der Befund einer pulsierenden Raumforderung kann sowohl durch vergrößerte Gefäße selbst als auch durch Tumoren, die über pulsierenden Gefäßen liegen, bedingt sein. Eine atherosklerotisch veränderte Aorta läßt sich im allgemeinen recht leicht ertasten, und besonders bei dünnen, älteren Patienten erweckt ein deutliches Pulsieren im Epigastrium oft den Verdacht auf ein Aortenaneurysma. Diesem Verdacht sollte unverzüglich mit einer Abdomen-Sonographie nachgegangen werden, da das frühzeitige Erkennen eines Aneurysmas lebensrettend sein kann.

(C) Gelegentlich fällt die Abgrenzung einer Raumforderung im Abdomen von einer Hepato- oder Splenomegalie (bzw. einem Tumor in Leber oder Milz) schwer, vor allem wenn die Resistenz mittig im Epigastrium liegt. Eine Atemverschieblichkeit ist ein Hinweis auf die Lokalisation in Leber oder Milz, welche sich während der Inspiration senken; Tumoren in anderen Bereichen (z.B. Magen- oder Pankreaskarzinom) neigen dazu, weniger verschieblich zu sein. Zur Darstellung der Organe im oberen Abdomen eignet sich ein Computertomogramm mit Kontrastmittel besser als die Sonographie (s. Abb.).

(D) Eine intraabdominale Zyste, die nicht in Verbindung mit den Ovarien, dem Pankreas, Nieren oder Leber steht, ist wahrscheinlich im Mesenterium, Omentum oder Retroperitoneum entstanden. Man vermutet, daß diese seltenen Läsionen kongenitale bzw. entwicklungsbedingte Anomalien sind, die von embryonalem Restgewebe herrühren. Obwohl sie meistens keine Beschwerden hervorrufen, kann es durch Verdrehung zum Infarkt oder zur Ruptur kommen; manchmal nimmt ihre Größe während der Schwangerschaft zu. Pathologisch werden diese Zysten nach dem histologischen Bild ihrer Wandung u.a. in Lymphangiome, Darmduplikaturzysten, Darmzysten, Mesothelzysten und nichtpankreatogene Pseudozysten unterteilt. In seltenen Fällen kann ein Leiomyosarkom oder Rhabdomyosarkom im Bildbefund als gutartige Zyste imponieren. Die Behandlung besteht für alle symptomatischen Zysten aus Laparotomie mit Enukleation des Gebildes.

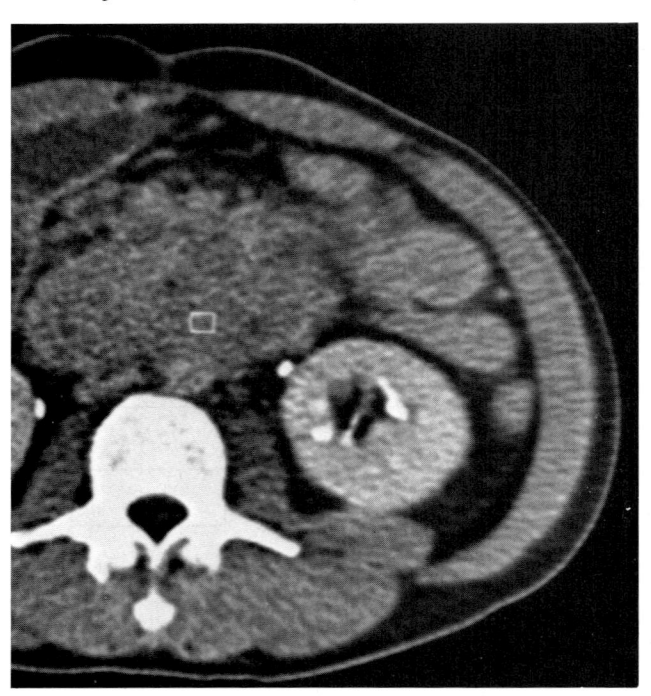

Computertomogramm einer Raumforderung im Abdomen, die bioptisch als Karzinom identifiziert wurde. Der Tumor war tastbar.

## Literatur

1. Davidson AJ, Hartman DS. Lymphangioma of the retroperitoneum: CT and sonographic characteristics. Radiology 1990; 175: 507.
2. Gast MJ, Jacobs AJ, Goforth G, Martin CM. Mesenteric cysts during pregnancy. J Reprod Med 1989; 34: 179.
3. Ivers CR, Bourke BM. Elective aneurysm repair and the incidence of aortic rupture in an aging population. Aust N Z J Surg 1990; 60: 203.
4. Ross MJ, Welch WR, Scully RE. Multilocular peritoneal inclusion cysts. Cancer 1989; 64: 1336.

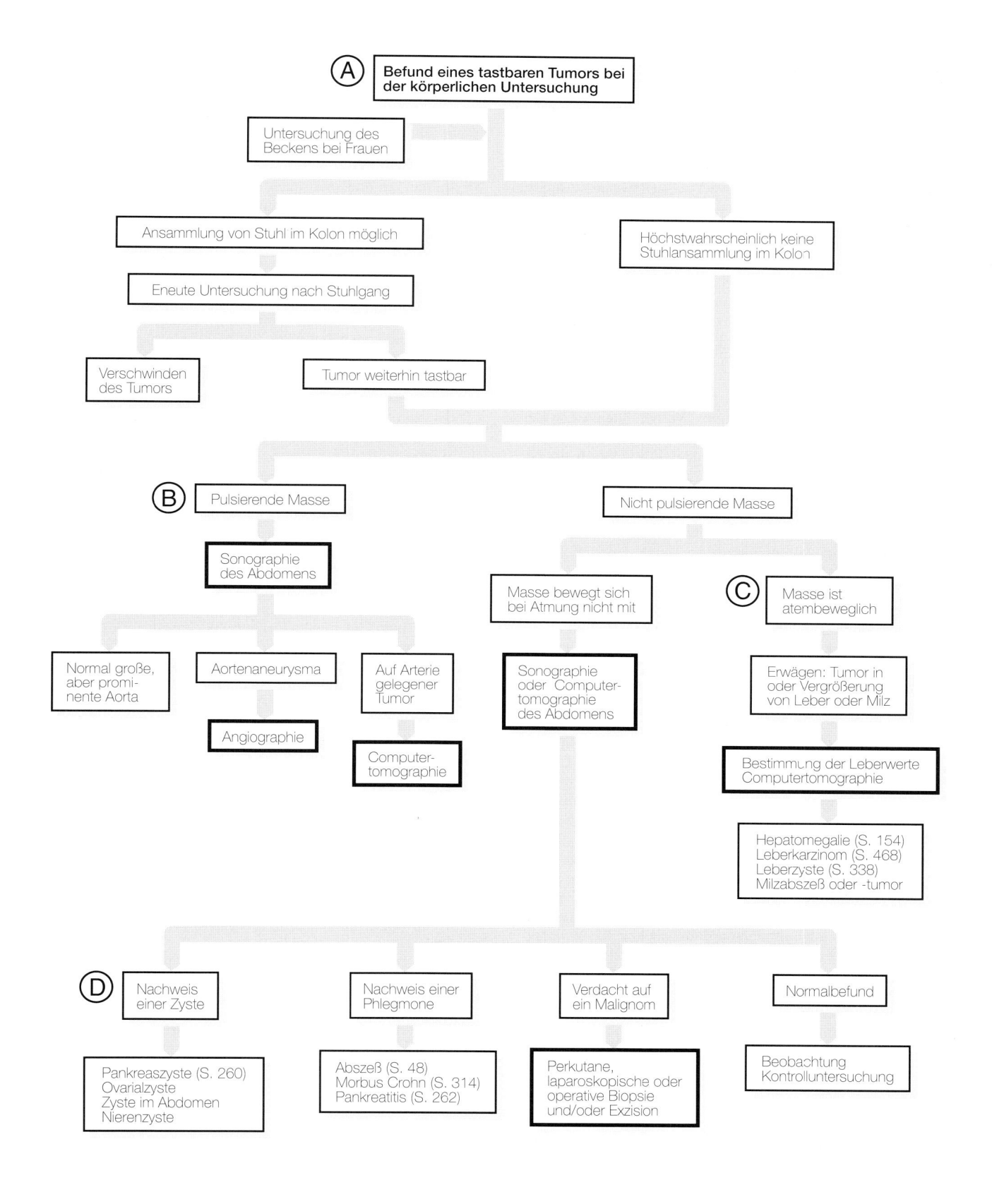

```
                    ┌─────────────────────────────────────┐
                 Ⓐ  │ Befund eines tastbaren Tumors bei   │
                    │ der körperlichen Untersuchung       │
                    └─────────────────────────────────────┘
                                    │
                    ┌─────────────────────────┐
                    │ Untersuchung des        │
                    │ Beckens bei Frauen      │
                    └─────────────────────────┘
```

- **Ansammlung von Stuhl im Kolon möglich**
  - Erneute Untersuchung nach Stuhlgang
    - Verschwinden des Tumors
    - Tumor weiterhin tastbar
- **Höchstwahrscheinlich keine Stuhlansammlung im Kolon**

Ⓑ **Pulsierende Masse**
- Sonographie des Abdomens
  - Normal große, aber prominente Aorta
  - Aortenaneurysma
    - Angiographie
  - Auf Arterie gelegener Tumor
    - Computertomographie

**Nicht pulsierende Masse**

- **Masse bewegt sich bei Atmung nicht mit**
  - Sonographie oder Computertomographie des Abdomens

Ⓒ **Masse ist atembeweglich**
- Erwägen: Tumor in oder Vergrößerung von Leber oder Milz
  - Bestimmung der Leberwerte Computertomographie
    - Hepatomegalie (S. 154)
    - Leberkarzinom (S. 468)
    - Leberzyste (S. 338)
    - Milzabszeß oder -tumor

Ⓓ **Nachweis einer Zyste**
- Pankreaszyste (S. 260)
- Ovarialzyste
- Zyste im Abdomen
- Nierenzyste

**Nachweis einer Phlegmone**
- Abszeß (S. 48)
- Morbus Crohn (S. 314)
- Pankreatitis (S. 262)

**Verdacht auf ein Malignom**
- Perkutane, laparoskopische oder operative Biopsie und/oder Exzision

**Normalbefund**
- Beobachtung Kontrolluntersuchung

# Hepatomegalie

Der körperliche Untersuchungsbefund der Leber spielt unter Umständen eine wichtige Rolle. Leider ist die lapidare Angabe über den Abstand des Leberrandes in Querfingern unter dem rechten Rippenbogen noch sehr gebräuchlich. Aus mehreren Gründen sind andere Untersuchungstechniken notwendig: **(1)** Das Ertasten des unteren Leberrands hängt mehr von der derben Konsistenz als von der Gesamtgröße des Organs ab. **(2)** Ein Zwerchfelltiefstand, z.B. bei chronischen Lungenerkrankungen, verdrängt die Leber nach unten. **(3)** Die unterschiedliche Beschaffenheit von rechtem und linkem Leberlappen bleibt unberücksichtigt. Die einzige Standarduntersuchungstechnik zur klinischen Bestimmung der Lebergröße ist die perkutorische Abgrenzung des oberen und unteren Leberrands in der Medioklavikularlinie (MCL) und in der Sternalmittellinie (MSL). Das Areal der Leberdämpfung ist **(a)** bei Männern, **(b)** bei dickeren Personen und **(c)** bei sehr leiser Perkussion vergrößert. Die Normbereiche, die allein auf der Körpergröße basieren (150 cm bis 190 cm), liegen bei Männern zwischen 8 und 12 cm und bei Frauen zwischen 6 und 10 cm in der MCL und bei 6 bis 8 cm bzw. 4 bis 6 cm in der Sternalmittellinie. Dem Aussagewert der Perkussion sind durch Adipositas und Aszites Grenzen gesetzt. Bei weiblichen Patienten erschwert die Behutsamkeit, mit der im Bereich der rechten Mamma vorgegangen werden muß, die perkutorische Abgrenzung der oberen Lebergrenze. Bei Vorliegen eines Aszites läßt sich eine derbe, vergrößerte Leber manchmal durch eine ballotierende Untersuchung beurteilen (dabei wird eine stoßartige Bewegung ausgelöst, indem die Bauchdecke kurz komprimiert und wieder losgelassen wird). Eine massiv vergrößerte Leber (mehr als 20 cm in der MCL) weist auf folgende Diagnosen hin: Fettinfiltration (Steatosis hepatis, S. 432), Tumor (Primärtumor oder Lebermetastasen, S. 468), Amyloidose, dekompensierte Herzinsuffizienz (S. 430), Lebervenenverschluß (Budd-Chiari-Syndrom, S. 460) oder Amöbenabszeß (S. 464). Bei der klinischen Untersuchung der Leber kann sich das Tasten von Knötchen und die Auskultation von Geräuschen (S. 150) oder Reiben als hilfreich erweisen. Mit Hilfe der noch verbleibenden physikalischen Untersuchungsbefunde lassen sich Signifikanz und diagnostische Bedeutung der Hepatomegalie beurteilen. Dazu gehören die sorgfältige Abklärung einer Splenomegalie (in rechter Seitenlage des Patienten versucht man nach Aufforderung zu tiefer Inspiration und bei entspannten Bauchdecken den Milzrand zu tasten, oder man perkutiert die Dämpfung oberhalb des unteren linken Rippenbogens) sowie der Nachweis peripher sichtbarer Zeichen einer chronischen Lebererkrankung (Spider-Nävi, Palmarerythem, Trommelschlegelfinger, Mees-Nagelbänder, Dupuytren-Kontraktur, Aszites, Gynäkomastie oder Hodenatrophie).

(A) Nach Ausschluß einer Hepatitis und einer Herzerkrankung sollten zur diagnostischen Abklärung einer klinisch festgestellten Hepatomegalie bildgebende Untersuchungsverfahren zum Einsatz kommen. Die Wahl der Untersuchungstechnik (Sonographie, CT-Scan, Leber-Milz-Szintigraphie) hängt von der Verfügbarkeit der Apparaturen und den speziellen Fähigkeiten des Untersuchers ab. Es sollte jedoch darauf hingewiesen werden, daß die Ultraschalluntersuchung des Abdomens den beiden anderen Untersuchungsverfahren hinsichtlich der Sensitivität und Spezifität (80%) ebenbürtig ist und in der Regel weniger Kosten verursacht. Sonographie und Computertomographie haben den Vorteil, daß die benachbarten Organstrukturen mit dargestellt werden. Gelegentlich wird nämlich ein raumfordernder Prozeß in den Nieren oder Nebennieren irrtümlich für eine Lebervergrößerung gehalten. Die Sonographie wird oft durch eine Adipositas oder Luft im Darmtrakt erschwert, und es finden sich oft schwer zu interpretierende Strukturen; ein Angio-CT ist üblicherweise die Methode der Wahl. Die Magnetresonanztomographie (MRT) bietet gegenüber der Computertomographie kaum Vorteile, mit Ausnahme der besseren Unterscheidungsmöglichkeit zwischen gefäßreichen Läsionen (z.B. einem Hämangiom) und anderen Tumoren. Die Leber-Milz-Szintigraphie kann sich bei Verdacht auf einen Lebervenenverschluß (S. 460) als besonders treffsichere Untersuchungsmethode erweisen. Ziel der szintigraphischen Untersuchung ist dabei der Nachweis einer charakteristischen vermehrten Speicherung im Lobus caudatus. Wird ein zungenförmiger Fortsatz des rechten Lappens erkennbar, der keine fokalen Defekte aufweist (Riedel-Lappen), so erübrigt sich eine weitere Abklärung. Falls die bildgebenden Untersuchungsverfahren pathologische Befunde ergeben, muß die Diagnostik in der Regel mit einer histologischen Untersuchung von Lebergewebe, das laparoskopisch oder mittels perkutaner Leberbiopsie entnommen wurde, fortgesetzt werden.

## Literatur

1. Castell DO, O'Brien KD, Muench H, Chalmers TC. Estimation of liver size by percussion in normal individuals. Ann Intern Med 1969; 70: 1183.
2. Castell DO. How big is the normal liver, indeed? Arch Intern Med 1979; 139: 601.
3. Oehler G, Lehr P, Heyder N, Schumacher FW. Leberdiagnostik morphologische Aspekte. Med Welt 1987; 20: 684.
4. Peternel WW, Schaefer JW, Schiff L. Clinical evaluation of liver size and hepatic scintiscan. Am J Dig Dis 1966; 11: 346.

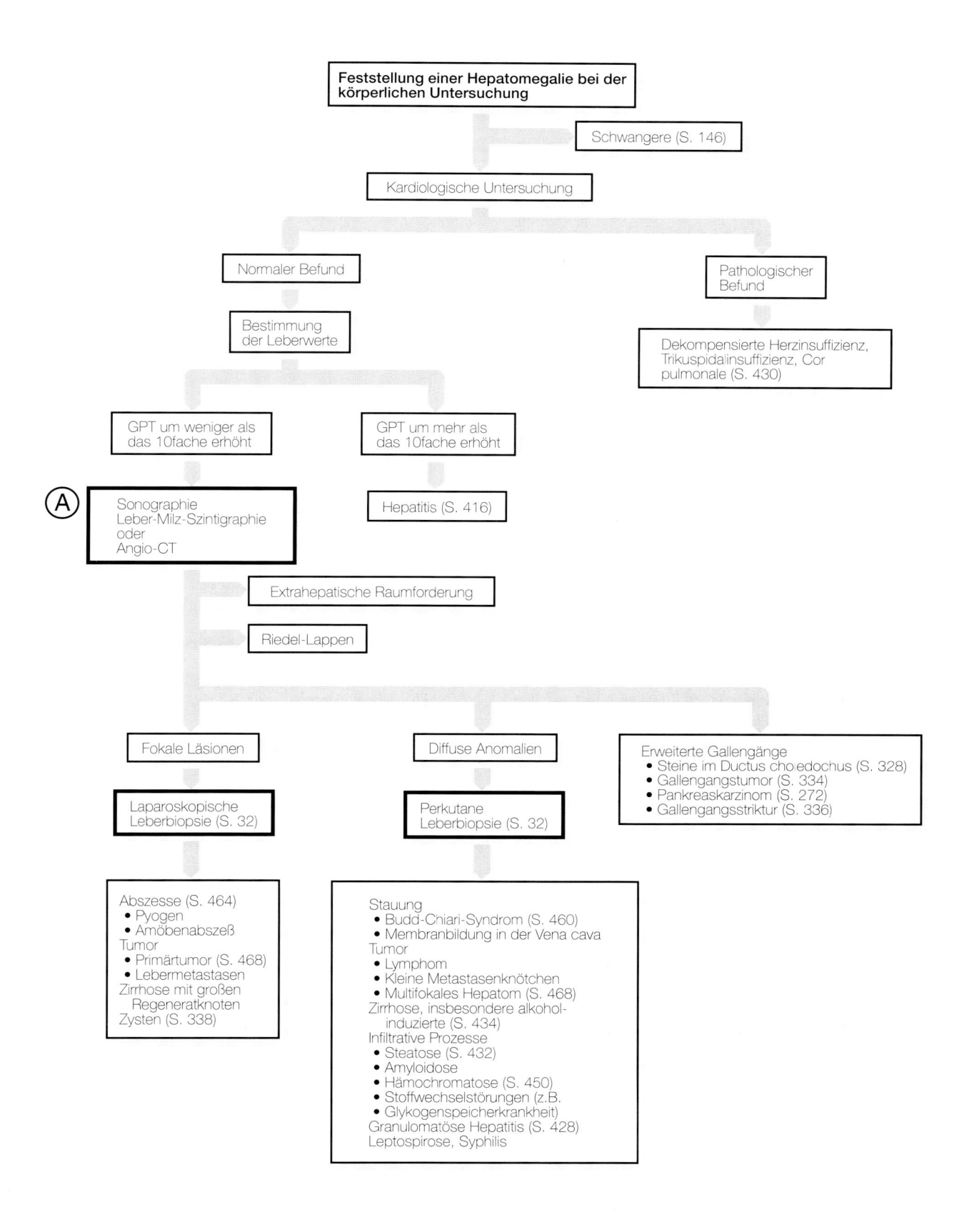

```
┌─────────────────────────────────────┐
│ Feststellung einer Hepatomegalie bei der │
│ körperlichen Untersuchung           │
└─────────────────────────────────────┘
                │
                ├──────────── Schwangere (S. 146)
                │
         Kardiologische Untersuchung
                │
        ┌───────┴────────┐
   Normaler Befund   Pathologischer Befund
        │                │
 Bestimmung          Dekompensierte Herzinsuffizienz,
 der Leberwerte      Trikuspidalinsuffizienz, Cor
        │            pulmonale (S. 430)
```

```
        ┌────────────────┬──────────────┐
 GPT um weniger als      GPT um mehr als
 das 10fache erhöht      das 10fache erhöht
        │                      │
(A) Sonographie            Hepatitis (S. 416)
    Leber-Milz-Szintigraphie
    oder
    Angio-CT
        │
        ├─── Extrahepatische Raumforderung
        │
        ├─── Riedel-Lappen
        │
   ┌────┼──────────────┬─────────────────┐
Fokale Läsionen   Diffuse Anomalien   Erweiterte Gallengänge
                                       • Steine im Ductus choledochus (S. 328)
                                       • Gallengangstumor (S. 334)
                                       • Pankreaskarzinom (S. 272)
                                       • Gallengangsstriktur (S. 336)

Laparoskopische          Perkutane
Leberbiopsie (S. 32)     Leberbiopsie (S. 32)
```

Abszesse (S. 464)
 • Pyogen
 • Amöbenabszeß
Tumor
 • Primärtumor (S. 468)
 • Lebermetastasen
Zirrhose mit großen
 Regeneratknoten
Zysten (S. 338)

Stauung
 • Budd-Chiari-Syndrom (S. 460)
 • Membranbildung in der Vena cava
Tumor
 • Lymphom
 • Kleine Metastasenknötchen
 • Multifokales Hepatom (S. 468)
Zirrhose, insbesondere alkohol-
 induzierte (S. 434)
Infiltrative Prozesse
 • Steatose (S. 432)
 • Amyloidose
 • Hämochromatose (S. 450)
 • Stoffwechselstörungen (z.B.
 • Glykogenspeicherkrankheit)
Granulomatöse Hepatitis (S. 428)
Leptospirose, Syphilis

# Szintigraphie von Leber und Milz

In der klinischen Praxis werden bildgebende Verfahren veranlaßt bei (**a**) objektiven Symptomen einer Lebererkrankung (Ikterus, S. 130; Hepatomegalie, S. 154; pathologische Leberwerte) oder bei (**b**) Verdacht auf eine sekundäre Leberbeteiligung bei extrahepatischen Malignomen oder Infektionen. Bei ersterem dient die Untersuchung der Differenzierung von fokalen und diffusen Lebererkrankungen. Bei letzterem wird die Untersuchung als Screening-Test zum Nachweis einer Erkrankung eingesetzt.

(A) Derzeit stehen als bildgebende Verfahren die Sonographie (US), die Computertomographie (CT), die Magnetresonanztomographie (MRT) und die Leber-Milz-Szintigraphie zur Wahl. Am kostengünstigsten ist die Sonographie. Mit diesem Untersuchungsverfahren lassen sich auch die retroperitonealen Organe darstellen, die Bildinterpretation erfordert jedoch große Erfahrung des Untersuchers. CT und MRT – die kostenaufwendigsten Untersuchungsverfahren – ermöglichen eine Bilddiagnostik des gesamten Körpers. Sensitivität und Spezifität dieser Untersuchungsmethoden sind größer (85% gegenüber 80%). Die Leber-Milz-Szintigraphie liegt kostenmäßig zwischen der US- und CT-Diagnostik. Sie wird bei bestimmten Fragestellungen auch heute noch gelegentlich angewandt.

(B) Leber-Milz-Szintigramme sind besonders einfach zu interpretieren, wenn szintigraphisch die klinische Vermutungsdiagnose bestätigt werden soll, daß in der Leber keine fokalen Läsionen vorliegen (z.B. bei Verwendung als Screening-Test bei Patienten mit normalen Leberwerten und klinisch geringem Verdacht auf eine Erkrankung). In diesem Zusammenhang erweist sich ein negativer Befund meist als richtig. In einer Reihe von Studien wurde jedoch bestätigt, daß der Einsatz der Leber-Milz-Szintigraphie dagegen als Screening-Untersuchung zum Nachweis von Lebermetastasen bei Patienten mit bekanntem extrahepatischem Malignom von geringem klinischem Nutzen ist. Da die Rate falsch negativer Befunde bei Leber-Milz-Szintigraphien bei 20% liegt, ist bei hochgradigem klinischen Verdacht auf eine Erkrankung (z.B. Krebspatient mit Hepatomegalie und pathologischen Leberwerten) die Interpretation eines normalen Untersuchungsbefundes nicht möglich.

(C) Der Nachweis eines fokalen «Speicherdefekts» auf einem Leber-Milz-Szintigramm muß im Zusammenhang mit dem klinischen Bild interpretiert werden. Bei Patienten mit bekannter Zirrhose lassen sich knotige Regenerate nicht von Metastasenbildungen unterscheiden. Bei Patienten, die nicht an einer Zirrhose leiden, können zystische und nichtzystische Läsionen nicht differenziert werden. Darüber hinaus beträgt die Rate falsch negativer Befunde bei Leber-Milz-Szintigraphien 20%. Folglich muß – mit seltenen Ausnahmen (Bestätigung der klinischen Diagnose eines Amöbenabszesses) – eine weitere bildgebende Untersuchung (US oder CT) vorgenommen werden. Einer vor kurzem durchgeführten Studie zufolge weisen von 200 szintigraphischen Untersuchungen nur 6% einen gewissen klinischen Nutzen auf, da die untersuchenden Ärzte das weitere Vorgehen nicht von den Ergebnissen einer Szintigraphie (ob positiv oder negativ) bestimmen lassen wollten, ohne daß die Befunde zuvor durch eine zweite Untersuchung bestätigt oder widerlegt worden waren. Wenn also unabhängig vom Ergebnis einer solchen Szintigraphie stets eine weitere Untersuchung folgt, dann ist die Szintigraphie de facto überflüssig und sollte entsprechend nicht mehr durchgeführt werden.

(D) Der Nachweis einer verminderten Isotopenspeicherung in der Leber und einer vermehrten Speicherung in der Milz wird häufig als eindeutiger Beweis für das Vorliegen einer Zirrhose mit portaler Hypertension und der Entwicklung eines Umgehungskreislaufs interpretiert. Leider fällt das Szintigramm bei 20% der Zirrhose-Patienten normal aus, und bei 50 bis 60% der Patienten mit einer Steatose (S. 432) oder Hepatitis (S. 420) ohne Zirrhose läßt sich ebenfalls das geschilderte Umverteilungsmuster beobachten. Für die Diagnose einer Leberzirrhose ist daher die Leber-Milz-Szintigraphie nicht das geeignete Untersuchungsverfahren.

## Literatur

1. Alderson PO, Adams DF, McNeil BJ, Sanders R, Siegelman SS, Finberg JH, Hessel SJ, Abrams HL. Computed tomography, ultrasound, and scintigraphy of the liver in patients with colon or breast carcinoma: a prospective study. Radiology 1983; 149: 225.
2. Geslien GE, Pinsky SM, Poth RK, Johnson MC. The sensitivity and specificity of $^{99m}$Tc-sulfur colloid liver imaging in diffuse hepatocellular disease. Radiology 1976; 118: 115.
3. Kirchner B, Bartenstein P, Ostkamp K. Wertigkeit der Lebersequenzszintigraphie bei postaktinischen Leberläsionen. Nuklearmedizin 1992; 31: 64.
4. Knopf DR, Torres WE, Fajman WJ, Sones PJ Jr. Liver lesions: Comparative accuracy of scintigraphy and computed tomography. Radiology 1983; 149: 623.
5. Lüning M, Koch M, Abet M, Wolff M, Wenig B, Buchali K, Schopke W, Schneider T, Muhler A, Rudolph B. Treffsicherheit bildgebender Verfahren (Sonographie, MRT, CT, Angio-CT, Nuklearmedizin) bei Charakterisierung von Lebertumoren. Rofo – Fortschr Geb Röntgenstr Nuklearmed 1991; 154: 398.

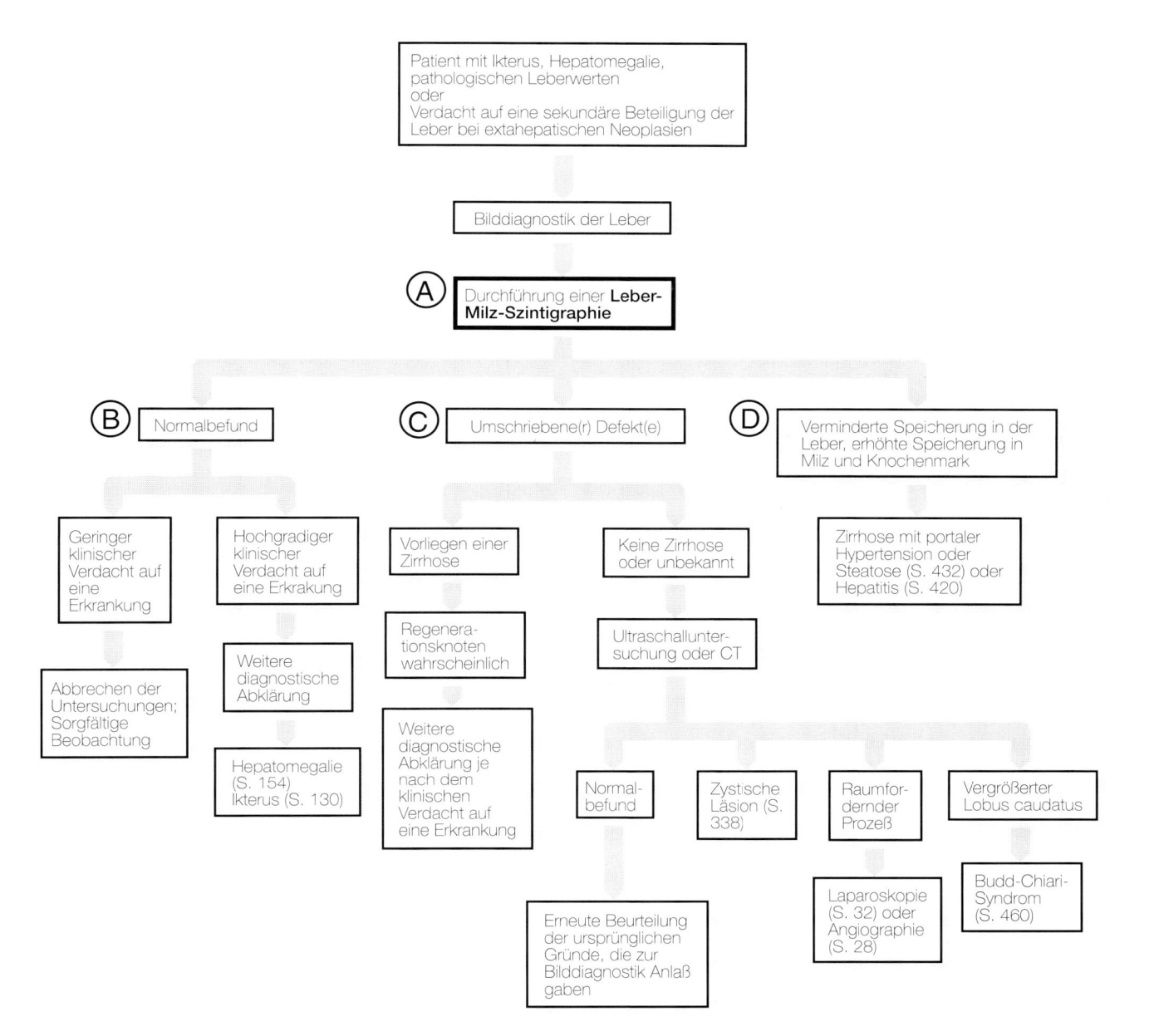

```
                    ┌─────────────────────────────────────┐
                    │ Patient mit Ikterus, Hepatomegalie, │
                    │ pathologischen Leberwerten          │
                    │ oder                                │
                    │ Verdacht auf eine sekundäre         │
                    │ Beteiligung der Leber bei           │
                    │ extahepatischen Neoplasien          │
                    └─────────────────────────────────────┘
                                     │
                    ┌─────────────────────────────────────┐
                    │ Bilddiagnostik der Leber            │
                    └─────────────────────────────────────┘
                                     │
              (A)   ┌─────────────────────────────────────┐
                    │ Durchführung einer Leber-           │
                    │ Milz-Szintigraphie                  │
                    └─────────────────────────────────────┘
```

- **(A)** Durchführung einer **Leber-Milz-Szintigraphie**
  - **(B)** Normalbefund
    - Geringer klinischer Verdacht auf eine Erkrankung
      - Abbrechen der Untersuchungen; Sorgfältige Beobachtung
    - Hochgradiger klinischer Verdacht auf eine Erkrakung
      - Weitere diagnostische Abklärung
        - Hepatomegalie (S. 154) Ikterus (S. 130)
  - **(C)** Umschriebene(r) Defekt(e)
    - Vorliegen einer Zirrhose
      - Regenerationsknoten wahrscheinlich
        - Weitere diagnostische Abklärung je nach dem klinischen Verdacht auf eine Erkrankung
    - Keine Zirrhose oder unbekannt
      - Ultraschalluntersuchung oder CT
        - Normalbefund
          - Erneute Beurteilung der ursprünglichen Gründe, die zur Bilddiagnostik Anlaß gaben
        - Zystische Läsion (S. 338)
        - Raumfordernder Prozeß
          - Laparoskopie (S. 32) oder Angiographie (S. 28)
        - Vergrößerter Lobus caudatus
          - Budd-Chiari-Syndrom (S. 460)
  - **(D)** Verminderte Speicherung in der Leber, erhöhte Speicherung in Milz und Knochenmark
    - Zirrhose mit portaler Hypertension oder Steatose (S. 432) oder Hepatitis (S. 420)

# γ-Glutamyl-Transpeptidase

Die Bestimmung des Enzyms γ-Glutamyl-Transpeptidase (γ-GT) ist heute Bestandteil einer Reihe von Laborprogrammen, und der Arzt ist vor die Aufgabe gestellt, pathologische Anstiege dieses Enzyms zu interpretieren, die mit der klinischen Beurteilung der Erkrankung nicht immer korrelieren. Die Bestimmung der γ-GT gilt im allgemeinen als «Leberfunktionstest», und pathologische Veränderungen führt man auf strukturelle Läsionen in der Leber zurück. Das Enzym läßt sich jedoch in vielen Organen des Körpers nachweisen. Aktivitäten finden sich in Leber, Niere, Gehirn, Pankreas, Herz und Milz. Es überrascht daher nicht, daß es bei akutem Myokardinfarkt, dekompensierter Herzinsuffizienz, Schlaganfällen, Hirntumoren, Pankreatitis, Diabetes und chronischen Lungenerkrankungen zu einem Anstieg der γ-GT kommt. In der Leber ist das Enzym im gesamten hepatobiliären System vorhanden, am höchsten ist das Enzym jedoch in den Epithelien der kleinlumigen Ductuli biliferi konzentriert. Die diagnostische Bedeutung der γ-GT besteht darin, erhöhte Werte der alkalischen Phosphatase (AP) zu interpretieren (S. 160). Diese beruhen auf einer extrahepatischen Ursache, wenn Normwerte für die γ-GT nachgewiesen werden. Da eine Enzyminduktion in den Mikrosomen, die zu einem Anstieg der γ-GT führt, durch zahlreiche lokale Faktoren und durch Medikamente ausgelöst werden kann, muß ein Enzymanstieg mit Vorsicht interpretiert werden (s. Abschnitt C).

(A) Die sorgfältige klinische Beurteilung ist für die Interpretation eines Aktivitätsanstiegs der γ-GT von ausschlaggebender Bedeutung. Bei der Beurteilung sind folgende anamnestisch wichtige Gesichtspunkte zu beachten: **(a)** Besteht Alkoholabusus oder eine Chemikalien bzw. Arzneimittelexposition? **(b)** Ist ein Leberleiden bekannt? **(c)** Können frühere Laborbefunde für eine Überprüfung herangezogen werden? **(d)** Läßt eine kurz zurückliegende Veränderung des klinischen Bildes auf eine Erkrankung schließen, die nicht das hepatobiliäre System betrifft (s. oben)? Einen wichtigen Beitrag leistet die sorgfältige körperliche Untersuchung zum Nachweis einer Hepatomegalie (S. 154) und der charakteristischen Zeichen eines chronischen Leberleidens (z.B. Spider-Nävi, Aszites) sowie die Ermittlung weiterer pathologischer Leberwerte. Da die γ-GT bei allen hepatobiliären Erkrankungen ansteigt, ist eine weitere Diagnostik angezeigt, falls andere Leberfunktionsproben auf eine Cholestase (Anstieg der AP, S. 160) oder Nekrose (Anstieg der Transaminasen, S. 162) hinweisen.

(B) Selten kommt es vor, daß Patienten, bei denen die körperliche Untersuchung Befunde einer chronischen Lebererkrankung ergibt, einen isolierten Anstieg der γ-GT aufweisen. Gewöhnlich hängt dieser Aktivitätsanstieg mit einer Enzyminduktion durch Alkohol oder Medikamente (s. Abschnitt C) zusammen. Falls eine Enzyminduktion durch Absetzen dieser Substanzen ausgeschlossen wird, könnte eine persistierende Erhöhung des Enzyms Indikator für eine minimal aktive Zirrhose oder eine chronisch aktive Hepatitis (CAH) sein. Bei diesem klinischen Bild ist eine Leberbiopsie von prognostischer Bedeutung. Bei Patienten mit einer chronisch aktiven Hepatitis, die mit Prednison behandelt werden, könnte die anhand der Biopsie nachgewiesene Krankheitsaktivität die Fortsetzung der Steroidtherapie begründen.

(C) In zahlreichen Studien wurde aufgezeigt, daß der Genuß geringer Alkoholmengen zu einem Anstieg der γ-GT führt, der auf einer Enzyminduktion in den Lebermikrosomen beruht. Obwohl erhebliche, sowohl intraindividuelle als auch interindividuelle Schwankungen bestehen, kann sich die Aktivität der γ-GT nach Stimulation durch Alkohol innerhalb von 5 Tagen verdoppeln. Bei der Mehrzahl der chronischen Alkoholiker steigt die γ-GT sehr stark an (um mehr als das 10fache der Normwerte), unabhängig davon, ob andere Leberfunktionstests pathologisch ausfallen. Die Bestimmung der γ-GT ist in dieser Patientengruppe also ohne diagnostischen Nutzen, es sei denn, die Werte liegen im Normbereich. Zahlreiche Antikonvulsiva führen zu einer Enzyminduktion in den Mikrosomen und sind daher mit einem Anstieg der γ-GT assoziiert. Bei nahezu allen Patienten (90–100%), die mit *Phenytoin*, *Phenobarbital* und *Primidon* behandelt werden, liegt die γ-GT-Aktivität im pathologischen Bereich (bei Frauen seltener als bei Männern, selten über 250 U/l). Da *Phenytoin* sowohl eine Osteomalazie als auch eine granulomatöse Hepatitis mit einem Anstieg der AP hervorrufen kann, müssen in dieser Patientengruppe zur Differenzierung der aus Knochen bzw. der Leber stammenden AP zusätzlich zur Bestimmung der γ-GT weitere Tests durchgeführt werden (AP-Isoenzyme, 5'-Nukleotidase).

## Literatur

1. Freer DE, Statland BE. Effects of ethanol (0.75 g/kg body weight) on the activities of selected enzymes in sera of healthy young adults: 2. Inter-individual variations in response of gamma-glutamyl transferase to repeated ethanol challenges. Clin Chem 1977; 23: 2099.
2. Goldberg DM, Martin JV. Role of gamma-glutamyl transpeptidase activity in the diagnosis of hepatobiliary disease. Digestion 1975; 12: 232.
3. Heipertz R, Eikoff K, Poser W. Anticonvulsant therapy and serum gamma-glutamyl transferase. Klin Wochenschr 1978; 56: 921.
4. Renner EL, Dallenbach A. Erhöhte Leberenzyme: was nun? Ther Umsch 1992; 49: 281.
5. Blum HE, von Weizsäcker F. Rationelle klinisch-chemische Diagnostik hepatobiliärer Erkrankungen. Internist 1991; 32: 239.

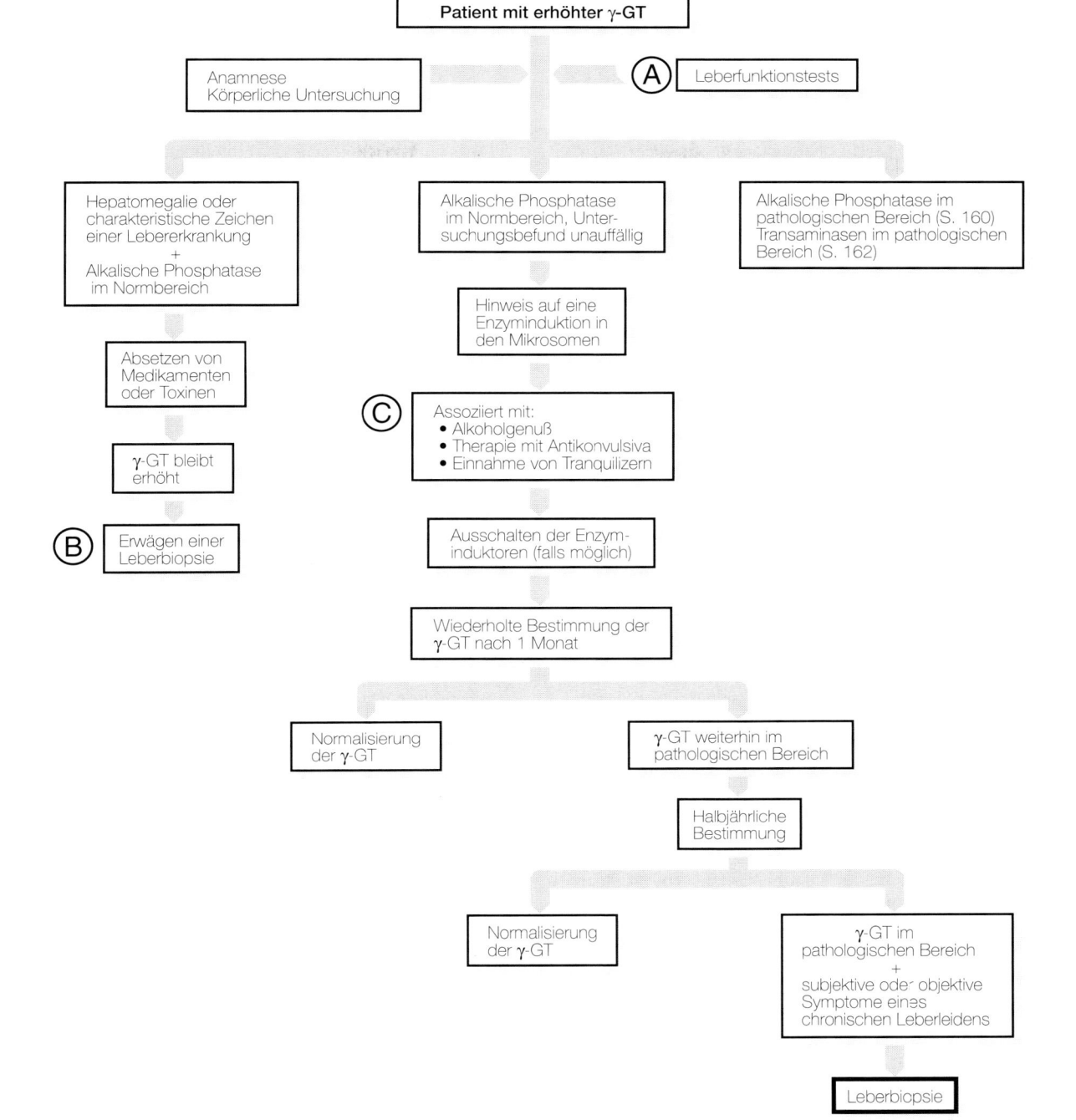

```
                    ┌─────────────────────────┐
                    │ Patient mit erhöhter γ-GT│
                    └─────────────────────────┘
         ┌──────────────────────┐    Ⓐ  ┌──────────────────────┐
         │ Anamnese             │       │ Leberfunktionstests  │
         │ Körperliche Untersuchung│    │                      │
         └──────────────────────┘       └──────────────────────┘
```

┌─────────────────────┐  ┌─────────────────────┐  ┌─────────────────────────┐
│ Hepatomegalie oder  │  │ Alkalische Phosphatase│ │ Alkalische Phosphatase im│
│ charakteristische Zeichen│ │ im Normbereich, Unter-│ │ pathologischen Bereich (S. 160)│
│ einer Lebererkrankung│  │ suchungsbefund unauffällig│ │ Transaminasen im pathologischen│
│ +                   │  │                     │  │ Bereich (S. 162)        │
│ Alkalische Phosphatase│ └─────────────────────┘  └─────────────────────────┘
│ im Normbereich      │
└─────────────────────┘
           │                        │
           ▼                        ▼
┌─────────────────┐      ┌─────────────────────┐
│ Absetzen von    │      │ Hinweis auf eine    │
│ Medikamenten    │      │ Enzyminduktion in   │
│ oder Toxinen    │      │ den Mikrosomen      │
└─────────────────┘      └─────────────────────┘
           │                        │
           ▼                        ▼
┌─────────────────┐    Ⓒ ┌─────────────────────┐
│ γ-GT bleibt     │      │ Assoziiert mit:     │
│ erhöht          │      │ • Alkoholgenuß      │
└─────────────────┘      │ • Therapie mit Antikonvulsiva│
           │             │ • Einnahme von Tranquilizern│
           ▼             └─────────────────────┘
     Ⓑ ┌─────────────────┐         │
       │ Erwägen einer   │         ▼
       │ Leberbiopsie    │   ┌─────────────────────┐
       └─────────────────┘   │ Ausschalten der Enzym-│
                             │ induktoren (falls möglich)│
                             └─────────────────────┘
                                      │
                                      ▼
                             ┌─────────────────────┐
                             │ Wiederholte Bestimmung der│
                             │ γ-GT nach 1 Monat   │
                             └─────────────────────┘
                              │                │
                              ▼                ▼
                  ┌─────────────────┐  ┌─────────────────────┐
                  │ Normalisierung  │  │ γ-GT weiterhin im   │
                  │ der γ-GT        │  │ pathologischen Bereich│
                  └─────────────────┘  └─────────────────────┘
                                                │
                                                ▼
                                       ┌─────────────────┐
                                       │ Halbjährliche   │
                                       │ Bestimmung      │
                                       └─────────────────┘
                                        │            │
                                        ▼            ▼
                            ┌─────────────────┐ ┌─────────────────────┐
                            │ Normalisierung  │ │ γ-GT im             │
                            │ der γ-GT        │ │ pathologischen Bereich│
                            └─────────────────┘ │ +                   │
                                                │ subjektive oder objektive│
                                                │ Symptome eines      │
                                                │ chronischen Leberleidens│
                                                └─────────────────────┘
                                                          │
                                                          ▼
                                                ┌─────────────────┐
                                                │ **Leberbiopsie**│
                                                └─────────────────┘

# Erhöhung der alkalischen Phosphatase

(A) Bei Nachweis eines Anstiegs der alkalischen Phosphatase (AP) im Serum muß berücksichtigt werden, daß der obere Normbereich dieses Enzyms in Abhängigkeit von Alter und Geschlecht variiert. Die Mehrzahl der Normwerte, die von den Laboratorien angegeben werden, gelten für Männer im Alter zwischen 30 und 40 Jahren. Bei Kindern im Wachstumsalter werden aufgrund der verstärkten Osteoklastentätigkeit während des Skelettwachstums Enzymaktivitäten gemessen, welche die obere Normgrenze bei Erwachsenen um das 3- bis 4fache überschreiten. Die obere Normgrenze liegt bei über 50jährigen Männern und Frauen 20 bis 50% (in Abhängigkeit vom Geschlecht) über den bei jungen Erwachsenen ermittelten Enzymaktivitäten. Dies beruht auf der altersbedingten Reduktion von Knochengewebe. Außerdem sezerniert die normale Plazenta eine AP, welche die Serum-AP während einer Schwangerschaft bis auf das 2fache erhöhen kann. Auf diese Weise kommt es bei Patienten nach intravenösen Albumininfusionen, die aus einer solchen plazentaren Quelle mit AP angereichert wurden, zum massiven Anstieg der Enzymaktivität.

(B) Bei Erwachsenen stammt die AP zu fast gleichen Teilen aus Knochen und Leber. Gesunde Erwachsene mit Blutgruppe 0 oder B können nach Verzehr einer fettreichen Mahlzeit eine leichte Erhöhung der Enzymaktivität im Serum aufweisen, die auf der Bildung von AP in der Darmschleimhaut beruht. Um den Ort der vermehrten Bildung von AP, die zu einem Anstieg der Enzymaktivität im Serum führt, festzustellen, stehen mehrere Methoden zur Verfügung. In den meisten Fällen wird ein Enzym bestimmt, das für hepatobiliäre Erkrankungen eine höhere Spezifität aufweist ($\gamma$-GT oder 5'-Nukleotidase). Liegen die gemessenen Aktivitäten im Normbereich, kann man eine extrahepatische Herkunft der AP (z.B. Knochen) annehmen. Leider kann eine Reihe von Medikamenten und Toxinen zu einer Induktion der $\gamma$-GT (S. 158) führen und somit die diagnostische Aussagefähigkeit eines Enzymanstiegs einschränken. Bei unklaren Verhältnissen lassen sich die aus Leber, Knochen, Plazenta und Darm stammenden AP-Isoenzyme elektrophoretisch trennen.

(C) Die Mehrzahl der pathologischen Erhöhungen der AP im Serum, die nicht auf Lebererkrankungen zurückzuführen sind, werden durch Erkrankungen des Knochengewebes verursacht. Dazu gehören der Hyperparathyreoidismus, die Osteomalazie, der Morbus Paget, primäre Knochentumoren oder Knochenmetastasen, Akromegalie und Frakturen. Einen minimalen Aktivitätsanstieg der AP beobachtet man nach Myokardinfarkten sowie nach Infarzierung von Lungen-, Darm- und Nierengewebe. Vermutlich beruht dieser Anstieg auf einer Freisetzung von AP aus Angioblastenproliferationen in Gewebsregeneraten. Es wurden Karzinome in Lunge, Pankreas, Gallenwegen, Ovarien und der Zervix nachgewiesen, die ein AP-Isoenzym $\approx$ vergleichbar der von der Plazenta produzierten AP $\approx$ bildeten.

(D) Nach Ausschluß einer Knochenerkrankung als Ursache für einen Anstieg der Serum-AP sind vor allem Leberkrankheiten in Erwägung zu ziehen. Ein weites Spektrum von Erkrankungen wurde mit einem Anstieg des Leber-Isoenzyms der AP in Verbindung gebracht. Geringe Aktivitätsanstiege (Erhöhung um weniger als das 3fache) findet man bei Erkrankungen, die mit einer hepatozellulären Nekrose einhergehen, wie z.B. die Virushepatitis (S. 416), die alkoholinduzierte Hepatitis (S. 434), die chronische Hepatitis (S. 420), die Zirrhose und die Fettleber (S. 432). Anstiege auf das 3- bis 10fache der oberen Norm weisen auf eine hepatozelluläre oder biliäre Cholestase hin. Die anamnestische Angabe eines seit längerem bestehenden Pruritus, der dem Nachweis des AP-Anstiegs vorausging, weist bei Frauen auf eine primäre biliäre Zirrhose (S. 436) und bei Männern auf eine sklerosierende Cholangitis (S. 332) hin. Stark erhöhte Enzymspiegel (Erhöhung um mehr als das 10fache) lassen auf eine seit längerem bestehende extrahepatische Gallenwegsobstruktion (Striktur, S. 336; Karzinom, S. 272, 334) oder eine infiltrative Erkrankung der Leber (Tumoren, S. 468; Granulome S. 428) schließen.

(E) Gelegentlich beobachtet man eine Aktivitätserhöhung der Leber-AP im Serum, ohne daß eine Erkrankung der Leber oder der Gallenwege nachweisbar ist. Die zwei am häufigsten mit diesem Befund assoziierten Erkrankungen sind der Morbus Hodgkin und die dekompensierte Herzinsuffizienz.

## Literatur

1. Brensilver HL, Kaplan MM. Significance of elevated liver alkaline phosphatase in serum. Gastroenterology 1975; 68: 1556.
2. Grüne S, Mullhaupt D, Moradpour D, Munch R, Zuber G, Siegenthaler L. Die primär sklerosierende Cholangitis. Dtsch Med Wochenschr 1991; 116: 1095.
3. Kattermann R. Erhöhte Aktivität der alkalischen Phosphatase im Serum. Dtsch Med Wochenschr 1991; 116: 476.
4. Wolf PL. Clinical significance of an increased or decreased serum alkaline phosphatase level. Arch Pathol Lab Med 1978; 102: 497.

```
                    Patient mit Erhöhung der
                    alkalischen Phosphatase (AP)
                              │
         (A) ─ Ermittlung der alters- und geschlechtsabhängigen Normwerte
                              │
                    Ausschluß physiologischer Ursachen
                    │                                   │
         Pathologische AP-Werte              AP dem Alter und Geschlecht
                                             entsprechend in der Norm oder
         (B) ─ Ermitteln, aus welchem        Schwangere mit Anstiegen von
               Gewebe die AP stammt          weniger als dem 2fachen der Norm

         γ-GT (S. 158), 5'-Nukleotidase oder AP der Leber
                    │                                   │
         Normwerte für γ-GT, 5'-              (D) ─ Anstieg der γ-GT, der 5'-Nukleo-
         Nukleotidase und Leber-AP                    tidase und der Leber-AP
                    │                         │                           │
         (C) ─ Knochenerkrankung,    AP um mehr als das 3fache erhöht    AP um weniger als
               Regeneration von                                          das 3fache erhöht
               Gewebe,              Anamnese          Bestimmung
               Tumoren mit          Körperliche       der Leberwerte     Erwägen:
               ektopischer AP-Bildung Untersuchung                       Virushepatitis (S. 416)
                                                                         Alkoholinduzierte Hepatitis
                                   Möglichkeit einer hepatischen bzw. biliären    (S. 434)
                                   Ursache einer Cholestase gegeneinander         Fettleber (S. 432)
                                   abwägen (wie bei Ikterus, S. 130)              Zirrhose (S. 434)
                                                                                  Hämochromatose (S. 450)

                                   Ausschluß einer arzneimittel-
                                   bedingten Cholestase (S. 424)
```

Verdacht auf eine hepatozelluläre Erkrankung | Verdacht auf eine Erkrankung der Gallenwege

**Sonographie oder Computertomographie mit und ohne Kontrastdarstellung** | **Sonographie**

Fokale Läsionen in der Leber | Normalbefund oder diffuse Erkrankung | Erweiterte Gallengänge | Gallengänge nicht erweitert

Hinweis auf:
- Tumor (S. 466, 468)
- Abszeß (S. 464)

Hinweis auf eine infiltrative Erkrankung

**Leberbiopsie**

Erwägen:
- Pankreaskarzinom (S. 272)
- Gallengangskarzinom (S. 334)
- Gallengangsstriktur (S. 336)
- Steinbildung im Ductus choledochus (S. 328)

Männer: Pruritus Kolitis

Frauen: Pruritus Nachweis antimitochondrialer Antikörper

Hinweis auf eine sklerosierende Cholangitis (S. 332)

Hinweis auf eine primäre biliäre Zirrhose (S. 436)

Granulomatöse Hepatitis (S. 428) | Tumor (Primärtumor, Metastase oder Lymphom) | Amyloidose | (E) ─ Normalbefund

Morbus Hodgkin
Dekompensierte Herzinsuffizienz (S. 430)

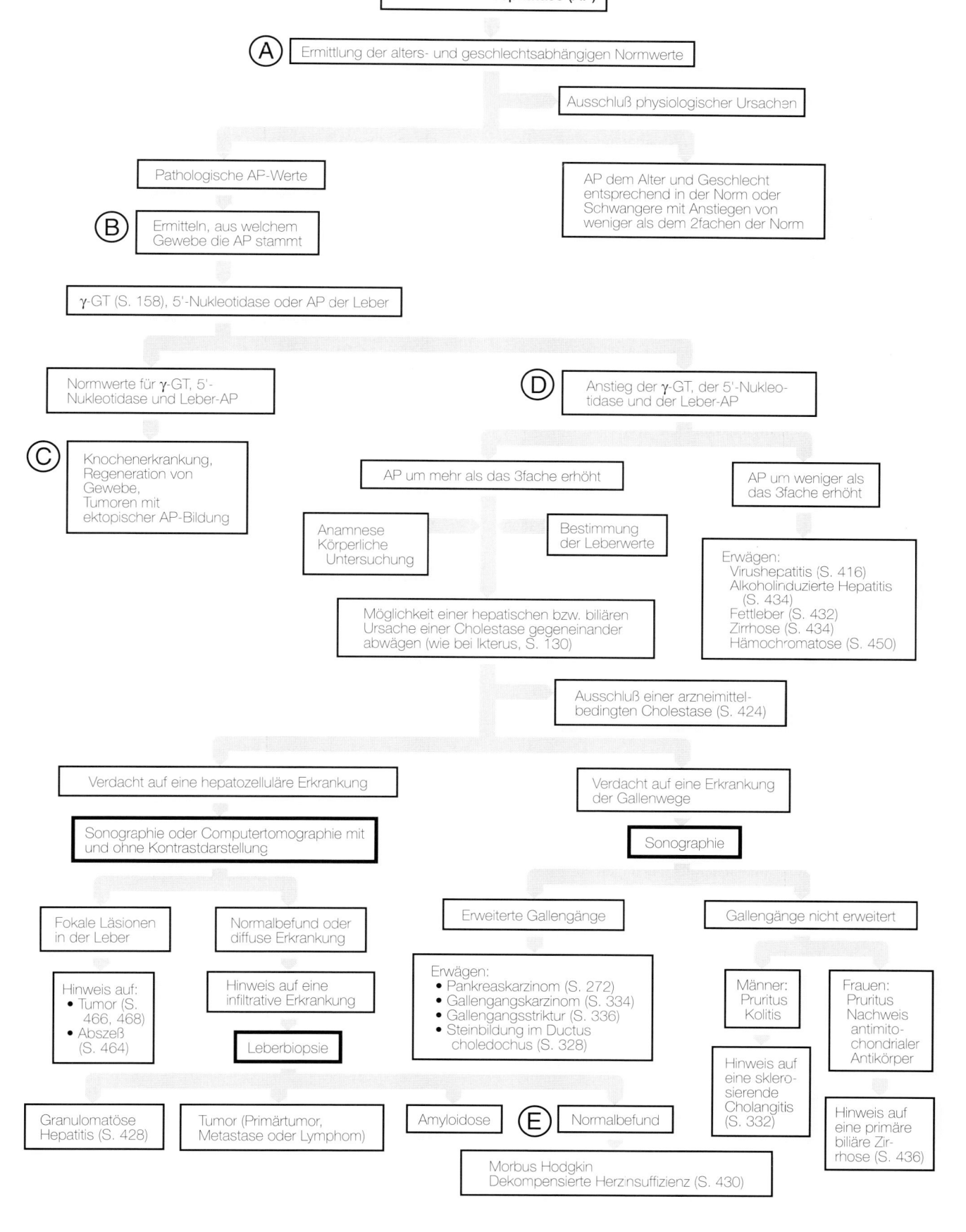

# Erhöhung der Aspartat- und Alaninaminotransferasen

Als «Indikatorenzyme» für eine Lebererkrankung werden vor allem die Transaminasen im Serum (Aspartataminotransferase [AST, GOT] und die Alaninaminotransferase [ALT, GPT]) bestimmt. Ein Enzymanstieg gilt als Indiz für die Entwicklung einer hepatozellulären Nekrose mit Permeabilitätsstörung oder Schädigung der Leberzellmembran. Die GPT kommt fast ausschließlich in der Leber vor, die GOT ist auch im Herz, der Skelettmuskulatur und in den Nieren vorhanden und somit für eine Leberschädigung weniger spezifisch. Mit Hilfe einer sorgfältigen Anamnese und des körperlichen Untersuchungsbefunds läßt sich eine aktive Lebererkrankung (Hepatomegalie, S. 154), ein metastasierendes Malignom oder ein chronisches Leberleiden (Spider-Nävi) feststellen. Wie bei jeder anderen pathologischen Leberfunktionsprobe sollte als erstes eine hepatotoxische Arzneimittelreaktion ausgeschlossen werden.

(A) Da jede Leberzellschädigung zu einem gewissen Anstieg der GOT und GPT führt, ist für die Differenzierung möglicher Erkrankungen das Ausmaß des initialen Enzymaustritts wichtig. Eine sehr starke Erhöhung von GOT und GPT weist auf eine hepatozelluläre Schädigung hin, wie man sie in diesem Grad nur bei einer Virushepatitis (S. 416), der Exazerbation einer auf Autoimmunprozessen beruhenden, chronisch aktiven Hepatitis (S. 420), einer arzneimittelbedingten Leberzellschädigung (S. 424), vaskulärer Insuffizienz (S. 432) und (selten) bei einer akuten Cholangitis (S. 330) beobachtet. Die Cholangitis geht mit hohem Fieber und Schüttelfrost einher und läßt sich daher eindeutig abgrenzen. Enzymanstiege von weniger als dem 10fachen der Normwerte schließen diese Krankheitsbilder nicht aus. Ein isolierter, erheblicher Anstieg der GOT-Aktivität wird bei einem akuten Myokardinfarkt und einer Rhabdomyolyse beobachtet.

(B) Bei der Mehrzahl (75%) der Patienten mit einer alkoholbedingten Lebererkrankung besteht ein GOT/GPT-Quotient (deRitis-Quotient) von mehr als 2 : 1, der durch eine Verminderung der GPT-Konzentration in der Leber zustande kommt. Diese Relation ist bei Patienten, deren Lebererkrankung auf anderen Ursachen beruht, nicht so häufig anzutreffen (unter 25%). Eine Ausnahme bilden hierbei diejenigen Patienten mit einer lange bestehenden, nichtalkoholischen Zirrhose. Ein Mangel an Pyridoxal-5'-Phosphat (Vit. $B_6$, verursacht durch chronischen Alkoholismus) trägt vermutlich zu der Verringerung der GPT-Aktivität mit bei.

(C) Das Fehlen eines charakteristischen Aktivitätsanstiegs von GOT und GPT (Anstieg um mehr als das 10fache) schließt eine Virushepatitis nicht aus und erfordert die Bestimmung der serologischen Marker. HBsAg-positive Patienten können sowohl an einer akuten als auch an einer chronischen Erkrankung leiden.

(D) Ein länger als 6 Monate bestehender Aktivitätsanstieg der GOT und GPT ist kennzeichnend für eine chronische Hepatitis. Grund für den Entschluß, bei asymptomatischen Patienten eine Leberbiopsie durchzuführen, ist die Sicherung der Diagnose (chronisch persistierende oder aktive Hepatitis, alkoholbedingte Lebererkrankung oder Zirrhose), die von prognostischer Bedeutung sein kann. Biopsien sind für den therapeutischen Entscheidungsprozeß wieder zunehmend wichtig geworden, seit erkannt wurde, daß eine Interferontherapie bei bis zu 50% der Patienten mit einer chronischen Hepatitis B oder C zu einer dauerhaften Remission führt.

(E) Infiltrative Lebererkrankungen führen in der Regel zu einem Anstieg von GOT und GPT. Wie anhand von Patienten mit der gesicherten Diagnose eines extrahepatischen Malignoms gut belegt ist, erweist sich die Bilddiagnostik der Leber als besonders aussagekräftig, wenn sie bei Vorliegen einer Hepatomegalie oder eines GOT/GPT-Anstiegs durchgeführt wird.

## Literatur

1. Blum H, Weizsäcker F von. Rationelle klinisch chemische Diagnostik hepatobiliärer Erkrankungen. Internist 1991; 32: 239.
2. Hay JE, Czaja Aj, Rakela J, Ludwig J. The nature of unexplained chronic aminotransferase elevations of a mild to moderate degree in asymptomatic patients. Hepatology 1989; 9: 193.
3. Rej R. Aminotransferases in disease. Clin Lab Med 1989; 9: 667.
4. Williams AL, Hoofnagle JH. Ratio of aspartate to alanine aminotransferases in chronic hepatitis. Relationship to cirrhosis. Gastroenterology 1988; 95: 734.

```
                    ┌─────────────────────────────────────────────┐
                    │ Patient mit Erhöhung der Serumtransaminasen │
                    └─────────────────────────────────────────────┘
```

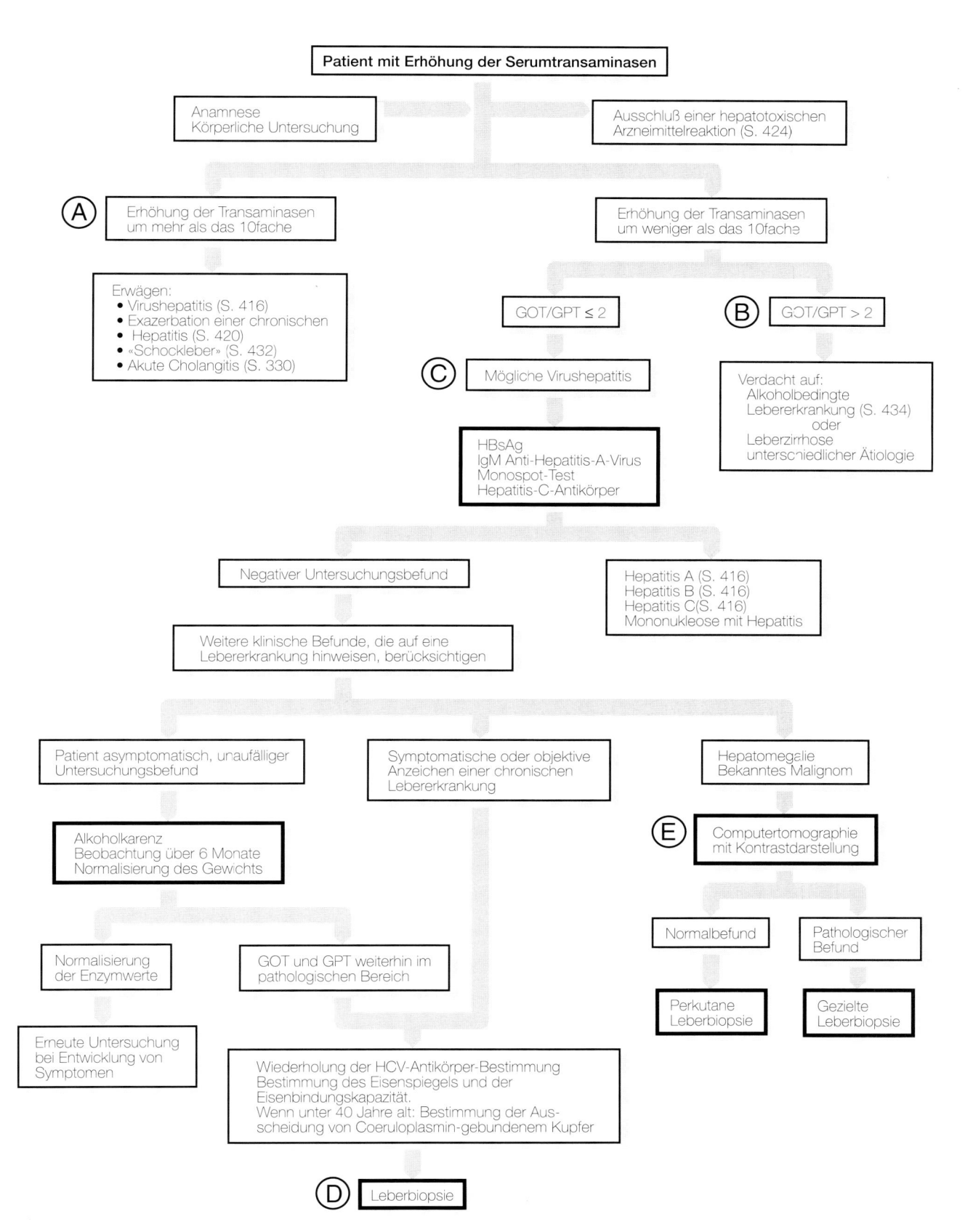

- Anamnese / Körperliche Untersuchung
- Ausschluß einer hepatotoxischen Arzneimittelreaktion (S. 424)

**(A)** Erhöhung der Transaminasen um mehr als das 10fache

Erwägen:
- Virushepatitis (S. 416)
- Exazerbation einer chronischen Hepatitis (S. 420)
- «Schockleber» (S. 432)
- Akute Cholangitis (S. 330)

Erhöhung der Transaminasen um weniger als das 10fache

GOT/GPT ≤ 2

**(B)** GOT/GPT > 2

Verdacht auf:
Alkoholbedingte Lebererkrankung (S. 434)
oder
Leberzirrhose unterschiedlicher Ätiologie

**(C)** Mögliche Virushepatitis

- HBsAg
- IgM Anti-Hepatitis-A-Virus
- Monospot-Test
- Hepatitis-C-Antikörper

Negativer Untersuchungsbefund

- Hepatitis A (S. 416)
- Hepatitis B (S. 416)
- Hepatitis C (S. 416)
- Mononukleose mit Hepatitis

Weitere klinische Befunde, die auf eine Lebererkrankung hinweisen, berücksichtigen

- Patient asymptomatisch, unauffälliger Untersuchungsbefund
- Symptomatische oder objektive Anzeichen einer chronischen Lebererkrankung
- Hepatomegalie / Bekanntes Malignom

Alkoholkarenz / Beobachtung über 6 Monate / Normalisierung des Gewichts

**(E)** Computertomographie mit Kontrastdarstellung

- Normalbefund → Perkutane Leberbiopsie
- Pathologischer Befund → Gezielte Leberbiopsie

Normalisierung der Enzymwerte → Erneute Untersuchung bei Entwicklung von Symptomen

GOT und GPT weiterhin im pathologischen Bereich

Wiederholung der HCV-Antikörper-Bestimmung. Bestimmung des Eisenspiegels und der Eisenbindungskapazität. Wenn unter 40 Jahre alt: Bestimmung der Ausscheidung von Coeruloplasmin-gebundenem Kupfer

**(D)** Leberbiopsie

# Hypalbuminämie

50 bis 60% des Gesamteiweißgehalts im Serum entfallen unter Normalbedingungen auf Albumin. Die Bestimmung der Albuminkonzentration ist Bestandteil der meisten klinisch-chemischen Diagnostikprogramme, und häufig muß die Bedeutung eines verringerten Serumalbuminspiegels (weniger als 35 g/l) beurteilt werden. Die Kenntnisse über die Albuminsynthese in der Leber, die Verteilung des Albuminpools im Körper und den Albuminabbau konnten zwar beträchtlich erweitert werden, die Mehrzahl der Hypalbuminämien läßt sich jedoch nach wie vor durch den Nachweis einer Mangelernährung oder abnormer Eiweißverluste erklären. Pathologische renale Proteinverluste aufgrund einer Nephrose werden mittels einfacher Harnuntersuchung mit Teststreifen und anschließender quantitativer Bestimmung der Eiweißkonzentration im 24-Stunden-Sammelurin festgestellt. Bei Patienten mit einem nephrotischen Syndrom beobachtet man darüber hinaus einen vermehrten Katabolismus des filtrierten Albumins im Epithel der Nierentubuli. Diese Verluste können durch ein vermehrtes Eiweißangebot in der Nahrung oder eine Steigerung der Syntheseleistung in der Leber nicht kompensiert werden.

(A) Im allgemeinen geht man davon aus, daß die bei chronischen Lebererkrankungen beobachtete Hypalbuminämie Indiz für eine verminderte Synthese in der Leber ist. Untersuchungen zeigten jedoch, daß die Albuminsynthese bei vielen Patienten normal oder erhöht ist. Hauptursache einer verminderten Serumalbuminkonzentration in dieser Patientengruppe stellt eine Eiweißmangelernährung dar. Alkoholkonsum hemmt die Albuminsynthese, Alkoholabstinenz bewirkt eine rasche Behebung dieser Funktionsstörung. In dieser Patientengruppe ist die Bestimmung der Thromboplastinzeit nach Quick (nach parenteraler Gabe von Vitamin K) für die Beurteilung der Lebersynthesekapazität wahrscheinlich besser geeignet. Die Verringerung der Albuminkonzentration und der daraus resultierende verminderte onkotische Druck tragen bei Patienten mit einer portalen Hypertension zur Bildung eines Aszites (S. 126, 438) mit bei. Beweis hierfür ist das Fehlen eines Aszites bei isolierter Pfortaderthrombose und normaler Serumalbuminkonzentration.

(B) Ein Eiweißmangel führt unverzüglich zu einer 50%igen Verminderung der Albuminsynthese in der Leber, so daß eine kompensierende hepatische Albuminsynthese aus endogenen Aminosäurequellen nicht möglich ist. An eine verminderte Eiweißzufuhr sollte man auch bei Patienten denken, die sich vegetarisch oder makrobiotisch ernähren und auf den Verzehr von Milchprodukten, Eiern oder Bohnen und anderer proteinreicher Gemüse verzichten. Eine Hypalbuminämie gilt als spezifischer Hinweis auf einen reduzierten Ernährungszustand und kann zur Erfassung von Patienten herangezogen werden, die sicherlich von einer präoperativen enteralen oder parenteralen Ernährungstherapie (S. 2) profitieren.

(C) Nach Ausschluß renaler, hepatischer und diätetischer Ursachen sollte man eine Bestimmung des enteralen Eiweißverlusts in Betracht ziehen. Früher führte man den $^{51}$Cr-Albumintest durch, bei dem die Ausscheidung radioaktiv markierten Albumins nach intravenöser Gabe im gesammelten Stuhl über mehrere Tage gemessen wurde. Derzeit bevorzugt man jedoch die quantitative Erfassung der fäkalen Clearance von $\alpha_1$-Antitrypsin, das als endogener Marker zum Nachweis eines enteralen Eiweißverlusts herangezogen werden kann. Zur Berechnung der Clearance müssen lediglich die $\alpha_1$-Antitrypsin-Ausscheidung im Stuhl, der über 24 Stunden gesammelt wurde, und eine einmalige Serumbestimmung durchgeführt werden. Die Aussagefähigkeit einer positiven intestinalen $\alpha_1$-Antitrypsin-Clearance liegt bei 98%, die eines negativen Ergebnisses bei 75%. Das Sammeln der Stuhlproben ist einfacher zu handhaben, die Strahlenbelastung entfällt, und der Kostenaufwand ist geringer als bei einem $^{51}$Cr-Albumintest.

## Literatur

1. Boger RH, Bode-Boger SM, Fröhlich C. Volumenersatztherapie mit Humanalbumin. Grundlagen, Differentialdiagnose, Indikation, Alternativen. Med Klin 1993; 88: 371.
2. Chen YH, Magalhaes JC. Hypoalbuminemia in patients with multiple myeloma. Arch Intern Med 1990; 150: 605.
3. Florent C, L'Hirondel C, Desmazures C, Aymes C, Bernier JJ. Intestinal clearance of alpha l-antitrypsin: a sensitive method for the detection of protein-losing enteropathy. Gastroenterology 1981; 81: 777.
4. Rothschild MA, Oratz M, Schreiber SS. Albumin synthesis. N Engl J Med 1972; 286: 748, 816.

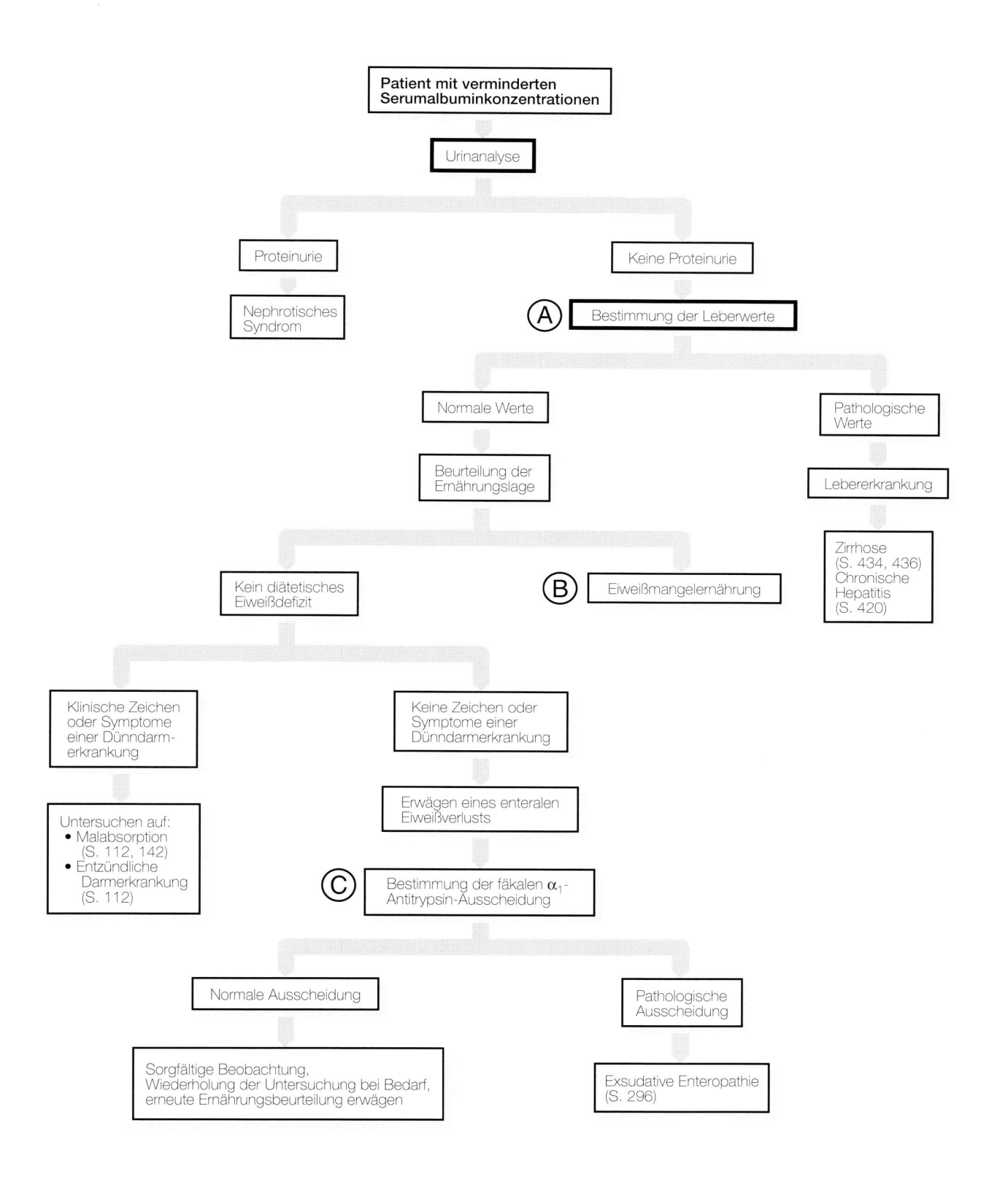

```
                    ┌─────────────────────────────┐
                    │ Patient mit verminderten    │
                    │ Serumalbuminkonzentrationen │
                    └──────────────┬──────────────┘
                                   │
                           ┌───────┴───────┐
                           │  Urinanalyse  │
                           └───────┬───────┘
                      ┌────────────┴────────────┐
              ┌───────┴───────┐        ┌────────┴────────┐
              │  Proteinurie  │        │ Keine Proteinurie│
              └───────┬───────┘        └────────┬────────┘
                      │                         │
              ┌───────┴───────┐     Ⓐ ┌─────────┴─────────┐
              │ Nephrotisches │        │ Bestimmung der    │
              │   Syndrom     │        │   Leberwerte      │
              └───────────────┘        └─────────┬─────────┘
                                       ┌─────────┴─────────┐
                               ┌───────┴──────┐   ┌────────┴────────┐
                               │ Normale Werte│   │ Pathologische   │
                               │              │   │    Werte        │
                               └───────┬──────┘   └────────┬────────┘
                                       │                   │
                              ┌────────┴────────┐  ┌───────┴────────┐
                              │ Beurteilung der │  │ Lebererkrankung│
                              │ Ernährungslage  │  └───────┬────────┘
                              └────────┬────────┘          │
                                                  ┌────────┴────────┐
                                                  │ Zirrhose        │
                                                  │ (S. 434, 436)   │
                                                  │ Chronische      │
                                                  │ Hepatitis       │
                                                  │ (S. 420)        │
                                                  └─────────────────┘
```

Entscheidungsbaum: Patient mit verminderten Serumalbuminkonzentrationen.

- Ⓐ Bestimmung der Leberwerte
- Ⓑ Eiweißmangelernährung
- Ⓒ Bestimmung der fäkalen $\alpha_1$-Antitrypsin-Ausscheidung

Weitere Verzweigungen:
- Kein diätetisches Eiweißdefizit
  - Klinische Zeichen oder Symptome einer Dünndarmerkrankung → Untersuchen auf: Malabsorption (S. 112, 142); Entzündliche Darmerkrankung (S. 112)
  - Keine Zeichen oder Symptome einer Dünndarmerkrankung → Erwägen eines enteralen Eiweißverlusts → Bestimmung der fäkalen $\alpha_1$-Antitrypsin-Ausscheidung
    - Normale Ausscheidung → Sorgfältige Beobachtung, Wiederholung der Untersuchung bei Bedarf, erneute Ernährungsbeurteilung erwägen
    - Pathologische Ausscheidung → Exsudative Enteropathie (S. 296)

# 6
# Systemerkrankungen und Gastrointestinaltrakt

# Diabetes mellitus

Ⓐ Diabetiker mit, aber auch ohne eine periphere Neuropathie leiden häufiger an motorischen Funktionsstörungen des Ösophagus als entsprechende Patienten ohne neurologische Veränderungen. An Symptomen beobachtet man Dysphagie, Sodbrennen, Thoraxschmerz oder Odynophagie (s. Abb.). Eine Drucksenkung im unteren Ösophagussphinkter (gastroösophagealer Reflux) und fehlende oder verringerte primäre Peristaltik bedingen einen Säurereflux und eine Ösophagitis, die wie bei Nichtdiabetikern zu behandeln ist (S. 192). Beim Diabetiker, der an Ösophagitis leidet, sollte immer auch an eine Candidiasis gedacht werden (S. 64).

Ⓑ Eine diabetische Gastroparese, die bei 0,08 % der Diabetiker auftritt, ist mit peripherer Neuropathie, Mikroangiopathie der Retina und der Nieren und einem lange bestehenden Diabetes (> 10 Jahre Dauer) assoziiert. Beim Großteil der Diabetiker, die an Übelkeit und Erbrechen leiden, liegt jedoch keine echte Gastroparese vor; diese Symptome sind vielmehr Ausdruck einer vorübergehenden Motilitätsstörung, die bei Hyperglykämie und Ketoazidose auftreten kann. Hier hilft eine knappere Blutzuckereinstellung. Eine Gastroparese kann mit 4mal täglich 10–20 mg *Metoclopramid* behandelt werden; allerdings läßt die Wirksamkeit mit der Zeit nach. *Cisaprid* (4mal täglich 20 mg) ist ein neueres Medikament zur Motilitätssteigerung und scheint auch einen dauerhafteren Effekt auszuüben. Eine Untergruppe der Diabetiker leidet an einer autoimmunen endokrinen Organinsuffizienz; typisch hierfür sind das Vorliegen von perniziöser Anämie, Thyreoiditis und Morbus Addison.

Ⓒ Die diabetische Diarrhö ist eine seltene, jedoch schwerwiegende Komplikation des Diabetes mellitus. Im allgemeinen kann man zwischen Patienten mit voluminösen Stühlen ohne vermehrten Fettgehalt und Patienten mit einer Steatorrhö differenzieren. Bei einigen Patienten läßt sich eine Ursache erkennen und behandeln, so z.B. bei einer bakteriellen Überwucherung, Sprue oder einer Pankreasinsuffizienz. Bei den restlichen Patienten bleibt die Ätiologie unklar. Eine intestinale Motilitätsstörung aufgrund einer «Autovagotomie» oder eine Schädigung der sympathischen Innervation mit entsprechender Regulationsstörung des Wasser- und Elektrolyttransports im Dünndarm könnten zu der Durchfallerkrankung beitragen. Ein Therapieversuch mit *Clonidin* kann gemacht werden, allerdings kann es hierbei zu einer orthostatischen Dysregulation kommen. Auch andere Antidiarrhoika wie *Loperamid* oder *Kodein* können sich als hilfreich erweisen.

Ⓓ Pathologische Leberenzymwerte im Serum und eine Hepatomegalie rühren bei Diabetikern in den meisten Fällen von einer Fettleber (Steatose, S. 432) her, die oft mit einer schlechten Blutzuckereinstellung und Übergewicht assoziiert ist. Eine Normalisierung der Leberwerte läßt sich vor allem bei nur geringfügig veränderten Werten oftmals allein durch eine strengere Blutzuckerkontrolle und Gewichtsreduktion bewirken. Bei Typ-II-Diabetikern mit einer Hepatomegalie sollte auf jeden Fall auch nach anderen möglichen Ursachen, insbesondere einer Hämochromatose (S. 450), gefahndet werden. Bei länger anhaltenden Enzymveränderungen ist eine Leberbiopsie zur diagnostischen Abklärung erforderlich.

Ⓔ Bislang ist noch unbekannt, ob der Diabetes selbst oder das oft damit assoziierte Übergewicht nebst genetischer Faktoren für die leicht erhöhte Inzidenz einer Cholelithiasis bei Diabetikern verantwortlich ist. In älteren Untersuchungen wurde eine sehr hohe perioperative Mortalität bei Diabetikern mit einer akuten Cholezystitis festgestellt und infolgedessen zu prophylaktischer Cholezystektomie auch bei asymptomatischen Patienten geraten. Inzwischen weisen neuere Untersuchungen darauf hin, daß ein solches drastisches Vorgehen doch nicht indiziert ist. Die gegenwärtigen Empfehlungen gehen mehrheitlich dahin, wie bei Nichtdiabetikern nur bei symptomatischer Cholezystitis zu therapieren.

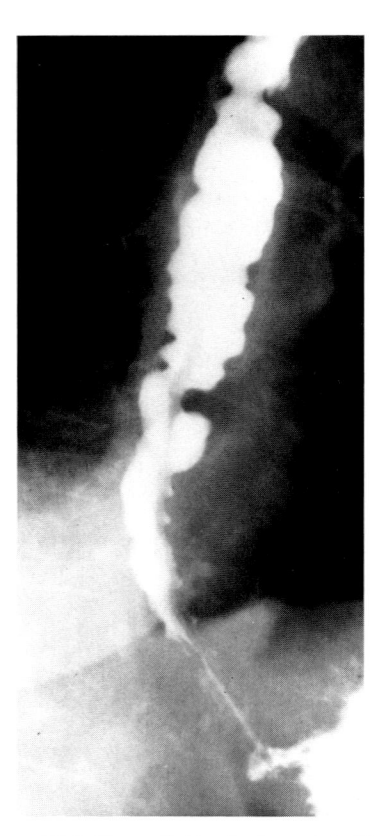

Befund bei einem Diabetiker mit Dysphagie und tertiären Ösophaguskontraktionen

## Literatur

1. Brown CK, Khanderia U. Use of metoclopramide, domperidone, and cisapride in the management of diabetic gastroparesis. Clin Pharm 1990; 9: 357.
2. el Newihi J, Dooley CP, Saad C, et al. Impaired exocrine pancreatic function in diabetics with diarrhea and peripheral neuropathy. Dig Dis Sci 1988; 33: 705.
3. Ogbonnaya KI, Arem R. Diabetic diarrhea. Pathophysiology, diagnosis, and management. Arch Intern Med 1990; 150: 262.
4. Ransohoff DF; Miller GL, Forsythe SB, Hermann RE. Outcome of acute cholecystitis in patients with diabetes mellitus. Ann Intern Med 1987; 106: 829.
5. Rothstein RD. Gastrointestinal motility disorders in diabetes mellitus. Am J Gastroenterol 1990; 85: 782.

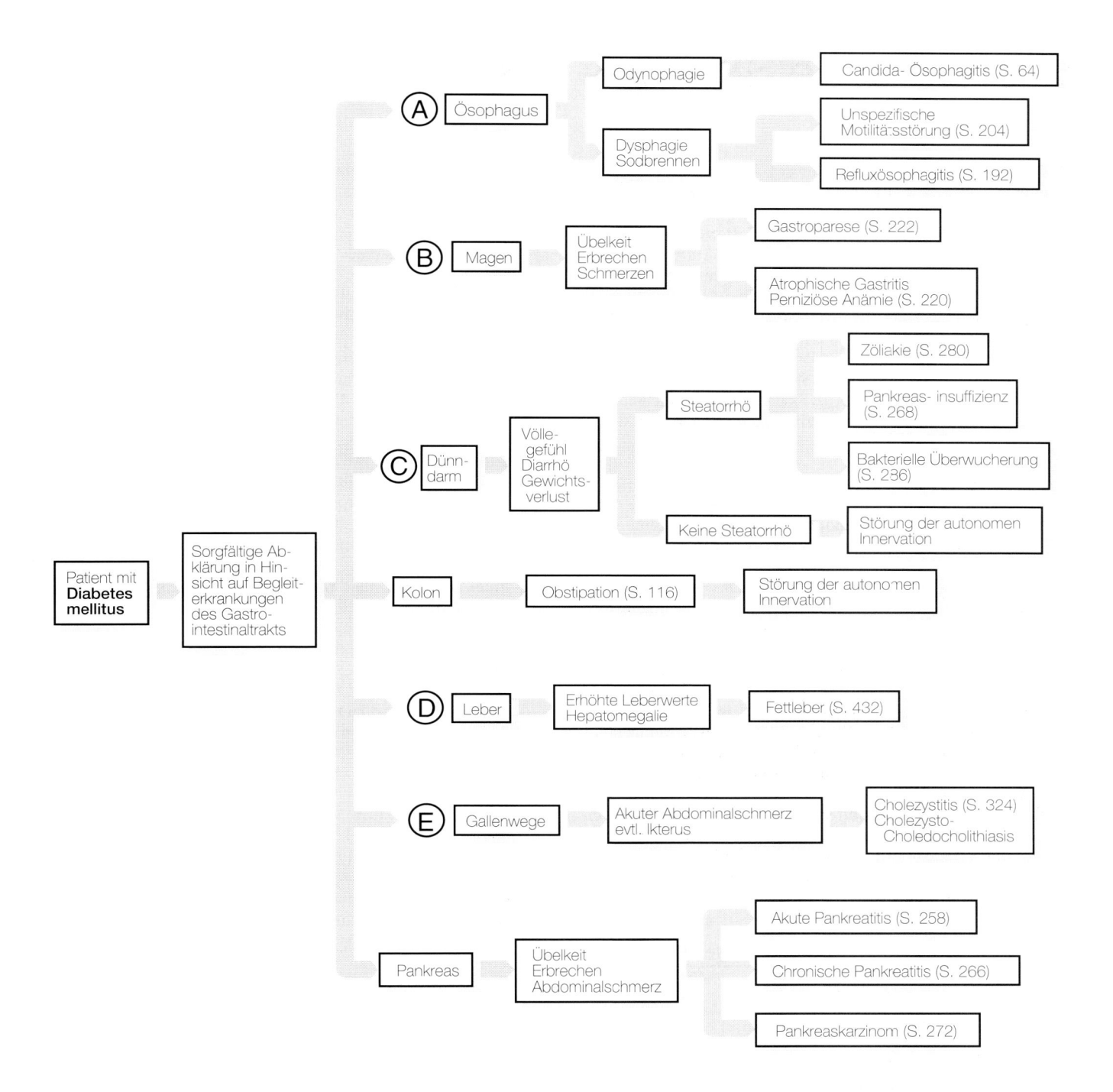

```
Patient mit Diabetes mellitus
  │
  └─ Sorgfältige Abklärung in Hinsicht auf Begleiterkrankungen des Gastrointestinaltrakts
       │
       ├─ (A) Ösophagus
       │      ├─ Odynophagie ──────────── Candida-Ösophagitis (S. 64)
       │      └─ Dysphagie / Sodbrennen ──┬─ Unspezifische Motilitätsstörung (S. 204)
       │                                  └─ Refluxösophagitis (S. 192)
       │
       ├─ (B) Magen
       │      └─ Übelkeit / Erbrechen / Schmerzen ──┬─ Gastroparese (S. 222)
       │                                            └─ Atrophische Gastritis / Perniziöse Anämie (S. 220)
       │
       ├─ (C) Dünndarm
       │      └─ Völlegefühl / Diarrhö / Gewichtsverlust ──┬─ Steatorrhö ──┬─ Zöliakie (S. 280)
       │                                                   │               ├─ Pankreasinsuffizienz (S. 268)
       │                                                   │               └─ Bakterielle Überwucherung (S. 236)
       │                                                   └─ Keine Steatorrhö ── Störung der autonomen Innervation
       │
       ├─ Kolon ── Obstipation (S. 116) ── Störung der autonomen Innervation
       │
       ├─ (D) Leber
       │      └─ Erhöhte Leberwerte / Hepatomegalie ── Fettleber (S. 432)
       │
       ├─ (E) Gallenwege
       │      └─ Akuter Abdominalschmerz evtl. Ikterus ──┬─ Cholezystitis (S. 324)
       │                                                 └─ Cholezysto-Choledocholithiasis
       │
       └─ Pankreas
              └─ Übelkeit / Erbrechen / Abdominalschmerz ──┬─ Akute Pankreatitis (S. 258)
                                                           ├─ Chronische Pankreatitis (S. 266)
                                                           └─ Pankreaskarzinom (S. 272)
```

# Systemische Sklerose (Sklerodermie)

Die progressive systemische Sklerose (Sklerodermie) ist eine Erkrankung des Bindegewebes, die zu charakteristischer Gefäßobliteration und Fibrose in nahezu allen Organen des Körpers führt. Die Diagnose basiert gewöhnlich auf Biopsiebefunden und dem typischen klinischen Syndrom mit Verhärtung der Haut, Teleangiektasien und viszeralen Manifestationen. Bei der Mehrzahl der Patienten lassen sich spezifische antinukleäre Antikörper (RANA, SS-A, SS-B) nachweisen. Das CREST-Syndrom (Kalzinose, Raynaud-Syndrom, Befall des Ösophagus, Sklerodaktylie und Teleangiektasie) und die gemischte Konnektivitis [«mixed connective tissue disease», Sharp-Syndrom] (systemischer Lupus erythematodes, Polymyositis, Sklerodermie und rheumatoide Arthritis) gehören zu den sich überlappenden Syndromen dieser Erkrankung.

(A) Der Befall des Ösophagus bei Sklerodermie führt zu einer Hypoperistaltik der glatten Muskulatur im Bereich der unteren 2/3 der Speiseröhre und zu einer Funktionsstörung des unteren Ösophagussphinkters (s. Abb.); ein ausgeprägter gastroösophagealer Reflux ist die Folge. Häufig kommt es zur Bildung distaler Ösophagusstrikturen. Die Behandlung beschränkt sich in der Regel auf eine intensive medikamentöse Therapie (S. 192), da chirurgische Interventionen durch eine schlechte Heilung oder postoperativ auftretende Ösophagusobstruktionen – falls eine Fundoplicatio durchgeführt wurde – kompliziert werden können. Ein Befall des Ösophagus ist sehr häufig (80–90 %). Man sollte daher eine prophylaktische Antirefluxbehandlung in Betracht ziehen, sobald die Diagnose einer Sklerodermie gesichert ist. Eine schwere Dysphagie kann auch ohne Vorliegen einer Striktur eintreten, wenn die Ösophagusmotilität entscheidend gestört ist. Die Therapie dieser Dysphagie erschwert sich dadurch, daß diese Patienten auf die üblichen motilitätsfördernden Mittel, wie *Metoclopramid,* nicht ansprechen. Zur Aufrechterhaltung eines ausreichenden Ernährungszustands ist zuweilen sogar die Ernährung über eine Sonde nötig.

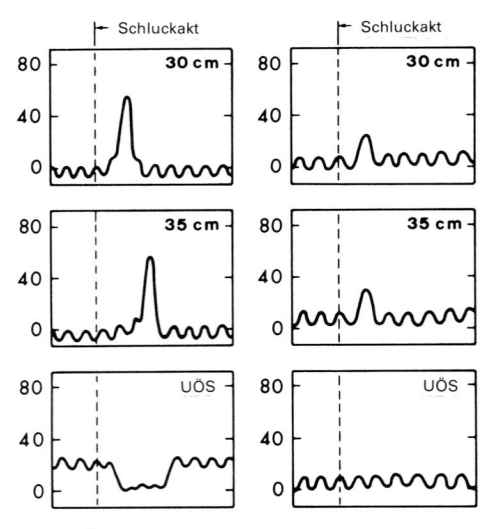

Aufzeichnung der Ösophagusmotilität bei einem gesunden Probanden (linkes Diagramm) und einem Patienten mit Sklerodermie (rechtes Diagramm). Bei dem Sklerodermie-Patienten wird im distalen (35 cm) und mittleren (30 cm) Ösophagusabschnitt eine simultan ablaufende Kontraktion mit niedrigem Druck registriert. Der Druck im unteren Ösophagussphinkter (UÖS) ist nicht meßbar

(B) Bei bis zu 60% der Sklerodermie-Patienten ergibt die Röntgenuntersuchung des Dünndarms pathologische Befunde. Duodenum oder Jejunum findet man häufig dilatiert. Die Kerckring-Falten sind verdickt, gelegentlich beobachtet man eine Pneumatosis cystoides intestinalis. Nicht selten sind charakteristische sackartige Ausstülpungen mit weitem Ostium (Pseudodivertikel) vorhanden. Diese Veränderungen führen zu einem Motilitätsverlust des Dünndarms mit bakterieller Überwucherung. Die Bakterien dekonjugieren Gallensäuren, schädigen den Bürstensaum der Schleimhaut und konkurrieren mit der Schleimhaut um Nährstoffe, was zu Malabsorption und Steatorrhö führt. Die Diagnose wird durch Anlegen von Kulturen aus Dünndarmsekret (mehr als $10^5$ Kolonien/ml sind pathologisch) oder Durchführung eines D-Xylose-Atemtests gesichert (S. 286). Die Behandlung der Überwucherung erfolgt durch periodische Verabreichung von Breitspektrumantibiotika (Tetrazykline, *Metronidazol, Neomycin*); Metoclopramid verbessert zwar die Dünndarmmotilität, aber nur ein kleiner Teil der Patienten spricht darauf an.

(C) Im Kolon findet man mitunter Pseudodivertikel mit weitem Ostium, oder es läßt sich eine Wandstarre und der Verlust der typischen Haustrierung feststellen. Bei der endoskopischen Untersuchung zeigen sich Angiodysplasien und eine Atrophie der Schleimhaut. Die postprandiale Dickdarmperistaltik ist vermindert, was sich klinisch als Obstipation manifestiert und eine intensive medikamentöse Behandlung erfordert (S. 344). Bei manchen Patienten entwickelt sich eine Pseudoobstruktion des Dickdarms oder eine Inkontinenz (aufgrund einer Tonusreduzierung im Sphincter ani).

(D) Bei Patienten mit Sklerodermie treten relativ häufig Stuhlinkontinenz und subklinische Sphinkterstörungen auf. Im Frühstadium kann man dem durch Anpassung der Ernährung und mit stuhlverdickenden Mitteln begegnen. Biofeedback-Therapie kann ebenfalls hilfreich sein; bei schwerer Ausprägung ist jedoch eine chirurgische Therapie nicht mehr zu umgehen.

(E) Die Sklerodermie und noch häufiger das CREST-Syndrom wurden mit der primären biliären Zirrhose in Zusammenhang gebracht. Zu den frühesten Manifestationen einer primären biliären Zirrhose gehört ein Anstieg der alkalischen Phosphatase und der γ-GT ohne weitere Symptomatik. Im weiteren Verlauf entwickeln sich gelegentlich Symptome wie Pruritus und Ikterus. Die Diagnose wird durch erhöhte Titer antimitochondrialer Antikörper (AMA, Subtyp $M_2$) im Serum, typische histologische Befunde (S. 436) und den Ausschluß einer Gallenwegsobstruktion in der Cholangiographie bestätigt.

## Literatur

1. Feussner H, Kreis M. Motilitätsstörungen des Ösophagus bei progressiver systemischer Sklerodermie. Hautarzt 1988; 1: 291.
2. Frieling T, Enck P, Bremer G, Lübke HJ, Berger W, Wienbeck M. Anorektale Motilität bei systemischer Sklerodermie. Z Gastroenterol 1988; 26: 689.
3. Wehrmann T, Caspary WF. Einfluß von Cisaprid auf die Ösophagusmotilität bei Gesunden und Patienten mit progressiver systemischer Sklerodermie. Klin Wochenschr 1990; 68: 602.

Abklärung in Hinsicht auf eine Beteiligung des Gastrointestinaltrakts bei einem Patienten mit **progressiver systemischer Sklerose (Sklerodermie)**

**A** Dysphagie, Sodbrennen → Ösophagogramm, Endoskopie, Manometrie → Refluxösophagitis ± Striktur, Motilitätsstörung → Therapie des Refluxes mit Protonenpumpen- oder H₂-Blockern, Dilatation bei Bedarf

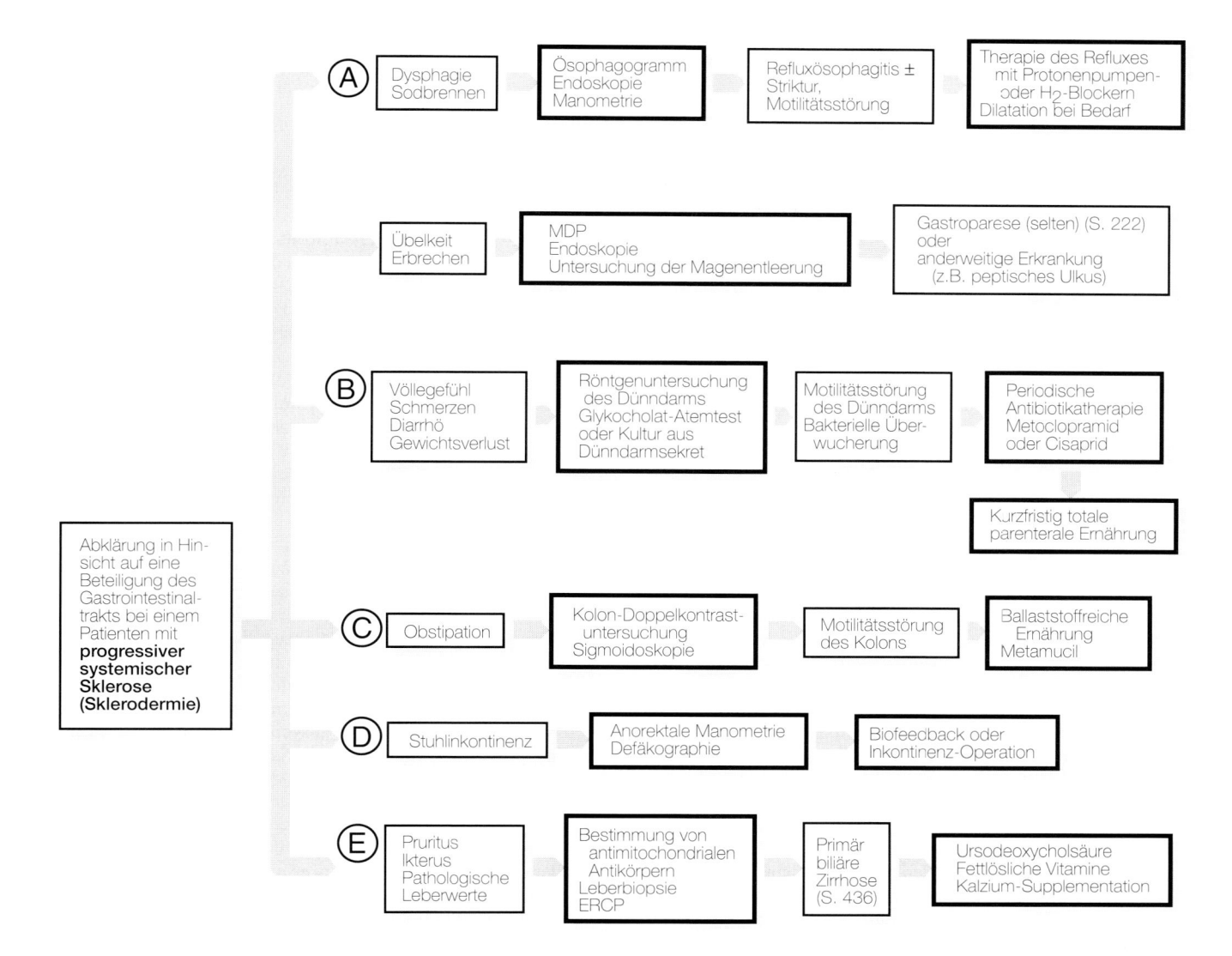

Übelkeit, Erbrechen → MDP, Endoskopie, Untersuchung der Magenentleerung → Gastroparese (selten) (S. 222) oder anderweitige Erkrankung (z.B. peptisches Ulkus)

**B** Völlegefühl, Schmerzen, Diarrhö, Gewichtsverlust → Röntgenuntersuchung des Dünndarms, Glykocholat-Atemtest oder Kultur aus Dünndarmsekret → Motilitätsstörung des Dünndarms, Bakterielle Überwucherung → Periodische Antibiotikatherapie, Metoclopramid oder Cisaprid → Kurzfristig totale parenterale Ernährung

**C** Obstipation → Kolon-Doppelkontrastuntersuchung, Sigmoidoskopie → Motilitätsstörung des Kolons → Ballaststoffreiche Ernährung, Metamucil

**D** Stuhlinkontinenz → Anorektale Manometrie, Defäkographie → Biofeedback oder Inkontinenz-Operation

**E** Pruritus, Ikterus, Pathologische Leberwerte → Bestimmung von antimitochondrialen Antikörpern, Leberbiopsie, ERCP → Primär biliäre Zirrhose (S. 436) → Ursodeoxycholsäure, Fettlösliche Vitamine, Kalzium-Supplementation

# Vaskulitis

(A) Zahlreiche Erkrankungen rufen in Arterien verschiedenen Kalibers oder Venen entzündliche Reaktionen hervor. Da auch das Zytomegali-Virus eine Vaskulitis auslösen kann, ist vor Behandlung mit Immunsuppressiva eine HIV-Infektion auszuschließen. Zeigen sich bei Patienten mit gesicherter Diagnose einer Vaskulitis Symptome von seiten des Gastrointestinaltrakts, kann man durchaus die Gefäßerkrankung als auslösende Ursache betrachten und eine entsprechende Therapie einleiten. Die Diagnose kann allerdings schwierig werden, wenn der Befall des Gastrointestinaltrakts die Erstmanifestation der Vaskulitis ist. Dies kann schwerwiegende Folgen haben, wie folgendes Beispiel zeigt: Bei einem großen Kollektiv von Patienten mit Panarteriitis nodosa (PAN) waren gastrointestinale Blutungen und Peritonitis die häufigsten Todesursachen. Zur Sicherung der Diagnose wird eine Biopsie benötigt, unabhängig davon, ob Autoimmunantikörper [antinukleäre Antikörper (ANA), Rheumafaktor (RF), ESR] nachgewiesen werden konnten. Das Vorhandensein von Hautläsionen ist ein weiterer Anhaltspunkt für die Diagnosestellung.

(B) Bei Patienten mit einer Vaskulitis kann sich eine Pankreatitis entwickeln, die klinisch nicht von anderen Formen der Pankreatitis unterschieden werden kann. Hinzu kommt, daß Steroide und *Azathioprin* ihrerseits auch eine Pankreatitis auslösen können. Die Entscheidung, ob die Immunsuppression daraufhin zu steigern oder völlig abzusetzen ist, muß sich danach richten, ob andere objektive oder subjektive Symptome einer Vaskulitis vorhanden sind. In seltenen Fällen tritt bei Patienten mit einer PAN eine nekrotisierende Cholezystitis auf, die eine Notlaparotomie erforderlich macht.

(C) Bei Patienten, die an einer Vaskulitis erkrankt sind, vor allem bei denen mit einem systemischen Lupus erythematodes, finden sich häufig Symptome einer Peritonitis. Gewöhnlich liegt eine Serositis vor; es werden jedoch auch Ischämien, Infarzierungen, Perforationen oder Obstruktionen beobachtet. Der Ausschluß einer Perforation kann röntgenologisch mit Einsatz von wasserlöslichem Kontrastmittel erfolgen; hierbei zeigt sich oft, daß die Obstruktion durch ein Darmwandödem bedingt ist (s. Abb.). Nach Ausschluß solcher Komplikationen kann die Serositis meist konservativ unter Einsatz hochdosierter Steroide zum Abklingen gebracht werden.

(D) Häufigste Todesursache bei Patienten mit einer Panarteriitis nodosa (PAN) sind Blutungen im Gastrointestinaltrakt. Die Diagnose erfolgt am besten mittels Endoskopie des oberen oder unteren Magen-Darm-Trakts; gelegentlich ist jedoch auch eine Angiographie erforderlich. Die Therapie sollte auf die Behandlung der Vaskulitis abzielen, bei Bedarf unter Einsatz chirurgischer Techniken.

(E) Sowohl beim Morbus Behçet als auch bei der Churg-Strauss-Angiitis kann eine Segmentkolitis auftreten, die sich im klinischen und endoskopischen Erscheinungsbild von einem Morbus Crohn kaum unterscheiden läßt. Die Wahl der Therapie wird dadurch erschwert, daß beim Morbus Crohn auch extraintestinal autoimmune Manifestationen vorliegen können (Pyodermie, Aphthen, Erythema nodosum, Uveitis). Im Zweifelsfall oder bei mäßig ausgeprägter Symptomatik kann eine probeweise Therapie mit *Sulfasalazin* einen Morbus Behçet oder eine Churg-Strauss-Angiitis von einem Morbus Crohn unterscheiden helfen.

(F) Erkrankungen, die eine Vaskulitis auslösen können – vor allem der systemische Lupus erythematodes –, verursachen manchmal auch eine exsudative Enteropathie. Die Patienten leiden an Diarrhö (Steatorrhö), Hypalbuminämie, Hypogammaglobulinämie und Lymphopenie. Ein chylöser Aszites oder Pleuraergüsse können auch vorliegen. In der Dünndarmbiopsie läßt sich eine Lymphangiektasie feststellen (S. 142).

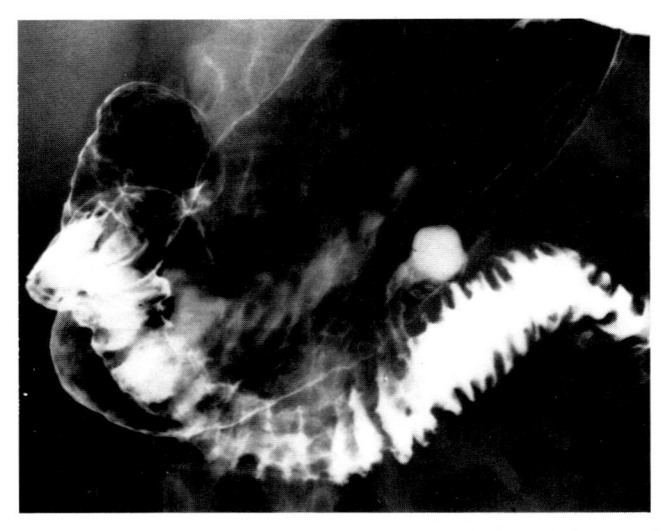

Verdickte Mukosafalten im distalen Duodenum bei einem Patienten mit Ischämie infolge einer Purpura Schönlein-Henoch

## Literatur

1. Chen KT. Gallbladder vasculitis. J Clin Gastroenterol 1989; 11: 357.
2. Guillevin L, Le T, Godeau P, et al. Clinical findings and prognosis of polyarteritis nodosa and Churg-Strauss angiitis: a study in 165 patients. Br J Rheumatol 1988; 27: 258.
3. Jasperson D. Gastrointestinale Manifestationen des Lupus erythemathodes. Symptomatik, Diagnostik und Differentialdiagnose. Fortschr Med 1992; 110: 45.
4. Laing TJ. Gastrointestinal vasculitis and pneumatosis intestinalis due to SLE: successful treatment with pulse intravenous cyclophosphamide. Am J Med 1988; 85: 555.
5. Oehler R, Bierhoff E, Loos U. Vaskulitis bei HIV-infizierten Patienten. Med Klinik 1993; 88: 327.

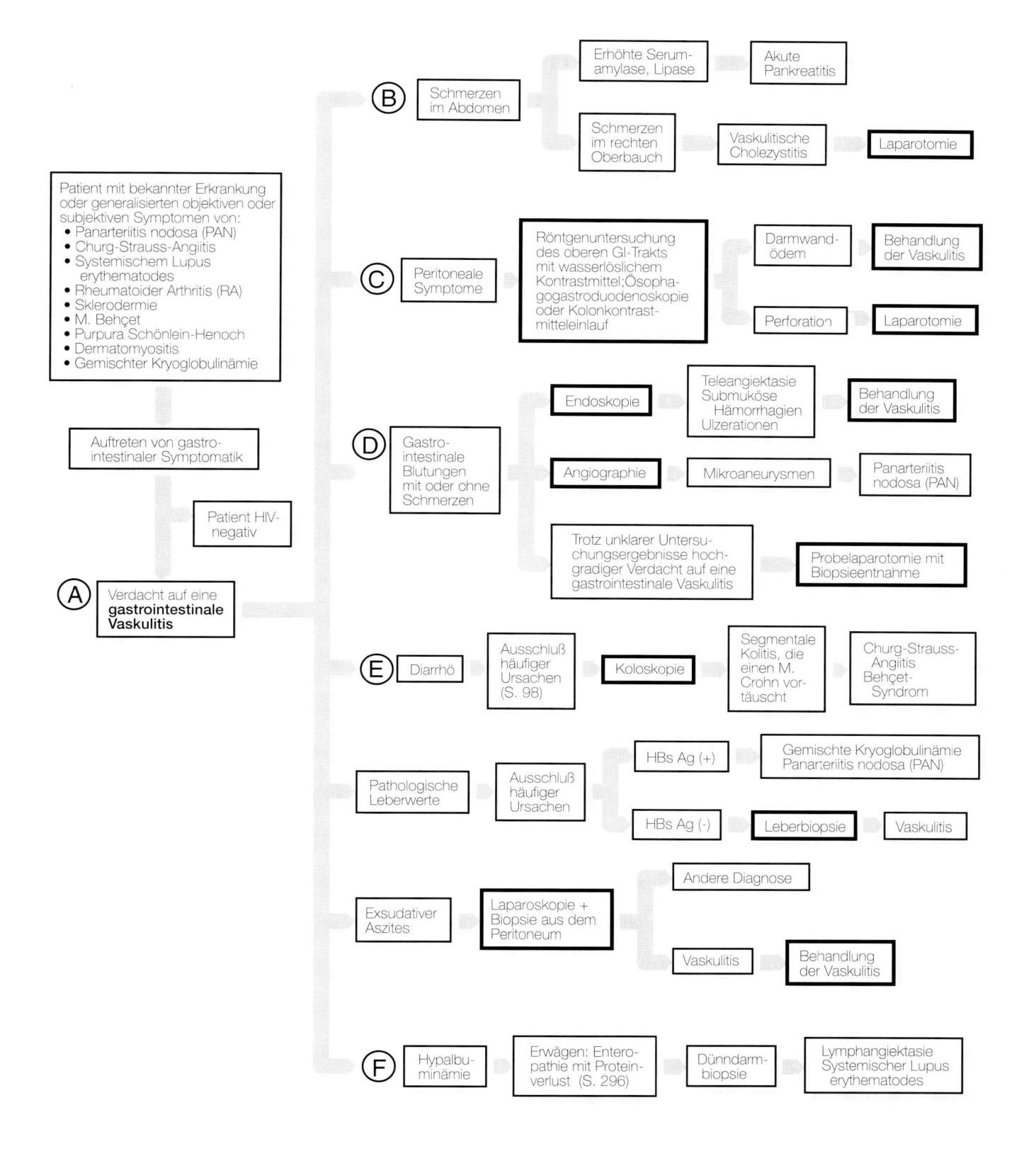

Patient mit bekannter Erkrankung oder generalisierten objektiven oder subjektiven Symptomen von:
- Panarteriitis nodosa (PAN)
- Churg-Strauss-Angiitis
- Systemischem Lupus erythematodes
- Rheumatoider Arthritis (RA)
- Sklerodermie
- M. Behçet
- Purpura Schönlein-Henoch
- Dermatomyositis
- Gemischter Kryoglobulinämie

Auftreten von gastrointestinaler Symptomatik

Patient HIV-negativ

**A** Verdacht auf eine **gastrointestinale Vaskulitis**

**B** Schmerzen im Abdomen
- Erhöhte Serumamylase, Lipase → Akute Pankreatitis
- Schmerzen im rechten Oberbauch → Vaskulitische Cholezystitis → Laparotomie

**C** Peritoneale Symptome → Röntgenuntersuchung des oberen GI-Trakts mit wasserlöslichem Kontrastmittel; Ösophagogastroduodenoskopie oder Kolonkontrastmitteleinlauf
- Darmwandödem → Behandlung der Vaskulitis
- Perforation → Laparotomie

**D** Gastrointestinale Blutungen mit oder ohne Schmerzen
- Endoskopie → Teleangiektasie, Submuköse Hämorrhagien, Ulzerationen → Behandlung der Vaskulitis
- Angiographie → Mikroaneurysmen → Panarteriitis nodosa (PAN)
- Trotz unklarer Untersuchungsergebnisse hochgradiger Verdacht auf eine gastrointestinale Vaskulitis → Probelaparotomie mit Biopsieentnahme

**E** Diarrhö → Ausschluß häufiger Ursachen (S. 98) → Koloskopie → Segmentale Kolitis, die einen M. Crohn vortäuscht → Churg-Strauss-Angiitis, Behçet-Syndrom

Pathologische Leberwerte → Ausschluß häufiger Ursachen
- HBs Ag (+) → Gemischte Kryoglobulinämie, Panarteriitis nodosa (PAN)
- HBs Ag (-) → Leberbiopsie → Vaskulitis

Exsudativer Aszites → Laparoskopie + Biopsie aus dem Peritoneum
- Andere Diagnose
- Vaskulitis → Behandlung der Vaskulitis

**F** Hypalbuminämie → Erwägen: Enteropathie mit Proteinverlust (S. 296) → Dünndarmbiopsie → Lymphangiektasie, Systemischer Lupus erythematodes

# Gastrointestinale Blutung: Hereditäre Ursachen

(A) Bei gastrointestinalen Blutungen, insbesondere wenn das Fehlen von Schmerzen bei den betroffenen Patienten darauf schließen läßt, daß es sich nicht um eine gewöhnliche Ursache handelt (z.B. ein Ulkus), sollte man bei der Untersuchung auf äußerlich sichtbare Manifestationen seltener hereditärer Blutungsursachen achten. Ferner muß eine sorgfältige Familienanamnese (Polypen, Blutungen aus dem Gastrointestinaltrakt, Koagulopathie) erhoben werden. Aus der Entdeckung eines dieser angeborenen Leiden ergeben sich häufig Konsequenzen für den Therapieplan. Oft kann die Erkrankung bei weiteren Familienmitgliedern festgestellt werden, die selbst noch keine Symptome aufweisen.

(B) Beim Morbus Osler-Rendu-Weber (hereditäre hämorrhagische Teleangiektasie) sind Teleangiektasien der Haut und der Mundschleimhaut mit Teleangiektasien im Gastrointestinaltrakt assoziiert. Blutungen aus den Teleangiektasien können endoskopisch per Elektrokauter behandelt werden, sofern sie zugänglich sind. Multiple gastrointestinale Hamartome sind charakteristisch für das Peutz-Jeghers-Syndrom. In den Geschwülsten kann es zu Ulzerationen, Nekrosen und Blutungen kommen. Bei Patienten mit Peutz-Jeghers-Syndrom beobachtet man Pigmentflecken an den Lippen, der Wangenschleimhaut sowie an Händen und Füßen.

(C) Bei Patienten mit «Blue Rubber-Bleb-Naevus-Syndrom» finden sich dunkelblaue, weiche gestielte Hämangiome an der Haut und im Gastrointestinaltrakt, die zu Blutungen führen können. Der Morbus von Recklinghausen (Neurofibromatose) ist durch das multiple Auftreten von Neurofibromen mit Befall des gesamten Körpers gekennzeichnet. Falls in der Schleimhaut lokalisierte Tumoren abgestoßen werden oder außerhalb der Schleimhaut sitzende Geschwülste die mesenteriale Durchblutung gefährden, kommt es zu Ischämie und Hämorrhagie, wobei diese Komplikationen zu den relativ häufig auftretenden intestinalen Manifestationen gehören. Patienten mit einem Fabry-Syndrom weisen charakteristische, punktförmige rote, braune oder blaue Hautläsionen vorwiegend im Genital- und Gesäßbereich auf. Glykolipidablagerungen in den Blutgefäßen können bei diesen Patienten eine intestinale Ischämie und nachfolgende Blutungen verursachen.

(D) Eine besonders zarte Haut, «papierdünne» Narben und eine Überstreckbarkeit der Gelenke sind die charakteristischen Symptome des Ehlers-Danlos-Syndroms. Ursache ist eine Störung der Kollagenbildung. Die Patienten können aus rupturierten Arterien bluten. Gelbliche Papeln und Flecken an den Beugefalten der Gelenke, schlaffe Haut und Mißbildungen im Fuß-, Knie- und Wirbelsäulenbereich findet man bei Patienten mit Pseudoxanthoma elasticum. Auch bei diesen Patienten kann es zu Blutungen auf dem Boden einer intestinalen Ischämie kommen, die durch arterielle Kalkablagerungen und Gefäßverschluß verursacht wird. Patienten mit einem Gardner-Syndrom weisen Osteome, Fibrome, Lipome und Talgzysten auf, vergesellschaftet mit diffus verteilten adenomatösen Polypen im Gastrointestinaltrakt, die mitunter zu makroskopischen oder okkulten Blutungen führen.

(E) Bei einigen hereditären Ursachen einer gastrointestinalen Blutung lassen sich durch eine routinemäßige körperliche Untersuchung nur geringfügige oder überhaupt keine Befunde feststellen. Die familiäre Polyposis (s. Abb.) ist hierfür ein gutes Beispiel, da sich bei diesem Leiden (im Gegensatz zum Gardner-Syndrom) nur adenomatöse Polypen im Kolon finden. Zu den Erkrankungen, die sich mit Varizenblutungen manifestieren können, ohne eindeutige Befunde eines Leberleidens bei der körperlichen Untersuchung, gehören die zystische Fibrose (S. 270), der $\alpha_1$-Antitrypsin-Mangel (S. 454), der Morbus Wilson (S. 452) und die Hämochromatose (S. 450).

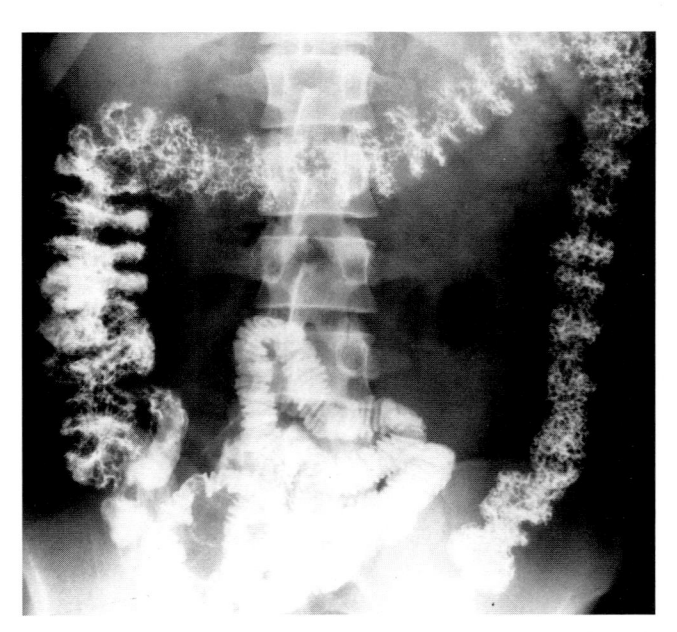

Befund einer familiären Polyposis coli mit Hunderten von Polypen im Kolon

## Literatur

1. Finan MC, Ray MK. Gastrointestinal polyposis syndromes. Dermatol Clin 1989; 7: 419.
2. Gostout CJ, Bowyer BA, Ahlquist DA, et al. Mucosal vascular malformations of the gastrointestinal tract: clinical observations and results of endoscopic neodymium: yttrium-aluminum-garnet laser therapy. Mayo Clin Proc 1988; 63: 993.
3. Jennings M, Ward P, Maddocks JL. Blue rubber bleb nevus disease: an uncommon cause of gastrointestinal tract bleeding. Gut 1988; 29: 1408.
4. Moslein G, Buhr MJ, Kadmora M, Herfarth C. Famliäre adenomatöse Polyposis. Erste Erfahrungen mit dem Heidelberger Polyposis-Register. Chirurg 1992; 63: 327.
5. Römer W, Burg M, Schneider W. Hereditäre hämorrhagische Teleangiektasie (Morbus Osler). Dtsch Med Wschr 1992; 117; 669.

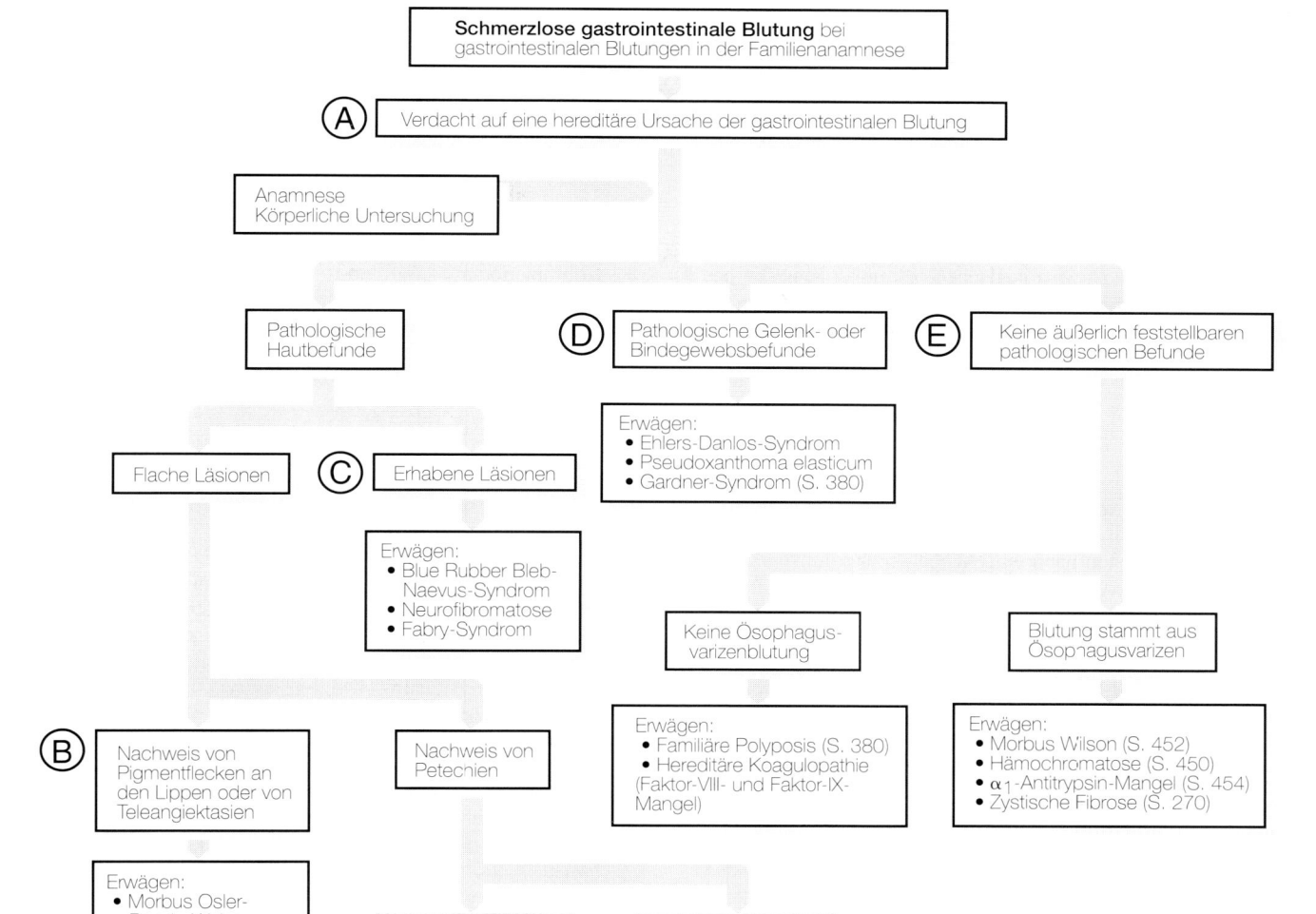

**Schmerzlose gastrointestinale Blutung** bei gastrointestinalen Blutungen in der Familienanamnese

**(A)** Verdacht auf eine hereditäre Ursache der gastrointestinalen Blutung

Anamnese
Körperliche Untersuchung

Pathologische Hautbefunde

**(D)** Pathologische Gelenk- oder Bindegewebsbefunde

**(E)** Keine äußerlich feststellbaren pathologischen Befunde

Flache Läsionen

**(C)** Erhabene Läsionen

Erwägen:
- Ehlers-Danlos-Syndrom
- Pseudoxanthoma elasticum
- Gardner-Syndrom (S. 380)

Erwägen:
- Blue Rubber Bleb-Naevus-Syndrom
- Neurofibromatose
- Fabry-Syndrom

Keine Ösophagusvarizenblutung

Blutung stammt aus Ösophagusvarizen

**(B)** Nachweis von Pigmentflecken an den Lippen oder von Teleangiektasien

Nachweis von Petechien

Erwägen:
- Familiäre Polyposis (S. 380)
- Hereditäre Koagulopathie (Faktor-VIII- und Faktor-IX-Mangel)

Erwägen:
- Morbus Wilson (S. 452)
- Hämochromatose (S. 450)
- $\alpha_1$-Antitrypsin-Mangel (S. 454)
- Zystische Fibrose (S. 270)

Erwägen:
- Morbus Osler-Rendu-Weber
- Peutz-Jeghers-Syndrom (S. 380)

Vorliegen einer Thrombozytopenie

Keine Thrombozytopenie

Erworbene Erkrankung (z.B. idiopathische thrombozytopenische Purpura)

von-Willebrand-Jürgens-Syndrom

# Transplantat-gegen-Empfänger-Reaktion (Graft-versus-Host Disease)

(A) Die allogene Knochenmarktransplantation ist heutzutage eine verbreitete Technik in der Behandlung einer Reihe von Malignomen und hämatologischen Erkrankungen. Die häufigste Komplikation stellt hierbei gegenwärtig die akute oder chronische «Graft-versus-Host Disease» (GVHD) (Transplantat-gegen-Empfänger-Reaktion) dar. Ihr Eintreten wird von den folgenden Umständen begleitet: (a) das Transplantat enthält reife T-Lymphozyten, wobei der Schweregrad der folgenden Erkrankung direkt im Verhältnis zur Zahl mittransplantierter T-Lymphozyten steht; (b) der Empfänger exprimiert Major- oder Minor-Histocompatibility-Antigene (MHA), welche beim Spender nicht vorhanden sind; (c) der Empfänger ist immunsupprimiert. Diese Konstellation findet sich am häufigsten nach einer Knochenmarktransplantation, ist aber auch nach Lebertransplantationen, Transfusion nicht bestrahlter Blutprodukte bei Neugeborenen und bei immunsupprimierten Patienten beobachtet worden. Das Risiko einer GVHD nach allogener Knochenmarktransplantation wird durch eine prophylaktische Immunsuppression verringert.

(B) Die akute Transplantat-gegen-Empfänger-Reaktion äußert sich durch eine Reihe von Symptomen, die in den ersten Tagen nach der Knochenmarktransplantation auftreten. Am häufigsten findet sich ein juckendes makulopapuläres Exanthem, meist an Hand- und Fußflächen lokalisiert, welches sich nach einer kurzen Zeit wieder abschuppt. Während sich diese Hauterscheinung entfaltet, treten eine blutige Diarrhö und Schmerzen im Abdomen auf. Eine Endoskopie ist nicht nötig, wenn das klinische Bild klassisch ist und andere Ursachen für eine Diarrhö (Infektionen, pseudomembranöse Kolitis) ausgeschlossen werden können. Makroskopisch bietet sich das Bild einer diffusen, ulzerierenden Enterokolitis, welche sich im Frühstadium histologisch durch die geringe Zahl an Entzündungszellen im Bereich der Ulzera auszeichnet. Neuere Untersuchungen weisen auf eine verminderte exokrine Funktion des Pankreas hin, welche zur Diarrhö und zur Unterernährung beiträgt. Die Beteiligung der Leber drückt sich in einem Ikterus und pathologischen Veränderungen der Leberwerte aus. Histologisch zeigen sich Veränderungen der kleineren Gallengängen, welche an das Frühstadium einer primären biliären Zirrhose erinnern. Bei manchen Patienten kann die Lebererkrankung bis zum Leberversagen mit Koagulopathie und Enzephalopathie fortschreiten.

(C) Die beste Therapie der akuten GVHD ist gegenwärtig noch die Prävention. Sie besteht in einer Vorbehandlung des Transplantatempfängers mit den gleichen Immunsuppressiva, welche auch nach Eintreten einer GVHD zum Einsatz kommen. Mittel der Wahl waren bisher hochdosierte Kortikosteroide in Kombination mit Antithymozyten-Globulin, *Cyclosporin* und monoklonalen Antikörpern. Neuerdings erscheint die intravenöse Gabe von Standard-Immunglobulin vielversprechend. Nach Eintreten einer schweren GVHD sprechen oft nur noch 30 bis 50 % der Patienten auf therapeutische Maßnahmen an.

(D) Die chronische GVHD wurde ursprünglich als eine Reaktion, die mehr als 100 Tage nach der Transplantation eintritt, definiert. Es werden jedoch zunehmend frühere Erkrankungen beobachtet oder solche, die allmählich von einer akuten in eine chronische GVHD übergehen. Die Inzidenz einer chronischen GVHD nach Knochenmarkstransplantation beträgt 30 bis 60 %. Bei fast allen dieser Patienten finden sich ausgedehnte Hautveränderungen, ähnlich einem Lichen planus, darunter papulosquamöse Dermatitis, Plaques und Vitiligo. Die Symptome einer schweren, ausgedehnten chronischen GVHD gleichen denen bei Sklerodermie. Neben der Haut ist oft die Leber beteiligt, meist in Form einer cholestatischen Lebererkrankung. Da bei einigen Patienten ohne Vorliegen von begleitenden Hauterscheinungen die «klassische» GVHD-assoziierte Leberläsion auftritt und diese auf Steroide sehr gut anspricht, sollte ein Ikterus nach einer Knochenmarktransplantation unbedingt sorgfältig abgeklärt werden. Bei manchen dieser Patienten findet eine Progression bis hin zur Zirrhose mit Pfortaderhochdruck und Varizenblutungen statt; vereinzelt sind daraufhin erfolgreich Lebertransplantationen durchgeführt worden.

## Literatur

1. Ferrara JLM, Deeg HJ. Graft-versus-host-disease. N Engl J Med 1991; 324: 667.
2. Foulis AK, Farquharson MA, Sale GE. The pancreas in acute graft versus host disease. Histopathology 1989; 14: 121.
3. Gholson CF, Yau JC, LeMaistre CF, Cleary KR. Steroid-responsive chronic graft-versus-host-disease without extrahepatic graft-versus-host-disease. Am J Gastrenterol 1989; 84: 1306.
4. Kreisel W, Fauser AA, Dolken G, Herbst EW. Gastroenterologische Befunde bei Graft-versus-Host Disease nach allogener Knochenmarkstransplanation. Z Gastroenterol 1991; 29: 289.
5. Folc-Platzer B. Graft-versus-Host Disease. Hautarzt 1992; 43: 669.

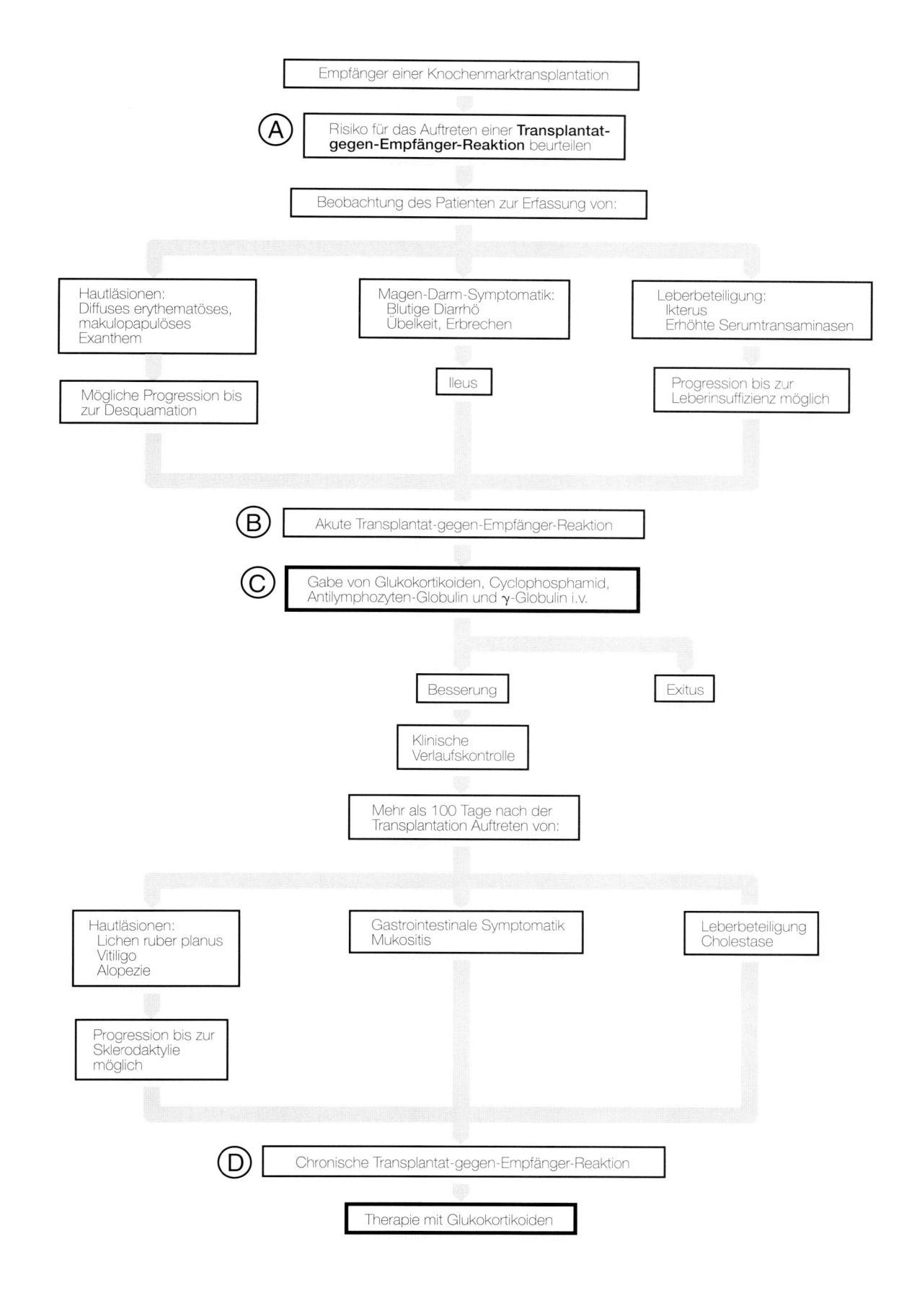

```
Empfänger einer Knochenmarktransplantation
                │
        Ⓐ  Risiko für das Auftreten einer **Transplantat-
            gegen-Empfänger-Reaktion** beurteilen
                │
        Beobachtung des Patienten zur Erfassung von:
                │
     ┌──────────┼──────────────────────┐
Hautläsionen:           Magen-Darm-Symptomatik:   Leberbeteiligung:
Diffuses erythematöses,   Blutige Diarrhö           Ikterus
makulopapulöses           Übelkeit, Erbrechen       Erhöhte Serumtransaminasen
Exanthem

Mögliche Progression bis    Ileus                 Progression bis zur
zur Desquamation                                  Leberinsuffizienz möglich
     └──────────┬──────────────────────┘
        Ⓑ  Akute Transplantat-gegen-Empfänger-Reaktion
                │
        Ⓒ  Gabe von Glukokortikoiden, Cyclophosphamid,
            Antilymphozyten-Globulin und γ-Globulin i.v.
                │
        ┌───────┴───────┐
    Besserung         Exitus
        │
    Klinische
    Verlaufskontrolle
        │
    Mehr als 100 Tage nach der
    Transplantation Auftreten von:
        │
  ┌─────┼─────────────────────┐
Hautläsionen:        Gastrointestinale Symptomatik   Leberbeteiligung
 Lichen ruber planus    Mukositis                      Cholestase
 Vitiligo
 Alopezie

Progression bis zur
Sklerodaktylie
möglich
  └─────┬─────────────────────┘
        Ⓓ  Chronische Transplantat-gegen-Empfänger-Reaktion
                │
            **Therapie mit Glukokortikoiden**
```

# Chemotherapie: gastrointestinale Komplikationen

(A) Eine Chemotherapie zur Behandlung von Malignomen kann eine ganze Reihe gastrointestinaler Komplikationen nach sich ziehen, die ihrerseits zu einem Abbruch oder einer Umstellung der Behandlung zwingen und somit die Heilungschancen herabsetzen können. Viele dieser Symptome, die innerhalb der ersten 3–4 Wochen nach Anfang der Chemotherapie auftreten, sind als Nebenwirkungen der verwendeten Medikamente aufzufassen; man muß jedoch auch bedenken, daß der Krebs selbst Ursache der Symptome sein kann. So können Übelkeit und Erbrechen z.B. auch durch einen Darmverschluß aufgrund einer Metastase bedingt sein; ein Aszites kann auch durch Metastasen im Peritoneum oder in der Leber zustande kommen.

(B) Eine Reihe von Chemotherapeutika (5-*Fluorouracil*, *Methotrexat*, *Cytarabin*) können eine Abschilferung der Mund- und Zungenschleimhaut verursachen. Diese Mukositis (bzw. Stomatitis) ist sehr schmerzhaft; eventuell macht sie sogar eine stationäre Aufnahme notwendig, da der Patient nicht mehr allein in der Lage ist, ausreichend Nahrung und Flüssigkeit durch den Mund aufzunehmen. Zusätzliche Strahlentherapie erhöht die Wahrscheinlichkeit und den Schweregrad dieser Nebenwirkung. Bei Auftreten solcher Läsionen sollten Abstriche gewonnen werden, um eine Candidiasis oder Herpes simplex auszuschließen. Die Therapie zielt primär auf das Erhalten eines ausreichenden Ernährungszustands (intravenös oder mit Flüssigkost/enterale Ernährung) ab; die Stomatitis wird topisch mit *Xylocain*/*Benadryl* oder Spülen/Schlucken von *Sucralfat* behandelt.

(C) Tritt bei Vorliegen einer Neutropenie eine schwere Diarrhö auf, so ist eine rasche Abklärung unbedingt erforderlich. Neben der normalen Stuhlkultur sollte bei Risikopatienten (Homosexuelle, Tropenreisende) zusätzlich auf Wurmeier und Parasiten untersucht werden. Zum Ausschluß einer behandelbaren pseudomembranösen Kolitis sollte eine Untersuchung auf *Clostridium-difficile*-Toxin erfolgen (S. 108). Liegt keine Infektion vor, sollte der Patient nur noch Disaccharid-freie Kost erhalten und die Möglichkeit einer nekrotisierenden Kolitis in Betracht gezogen werden. Die nekrotisierende Kolitis führt zum toxischen Megakolon; sie geht oft mit von mehreren Erregern ausgelöster Septikämie und Zäkumperforation einher. Sofern sie noch rechtzeitig erkannt wird, ist eine Kolektomie die einzige Therapiemöglichkeit.

(D) Eine schwere Obstipation tritt häufig in Zusammenhang mit Opiateinnahme zur Linderung von Tumorschmerzen auf. Die Opiate verlängern die Passagezeit vom *Colon ascendens* ins *Colon descendens*, unterdrücken den Rektumreflex und erschweren den Gang zur Toilette. Das beste Mittel gegen Obstipation sind prophylaktische Ernährungsmaßnahmen (ausreichend Ballaststoffe, Flüssigkeiten, auf täglichen Stuhlgang achten) zu Beginn der Opiattherapie. Werden diese Maßnahmen unterlassen, so kann es zu einer potentiell nur schwer therapierbaren, hochsitzenden Kotstauung kommen (S. 348). Zur Verhinderung einer Kotstauung sind oft stimulierende Laxanzien oder Einläufe notwendig. Einigen Berichten zufolge kann *Clonidin* die opiatbedingte Kolonträgheit bzw. Pseudoobstruktion aufheben.

(E) *Vincristin* ist ein direktes Neurotoxin; Schmerzen im Abdomen und Obstipation können die ersten Anzeichen einer neurotoxischen Wirkung sein. Ein kompletter Ileus tritt bei ungefähr 12 % der Erwachsenen und 25 % der Kinder innerhalb von 48–72 Stunden nach Gabe des Medikaments auf. Die Toxizität verhält sich proportional zur Dosis. Der paralytische Ileus sistiert bei fast allen Patienten wieder; die größte Gefahr liegt darin, daß diese Pseudoobstruktion für einen tatsächlichen Darmverschluß gehalten und dementsprechend eine unnötige Operation unternommen wird.

(F) Das Auftreten von Aszites oder pathologischen Leberwerten kann bei Patienten unter hochdosierter Chemotherapie nach einer autologen Knochenmarktransplantation das erste Zeichen einer venookklusiven Erkrankung der Leber sein. Dieser Erkrankung liegt eine subendotheliale Fibrose zugrunde, welche die sinusoidalen Poren der terminalen Venulen einengt. Es kommt zu einer schweren portalen Hypertension, Schmerzen im Abdomen, Ikterus und hepatischer Enzephalopathie. Die Manifestationen können denen bei einem Budd-Chiari-Syndrom (S. 466) ähneln. In einer Studie kam es bei 22 % der Empfänger einer autologen Knochenmarktransplantation zu einer venookklusiven Erkrankung, und ungefähr 50 % dieser Patienten verstarben daran. Gegenwärtig gibt es keine Mittel, um die venookklusive Erkrankung der Leber entweder zu verhindern oder zu therapieren.

## Literatur

1. Börsch G, Sabin G, Ricken D. Arzneimittelschäden an Dünn- und Dickdarm. Med Klin 1984; 79: 395.
2. Dosik GM, Luna M, Valdivieso M, et al. Necrotizing colitis in patients with cancer. Am J Med 1979; 67: 646.
3. Hegelmaier C, Hutig MB, Kalbheim HJ. Antibiotika-assoziierte pseudomembranöse Kolitis – eine Literatur-gestützte Fallanalyse. Klin Wochenschr 1991; 69 (Suppl 26): 57.
4. Hunter TB, Bjelland JC. Gastrointestinal complications of leukemia and its treatment. AJR 1984; 142: 513.
5. McDonald GB, Sharma P, Matthews DE, et al. The clinical course of 53 patients with veno-occlusive disease of the liver after marrow transplantation. Transplantation 1985; 36: 603.

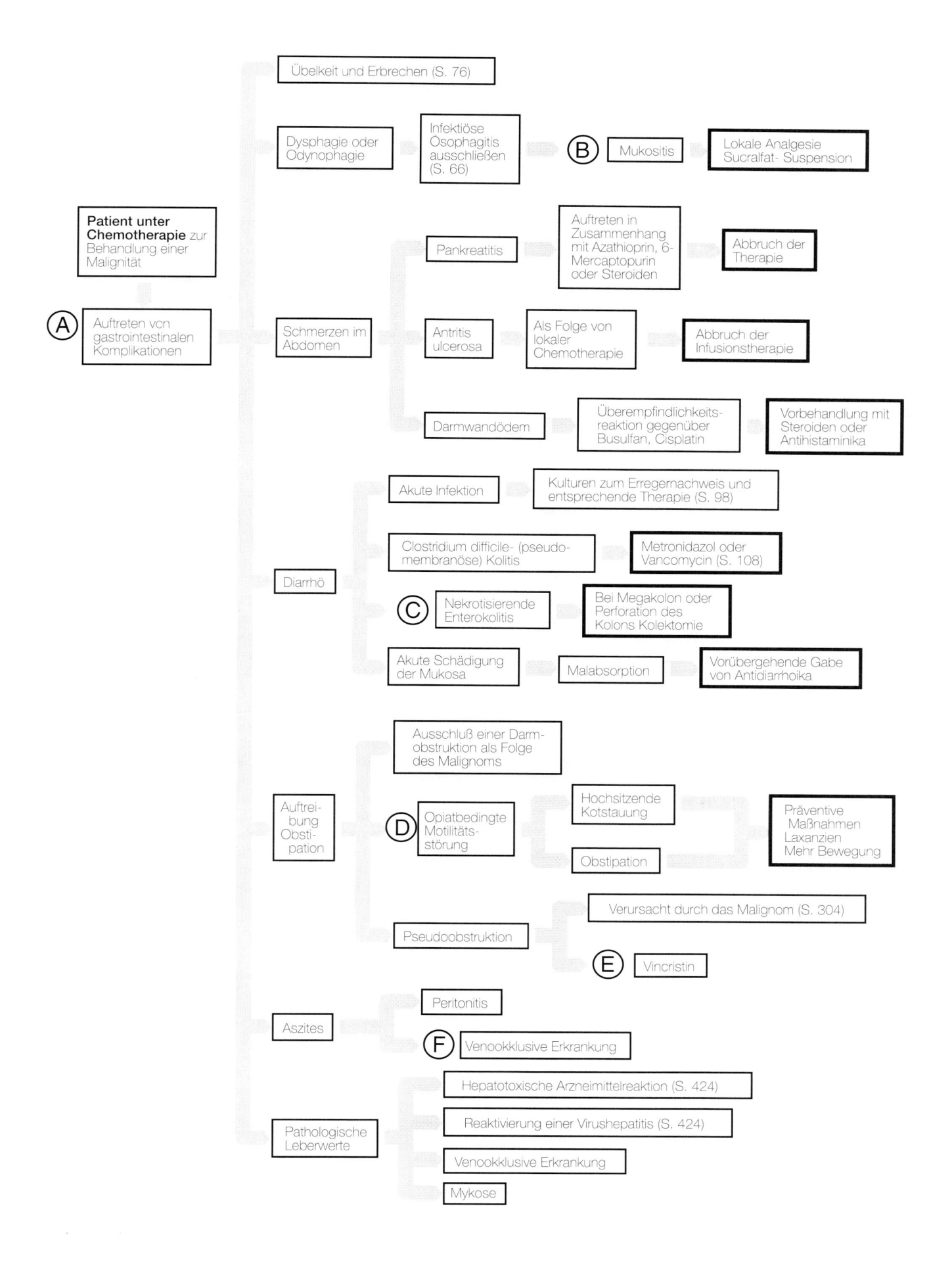

```
Patient unter Chemotherapie zur Behandlung einer Malignität
│
├─ (A) Auftreten von gastrointestinalen Komplikationen
   │
   ├─ Übelkeit und Erbrechen (S. 76)
   │
   ├─ Dysphagie oder Odynophagie ─── Infektiöse Ösophagitis ausschließen (S. 66) ─── (B) Mukositis ─── Lokale Analgesie Sucralfat-Suspension
   │
   ├─ Schmerzen im Abdomen
   │   ├─ Pankreatitis ─── Auftreten in Zusammenhang mit Azathioprin, 6-Mercaptopurin oder Steroiden ─── Abbruch der Therapie
   │   ├─ Antritis ulcerosa ─── Als Folge von lokaler Chemotherapie ─── Abbruch der Infusionstherapie
   │   └─ Darmwandödem ─── Überempfindlichkeitsreaktion gegenüber Busulfan, Cisplatin ─── Vorbehandlung mit Steroiden oder Antihistaminika
   │
   ├─ Diarrhö
   │   ├─ Akute Infektion ─── Kulturen zum Erregernachweis und entsprechende Therapie (S. 98)
   │   ├─ Clostridium difficile- (pseudomembranöse) Kolitis ─── Metronidazol oder Vancomycin (S. 108)
   │   ├─ (C) Nekrotisierende Enterokolitis ─── Bei Megakolon oder Perforation des Kolons Kolektomie
   │   └─ Akute Schädigung der Mukosa ─── Malabsorption ─── Vorübergehende Gabe von Antidiarrhoika
   │
   ├─ Auftreibung Obstipation
   │   ├─ Ausschluß einer Darmobstruktion als Folge des Malignoms
   │   ├─ (D) Opiatbedingte Motilitätsstörung
   │   │   ├─ Hochsitzende Kotstauung ─── Präventive Maßnahmen Laxanzien Mehr Bewegung
   │   │   └─ Obstipation
   │   └─ Pseudoobstruktion
   │       ├─ Verursacht durch das Malignom (S. 304)
   │       └─ (E) Vincristin
   │
   ├─ Aszites
   │   ├─ Peritonitis
   │   └─ (F) Venookklusive Erkrankung
   │
   └─ Pathologische Leberwerte
       ├─ Hepatotoxische Arzneimittelreaktion (S. 424)
       ├─ Reaktivierung einer Virushepatitis (S. 424)
       ├─ Venookklusive Erkrankung
       └─ Mykose
```

# Neuromuskuläre Erkrankungen: gastrointestinale Komplikationen

(A) Die myotone Dystrophie ist eine autosomal-dominant vererbte, progressive Erkrankung, welche meist erst im 3. Lebensjahrzehnt manifest wird. Die Krankheit zeichnet sich durch Schwierigkeiten bei der Erschlaffung der Muskulatur nach Kontraktion, Atrophie des *M. temporalis* und *M. masseter*, Katarakten, Alopezie an Stirn und Scheitel sowie Ptosis aus. Diese Symptome können jedoch so schwach ausgeprägt sein, daß die gastrointestinalen Manifestationen das klinische Bild bestimmen. Die gesamte glatte Muskulatur des Magen-Darm-Trakts ist betroffen. Die Motilität von Ösophagus und Magen sind gestört, was zu Dysphagie und Erbrechen führt. Unkoordinierte Peristaltik im Dünndarm kann zu einer Stase und bakterieller Überwucherung führen, wodurch wiederum sekundär Diarrhö und Malabsorption auftreten. Hier zeigt die zyklische Gabe von Antibiotika gute Wirkung. Durch die verlangsamte Muskelkontraktion besteht bei diesen Patienten auch ein erhöhtes Risiko einer Cholelithiasis, da die Galle nicht mehr ausreichend aus der Gallenblase entleert wird. Eine oft schwerwiegende Obstipation kann sich einstellen, die bis hin zur Entwicklung eines Megakolons führt; es sollte entsprechend sorgfältig auf die Stuhlgewohnheiten geachtet werden. Manchmal wird wegen rezidivierender Obstipation schließlich eine Kolostomie nötig. Gastrointestinale Komplikationen verschiedener Art sind bei den nichtmyotonen Muskeldystrophien weitaus seltener.

(B) Bei entzündlichen Muskelerkrankungen wie der Polymyositis oder Dermatomyositis sind gastrointestinale Komplikationen von geringerer Bedeutung. Eine symptomatische Gastroparese tritt nur selten auf, auch wenn Störungen der Ösophagusmotilität und Magenentleerung oft beobachtet worden sind. Die «Schluckschwäche» im Ösophagus korreliert mit dem Ausmaß der Skelettmuskelschwächung. Bei Behandlung mit Immunsuppressiva bessern sich auch die gastrointestinalen Manifestationen.

(C) Eine Dysphagie im oberen Ösophagusabschnitt ist in seltenen Fällen Hauptsymptom im Frühstadium der multiplen Sklerose. Zu den üblichen Symptomen gehören Regurgitation von Flüssigkeiten über die Nase, Dysphagie bei Flüssigkeiten und fester Nahrung und das Vorliegen von Aspirationssymptomatik oder einer Pneumonie. Was die Langzeitbehandlung angeht, gehören die ösophagealen Symptome nicht zu den am schlimmsten beeinträchtigenden. Anders verhält es sich bei der oft schweren Obstipation und Stuhlinkontinenz bei fortgeschrittener Erkrankung. Die Schwierigkeiten beim Gang von Bett zur Toilette steigern den grundliegenden Spasmus der Kolonmuskulatur noch weiter, wodurch der Stuhl noch weniger bewegt wird. Im ganzen ist nur die Harninkontinenz für diese Patienten noch belastender als die Stuhlprobleme. Entsprechend sollte sich der Patient schon frühzeitig auf präventive Maßnahmen einstellen (genügend Ballaststoffe, Flüssigkeit, ausreichend Zeit für den Toilettengang lassen). Ein übereifriger Einsatz von Laxanzien kann bei diesen Patienten katastrophale Folgen haben, da sie durch den herabgesetzten Rektumreflex zusammen mit schlechterer Sphinkterkontrolle zu einer Stuhlinkontinenz führen können.

(D) Eine autonome Dysregulation findet sich am häufigsten bei Patienten, die seit langer Zeit an einem Diabetes mellitus leiden (S. 168); sie findet sich jedoch auch bei Patienten mit Amyloidose, idiopathischer autonomer Dysregulation, idiopathischer orthostatischer Hypotonie, Shy-Drager-Syndrom, Neurofibromatose oder bei einem paraneoplastischem Syndrom. Manchmal besteht ein Syndrom mit erhöhtem Druck im unteren Ösophagussphinkter und verminderter Ösophagusperistaltik, welches von einer Achalasie kaum abgrenzbar ist. Beim Großteil der Patienten mit autonomer Dysregulation sind verzögertes Erbrechen auf dem Boden einer Gastroparese, Diarrhö durch bakterielle Überwucherung und Steatorrhö die vorherrschenden Symptome. Motilitätsfördernde Mittel wie *Metoclopramid* oder *Cisaprid* wirken in dieser Situation sehr unterschiedlich stark.

(E) Ein Ileus ist nach einer Rückenmarksverletzung häufig; ein Fortbestehen über lange Zeit– auch nach der Mobilisation noch – ist jedoch recht selten. Symptome, die vom oberen Magen-Darm-Trakt herrühren, sind nach einer Rückenmarkverletzung recht selten; Störungen der Kolonmotilität oder der Sphinkterfunktion sind jedoch häufig und können den Patienten stark beeinträchtigen. Eine Verletzung des Parasympathicus im Sakralmark führt zum Ausbleiben postprandialer Motilitätssteigerung im Kolon und entsprechend zu einer verlängerten Transitzeit. Bei Vorliegen einer Stuhlinkontinenz verliert der Patient oft das Gefühl für Stuhl im Rektum und kann infolgedessen auch nur schlecht den Sphinkterdruck erhöhen. In manchen Fällen erzielt man durch ein erneutes «Trainieren» der Stuhlgewohnheiten mit Hilfe von Glyzerineinläufen oder manueller Stimulation wieder regelmäßigere Darmbewegungen. Zur Behandlung der Stuhlinkontinenz kann auch Biofeedback-Training zum Einsatz kommen.

## Literatur

1. Camilleri M. Disorders of gastrointestinal motility in neurologic disease. Mayo Clin Proc 1990; 65: 825.
2. Eckhardt VF, Nix W, Kraus W, Bohl J. Esophageal motor function in patients with muscular dystrophy. Gastroenterology 1986; 90: 628.
3. Hinds JP, Eidelman BH, Wald A. Prevalence of bowel dysfunction in multiple sclerosis. Gastroenterology 1990; 98: 1538.
4. Nowak TV, Ionaescu V, Anuras S. Gastrointestinal manifestations of the muscular dystrophies. Gastroenterology 1982; 82: 800.
5. Sun WM, Read NW, Donnelly TC. Anorectal function in incontinent patients with cerebrospinal disease. Gastroenterology 1990; 99: 1372.

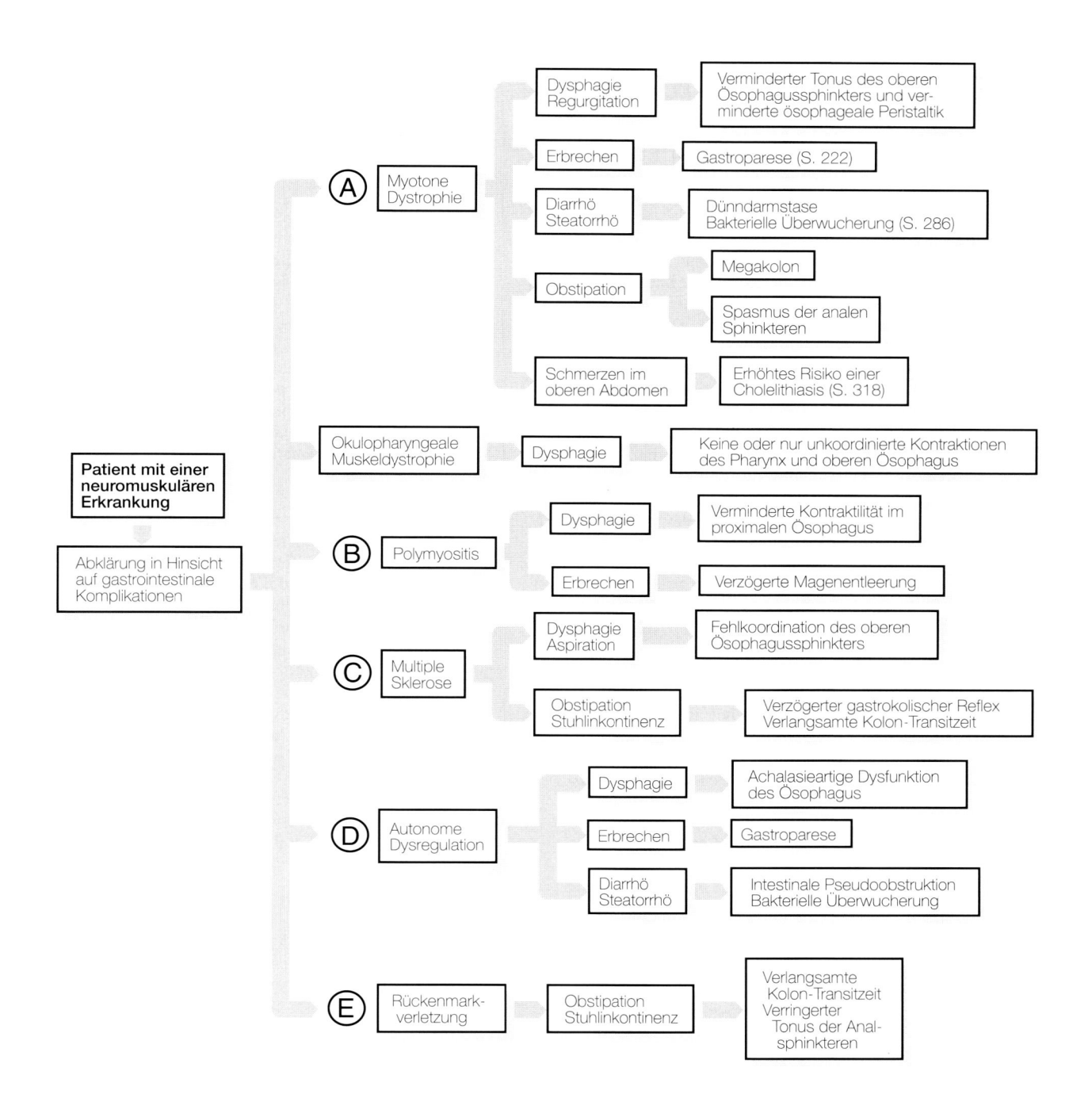

**Patient mit einer neuromuskulären Erkrankung**

Abklärung in Hinsicht auf gastrointestinale Komplikationen

- **A** Myotone Dystrophie
  - Dysphagie / Regurgitation → Verminderter Tonus des oberen Ösophagussphinkters und verminderte ösophageale Peristaltik
  - Erbrechen → Gastroparese (S. 222)
  - Diarrhö / Steatorrhö → Dünndarmstase / Bakterielle Überwucherung (S. 286)
  - Obstipation → Megakolon / Spasmus der analen Sphinkteren
  - Schmerzen im oberen Abdomen → Erhöhtes Risiko einer Cholelithiasis (S. 318)

- Okulopharyngeale Muskeldystrophie
  - Dysphagie → Keine oder nur unkoordinierte Kontraktionen des Pharynx und oberen Ösophagus

- **B** Polymyositis
  - Dysphagie → Verminderte Kontraktilität im proximalen Ösophagus
  - Erbrechen → Verzögerte Magenentleerung

- **C** Multiple Sklerose
  - Dysphagie / Aspiration → Fehlkoordination des oberen Ösophagussphinkters
  - Obstipation / Stuhlinkontinenz → Verzögerter gastrokolischer Reflex / Verlangsamte Kolon-Transitzeit

- **D** Autonome Dysregulation
  - Dysphagie → Achalasieartige Dysfunktion des Ösophagus
  - Erbrechen → Gastroparese
  - Diarrhö / Steatorrhö → Intestinale Pseudoobstruktion / Bakterielle Überwucherung

- **E** Rückenmarkverletzung
  - Obstipation / Stuhlinkontinenz → Verlangsamte Kolon-Transitzeit / Verringerter Tonus der Analsphinkteren

# Nierenerkrankungen: gastrointestinale Komplikationen

(A) Das Stauffer-Syndrom ist definiert als eine reversible Leberfunktionsstörung unklarer Ätiologie bei einem Patienten mit einem nicht metastasierten Hypernephrom. Die Inzidenz wird mit 7 bis 40 % angegeben. Häufige Symptome sind Fieber, Gewichtsverlust und Hepatosplenomegalie. Die alkalische Phosphatase und γ-GT sind typischerweise erhöht, während die Transaminasen kaum verändert sind. Bei 75 % der Patienten mit diesem Syndrom findet sich außerdem eine verlängerte Prothrombinzeit. Histologisch zeigen sich unspezifische Veränderungen der Leber, darunter Steatose, fokale Nekrose und Hämosiderinablagerungen. Nach einer Nephrektomie bilden sich bei 90% der Patienten die Leberveränderungen zurück.

(B) Mit einigen Ausnahmen sollte die Abklärung einer gastrointestinalen Blutung bei einem chronisch Niereninsuffizienten wie bei einem nichturämischen Patienten erfolgen (S. 78). Häufigste Quelle gastrointestinaler Blutungen sind bei diesen Patienten multiple Angiodysplasien in Magen und Duodenum. Die Endoskopie spielt hier eine zentrale Rolle für Diagnostik und Therapie, da zum einen Angiodysplasien anders behandelt werden müssen als z.B. peptische Läsionen, zum anderen häufig eine unspezifische Verdickung der Duodenummukosa in der Magen-Darm-Passage zu beobachten ist. Blutende angiodysplastische Läsionen sollten während der Endoskopie kauterisiert werden. Die Urämie wird meistens von einer qualitativen Funktionsstörung der Thrombozyten begleitet; von daher ist die Behandlung mit Vasopressin (DDAVP) zur Korrektur der Plättchenstörung bei einer aktiven Blutung empfehlenswert.

(C) Der sogenannte nephrogene Aszites ist eine seltene Komplikation der chronischen Hämodialyse. Im allgemeinen tritt dieser Aszites bei Patienten unter jahrelanger Dialyse auf und scheint nicht mit einer primären Lebererkrankung zusammenzuhängen. Die Zusammensetzung der Aszitesflüssigkeit ist offenbar unterschiedlich; in manchen Publikationen wird der Proteingehalt als niedrig, bei anderen als hoch angegeben. Die Ätiologie dieses Syndroms ist nicht bekannt; in einer Studie konnte gezeigt werden, daß die Abgabe von Flüssigkeit aus dem Peritoneum beim nephrogenen Aszites herabgesetzt ist, was auf eine mögliche Störung der Lymphdrainage hinweist. Therapeutisch wird versucht, die Patienten während und nach der Dialyse möglichst «trocken» zu lassen oder von Hämo- auf Peritonealdialyse umzusetzen. Letzere Maßnahme darf natürlich nur nach Ausschluß einer primären Erkrankung des Peritoneums via Peritoneoskopie erfolgen.

(D) Bei ungefähr 10 % der nierentransplantierten Patienten treten nach der Operation Komplikationen, die vom Kolon herrühren, auf. Am häufigsten ist hierbei die akute Diarrhö, bei diesem Patientenkollektiv meist Ausdruck einer antibiotikaassoziierten Diarrhö. Ursache ist die Überwucherung mit *Clostridium difficile*, welches ein Zytotoxin sezerniert; *Metronidazol* eignet sich zur Behandlung gut. Die Differentialdiagnose wird dann erschwert, wenn bei negativem Toxinnachweis Pseudomembranen in der Koloskopie festgestellt werden. Da eine Ischämie ähnliche Veränderungen der Morphologie auslösen kann, sollte diese Möglichkeit in Betracht gezogen werden.

(E) Die häufigste Ursache für pathologische Veränderungen der Leberwerte nach einer Nierentransplantation sind eine frische oder reaktivierte Virushepatitis oder eine hepatotoxische Arzneimittelreaktion. Letztere kommt durch charakteristische Reaktionen auf Immunsuppressiva zustande, während erstere durch die zahlreichen Blutprodukte, die während der Urämie gegeben werden, übertragen wird. Serologische Untersuchungen auf die Hepatitisviren A, B, C und D sollten durchgeführt werden. Nach Ausschluß viraler und medikamentenbedingter Hepatitis bietet nur eine perkutan gewonnene Leberbiopsie detaillierten Aufschluß über die Art der Erkrankung. Da bei nierentransplantierten Patienten die Anfälligkeit für bestimmte Erreger (Zytomegalie-Virus-Infektion, Tuberkulose, Candidiasis) erhöht ist, sollten aus dem Biopsiegewebe entsprechend Färbungen und Kulturen durchgeführt werden.

## Literatur

1. Craig R, Sparberg M, Ivanovich P, et al. Nephrogenic ascites. Arch Inter Med 1974; 134: 276.
2. Lao A, Bach D. Colonic implications in renal transplant recipients. Dis Colon Rectum 1988; 31: 130.
3. Marcuard SP, Weinstock JV. Gastrointestinal angiodysplasia in renal failure. J Clin Gastroenterol 1988; 10: 482.
4. Strickland RC, Schenker S. The nephrogenic hepatic dysfunction syndrome: review. Am J Dig Dis 1977; 22: 49.
5. Zuckerman GR, Cornette GL, Clouse RE, Harter HR. Upper gastrointestinal bleeding in patients with chromic renal failure. Ann Intern Med 1985; 102: 588.

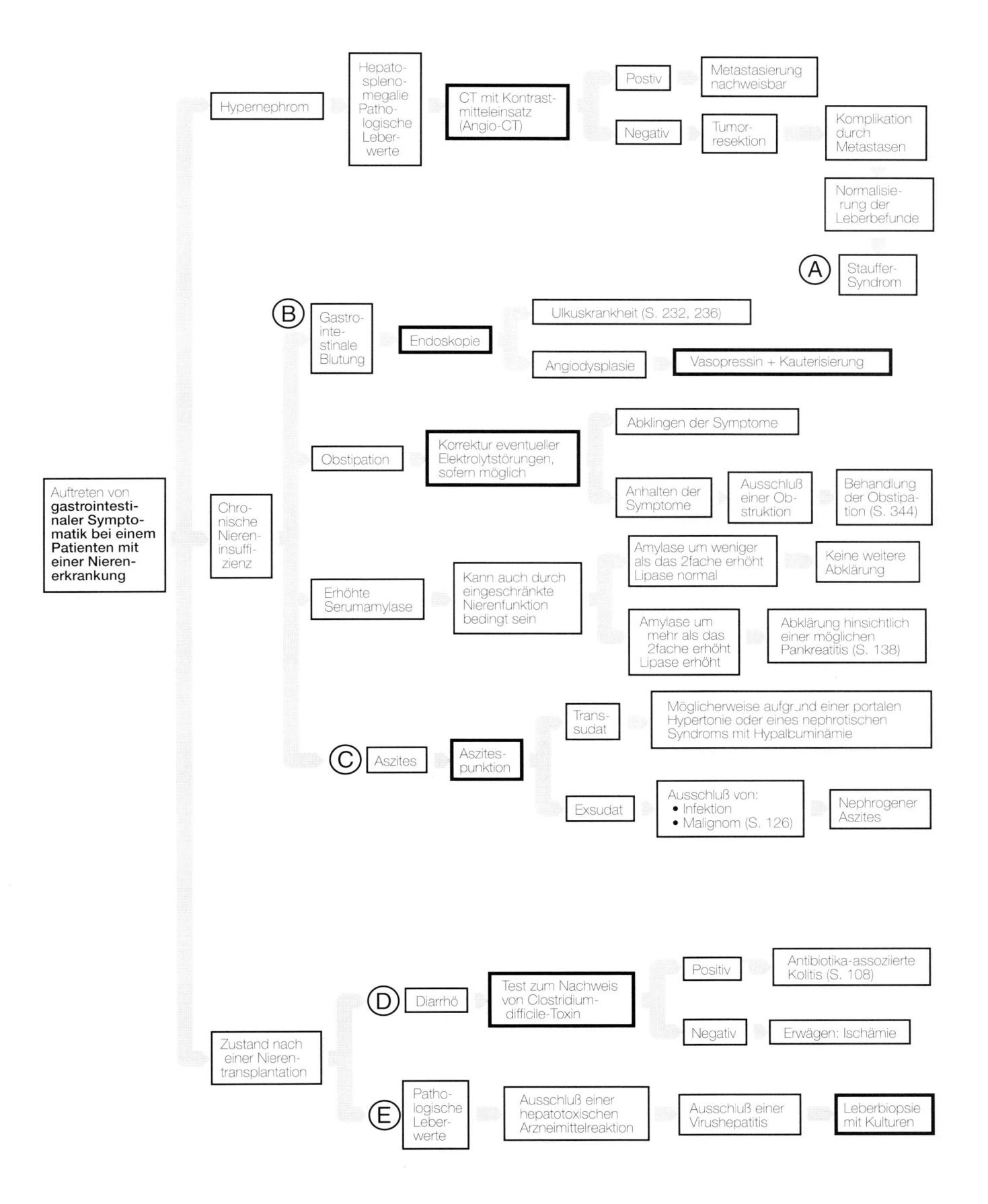

## Auftreten von **gastrointestinaler Symptomatik bei einem Patienten mit einer Nierenerkrankung**

- **Hypernephrom**
  - Hepatosplenomegalie, Pathologische Leberwerte → **CT mit Kontrastmitteleinsatz (Angio-CT)**
    - Positiv → Metastasierung nachweisbar → Komplikation durch Metastasen
    - Negativ → Tumorresektion → Normalisierung der Leberbefunde
    - Ⓐ Stauffer-Syndrom

- **Chronische Niereninsuffizienz**
  - Ⓑ Gastrointestinale Blutung → **Endoskopie**
    - Ulkuskrankheit (S. 232, 236)
    - Angiodysplasie → **Vasopressin + Kauterisierung**
  - Obstipation → **Korrektur eventueller Elektrolytstörungen, sofern möglich**
    - Abklingen der Symptome
    - Anhalten der Symptome → Ausschluß einer Obstruktion → Behandlung der Obstipation (S. 344)
  - Erhöhte Serumamylase → Kann auch durch eingeschränkte Nierenfunktion bedingt sein
    - Amylase um weniger als das 2fache erhöht, Lipase normal → Keine weitere Abklärung
    - Amylase um mehr als das 2fache erhöht, Lipase erhöht → Abklärung hinsichtlich einer möglichen Pankreatitis (S. 138)
  - Ⓒ Aszites → **Aszitespunktion**
    - Transsudat → Möglicherweise aufgrund einer portalen Hypertonie oder eines nephrotischen Syndroms mit Hypalbuminämie
    - Exsudat → Ausschluß von:
      - Infektion
      - Malignom (S. 126)
      → Nephrogener Aszites

- **Zustand nach einer Nierentransplantation**
  - Ⓓ Diarrhö → **Test zum Nachweis von Clostridium-difficile-Toxin**
    - Positiv → Antibiotika-assoziierte Kolitis (S. 108)
    - Negativ → Erwägen: Ischämie
  - Ⓔ Pathologische Leberwerte → Ausschluß einer hepatotoxischen Arzneimittelreaktion → Ausschluß einer Virushepatitis → **Leberbiopsie mit Kulturen**

# 7

# Erkrankungen des Ösophagus

# Ring- und Membranbildungen im Ösophagus

Ösophageale Ring- und Membranbildungen («Webs») sind zum größten Teil häutchenförmige, leicht zerreißbare Schleimhautstrukturen. Eine Ringbildung aus Muskelgewebe ist die seltene Ausnahme. Die Mehrzahl der Ringe und «Webs» verursacht keine Symptome. Die ringförmige Einengung der Schleimhaut im Bereich der distalen Speiseröhre (Schatzki-Ring) ist fast immer mit einer Hiatushernie assoziiert. Die Ringbildung entsteht am gastroösophagealen Übergang und besteht auf der oralwärts gerichteten Seite aus dem Plattenepithel des Ösophagus und auf der Magenseite aus Zylinderepithel. «Webs» und Muskelringe werden von Plattenepithel bedeckt. «Webs» findet man zumeist im zervikalen oder mittleren Ösophagusabschnitt; gelegentlich besteht ein Zusammenhang mit einer Eisenmangelanämie (Plummer-Vinson- oder Paterson-Kelly-Syndrom). Die Entstehungsursache der «Webs» und Ringe ist unbekannt. Der «untere Ösophagusring» geht mit einem gastroösophagealen Reflux und einer ringförmigen Fibrosierung der Z-Linie einher.

(A) Die Membran- und Ringbildungen werden durch Ösophagoskopie oder selten im Ösophagogramm diagnostiziert. Bei den «Webs» handelt es sich um sehr dünne (1–2 mm) Häutchen, die in der Regel von der Vorderwand ausgehen. Man kann sie am besten auf seitlichen Aufnahmen erkennen. Falls sich für eine Membranbildung kein klassischer Befund findet, muß ein postkrikoidales Karzinom in Betracht gezogen werden. Ösophagusringe sind dünne (2–4 mm), quer verlaufende Strukturen mit glattem Rand. Man kann sie nur bei Dehnung des distalen Ösophagus erkennen. Der Schleimhautring weist bei der Untersuchung einen fixierten, reproduzierbaren inneren Durchmesser auf, während der Durchmesser eines Muskelrings variiert. Wenn die Ränder der Ringe Unregelmäßigkeiten erkennen lassen oder eine Dicke von 4 mm überschreiten, sollte man an eine peptische Striktur oder an ein Karzinom denken.

(B) Ring- und Membranbildungen rufen mitunter beim Verzehr fester Speisen Symptome einer Dysphagie hervor (S. 60), die intermittierend auftritt und langsam zunehmen kann. Bei einem inneren Ringdurchmesser von 13 mm oder weniger sind häufige Schluckbeschwerden die Regel. Beträgt der Durchmesser mehr als 20 mm, sind kaum Symptome zu erwarten. Gewöhnlich manifestiert sich die Dysphagie als akute Ösophagusobstruktion, verursacht durch einen eingeklemmten Nahrungsbolus (S. 62) oder eine hängengebliebene Tablette.

(C) Falls die Ringe oder Membranen Symptome verursachen, besteht die Therapie in der Zerstörung der anomalen Strukturen. Beim klassischem Befund einer gutartigen Ring- oder Membranbildung kann bougiert werden. Zuvor sollte die Gutartigkeit durch Biopsie bestätigt werden. Ringe werden durch einmaliges Passieren von Savary-Bougies (bis zu 50 French ~ 16,5 mm) gesprengt. Sie sollten mit geringem Widerstand passierbar sein. Wenn sich der Ring nur dehnen, aber nicht sprengen läßt, kann die Bougierung erfolglos sein. Bei 10 bis 15% der Patienten kommt es zur erneuten Ringbildung.

(D) Die Indikation zur Ösophagoskopie besteht bei Patienten mit abnorm erscheinenden Ring- oder Membranbildungen oder bei auch nach der Dilatation anhaltender Dysphagie. Die Entnahme einer Biopsie aus dem Rand eines gutartigen Rings während der endoskopischen Untersuchung dürfte eine leichte Ringsprengung bei anschließendem Passieren von 50-French-Bougies ermöglichen.

(E) In seltenen Fällen werden entweder eine pneumatische Dehnung, endoskopische Durchtrennung oder andere operative Korrekturen erforderlich (Sprengung oder Exzision eines Rings, falls nötig kombiniert mit Maßnahmen zur Behandlung des gastroösophagealen Refluxes). Diese Therapie setzt allerdings den Ausschluß einer zugrundeliegenden Motilitätsstörung durch entsprechende Motilitätsstudien (Manometrie) voraus.

## Literatur

1. Eastridge CE, Pate JW, Mann JA. Lower esophageal ring: experiences in treatment of 88 patients. Ann Thorac Surg 1984; 37: 103.
2. Guelrud M, Villasmil L, Mendel R. Late results in patients with Schatzki ring treated by endoscopic electrosurgical incision of the ring. Gastrointest Endosc 1987; 33: 96.
3. Jantsch K, Lechner G, Mach K, et al. Ballondilatation von benignen Ösophagus-Stenosen. Fortschr Röntgenstr Nuklearmed 1991; 154: 252.
4. Marshall JB, Kretschmar JM, Diaz-Arias AA. Gastroesophageal reflux as a pathogenetic factor in the development of symptomatic lower esophageal rings. Arch Intern Med 1990; 150: 1669.

```
                    ┌─────────────────────────────────────────┐
                    │ Feststellung von Ring- und Membranbildungen im │
                    │ Ösophagus bei Kontrastmitteldarstellung des Ösophagus │
                    └─────────────────────────────────────────┘
```

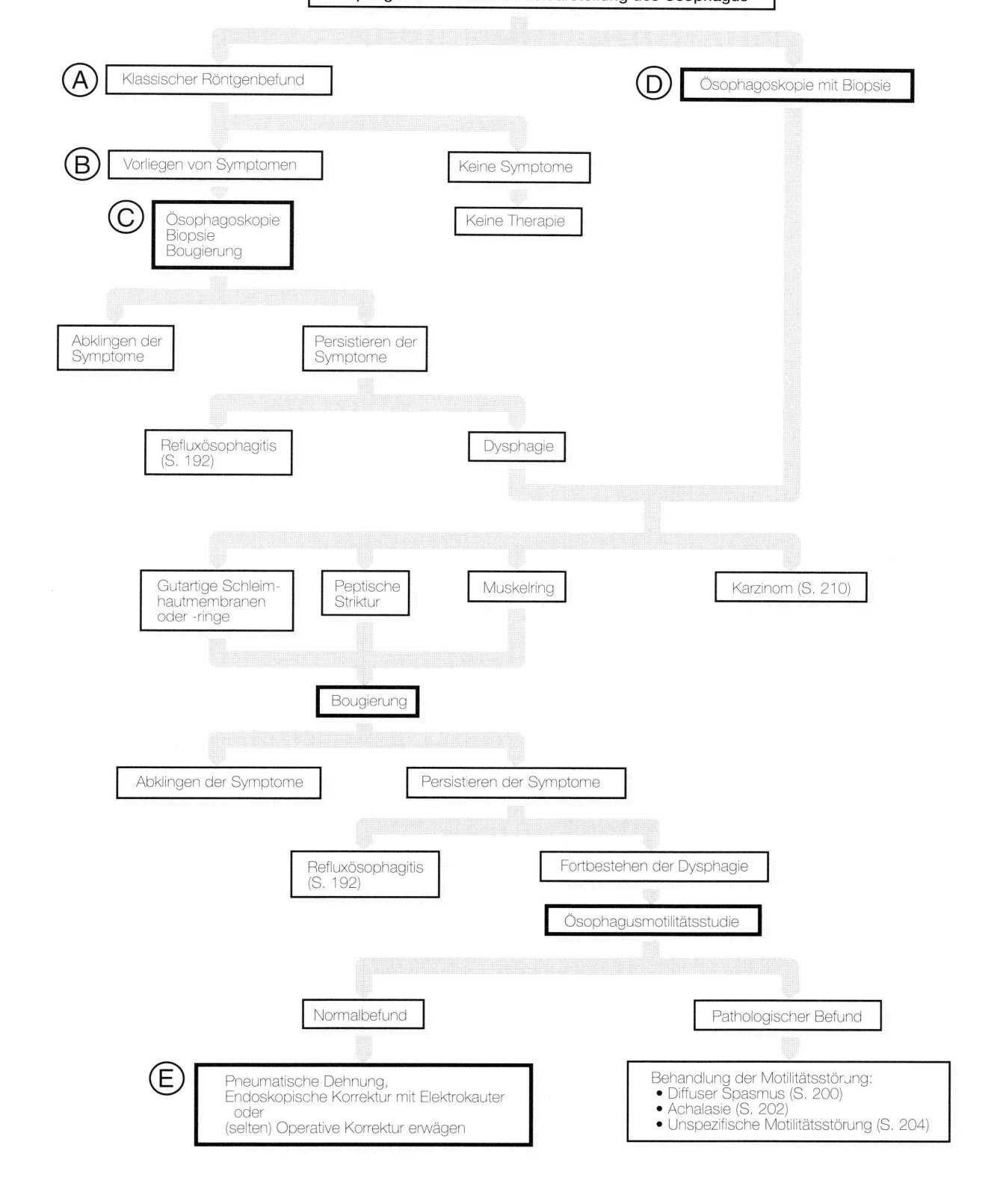

Ⓐ Klassischer Röntgenbefund

Ⓓ **Ösophagoskopie mit Biopsie**

Ⓑ Vorliegen von Symptomen

Keine Symptome

Ⓒ Ösophagoskopie
Biopsie
Bougierung

Keine Therapie

Abklingen der Symptome

Persistieren der Symptome

Refluxösophagitis (S. 192)

Dysphagie

Gutartige Schleimhautmembranen oder -ringe

Peptische Striktur

Muskelring

Karzinom (S. 210)

**Bougierung**

Abklingen der Symptome

Persistieren der Symptome

Refluxösophagitis (S. 192)

Fortbestehen der Dysphagie

**Ösophagusmotilitätsstudie**

Normalbefund

Pathologischer Befund

Ⓔ **Pneumatische Dehnung, Endoskopische Korrektur mit Elektrokauter oder (selten) Operative Korrektur erwägen**

Behandlung der Motilitätsstörung:
- Diffuser Spasmus (S. 200)
- Achalasie (S. 202)
- Unspezifische Motilitätsstörung (S. 204)

# Krikopharyngeale Achalasie oder Zenker-Divertikel (Krikopharyngeale Dysphagie)

Das Beschwerdebild von Patienten, bei denen schließlich die Diagnose einer krikopharyngealen «Achalasie» oder eines krikopharyngealen «Spasmus» gestellt wird – darunter viele mit einem Zenker-Divertikel –, gleicht der Symptomatik bei Patienten, deren Erkrankung als krikopharyngeale Dysphagie klassifiziert wird. Feste und flüssige Speisen bleiben in der Kehle stecken, und es kann zu oraler oder nasaler Regurgitation oder zur Aspiration kommen. Einsetzen von Husten direkt nach dem Schluckakt kann als Folge einer Aspiration von Divertikelinhalt auftreten. Die Abbildung verdeutlicht die anatomischen Verhältnisse beim Zenker-Divertikel.

(A) Die röntgenologische Untersuchung des pharyngoösophagealen Übergangs erfordert eine Kinematographie oder die Überprüfung einer Magnetbandaufzeichnung, da die Abläufe für die Erfassung durch eine Standardröntgenuntersuchung zu rasch erfolgen. In der Regel lassen sich eine oder mehrere der folgenden Anomalien nachweisen: abnorme Bewegungen von Zunge und Gaumen, asymmetrische oder nichtpropulsive Kontraktionen der Schlundmuskulatur, dorsale Einbuchtung der Bariumsäule durch die krikopharyngeale Muskulatur oder Koordinationsstörungen im Bereich des pharyngoösophagealen Übergangs. Manchmal finden sich keine motorischen Störungen, besonders bei Patienten mit einem Zenker-Divertikel. Gelegentlich fallen auch strukturelle Läsionen auf (raumfordernde Prozesse).

(B) Bei Patienten mit den geschilderten Symptomen, die weder an einer der bekannten neuromuskulären Erkrankungen leiden noch strukturelle Läsionen aufweisen, nimmt man eine krikopharyngeale «Achalasie» an, falls sich eine pharyngoösophageale Koordinationsstörung nachweisen läßt, bzw. einen «Spasmus», wenn eine dorsale krikopharyngeale Einbuchtung (Barriere) vorhanden ist. Der krikopharyngeale Spasmus geht bei mindestens 10% der Fälle mit einem schweren gastroösophagealen Reflux einher. Vor Durchführung einer geplanten Bougierung oder Krikopharyngo-Myotomie sollte das Ausmaß des Refluxes mittels Ösophagusmotilitätsuntersuchungen und 24-Stunden-pH-Messung ermittelt werden. Sowohl Bougierung als auch Myotomie sind bei Vorliegen eines schweren Refluxes kontraindiziert, da die Gefahr einer Aspiration besteht. Bei Patienten mit einem Zenker-Divertikel geht man davon aus, daß eine Dysfunktion im Bereich des Pharynx und Ösophagus vorliegt, selbst wenn diese nicht nachgewiesen werden konnten. Wegen des Perforationsrisikos ist daher eine Bougierung bei diese Patienten ebenfalls kontraindiziert.

(C) Bei Patienten mit krikopharyngealer Dysphagie, die auf eine Bougierung nicht ansprechen, und bei solchen mit einem Zenker-Divertikel ist die Indikation für eine Myotomie des oberen Ösophagussphinkters zu stellen. Patienten, die kein Divertikel aufweisen, das Symptome verursacht, müssen die folgenden zwei Kriterien erfüllen: (a) Vorliegen einer erheblichen Dysphagie (lokale Beschwerden und Gewichtsverlust oder Aspiration in die Atemwege) und (b) Bestätigung einer motorischen Störung des oberen Ösophagus mit Hilfe der Röntgendarstellung oder einer Untersuchung der Ösophagusmotilität bzw. beider Untersuchungsverfahren. Ösophagusmotilitätsstudien sind also bei der Beurteilung der Operationsindikation bei manchen Patienten unumgänglich.

(D) Die Myotomie des oberen Ösophagussphinkters ist ein sicheres Operationsverfahren (Mortalität weniger als 1%), das unter Lokalanästhesie vorgenommen werden kann. Die Erfolgsrate beträgt bei Patienten, bei denen die entsprechenden Kriterien erfüllt wurden, 85 bis 90%. Bei Patienten mit einem Zenker-Divertikel, das Symptome hervorgerufen hatte, erzielt man die besten Resultate, wenn zusätzlich zur Myotomie eine Resektion des Divertikels (oder eine Divertikelfixation) durchgeführt wird. Bei Vorliegen eines Refluxes sollte jedoch keine Myotomie versucht werden.

(E) Einige Patienten erfüllen die Kriterien für eine Myotomie des oberen Ösophagussphinkters nicht. In der Regel liegt bei ihnen keine behindernde Dysphagie vor. Diätetische Maßnahmen (breiige Speisen) können erfolgreich sein. Falls sich dadurch keine Abhilfe schaffen läßt, sollte man auch bei diesen Patienten eine Myotomie erwägen.

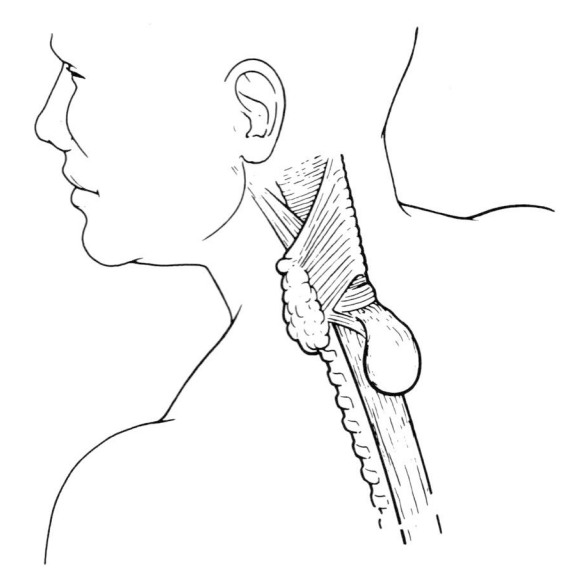

Anatomische Verhältnisse bei Vorliegen eines Divertikels am pharyngoösophagealen Übergang (Zenker-Divertikel)

## Literatur

1. Bonavine L, Khan NA, Demeester TR. Pharyngoesophageal dysfunctions: the role of cricopharyngeal myotomy. Arch Surg 1985; 120: 541.
2. Duranceau A, Rheault MJ, Jamieson GG. Physiologic responses to cricopharyngeal myotomy and diverticular suspension. Surgery 1983; 96: 655.
3. Konowitz PM, Biller HF. Diverticulopexy and cricopharyngeal myotomy: treatment for the high-risk patient with pharyngoesophageal (Zenker's) diverticulum. Otolaryngol Head Neck Surg 1989; 100: 146.
4. Kreitner KF, Teiske A, Staritz M, Heintz A. Zur Röntgenologie und Klinik der krikopharynegealen Achalasie. Röntgenblätter 1990; 43: 89.
5. Zugel N, Hopfner W, Wienbeck M, Witte J. Operationsindikation bei krikopharyngealer Dysfunktion. Chirurg 1991; 62: 677.

```
                    ┌─────────────────────────────────────────────────┐
                    │ Patient mit Dysphagie aufgrund von Erkrankungen │
                    │ des oberen Ösophagusabschnitts                  │
                    └─────────────────────────────────────────────────┘
                                         │
                                         │──────────── Bekannte neuromuskuläre Erkrankung (S. 180)
                                         │
           (A) ─ Röntgendarstellung des Ösophagus unter Zuhilfenahme der
                 Kinetographie mit Videoaufzeichnung und MDP
```

- **(A)** Röntgendarstellung des Ösophagus unter Zuhilfenahme der Kinetographie mit Videoaufzeichnung und MDP
- **(B)** Krikopharyngeale Motilitätsstörung (Achalasie, Spasmus, hinterer krikopharyngealer Wulst)
  - Kein Vorliegen eines Zenker-Divertikels
    - Abklärung hinsichtlich gastroösophagealem Reflux (S. 70)
      - Gastroösophagealer Reflux
        - Medikamentöse Behandlung (S. 192)
          - Anhaltender Reflux
            - Fundoplikation
              - Anhaltender Reflux
                - Eine Myotomie des oberen Ösophagussphinkters ist kontraindiziert
                  - Diätetische Maßnahmen. Eventuell Notwendigkeit einer Gastrostomie
              - Abklingen des Reflux
          - Abklingen des Reflux
      - Kein gastroösophagealer Reflux
        - Bougierung
          - Abklingen der Dysphagie
          - Fortbestehen der Dysphagie
            - **(D)** Myotomie des oberen Ösophagussphinkters + Divertikulektomie / Divertikulopexie
  - Vorliegen eines Zenker-Divertikels
    - **(C)** Beurteilung der Indikation für eine Myotomie des oberen Ösophagussphinkters
      - Patient erfüllt entsprechende Kriterien und weist ein symptomatisches Zenker-Divertikel auf
        - Abklärung hinsichtlich gastroösophagealem Reflux (S. 70)
          - Gastroösophagealer Reflux
            - Behandlung (S. 192)
              - Anhaltender Reflux
              - Abklingen des Reflux
          - Kein gastroösophagealer Reflux
            - Lediglich Entfernung des Divertikels
      - Patient erfüllt die entsprechenden Kriterien nicht
        - **(E)** Diät und Lagerungsmaßnahmen
          - Gutes Ergebnis
            - Fortsetzen
          - Schlechtes Ergebnis
            - Erwägen: Entfernung des Divertikels und Myotomie des oberen Ösophagussphinkters
- Zenker-Divertikel als einziger Befund
- Strukturelle Läsion
  - Innerhalb: Membran, Striktur, Tumor
    - Endoskopie und Biopsie
      - gutartig
        - Bougierung
      - bösartig
        - Entsprechende Therapie
  - Außerhalb: Raumforderung, Abszeß, Hyperostose der Halswirbel (Osteophyt), Struma

189

# Ösophagusdivertikel

(A) Divertikel des Ösophagus sind fast immer echte Divertikel, d.h., alle Wandschichten sind an der Bildung des Divertikels beteiligt. Zumeist werden Ösophagusdivertikel zufällig im Rahmen einer Röntgenuntersuchung des Ösophagus mit Bariumkontrastmittel entdeckt; gelegentlich verursachen sie jedoch auch Symptome. Je nach Größe und Lokalisation des Divertikels können Dysphagie, Odynophagie, Thoraxschmerz, Regurgitation unverdauten Nahrungsbreis, Verschlucken und Aspiration (vor allem im Liegen) auftreten. Die Symptome rühren von Nahrungsresten im Lumen des Divertikels oder einer gleichzeitigen Motilitätsstörung des Ösophagus her.

(B) Divertikel des mittleren Ösophagusabschnitts befinden sich fast ausschließlich auf Höhe der Carina. Früher waren sie häufig mit Infektionserkrankungen des Mediastinums (z.B. Tuberkulose) vergesellschaftet: im Laufe der Heilung zog sich das benachbarte Gewebe zusammen und übte dabei einen Zug auf die Ösophaguswandung aus. Mit der Etablierung der medikamentösen Tuberkulosetherapie hat die Inzidenz solcher Tranktionsdivertikel stark nachgelassen. Neueren Ergebnissen zufolge scheint ein Teil der Divertikel im mittleren Ösophagusabschnitt Folge pathologische erhöhten Ösophagusdrucks zu sein. Zu den Erkrankungen, die mit diesen Pulsionsdivertikeln (Abb.) assoziiert sind, gehören der diffuse Ösophagospasmus und die Achalasie.

(C) Epiphrenische Divertikel liegen meist in den distalen 10 cm des Ösophagus. Der Großteil projiziert sich auf den rechten dorsale Abschnitt der Wandung. Die Größe schwankt zwischen 1 und 20 cm. Bei 70% dieser Divertikel liegt eine Motilitätsstörung des Ösophagus zugrunde, am häufigsten sind hierbei Achalasie oder der diffuse Ösophagospasmus vertreten. Gelegentlich findet sich aber auch eine isolierte Motilitätsstörung, die nur den distalen Ösophagus betrifft, während der untere Ösophagussphinkter normal funktioniert. Vor einer Operation zur Linderung der Beschwerden sollte eine Untersuchung der Ösophagusmotilität durchgeführt werden.

(D) Der Begriff «Pseudodivertikulose» beschreibt ein röntgenologisches Erscheinungsbild, das dem mehrerer echter Ösophagusdivertikel ähnelt. Diese Pseudodivertikulose wird oft in Zusammenhang mit deutlichen tertiären Kontraktionen des Ösophagus (wie sie z.B. bei älteren Patienten mit einem Presbyösophagus auftreten) beobachtet. Auch andere Motilitätsstörungen des Ösophagus, wie der diffuse Ösophagospasmus, der «Nußknacker-Ösophagus» und unspezifische Motilitätsstörungen können diesem charakteristischen Röntgenbefund zugrunde liegen. Die intramurale Pseudodivertikulose des Ösophagus ist ein seltener Befund und imponiert als multiple, flaschenförmige Ausstülpungen von bis zu 5 mm Länge, welche kurzzeitig bei einem Ösophagogramm mit Bariumkontrastmittel beobachtet werden können. Die Ausstülpungen stellen erweiterte, verlängerte Drüsen in der Submukosa dar. Dieses Phänomen tritt meistens im Rahmen einer schweren Ösophagitis mit Ösophagusstriktur auf. Bestehen Symptome trotz Ausschluß einer Ösophagitis, so sollten zuerst Untersuchungen der Ösophagusmotilität erfolgen. Therapieziel ist die Behandlung der zugrundeliegenden Entzündung oder Motilitätsstörung.

(E) Ein operativer Eingriff bei Ösophagusdivertikeln des mittleren und unteren Ösophagusabschnitts sollte den Patienten vorbehalten bleiben, welche durch die Divertikel- oder Dysmotilitäts-bedingten Symptome stark beeinträchtigt werden. Gegenwärtig besteht keine Einigkeit über das beste Operationsverfahren bei Divertikeln im mittleren Ösophagusabschnitt; eine Operation ist aber nur in seltenen Fällen notwendig. Für die Behandlung epiphrenischer Divertikel hat sich die Kombination von Divertikulektomie und Ösophagus-Myotomie bewährt. Bei bevorstehender Myotomie sollten auch chirurgische Maßnahmen zur Vorbeugung des potentiell folgenden Refluxes in Betracht gezogen werden.

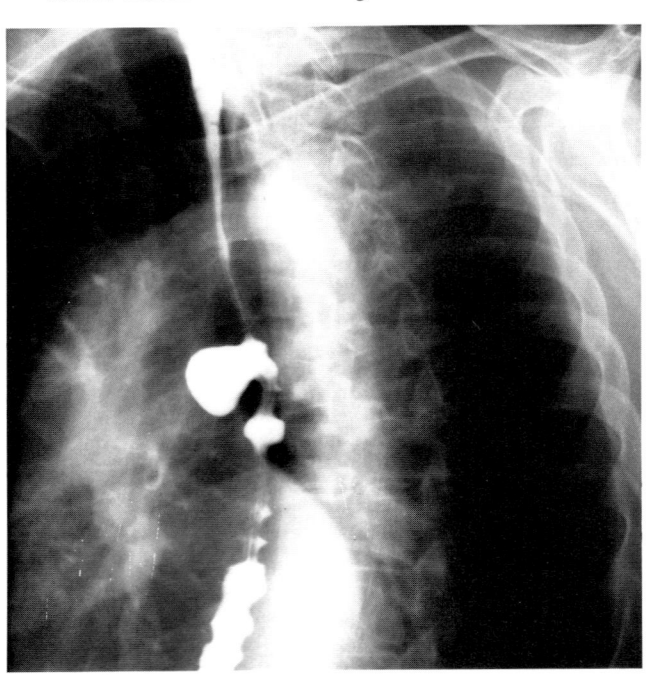

Pulsionsdivertikel im mittleren Ösophagusabschnitt. Beachte die zahlreichen tertiären Kontraktionen entlang des distalen Ösophagus.

## Literatur

1. Castillo S. Diffuse intramural esophageal pseudodiverticulosis. New cases and review. Gastroenterology 1977; 72: 541.
2. Mulder DG, Rosenkranz E, DenBesten L. Management of huge epiphrenic esophageal diverticula. Am J Surg 1989; 157: 303.
3. Penagini R, Bianchi PA. Primary achalasia associated with a midthoracic esophageal diverticulum. J Clin Gastroenterol 1990; 12: 365.

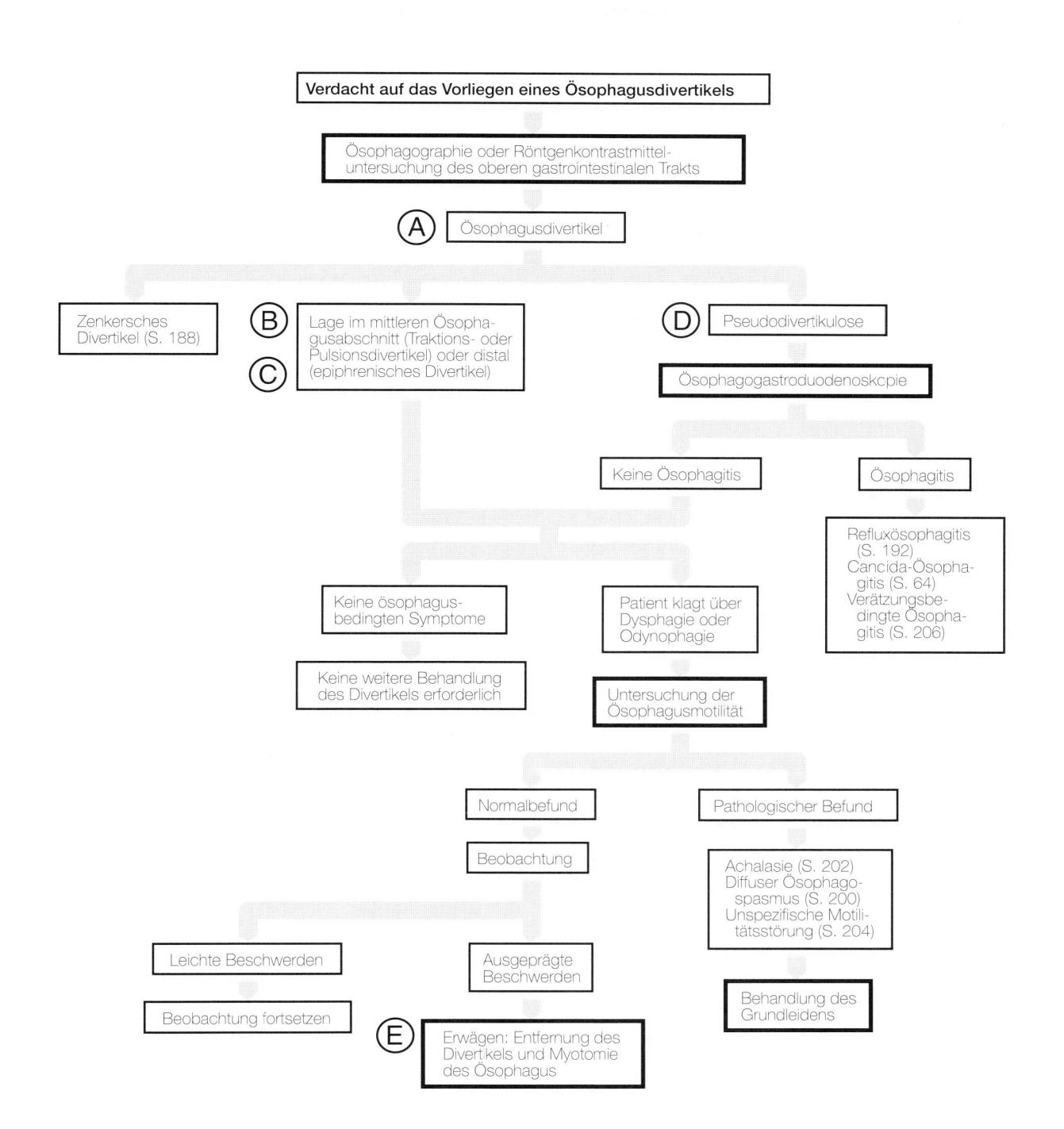

```
┌─────────────────────────────────────────────────┐
│ Verdacht auf das Vorliegen eines Ösophagusdivertikels │
└─────────────────────────────────────────────────┘
                        │
                        ▼
┌─────────────────────────────────────────────────┐
│ Ösophagographie oder Röntgenkontrastmittel-     │
│ untersuchung des oberen gastrointestinalen Trakts │
└─────────────────────────────────────────────────┘
                        │
                (A) Ösophagusdivertikel
                        │
        ┌───────────────┼───────────────────┐
        │               │                   │
┌──────────────┐  (B) ┌─────────────────┐  (D) ┌────────────────┐
│ Zenkersches  │      │ Lage im mittleren│      │ Pseudodivertikulose │
│ Divertikel   │      │ Ösophagusabschnitt│     └────────────────┘
│ (S. 188)     │  (C) │ (Traktions- oder │              │
└──────────────┘      │ Pulsionsdivertikel)│             ▼
                      │ oder distal       │   ┌──────────────────────────┐
                      │ (epiphrenisches   │   │ Ösophagogastroduodenoskcpie │
                      │ Divertikel)       │   └──────────────────────────┘
                      └─────────────────┘              │
                                              ┌───────┴────────┐
                                              ▼                ▼
                                      ┌──────────────┐  ┌──────────────┐
                                      │ Keine        │  │ Ösophagitis  │
                                      │ Ösophagitis  │  └──────────────┘
                                      └──────────────┘         │
                                                               ▼
                                                      ┌─────────────────┐
                                                      │ Refluxösophagitis│
                                                      │ (S. 192)        │
                                                      │ Cancida-Ösopha- │
                                                      │ gitis (S. 64)   │
                                                      │ Verätzungsbe-   │
                                                      │ dingte Ösopha-  │
                                                      │ gitis (S. 206)  │
                                                      └─────────────────┘

        ┌──────────────────┐         ┌──────────────────┐
        │ Keine ösophagus- │         │ Patient klagt über│
        │ bedingten Symptome│        │ Dysphagie oder    │
        └──────────────────┘         │ Odynophagie       │
                │                    └──────────────────┘
                ▼                              │
        ┌──────────────────┐                   ▼
        │ Keine weitere    │         ┌──────────────────┐
        │ Behandlung des   │         │ Untersuchung der │
        │ Divertikels      │         │ Ösophagusmotilität│
        │ erforderlich     │         └──────────────────┘
        └──────────────────┘                   │
                                      ┌────────┴────────┐
                                      ▼                 ▼
                              ┌──────────────┐  ┌──────────────────┐
                              │ Normalbefund │  │ Pathologischer   │
                              └──────────────┘  │ Befund           │
                                      │         └──────────────────┘
                                      ▼                 │
                              ┌──────────────┐          ▼
                              │ Beobachtung  │  ┌──────────────────┐
                              └──────────────┘  │ Achalasie (S. 202)│
                                      │         │ Diffuser Ösophago-│
                              ┌───────┴─────┐   │ spasmus (S. 200) │
                              ▼             ▼   │ Unspezifische    │
                      ┌────────────┐ ┌──────────┐│ Motilitätsstörung│
                      │ Leichte    │ │Ausgeprägte││ (S. 204)         │
                      │ Beschwerden│ │Beschwerden│└──────────────────┘
                      └────────────┘ └──────────┘         │
                              │          │                ▼
                              ▼          ▼         ┌──────────────┐
                      ┌────────────┐ (E)┌──────────┐│ Behandlung   │
                      │ Beobachtung│    │ Erwägen: ││ des          │
                      │ fortsetzen │    │ Entfernung││ Grundleidens │
                      └────────────┘    │ des Diver-│└──────────────┘
                                        │ tikels und│
                                        │ Myotomie  │
                                        │ des       │
                                        │ Ösophagus │
                                        └──────────┘
```

# Refluxösophagitis

Häufigstes Symptom einer Refluxösophagitis ist das Sodbrennen. Zusätzlich können die Patienten an einer Odynophagie oder Dysphagie leiden, wobei die Schluckstörungen auf Strikturen oder refluxinduzierte Spasmen zurückzuführen sind. Zu den weiteren Symptomen gehören atypischer Thoraxschmerz, passives Regurgitieren von Mageninhalt bei Flachlagerung oder beim Bücken, rezidivierende Bronchitis oder «Asthma» aufgrund einer Aspiration des zurückfließenden Mageninhalts.

(A) Die Basistherapie (Therapiestufe I) ist bei den meisten Patienten mit einem gastroösophagealen Reflux wirksam. Sie orientiert sich an folgenden Prinzipien: 3 kleine Mahlzeiten pro Tag, Vermeiden von Nahrungsmitteln, die den Druck im unteren Ösophagussphinkter vermindern (Alkohol, Fett, Schokolade und Pfefferminze), nicht innerhalb der ersten 3 oder 4 Stunden nach einer Mahlzeit hinlegen, Hochstellen des Bettes am Kopfende um etwa 15 cm, Vermeiden von Bücken und körperlicher Überanstrengung, Gewichtsreduktion bei Adipositas und, falls möglich, Vermeiden von Medikamenten, die zu einer Drucksenkung im unteren Ösophagussphinkter führen (Nikotin, *Progesteron*, *Theophyllin*, Anticholinergika, *Diazepam*, Sympathikomimetika, Kalziumantagonisten). Die medikamentöse Therapie besteht aus der Einnahme flüssiger Antazida oder von *Alginsäure* mindestens 1 bis 3 Stunden nach den Mahlzeiten und vor dem Zubettgehen.

(B) Bei Patienten, die auf die medikamentöse Behandlung der Therapiestufe I innerhalb von 4 Wochen nicht ansprechen, kommt die systemische Medikation der Therapiestufe II in Frage. Zum Erreichen einer konstanten Säurehemmung wird ein $H_2$-Rezeptorenblocker über den Tag verteilt über 8–12 Wochen hinweg eingenommen. Zusätzliche Einnahme kurz vor dem Zubettgehen hat keine günstigere Wirkung. Bei 50–73 % der Patienten tritt eine subjektive Besserung auf, während nur bei 30–50 % auch endoskopisch ein Abklingen der Ösophagitis beobachtet werden kann. Einen günstigen Effekt kann die zusätzliche Gabe eines motilitätsfördernden Medikaments (*Bethanechol*, *Metoclopramid*, *Cisaprid*) haben, da hierdurch der Druck im unteren Ösophagussphinkter verstärkt und die Magenentleerung gefördert wird.

(C) Erscheint die Ösophagusschleimhaut bei endoskopischer Inspektion unauffällig, so ist zur Diagnose einer Ösophagitis und zum Ausschluß eines Barrett-Ösophagus (S. 196) sowie eines Karzinoms (S. 210) die Entnahme von Biopsien erforderlich. Eine Ösophagitis im histologischen Befund korreliert grob mit dem Nachweis eines gastroösophagealen Refluxes bei der pH-Messung über 24 Stunden.

(D) Bei Patienten mit einer Refluxsymptomatik trotz endoskopisch und histologisch normal erscheinender Mukosa sollte eine pH-Messung über 24 Stunden während fortgesetzter Medikamenteneinnahme erfolgen. Dies dient der Klärung, inwiefern die Symptome mit einem eventuellen gastroösophagealen Reflux zusammenhängen.

(E) Bei Patienten mit Erosionen oder Ulzerationen im Ösophagus ist eine vollständige Säurehemmung für die Abheilung unbedingt erforderlich. Dies erreicht man z.B. mit hochdosierten $H_2$-Rezeptorenblockern (2mal täglich 300 mg *Ranitidin* oder 800 mg *Cimetidin*). Bessere Ergebnisse wurden mit dem Protonenpumpenhemmer *Pantoprazol* erzielt: In einer Dosis von 40 mg *Pantoprazol* täglich über 8 Wochen trat eine Abheilung der Refluxösophagitis bei bis zu 94 % der Behandelten ein.

(F) Bei vielen Patienten, deren Ösophagitis erst unter einem Protonenpumpenhemmer abheilte, tritt nach Therapieende ein Rezidiv ein. Ein Versuch sollte unternommen werden, therapeutisch wieder auf die Stufe der hochdosierten $H_2$-Rezeptorenblocker überzugehen. Erfahrungsgemäß treten nach einem solchen Wechsel jedoch bei einem Großteil der Patienten erneut Rezidive auf. In diesem Falle sollten entweder die Langzeittherapie mit *Pantoprazol* oder operative Maßnahmen zur Behandlung des Refluxes in Erwägung gezogen werden.

(G) Die Indikation für einen chirurgischen Eingriff zur Behandlung eines Refluxes besteht, wenn sämtliche medikamentöse Maßnahmen gescheitert sind, was seit Einführung der Protonenpumpenhemmer äußerst selten ist. Häufigste Antireflux-Operation ist die Fundoplicatio des Magens nach Nissen (Abb.). Unmittelbar postoperativ tritt bei vielen Patienten eine Besserung der Symptome auf. Allerdings setzt dies eine suffiziente Op.-Technik voraus, da sowohl eine zu enge als auch eine zu weite Kardia das Operationsergebnis negativ beeinflußt.

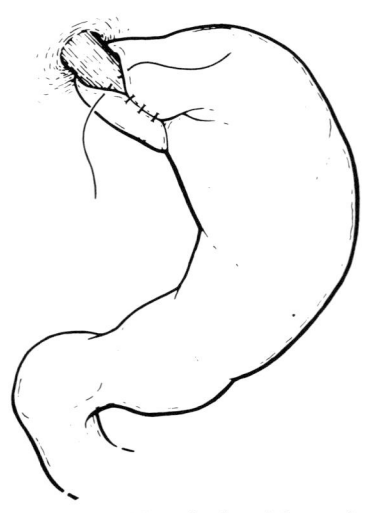

Fundoplicatio nach *Nissen*. Der Magenfundus wird manschettenartig um den distalen Ösophagus gelegt und mit Nähten fixiert.

## Literatur

1. Hill LD, Aye RW, Ramel S. Anti-reflux surgery: a surgeon's look. Gastroenterol Clin North Am 1990; 19: 745.
2. Kitchin LI, Castell DO. Rationale and efficacy of conservative therapy for gastroesophageal reflux disease. Arch Intern Med 1991; 151: 448.
3. Koop H. Konservative Therapie der Refluxösophagitis. Z Gastroenterol 1990; 25: 135.
4. Kratochvil P, Brandstetter G, Janisch P. Die Behandlung der leichten bis mittelschweren Refluxösophagitis mit dem H2-Blocker Famotidin. Wiener Med Wochenschr 1992; 142: 418.
5. Maton PN. Drug therapy: omeprazole. N Engl J Med 1991; 324: 965.
6. Ottenjahn R, Seib HJ. Endoskopisch-bioptische Studie zur Stadieneinteilung der Refluxösophagitis. Z Gastroenterol 1991; 29: 360.

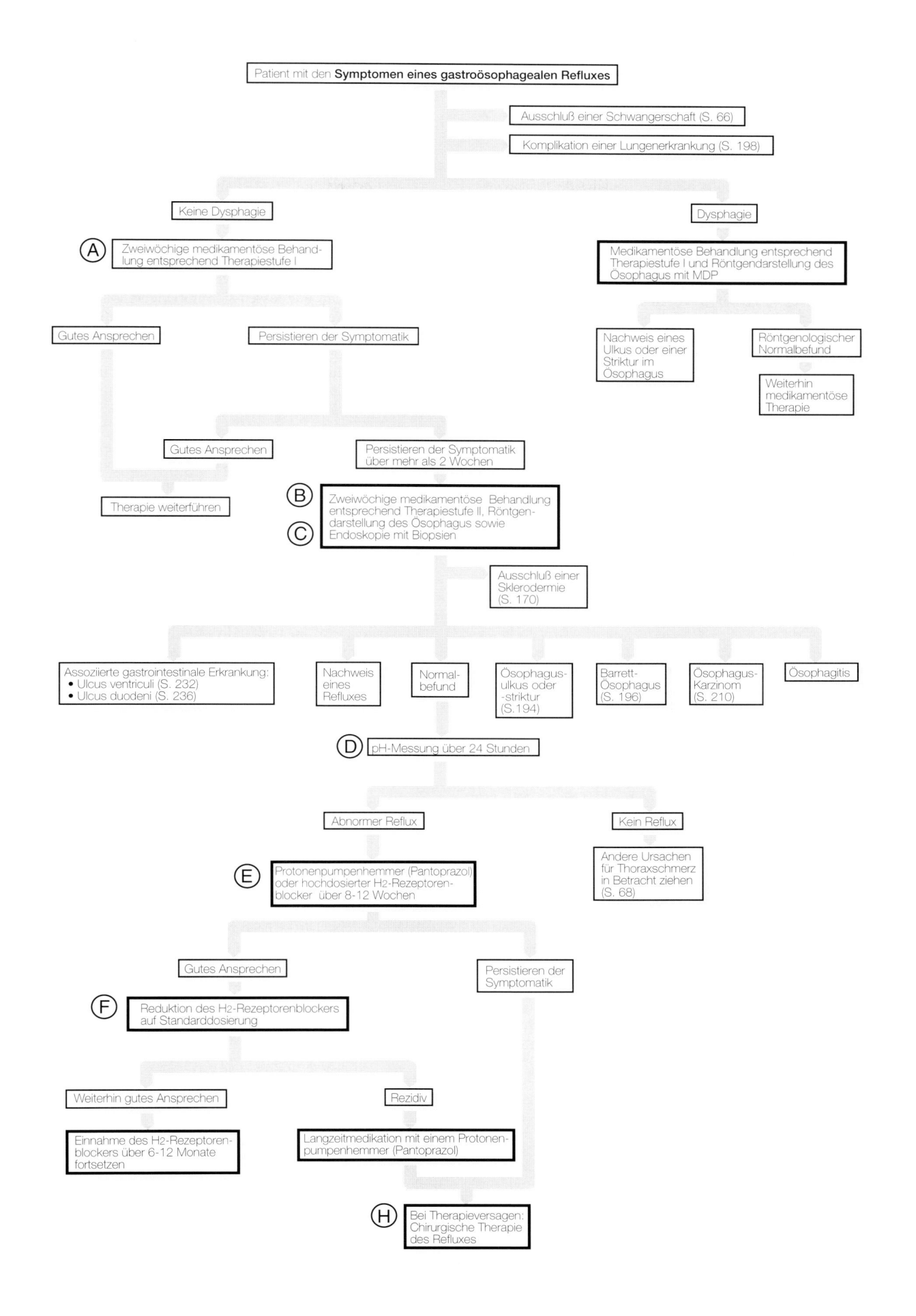

```
Patient mit den Symptomen eines gastroösophagealen Refluxes
                    │
                    ├── Ausschluß einer Schwangerschaft (S. 66)
                    ├── Komplikation einer Lungenerkrankung (S. 198)
                    │
        ┌───────────┴───────────────┐
   Keine Dysphagie              Dysphagie
        │                           │
  (A) Zweiwöchige medikamentöse    Medikamentöse Behandlung entsprechend
      Behandlung entsprechend      Therapiestufe I und Röntgendarstellung des
      Therapiestufe I              Ösophagus mit MDP
        │                           │
   ┌────┴────────┐         ┌────────┴────────┐
Gutes         Persistieren  Nachweis eines   Röntgenologischer
Ansprechen    der           Ulkus oder einer Normalbefund
              Symptomatik   Striktur im      │
                            Ösophagus        Weiterhin medikamentöse
                                             Therapie
              ┌─────┴─────────┐
         Gutes              Persistieren der Symptomatik
         Ansprechen         über mehr als 2 Wochen
              │                   │
         Therapie          (B)(C) Zweiwöchige medikamentöse Behandlung
         weiterführen             entsprechend Therapiestufe II, Röntgen-
                                  darstellung des Ösophagus sowie
                                  Endoskopie mit Biopsien
                                    │
                                  Ausschluß einer Sklerodermie (S. 170)
```

- Assoziierte gastrointestinale Erkrankung:
  - Ulcus ventriculi (S. 232)
  - Ulcus duodeni (S. 236)
- Nachweis eines Refluxes
- Normalbefund
- Ösophagusulkus oder -striktur (S. 194)
- Barrett-Ösophagus (S. 196)
- Ösophagus-Karzinom (S. 210)
- Ösophagitis

(D) pH-Messung über 24 Stunden

```
        ┌───────────┴───────────┐
   Abnormer Reflux          Kein Reflux
        │                       │
  (E) Protonenpumpenhemmer    Andere Ursachen
      (Pantoprazol) oder      für Thoraxschmerz
      hochdosierter H2-       in Betracht ziehen
      Rezeptorenblocker       (S. 68)
      über 8-12 Wochen
        │
   ┌────┴────────┐
Gutes          Persistieren der
Ansprechen     Symptomatik
   │
(F) Reduktion des H2-Rezeptorenblockers
    auf Standarddosierung
        │
   ┌────┴─────────┐
Weiterhin        Rezidiv
gutes            │
Ansprechen       Langzeitmedikation mit einem
│                Protonenpumpenhemmer (Pantoprazol)
Einnahme des H2-
Rezeptoren-
blockers über
6-12 Monate
fortsetzen
                    │
              (H) Bei Therapieversagen:
                  Chirurgische Therapie
                  des Refluxes
```

# Gutartige Ösophagusstriktur

(A) Eine zunehmende Dysphagie beim Schlucken fester Nahrung ist ein deutlicher Hinweis auf eine strukturelle Läsion des Ösophagus. Eine Dysphagie für feste Speisen wird dann problematisch, wenn der Durchmesser des Lumens auf 13 mm oder weniger eingeengt wird. In manchen Fällen wird als erstes ein Ösophagogramm mit Bariumbrei durchgeführt, um Größe, Art und Ausdehnung der Obstruktion festzustellen. Eine Endoskopie mit Biopsien muß zum Ausschluß eines Malignoms bei jeder Striktur durchgeführt werden.

(B) Gutartige Strikturen werden mittels Barium-Ösophagographie oder Endoskopie mit einer Genauigkeit von 95 % diagnostiziert. Schwerer Säurereflux, Verätzungen, Medikamente oder therapeutische Bestrahlung können Ursache sein. Die Prävalenz gutartiger Strikturen steigt mit dem Alter, am häufigsten finden sie sich bei Senioren. Unter den gutartigen Strikturen bilden die peptischen Strikturen das größte Kontingent. Bei 75 % dieser Patienten läßt sich anamnestisch eine Refluxsymptomatik eruieren. Mit zunehmender Einengung durch die Striktur verschwindet die Refluxsymptomatik zuweilen. Im Zusammenhang mit einer Stauung von Nahrungsbrocken oberhalb der Verengung können Thoraxschmerzen auftreten; im Gegensatz zur Achalasie (S. 202) ist eine Aspirationspneumonie in Zusammenhang mit gutartigen Ösophagusstrikturen eher selten.

(C) Eine ganze Reihe von Medikamenten kann verschiedenartige Ösophagusschäden bewirken, von einer Ösophagitis oder Ulzeration bis hin zur Ausbildung von Strikturen. Zu den Arzneimitteln, die mit der Ausbildung einer Striktur in Zusammenhang gebracht worden sind, werden Tetrazykline, *Chinidin*, *Kaliumchlorid*, *Vitamin C*, *Phenytoin*, *Acetylsalicylsäure* und andere nichtsteroidale Antiphlogistika gezählt. Eine genaue Medikamentenanamnese, die auch rezeptfreie Substanzen erfaßt, sollte erhoben werden. Gelegentlich bedarf es einer 24-Stunden-pH-Messung nach Dilatation der Striktur, um die genaue Ätiologie näher klären zu können.

(D) Durch Bougierung in Kombination mit medikamentöser Antireflux-Therapie lassen sich die meisten gutartigen Strikturen behandeln. Die Dilatation soll über einen endoskopisch gelegten Führungsdraht mit Savary-Gilliard-Dilatatoren erfolgen. Die Anwendung eines Führungsdrahts ist vor allem dann vorzuziehen, wenn es sich um eine Striktur handelt, die sehr eng oder außerordentlich lang ist, im Halsbereich liegt oder eine ungewöhnliche Lokalisation hat. Eine Dilatation unter endoskopischer Sichtkontrolle ist mit dem Einsatz verschiedener Ballons ebenfalls möglich. Ein routinemäßiger Einsatz der Fluoroskopie zur Kontrolle des Dilatationserfolgs ist nicht notwendig. Als Ziel einer Dilatation kann gelten, einen Durchmesser des Lumens von mindestens 50 French (17 mm) herbeizuführen. Bei bis zu 85 % der Patienten, bei denen dieses Ziel erreicht wurde, verschwanden die Symptome restlos. Bei fast der Hälfte der Patienten ist nur eine Reihe von Dilatationen nötig. Rezidive treten wenn, dann meist recht frühzeitig auf und lassen sich mit wiederholten Dilatationen gut therapieren. Durch den Einsatz von Antireflux-Medikamenten (z.B. *Pantoprazol*) läßt sich die Zahl der benötigten Dilatationen senken. An Komplikationen einer Bougierung können Blutungen, Perforation, Aspiration und Infektionen auftreten. Bei Ausführung durch einen erfahrenen Arzt ist die Komplikationsrate jedoch äußerst niedrig.

(E) Bei den äußerst seltenen Fällen von Strikturen, die sich trotz wiederholter Dilatation und intensiver medikamentöser Therapie nicht bessern, sollte eine Operation in Betracht gezogen werden. Zu den chirurgischen Möglichkeiten zählen **(a)** die endoskopische Dilatation mit anschließender Fundoplicatio nach *Nissen*; **(b)** Strikturoplastik mit Fundoplicatio nach *Nissen*; **(c)** die Resektion der Striktur und Anlage einer ösophagogastrischen Anastomose; **(d)** die Resektion der Striktur und Interposition eines Kolon- oder Jejunumabschnitts. Am häufigsten wird eine Fundoplicatio nach Nissen vorgenommen, und im Großteil der Fälle führt die Operation zu einer langanhaltenden Besserung der Reflux- und Dysphagie-Symptome. Bei manchen Patienten mit Ösophagusstrikturen läßt sich eine nur geringe oder fehlende Peristaltik im distalen Ösophagus feststellen. Eine Untersuchung der Ösophagusmotilität vor der Operation kann daher klären, bei welchen Patienten eine Resektion der Striktur anstelle einer Fundoplicatio angemessen ist. Nach einer Resektion treten bei einem Drittel der Patienten wieder Dysphagie-Symptome auf, denen nun eine Strikturbildung an der Anastomose zugrunde liegt.

## Literatur

1. Bender EM, Walbaum PR. Esophagogastrectomy for benign esophageal stricture. Fate of the esophagogastric anastomosis. Ann Surg 1987; 205: 385.
2. Bonavina L, DeMeester TR, McChesney L, et al. Drug-induced esophageal strictures. Ann Surg 1987; 206: 173.
3. Koop H, Katschinsky M, Arnold R. Konservative Behandlung der floriden peptischen Ösophagusstenose. Komplette Beseitigung durch Bougierung und Omeprazol bei H2-Blocker-refraktären Fällen. Med Klin 1991; 86: 566.

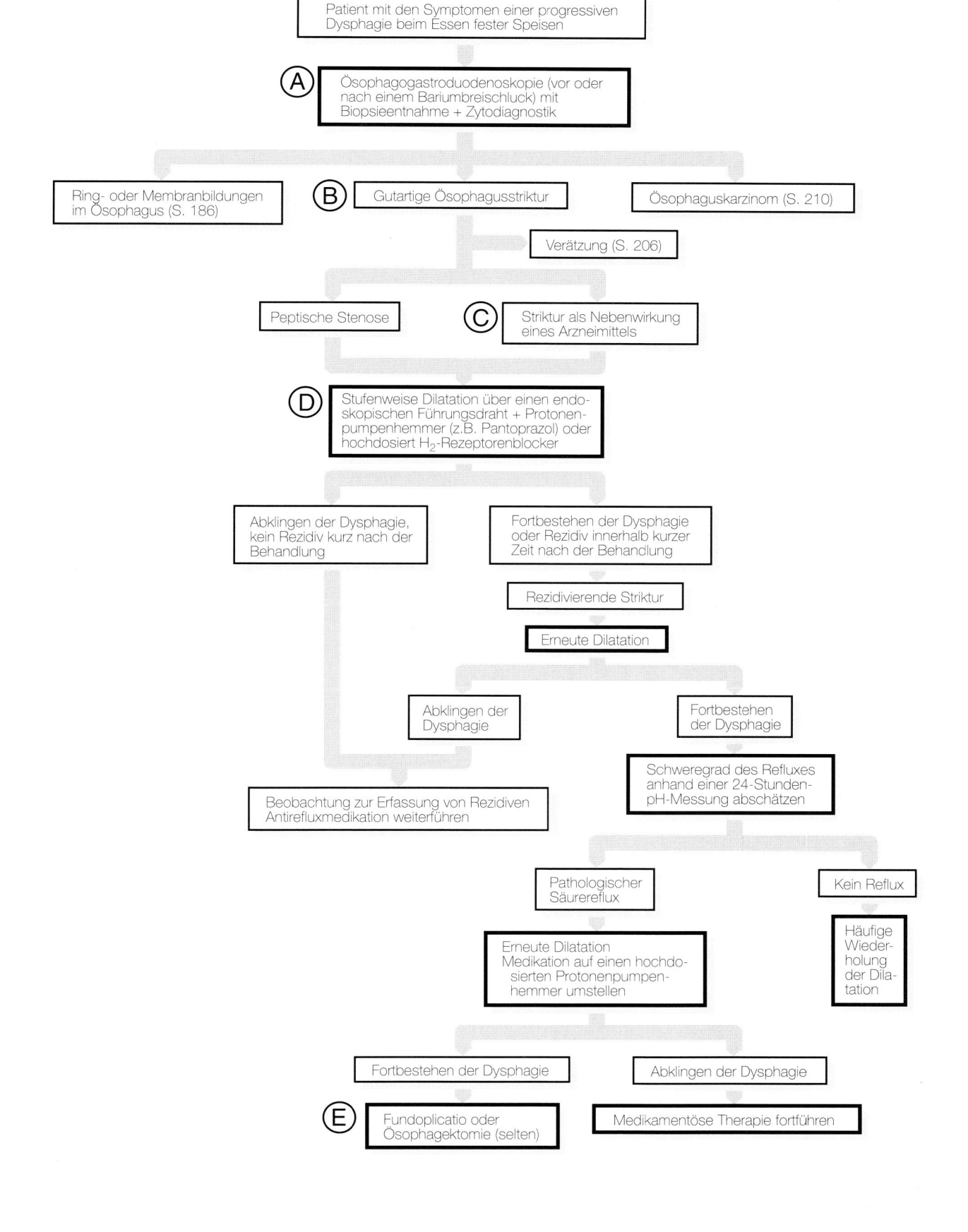

```
                    Patient mit den Symptomen einer progressiven
                         Dysphagie beim Essen fester Speisen
                                        │
                    (A) Ösophagogastroduodenoskopie (vor oder
                         nach einem Bariumbreischluck) mit
                         Biopsieentnahme + Zytodiagnostik
                                        │
        ┌───────────────────────────────┼───────────────────────────────┐
Ring- oder Membranbildungen    (B) Gutartige Ösophagusstriktur    Ösophaguskarzinom (S. 210)
im Ösophagus (S. 186)                   │
                                   Verätzung (S. 206)
                                        │
                    ┌───────────────────┴───────────────────┐
            Peptische Stenose                       (C) Striktur als Nebenwirkung
                    │                                   eines Arzneimittels
                    └───────────────────┬───────────────────┘
                                        │
                    (D) Stufenweise Dilatation über einen endo-
                         skopischen Führungsdraht + Protonen-
                         pumpenhemmer (z.B. Pantoprazol) oder
                         hochdosiert H₂-Rezeptorenblocker
                                        │
        ┌───────────────────────────────┴───────────────────────────────┐
Abklingen der Dysphagie,                              Fortbestehen der Dysphagie
kein Rezidiv kurz nach der                            oder Rezidiv innerhalb kurzer
Behandlung                                            Zeit nach der Behandlung
        │                                                       │
        │                                             Rezidivierende Striktur
        │                                                       │
        │                                               Erneute Dilatation
        │                                                       │
        │                               ┌───────────────────────┴───────────────┐
        │                       Abklingen der                           Fortbestehen
        │                       Dysphagie                               der Dysphagie
        │                           │                                       │
        │                           │                           Schweregrad des Refluxes
        │                           │                           anhand einer 24-Stunden-
        │                           │                           pH-Messung abschätzen
        │                           │                                       │
        │                           │                       ┌───────────────┴───────────┐
        │                           │               Pathologischer                  Kein Reflux
        │                           │               Säurereflux                         │
        │                           │                   │                       Häufige
        │                           │                   │                       Wieder-
Beobachtung zur Erfassung von Rezidiven                 │                       holung
Antirefluxmedikation weiterführen                       │                       der Dila-
                                                        │                       tation
                                            Erneute Dilatation
                                            Medikation auf einen hochdo-
                                            sierten Protonenpumpen-
                                            hemmer umstellen
                                                        │
                                    ┌───────────────────┴───────────────────┐
                            Fortbestehen der Dysphagie              Abklingen der Dysphagie
                                    │                                       │
                    (E) Fundoplicatio oder                          Medikamentöse Therapie fortführen
                         Ösophagektomie (selten)
```

# Barrett-Ösophagus

(A) Das Barrett-Syndrom, das nahezu ausschließlich auf dem Boden einer chronischen Refluxösophagitis entsteht, ist durch Zylinderzellmetaplasie des normalerweise im unteren Ösophagusabschnitt vorliegenden Plattenepithels gekennzeichnet. Gewöhnlich beobachtet man unterschiedliche Zellarten und Drüsenstrukturen, die denen der normalen Dünndarmschleimhaut oder der Schleimhaut aus verschiedenen Magenbezirken ähnelt (Barrett-Zone). In weniger als 50 % der Fälle finden sich Hauptzellen und Belegzellen. Das Zylinderepithel dehnt sich um ein variables Stück über den gastroösophagealen Übergang hinweg nach kranial aus und kann sich in der Speiseröhre nach oben verschieben. Das Barrett-Syndrom führt häufig zu Ösophagusstrikturen und -ulzera sowie zu Blutungen. Bei der Endoskopie imponiert die Barrett-Schleimhaut als samtroter, zirkulärer oder zungenförmiger Bezirk (Barrett-Zungen) bzw. gelegentlich in Form von Schleimhautinseln (Barrett-Inseln), die sich scharf von dem umgebenden Plattenepithel absetzen. Häufig finden sich kleine herdförmige Ulzerationen. Bei den meisten Patienten läßt sich anamnestisch eine chronische peptische Ösophagitis eruieren. Gelegentlich stellt man jedoch bei Patienten, die wegen anderer Symptome endoskopiert werden, eine Barrett-Zone fest, die nicht mit Beschwerden assoziiert ist. Einige Autoren betrachten das Barrett-Syndrom als Präkanzerose, da sich, obgleich das statistische Risiko einer Karzinomentstehung nicht genau bekannt ist, im weiteren Verlauf bei bis zu 10% dieser Patienten ein Adenokarzinom (S. 210) entwickeln soll.

(B) In Barrett-Epithelien kann man Dysplasien vorfinden, wobei der Schweregrad von geringfügigen Zellatypien bis zum Carcinoma in situ reicht. Der naturgemäße Ablauf der morphologischen Veränderungen ist unbekannt. Der Nachweis einer ausgeprägten oder fortschreitenden Dysplasie wird jedoch als Möglichkeit der Überwachung im Hinblick auf eine drohende Karzinomentwicklung betrachtet.

(C) Wegen des überzeugenden kausalen Zusammenhangs zwischen dem Barrett-Syndrom und der Refluxösophagitis sind intensive Maßnahmen zur Refluxverhütung indiziert. Behandlungsziel ist, die Ösophagitis und ihre Komplikationen – die offensichtliche Entwicklung in Richtung Dysplasie eingeschlossen – zum Abklingen zu bringen. Es ist jedoch nicht bekannt, inwiefern eine erfolgreiche konservative Langzeittherapie das Risiko der Karzinomentwicklung im Barrett-Epithel reduziert. Die konservative Therapie sollte folgende Maßnahmen einschließen: maximal dosierte Gabe eines $H_2$-Rezeptorenblockers sowie Hochstellen des Bettes am Kopfende. Bei einigen Patienten muß zusätzlich ein motilitätsförderndes Mittel (z.B. *Metoclopramid* oder *Bethanechol*) zum Einsatz kommen. Der Einsatz eines Protonenpumpenhemmers (z.B. *Pantoprazol*, 40 - 80 mg/Tag) ist eine sinnvolle, wirksamere Alternative zu den $H_2$-Rezeptorenblockern, da hier die Säuresekretion maximal unterdrückt wird.

(D) Die Indikation zu operativen refluxverhütenden Maßnahmen (Fundoplicatio) ist bei Patienten gegeben, bei denen die konservative Behandlung nicht zum Erfolg führt, sei es, daß die Symptomatik fortbesteht oder die endoskopische Untersuchung weiterhin pathologische Veränderungen ergibt. Der operative Eingriff führt bei den meisten Patienten zu einer Rückbildung von Strikturen, Ulzerationen und Hämorrhagien und bringt die kraniale Verschiebung des Zylinderepithels zum Stillstand. Bisher gibt es keine überzeugenden Belege dafür, daß die Fundoplicatio eine Rückbildung der Zylindermetaplasie bewirkt, und es bedarf prospektiver Studien, um zu ermitteln, ob die Refluxverhütung das Risiko einer Karzinomentwicklung verringert.

(E) Bei Patienten mit einem Barrett-Ösophagus kann es im Laufe der Zeit zur Entwicklung eines Adenokarzinoms aus dem Zylinderepithel kommen. Die Karzinominzidenz lag in neueren Reihenuntersuchungen zwischen 1 und 81 pro 441 Personen-Jahren. Das relative Risiko ist gegenüber der Durchschnittsbevölkerung um das 20- bis 40fache höher, aber das absolute Risiko ist dennoch recht niedrig (ungefähr 2 %). Ein erhöhtes Risiko besteht bei älteren Männern, Rauchern, untherapiertem oder therapierefraktärem Reflux, Vorhandensein intestinaler Metaplasie oder spezialisiertem Barrett-Epithel, Ausbreitung der Barrett-Zone über einen langen Abschnitt (> 5 cm) des unteren Ösophagus und das Vorliegen von hochgradiger Dysplasie. Mittels der Durchflußzytometrie von Ösophagusbiopsie können weitere Patienten mit einem erhöhten Karzinomrisiko erfaßt werden. Die Entscheidung zur Durchführung regelmäßiger endoskopischer Kontrolluntersuchungen zur Erfassung hochgradiger Dysplasie bzw. von Karzinomen im Frühstadium sollte unter Berücksichtigung der oben genannten Risikofaktoren individuell getroffen werden.

(F) Bei Patienten mit hochgradiger oder progredienter Dysplasie oder nichtheilenden Ulzera trotz intensiver chirurgischer und medikamentöser Therapie sollte man eine distale Ösophagusresektion in Betracht ziehen. Bei Bestehen eines Carcinoma in situ ist eine Resektion unbedingt erforderlich, sofern es der Zustand des Patienten es erlaubt. Abhängig vom Alter des Patienten ist die Ösophagusresektion mit einer perioperativen Mortalitätsrate von 5 bis 25% behaftet; die Operation sollte unbedingt von erfahrenen Chirurgen vorgenommen werden.

## Literatur

1. Cameron AJ, Oh BJ, Payne WS. The incidence of adenocarcinoma in columnar-lined (Barrett's) esophagus. N Engl J Med 1985; 313: 857.
2. Mameeteman W, Tytgat GN. Healing of chronic Barrett ulcers with omeprazole. Am J Gastroenterol 1986; 81: 764.
3. Mameeteman W, Tytgat GN. Gibt es eine Endobrachyösophagus-Karzinom-Sequenz? Internist 1990; 31: 119.
4. Ottenjahn R, Auer M. Therapie des Barrett-Ösophagus. Dtsch Med Wochenschr 1990; 115: 1636.
5. Ottenjahn R, Seib MJ. Zur Definition des Barrett-Ösophagus: Ergebnisse einer endoskopisch-bioptischen Studie. Z Gastroenterol 1991; 29: 263.
6. Spechler SJ. Endoscopic surveillance for patients with Barrett's esophagus: does the cancer risk justify the practice? Ann Intern Med 1987; 106: 902.

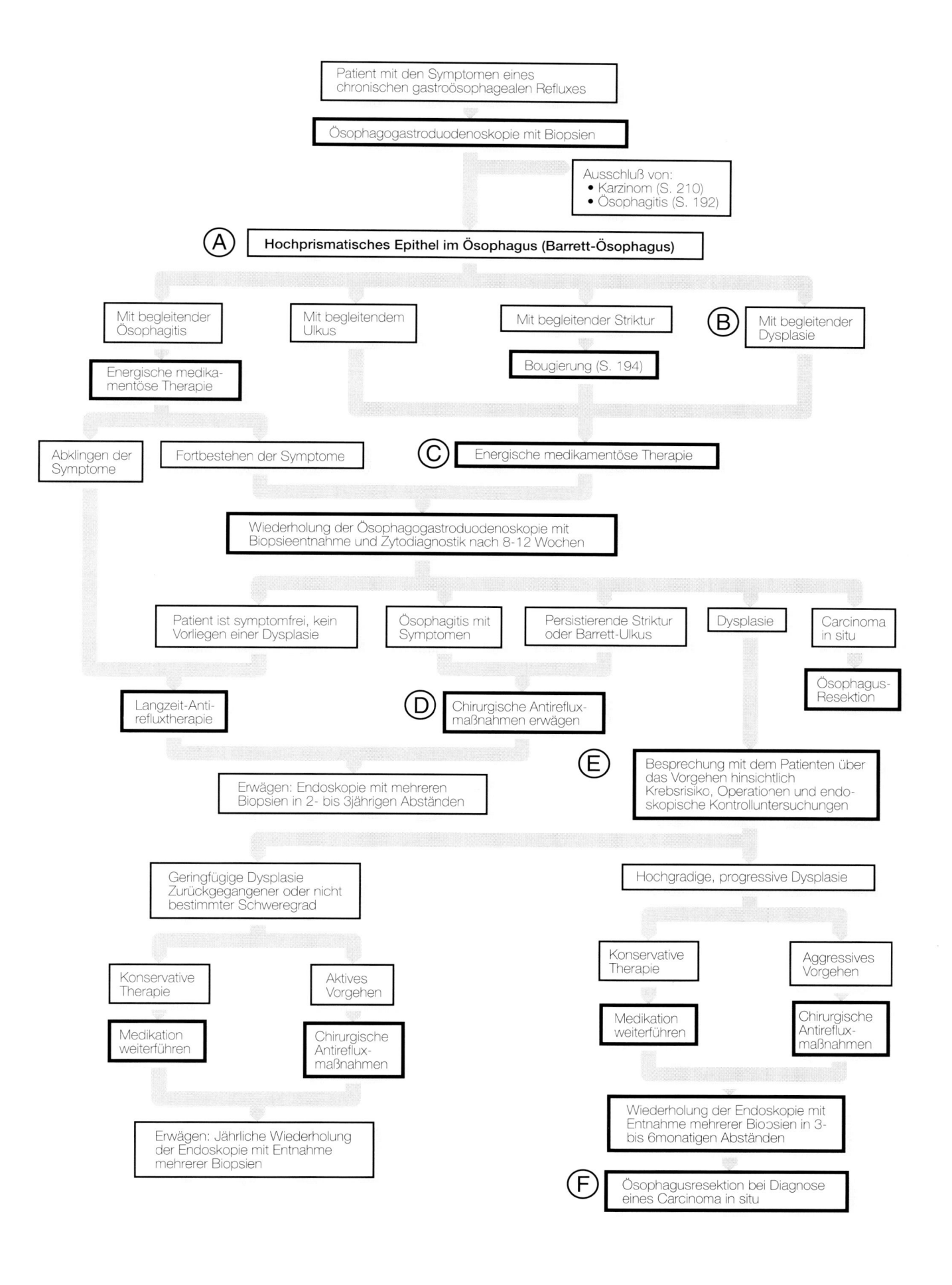

```
Patient mit den Symptomen eines
chronischen gastroösophagealen Refluxes
            │
            ▼
Ösophagogastroduodenoskopie mit Biopsien
            │
            │          Ausschluß von:
            │          • Karzinom (S. 210)
            │          • Ösophagitis (S. 192)
            ▼
(A) Hochprismatisches Epithel im Ösophagus (Barrett-Ösophagus)
```

- Mit begleitender Ösophagitis → **Energische medikamentöse Therapie**
- Mit begleitendem Ulkus
- Mit begleitender Striktur → Bougierung (S. 194)
- (B) Mit begleitender Dysplasie

- Abklingen der Symptome
- Fortbestehen der Symptome
- (C) **Energische medikamentöse Therapie**

Wiederholung der Ösophagogastroduodenoskopie mit Biopsieentnahme und Zytodiagnostik nach 8–12 Wochen

- Patient ist symptomfrei, kein Vorliegen einer Dysplasie → **Langzeit-Antirefluxtherapie** → Erwägen: Endoskopie mit mehreren Biopsien in 2- bis 3jährigen Abständen
- Ösophagitis mit Symptomen
- Persistierende Striktur oder Barrett-Ulkus
- (D) **Chirurgische Antirefluxmaßnahmen erwägen**
- Dysplasie
- Carcinoma in situ → **Ösophagus-Resektion**

(E) Besprechung mit dem Patienten über das Vorgehen hinsichtlich Krebsrisiko, Operationen und endoskopische Kontrolluntersuchungen

**Geringfügige Dysplasie** Zurückgegangener oder nicht bestimmter Schweregrad
- Konservative Therapie → **Medikation weiterführen**
- Aktives Vorgehen → **Chirurgische Antirefluxmaßnahmen**

Erwägen: Jährliche Wiederholung der Endoskopie mit Entnahme mehrerer Biopsien

**Hochgradige, progressive Dysplasie**
- Konservative Therapie → **Medikation weiterführen**
- Aggressives Vorgehen → **Chirurgische Antirefluxmaßnahmen**

Wiederholung der Endoskopie mit Entnahme mehrerer Biopsien in 3- bis 6monatigen Abständen

(F) **Ösophagusresektion bei Diagnose eines Carcinoma in situ**

# Gastroösophagealer Reflux und chronische Lungenerkrankungen

(A) Die Inzidenz der gastroösophagealen Refluxerkrankung ist bei Patienten mit chronischen Erkrankungen der Atemwege wesentlich erhöht. Die Hälfte bis zwei Drittel der Asthmatiker leiden an Reflux, während es in der Kontrollgruppe nur 5 – 17 % sind. Jeder zweite Patient mit einer idiopathischen Lungenfibrose leidet gleichzeitig an Reflux. Im Moment ist man noch weit davon entfernt, einen kausalen Zusammenhang zwischen chronischen Atemwegserkrankungen und gastroösophagealem Reflux nachzuweisen, es gibt aber einige Befunde, die auf eine solche Verknüpfung hindeuten. So kann man z.B. durch Einbringen von Säure in den Ösophagus (Bernstein-Test) beim Menschen Asthma-Symptome und bei Hunden reflektorischen Bronchospasmus auslösen. Diese Reaktionen unterbleiben, wenn der Ösophagus vorher mit einem Lokalanästhetikum oder Atropin behandelt wird. Auch die Besserung der Atembeschwerden nach erfolgreicher chirurgischer oder medikamentöser Refluxtherapie spricht für eine Exazerbation der Atemwegssymptome durch den gastroösophagealen Reflux.

(B) Bis zu 80% der Patienten mit chronischer Laryngitis weisen einen assoziierten gastroösophagealen Reflux auf. Zu den Symptomen einer säurebedingten Laryngitis zählen: frühmorgendliche Heiserkeit, nächtlicher oder frühmorgendlicher Stridor, ständiger Drang, sich zu räuspern, und Schmerz- oder Druckgefühl im Hypopharynx. Bei der Laryngoskopie finden sich gerötete, ödematöse Stimmbänder, eine rötlich-granulierte Pharynxrückwand, eine Hyperkeratose der Commissura posterior und Kontaktgranulome im hinteren Larynxabschnitt. Da das Kehlkopfkrebsrisiko bei Patienten mit refluxbedingter Laryngitis erhöht ist, sollten verdächtige oder atypische Stellen während der Laryngoskopie biopsiert werden. Bei Behandlung der Refluxerkrankung erfolgte bei bis zu 80 % der Patienten ein Abklingen der Kehlkopfbeschwerden.

(C) Verschiedene klinische Befunde können auf die Beteiligung von Reflux an der Ausprägung einer chronischen Lungenerkrankung hinweisen: (a) Spätmanifestation von Asthma bei einem nichtrauchenden Atopiker; (b) Asthma, welches gegenüber den üblichen Therapien (einschließlich der Steroide) refraktär bleibt; (c) eine unerklärliche Exazerbation von Asthma bzw. einer chronischen Bronchitis; (d) nächtliches Auftreten bzw. nächtliche Exazerbation von Atemwegssymptomen; (e) grobe Rasselgeräusche über beiden Unterfeldern ohne Vorliegen einer dekompensierten Herzinsuffizienz. In der Thorax-Röntgenaufnahme zeigen sich beidseitig basal chronische Infiltrate, rezidivierende transiente Infiltrationen und eine diffus-fleckige Fibrose.

(D) *Theophyllin* fördert dosisabhängig gastroösophagealen Reflux, indem es eine Druckminderung im unteren Ösophagussphinkter bewirkt. Nichtselektive ß-Rezeptoren-Blocker (z.B. *Orciprenalin*) zeigen eine ähnliche Wirkung. Sofern möglich, sollte die Therapie auf inhalierte Steroide, *Ipatropiumbromid* als Anticholinergikum und selektive $\beta_2$-Rezeptoren-Blocker umgestellt werden.

(E) Sowohl typische als auch atypische Lungensymptome, die sich auch durch eine intensive Therapie nicht beeinflussen lassen, können durch Säurereflux mit anschließender Aspiration ausgelöst werden. Um dies nachzuweisen, eignen sich die 24stündige pH-Wert-Messung und Lungenszintigraphie. Die Sensitivität in der Diagnose gastroösophagealer Reflux beträgt für die 24-Stunden-pH-Überwachung über 90 %. Im Optimalfall wird zusätzlich zu diesen Untersuchungen gleichzeitig über das Auftreten der Lungensymptome Buch geführt und die maximale Luftflußrate gemessen; dies erlaubt eine deutliche Zuordnung der Atembeschwerden zu gastroösophagealen Refluxschüben. Für die Lungenszintigraphie erfolgt zuerst die Einnahme einer markierten Mahlzeit nach einer nächtlichen Nüchternperiode. Anschließend wird über 4 Stunden ein Lungen-Scan im Liegen durchgeführt, um die Isotopenaufnahme ins Lungengewebe zu erfassen. Obwohl relativ unempfindlich, ist dieser Test für gastroösophagealen Reflux mit Aspiration hochspezifisch.

(F) Bei Nachweis eines gastroösophagealen Refluxes sollte unverzüglich mit der Therapie begonnen werden. Am Anfang steht der Einsatz eines hochdosierten Protonenpumpenhemmers (z.B. *Pantoprazol*, 40 - 80 mg/Tag) oder eines maximal dosierten $H_2$-Rezeptorenblockers (z.B. 2–3mal 80 mg *Famotidin*). Anhaltspunkte für die Kontrolle der Therapie sind die Beschwerden des Patienten und periodische Untersuchungen der Lungenfunktion. Eine Besserung der Lungensymptome kann als Beleg für die Beteiligung des Refluxes an der Grunderkrankung der Atemwege gedeutet werden. Bei Besserung sollte die medikamentöse Therapie über lange Zeit beibehalten werden.

(G) Bei Scheitern auch intensiver medikamentöser Maßnahmen gegen den Reflux sollte eine Operation, vorzugsweise eine Fundoplicatio, in Betracht gezogen werden. Reihenuntersuchungen haben ergeben, daß die Lungensymptome über einen Zeitraum von bis zu 5 Jahren bei 50–65 % der operierten Patienten verschwanden oder sich zumindest besserten. Der Patient sollte am Entscheidungsprozeß beteiligt werden, vor allem was die Frage des Operationsrisikos gegenüber der Möglichkeit zur Besserung der Lungensymptome angeht. Die Mortalität beträgt weniger als 1 %. Bei Nichtasthmatikern mit Refluxerkrankung zeigt die Operation in 15 % der Fälle keine Auswirkung. Die «Versagerquote» bei operativer Therapie von Asthmatikern mit Refluxerkrankung ist nicht bekannt, dürfte aber deutlich höher liegen.

## Literatur

1. Harper PC, Bergner A, Kay MD. Anti-reflux treatment for asthma. Arch Intern Med 1987; 147: 56.
2. Keller R. Breitenbucher A. Gastroösophagealer Reflux und Lungenkrankheiten. Pneumologie 1990; 40: 153.
3. Koufman JA. Reflux laryngitis and its sequelæ: the diagnostic role of ambulatory 24-hour pH monitoring. J Voice 1988; 2: 78.
4. Mansfield LE. Gastroesophageal reflux and respiratory disorders: a review. Ann Allergy 1989; 62: 158.
5. May B, Mickelfield G, Schott D. Ösophagusmotilitätsstörungen, gastroösophagealer Reflux und obstruktive Atemwegserkrankungen. Pneumologie 1991; 45: 398.

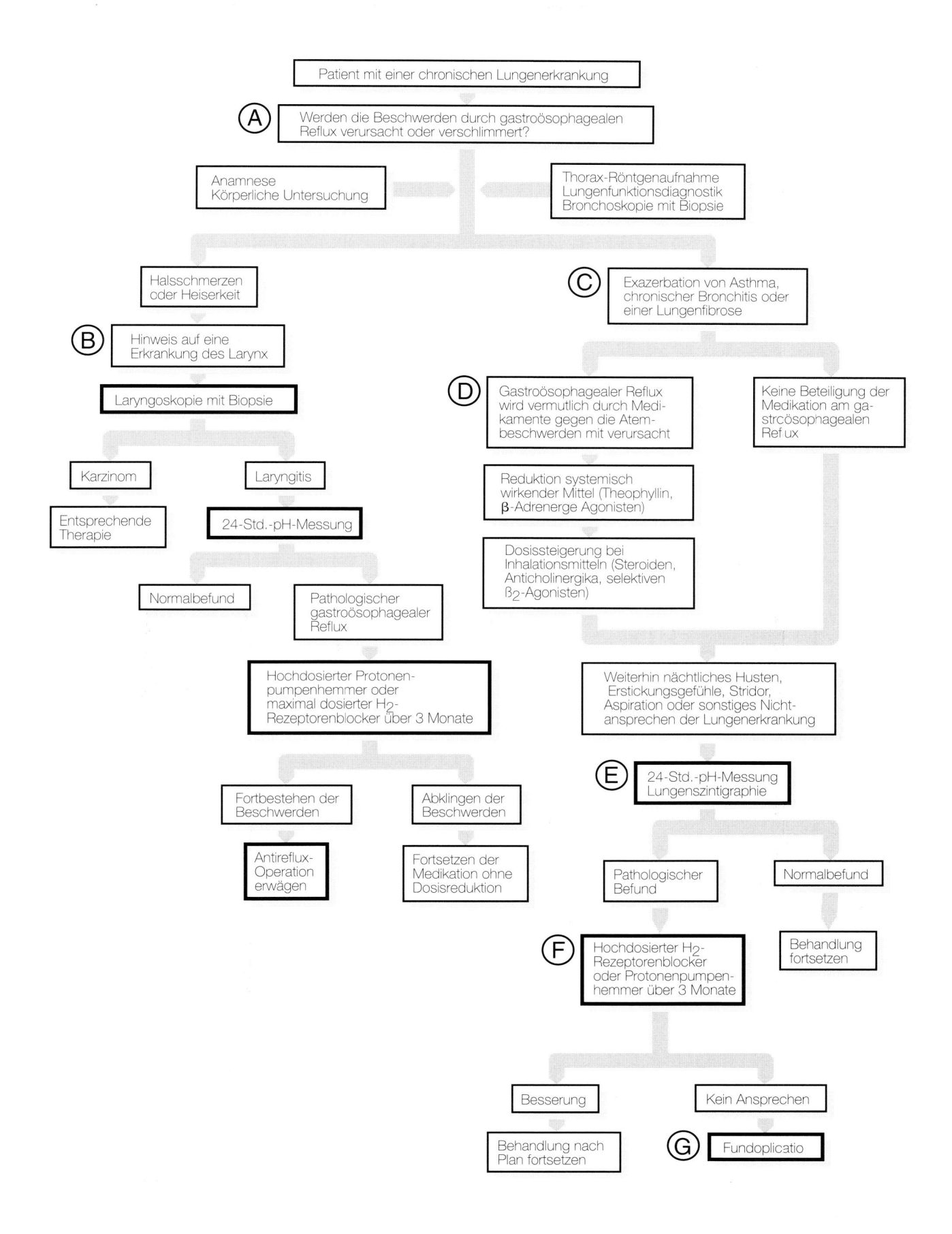

```
                    Patient mit einer chronischen Lungenerkrankung
                                        │
                  (A) Werden die Beschwerden durch gastroösophagealen
                      Reflux verursacht oder verschlimmert?
                    ┌───────────────────┴───────────────────┐
              Anamnese                              Thorax-Röntgenaufnahme
          Körperliche Untersuchung                  Lungenfunktionsdiagnostik
                                                    Bronchoskopie mit Biopsie
```

- Halsschmerzen oder Heiserkeit
  - (B) Hinweis auf eine Erkrankung des Larynx
    - **Laryngoskopie mit Biopsie**
      - Karzinom → Entsprechende Therapie
      - Laryngitis → **24-Std.-pH-Messung**
        - Normalbefund
        - Pathologischer gastroösophagealer Reflux
          - **Hochdosierter Protonenpumpenhemmer oder maximal dosierter $H_2$-Rezeptorenblocker über 3 Monate**
            - Fortbestehen der Beschwerden → **Antireflux-Operation erwägen**
            - Abklingen der Beschwerden → Fortsetzen der Medikation ohne Dosisreduktion

- (C) Exazerbation von Asthma, chronischer Bronchitis oder einer Lungenfibrose
  - (D) Gastroösophagealer Reflux wird vermutlich durch Medikamente gegen die Atembeschwerden mit verursacht
    - Reduktion systemisch wirkender Mittel (Theophyllin, β-Adrenerge Agonisten)
    - Dosissteigerung bei Inhalationsmitteln (Steroiden, Anticholinergika, selektiven $β_2$-Agonisten)
  - Keine Beteiligung der Medikation am gastroösophagealen Reflux
  - Weiterhin nächtliches Husten, Erstickungsgefühle, Stridor, Aspiration oder sonstiges Nichtansprechen der Lungenerkrankung
    - (E) **24-Std.-pH-Messung Lungenszintigraphie**
      - Pathologischer Befund
        - (F) **Hochdosierter $H_2$-Rezeptorenblocker oder Protonenpumpenhemmer über 3 Monate**
          - Besserung → Behandlung nach Plan fortsetzen
          - Kein Ansprechen → (G) **Fundoplicatio**
      - Normalbefund → Behandlung fortsetzen

# Diffuser Ösophagospasmus

(A) Von den Patienten mit pektanginösem Thoraxschmerz, bei denen keine ischämische oder koronare Herzkrankheit nachgewiesen werden konnte, liegt bei bis zu 50% eine Motilitätsstörung des Ösophagus vor und zwischen 20% und 60% weisen Abweichungen vom Grundmuster in der Ösophagusmanometrie auf. Mit Hilfe des Säureperfusionstests (Bernstein-Test) läßt sich bei weiteren 5–10% der Patienten der Ösophagus als Ursache für die Beschwerden ausmachen. Bei einem positiven Testergebnis läßt sich zwar sagen, daß der Ösophagus kausal mit dem Thoraxschmerz zusammenhängt, es erlaubt jedoch nicht den Rückschluß auf einen Säurereflux als genaue Ursache. Bei Patienten mit normaler Ösophagusmotilität, aber einem positiven Ergebnis im Bernstein-Test sollte, wie bei einer Refluxösophagitis, ein Therapieversuch mit Protonenpumpenhemmern oder maximal dosierten $H_2$-Rezeptorenblockern unternommen werden.

(B) Fallen die Ergebnisse der anfangs durchgeführten Ösophagusmotilitätsuntersuchung mittels Säureperfusion normal oder nicht eindeutig aus, können weitere Provokationstests zum Einsatz kommen. Beobachtet werden: (a) diffuser Ösophagospasmus mit repetitiven, simultanen, aperistalsichen Kontraktionen hoher Druckamplitude und verlängerter Dauer, durchsetzt mit normalen Kontraktionen (s. Abb.); (b) der Nußknacker-Ösophagus, der durch Kontraktionen mit hoher Amplitude und normale Peristaltik charakterisiert ist (S. 68); (c) Varianten aus Achalasie und diffusem Spasmus (d.h. Ösophagusmotilitätsstörungen, die schwierig einzuordnen sind) (S. 202). Neuerdings ist auch die stufenweise Dilatation eines Ballons im Ösophagus als weiterer Provokationstest vorgeschlagen worden. Der zusätzliche Einsatz von ambulanter 24stündiger pH- und Druckmessung hilft ebenfalls, den Ösophagus als Ursache für die Thoraxschmerzen auszumachen. Bei Patienten mit einem positivem Motilitätstestergebnis, gelegentlich aber auch bei negativem oder unschlüssigem Resultat, wird wie bei einem Ösophagospasmus therapiert.

(C) Für die Behandlung des Ösophagospasmus und verwandter Erkrankungen wird eine Reihe verschiedener Spasmolytika eingesetzt. Sublingual appliziertes *Nitroglyzerin* und lang wirkende Nitrate bringen zwar eine Besserung sowohl der Symptome als auch des manometrischen Befunds, ihr Einsatz wird jedoch oft durch das Auftreten von Nebenwirkungen (z.B. Nitrat-Kopfschmerz) eingeschränkt. Mit *Diltiazem* (4mal täglich 90 mg) konnten die Symptome bei Patienten mit einem «Nußknacker-Ösophagus» gebessert werden.

(D) Die pneumatische Dilatation des Ösophagus bei Ösophagospasmus führt – wie aus entsprechenden Berichten hervorgeht – bei Patienten mit Drucksteigerung im unteren Ösophagussphinkter oder einem Nußknacker-Ösophagus zu einer Besserung der Symptomatik. Manchmal läßt sich durch eine einmalige Dilatation vorübergehend eine Linderung der Symptome erreichen. Die pneumatische Dilatation sollte nur in den Fällen angewandt werden, in denen eine Verzögerung der Entleerung des distalen Ösophagus nachgewiesen worden ist.

(E) Die Myotomie des Ösophagus (Inzision der zirkulär verlaufenden Muskelfasern) ist bei Patienten mit nachgewiesenem diffusen Ösophagospasmus, der auf eine konservative Therapie nicht anspricht, anzuraten. Es wurde über ausgezeichnete Ergebnisse berichtet, allerdings besteht noch keine breite klinische Erfahrung mit dieser Methode. Um eine unangebrachte Operation zu vermeiden, muß als erstes ein ösophagealer Reflux ausgeschlossen werden. Bei Patienten mit normal funktionierendem unterem Ösophagussphinkter sollte man eine modifizierte (kurze) Myotomie vornehmen (d.h., der Sphinkter sollte nicht inzidiert werden).

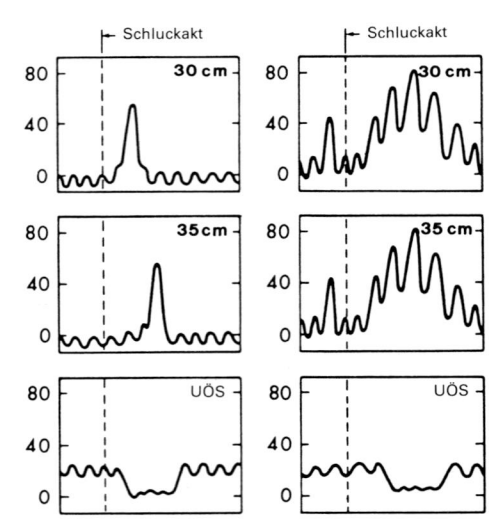

Vergleichende Darstellung von normaler Ösophagusmotilität (linkes Diagramm) und gestörter Motilität bei Ösophagospasmus (rechtes Diagramm). Bei Ösopohagospasmus beobachtet man spontane Kontraktionen vor dem Schluckakt sowie multiple, simultane Kontraktionen im mittleren (30 cm) und distalen (35 cm) Ösophagusabschnitt nach dem Schluckakt. Der untere Ösophagussphinkter (UÖS) läßt keine Auffälligkeiten erkennen. Der Patient litt nach jedem Schluckakt unter Thoraxschmerzen.

## Literatur

1. Adamek RJ, Wegener M, Riecken D. Langzeitmanometrie bei diffusen ösophagealen Spasmen. Dtsch Med Wochenschr 1992; 117: 843.
2. Benz B, Weber J, Schlauch D, Riemann JE. Ösophagusmotilitätsstörungen bei unklarem Thoraxschmerz. Med Klinik 1991; 86: 290.
3. Deschner WK, Maher KA, Cattau EL Jr, Benjamin SB. Manometric responses to balloon distention in patients with nonobstructive dysphagia. Gastroenterology 1989; 97: 1181.
4. Henderson RD, Ryder D, Marryatt G. Extended esophageal myotomy and short total fundoplicatio hernia repair in diffuse esophageal spasm: five-year review in 34 patients. Ann Thorac Surg 1987; 48: 25.
5. Richter JE, Bradley LA, Castell DO. Esophageal chest pain: current controversies in pathogenesis, diagnosis and therapy. Ann Intern Med 1989; 110: 66.
6. Schwizer W, Borovicka J, Fried M, Nauen W. Motilitätsstörungen und Untersuchungsmethoden des Ösophagus. Schweizer Med Wochenschr 1993; 54: 8.

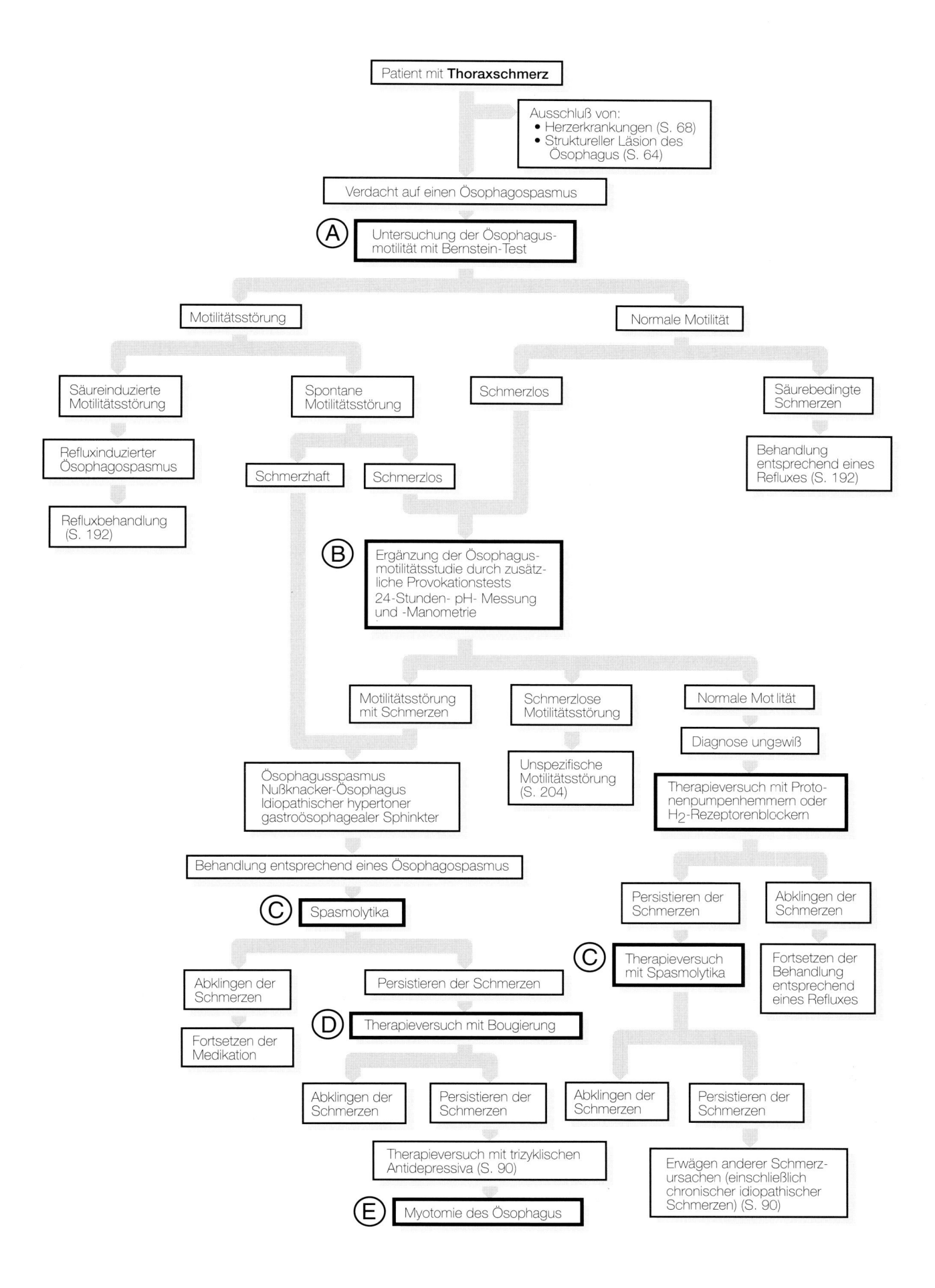

```
                        Patient mit Thoraxschmerz
                                  │
                                  │    Ausschluß von:
                                  │    • Herzerkrankungen (S. 68)
                                  │    • Struktureller Läsion des
                                  │      Ösophagus (S. 64)
                                  ▼
                      Verdacht auf einen Ösophagospasmus
                                  │
                     (A) Untersuchung der Ösophagus-
                         motilität mit Bernstein-Test
                                  │
            ┌─────────────────────┴─────────────────────┐
      Motilitätsstörung                          Normale Motilität
            │                                           │
   ┌────────┼────────┬──────────┐              ┌────────┴────────┐
Säure-   Spontane            Schmerzlos    Säurebedingte
induzierte Motilitäts-                     Schmerzen
Motilitäts- störung
störung                                    Behandlung
                                           entsprechend eines
Reflux-                                    Refluxes (S. 192)
induzierter
Ösophago-
spasmus

Reflux-         Schmerzhaft  Schmerzlos
behandlung
(S. 192)
                    │
            (B) Ergänzung der Ösophagus-
                motilitätsstudie durch zusätz-
                liche Provokationstests
                24-Stunden- pH- Messung
                und -Manometrie
                         │
         ┌───────────────┼───────────────┐
   Motilitätsstörung  Schmerzlose      Normale Motlität
   mit Schmerzen      Motilitätsstörung
                                         Diagnose ungewiß
   Ösophagusspasmus   Unspezifische
   Nußknacker-Ösophagus Motilitätsstörung   Therapieversuch mit Proto-
   Idiopathischer hypertoner (S. 204)       nenpumpenhemmern oder
   gastroösophagealer Sphinkter             H₂-Rezeptorenblockern
```

- Patient mit **Thoraxschmerz**
- Ausschluß von: Herzerkrankungen (S. 68); Struktureller Läsion des Ösophagus (S. 64)
- Verdacht auf einen Ösophagospasmus
- (A) Untersuchung der Ösophagusmotilität mit Bernstein-Test
  - Motilitätsstörung
    - Säureinduzierte Motilitätsstörung → Refluxinduzierter Ösophagospasmus → Refluxbehandlung (S. 192)
    - Spontane Motilitätsstörung
      - Schmerzhaft
      - Schmerzlos
    - Schmerzlos
  - Normale Motilität
    - Säurebedingte Schmerzen → Behandlung entsprechend eines Refluxes (S. 192)
    - Schmerzlos
- (B) Ergänzung der Ösophagusmotilitätsstudie durch zusätzliche Provokationstests, 24-Stunden-pH-Messung und -Manometrie
  - Motilitätsstörung mit Schmerzen: Ösophagusspasmus, Nußknacker-Ösophagus, Idiopathischer hypertoner gastroösophagealer Sphinkter → Behandlung entsprechend eines Ösophagospasmus → (C) Spasmolytika
    - Abklingen der Schmerzen → Fortsetzen der Medikation
    - Persistieren der Schmerzen → (D) Therapieversuch mit Bougierung
      - Abklingen der Schmerzen
      - Persistieren der Schmerzen → Therapieversuch mit trizyklischen Antidepressiva (S. 90) → (E) Myotomie des Ösophagus
  - Schmerzlose Motilitätsstörung: Unspezifische Motilitätsstörung (S. 204)
  - Normale Motilität: Diagnose ungewiß → Therapieversuch mit Protonenpumpenhemmern oder H₂-Rezeptorenblockern
    - Persistieren der Schmerzen → (C) Therapieversuch mit Spasmolytika
      - Abklingen der Schmerzen
      - Persistieren der Schmerzen → Erwägen anderer Schmerzursachen (einschließlich chronischer idiopathischer Schmerzen) (S. 90)
    - Abklingen der Schmerzen → Fortsetzen der Behandlung entsprechend eines Refluxes

# Achalasie

(A) Klinische und röntgenologische Charakteristika der Ösophagusachalasie sind das Resultat spezifischer Motilitätsstörungen, die durch die Ösophagusmanometrie erfaßt werden können. Langsam progrediente Dysphagie sowohl für feste als auch für flüssige Speisen, Gewichtsverlust, Thoraxschmerz und passive Regurgitation unverdauter Nahrung oder Flüssigkeit sind die typischen Symptome. Manchmal stehen auch die Lungensymptome im Vordergrund, darunter Husten, Stridor und nächtliche Erstickungsanfälle aufgrund einer Aspiration, die zur Pneumonie führen kann. Bei der Röntgenuntersuchung zeigt sich eine Aperistaltik des distalen Ösophagus, eine Ösophagusdilatation mit Ausbildung eines sigmoiden Ösophagus und eine glatte, sich konisch verjüngende rabenschnabelförmige Verengung des distalen Ösophagus.

(B) Da sich anhand klinischer Kriterien nicht mit ausreichender Sicherheit zwischen einer sekundären (tumorbedingten) Achalasie und einer primär-idiopathischen unterscheiden läßt, sollte auf jeden Fall im Anschluß an die röntgenologische Diagnose einer Achalasie zum Ausschluß eines Karzinoms im distalen Ösophagus- oder proximalen Magenbereich eine Ösophagogastroduodenoskopie durchgeführt werden. Aus pathologisch veränderten Schleimhautarealen sind während der Endoskopie Biopsien zu entnehmen.

(C) Bei Verdacht auf das Vorliegen einer Achalasie sollte eine Ösophagusmanometrie durchgeführt werden. Ein abnorm hoher Ruhetonus des gastroösophagealen Sphinkters, die unvollständige oder fehlende Erschlaffung des Sphinkters und das Fehlen einer Peristaltik sind die typischen Motilitätsstörungen, die bei einer Achalasie beobachtet werden. Häufig finden sich schwache simultane (aperistaltische) Kontraktionen. Als vigorous Achalasia (hypermotile Achalasie) bezeichnet man den manometrischen Befund, bei dem einer Achalasie noch das typische Muster eines diffusen Ösophagospasmus überlagert ist. Es ist bekannt, daß ein diffuser Ösophagospasmus sich mit der Zeit zu einer Achalasie entwickeln kann.

(D) Derzeit ist umstritten, welche Achalasiebehandlung vorzuziehen ist. Zwei Pharmaka, *Isosorbiddinitrat* (Langzeitnitrat) und *Nifedipin* (Kalziumantagonist), führen zu einer Besserung der Symptomatik, eine günstige Wirkung hinsichtlich der Entleerung des Ösophagus läßt sich durch diese Medikation, wie szintigraphische Untersuchungen ergaben, jedoch nicht erreichen.

(E) Die Sprengung mit Dilatatoren und die Myotomie des Ösophagus sind die Behandlungsverfahren der Wahl. Oft hängt es von der vorhandenen Sachkenntnis und den verfügbaren Einrichtungen ab, welche der beiden Methoden zum Einsatz kommt. Die Sprengung mit Dilatatoren bietet folgende Vorteile: (a) Die Behandlung führt bei etwa 75 bis 85% der Patienten zu einer Linderung der Dysphagie bzw. zu einem Rückgang der Regurgitation. (b) Die Entwicklung einer Ösophagitis oder einer Striktur im Anschluß an die Dilatation ist selten. (c) Das Verfahren führt zu verhältnismäßig geringen Gewebsverletzungen, die mit einer Thorakotomie verbundene Morbidität wird vermieden. Um eine Perforation sofort zu erkennen, sollten unverzüglich im Anschluß an eine Dilatation eine Ösophagoskopie und eventuell ein Gastrografin-Schluck sowie eine Thorax-Aufnahme zur Abklärung mediastinaler Luft durchgeführt werden. Durch die Sprengung kann es bei 2 bis 4% der Patienten zu Ösophagusperforationen kommen. Kleine begrenzte Perforationen schließen sich in der Regel spontan nach 3- bis 5tägiger konservativer Therapie. Bei ausgedehnteren Perforationen ist eine rasche chirurgische Drainage und Versorgung indiziert.

(F) Die pneumatische Dilatation sollte mehrmals im Abstand von 2 bis 3 Wochen wiederholt werden, bis das klinische Resultat zufriedenstellend ist. Kommt es auch nach mehrmonatiger Dilatationstherapie nicht zur Besserung, dann sollte eine Myotomie des Ösophagus erwogen werden. Nach zweimaligem Mißlingen eines forcierten Dilatationsversuchs sollte eine Myotomie des Ösophagus vorgenommen werden. Da postoperativ bei 30% der Patienten eine Refluxösophagitis auftreten kann, führen manche Chirurgen gleichzeitig ergänzend einen refluxverhütenden Eingriff durch. Einige Autoren geben die Häufigkeit eines signifikanten Refluxes nur mit 2 bis 3% an, falls die Myotomie von thorakal erfolgt (präzise Bestimmung der anatomischen Verhältnisse im Bereich des distalen Ösophagus und der Kardia) und sich der Eingriff nur wenige Millimeter in die Magenmuskulatur hinein erstreckt.

(G) Bei manchen Patienten, die über Schmerzen im Bereich der Speiseröhre oder über Schluckstörungen klagen, bei denen sich jedoch keine Erkrankungsursache objektivieren läßt, kann durch pneumatische Dilatation eine symptomatische Besserung erzielt werden (S. 202).

## Literatur

1. Csendes A, Velasco N, Braghetto I, Henriquez A. A prospective randomized study comparing forceful dilatation and esophagomyotomy in patients with achalasia of the esophagus. Gastroenterology 1981; 80: 789.
2. Gerl A. Sekundäre Achalasie. Dtsch Med Wochenschr 1992; 117: 1340.
3. Maurer KP, Junginger T, Eckardt V, Zapf S. Operative Therapie der Achalasie nach vorausgegangener pneumatischer Dilatation. Med Klin 1991; 86: 569.
4. Rozman RW, Achkar E. Features distinguishing secondary achalasia from primary achalasia. Am J Gastroenterol 1190; 85: 1327.
5. Traube M, Dubovik S, Lange RC, McCallum RW. The role of nifedipine therapy in achalasia: results of a randomizd, double-blind, placebo-controlled study. Am J Gastroenterol 1989; 84: 1259.
6. Vantrappen G, Janssens J. To dilate or to operate? That is the question. Gut 1983; 24: 1013.

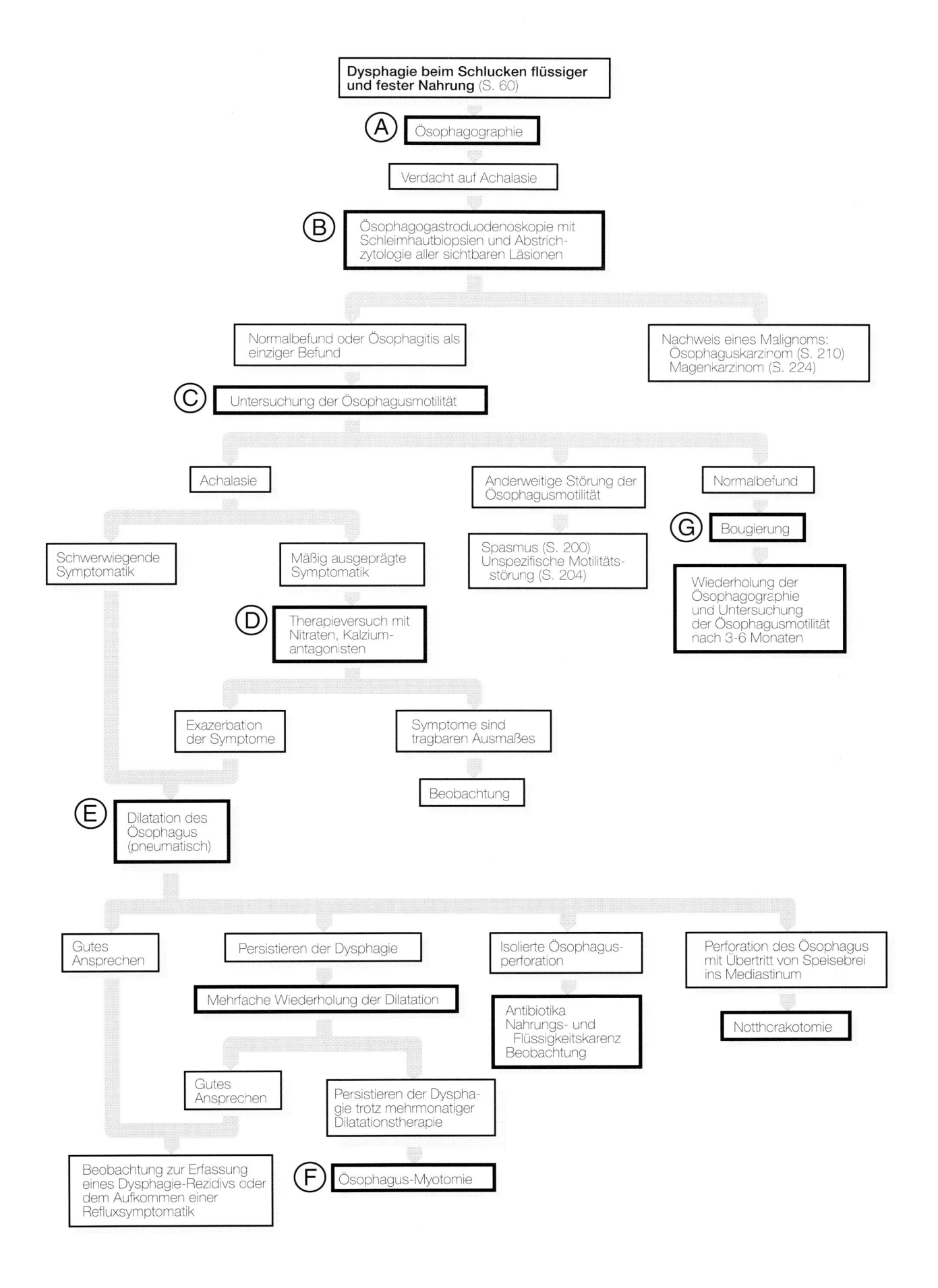

```
┌─────────────────────────────────┐
│ Dysphagie beim Schlucken flüssiger │
│ und fester Nahrung (S. 60)      │
└─────────────────────────────────┘
                │
            (A) Ösophagographie
                │
            Verdacht auf Achalasie
                │
    (B) Ösophagogastroduodenoskopie mit
        Schleimhautbiopsien und Abstrich-
        zytologie aller sichtbaren Läsionen
                │
        ┌───────┴────────┐
Normalbefund oder Ösophagitis als      Nachweis eines Malignoms:
einziger Befund                        Ösophaguskarzirom (S. 210)
                                       Magenkarzinom (S. 224)
        │
(C) Untersuchung der Ösophagusmotilität
        │
    ┌───┼────────────────┬────────────┐
Achalasie    Anderweitige Störung der     Normalbefund
             Ösophagusmotilität                │
   │                │                     (G) Bougierung
   │         Spasmus (S. 200)                  │
   │         Unspezifische Motilitäts-    Wiederholung der
   │         störung (S. 204)             Ösophagographie
   │                                      und Untersuchung
┌──┴──┐                                   der Ösophagusmotilität
Schwerwiegende   Mäßig ausgeprägte        nach 3-6 Monaten
Symptomatik      Symptomatik
                      │
              (D) Therapieversuch mit
                  Nitraten, Kalzium-
                  antagonisten
                      │
              ┌───────┴────────┐
        Exazerbation       Symptome sind
        der Symptome       tragbaren Ausmaßes
              │                   │
              │              Beobachtung
              │
(E) Dilatation des
    Ösophagus
    (pneumatisch)
              │
   ┌──────┬───┴────┬──────────────┐
Gutes   Persistieren  Isolierte      Perforation des Ösophagus
Ansprechen der        Ösophagus-      mit Übertritt von Speisebrei
         Dysphagie    perforation    ins Mediastinum
   │         │             │                │
   │    Mehrfache      Antibiotika      Notthcrakotomie
   │    Wiederholung   Nahrungs- und
   │    der Dilatation Flüssigkeitskarenz
   │         │         Beobachtung
   │    ┌────┴───┐
   │  Gutes    Persistieren der Dyspha-
   │  Ansprechen gie trotz mehrmonatiger
   │             Dilatationstherapie
   │                   │
Beobachtung zur    (F) Ösophagus-Myotomie
Erfassung eines
Dysphagie-Rezidivs oder
dem Aufkommen einer
Refluxsymptomatik
```

# Dysphagie bei unspezifischer Motilitätsstörung

(A) Bei Patienten mit Dysphagie (S. 60) gelingt eine Diagnosestellung mit Hilfe der Routineabklärung vor allem dann, wenn irgendeine Form der strukturellen bzw. mechanischen Obstruktion oder eine Infektion vorliegt. Als weniger erfolgreich erweist sich die Diagnostik, wenn es gilt, die endgültige Diagnose von Motilitätsstörungen zu bestätigen. Davon ausgenommen sind Patienten mit den klassischen Befunden eines diffusen Ösophagospasmus (S. 200) oder einer Achalasie (S. 202) - Erkrankungen, welche möglicherweise die zwei Pole eines weiten Spektrums von Krankheitsbildern repräsentieren.

(B) Eine generell verminderte Ösophagusmotorik (d.h. Druckamplituden unterhalb der Normwerte, reduzierte Frequenz peristaltischer Kontraktionen) ist häufig mit systemischen Erkrankungen assoziiert. Die Mehrzahl der Diabetiker mit peripherer Neuropathie weist eine oder mehrere der angeführten Motilitätsstörungen auf: verminderte Geschwindigkeit und reduzierte Druckamplitude der peristaltischen Kontraktionen oder herabgesetzter Ruhedruck im unteren Ösophagussphinkter (UÖS). Bei den meisten Patienten fehlen entsprechende Symptome; manche leiden unter einer Dysphagie. Eine Hypothyreose kann zur Abschwächung der Peristaltik und zur Drucksenkung im unteren Ösophagussphinkter führen, während die Hyperthyreose mit einer reduzierten Peristaltik im proximalen (quergestreifte Muskulatur) Ösophagusabschnitt einhergeht. Eine Verminderung von Druckamplitude und Frequenz der peristaltischen Kontraktionen im distalen Ösophagus beobachtet man ferner als Folge einer Mischkollagenose («mixed connective tissue disease») und eines Lupus erythematodes. Die Dermatomyositis-Polymyositis kann eine Funktionsstörung des proximalen Ösophagus verursachen. Eine Amyloidinfiltration führt unter Umständen zu einer Abschwächung der Peristaltik und einer Drucksenkung bzw. zu einem völligen Tonusverlust im unteren Ösophagussphinkter. Bei der chronischen idiopathischen Pseudoobstruktion handelt es sich um ein Leiden, das entweder die glatte Muskulatur oder den *Plexus myentericus* (Auerbach) in Mitleidenschaft zieht. Bei Befall des Ösophagus kann es zu unterschiedlichen Motilitätsstörungen kommen, wobei auch eine der Achalasie entsprechende pathologische Ösophagusmotorik beobachtet wird (abgeschwächte oder fehlende Peristaltik und Druckerhöhung im UÖS).

(C) Motorische Störungen (in der Regel Abschwächung der Peristaltik und sog. tertiäre Kontraktionen), die vermutlich in Abhängigkeit vom Alterungsprozeß auftreten, werden als Presbyösophagus bezeichnet. Die Mehrzahl der Betroffenen ist älter als 80 Jahre. Da die meisten älteren Patienten mit diesen motorischen Störungen keine Symptome aufweisen, ist die klinische Bedeutung der Befunde fraglich. Häufig leiden Patienten, bei denen ein Presbyösophagus diagnostiziert wurde, an zugrundeliegenden neurologischen Erkrankungen oder an einem Diabetes mellitus.

(D) Zu den Kriterien der klassischen unspezifischen Motilitätsstörungen gehören: **(a)** Verursachung von Symptomen (Thoraxschmerz oder Dysphagie), **(b)** keine Assoziation mit systemischen Erkrankungen und **(c)** Abgrenzung von Erkrankungen wie dem klassischen diffusen Ösophagospasmus (S. 200), der Achalasie (S. 202) oder der Sklerodermie (S. 70). Zu den häufigsten dieser unspezifischen Motilitätsstörungen gehören: **(a)** Nußknacker-Ösophagus (normale Fortpflanzung der peristaltischen Wellen, erhöhte Druckamplitude und verlängerte Dauer der peristaltischen Kontraktionen) und **(b)** der hypertone untere Ösophagussphinkter (Drucksteigerung mit normaler oder fehlender Erschlaffung im UÖS kombiniert mit einem Ösophagospasmus). Im allgemeinen entspricht die medikamentöse Behandlung derjenigen bei diffusem Ösophagospasmus (S. 200). Die Dysphagie bessert sich manchmal auf die einmalige Erweiterung mittels einer pneumatischen Dilatation. Bei Patienten mit nachweisbarem hypertonen UÖS kann eine Ballondilatation indiziert sein; allerdings besteht eher die Tendenz, diese Methode nur bei Patienten mit szintigraphisch nachgewiesener Verzögerung der Ösophagusentleerung anzuwenden. Eine Ösophagomyotomie ist bei Patienten mit schwerster Symptomatik indiziert, bei denen weder medikamentöse Therapie noch Dilatationen Wirkung zeigen.

## Literatur

1. Adamek RJ, Wegener U, Weber K. Hypermotile Funktionsstörungen des tubulären Ösophagus. Stationäre Manometrie und Langzeitmanometrie. Med Klin 1992; 87: 594.
2. Horton ML, Goff JS. Surgical treatment of nutcracker esophagus. Dig Dis Sci 1986; 31: 878.
3. Hotz J. Pathophysiologie der ösophagealen Motilität. J Gastroenterology 1990; 28: 52.
4. Katz PO, Dalton CB, Richter JE, et al. Esophageal testing in patients with non-cardiac chest pain and/or dysphagia. Ann Intern Med 1987; 106: 593.
5. Tummala V, Baue AE, McCallum RW. Surgical myotomy in patients with high-amplitude peristaltic esophageal contractions: manometric and clinical effects. Dig Dis Sci 1987; 32: 16.
6. Winters C, Artnak EJ, Benjamin B, Castell DO. Esophageal bougienage in symptomatic patients with the nutcracker esophagus. JAMA 1984; 262: 3630.

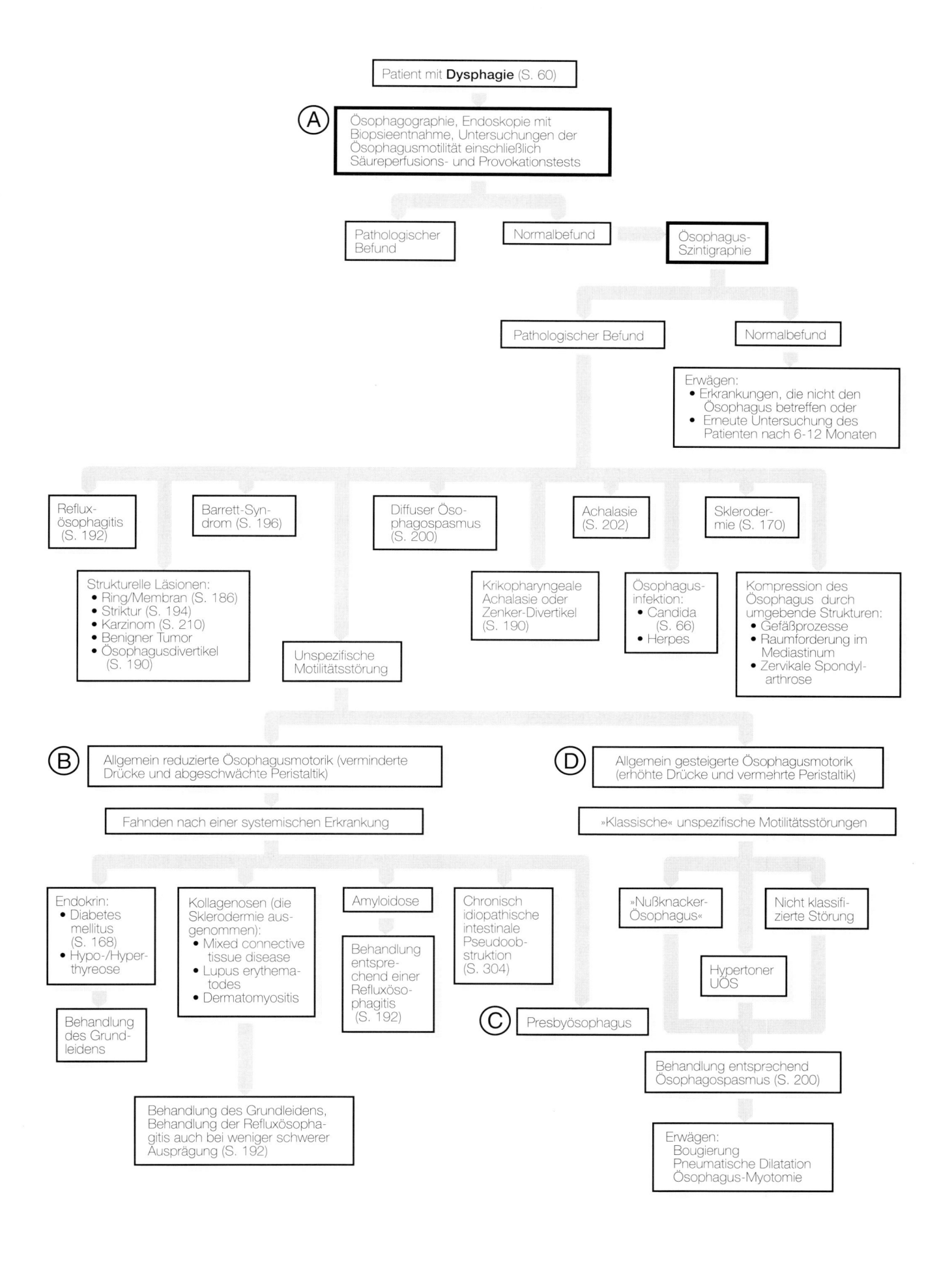

```
                    Patient mit Dysphagie (S. 60)
                                │
    ┌───(A)── Ösophagographie, Endoskopie mit
             Biopsieentnahme, Untersuchungen der
             Ösophagusmotilität einschließlich
             Säureperfusions- und Provokationstests ──┐
                │               │                      │
         Pathologischer    Normalbefund         Ösophagus-
         Befund                                 Szintigraphie
                                                   │
                                        ┌──────────┴──────────┐
                                 Pathologischer Befund   Normalbefund
                                                              │
                                                    Erwägen:
                                                    • Erkrankungen, die nicht den
                                                      Ösophagus betreffen oder
                                                    • Erneute Untersuchung des
                                                      Patienten nach 6–12 Monaten
```

- Refluxösophagitis (S. 192)
- Barrett-Syndrom (S. 196)
- Diffuser Ösophagospasmus (S. 200)
- Achalasie (S. 202)
- Sklerodermie (S. 170)

Strukturelle Läsionen:
- Ring/Membran (S. 186)
- Striktur (S. 194)
- Karzinom (S. 210)
- Benigner Tumor
- Ösophagusdivertikel (S. 190)

Krikopharyngeale Achalasie oder Zenker-Divertikel (S. 190)

Ösophagusinfektion:
- Candida (S. 66)
- Herpes

Kompression des Ösophagus durch umgebende Strukturen:
- Gefäßprozesse
- Raumforderung im Mediastinum
- Zervikale Spondylarthrose

Unspezifische Motilitätsstörung

(B) Allgemein reduzierte Ösophagusmotorik (verminderte Drücke und abgeschwächte Peristaltik)

Fahnden nach einer systemischen Erkrankung

Endokrin:
- Diabetes mellitus (S. 168)
- Hypo-/Hyperthyreose

Behandlung des Grundleidens

Kollagenosen (die Sklerodermie ausgenommen):
- Mixed connective tissue disease
- Lupus erythematodes
- Dermatomyositis

Behandlung des Grundleidens, Behandlung der Refluxösophagitis auch bei weniger schwerer Ausprägung (S. 192)

Amyloidose

Behandlung entsprechend einer Refluxösophagitis (S. 192)

Chronisch idiopathische intestinale Pseudoobstruktion (S. 304)

(C) Presbyösophagus

(D) Allgemein gesteigerte Ösophagusmotorik (erhöhte Drücke und vermehrte Peristaltik)

»Klassische« unspezifische Motilitätsstörungen

- »Nußknacker-Ösophagus«
- Nicht klassifizierte Störung
- Hypertoner UÖS

Behandlung entsprechend Ösophagospasmus (S. 200)

Erwägen:
Bougierung
Pneumatische Dilatation
Ösophagus-Myotomie

# Verätzung mit Säuren und Laugen

Säuren oder Laugen rufen in der Speiseröhre und im Magen eine ganze Reihe verschiedener Gewebeläsionen hervor. Bei Laugenverätzung kommt es zur Ausbildung einer Kolliquationsnekrose, wodurch der Schadstoff auch tief ins Gewebe eindringen kann. Säuren verursachen hingegen Koagulationsnekrosen, durch deren Schorf ein Übergreifen in tiefe Gewebsschichten behindert wird. Das Ausmaß der Schädigung hängt von vielen Faktoren ab und reicht von leichten Verätzungen (Ödem und Erythem) bis zu Nekrosen, die alle Wandschichten erfassen und mit Perforationen einhergehen. Verätzungen mit Laugen kommen weitaus häufiger vor als Säureverätzungen. Am häufigsten handelt es sich dabei um konzentrierte Laugen oder Säuren in Reinigungsmitteln; seltener ist die Aufnahme anderer Substanzen (so z.B. das Verschlucken von NaOH-haltigen Tabletten). Die Sofortmaßnahmen hängen davon ab, in welchem Zustand der Patient vorgefunden wird. Die meisten Patienten klagen über eine Odynophagie. Ein Kehlkopfstridor ist ungewöhnlich, kann aber innerhalb der ersten 24 Stunden nach der Aufnahme jederzeit auftreten und eine Intubation erfordern. In der Frühphase ist eine Perforation von Ösophagus oder Magen außergewöhnlich; man sollte aber daran denken. Falls auf den Röntgenaufnahmen freie Luft im Mediastinum oder in der Peritonealhöhle nachweisbar ist, muß eine Notoperation durchgeführt werden.

(A) Bei allen Patienten sollte eine fiberendoskopische Untersuchung von Ösophagus und Magen vorgenommen werden, wenn offensichtlich weder Perforationen noch Gewebsverletzungen vorliegen, die so ausgeprägt sind, daß eine gefahrlose Passage des Endoskops nicht gewährleistet ist. Mitunter besteht zwischen den Beschwerden des Patienten und dem Ausmaß oder Schweregrad der Verletzung von Speiseröhre oder Magen kaum ein Zusammenhang. Manche Patienten (vor allem Kinder) weisen orale Verätzungen auf, ohne daß distaler gelegene Organstrukturen verletzt sind. Gelegentlich beobachtet man Verätzungen der Speiseröhre und des Magens ohne Verletzungen im Mund- und Rachenraum. Endoskopisch lassen sich unverletzte Schleimhaut oder geringfügige Verätzungen von schwereren Läsionen unterscheiden. Die Tiefe der Gewebeschädigung oder mögliche Verletzungsfolgen können jedoch nicht beurteilt werden.

(B) Bei Patienten ohne Verätzungen von Speiseröhre oder Magen muß eine symptomatische Behandlung der oralen Läsionen erfolgen. Eine stationäre Therapie ist nicht notwendig, außer wenn psychiatrische Betreuung erforderlich ist (z.B. bei Suizidgefahr).

(C) Die Therapie von Verätzungen ist rein empirisch; über die Wirksamkeit der Maßnahmen gibt es keine kontrollierten Untersuchungen. Im Tierversuch konnte für Steroide nachgewiesen werden, daß sie innerhalb der ersten 48 Stunden nach einer Verätzung die Ausbildung von Strikturen verhindern können; beim Menschen hat sich eine solche Wirkung jedoch bisher nicht gezeigt. Zudem können Steroide eine sich entwickelnde Infektion und die klinischen Zeichen einer Perforation maskieren. Die Gabe von Antibiotika sollte denjenigen Patienten vorbehalten bleiben, bei denen eine Infektion objektivierbar ist. Die intravenöse Gabe von Protonenpumpenhemmern oder $H_2$-Rezeptorenblockern hilft, die peptische Schädigung der Magenschleimhaut zu reduzieren. Bei ausgedehnten Verätzungen muß frühzeitig eine parenterale, später eine Sondenernährung durchgeführt werden.

(D) Asymptomatische Strikturen lassen sich röntgenologisch durch Serienaufnahmen nachweisen. Durch Säure verursachte Strikturen werden innerhalb von 2 Wochen sichtbar. Die Mehrzahl der durch Laugen induzierten Strikturen kann erst ab der dritten Woche festgestellt werden. Etwa 80% aller Strikturen sind bis zur achten Woche erkennbar.

(E) Falls sich Strikturen entwickeln, muß baldmöglichst die Bougierungsbehandlung beginnen. Mit Hilfe von Savary-Bougies o.ä. erreicht man eine Aufdehnung des Lumens bis zu einem Durchmesser von mindestens 42 French (ca 13,8 mm), vorzugsweise jedoch 50 French. Anfangs ist die Dilatation unter Umständen 2- bis 3mal wöchentlich oder täglich erforderlich. Im weiteren Verlauf hängt die Häufigkeit der Bougierungen vom Erfolg der Behandlung ab. Klagt der Patient nach 8 bis 10 Behandlungen nach wie vor über Schluckbeschwerden beim Verzehr fester Speisen, sollte eine operative Korrektur in Betracht gezogen werden. Beachtenswert ist, daß bei Patienten mit einer Laugenverätzung das Risiko, an einem Plattenepithelkarzinom des Ösophagus zu erkranken, überdurchschnittlich ist. In der Regel wird das Karzinom 35 bis 40 Jahre nach der Verätzung diagnostiziert.

(F) Wenn sich eine verätzungsbedingte Ösophagusstriktur auch durch wiederholte Bougierungen nicht bessert, kann eine Operation indiziert sein. Die Plazierung von Silikonstents für 4 bis 6 Wochen erhält die Durchgängigkeit des Ösophagus aufrecht und verhindert die Ausbildung schwerwiegender Strikturen. Bei Strikturbildung in einem ausgedehnten Ösophagusabschnitt muß eventuell eine Resektion mit Interposition eines Jejunum- oder Kolonstücks unternommen werden. Wenn nicht nur der Ösophagus, sondern auch der Magen schwere Verätzungen erlitten hat, muß außerdem eine subtotale oder totale Gastrektomie durchgeführt werden.

## Literatur

1. Adamek ME, Weber J, Benz C, Riemann JF. Laugenverätzungen des Ösophagus: Verlauf unter Langzeitbougierung. Dtsch Med Wochenschr 1991; 116: 1664.
2. Anderson KD, Rouse TM, Randolph JG. A controlled trial of corticosteroids in children with corrosive injury of the esophagus. N Engl J Med 1990; 323: 637.
3. Estrera A, et al. Corrosive burns of the esophagus and stomach: a recommendation for an aggressive surgical approach. Ann Thorac Surg 1986; 41: 276.
4. Knoll MR, Müller MK, Singer MV. Therapie der Ösophagusverätzungen. Dtsch Med Wochenschr 1992; 117: 183.
5. Moore WR. Caustic ingestion, pathophysiology, diagnosis and treatment. Clin Pediatr 1986; 25: 192.

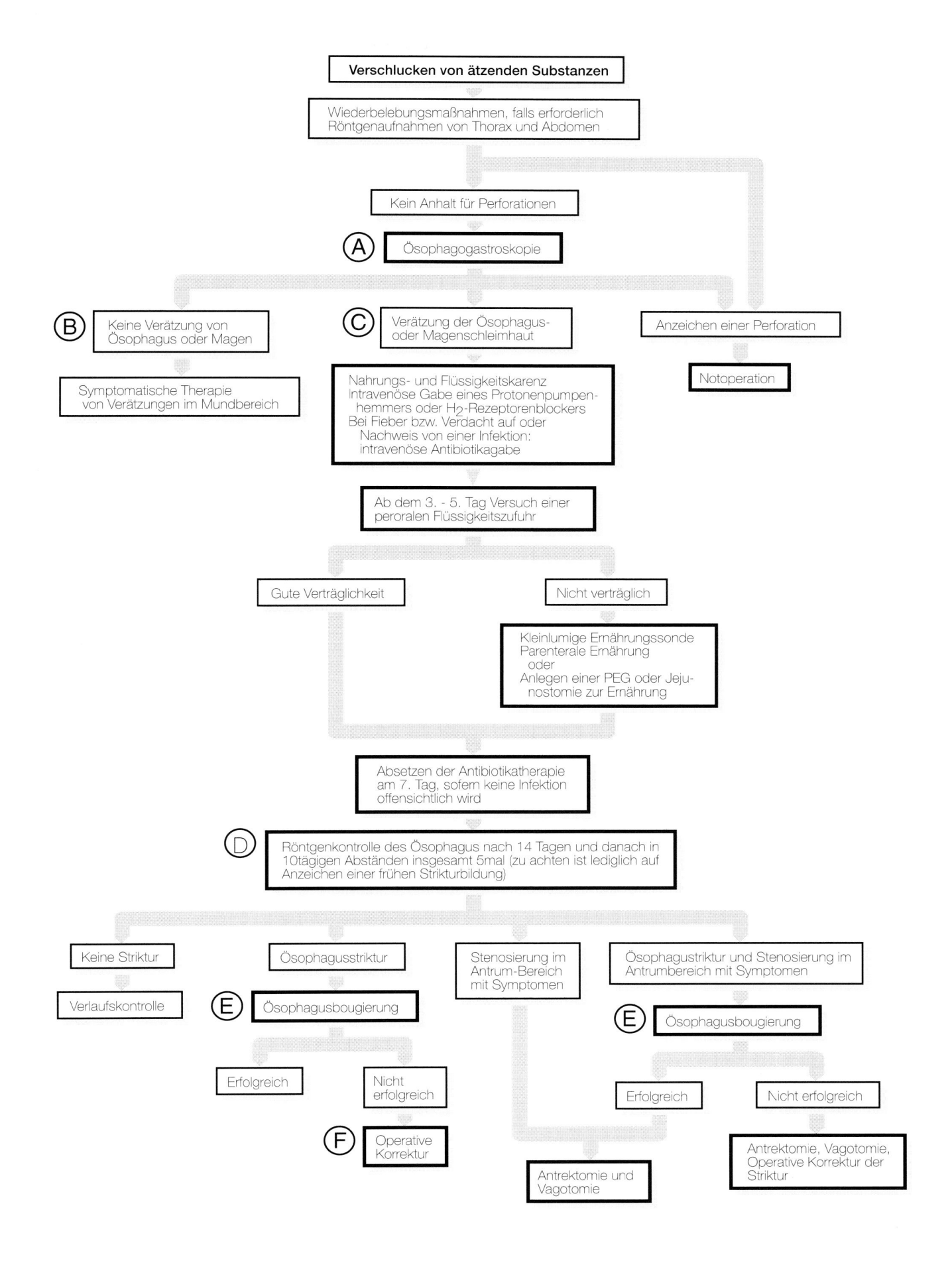

```
                    Verschlucken von ätzenden Substanzen
                                    │
                                    ▼
                    Wiederbelebungsmaßnahmen, falls erforderlich
                    Röntgenaufnahmen von Thorax und Abdomen
                                    │
                    ┌───────────────┴───────────────┐
                    ▼                               ▼
              Kein Anhalt für Perforationen
                    │
              (A) Ösophagogastroskopie
```

┌─────────────────────┬─────────────────────────────┬─────────────────────────┐
│                     │                             │                         │
(B) Keine Verätzung von         (C) Verätzung der Ösophagus-    Anzeichen einer Perforation
    Ösophagus oder Magen            oder Magenschleimhaut
                                                                Notoperation
Symptomatische Therapie         Nahrungs- und Flüssigkeitskarenz
von Verätzungen im Mundbereich  Intravenöse Gabe eines Protonenpumpen-
                                hemmers oder H₂-Rezeptorenblockers
                                Bei Fieber bzw. Verdacht auf oder
                                Nachweis von einer Infektion:
                                intravenöse Antibiotikagabe

                                Ab dem 3. - 5. Tag Versuch einer
                                peroralen Flüssigkeitszufuhr

              Gute Verträglichkeit                 Nicht verträglich

                                                   Kleinlumige Ernährungssonde
                                                   Parenterale Ernährung
                                                    oder
                                                   Anlegen einer PEG oder Jeju-
                                                   nostomie zur Ernährung

                                Absetzen der Antibiotikatherapie
                                am 7. Tag, sofern keine Infektion
                                offensichtlich wird

                           (D) Röntgenkontrolle des Ösophagus nach 14 Tagen und danach in
                               10tägigen Abständen insgesamt 5mal (zu achten ist lediglich auf
                               Anzeichen einer frühen Strikturbildung)

Keine Striktur        Ösophagusstriktur      Stenosierung im        Ösophagustriktur und Stenosierung im
                                             Antrum-Bereich         Antrumbereich mit Symptomen
                                             mit Symptomen
Verlaufskontrolle  (E) Ösophagusbougierung                       (E) Ösophagusbougierung

                   Erfolgreich   Nicht                           Erfolgreich    Nicht erfolgreich
                                 erfolgreich

                              (F) Operative                                     Antrektomie, Vagotomie,
                                  Korrektur                                     Operative Korrektur der
                                                                                Striktur
                                             Antrektomie und
                                             Vagotomie

# Ösophagusperforation

Die meisten Ösophagusperforationen werden durch instrumentelle Manipulationen verursacht (endoskopische Untersuchungen, Ösophagusbougierung, endotracheale Intubation). Weitere Ursachen sind postemetische Rupturen (Boerhaave-Syndrom), Einsatz von Sengstaken-Blakemore- oder Linton-Sonden (S. 448), Verätzungen mit Säuren oder Laugen (S. 206), Fremdkörper sowie stumpfe oder penetrierende Traumen. Spontanperforationen sind äußerst selten. Perforationen, die während eines instrumentellen Eingriffs auftreten, werden entsprechend der Verletzungshöhe klassifiziert. Die Perforation des zervikalen Ösophagusabschnitts tritt in der Regel im dorsalen Bereich auf; die Verletzung bleibt lokalisiert. Perforationen des intrathorakalen Ösophagus beobachtet man am häufigsten im Anschluß an eine Bougierung oder pneumatische Dehnung. Nach Perforationen des zervikalen Ösophagus können Halsschmerzen, Fieber, Schluckbeschwerden und Schmerzen im Verletzungsbereich auftreten. Bei 50 bis 60% der Patienten wird im Halsbereich eine Krepitation wahrgenommen. Die Ruptur des intrathorakalen Ösophagusabschnitts verursacht Schmerzen und Fieber. Falls die Pleura mit verletzt wurde, leiden die Patienten unter Kurzatmigkeit. Es können sich die Symptome eines Pleuraergusses entwickeln, gelegentlich entstehen Zyanose oder Schock. Durch die frühzeitige Diagnose (unter 24 Std.) lassen sich Morbidität und Mortalität signifikant reduzieren.

(A) Die Thorax-Röntgenaufnahme weist bei 80% der Ösophagusperforationen einen pathologischen Befund auf. Bei Patienten mit einer Perforation des zervikalen Ösophagus bildet sich in der Mehrzahl der Fälle ein Emphysem im Halsbereich. Ein Mediastinalemphysem ist bei 30 bis 40% der Patienten im Anschluß an eine intrathorakale Ösophagusperforation nachweisbar. Weitere radiologische Kennzeichen sind die Verbreiterung des Mediastinums, ein Pleuraerguß und ein Pneumoperitoneum. Häufig weisen Pleuraergüsse, die durch Ösophagusperforationen verursacht wurden, einen niedrigen pH-Wert auf (weniger als 6.5).

(B) Die Perforationsstelle kann bei den meisten Patienten mit wasserlöslichem Kontrastmittel dargestellt werden. Durch Verwendung von wasserlöslichem Kontrastmittel läßt sich eine mögliche Reizung des Mediastinums durch Barium vermeiden. Andererseits kann eine gefährliche Aspiration verursacht werden, weshalb man bei Patienten mit beeinträchtigter Bewußtseinslage auf die Ösophagographie verzichten sollte.

(C) Barium ergibt auf den Röntgenaufnahmen einen besseren Kontrast als wasserlösliche Kontrastmittel und ermöglicht somit eventuell die Darstellung von vorher übersehenen Perforationen. Insgesamt weisen die Kontrastmitteluntersuchungen eine Sensitivität von etwa 90% auf.

(D) Die gedeckte Perforation des intrathorakalen Ösophagus wird als eine auf den Bereich innerhalb des Mediastinums begrenzte Perforation definiert, die eine Höhle mit Drainage in den Ösophagus aufweist, mit wenig ausgeprägten klinischen Symptomen einhergeht und nicht mit den Symptomen einer generalisierten Sepsis assoziiert ist. Alle konservativ therapierten Patienten sollten sorgfältig auf die Anzeichen einer fortbestehenden Undichtigkeit, eines Abszesses oder einer Ausweitung des Risses im Mediastinum hin überwacht werden.

(E) Die Indikation zur Notoperation ist gegeben, falls die Ruptur zu einem Pneumothorax, zu Pneumoperitoneum, Mediastinalemphysem, generalisierter Sepsis, respiratorischer Insuffizienz oder Schock geführt hat. Der operative Eingriff muß auf die klinische Situation abgestimmt werden. Wenn möglich, sollte die chirurgische Behandlung aus einer primären Drainage und dem Nahtverschluß der Perforationsstelle bestehen. In ausgewählten Fällen (Operation innerhalb von 8 bis 12 Stunden, Patient ansonsten bei guter Gesundheit, ideale Verhältnisse im Bereich des Mediastinums) kann die endgültige Behandlung einer zugrundeliegenden Ösophaguserkrankung vorgenommen werden. Bei ausgeprägten Entzündungen finden, abhängig vom Zustand des Patienten und den Verhältnissen in Mediastinum und Ösophagus, verschiedene Operationstechniken Anwendung. Die Verfahren reichen von der Drainage, einer Übernähung der Perforationsstelle und Verstärkung durch einen Pleuralappen und einer Gastrostomie bis hin zu Drainage und Ausschaltung bzw. Umleitung des Ösophagus. Durch das Einlegen einer Endoprothese gelingt der effektive Verschluß von Perforationen. Sofern vor Ort genügend Erfahrung damit besteht, sollte diese Alternative bei Patienten erwogen werden, bei denen andernfalls wahrscheinlich ausgedehnte Thoraxoperationen nötig wären. Bei vielen Patienten wird eine parenterale Ernährung notwendig (S. 16). Mortalitäts- und Morbiditätsraten zeigen starke Schwankungen. Am niedrigsten sind sie nach instrumenteller Perforation (versuchsweise perorale Ernährung) und frühzeitiger Operation. Die höchsten Raten beobachtet man bei spontan nach einer Mahlzeit aufgetretenen Perforationen und später chirurgischer Intervention. Die postoperative Morbidität, wozu ösophagokutane Fistelbildungen, Empyeme, Wundinfektionen, Fistelbildungen zwischen Ösophagus und Pleurahöhle bzw. Bronchien sowie Abszesse im Zervikalbereich zählen, liegt bei bis zu 50%. Eine Ösophagusstriktur tritt nach Abheilung der Perforation kaum auf.

(F) Zervikale Perforationen gehen in der Regel nicht mit einer lokalen Ösophaguserkrankung einher, die Verletzung manifestiert sich häufig als periösophagealer Abszeß. Nahtverschluß und Drainage, die durch eine Inzision entlang des *M. sternocleidomastoideus* vorgenommen werden, liefern ausgezeichnete Resultate.

## Literatur

1. Attar S, Hankins JR, Suter CM, et al. Esophageal perforation: a therapeutic challenge. Ann Thorac Surg 1990; 50: 45.
2. Flynn AW, Verrier ED, Way LW, et al. Esophageal perforation. Arch Surg 1989; 124: 1211.
3. Junginger T, Schäfer W, Böttger T. Die Ösophagusperforation – Indikation zur operativen Therapie. Chirurg 1991; 62: 800.
4. Quale AR, Moore PK, Jacob G, et al. Treatment of esophageal perforation by intubation. Ann R Coll Surg Engl 1985; 67: 101.
5. Vogel S, Volk HW, Wasmer MP, Buchwald J. Behandlung der iatrogenen Ösophagus-Perforation. Zentralbl Chir 1991; 116: 751.

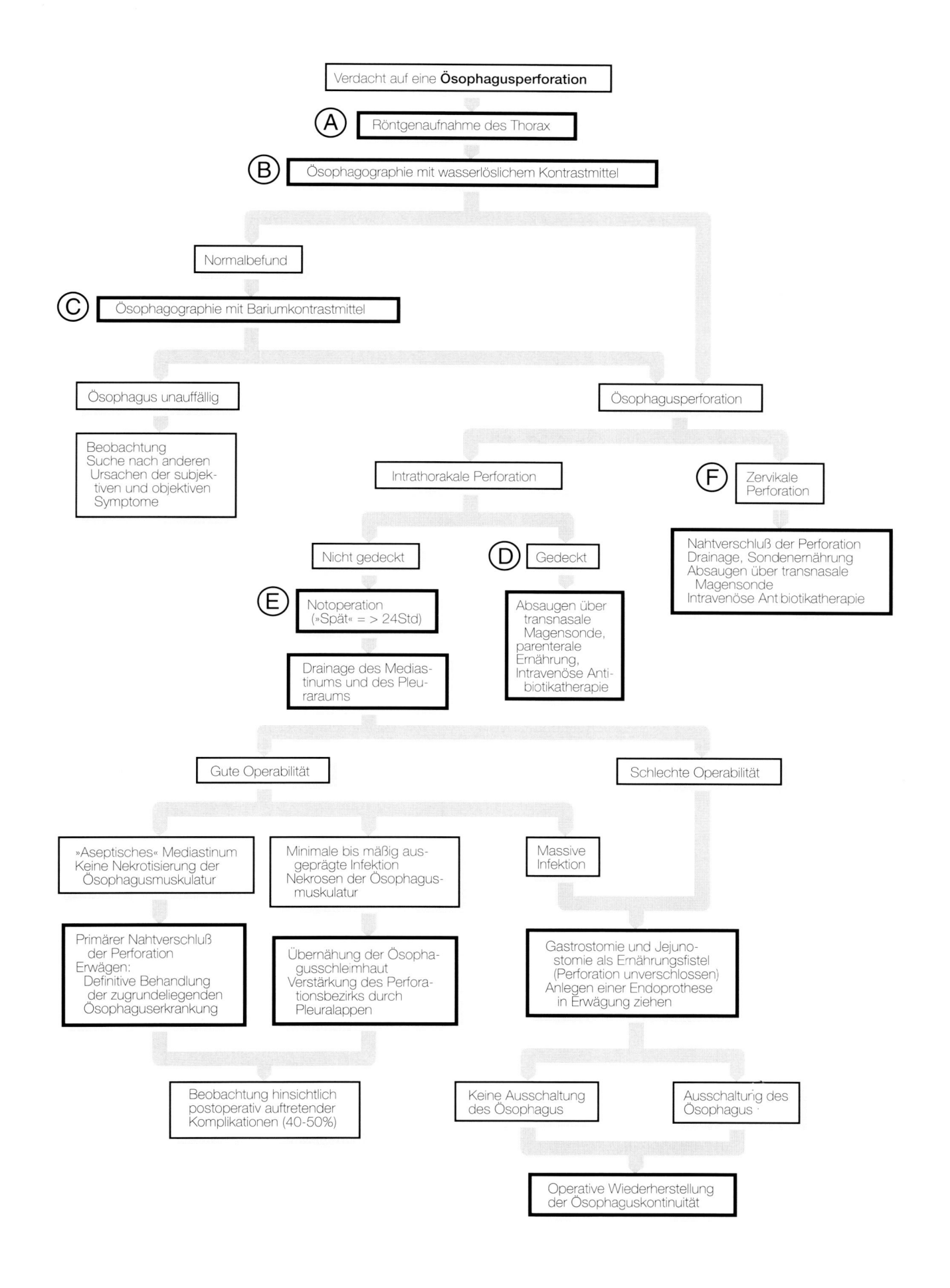

```
                    Verdacht auf eine Ösophagusperforation
                                    │
                         Ⓐ   Röntgenaufnahme des Thorax
                                    │
                         Ⓑ   Ösophagographie mit wasserlöslichem Kontrastmittel
                                    │
                         ┌──────────┴──────────────────────────────┐
                    Normalbefund                                   │
                         │                                         │
       Ⓒ   Ösophagographie mit Bariumkontrastmittel                │
                         │                                         │
         ┌───────────────┴────────┐                                │
   Ösophagus unauffällig          └────────────┬───────────────────┘
         │                                Ösophagusperforation
   Beobachtung                                 │
   Suche nach anderen          ┌───────────────┴──────────────┐
   Ursachen der subjek-   Intrathorakale Perforation      Ⓕ  Zervikale
   tiven und objektiven        │                              Perforation
   Symptome                    │                                 │
                    ┌──────────┴─────────┐              Nahtverschluß der Perforation
              Nicht gedeckt         Ⓓ  Gedeckt         Drainage, Sondenernährung
                    │                    │              Absaugen über transnasale
         Ⓔ  Notoperation          Absaugen über           Magensonde
            (»Spät« = > 24Std)    transnasale           Intravenöse Antibiotikatherapie
                    │             Magensonde,
            Drainage des Medias-  parenterale
            tinums und des Pleu-  Ernährung,
            raraums               Intravenöse Anti-
                    │             biotikatherapie
         ┌──────────┴──────────┐
   Gute Operabilität      Schlechte Operabilität
         │                       │
   ┌─────┴──────┐                │
»Aseptisches« Mediastinum  Minimale bis mäßig aus-   Massive
Keine Nekrotisierung der   geprägte Infektion        Infektion
Ösophagusmuskulatur        Nekrosen der Ösophagus-
                           muskulatur
         │                       │                       │
Primärer Nahtverschluß   Übernähung der Ösopha-    Gastrostomie und Jejuno-
der Perforation          gusschleimhaut            stomie als Ernährungsfistel
Erwägen:                 Verstärkung des Perfora-  (Perforation unverschlossen)
   Definitive Behandlung tionsbezirks durch        Anlegen einer Endoprothese
   der zugrundeliegenden Pleurallappen             in Erwägung ziehen
   Ösophaguserkrankung
                                 │                       │
                      Beobachtung hinsichtlich   ┌───────┴────────┐
                      postoperativ auftretender  Keine Ausschaltung  Ausschaltung des
                      Komplikationen (40-50%)    des Ösophagus       Ösophagus
                                                         │
                                                 Operative Wiederherstellung
                                                 der Ösophaguskontinuität
```

# Ösophaguskarzinom

Etwa 5% der gastrointestinalen Neoplasien (= 1% der Krebsfälle insgesamt) entfallen auf das Ösophaguskarzinom mit in den letzten Jahren zunehmender Inzidenz. Mit einer absoluten 5-Jahres-Überlebensrate von nur 5% ist die Prognose dieses Malignoms als schlecht zu bezeichnen. Über 90% der Patienten haben bei Diagnosestellung bereits eine fortgeschrittene Erkrankung bzw. entwickeln diese in Kürze. Das Plattenepithelkarzinom macht 95% der Ösophaguskarzinome aus, wobei jedoch der Anteil an Adenokarzinomen steigt. Das Adenokarzinom des Ösophagus entspricht in nahezu allen Fällen der Ausdehnung eines Magenkarzinoms (S. 224) oder der malignen Transformation eines Barrett-Syndroms (S. 196). Rund 20% der Ösophaguskarzinome sind im zervikalen, 50% im mittleren (thorakalen) und 30% im distalen Drittel des Ösophagus lokalisert. Leitsymptom ist die progressive Dysphagie. Konstante retrosternale Schmerzen, mit oder ohne gleichzeitige Rückenschmerzen, weisen auf eine ausgedehnte Erkrankung hin. Ein erhöhtes Erkrankungsrisiko besteht für Afrikaner und Asiaten, für Patienten mit Karzinomen im Kopf- oder Halsbereich, mit einer seit längerem bestehenden Achalasie (S. 202), bei Laugenverätzungen (S. 206), dem Barrett-Syndrom (S. 196), Sprue (S. 280) oder bei kombiniertem übermäßigem Alkohol- und Nikotingenuß. Anamnese und Röntgenuntersuchung des Ösophagus liefern wertvolle Hinweise für die Diagnose. Durch die endoskopische Untersuchung mit Biopsien und Bürstenabstrichen für die Zytodiagnostik kann die Diagnose mit 90- bis 95%iger Sicherheit gestellt werden.

(A) Die präoperative Untersuchung dient dazu, eine Metastasierung oder ungünstige lokale Verhältnisse abzuklären (Penetration der Ösophagusmuskulatur oder regionale Lymphknotenmetastasen) und das Operationsrisiko des Patienten abzuschätzen. Die Diagnostik umfaßt in der Regel Leberfunktionsteste, Thorax-Röntgenaufnahmen, die computertomographische Untersuchung von Thorax und Oberbauch, eine Bronchoskopie und die sorgfältige Beurteilung des Herz-Lungen-Status. Bei Patienten mit Knochenschmerzen kann zusätzlich eine Knochenszintigraphie durchgeführt werden. Die endoskopische Ultraschalluntersuchung (S. 40) ist von großer Bedeutung für die Erfassung der Invasionstiefe und der lokalen Lymphknotenbeteiligung.

(B) Die Mehrzahl der Patienten kommt für eine Operation nicht mehr in Frage. Das Karzinom des zervikalen Ösophagusabschnitts gilt als schwer resezierbar. Die betroffene Patientengruppe sowie Patienten, deren Malignom anscheinend auf die Speiseröhre begrenzt ist, werden einer kurativen Strahlentherapie unterzogen. Die Symptome (gewöhnlich Dysphagie, manchmal Knochenschmerzen) sprechen auf eine palliative Bestrahlung an. Eine kombinierte Chemotherapie ist unter Umständen sinnvoll.

(C) Häufig gelingt es, das Ösophaguslumen durch mechanische Dilatation offenzuhalten. Verwendung finden Bougies (z.B. nach Savary), die über einen Führungsdraht eingebracht werden. Wenn es problematisch wird, die Durchgängigkeit des Ösophagus zu erhalten, sollte eine Endoprothese (Metall- oder Plastik-Stent) gelegt werden. Die endoskopische Lasertherapie ist eine wirksame, wenn auch sehr teure Methode, um die Durchgängigkeit des Lumens zu erhalten. Neuerdings wurde eine bipolare Metallolive vorgestellt, mit deren Hilfe der Tumor vom Lumen aus elektrisch kauterisiert werden kann. Ähnlich wie bei der Lasertherapie sollte diese Methode nur von einem sehr erfahrenen Arzt durchgeführt werden; selbst dann treten Komplikationen (z.B. eine Perforation) bei bis zu 20% der behandelten Patienten auf. Als sicherer Zugang für eine enterale Langzeiternährung muß eine PEG (perkutane endoskopische Gastrostomie) angelegt werden.

(D) In wenigen Fällen wird operativ behandelt, bei 30 bis 40% dieser Fälle ist eine «kurative» Resektion möglich. Die drei häufigsten Resektionsmethoden bei Ösophaguskarzinomen sind (a) die radikale Ösophagektomie mit Interposition eines Kolonsegments und gleichzeitiger «en-bloc»-Entfernung der Lymphknoten; (b) transhiatale stumpfe Ösophagektomie und (c) die Iwor-Lewis-Ösophagektomie. Die operative Mortalität schwankt zwischen 3 und 11%; Undichtigkeiten der Anastomosen treten bei 5–9% der Patienten auf. Vor der Operation ist darauf zu achten, daß beim Patienten ein ausreichender Ernährungszustand gewährleistet ist; sofern Bedarf besteht, sollte das Anlegen einer Gastrostomie zu Ernährungszwecken oder eine Umstellung auf totale parenterale Ernährung erwogen werden. Eine präoperative Strahlentherapie kann nicht empfohlen werden, solange die Überlegenheit der kombinierten Therapie gegenüber der alleinigen operativen Behandlung durch geeignete Studien noch nicht nachgewiesen ist. Bei einigen Patienten kommt es nicht zur Entwicklung eines Rezidivs, bei der überwiegenden Zahl beobachtet man jedoch entweder einen Befall der Lymphknoten oder Rezidive im Bereich der Resektionsränder.

## Literatur

1. Hancock SL, Glatstein E. Radiation therapy of esophageal cancer. Semin Oncol 1984; 11: 144.
2. Jensen DM, Machicado G, Randall G. Comparison of low-power YAG laser and BICAP tumor probe for palliation of esophageal cancer strictures. Gastroenterology 1988; 94: 1263.
3. Orringer MB. Chemotherapy and radiation therapy before transhiatal esophagectomy for esophageal carcinoma. Ann Thorac Surg 1990; 49: 348.
4. Porschen R, Roth SL, Römer MD, Strohmeier Y. Multimodale Therapiekonzepte beim Ösophagus-Karzinom. Dtsch Med Wochenschr 1993; 118: 634.
5. Reeders JW, Bartelsmann JK. Radiologische Diagnostik und präoperatives Staging des Ösophagus-Karzinoms. Radiologe 1993; 33: 323.
6. Sass NL, Rienow J. Nitinol-Stent bei Ösophagus-Karzinom. Dtsch Med Wochenschr 1993; 118: 45.
7. Ziegler K. Endosonographische Diagnostik des Ösophagus-Karzinoms. Vergleich mit anderen bildgebenden Verfahren. Z Gastroenterol 1992; 30: 808.

```
                        Patient mit einem Ösophaguskarzinom
                                        |
                ┌───────────────────────┴───────────────────────┐
        Plattenepithelkarzinom                          Adenokarzinom
                                                        Magenkarzinom (S. 224)
    (A) Präoperative Diagnostik                         Barrett-Syndrom (S. 196)
                │
    ┌───────────┴───────────┐
(B) Inoperabilität      (D) Operabilität des Patienten
    des Patienten
```

**(B) Inoperabilität des Patienten**

- Zervikales Ösophaguskarzinom
- Nicht operationsfähig aufgrund des schlechten Allgemeinzustandes
  - Karzinom auf den Ösophagus beschränkt
  - Lokale Ausbreitung des Karzinoms
  - Metastasen

- Kurative Strahlentherapie
- **Palliativbestrahlung zur Besserung der Dysphagie**

**(C)** **Bei Bedarf Dilatation zur Linderung der Dysphagie. Erwägen einer Lasertherapie oder Endoprothese. Anlegen einer PEG zur Sicherung der enteralen Ernährung**

**(D) Operabilität des Patienten**

- Unresezierbares Karzinom
  - Beschränkung auf Palliativmaßnahmen
    - Lokale Ausbreitung des Karzinoms
    - Metastasierung
  - **Palliativbestrahlung zur Behandlung der Dysphagie**
  - **Bei Bedarf Dilatation zur Linderung der Dysphagie. Erwägen einer Lasertherapie, Bicap oder Endoprothese**

- Resezierbares Karzinom
  - »Kurative« Resektion
    - Tumorrezidiv
      - Kurative Bestrahlung
    - Kein Tumorrezidiv
      - **Endoskopie mit Biopsien und Zytodiagnostik von Bürstenabstrichen alle 6–12 Monate. Endosonographie erwägen**

**Palliative Strahlenbehandlung zur Linderung von Dysphagie und Knochenschmerzen. Erwägen einer Lasertherapie oder Legen einer Endoprothese zur Besserung der Dysphagie. Anlegen einer PEG zur Sicherung der enteralen Ernährung**

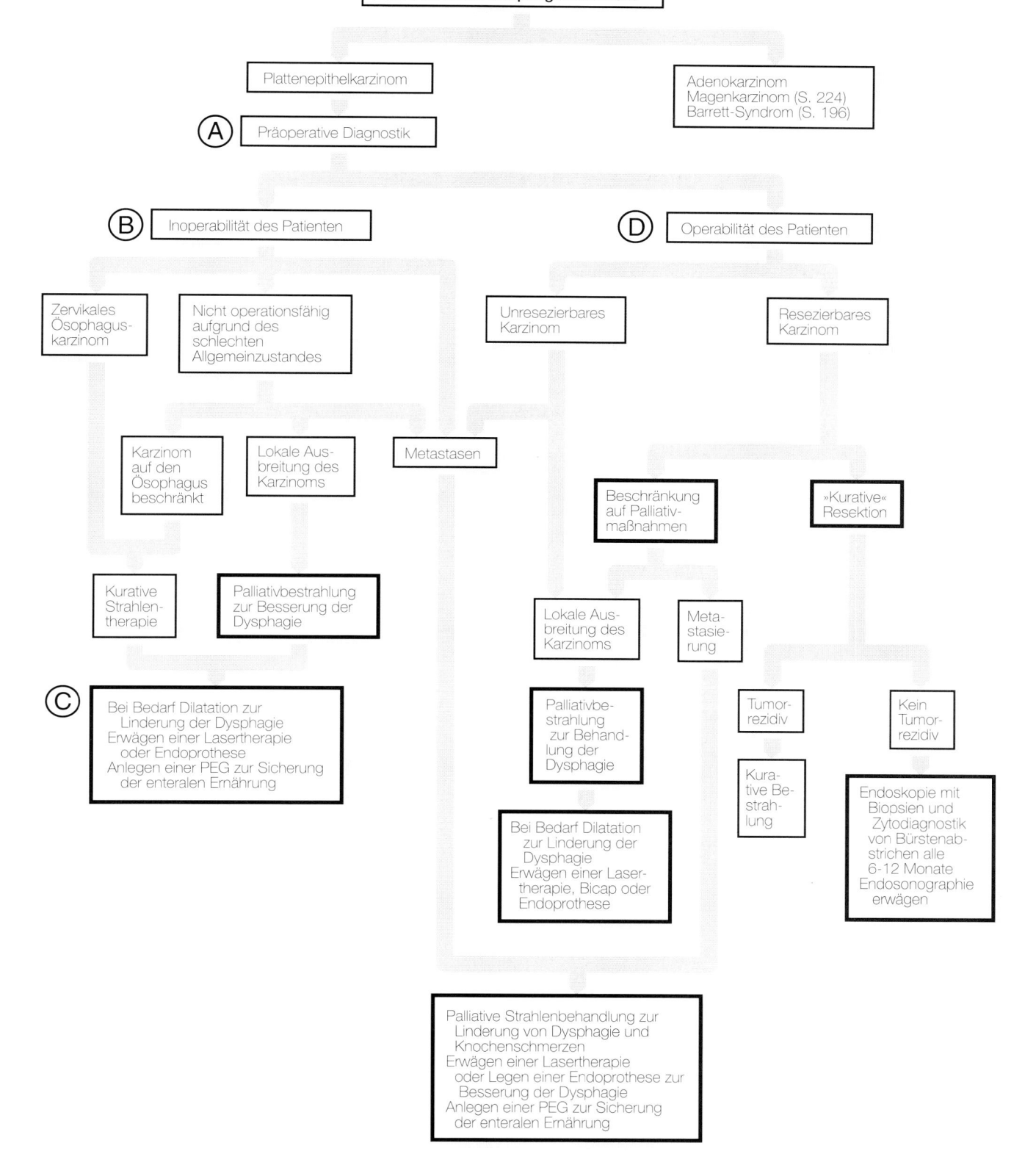

# 8
# Erkrankungen des Magens und des Zwölffingerdarms

# Hypertrophische Gastritis

(A) Über die objektiven und subjektiven Symptome (und die Häufigkeit ihres Auftretens) bei einer hypertrophischen Gastritis mit symptomatischem Verlauf werden folgende Angaben gemacht: Schmerzen (75%), Gewichtsverlust (65-70%), Anämie (40–50%), okkulte gastrointestinale Blutungen (40-50%), Erbrechen (25–30%) und Ödeme (25–30%). Die meisten Patienten sind über 50 Jahre alt; Männer sind häufiger betroffen. Der chronische, im Epigastrium lokalisierte Schmerz ähnelt häufig den Beschwerden bei peptischer Ulkuskrankheit. In vielen Fällen hatte man sich in der Vorgeschichte bereits um eine diagnostische Abklärung bemüht. Mit Hilfe der Röntgenkontrastmitteluntersuchung (MDP) lassen sich vergrößerte Magenfalten nachweisen, wobei das Antrum jedoch in der Regel keine derartigen morphologischen Veränderungen aufweist bzw. am wenigsten davon betroffen ist. Differentialdiagnostisch sind Malignome, das Zollinger-Ellison-Syndrom (S. 240), die eosinophile Gastritis (S. 298) und Infektionen (phlegmonöse Gastritis) zu beachten. Hinter »Riesenfalten«, die auf den proximalen Magenanteil beschränkt sind, können sich Varizen verbergen. Eine Faltenvergrößerung im Antrum entsteht gewöhnlich auf dem Boden einer malignen Erkrankung.

(B) Mit Hilfe der endoskopischen Untersuchung versucht man, eine definitive Diagnose zu stellen. Magenkarzinom (S. 224) und eosinophile Gastritis (S. 298) lassen sich in der Regel anhand von Biopsien diagnostizieren, die während der Endoskopie entnommen wurden. Durch gezielte Saug- oder Schlingenbiopsien (S. 26) werden tiefer gelegene Wandschichten erfaßt. Diese Untersuchung ist daher unter Umständen aufschlußreicher. Oft finden sich jedoch in den Gewebsproben nur histologische Merkmale einer chronischen Gastritis.

(C) In vielen Fällen ist der Ausschluß eines Magenlymphoms anhand von Schleimhautbiopsien nicht möglich (falsch negative Rate 10–20%). Mit Hilfe einer für die Polypektomie eingesetzten Elektrokauterschlinge lassen sich Biopsien, die auch tiefere Schichten erfassen, gewinnen; so wird die Untersuchung aussagekräftiger. Gelegentlich erfordert die Abklärung eine Laparotomie mit Entnahme einer Gewebeprobe, die alle Wandschichten erfaßt.

(D) Falls sich subjektives Beschwerdebild, objektive Symptomatik und Röntgenbefunde über einen Zeitraum von mehr als 2 Jahren als beständig erweisen, kann die Vermutungsdiagnose einer hypertrophischen Gastropathie gestellt werden (nach Ausschluß anderer Erkrankungen anhand von Schleimhautbiopsien). Eine Laparotomie zur diagnostischen Abklärung ist bei diesen Patienten nicht erforderlich. Patienten, die sich mit einer deutlichen, vor kurzem eingetretenen Verschlimmerung der objektiven und subjektiven Symptome vorstellen, sollten als »neu erkrankt« eingestuft und dementsprechend behandelt werden (beispielsweise kann ein Adenokarzinom mit einer hypertrophischen Gastropathie assoziiert sein).

(E) Bei der hypertrophen Gastropathie (Morbus Ménétrier) und der hypertrophen hypersekretorischen Gastropathie handelt es sich möglicherweise um Varianten derselben Erkrankung (d.h., diese Krankheitsbilder repräsentieren auf der Skala der Gastropathien jeweils das Ende). Charakteristisch für die Ménétrier-Krankheit ist eine Hypertrophie der Schleimhaut mit einer Hyperplasie des Oberflächenepithels. Die Foveolae sind verlängert und gewunden; außerdem liegen eine zahlenmäßige Verringerung von Beleg- und Hauptzellen neben zystischen Erweiterungen der Mukosa vor, die mit einer verminderten Magensäuresekretion oder Achlorhydrie einhergehen. Für die hypertrophische hypersekretorische Gastropathie ist dagegen eine Zunahme der Beleg- und Hauptzellzahl und eine vermehrte Sekretion von Magensäure kennzeichnend. Bei 60 bis 70% der Patienten mit einem M. Ménétrier kommt es aufgrund des Proteinverlusts über die Magenschleimhaut zu einer Hypalbuminämie (S. 164); Ödeme entwickeln sich bei 25 bis 30% und können sogar anfangs das einzige Symptom sein. Patienten mit M. Ménétrier haben ein höheres Risiko vaskulärer und thromboembolischer Störungen.

(F) Patienten mit Ödemen oder einer Hypalbuminämie sollten versuchsweise mit Anticholinergika behandelt werden. Diese Medikamente können den Proteinverlust über die Magenschleimhaut reduzieren (Wirkung auf die Zonula occludens im Bereich des Interzellularspalts) und somit zu einem Rückgang der Ödeme und einer Besserung des allgemeinen Ernährungszustands und anderer Symptome führen. Auch durch Behandlung mit $H_2$-Rezeptorenblockern (*Cimetidin*, *Famotidin*) läßt sich oft eine Besserung der Symptomatik erreichen. Der Einsatz von *Pantoprazol*, das als antisekretorischer Protonenpumpeninhibitor wirkt, ist eine gut begründbare Maßnahme bei dieser Erkrankung.

(G) Die chirurgische Therapie ist Patienten mit therapierefraktärer, kräfteverzehrender Symptomatik vorbehalten. Der Krankheitsverlauf ist ungewiß, und zuweilen kommt es zu Spontanremissionen. Bei den meisten Patienten, die sich einem operativen Eingriff unterziehen (in der Regel wird eine Parietalzellen-Vagotomie und eine Magenteilresektion durchgeführt), stellt sich postoperativ eine Besserung ein.

## Literatur

1. Appelman HD. Localized and extensive expansions of the gastric mucosa: mucosal polyps and giant folds. In: Appelman HD (ed). Pathology of the Esophagus, Stomach and Duodenum: Contemporary Issues in Surgical Pathology, 4th ed. New York: Churchill Livingstone, 1984.
2. Hotz J. Foveoläre Hyperplasie des Magens. In: Innere Medizin der Gegenwart: Gastroenterologie. Goebell H (Hrsg). München, Wien, Baltimore: Urban & Schwarzenberg 1992.
3. Kelly DG, Miller LJ, Malagelada J-R, Huizenga KA, Markowitz H. Giant hypertrophic gastropathy (Menetrier's disease): pharmacologic effects on protein leakage and mucosal ultrastructure. Gastroenterology 1982; 83: 581.
4. Larsen B, Tary V, Kristensen E. Familial giant hypertrophic gastritis (Ménétrier's disease). Report of a case with 16-year follow-up and review of 120 cases from literature. Am J Med 1977; 63: 644.
5. Rösch W, Fuchs HF, Kemmerer G, Hermanek P. Morbus Ménétrier – eine Präkanzerose? Ergebnisse einer prospektiven Studie. Leber Magen Darm 1975; 3: 85.
6. Searcy RM, Malagelada J-R. Menetrier's disease and idiopathic hypertrophic gastropathy. Ann Intern Med 1984; 100: 565.
7. Walker FB IV. Spontaneous remission in hypertrophic gastropathy (Menetrier's disease). South Med J 1981; 74: 1273.

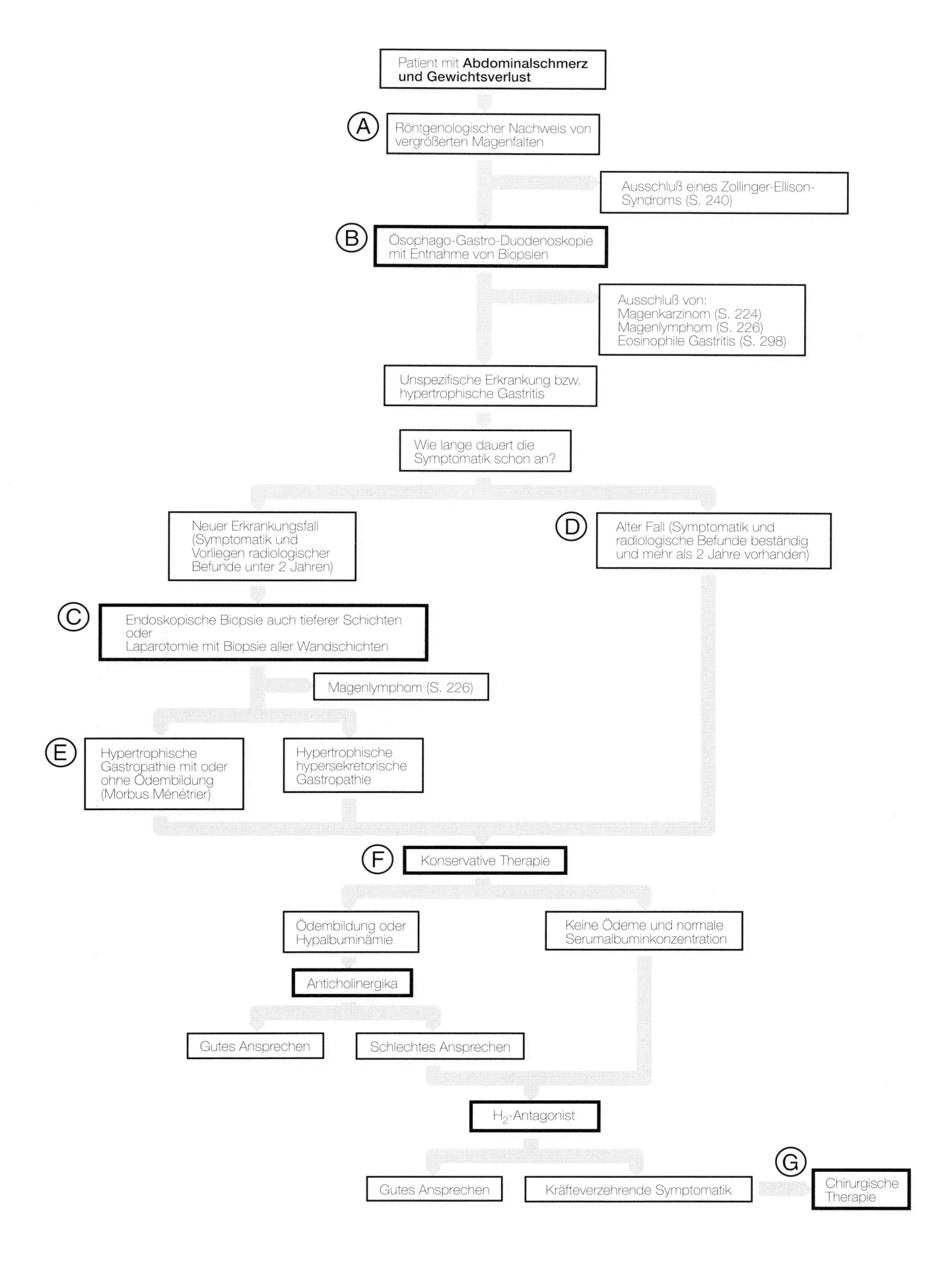

```
                    Patient mit Abdominalschmerz
                         und Gewichtsverlust
                                  │
                                  ▼
            (A) ─── Röntgenologischer Nachweis von
                    vergrößerten Magenfalten
                                  │
                                  ├──────────► Ausschluß eines Zollinger-Ellison-
                                  │            Syndroms (S. 240)
                                  ▼
            (B) ─── Ösophago-Gastro-Duodenoskopie
                    mit Entnahme von Biopsien
                                  │
                                  ├──────────► Ausschluß von:
                                  │            Magenkarzinom (S. 224)
                                  │            Magenlymphom (S. 226)
                                  │            Eosinophile Gastritis (S. 298)
                                  ▼
                    Unspezifische Erkrankung bzw.
                    hypertrophische Gastritis
                                  │
                                  ▼
                    Wie lange dauert die
                    Symptomatik schon an?
                                  │
                    ┌─────────────┴──────────────┐
                    ▼                            ▼
         Neuer Erkrankungsfall          (D) Alter Fall (Symptomatik und
         (Symptomatik und                   radiologische Befunde beständig
         Vorliegen radiologischer           und mehr als 2 Jahre vorhanden)
         Befunde unter 2 Jahren)
                    │
                    ▼
   (C) Endoskopische Biopsie auch tieferer Schichten
       oder
       Laparotomie mit Biopsie aller Wandschichten
                    │
                    ├──────► Magenlymphom (S. 226)
                    │
       ┌────────────┼────────────┐
       ▼            ▼
  (E) Hypertrophische    Hypertrophische
      Gastropathie mit oder  hypersekretorische
      ohne Ödembildung       Gastropathie
      (Morbus Ménétrier)
                    │
                    ▼
              (F) Konservative Therapie
                    │
        ┌───────────┴───────────┐
        ▼                       ▼
   Ödembildung oder        Keine Ödeme und normale
   Hypalbuminämie          Serumalbuminkonzentration
        │
        ▼
   Anticholinergika
        │
   ┌────┴────┐
   ▼         ▼
Gutes      Schlechtes
Ansprechen Ansprechen
              │
              ▼
         H₂-Antagonist
              │
        ┌─────┴──────┐
        ▼            ▼
   Gutes         Kräfteverzehrende ────► (G) Chirurgische
   Ansprechen    Symptomatik              Therapie
```

# Akute Streßgastritis

(A) Streß, der die physiologischen Regulationsmechanismen des Körpers überbeansprucht, führt zu multiplen Schleimhauterosionen im Magen und Dünndarm. Hierbei spielen Ischämie der Mukosa, Gewebsazidose und ein intraluminaler pH unter 4.5 eine wesentliche Rolle. Ohne wirksame Prophylaxe kann durch Konfluieren dieser Läsionen eine lebensbedrohliche Hämorrhagie entstehen. Die Inzidenz der streßbedingten Gastropathie ist – wahrscheinlich wegen verbesserter Pflege des Intensivpatienten und vielleicht auch wegen der weit verbreiteten medikamentösen Prophylaxe – in den letzten zwei Jahrzehnten gesunken. Trotz Behandlung kann es zu einer ausgedehnten Blutung kommen; die Mortalitätsrate bei schweren Hämorrhagien beträgt mehr als 50%.

(B) Das akute Blutungsrisiko ist bei den meisten Patienten, die auf chirurgische Intensivstationen eingewiesen werden, gering. Bei den Risikopatienten liegen gleichzeitig mehrere andere Erkrankungen vor (typischerweise mehrfaches Organversagen und Koagulopathien); deswegen müssen sie oft mehr als 4 Tage auf der Intensivstation bleiben. Den größten Risikofaktor für Streß-Gastropathie stellt eine künstliche Beatmung über mehr als 5 Tage dar. Im allgemeinen ist die Gefahr einer Blutung größer, je mehr Risikofaktoren vorhanden sind. Die Gesamtmortalität steht jedoch mehr mit den Grunderkrankungen als mit dem Eintreten einer Blutung in Zusammenhang.

(C) Bei schwer kranken, aber nicht akut blutenden Patienten steht eine optimale Intensivpflege an erster Stelle. Die Überwachung des arteriellen Blutdrucks, des Blutvolumens und der Herzleistung ermöglicht eine rasche Korrektur von Situationen, in denen die Sauerstoffversorgung des Magens gefährdet ist. Wichtig sind auch sofortige Maßnahmen bei Sepsis: hierzu gehört die Abszeßdrainage, Korrektur von Koagulopathien und die Gewährleistung adäquater Ernährung (enteral oder parenteral).

(D) Eine akute Hämorrhagie kann bei Intensivpatienten nach einschlägigen Erfahrung am ehesten dadurch verhindert werden, daß der pH-Wert im Magen über 4.5 gehalten wird. Man kann dieses Ziel mit der Gabe von Antazida durch eine nasogastrale Sonde (in 1–2stündigen Abständen) oder mit der Anwendung von $H_2$-Rezeptorenblockern erreichen. Antazida sollten jedoch erst dann verwendet werden, wenn eine angemessene Dosis des $H_2$-Rezeptorenblockers ohne Wirkung bleibt, denn **(a)** bedeutet die Antazidagabe via Sonde eine große zusätzliche Belastung für das Pflegepersonal, **(b)** ist die resultierende Diarrhö bei einem bettlägerigen Patienten nur schwer zu beherrschen und **(c)** wird durch die häufige Arzneimittelgabe via Sonde bei Patienten unter maschineller Beatmung das Risiko einer nosokomialen Pneumonie erhöht. Man hielt bisher eine vermehrte bakterielle Besiedlung des Magens beim höheren pH-Wert für die Ursache; vorläufige Untersuchungen haben jedoch gezeigt, daß bei der Gabe von *Sucralfat* (welches den pH-Wert des Magenmilieus nicht erhöht) via Sonde sogar ein höheres Infektionsrisiko besteht. Wahrscheinlich beruht das Infektionsrisiko eher auf häufiger Manipulation und Kontamination der nasogastralen Sonde. Folgende Verfahren haben sich als geeignet erwiesen, den Magen-pH über 4.5 stabil zu halten: *Cimetidin* (300-mg-Bolus, gefolgt von 37,5–50 mg/Std. per infus.), *Ranitidin* (50-mg-Bolus, gefolgt von 8–12,5 mg/Std. per infus.) oder das langwirkende *Famotidin* (8–12stündige Bolusgabe von je 20 mg i.v.). Sobald der Patient jedoch in der Lage ist, Arzneimittel per os einzunehmen, sollte man auf perorale $H_2$-Rezeptorenblocker wechseln.

(E) Bei Gabe einer Aufschwemmung von *Sucralfat* (ein Aluminium-Disaccharid, welches höchstens geringfügig neutralisierend wirkt) durch die nasogastrale Sonde in 4– bis 6stündlichem Abstand blieben akute Magenblutungen aus. Bei dieser Behandlung ist eine Überwachung des Magen-pH nicht erforderlich. Da die Wirkung von *Sucralfat* noch nicht bei größeren Kollektiven von schwerstkranken Patienten – bei welchen das Blutungsrisiko am höchsten ist – erprobt worden ist, fällt der Vergleich zwischen dieser Therapie und einer Behandlung mit $H_2$-Rezeptorenblockern und Antazida schwer. Die Therapie mit *Sucralfat* spielt in diesem Zusammenhang also noch eine geringe Rolle. Wird *Sucralfat* eingesetzt, um das Risiko nosokomialer Infektionen zu minimieren, so sollte man bei den ersten Anzeichen einer Hämorrhagie auf $H_2$-Rezeptorenblockern wechseln. Es besteht gegenwärtig noch kein Argument für den Einsatz von *Misoprostol* in dieser Situation. Möglicherweise sind auch Protonenpumpenhemmer (wie *Pantoprazol*) in dieser Indikation wirksam.

(F) Für persistierende Blutungen bei Streßgastritiden mit diffusen Läsionen gibt es keine nachweisbar wirksame konservative Therapie. Die Mortalitätsrate ist bei den betroffenen Patienten sehr hoch. Falls der Allgemeinzustand des Patienten einen ausgedehnten operativen Eingriff noch erlaubt, sollte eine chirurgische Behandlung erwogen werden. Bei vielen Patienten wird eine subtotale Gastrektomie notwendig.

## Literatur

1. Driks MR, Craven DE, Celli BR, et al. Nosocomial pneumonia in intubated patients given sucralfate as compared with antacids or histamine type $H_2$ blockers. The role of gastric colonization. N Engl J Med 1987; 317: 1376.
2. Holtermüller KH, Ebener B, Kühl HJ, Rolfs A. Streßulzerationen: Pathogenese und Prophylaxe. Z Gastroent 1983; Suppl 21: 88.
3. Müller MK, Breuer N. Magen-Darm-Blutung. In: Innere Medizin der Gegenwart: Gastroenterologie. Goebell H (Hrsg). München, Wien, Baltimore: Urban & Schwarzenberg 1992; S. 93.
4. Ostro MJ, Russell JA, Soldin SJ, et al. Control of gastric pH with cime- tidine: bolus versus primed infusions. Gastroenterology 1985; 89: 532.
5. Priebe HJ, Skillman JJ, Bushnell LS, Long PC, Silen W. Antacids ver- sus cimetidine in preventing acute gastrointestinal bleeding. A randomized trial of 75 critically ill patients. N Engl J Med 1980; 302: 426.
6. Reusser P, Gyr K, Scheidegger D, et al. Prospective endoscopic study of stress erosions and ulcers in critically ill neurosurgical patients: current incidence and effect of acid-reducing prophylaxis. Crit Care Med 1990; 18: 270.
7. Schliessel R, Feil W, Wenzel E. Mechanisms of stress ulceration and implications for treatment. Gastroenterol Clin North Am 1990; 19: 101.
8. Schuman RB, Schuster DP, Zuckerman GR. Prophylactic therapy for stress ulcer bleeding: a reappraisal. Ann Intern Med 1987; 106: 562.
9. Stadelmann O. Gastritis - Erscheinungsformen und klinische Wertigkeit. In: Domschke W, Wormsley G (Hrsg): Magen und Magen-Krankheiten. Stuttgart: Thieme 1981; S. 220.

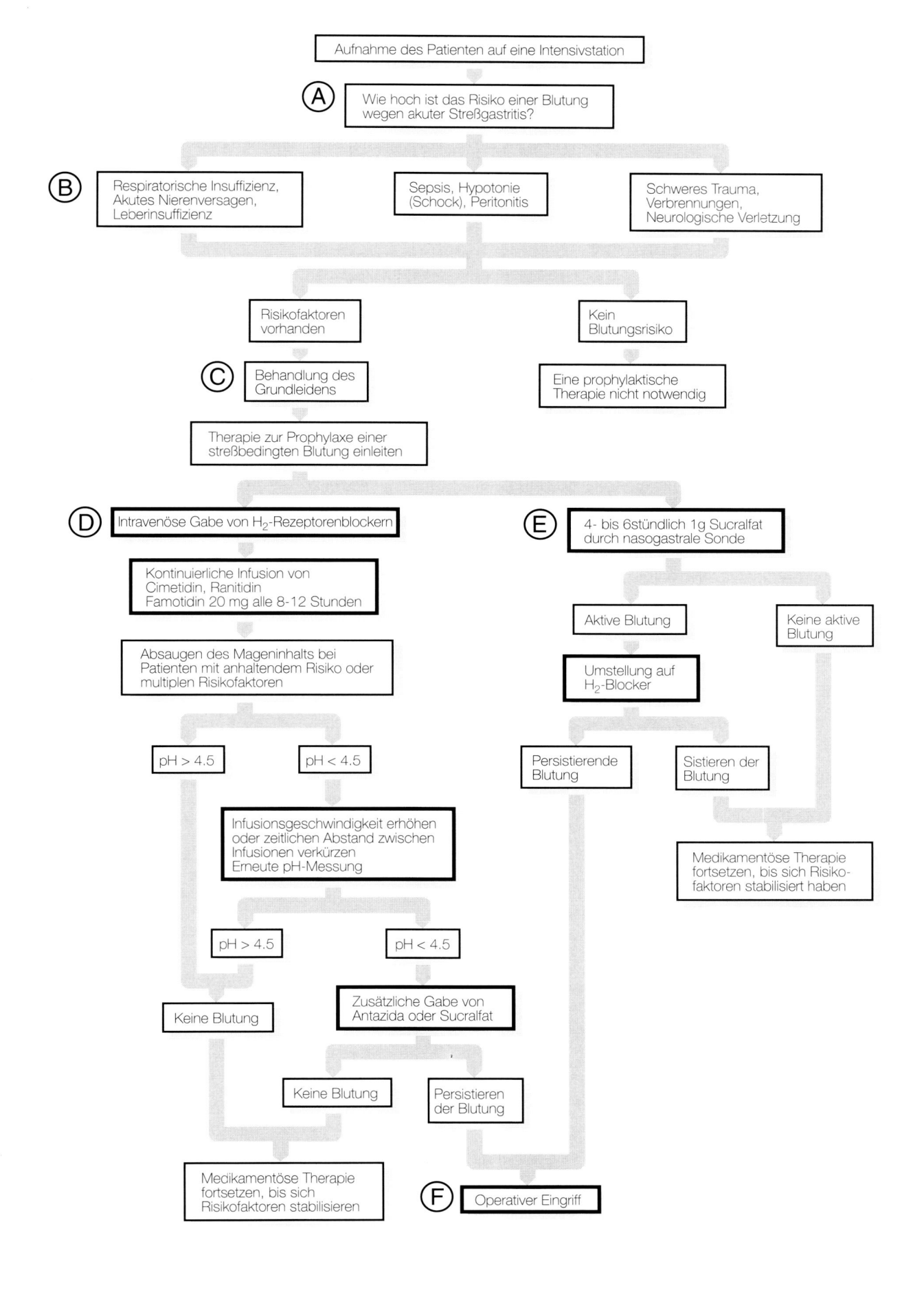

```
                    Aufnahme des Patienten auf eine Intensivstation
                                      │
                    (A) Wie hoch ist das Risiko einer Blutung
                        wegen akuter Streßgastritis?
```

- (B) Respiratorische Insuffizienz, Akutes Nierenversagen, Leberinsuffizienz
- Sepsis, Hypotonie (Schock), Peritonitis
- Schweres Trauma, Verbrennungen, Neurologische Verletzung

→ Risikofaktoren vorhanden | Kein Blutungsrisiko

- (C) Behandlung des Grundleidens
- Eine prophylaktische Therapie nicht notwendig

Therapie zur Prophylaxe einer streßbedingten Blutung einleiten

(D) **Intravenöse Gabe von H$_2$-Rezeptorenblockern**

Kontinuierliche Infusion von Cimetidin, Ranitidin
Famotidin 20 mg alle 8–12 Stunden

Absaugen des Mageninhalts bei Patienten mit anhaltendem Risiko oder multiplen Risikofaktoren

- pH > 4.5
- pH < 4.5 → Infusionsgeschwindigkeit erhöhen oder zeitlichen Abstand zwischen Infusionen verkürzen. Erneute pH-Messung
  - pH > 4.5 → Keine Blutung
  - pH < 4.5 → Zusätzliche Gabe von Antazida oder Sucralfat
    - Keine Blutung
    - Persistieren der Blutung

Medikamentöse Therapie fortsetzen, bis sich Risikofaktoren stabilisieren

(E) **4- bis 6stündlich 1g Sucralfat durch nasogastrale Sonde**

- Aktive Blutung → Umstellung auf H$_2$-Blocker
  - Persistierende Blutung
  - Sistieren der Blutung
- Keine aktive Blutung

Medikamentöse Therapie fortsetzen, bis sich Risikofaktoren stabilisiert haben

(F) **Operativer Eingriff**

# Helicobacter-pylori-Infektion

(A) Patienten mit chronischer Dyspepsie ohne bekannte frühere Ulkuskrankheit und auch Patienten mit dem Symptomen einer rezidivierenden Ulkuskrankheit werden oft mit einer mehr oder minder empirischen medikamentösen Standardtherapie behandelt. Halten jedoch die Symptome bei laufender Behandlung länger als 6 Wochen an, so ist eine endoskopische Untersuchung indiziert.

(B) Für eine Antrumgastritis sind Mukosa-Erytheme und punktförmige Hämorrhagien, die auf das Antrum beschränkt bleiben, typisch. Um die Diagnose zu erhärten, muß histologisch Entzündungsaktivität nachweisbar sein. Als Hauptverursacher der Antrumgastritis sieht man den spiralförmigen Keim *Helicobacter* (früher *Campylobacter*) *pylori* an. Diesem Organismus ist wegen seiner deutlichen Assoziation mit Magen- und Dünndarmulzera (bei 80–100% der Ulkus-Patienten läßt sich *H. pylori* im Antrum nachweisen) eine Rolle in der Pathogenese des Ulcus ventriculi und duodeni zugeschrieben worden. Eine Eradikation dieses Organismus trägt zur Heilung von Ulzera bei und vermindert auch die Rezidivraten. Bei einem gesunden Probanden löste die perorale Aufnahme eines Inokulums eine akute Antrumgastritis aus, welche später chronisch wurde und weiterhin symptomatisch blieb. Der Nachweis, daß dieses Bakterium für die Beschwerden eines Patienten ursächlich sind, wird durch folgende Tatsachen erschwert: die Besiedelungshäufigkeit mit *H. pylori* steigt mit dem Alter der untersuchten Person (*H. pylori* läßt sich bei mehr als 60% der über 60jährigen nachweisen), aber viele Patienten mit positivem H.-pylori-Test neben histologisch gesicherter chronischer Gastritis beklagen keinerlei Symptome. Es ist außerdem unbekannt, ob Patienten mit nicht ulzeröser Dyspepsie häufiger H.-pylori-infiziert sind als altersgleiche gesunde Kontrollen.

(C) Zur Diagnose einer H.-pylori-Infektion und zur Verlaufskontrolle bei der Eradikation sind eine Reihe invasiver sowie nichtinvasiver Testmethoden entwickelt worden. Histologisch kann der Organismus durch routinemäßige Hämatoxylin-Eosin-Färbung oder durch Giemsa- oder Dieterle-Schrier-Färbungen nachgewiesen werden. Die Kultur des Organismus stellt zwar den Goldstandard dar, bedarf aber spezialisierter Techniken, die nicht überall verfügbar sind. Ein Urease-Schnelltest ist im Handel erhältlich. *H. pylori* produziert Urease; wird eine Biopsie zusammen mit entsprechendem Substrat und einem pH-Indikator in ein kleines Reaktionsgefäß gegeben, so verfärbt sich bei vorhandener Ureaseaktivität (= H.pylori-positiv) die Probe rot. Die Sensitivität dieser Methode ist geringer als die histologischer oder bakteriologischer Nachweise, und falsch negative Ergebnisse beruhen oft auf einer fehlerhaften Biopsieentnahme. Eine weitere nichtinvasive Methode, vor allem zur Verlaufskontrolle während antimikrobieller Therapie nützlich, ist der $^{14}$C-Harnstoff-Atemtest. Die meisten Patienten bilden bei Infektion gegen *H.pylori* meßbare IgG- und/oder IgA-Antikörper; diese Antikörper verschwinden ungefähr 3 bis 6 Monate nach Eradikation des Organismus. Ein Rückfall oder ein Infektionsrezidiv kündigt sich durch einen erneuten Anstieg der Antikörpertiter an. Eine endoskopische Biopsie mit histologischer Kontrolle (Gastritis-Nachweis!) und der Urease-Schnelltest sind gegenwärtig für die Diagnose einer *H.-pylori*-Infektion am zweckmäßigsten.

(D) Die Ansichten darüber, welche Medikamente über welche Zeitdauer bei Patienten, deren Symptomatik allein auf H.-pylori-Infektion zurückgeführt wird, am effektivsten sind, sind noch immer nicht einheitlich. Wismut wirkt bakterizid; bei Kombination mit Antibiotika bewirkt es höhere Eradikations- und geringere Rezidivraten. Eine Monotherapie mit Antibiotika, z.B. Amoxicillin (250-500 mg, 3mal täglich), Metronidazol (250-500 mg, 3- bis 4mal täglich), Tetrazyklin (250-500 mg 4mal täglich), Doxycyclin (100 mg 2mal täglich) oder Ampicillin führt zu einer raschen Eradikation des Keims, ist jedoch mit einer nicht mehr akzeptablen Rezidivrate (über 60 %) verbunden. Eine Kombinationsbehandlung mit kolloidalem Wismut, Metronidazol (oder Tinidazol) und Amoxicillin über 3-6 Wochen hat sich als hoch wirksam erwiesen; die Rezidivrate liegt hier bei ungefähr 30 %. Leider muß bei einem bedeutenden Teil des Patientenkollektivs diese Therapie vorzeitig wegen Nebenwirkungen abgebrochen werden. Die Vorteile einer »Heilung« der Infektion sollten sorgfältig gegen die Risiken einer solchen aggressiven Antibiose (allergische Reaktion, Antibiotika-assoziierte Diarrhö) abgewogen werden. Patienten mit rezidivierenden duodenalen oder gastralen Ulkuskrankheiten sowie rezidivierenden duodenalen oder gastralen Ulkuskrankheiten sowie solche mit Erstmanifestationen eines Ulkusleidens mit Komplikationen sollten eine Kombinationsbehandlung aus Säurehemmung ($H_2$-Rezeptorenblocker, Protonenpumpenhemmer) und einem geeigneten Antibiotikum (z.B. Amoxicillin, Clarithromycin) erhalten.

(E) Unter einer Kombinationstherapie kann man bei 70 bis 90% der Patienten eine Milderung der Symptome erwarten. Ein Monat nach Therapieende sollte mit einer nichtinvasiven Methode (Abfall des H.-pylori-Antikörpertiters oder negativer $^{14}$C-Harnstoff-Atemtest) die Eradikation von *H.pylori* nachgeprüft werden. Bei Kontrolle mit invasiven Methoden sollte man keinen *H.pylori* mehr anzüchten können, und histologisch sollten weder das Bakterium noch Anzeichen einer Gastritis festzustellen sein. Bei Rezidiven oder primären Therapieversagern kann eine erneuten Behandlung mit Umstellung der Antibiotika oder ein geändertes Regime der Säureblockade (*Famotidin, Pantoprazol*) in Erwägung gezogen werden.

## Literatur

1. Glupczinski Y, Burette A. Drug therapy for Helicobacter pylori infection: problems and pitfalls. Am J Gastroenterol 1990; 85: 1545.
2. Graham DY, Börsch GMA. The who's and when's of therapy of Helicobacter pylori. Am J Gastroenterol 1990; 85: 1552.
3. Labenz G, Stolte M. Aktuelle Therapie der Helicobacter-Therapie. Leber, Magen, Darm 1994; 24: 5.
4. Marshall BJ, Warren JR, Francis GJ, et al. Rapid urase test in the management of Campylobacter pyloridis-associated gastritis. Am J Gastroenterol 1987; 82: 200.
5. Wagner S, Gebel M, Manns M. Therapie der Helicobacter pylori-Infektion:

```
                    Patient mit chronischer Dyspepsie,
                    Übelkeit/Erbrechen, Völlegefühl oder
                    rezidivierender Ulkussymptomatik
                                    │
                    (A) Therapieversuch mit H₂-Blockern oder
                        Sucralfat über 6-8 Wochen
                                    │
            ┌───────────────────────┴───────────────────────┐
    Persistieren der                                 Abklingen der
    Symptome                                         Symptome
            │
    Ösophago-Gastro-
    Duodenoskopie mit Biopsien
            │
    ┌───────┬───────────┬───────────┬───────────┐
Kein Nachweis  Magenkarzinom  (B) Antrum-Gastritis  Magenlymphom  Ulkuskrankheit
einer Läsion   (S. 224)           (Typ B)           (S. 226)      (S. 232, 236)
    │                              │
Gastroparese in            Spezifische Nachweise für
Erwägung ziehen            H.pylori-Infektion durchführen
(S. 222)                           │
                    (C) Urease (CLO)-Test an Biopsiegewebe
                        ¹⁴C-Harnstoff-Atemtest
                        Histologischer Nachweis von Helicobacter pylori
                                    │
                    ┌───────────────┴───────────────┐
                Negativ                         Positiv
                    │                               │
            Langzeittherapie mit        (D) Wismutverbindung + Antibiotika oder
            H₂-Blockern oder                Säurehemmung + Antibiotika
            Sucralfat erwägen                       │
                            ┌───────────────────────┴───────────┐
                    Persistieren der Symptome              Abklingen der
                    oder Rezidiv sofort nach               Symptome
                    Therapieende (häufig)
                            │
                    (E) Erneute Untersuchung
                        auf mikrobiologische
                        Besiedelung oder
                        Therapieerfolg
                            │
                    Compliance des Patienten
                    überprüfen und unterstützen
                            │
                    Wiederholte Therapie über 6 Wochen; Umstellung
                    bei den verwendeten Antibiotika erwägen, andere
                    Strategie (Pantoprazol + Amoxicillin)
                            │
                    ┌───────┴───────────────┐
            Abklingen der              Persistieren der
            Symptome                   Symptome oder Rezidiv
                                            │
                                    Behandlung nach H.-pylori-Kultur
                                    und Sensibilitätsprüfungen
```

# Chronische Gastritis

Die chronische Gastritis verursacht oft keinerlei Symptome. Eine entsprechende Diagnose wird jedoch am häufigsten bei Patienten gestellt, die über Beschwerden im Epigastrium klagen, aber keine für ein Duodenalulkus spezifische Symptomatik aufweisen. Oft lassen sich aber die Schmerzen durch Antazida gut beeinflussen. Postprandiales Völlegefühl, Übelkeit und Erbrechen gehören ebenfalls zu dem Beschwerdebild. In der Regel wird eine chronische Gastritis bei der Suche nach anderen Ursachen für die Symptomatik, wie z.B. Duodenalulzera (S. 236) oder Magengeschwüre (S. 232), diagnostiziert.

(A) Für die definitive Diagnose einer Gastritis und zur Erfassung anderer oder assoziierter Leiden ist die endoskopische Untersuchung und der histologische Befund in multiplen, aus Magenkorpus und Antrum entnommenen Biopsien notwendig. Daher ist die Endoskopie als primäre Untersuchung angezeigt. Die endoskopische Inspektion allein ist für die Diagnose einer Gastritis nicht ausreichend und eignet sich vor allem nicht zur Differenzierung der verschiedenen Formen.

(B) Die nichterosive Gastritis wird aufgrund der anatomischen Lage der Entzündung und der angenommenen Pathogenese in zwei Typen eingeteilt: Typ A betrifft hauptsächlich den Fundus und Corpus des Magens und ist wahrscheinlich autoimmuner Herkunft (bei den meisten Typ-A-Patienten lassen sich Antikörper gegen Belegzellen nachweisen); die Typ-B-Gastritis ist mehr im Antrum lokalisiert und korreliert stark mit einer Helicobacter- (früher Campylobacter-) pylori-Infektion (S. 218). Eine anatomische Überschneidung zwischen beiden Typen kommt mitunter vor. Die chronische Gastritis vom Typ B geht mit einem erhöhten Risiko für peptische Ulkuserkrankung einher.

(C) Die Oberflächengastritis ist ein weitverbreitetes Leiden. Mit fortschreitendem Alter nimmt die Erkrankungshäufigkeit zu (40 bis 50% der über 60jährigen Bevölkerung weisen eine Gastritis auf). Entzündliche Zellinfiltrate finden sich vor allem in der oberen Hälfte der Schleimhaut, während das Drüsenparenchym intakt bleibt. Bei Patienten mit einer Gastritis im Magenkorpus und familienanamnestisch eruierbarer perniziöser Anämie sollte man nach dem 50. Lebensjahr alle 3 bis 5 Jahre eine Vitamin-$B_{12}$-Bestimmung und eine Gastroskopie vornehmen, um eine Vitamin-$B_{12}$-Malabsorption aufgrund eines Mangels an Intrinsic-Faktor (und die vermuteten atrophischen Veränderungen im Bereich des Magenfundus) festzustellen.

(D) Bei der atrophischen Gastritis handelt es sich um eine ausgeprägte Form der Gastritis, die sich aus einer Oberflächengastritis entwickeln kann. Der Entzündungsprozeß dehnt sich bis in die glandulären Strukturen hinein aus und führt zu einem geringfügigen bis mäßigen Verlust von Drüsenparenchym. Magensäuresekretion und Produktion von Intrinsic-Faktor sind vorhanden, jedoch eingeschränkt.

(E) Die atrophischen Veränderungen des Magens beziehen sich auf den merklichen oder völligen Verlust des Drüsenparenchyms. Die Entzündung kann minimal ausgeprägt sein. Der vorliegende hochgradige bzw. vollständige Verlust von Beleg- und Hauptzellen geht mit einer Vitamin-$B_{12}$-Malabsorption, einer Achlorhydrie und perniziösen Anämie einher (chronisch atrophische Gastritis vom Perniziosatyp). Bei Patienten mit atrophischen Veränderungen der Magenschleimhaut ist das Risiko, an einem Magenkarzinom zu erkranken, verglichen mit der Allgemeinbevölkerung, 2– bis 3mal höher. Das Antrum ist von der Atrophie nicht betroffen; häufig beobachtet man eine Hypergastrinämie (S. 140).

(F) Die chronisch erosive Gastritis («varioliformis», «pockenartig») ist eine seltenere Form der Oberflächengastritis, die morphologisch durch Erosionen mit einem Schleimhautrandwall gekennzeichnet ist. Die charakteristischen Läsionen können entweder diffus verteilt oder auf entweder das Antrum oder den Corpus beschränkt sein. Histologisch finden sich bei vielen (aber nicht allen) der Fälle deutlich vermehrte intraepitheliale Lymphozyten (lymphozytäre Gastritis), vergrößerte Foveolae, Ödeme und ein interstitielles Infiltrat verschiedener Zellarten. Bei dieser Gastritisform beobachtet man oft sowohl symptomatisch als auch histologisch periodische Rezidive und Remissionen. Die Ätiologie ist unbekannt; man hat die Erkrankung jedoch auch als immunologische Reaktion auf ein bislang unbekanntes Allergen im Verdauungstrakt postuliert. Ob die Erkrankung auf eine konservative Therapie anspricht, läßt sich für den Einzelfall nicht vorhersagen. Die bei Magengeschwüren übliche Therapie (S. 232) führt häufig zum Erfolg. Die Gabe von täglich 30 bis 40 mg *Prednison* über 10 bis 12 Tage kann wirksam sein. Auch eine Therapie mit *Cromoglicinsäure* (hemmt fast vollständig die Freisetzung von Entzündungsmediatoren aus Mastzellen) war in einer Dosierung von täglich 200 mg (über einen Zeitraum von 28 Tagen) erfolgreich.

## Literatur

1. Elta GH, Fawaz KA, Dayal Y, McLean AM, Phillips E, Bloom SM, Paul RE, Kaplan MM. Chronic erosive gastritis - a recently recognized disorder. Dig Dis Sci 1983; 28: 7.
2. Farini R, Pagnini CA, Farinati F, DiMario F, Cardin F, Vianello F, Rugge M, Naccarato R. Is mild gastric epithelial dysplasia an indication for follow-up? J Clin Gastroenterol 1983; 5: 305.
3. Franzin G, Manfrini C, Musola R. Chronic erosions of the stomach: a clinical, endoscopic and histologic evaluation. Endoscopy 1984; 16: 1.
4. Green LK, Graham DY. Gastritis in the elderly. Gastroenterol Clin North Am 1990; 19: 273.
5. Hafter E. Praktische Gastroenterologie. 7. Aufl. Stuttgart: Thieme 1988; S. 128.
6. Haot J, Jouret A, Willette M, et al. Lymphocytic gastritis: prospective study of its relationship with varioliform gastritis. Gut 1990; 31: 282.
7. Hotz J. Gastritis. In: Innere Medizin der Gegenwart: Gastroenterologie. Goebell H (Hrsg). München, Wien, Baltimore: Urban & Schwarzenberg 1992 S. 427.
8. Rösch W. Chronische Gastritis. Z Gastroenterol 1980; 18: 237.
9. Schaffer LW, Larson DE, Melton LJ III. Risk of development of gastric carcinoma in patients with pernicious anemia: a population-based study in Rochester, Minnesota. Mayo Clin Proc 1985; 60: 444.
10. Sipponen P, Kekki M, Siurala M. Atrophic chronic gastritis and intestinal metaplasia in gastric carcinoma. Comparison with a representative population sample. Cancer 1983; 52: 1062.
11. Wyatt JI, Dixon MF. Chronic gastritis: a pathogenetic approach. J Pathol 1988; 154: 113.

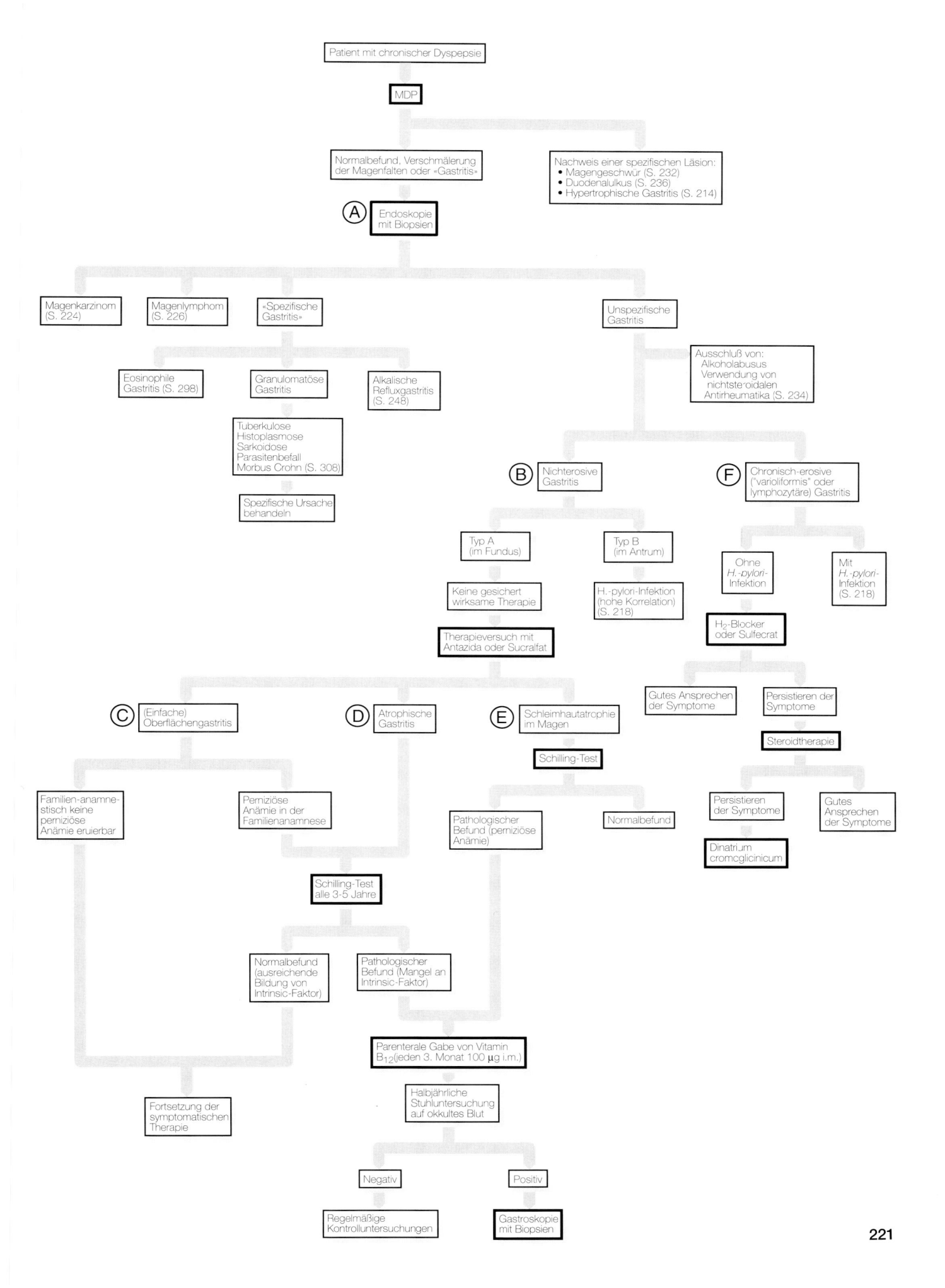

```
Patient mit chronischer Dyspepsie
           │
          MDP
           │
   ┌───────┴────────────────────────────┐
Normalbefund, Verschmälerung           Nachweis einer spezifischen Läsion:
der Magenfalten oder «Gastritis»        • Magengeschwür (S. 232)
           │                            • Duodenalulkus (S. 236)
       Ⓐ Endoskopie                     • Hypertrophische Gastritis (S. 214)
          mit Biopsien
```

Magenkarzinom (S. 224) | Magenlymphom (S. 226) | «Spezifische Gastritis» | Unspezifische Gastritis

Ausschluß von: Alkoholabusus, Verwendung von nichtsteroidalen Antirheumatika (S. 234)

«Spezifische Gastritis»:
- Eosinophile Gastritis (S. 298)
- Granulomatöse Gastritis
  - Tuberkulose
  - Histoplasmose
  - Sarkoidose
  - Parasitenbefall
  - Morbus Crohn (S. 308)
- Alkalische Refluxgastritis (S. 248)

Spezifische Ursache behandeln

Ⓑ Nichterosive Gastritis
- Typ A (im Fundus) → Keine gesichert wirksame Therapie
- Typ B (im Antrum) → H.-pylori-Infektion (hohe Korrelation) (S. 218)

Therapieversuch mit Antazida oder Sucralfat

Ⓕ Chronisch-erosive ("varioliformis" oder lymphozytäre) Gastritis
- Ohne H.-pylori-Infektion → H₂-Blocker oder Sulfecrat
- Mit H.-pylori-Infektion (S. 218)

$H_2$-Blocker oder Sulfecrat:
- Gutes Ansprechen der Symptome
- Persistieren der Symptome → Steroidtherapie
  - Gutes Ansprechen der Symptome
  - Persistieren der Symptome → Dinatrium cromoglicinicum

Ⓒ (Einfache) Oberflächengastritis
- Familien-anamnestisch keine perniziöse Anämie eruierbar
- Perniziöse Anämie in der Familienanamnese → Schilling-Test alle 3–5 Jahre
  - Normalbefund (ausreichende Bildung von Intrinsic-Faktor)
  - Pathologischer Befund (Mangel an Intrinsic-Faktor)

Ⓓ Atrophische Gastritis
- Pathologischer Befund (perniziöse Anämie)

Ⓔ Schleimhautatrophie im Magen → Schilling-Test
- Normalbefund

Parenterale Gabe von Vitamin $B_{12}$ (jeden 3. Monat 100 µg i.m.)

Halbjährliche Stuhluntersuchung auf okkultes Blut
- Negativ → Regelmäßige Kontrolluntersuchungen
- Positiv → Gastroskopie mit Biopsien

Fortsetzung der symptomatischen Therapie

# Gastroparese

(A) Eine mit Beschwerden einhergehende chronische Gastroparese (verzögerte Magenentleerung ohne Vorliegen einer mechanischen Obstruktion) ist ein seltenes, aber klinisch wichtiges Krankheitsbild. Zu den Symptomen einer Gastroparese gehören Übelkeit, Erbrechen oft unverdauten Speisebreis, ein postprandial aufgetriebenes Abdomen und Völlegefühl, frühe Sättigung und Beklemmung. Man beobachtet Gastroparesen am häufigsten bei Diabetikern (S. 168), nach einer Vagotomie (S. 230) oder als idiopathisches Leiden. In seltenen Fällen tritt eine Gastroparese bei einer Myopathie der glatten Muskulatur (z.B. Sklerodermie, Dermatomyositis) (S. 180), bei Erkrankungen des Bindegewebes, bei einem Pseudoobstruktionssyndrom (S. 304) oder bei myotonischer Dystrophie auf. Infiltrative Erkrankungen (z.B. Karzinome, S. 224; Lymphome, S. 226; oder Amyloidose) können auch Störungen der Magenentleerung bedingen. Bei einem beträchtlichen Teil der Patienten mit Anorexia nervosa oder Bulimie (S. 6, 8) liegt eine Verzögerung der Magenentleerung vor, die auch nach erfolgreicher Therapie der Eßstörung fortbestehen kann. Selten kann eine länger anhaltende, aber transiente Gastroparese nach einer Virus-Gastroenteritis auftreten.

(B) Eine Gastroparese kann durch bestimmte Imbalancen im Stoffwechsel zustande kommen; daher sollte zuerst die Stoffwechsellage stabilisiert werden, bevor weitere Schritte in der diagnostischen Abklärung unternommen werden. Hyperglykämie, Ketoazidose, Hypokaliämie, Hypophosphatämie und Hypothyreose gehören zu solchen metabolischen Störungen. Auch Medikamente, wie z.B. Opiate, Anticholinergika, trizyklische Antidepressiva, L-Dopa und ß-Sympathomimetika, können die Magenentleerung stören.

(C) Magen-Darm-Passage und Endoskopie dienen dem Ausschluß mechanischer Ursachen für die verzögerte Magenentleerung, z.B. ein Ulkus oder Malignom. Auch entzündliche Erkrankungen, wie z.B. Gastritiden (mit Ausnahme der Helicobacter-pylori-Gastritis!), können die Magenentleerung behindern.

(D) Die verzögerte Magenentleerung für feste Nahrung läßt sich häufig szintigraphisch nachweisen, indem ein Radionuklid einer festen Speise zugesetzt wird. Hierfür werden oft Technetium-99-markierte Hühnerleber oder Eier verwendet. Die Entleerung von flüssigen Speisen ist weniger beeinträchtigt als die fester Nahrung. Nährlösungen (S. 10) werden daher unter Umständen besser vertragen als feste Speisen.

(E) *Metoclopramid*, ein Dopaminantagonist mit cholinergen Eigenschaften, bewirkt eine Drucksteigerung im Magen, erhöht die Druckamplituden der Kontraktionen im Bereich des Antrums und wirkt zentral antiemetisch. Es erweist sich bei der diabetischen Gastroparese ebenso wirksam wie bei der Magenentleerungsstörung nach einer Vagotomie oder in Zusammenhang mit einem Tumorleiden. Die übliche Dosis ist 10 bis 20 mg vor den Mahlzeiten und vor dem Zubettgehen. *Metoclopramid* wird normalerweise per os eingenommen; ist dies jedoch wegen Erbrechens nicht möglich, kann es auch i.v. oder s.c. verabreicht werden. Als wesentliche Nebenwirkungen beobachtet man Nervosität, Somnolenz und Dystonien. Ein pharmakologisch ähnliches Wirkungsprofil hat *Domperidon*.

(F) *Cisaprid* (ein Benzamid, welches die Freisetzung von Acetylcholin aus den myenterischen Plexus steigert) verbessert bei fast allen Arten der Gastroparese die Magenentleerung. In der Langzeittherapie wurden schon Besserungen über einen Zeitraum von bis zu einem Jahr erreicht. Die übliche Dosis beträgt 10 bis 20 mg vor den Mahlzeiten und vor dem Zubettgehen. *Erythromycin* wirkt auf Motilin-Rezeptoren agonistisch und beschleunigt bei diabetischer Gastroparese die Magenentleerung.

(G) Eine operative Korrektur sollte erst dann in Betracht gezogen werden, wenn man die Diagnose einer Gastroparese eindeutig sichern konnte, wenn diätetische und medikamentöse Behandlungsmaßnahmen ohne Erfolg geblieben sind und eine ausreichende Funktionstüchtigkeit des Dünndarms gewährleistet ist (unter Umständen ist eine entsprechende Überprüfung mittels einer Dünndarmernährungssonde oder einer Jejunostomie als Ernährungsfistel erforderlich). Eine subtotale Gastrektomie mit Roux-en-Y-Gastrojejunostomie verbessert bei 2/3 der Patienten mit postoperativer, diabetischer oder idiopathischer Gastroparese die Symptome.

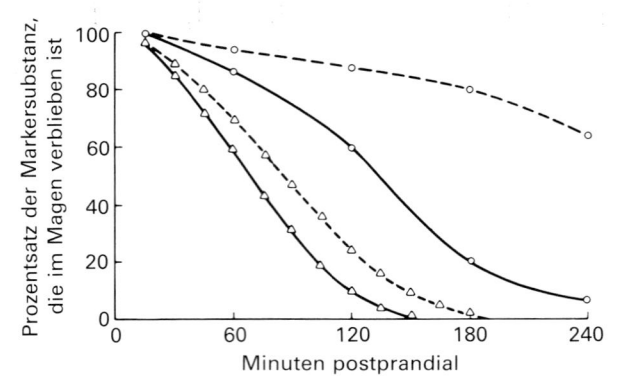

Schematische Darstellung der Magenentleerung flüssiger (Dreiecke) und fester (Kreise) Radionuklid-markierter Speisen bei einem gesunden Probanden (durchgezogene Linie) und einem Patienten mit Gastroparese (gestrichelte Linie)

## Literatur

1. Brown CK, Khanderia C. Use of metoclopramide, domperidone, and cisapride in management of diabetic gastroparesis. Clin Pharm 1990; 9: 357.
2. Janssens J, Peeters TL, Vantrappen G, et al. Improvement of gastric emptying in diabetic gastroparesis by erythromycin. Preliminary studies. N Engl J Med 1990; 322: 1028.
4. Malagelada JR, Rees WDW, Mazzotta LJ, Go VLW. Gastric motor abnormalities in diabetic and postvagotomy gastroparesis: effect of metoclopramide and bethanechol. Gastroenterology 1980; 78: 286.
5. Oh JJ, Kim CH. Gastroparesis after a presumed viral illness: clinical & laboratory features and natural history. Mayo Clin Proc 1990; 65: 636.
7. Petrasch S, Layer P, Wehr M, Goebell H. Rezidivierende Gastroparese nach Abdomenbestrahlung. Therapie mit Cisaprid. Z Gastroenterol 1989; 27: 739.
8. Read NW, Houghton LA. Physiology of gastric emptying and pathophysiology of gastroparesis. Gastroenterol Clin North Am 1989; 18: 359.
9. Yang R, Aren R, Chan L. Gastrointestinal tract complications of diabetes mellitus. Pathophysiology and management. Arch Int Med 1984; 144: 1251.

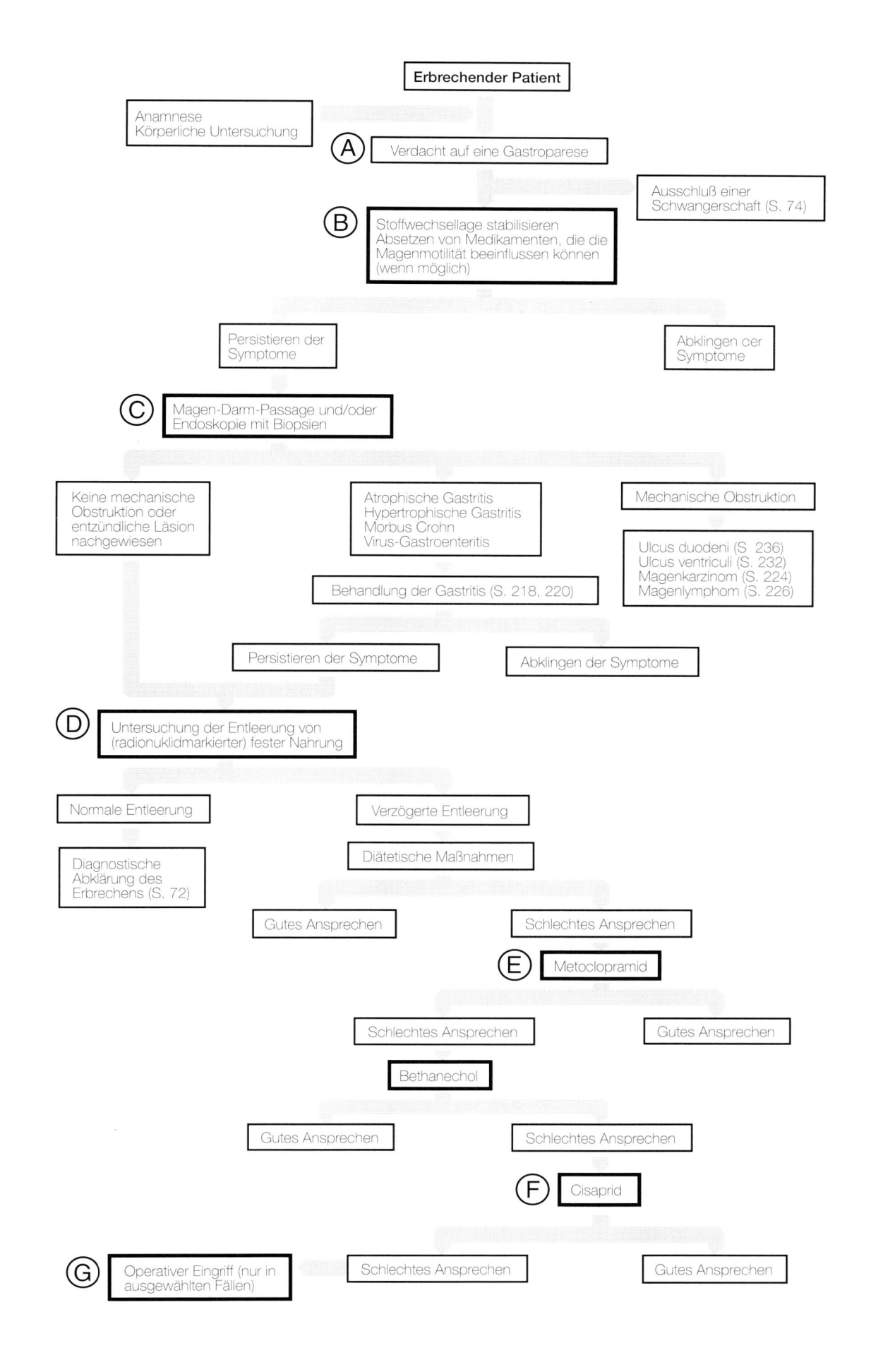

**Erbrechender Patient**

- Anamnese
- Körperliche Untersuchung

(A) Verdacht auf eine Gastroparese

Ausschluß einer Schwangerschaft (S. 74)

(B) **Stoffwechsellage stabilisieren
Absetzen von Medikamenten, die die Magenmotilität beeinflussen können (wenn möglich)**

- Persistieren der Symptome
- Abklingen der Symptome

(C) Magen-Darm-Passage und/oder Endoskopie mit Biopsien

- Keine mechanische Obstruktion oder entzündliche Läsion nachgewiesen
- Atrophische Gastritis
  Hypertrophische Gastritis
  Morbus Crohn
  Virus-Gastroenteritis
- Mechanische Obstruktion
  - Ulcus duodeni (S. 236)
  - Ulcus ventriculi (S. 232)
  - Magenkarzinom (S. 224)
  - Magenlymphom (S. 226)

Behandlung der Gastritis (S. 218, 220)

- Persistieren der Symptome
- Abklingen der Symptome

(D) **Untersuchung der Entleerung von (radionuklidmarkierter) fester Nahrung**

- Normale Entleerung
  - Diagnostische Abklärung des Erbrechens (S. 72)
- Verzögerte Entleerung
  - Diätetische Maßnahmen
    - Gutes Ansprechen
    - Schlechtes Ansprechen

(E) **Metoclopramid**

- Schlechtes Ansprechen
- Gutes Ansprechen

**Bethanechol**

- Gutes Ansprechen
- Schlechtes Ansprechen

(F) **Cisaprid**

(G) **Operativer Eingriff (nur in ausgewählten Fällen)** — Schlechtes Ansprechen — Gutes Ansprechen

# Magenkarzinom

(A) Da das Magenkarzinom keine spezifischen Symptome verursacht, ist die Früherkennung schwierig. Die betroffenen Patienten können monatelang an leichten Oberbauchbeschwerden leiden, ehe irgendwelche diagnostischen Schritte unternommen werden. Bei Patienten, die über frühes Sättigungsgefühl und Dysphagie klagen und bei denen das Magenkarzinom bereits einen Aszites, merklichen Gewichtsverlust oder eine Hepatomegalie verursacht hat, besteht in nahezu allen Fällen eine unheilbare Erkrankung. Die perniziöse Anämie wird mit späterem Auftreten von Magenkarzinomen in Verbindung gebracht. Weniger als 5% der Magengeschwüre entarten maligne. Die Ulkuskrankheit des Magens gilt nicht als Risikofaktor für das Magenkarzinom. Bei rund 90% der Patienten mit klinisch manifestem Magenkarzinom läßt die Doppelkontrastuntersuchung pathologische Befunde erkennen. Mit Hilfe von endoskopisch-bioptischen Befunden und der Zytodiagnostik von Bürstenabstrichen kann die Diagnose bei über 95% der Patienten mit exophytischen Tumoren gestellt werden. Bei submuköser Lokalisation der Malignome gelingt eine Diagnosestellung nur in etwa 50% der Fälle. Bei einigen Patienten kann die Diagnose erst mit Hilfe einer Laparotomie gestellt werden. Die einzige potentiell kurative Therapie des Magenkarzinoms ist die chirurgische Resektion. Durch palliative Resektion eines nicht kurativ resezierbaren Malignoms und kombinierte Strahlen- und Chemotherapie kann die Überlebenszeit verlängert und eine Besserung der Beschwerden erreicht werden.

(B) Kontraindiziert ist die chirurgische Therapie bei Patienten, die aufgrund innerer Erkrankungen nicht operationsfähig sind, sowie bei malignem Aszites und ausgeprägter Metastasierung in Kombination mit einem reduzierten Allgemeinzustand. Die Metastasierung sollte per se kein Grund für die Inoperabilität sein. Ungefähr 20% der Patienten werden durch präoperatives Staging als nicht operabel klassifiziert. Alle Patienten mit Magenkarzinom, die keiner operativen Therapie unterzogen wurden, müssen als unheilbar betrachtet werden; eine kombinierte Chemotherapie kann jedoch die Überlebenszeit verlängern.

(C) Bei etwa der Hälfte der Patienten mit einem Magenkarzinom kann eine kurative Magenresektion vorgenommen werden. Handelt es sich um ein sog. Magenfrühkarzinom, bei dem sich die Ausbreitung auf die Mukosa und/oder Submukosa beschränkt, so besteht bei 90% der Patienten Aussicht auf eine lange Überlebenszeit. Bei Karzinomen, die nicht auf die Serosa übergegriffen haben bzw. bei denen keine Beteiligung von Lymphknoten bestand, liegt die Wahrscheinlichkeit einer 5-Jahres-Überlebenszeit bei 55%. Die Überlebensrate beträgt 5 bis 15%, falls eine Beteiligung der Lymphknoten vorgelegen hatte. In den Vereinigten Staaten werden Magenkarzinome zunehmend in früheren Stadien diagnostiziert.

(D) Das Risiko eines Tumorrezidivs ist besonders hoch bei szirrhösem Karzinom, Befall von Serosa oder Lymphknoten oder Siegelringzellkarzinomen, auch wenn die Resektionsränder frei von Tumorgewebe waren. Bei den betroffenen Patienten ist eine adjuvante Polychemotherapie indiziert. Die Überlebenszeit nach kombinierter Chemotherapie ist Berichten zufolge länger als nach zytostatischer Monotherapie. Als besonders effektiv haben sich Chemotherapie-Kombinationen erwiesen, die *Etoposid*, *Cis-Platin*, *Adriamycin* und *5-Fluorouracil* enthalten.

(E) Zu den palliativen Eingriffen bzw. den operativen Maßnahmen, die der Reduzierung von Tumormassen dienen, gehört die distale oder proximale subtotale Gastrektomie. Die Totalentfernung des Magens mit Bypass-Operation hat eine hohe Morbidität und Mortalität, aber man sollte sie in Erwägung ziehen, falls eine palliative Resektion des Karzinoms möglich ist. Falls notwendig, kann während der Operation eine Jejunostomie als Ernährungsfistel angelegt werden. Für Patienten mit ausgedehnter Tumormetastasierung ist die systemische Chemotherapie die derzeit einzige Behandlungsmöglichkeit. Mit einer Polychemotherapie kann eine längere Überlebenszeit erreicht werden als durch eine zytostatische Monotherapie (z.B. mit *5-Fluorouracil*). Eine solche Monotherapie kommt bei älteren Patienten oder Patienten mit eingeschränktem Allgemeinzustand in Frage.

(F) Bei Patienten mit lokal fortgeschrittener Tumorerkrankung läßt sich durch die Kombination von Strahlentherapie und Polychemotherapie eine längere Überlebenszeit und eine Linderung der Symptomatik erreichen. Eine objektivierbare Ansprechbarkeit kann bei sogar 50% der Patienten beobachtet werden, wobei die Überlebenszeit in den Patientengruppen mit kombinierter Therapie länger ist, verglichen mit Patienten, die nur chemotherapeutisch behandelt werden (18% gegenüber 7% nach 3 Jahren).

## Literatur

1. Ajani JA, Ota DM, Jackson DE. Current strategies in the management of locoregional and metastatic gastric carcinoma. Cancer 1991; 67(Suppl 1): 260.
2. Butler JA, Dubrow TJ, Trezona T, et al. Total gastrectomy in the treatment of advanced gastric cancer. Am J Surg 1989; 158: 602.
3. Elster K, Wild A, Thomasko A. Prognose des Magenfrühkarzinoms. Dtsch Med Wochenschr 1980; 105: 949.
4. Gastrointestinal Tumor Study Group. Randomized study of combination chemotherapy in unresectable gastric cancer. Cancer 1984; 53: 13.
5. Green PHR, O'Toole KM, Slonim D, et al. Increasing incidence and excellent survival of patients with early gastric cancer: Experience in a United States medical center. Am J Med 1988; 85: 658.
6. Green PHR, O'Toole KM, Weinberg LM, Goldfarb JP. Early gastric cancer. Gastroenterology 1981; 81: 247.
7. Stoltzing H, Thon K, Pohl C, Mariß G, Röher HD. Stellenwert des Computertomogramms für das präoperative Staging beim Magenkarzinom. Z Gastroenterol 1989; 27: 601.
8. Troidl H. Chirurgische Therapie beim Magencarcinom. Münch Med Wochenschr 1981; 123: 730.
9. Wilke H, Preusser P, Fink V. New developments in the treatment of gastric carcinoma. Semin Oncol 1990; 17 (Suppl 2): 61.
10. Yasuna O, Hatayama Y, Yamamura Y, Ogiwara M, Koike H, Nakamura K, Kusano M. Effects of surgical treatment and adjuvant chemotherapy studied by the depth of penetration in gastric cancer patients undergoing curative gastrectomy. Surgery 1984; 95: 78.

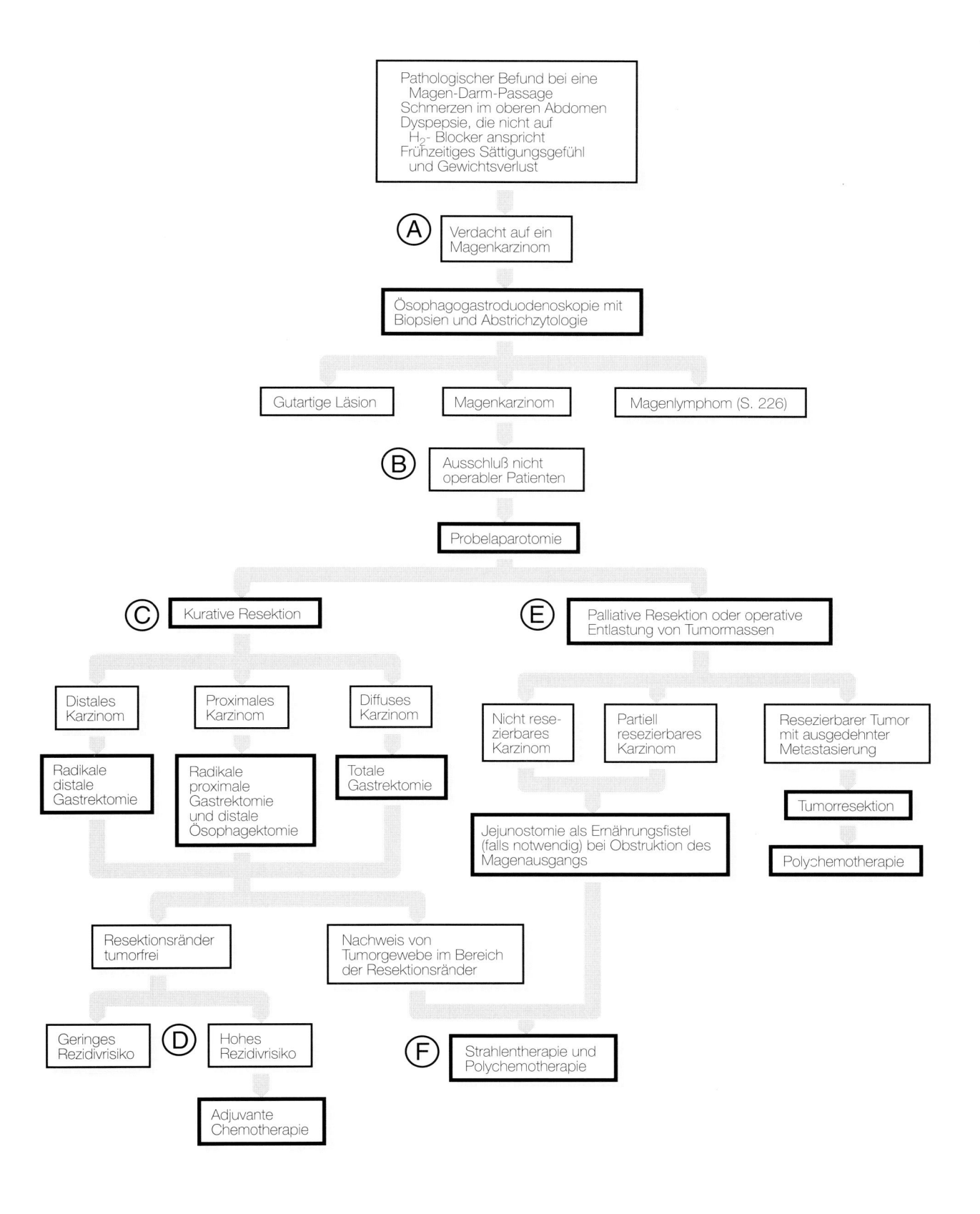

```
                    ┌─────────────────────────────┐
                    │ Pathologischer Befund bei eine │
                    │   Magen-Darm-Passage         │
                    │ Schmerzen im oberen Abdomen  │
                    │ Dyspepsie, die nicht auf     │
                    │ H₂- Blocker anspricht        │
                    │ Frühzeitiges Sättigungsgefühl│
                    │   und Gewichtsverlust        │
                    └──────────────┬──────────────┘
                                   │
                    (A) Verdacht auf ein Magenkarzinom
                                   │
                    ┌──────────────┴──────────────┐
                    │ Ösophagogastroduodenoskopie mit │
                    │  Biopsien und Abstrichzytologie │
                    └──────────────┬──────────────┘
                                   │
         ┌─────────────────────────┼─────────────────────────┐
  Gutartige Läsion          Magenkarzinom              Magenlymphom (S. 226)
                                   │
                    (B) Ausschluß nicht operabler Patienten
                                   │
                          Probelaparotomie
                                   │
              ┌────────────────────┴────────────────────┐
     (C) Kurative Resektion              (E) Palliative Resektion oder operative
                                              Entlastung von Tumormassen
```

- **(C) Kurative Resektion**
  - Distales Karzinom → Radikale distale Gastrektomie
  - Proximales Karzinom → Radikale proximale Gastrektomie und distale Ösophagektomie
  - Diffuses Karzinom → Totale Gastrektomie

- Resektionsränder tumorfrei
  - Geringes Rezidivrisiko
  - (D) Hohes Rezidivrisiko → Adjuvante Chemotherapie
- Nachweis von Tumorgewebe im Bereich der Resektionsränder → (F) Strahlentherapie und Polychemotherapie

- **(E) Palliative Resektion oder operative Entlastung von Tumormassen**
  - Nicht resezierbares Karzinom
  - Partiell resezierbares Karzinom
    → Jejunostomie als Ernährungsfistel (falls notwendig) bei Obstruktion des Magenausgangs → (F) Strahlentherapie und Polychemotherapie
  - Resezierbarer Tumor mit ausgedehnter Metastasierung → Tumorresektion → Polychemotherapie

# Magenlymphom

(A) Annähernd 5% der Malignome des Magens sind Lymphome. Da das Adenokarzinom des Magens zahlenmäßig einen Rückgang erkennen läßt, hat die relative Häufigkeit der Lymphome zugenommen. Aktuelle Berichte weisen jedoch darauf hin, daß möglicherweise auch die absolute Häufigkeit dieser Erkrankung angestiegen ist. Die meisten Magenlymphome gelten als primäre Magentumoren. Es scheint sich dabei um die häufigste Form der extralymphatischen Non-Hodgkin-Lymphome zu handeln. Die Symptomatik des Magenlymphoms entspricht den Beschwerden, die das Magenkarzinom (S. 224) oder das gutartige Magengeschwür (S. 232) verursacht. Am häufigsten beobachtet man Bauchschmerzen, Gewichtsverlust, Appetitlosigkeit und Erbrechen. Bei etwa 30% der Patienten besteht eine Druckempfindlichkeit der Bauchdecken, und in 10 bis 20% der Fälle kann ein Tumor getastet werden. Die Röntgenkontrastmitteluntersuchung (MDP) ergibt bei nahezu allen Patienten pathologische Befunde und ermöglicht die Diagnose des Malignoms in etwa 80% der Erkrankungsfälle. Die spezifische Diagnose eines Lymphoms gelingt dagegen nur bei etwa 25% der Patienten. Die Röntgenaufnahmen zeigen Füllungsdefekte oder Raumforderungen (75%), Ulzerationen (40%) oder unregelmäßig vergrößerte Falten (20%). Im Computertomogramm wird eine Verdickung der Magenwand erkennbar. Der endoskopische Aspekt der Magenschleimhaut wird in ca. 75% der Fälle als Neoplasie, in 15% als benignes Magenulkus und in etwa 10% als andere Erkrankung, z.B. als Ménétrier-Krankheit (S. 214) interpretiert. Der histologische Befund gezielt entnommener Biopsien und die Zytodiagnostik von Bürstenabstrichen ermöglichen die Diagnose eines Magenlymphoms mit einer Sicherheit von 75 bis 80%. Manchmal wird ein Magenlymphom erstmals anläßlich einer Laparotomie diagnostiziert. Die Mehrzahl der Magenlymphome wird zwischen dem 55. und 70. Lebensjahr festgestellt.

(B) Die Diagnose eines Magenlymphoms erfordert die Suche nach einer weiteren Ausbreitung der Erkrankung. Eine Stadieneinteilung (Staging) der Lymphome ist notwendig, da sie für die Wahl der Therapie ausschlaggebend ist. Thorax-Röntgenaufnahmen und routinemäßig durchgeführte Laboruntersuchungen sollten durch Leberfunktionstests, CT von Oberbauch und Thorax und Knochenmarkbiopsien ergänzt werden. Die Endosonographie (S. 40) ist dem CT in der Bestimmung der Tumorausdehnung und des Status der lokalen Lymphknoten überlegen; bis dato ist diese Untersuchungsmethode jedoch noch nicht allgemein verfügbar.

(C) Laparotomie und Resektion des Magentumors (subtotale Magenresektion) sowie Lymphknotenresektion sind aus den folgenden Gründen unbedingt erforderlich: (a) Bestätigung der Diagnose; (b) präzise Stadieneinteilung, insbesondere Abgrenzung der Stadien I und II; (c) Verhütung einer Perforation der Magenwand während einer Strahlen- oder Chemotherapie. Die Erfahrung zeigt zunehmend, daß das Perforationsrisiko überschätzt wird; es sollte dennoch beachtet werden.

(D) Für die Prognose ist unabhängig von der histologischen Klassifikation das Tumorstadium zu Beginn der Therapie der wichtigste Faktor. Zwischen Tumorgröße, Tiefe der Invasion, Tumorstadium und Prognose besteht eine enge Beziehung. Die 5-Jahres-Überlebenszeit liegt bei Stadium I um etwa 80%. Bei Befall von Lymphknoten (Stadium II) ist die Überlebensrate auf 40 bis 45% verringert. 75% der Patienten mit Tumorstadium III oder IV versterben innerhalb von 2 Jahren. Bei Tumoren, die größer als 8 bis 10 cm sind oder in proximalen Magenabschnitten liegen, ist die Prognose schlechter als bei Tumoren der distalen Magenabschnitte.

(E) Das histiozytäre Magenlymphom ist mit 60 bis 70% häufiger als das lymphozytäre; die Tumoren sind eher diffus (70%) als nodulär. Die beste Aussicht auf eine 5-Jahres-Überlebenszeit findet man beim lymphozytären Tumortyp, vor allem wenn es sich um noduläre Lymphome handelt.

(F) Der Nutzen einer postoperativen Bestrahlung beim Tumorstadium I läßt sich schwer abschätzen. Diese Tumoren erweisen sich jedoch als äußerst strahlenempfindlich, und die postoperative Bestrahlung wird häufig durchgeführt. Bei Tumorstadium II werden Strahlentherapie oder Polychemotherapie mit gleichem Erfolg eingesetzt. Die alleinige Chemotherapie ist bei Stadium III und IV indiziert. Eine Palliativbestrahlung wird bei Erkrankungsrezidiven, z.B. bei erneutem Befall von Lymphknoten, angewendet.

## Literatur

1. Brooks JJ, Enterline HT. Primary gastric lymphomas. A clinicopathologic study of 58 cases with long-term follow-up and literature review. Cancer 1983; 51: 701.
2. Fischbach W, Böhm M. Helicobacter-pylori-assoziierte Gastritis und primäres Magenlymphom. Z Gastroenterologie 1993; 31: 327.
3. Flemming ID, Mitchell S, Dilawari RA. The role of surgery in the management of gastric lymphoma. Cancer 1982; 49: 1135.
4. Klaiber H, Sulser H, Rüttner JR, Kobler E, Deyhle P. Das primäre maligne Lymphom des Magens. Schweiz Med Wochenschr 1979; 109: 668.
5. Maor MH, Velasquez WS, Fuller LM, Silvermintz KB. Stomach conservation in stages IE and IIE gastric non-Hodgkins lymphoma. J Clin Oncol 1990; 8: 266.
6. Severson RK, Davis S. Increasing evidence of primary gastric lymphoma. Cancer 1990; 66: 1283.
7. Sharma S, Singhal S, De S. Primary gastric lymphoma: a prospective analysis of 12 cases and review of the literature. J Surg Oncol 1990; 43: 231.
8. Shutze WP, Halpern NB. Gastric lymphoma. Surg Gynecol Obstet 1991; 172: 33.
9. Solidoro A, Payet C, Sanchez-Lihon J, Montalbetti JA. Gastric lymphomas: chemotherapy as primary treatment. Semin Surg Oncol 1990; 6: 218.
10. Stolte M, Eidt S. Zur Diagnostik des Magenfrühlymphoms. Z Gastroenterol 1991; 29: 6.

```
┌─────────────────────────────────┐
│ Patient mit Abdominalschmerz,   │
│ Gewichtsverlust, Erbrechen      │
└─────────────────────────────────┘
                │
┌─────────────────────────────────┐
│ Mögliche pathologische Befunde bei │
│ der MDP: Raumforderung, Ulzeration,│
│ Faltenvergrößerung              │
└─────────────────────────────────┘
                │
┌─────────────────────────────────┐
│ Endoskopie mit Biopsien         │
│ (evtl. Zytodiagnostik von       │
│ Bürstenabstrichen)              │
└─────────────────────────────────┘
```

- Adenokarzinom (S. 224)
- (A) Magenlymphom
- Nachweis eines Tumors, jedoch mit histopathologisch gutartigem Befund
  - Entnahme einer größeren Probe mittels Schlingenbiopsie erwägen
    - Probelaparotomie
      - Magenlymphom
      - Morbus Ménétrier (S. 214)

(B) Suche nach weiterer Ausbreitung der Erkrankung

(C) Laparotomie mit Entfernung des Magentumors und Lymphknotenresektion

(D) Stadieneinteilung der Erkrankung    (E) Histologische Klassifikation

(F) Stadium I (Erkrankungslokalisation auf den Magen beschränkt)
 → Lokale Strahlentherapie

(F) Stadium II (Befall von Magen und benachbarten Lymphknoten)
 → Lokale Strahlentherapie oder Chemotherapie

(F) Stadium III (Befall von Magen und von nicht benachbarten Lymphknoten beiderseits des Zwerchfells)

(F) Stadium IV (disseminierter Organ- bzw. Lymphknotenbefall)
 → Chemotherapie

Palliativbestrahlung bei lokalisierten Tumorrezidiven

# Submuköse Magentumoren

Submuköse Magentumoren sind – gutartige Leiomyome ausgenommen – eine Seltenheit. Beinahe 50% der älteren Personen weisen bei der Autopsie kleine Leiomyome auf. Die Inzidenz benigner nichtepithelialer Tumoren liegt bei weniger als 1 : 100000. Zu den übrigen submukösen Tumoren zählen Lipome, von Nervengewebe ausgehende Geschwülste (z.B. Neurinome, Neurofibrome), heterotopes Pankreasgewebe, Fibrome und Gefäßtumoren, wie beispielsweise Hämangioendotheliome oder Lymphangiome. Das Adenokarzinom kann ebenfalls als submuköser Tumor vorliegen (szirrhöses Karzinom). Die malignen, nicht von Epithelgewebe ausgehenden Tumoren machen 6 bis 10% aller Malignome des Magens aus. Davon entfällt der größte Teil auf Lymphome (S. 226), Leiomyosarkome, Leiomyoblastome, Karzinoidtumoren, Plasmozytome und Magenmetastasen (vor allem bei Primärtumoren der Mamma, der Lunge und bei Melanomen). Submuköse Tumoren werden als Zufallsbefund bei Laparotomien oder Röntgenuntersuchungen entdeckt, die zur Abklärung anderer Erkrankungen durchgeführt werden. Sie können aber auch klinisch manifest werden und zu Abdominalschmerz, Gewichtsverlust, gastrointestinalen Blutungen führen oder eine ähnliche Symptomatik wie die Ulkuskrankheit verursachen. Manchmal kann eine Resistenz im Abdomen getastet werden. Die subjektive und objektive Symptomatik hängt in erster Linie von der Größe und Lokalisation des Tumors ab. Die Röntgenkontrastdarstellung des oberen Gastrointestinaltrakts läßt gewöhnlich eine Raumforderung im Magen oder ein Ulkus erkennen.

(A) Endoskopisch können ausgeprägte, jedoch differentialdiagnostisch nicht definitiv beurteilbare Läsionen wahrgenommen werden (d.h. lokalisierte submuköse Prozesse mit oder ohne Ulzerationen, die vom Aspekt her gut- oder bösartig erscheinen können). Bei heterotopem Pankreasgewebe (submuköse Tumoren von 1 bis 2 cm Größe mit zentraler Dellenbildung) wird bei der Diagnose häufig der makroskopische Aspekt berücksichtigt, da sich in Biopsien in der Regel nur normale Magenschleimhaut nachweisen läßt. Im allgemeinen gelingt bei 50 bis 60% der submukösen Tumoren eine endoskopisch-bioptische Abklärung, evtl. durch die sog. Knopflochbiopsie bzw. Schlingenbiopsie.

(B) Die Endosonographie (ES) ist eine neue Technik, die vor allem bei der Diagnose und Charakterisierung submuköser Raumforderungen im Magen sehr empfindlich und akkurat arbeitet. Die hochauflösende Darstellung erlaubt die genaue Lokalisation des Tumors in einer bestimmten Wandschicht, sei es die Submukosa selber, die Lamina muscularis propria oder die Serosa/extragastrische Regionen. Die ES ist der üblichen Computertomographie in der Bestimmung der Invasionstiefe, der Ausdehnung außerhalb des Magens und des Befalls lokaler Lymphknoten überlegen; Leiomyome, Lipome, Pankreasrudimente und Varizen sind leicht zu erkennen und voneinander zu unterscheiden. Momentan ist es jedoch nicht möglich, mittels ES zuverlässig gut- von bösartigen Läsionen zu unterscheiden, wenn nicht gleichzeitig Infiltration und Lymphknotenmetastasierung auf das Vorliegen eines Malignoms hinweisen. Die Geräte für endoskopische Ultrasonographie sind jedoch teuer und bedürfen eines erfahrenen Untersuchers.

(C) Nach den vorliegenden Berichten erweist sich die Computertomographie bei der Diagnose von Lipomen als höchst zuverlässiges, nichtinvasives Untersuchungsverfahren. Mit Hilfe des Computertomogramms können die für Fettgewebe typischen Charakteristika dieser Tumoren identifiziert werden. Eine Abgrenzung von malignen Liposarkomen ist jedoch nicht möglich. Das primäre Liposarkom des Gastrointestinaltrakts gilt allerdings als ausgesprochen seltener Befund (im Verlauf von 124 Jahren wurde nur vier mal über ein Liposarkom des Magens berichtet), so daß es sich erübrigt, diesen Tumor bei der diagnostischen Abklärung in Betracht zu ziehen. Die Computertomographie ermöglicht ferner den Nachweis von Tumorausdehnungen über die Organgrenze hinaus oder von Verdickungen der Magenwand sowie von Metastasenbildungen und Befall von Lymphknoten.

(D) Eine Probelaparotomie ist bei Patienten indiziert, die unter Beschwerden leiden, deren Ursache nicht abgeklärt werden konnte, oder bei nachgewiesenem primärem Malignom des Magens. Falls möglich sollte während des operativen Eingriffs eine Tumorresektion vorgenommen werden. Bei den wenigen Patienten mit präoperativ nichtdiagnostizierten Magenmetastasen sollte eine Palliativresektion nur bei ausgeprägter Symptomatik erfolgen. Bei kleinen, asymptomatischen, submukösen Tumoren (auch wenn die histologische Diagnose bei der endoskopischen Untersuchung nicht möglich ist) genügt eine klinische Verlaufskontrolle; eine chirurgische Therapie ist nicht erforderlich.

(E) Alle primären Magenneoplasien sollten nach Möglichkeit einer kurativen Resektion unterzogen werden. Zu den prognostisch ungünstigen Kriterien gehören ein Tumordurchmesser von über 8 cm, die Tumorausdehnung auf die Serosa und ein niedriger Differenzierungsgrad.

## Literatur

1. Bjork JT. Non-epithelial neoplasms of the stomach. Gastrointest Endosc 1984; 30: 107.
2. Bralow SP. Non-epithelial malignancies of the stomach. Front Gastrointest Res 1980; 6: 87.
3. Caltti G, Zani L, Bolondi L, et al. Endoscopic ultrasonography in the diagnosis of gastric submucosal tumor. Gastrointest Endosc 1989; 35: 413.
4. Cathcart PM, Cathcart RS, Yarbrough DR. Tumors of gastric smooth muscle. South Med J 1980; 73: 18.
5. Chu AG, Clifton JA. Gastric lipoma presenting as peptic ulcer: case report and review of literature. Am J Gastroenterol l983; 78: 615.
6. Delikaris P, Colematis B, Missitzis J, Bang L, Nakopoulou N, Poulsen J. Smooth muscle neoplasms of the stomach. South Med J 1983; 76: 440.
7. Dittler HJ. Endosonographie des oberen Gastrointestinaltrakts. In: Gastroenterologische Diagnostik. Classen M, Siewert JR (Hrsg). Stuttgart, New York: Schattauer 1993; S. 110.
8. Rösch W. Epidemiology, pathogenesis, diagnosis and treatment of benign gastric tumors. Front Gastrointest Res 1980; 6: 167.
9. Yasuda K, Nakajima M, Yoshida S, et al. The diagnosis of submucosal tumors of the stomach by endoscopic ultrasonography. Gastrointest Endosc 1989; 35: 10.

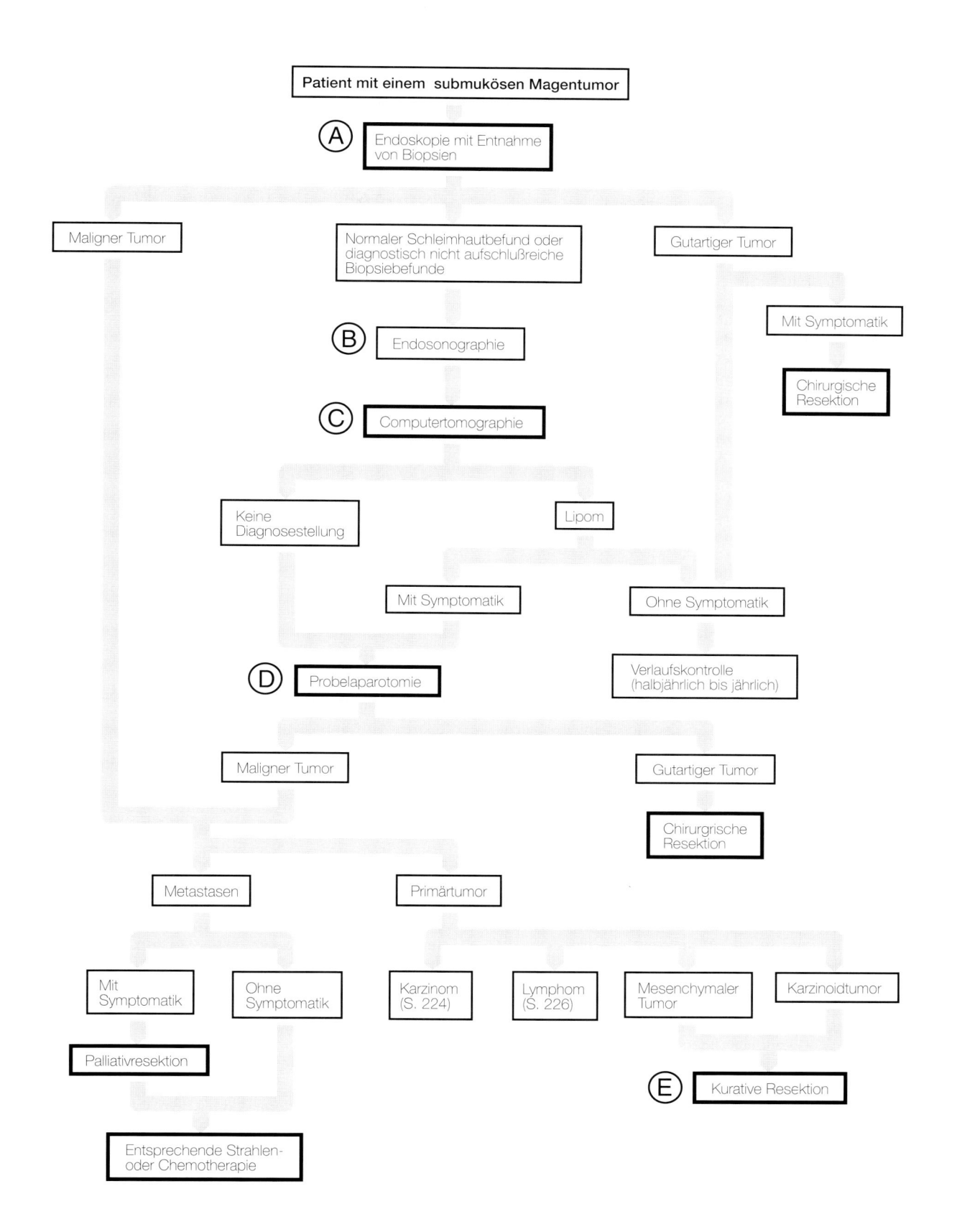

```
                    Patient mit einem submukösen Magentumor
                                    │
                          Ⓐ  Endoskopie mit Entnahme
                              von Biopsien
                                    │
        ┌───────────────────────────┼───────────────────────────┐
   Maligner Tumor         Normaler Schleimhautbefund oder    Gutartiger Tumor
                          diagnostisch nicht aufschlußreiche
                          Biopsiebefunde
                                    │                              │
                          Ⓑ  Endosonographie              Mit Symptomatik
                                    │                              │
                          Ⓒ  Computertomographie          Chirurgische
                                    │                      Resektion
              ┌─────────────────────┼──────────────┐
         Keine                                   Lipom
         Diagnosestellung
              │                            ┌───────┴────────┐
         Mit Symptomatik              Ohne Symptomatik
              │                            │
         Ⓓ Probelaparotomie         Verlaufskontrolle
              │                     (halbjährlich bis jährlich)
        ┌─────┴──────────────────────────────┐
   Maligner Tumor                      Gutartiger Tumor
        │                                    │
        │                              Chirurgische
        │                              Resektion
        │
   ┌────┴────────┐                    ┌──────────┬──────────┬──────────┬──────────┐
Metastasen   Primärtumor          Karzinom    Lymphom   Mesenchymaler  Karzinoidtumor
   │                              (S. 224)   (S. 226)    Tumor
┌──┴──────┐                           │          │          │             │
Mit      Ohne                         └──────────┴────┬─────┴─────────────┘
Symptomatik Symptomatik                               │
   │                                           Ⓔ Kurative Resektion
Palliativresektion
   │
Entsprechende Strahlen-
oder Chemotherapie
```

# Magenbezoare

Magenbezoare - große, aus organischem Material zusammengesetzte Konglomerate - lassen sich in vier Gruppen klassifizieren: **(a)** Trichobezoare aus Haaren; **(b)** Phytobezoare aus pflanzlichen Fasern; **(c)** Trichophytobezoare, eine Kombination aus Phyto- und Trichobezoaren; **(d)** gemischte Bezoare. Gemischte Bezoare können aus einer Vielzahl verschiedener unverdaulicher Materialien bestehen, so z.B. Schellack, Fremdkörper, Pilzagglomerate und bestimmte Arzneimittel (Antazida, *Sucralfat*, Abführmittel aus *Semen psyllii* [Flohsamen]). Phytobezoare treten bei Erwachsenen am häufigsten auf und bestehen aus unverdauten oder teilweise verdauten Pflanzenfasern, wobei man vor allem von Orangen stammendes Fasermaterial findet. Es wird aber auch eine Reihe von anderen pflanzlichen Fasern beobachtet (z.B. von Sellerie, Feigen, Kopfsalat, Spinat, Brokkoli). Ein schlechtes Gebiß, mangelhaftes Kauen der Speisen, Hypochlorhydrie und anticholinerg wirkende Pharmaka tragen zur Bildung von Bezoaren bei. Zur Bildung von Phytobezoaren kommt es nahezu ausschließlich bei Patienten mit einem Motilitätsverlust des Magens. Bezoare sind nachweislich eine Komplikation bei Patienten, die einer Vagotomie mit oder ohne partieller Magenresektion unterzogen wurden (S. 246) und bei Patienten mit einer diabetischen Gastroparese (S. 168), myotonischer Muskeldystrophie (S. 180) oder einer Erkrankung des Bindegewebes im Magen-Darm-Trakt (S. 172). Durch die Stagnation des Mageninhalts und die Magensäure wird die Polymerisation von Pflanzenfasern zu einer weichen, amorphen, aus Tannin, Zellulose und Hemizellulose bestehenden Masse gefördert. Bei dem seltenen Dattelpflaumenbezoar (Diospyrobezoar) handelt es sich um eine Sonderform des Phytobezoars, der in der Regel im gesunden Magen vorkommt und von harter Konsistenz ist. Schwere Komplikationen (Ulzeration, Hämorrhagie, Perforation) beobachtet man häufiger in Verbindung mit dem harten Dattelpflaumenbezoar.

(A) Die Verdachtsdiagnose eines Magenbezoars wird oft aufgrund einer Röntgenkontrastmitteluntersuchung (MDP) gestellt. Der Bezoar stellt sich als bewegliche Raumforderung unterschiedlicher Größe dar. Auf Röntgenaufnahmen während der Entleerung des Kontrastmittels kann ein mit einem dünnen Bariumfilm überzogener «Klumpen» erkennbar werden. Differentialdiagnostisch ist in erster Linie das Magenkarzinom zu beachten.

(B) Es gibt Berichte von mit Bezoaren vergesellschafteten Magenkarzinomen. Die definitive Diagnose eines Bezoars erlaubt erst eine endoskopische Untersuchung. Dabei muß auch nach weiteren Erkrankungen gefahndet werden (Magengeschwür, Gastritis, Duodenalulkus). Phytobezoare sind grüne, gelbliche oder braune, weiche, gelatineartige Gebilde, die sich instrumentell nicht zerlegen lassen. Bei Dattelpflaumenbezoaren handelt es sich dagegen um harte, dunkelgrüne oder schwarze, bewegbare Klumpen, die häufig mit Magengeschwüren vergesellschaftet sind. Trichobezoare sind größtenteils schwarz und teerig.

(C) Zunächst sollte man versuchen, den Bezoar auf endoskopischem Weg zu zerstören. Die Wahl der Methode hängt von dem verfügbaren Instrumentarium ab. Biopsiezangen, Polypektomieschlingen und gezielte Wasserstrahlen sind bisher mit unterschiedlichem Erfolg eingesetzt. Große Bezoare müssen oft erst fragmentiert und dann mittels Magenspülung entfernt werden. Hierzu wird eine großlumige gefensterte Magensonde (34 French, nach *Edlich* oder *Ewald*) verwendet. Jeweils 150 bis 250 ml warmen Wassers werden erst in den Magen infundiert und laufen dann der Schwerkraft folgend oder unter Ansaugen ab. Die Auflösung der Bezoare kann während der Endoskopie durch Injektion eines Enzympräparats eingeleitet werden. Trichobezoare sind von fester Konsistenz und lassen sich weder zerlegen noch verdauen (keine Enzyme verfügbar). Falls die Entfernung der Steine via Ösophagus Schwierigkeiten bereitet, müssen die Bezoare operativ beseitigt werden.

(D) Wenn es nicht gelingt, den Bezoar endoskopisch zu entfernen, sollte man eine enzymatische oder mukolytische Auflösung versuchen. Sofern kein Hinweis auf Blutungen oder Ulzerationen besteht, kann über eine Zeitdauer von 3 bis 4 Wochen ein Therapieversuch mit Enzymen und einer flüssigen Diät erfolgen. Zur Verfügung stehen Tabletten, die Zellulase und Pankreasenzyme enthalten. Pankreasenzympräparate ohne Zellulase erweisen sich ebenfalls als wirksam. Natriumbikarbonat, 4mal täglich 0,6 bis 1,0 g zwischen den Mahlzeiten, dient als Mukolytikum, womit der Bezoar von zähem Magenschleim befreit werden soll. Empfohlen wird eine Kombination aus flüssiger Diät, Gabe eines Enzympräparats und von Natriumbikarbonat.

(E) Die folgenden Maßnahmen dienen der Prophylaxe von Magenbezoaren: Vermeiden von faserreichem Obst und Gemüse (vor allem Orangen), ausreichendes Kauen der Nahrung und reichliche Flüssigkeitszufuhr. Bei Patienten mit einer Gastroparese empfiehlt sich die Gabe von *Bethanecholchlorid* (4mal täglich 25 mg), *Metoclopramid*-HCl (4mal täglich 10 mg) oder *Cisaprid* (3mal täglich 5 mg).

(F) Bei Patienten mit rezidivierender Bildung von Bezoaren muß eine Langzeitbehandlung mit Enzympräparaten, *Bethanecholchlorid*, *Metoclopramid*-HCl oder *Cisaprid* erfolgen. In einzelnen Fällen ist eine periodisch erfolgende Entfernung der neu entstandenen Bezoare mittels Endoskopie oder Magenspülung notwendig.

## Literatur

1. Calaburg R, Navarro S, Carrio I, et al. Gastric emptying and bezoars. Am J Burg 1989; 157: 287.
2. Delpre G, Glanz I, Nieman A, et al. New therapeutic approach in postoperative phytobezoars. J Clin Gastroenterol 1984; 6: 231.
3. Dolan PA, Thompson BW. Management of persimmon bezoars (diospyrobezoars). South Med J 1979; 72: 1527.
4. Ewert P, Keim L, Schulte-Markwort M. Der Trichobezoar. Eine seltene Ursache rezidivierender Oberbauchschmerzen. Monatsschr Kinderheilkd 1992; 140: 811.
5. Klamer TW, Max MH. Recurrent gastric bezoars. A new approach to treatment and prevention. Am J Surg 1983; 145: 417.
6. Manegold BC. Fiberendoskopische Fremdkörperextraktion aus Magen und Duodenum. Chirurg 1973; 44: 523.
7. Winkler WP, Saleh J. Metoclopramide in the treatment of gastric bezoars. Am J Gastroenterol 1983; 78: 403.

**Verdacht auf Vorliegen eines Magenbezoars**

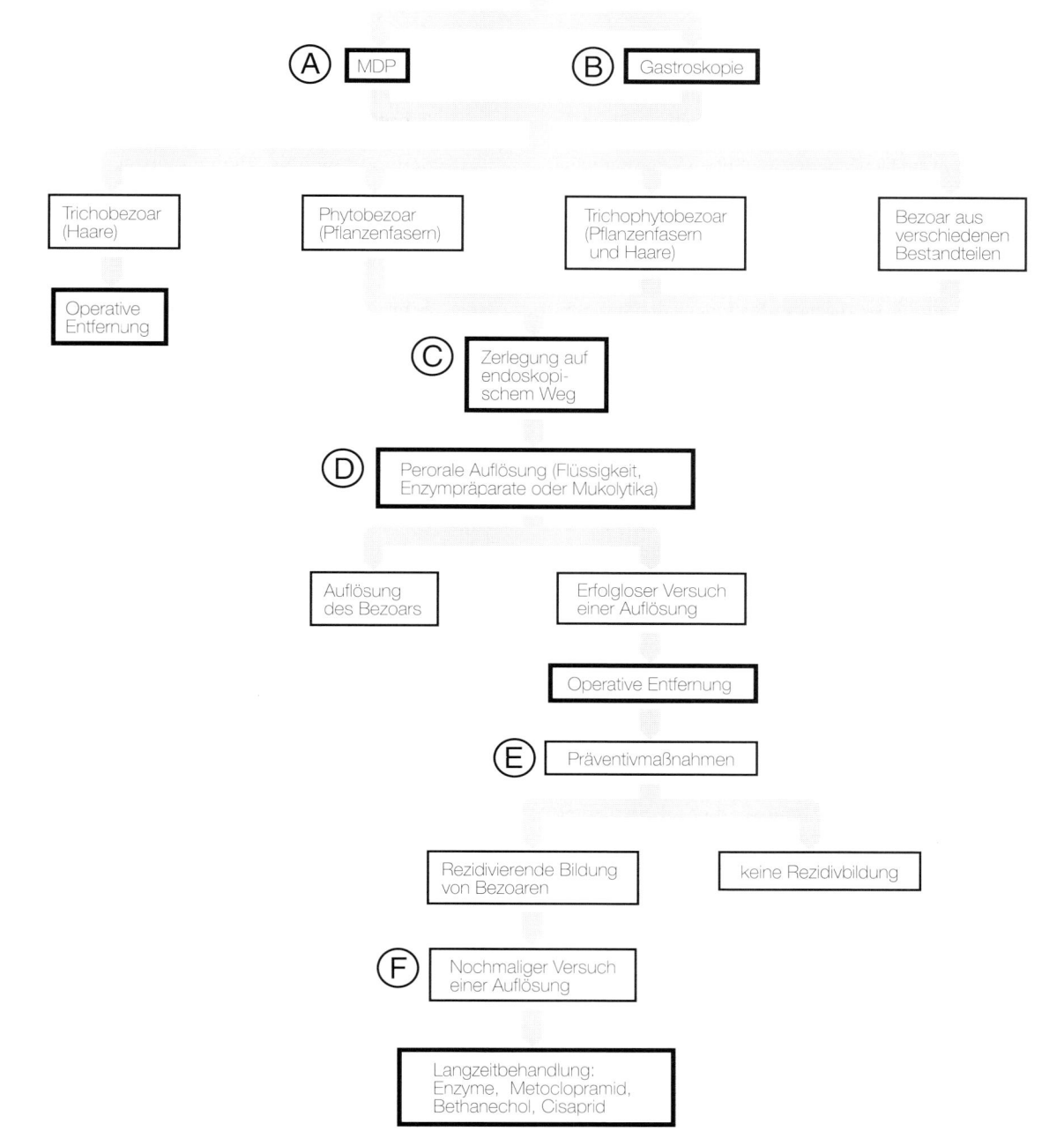

- (A) MDP
- (B) Gastroskopie

- Trichobezoar (Haare)
- Phytobezoar (Pflanzenfasern)
- Trichophytobezoar (Pflanzenfasern und Haare)
- Bezoar aus verschiedenen Bestandteilen

Operative Entfernung

(C) Zerlegung auf endoskopischem Weg

(D) Perorale Auflösung (Flüssigkeit, Enzympräparate oder Mukolytika)

- Auflösung des Bezoars
- Erfolgloser Versuch einer Auflösung

Operative Entfernung

(E) Präventivmaßnahmen

- Rezidivierende Bildung von Bezoaren
- keine Rezidivbildung

(F) Nochmaliger Versuch einer Auflösung

Langzeitbehandlung: Enzyme, Metoclopramid, Bethanechol, Cisaprid

# Magengeschwür (Ulcus ventriculi)

Die meisten Patienten mit einem Magengeschwür leiden unter diffusen Beschwerden im Epigastrium, wobei die Schmerzen durch Nahrungsaufnahme gebessert oder verschlimmert werden können; häufig besteht ein Gewichtsverlust. Sofern keine partielle Magenausgangsstenose vorliegt, gehören Übelkeit und Erbrechen zu den ungewöhnlichen Symptomen. Bei der Untersuchung kann das Epigastrium druckempfindlich sein. Die Mehrzahl der Magenulzera tritt zwischen dem 55. und 65. Lebensjahr auf. *Acetylsalicylsäure*, Alkohol und nichtsteroidale Antiphlogistika gelten als Risikofaktoren, da sie zu einer Schwächung der Mukosabarriere führen (z.B. rufen sie eine Abnahme der endogenen Prostaglandinbildung hervor). Eine Infektion mit *Helicobacter pylori* (S. 218) spielt hierbei möglicherweise auch eine Rolle. Eine Differenzierung von benignen und malignen Magengeschwüren anhand der Anamnese und des körperlichen Untersuchungsbefundes gelingt nur selten. Das gutartige Magengeschwür wird nicht als Präkanzerose betrachtet. Wenn die Diagnose des Magenulkus röntgenologisch mit der Magen-Darm-Passage (MDP) erfolgt, werden folgende Zeichen gefunden: sogenanntes Hampton-Zeichen (eine strahlendurchlässige Linie, die die Öffnung des Ulkus durchläuft), auf den Ulkuskrater zu konvergierende Magenfalten, ein «Kragen» um das Ulkus herum und eine Penetration des Ulkus über das Magenlumen hinaus. Von den radiologisch gutartig erscheinenden Ulzerationen stellen sich 1 bis 7% als maligne heraus.

(A) Man sollte die Endoskopie bei allen Patienten mit dem Verdacht auf ein Magengeschwür anstreben, da das Risiko besteht, daß ein röntgenologisch benigne erscheinendes Ulkus bösartig ist (1–7% der Fälle). Bei älteren Patienten oder bei röntgenologisch festgestellten Ulzera, die nicht alle Kriterien der Gutartigkeit erfüllen, einen Durchmesser von mehr als 2,5 cm aufweisen oder unter konservativer Therapie nicht abheilen, sollte auf jeden Fall endoskopisch untersucht werden. Zu einer adäquaten endoskopischen Untersuchung gehören mehrfache Biopsieentnahmen (6–10 Partikel) (s. Abb.).

(B) Konnte ein Ulkus diagnostiziert werden, so ist unverzüglich die medikamentöse Therapie einzuleiten. Die Behandlung wird auch fortgesetzt, wenn zum Ausschluß von Malignomen oder anderen Erkrankungen weitere Untersuchungen durchgeführt werden müssen. Unter Behandlung mit $H_2$-Rezeptorenblockern (z.B. *Famotidin*) heilen ungefähr 90% der Magengeschwüre im Laufe von 8 bis 12 Wochen ab. Bei älteren Patienten, bei Einnahme nichtsteroidaler Antirheumatika und wenn das Ulkus einen Durchmesser von mehr als 2,5 cm aufweist, kann eine längere Behandlungsdauer erforderlich sein, bis Heilung erfolgt. Nichtsteroidale Antirheumatika sollten abgesetzt, Alkoholgenuß und Rauchen unterlassen werden.

(C) Sprechen die Symptome innerhalb von 2 Wochen nach Beginn der Behandlung auf die Medikation nicht an, so sollte die Therapie durch ein weiteres Medikament ergänzt werden (z.B. zusätzliche Gabe eines Antazidums oder von *Sucralfat* bei initialer Behandlung mit $H_2$-Rezeptorenblockern). Daher sollte das Hauptmedikament gewechselt werden (z.B. *Famotidin* anstatt von *Cimetidin*). Nach neueren Erkenntnissen hat sich *Pantoprazol* bei der Therapie des Ulkusleidens als Überlegen erwiesen.

(D) Stellt sich auf die Therapie hin eine symptomatische Besserung ein, so wiederholt man nach der 6. bis 8. Behandlungswoche die Endoskopie, um die Abheilung bzw. die Heilungstendenz des Ulkus zu verifizieren. Die Mehrzahl der Ulzera heilt innerhalb von 6 bis 8 Wochen ab. Abgesehen von großen Ulzera (Durchmesser über 2,5 cm) mit nachweislich fortschreitender Heilung empfiehlt sich bei Geschwüren, die nach der 12. bis 16. Woche noch nicht abgeheilt sind, die chirurgische Therapie.

(E) Die Rezidivraten für Magengeschwüre innerhalb von 6 bis 12 Monaten nach Abheilung liegen zwischen 55 und 89%. Die meisten Rezidive treten im selben anatomischen Abschnitt auf, in dem das abgeheilte Ulkus lokalisiert war. Bei endoskopisch dokumentierten, rezidivierenden Magengeschwüren ist es angemessen, eine Dauertherapie mit $H_2$-Rezeptorenblockern in Erwägung zu ziehen. Im Zusammenhang mit chronischem Gebrauch nichtsteroidaler Antirheumatika muß auf andere Weise präventiv gegen Rezidive vorgegangen werden (S. 234).

## Literatur

1. Alexander-Williams J, Wolverson RL. Pathogenesis and pathophysiology of gastric ulcer. Clin Gastroenterol 1984; 13: 601.
2. Boyd EJS, Wilson JA, Wormsley KG. Review of ulcer treatment: role of ranitidine. J Clin Gastroenterol 1983; 5 (Suppl 1): 133.
3. Buckner JW III, Austin JC, Steinberg JB, et al. Factors predicting failure of medical therapy for gastric ulcers. Am J Surg 1989; 158: 570.
4. Fritsch A, Sonnenberg A, Erckenbrecht J. Epidemiologie der Ulkuskrankheit in der Bundesrepublik Deutschland 1952-1978. Z Gastroenterol 1981; 19: 493.
5. Lee S, Iida M, Tsuneyoshi Y. Long-term follow-up of 2529 patients re- veals gastric ulcers rarely become malignant. Dig Dis Sci 1990; 35: 763.
6. Lewis JH. Treatment of gastric ulcer. What is old and what is new. Arch Intern Med 1983; 143: 264.
7. Pym B, Sandstad J, Seville P. Cost-effectiveness of cimetidine maintenance therapy in chronic gastritis and duodenal ulcer. Gastroenterology 1990; 99: 27.
8. Schusdziarra V. Physiologische Regulation der Magensäuresekretion. Z Gastroenterol 1993; 31: 210.

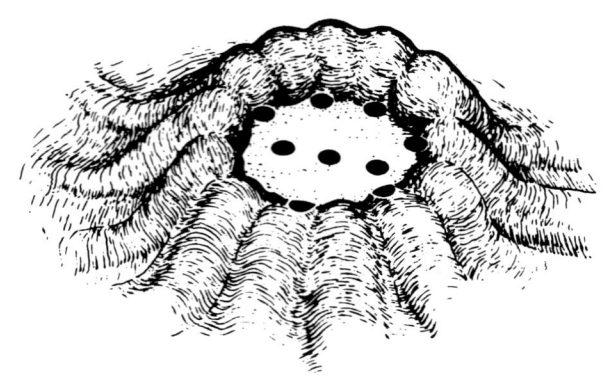

Schematische Darstellung der Stellen (schwarze Kreise), die für eine Biopsieentnahme zum Ausschluß eines malignen Magengeschwürs geeignet sind

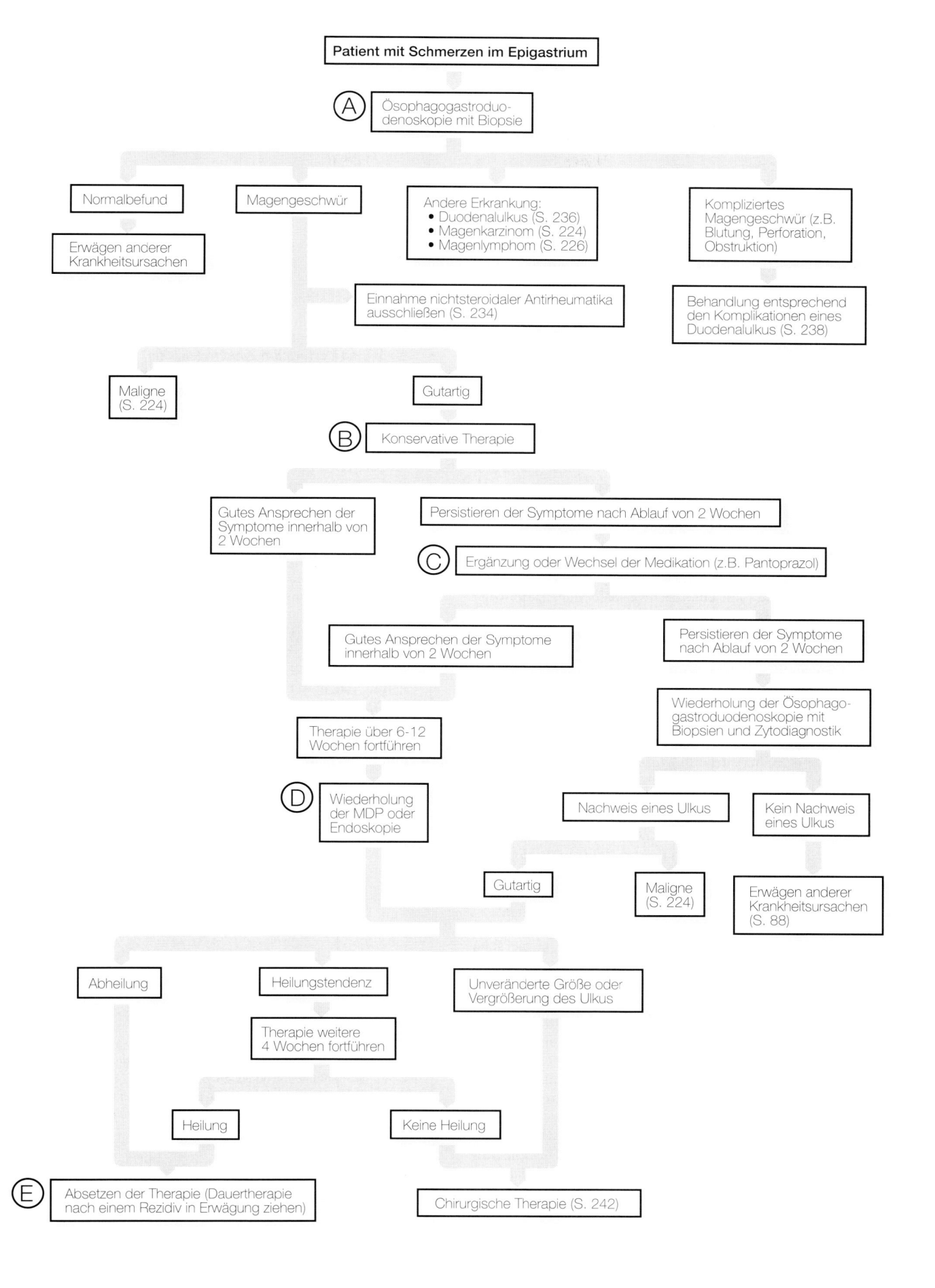

```
                    Patient mit Schmerzen im Epigastrium
                                    │
                              Ⓐ Ösophagogastroduo-
                                 denoskopie mit Biopsie
                                    │
    ┌──────────────┬────────────────┼────────────────────┬──────────────────┐
 Normalbefund   Magengeschwür   Andere Erkrankung:              Kompliziertes
                                 • Duodenalulkus (S. 236)        Magengeschwür (z.B.
 Erwägen anderer                 • Magenkarzinom (S. 224)        Blutung, Perforation,
 Krankheitsursachen              • Magenlymphom (S. 226)         Obstruktion)

                                 Einnahme nichtsteroidaler       Behandlung entsprechend
                                 Antirheumatika                  den Komplikationen eines
                                 ausschließen (S. 234)           Duodenalulkus (S. 238)
```

- **Maligne (S. 224)** | **Gutartig**
- Ⓑ Konservative Therapie
  - Gutes Ansprechen der Symptome innerhalb von 2 Wochen
  - Persistieren der Symptome nach Ablauf von 2 Wochen
    - Ⓒ Ergänzung oder Wechsel der Medikation (z.B. Pantoprazol)
      - Gutes Ansprechen der Symptome innerhalb von 2 Wochen
      - Persistieren der Symptome nach Ablauf von 2 Wochen
        - Wiederholung der Ösophagogastroduodenoskopie mit Biopsien und Zytodiagnostik
          - Nachweis eines Ulkus
            - Gutartig
            - Maligne (S. 224)
          - Kein Nachweis eines Ulkus
            - Erwägen anderer Krankheitsursachen (S. 88)

- Therapie über 6–12 Wochen fortführen
- Ⓓ Wiederholung der MDP oder Endoskopie
  - Abheilung
  - Heilungstendenz
    - Therapie weitere 4 Wochen fortführen
      - Heilung
      - Keine Heilung
  - Unveränderte Größe oder Vergrößerung des Ulkus

- Ⓔ Absetzen der Therapie (Dauertherapie nach einem Rezidiv in Erwägung ziehen)
- Chirurgische Therapie (S. 242)

# Dauertherapie mit nichtsteroidalen Antirheumatika

(A) In den Vereinigten Staaten werden jedes Jahr millionenfach nichtsteroidale Antirheumatika (NSAR) verschrieben. Bei Patienten, die diese Medikamente auf Dauer einnehmen müssen (meist bei arthritischen Erkrankungen), besteht ein nicht unerhebliches Risiko (2–5%) gastrointestinaler Komplikationen. Chronische NSAR-Einnahme wird mit jährlich mehreren Tausend Todesfällen und Zehntausenden zusätzlicher Krankenhausaufenthalte, die aus solchen Komplikationen entstanden, in Verbindung gebracht. Diese Komplikationen kommen durch die unter NSAR eintretende, lokale und systemische Hemmung der Prostaglandinsynthese zustande.

(B) Die Symptome einer Dyspepsie treten bei ungefähr 25% der Patienten unter Dauertherapie mit NSAR auf; in 10% der Fälle wird die Therapie wegen dieser Symptome abgebrochen. Das Auftreten von Symptomen korreliert nur schwach mit dem Vorhandensein NSAR-induzierter Läsionen (Erosionen, Ulzerationen): weniger als die Hälfte der Patienten mit Symptomatik weisen bei röntgenologischer oder endoskopischer Untersuchung solche Läsionen auf.

(C) Dyspeptische Symptome ohne nachweisbare Magengeschwüre sprechen oft gut auf einen Wechsel des Medikaments (nichtazetyliertes Salizylat oder NSAR-Prodrug [*Diclofenac*]) an. Die Arznei sollte möglichst vor Mahlzeiten eingenommen werden. Bei Persistieren der Symptomatik bringt oft eine Therapie mit einem $H_2$-Rezeptorenblocker Linderung.

(D) Bei mehr als 30% der Patienten unter NSAR-Dauertherapie treten Erosionen im Magen auf. Meist sind diese Ulzera distal des Pylorus und im Antrum lokalisiert, aber auch Duodenalulzera und weiter proximal gelegene Ulzera kommen vor. Die Inzidenz von Ulzerationen bei NSAR-Dauertherapie liegt bei 15 bis 20%, mit einer Punktprävalenz von 10%. Der überwiegende Teil dieser Geschwüre (80%) bleibt asymptomatisch; von den komplizierten Ulzerserkrankungen (Perforation, Blutungen) verlaufen 60% stumm. Etwa 75% der schweren Komplikationen und Todesfälle aufgrund von chronischem NSAR-Gebrauch entfallen auf über 60jährige Patienten.

(E) Gastrointestinale Blutungen, sowohl schleichende als auch akute, können jederzeit während einer Therapie mit NSAR auftreten, und sie müssen diagnostisch abgeklärt werden. Die Blutungsquelle ist meistens nur bei 50% der Patienten auszumachen. Blutungen im Bereich des Dünndarms sind bei jeder NSAR-Therapie möglich; bei schutzbeschichteten Tabletten und Retard-Präparaten treten sie jedoch besonders häufig auf. Durch die Beeinträchtigung der Thrombozytenfunktion durch NSAR kann auch eine vorher unbemerkte gastrointestinale Erkrankung in Erscheinung treten.

(F) Bei manchen Patienten, die auf eine NSAR-Therapie mit Diarrhö reagieren, finden sich gelegentlich Anzeichen von Enteritis, Enterokolitis, umschriebenen Ulzerationen oder Strikturen (meist am oder nahe dem terminalen Ileum). In diesen Fällen hat die Einnahme nichtsteroidaler Antirheumatika zur klinischen Manifestation oder zur Verschlimmerung einer zugrundeliegenden entzündlichen Darmerkrankung geführt (z.B. Crohn-Erkrankung, Kollagenkolitis). Die Einnahme von NSAR sollte unverzüglich beendet werden.

(G) Treten im Rahmen einer NSAR-Dauertherapie Ulzera auf, so ist es am besten, zuerst die NSAR abzusetzen und dann das Ulkus konventionell zu therapieren. Sofern weder Blutungen noch eine Perforation eingetreten sind, kann bei den Patienten, für die NSAR die einzige Möglichkeit der Schmerzlinderung darstellt (z.B. bei schwerer Arthritis), die NSAR-Therapie dennoch fortgesetzt werden. Duodenalulzera heilen unter $H_2$-Rezeptorenblocker-Therapie ab, auch wenn die NSAR nicht abgesetzt wurden. Magengeschwüre – insbesondere die größeren (> 2 cm) – erfordern für ihre Heilung allerdings einen Protonenpumpenhemmer (z.B. *Pantoprazol*, 40 - 80 mg/Tag).

(H) Bei Patienten, die voraussichtlich über längere Zeit NSAR einnehmen werden oder die Einnahme wieder aufnehmen, sollte eine prophylaktische Therapie in Erwägung gezogen werden. Die Überlegungen sollten davon abhängen, wie groß das Risiko lebensbedrohlicher Komplikationen aus NSAR-Gebrauch individuell für den Patienten ist. Ein besonders hohes Risiko tragen ältere Frauen (> 65 Jahre), Raucher, Patienten mit bereits eingetretenen NSAR-bedingten Ulzerationen und Patienten, die hochdosiert oder in Kombination (auch mit Steroiden zusammen) therapiert werden. *Misoprostol* (100 mg 4mal täglich), ein Prostaglandin-Analogon, verringert das Risiko NSAR-bedingter Magengeschwüre erheblich, aber nicht völlig. $H_2$-Rezeptorenblocker und *Sucralfat* haben in der Prophylaxe von Magengeschwüren keinerlei Wirkung; bei Patienten unter einer Acetylsalicylsäure-Dauertherapie haben sich die $H_2$-Rezeptorenblocker jedoch in der Prophylaxe von Duodenalulzera als effektiv herausgestellt. Gegenwärtig finden intensive Studien zu geeigneten Patiententypen und zur optimalen Arzneimittelkombination für die Sekundärprophylaxe statt.

## Literatur

1. Bjarnason J, et al. Non-steroidal anti-inflammatory drug-induced intestinal inflammation in humans. Gastroenterology 1987; 93: 480.
2. Edelson JT, Tosteson ANA, Sax P. Cost-effectivenss of misoprostol for prophylaxis against non-steroidal anti-inflammatory drug-induced gastrointestinal tract bleeding. JAMA 1990; 264: 41.
3. Simon B, Leucht V, et al. Nizatidin in Therapie und Prophylaxe NSAR-induzierter gastroduodenaler Ulzera bei Rheumapatienten. Z Gastroenterol 1993; 31: 395.
4. Soll AH, Weinstein WM, Kurata J, McCarthy DM. Nonsteroidal anti-inflammatory drugs and peptic ulcer disease. Ann Intern Med 1991; 114: 307.
5. Walan A, Bader JP, Classen M, et al. Effect of omeprazole and ranitidine on ulcer healing and relapse rates in patients with benign gastric ulcer. N Engl J Med 1989; 320: 69.

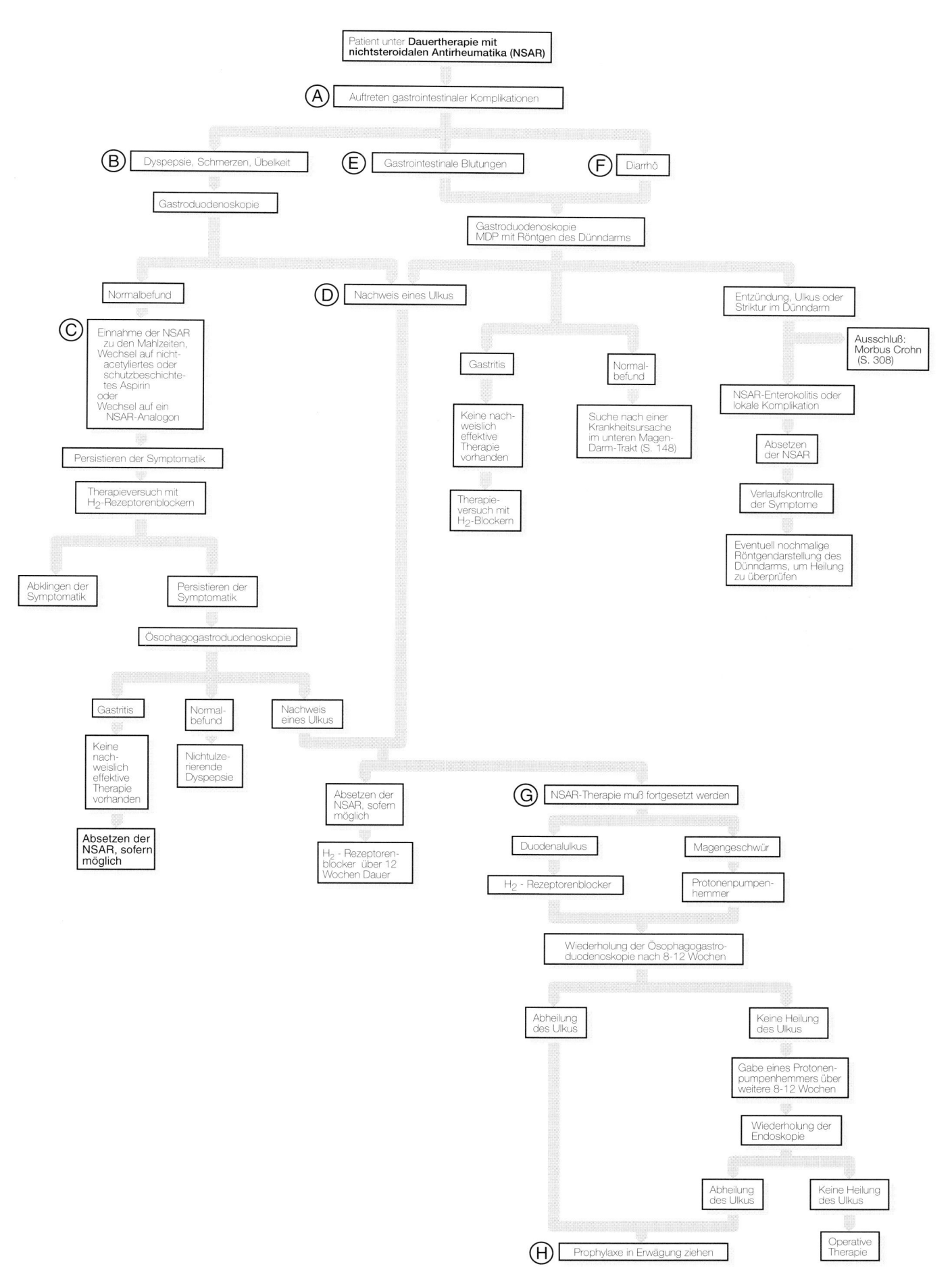

```
                    Patient unter Dauertherapie mit
                    nichtsteroidalen Antirheumatika (NSAR)
                                    │
                    (A) Auftreten gastrointestinaler Komplikationen
                                    │
        ┌───────────────────────────┼───────────────────────────┐
(B) Dyspepsie, Schmerzen, Übelkeit  (E) Gastrointestinale Blutungen   (F) Diarrhö
```

- **(A)** Auftreten gastrointestinaler Komplikationen
- **(B)** Dyspepsie, Schmerzen, Übelkeit → Gastroduodenoskopie
- **(E)** Gastrointestinale Blutungen
- **(F)** Diarrhö → Gastroduodenoskopie, MDP mit Röntgen des Dünndarms

**Pfad B (Dyspepsie) – Gastroduodenoskopie:**
- Normalbefund → **(C)** Einnahme der NSAR zu den Mahlzeiten, Wechsel auf nichtacetyliertes oder schutzbeschichtetes Aspirin oder Wechsel auf ein NSAR-Analogon
  - Persistieren der Symptomatik → Therapieversuch mit H$_2$-Rezeptorenblockern
    - Abklingen der Symptomatik
    - Persistieren der Symptomatik → Ösophagogastroduodenoskopie
      - Gastritis → Keine nachweislich effektive Therapie vorhanden → Absetzen der NSAR, sofern möglich
      - Normalbefund → Nichtulzerierende Dyspepsie
      - Nachweis eines Ulkus → Absetzen der NSAR, sofern möglich; H$_2$-Rezeptorenblocker über 12 Wochen Dauer
- **(D)** Nachweis eines Ulkus
  - Gastritis → Keine nachweislich effektive Therapie vorhanden → Therapieversuch mit H$_2$-Blockern
  - Normalbefund → Suche nach einer Krankheitsursache im unteren Magen-Darm-Trakt (S. 148)

**Pfad F (Diarrhö):**
- Entzündung, Ulkus oder Striktur im Dünndarm
  - Ausschluß: Morbus Crohn (S. 308)
  - NSAR-Enterokolitis oder lokale Komplikation → Absetzen der NSAR → Verlaufskontrolle der Symptome → Eventuell nochmalige Röntgendarstellung des Dünndarms, um Heilung zu überprüfen

**(G) NSAR-Therapie muß fortgesetzt werden:**
- Duodenalulkus → H$_2$-Rezeptorenblocker
- Magengeschwür → Protonenpumpenhemmer
- Wiederholung der Ösophagogastroduodenoskopie nach 8–12 Wochen
  - Abheilung des Ulkus
  - Keine Heilung des Ulkus → Gabe eines Protonenpumpenhemmers über weitere 8–12 Wochen → Wiederholung der Endoskopie
    - Abheilung des Ulkus
    - Keine Heilung des Ulkus → Operative Therapie

**(H)** Prophylaxe in Erwägung ziehen

# Zwölffingerdarmgeschwür (Ulcus duodeni)

(A) Das Duodenalulkus wird in der Regel anhand der Röntgenkontrastmitteluntersuchung (MDP) diagnostiziert (die Doppelkontrastuntersuchung mit Luft weist eine 90 bis 95%ige Treffsicherheit auf). Das klassische Beschwerdebild (S. 88) findet man bei rund 50% der Patienten, die übrigen 50% leiden an verschiedenen anderen Beschwerden (S. 88). Die Helicobacter-pylori-Infektion der Magenschleimhaut spielt offenbar eine Rolle bei der Entstehung des Ulcus duodeni (S. 218). Zu den Risikofaktoren zählen familiäre Disposition, chronische Lungenerkrankungen, Leberzirrhose, chronische Nierenleiden und das Gastrinom (S. 240). Mitunter ist das Duodenalulkus mit Zigarettenrauchen, der Einnahme bestimmter Medikamente (Salizylate und nichtsteroidale Antiphlogistika) oder einem Hyperparathyreoidismus assoziiert.

(B) In der medikamentösen Therapie unkomplizierter Zwölffingerdarmgeschwüre wird zuerst entweder ein $H_2$-Rezeptorenblocker (*Cimetidin*, *Ranitidin*, *Famotidin* oder *Nizatidin*) oder Sucralfat über einen Zeitraum von 6 bis 8 Wochen eingesetzt. Bei der Einnahme von $H_2$-Rezeptorenblockern in einer einzigen Dosis vor dem Zubettgehen (800 mg *Cimetidin*; 300 mg *Ranitidin/Nizatidin*; 40 mg *Famotidin*) ist – bei gleicher Wirkung – die Compliance höher als bei über den Tag verteilten Dosen. Sucralfat ist ebenso effektiv wie die $H_2$-Rezeptorenblocker, aber es muß viermal täglich, jeweils eine halbe Stunde vor den Mahlzeiten und vor dem Zubettgehen, eingenommen werden. Ein unkompliziertes Ulcus duodeni heilt unter dieser Therapie bei 80 bis 90% der Patienten innerhalb von 6 Wochen ab. Bei Nachweis von *Helicobacter pylori* soll eine Eradikationsbehandlung angestrebt werden (S. 218). Die Anwendung von Prostaglandinanaloga (z.B. *Misoprostol*, *Enprostil*) in sekretionshemmender Dosierung führt ebenfalls zum Abheilen des Ulkus; allerdings bewirken sie währenddessen keine Linderung der Symptome und sind mit erheblichen Nebenwirkungen (z.B. Diarrhö) verbunden. Mit einer Einzeldosis (20 mg) *Omeprazol* pro Tag erfolgt zu 90% ein Abheilen des Ulkus innerhalb von 4 Wochen; dieser Protonenpumpenhemmer kommt jedoch gegenwärtig beim Duodenalulkus nicht in erster Linie zum Einsatz. Antazida werden in diesem Zusammenhang selten verschrieben, da hier die Patienten-Compliance sehr schlecht ist.

(C) Die Mehrzahl der therapierten Patienten ist nach 2 bis 4 Wochen völlig beschwerdefrei; bei 15 bis 20% führt jedoch die initiale Therapie trotz guter Compliance nicht zum Erfolg. Viele dieser Patienten sprechen auf einen Wechsel der Basismedikation an (z.B. *Sucralfat* anstatt $H_2$-Rezeptorenblocker). Bei einer Therapieresistenz der Symptomatik (in seltenen Fällen) muß, ehe man eine chirurgische Intervention in Betracht zieht (S. 242), eine endoskopische Untersuchung durchgeführt werden. Endoskopisch läßt sich verifizieren, ob nach wie vor eine aktive Ulkuskrankheit vorliegt.

(D) $H_2$-Rezeptorenblocker oder Sucralfat führen nur selten zu schwerwiegenden Nebenwirkungen oder Komplikationen. Die hauptsächlichen Nebenwirkungen der $H_2$-Rezeptorenblocker sind (a) zentralnervöse Störungen (zerebrale Verwirrtheitszustände, Somnolenz, Kopfschmerzen); (b) Gynäkomastie; (c) hämatologische Phänomene (Leukopenie, Eosinophilie); (d) interstitielle Nephritis; (e) Leberstörungen. All diese Nebenwirkungen sind reversibel und klingen nach Absetzen des Medikaments wieder ab. *Sucralfat* kann Obstipation verursachen. *Cimetidin* ist besonders für Wechselwirkungen mit anderen Substanzen bekannt: so tritt hierbei z.B. eine Verlangsamung des Stoffwechsels von *Diazepam*, *Warfarin*, *Theophyllin*, *Propranolol*, *Phenytoin* und *Lidocain* auf. Es hat jedoch auch Berichte über Interaktionen zwischen *Famotidin* oder *Ranitidin* und *Theophyllin* gegeben. *Sucralfat* bindet eine ganze Reihe von Substanzen im Magen (z.B. *Warfarin*, *Digoxin*) und kann hierdurch ihre Bioverfügbarkeit beeinträchtigen.

(E) Etwa 75% der abgeheilten Duodenalulzera rezidivierten unter Placebogabe, während bei Gabe von *Cimetidin* (400–600 mg vor dem Zubettgehen oder 300 mg, 2mal täglich), *Ranitidin/Nizatidin* (150 mg vor dem Zubettgehen) oder *Famotidin* (20 mg vor dem Zubettgehen) ein Rezidiv nur bei 25 bis 30% der Patienten auftrat. Raucht der Patient weiterhin, so ist trotz prophylaktischer Dauertherapie das Rezidivrisiko um mehr als das 2fache erhöht. Ein Gramm *Sucralfat* (2mal täglich) eignet sich ebenfalls für die Dauertherapie. Die optimale Dauer einer Rezidivprophylaxe ist nicht gesichert, aber eine Zeitspanne von mindestens 1 bis 2 Jahren wird empfohlen. In den letzten Jahren hat sich herausgestellt, daß die Eradikation einer gleichzeitigen Helicobacter-pylori-Infektion des Magens die Rezidivhäufigkeit von Duodenalulzera herabsetzt (S. 218).

(F) Läßt sich ein Duodenalulkus durch die Standardtherapie mit $H_2$-Rezeptorenblockern nicht heilen, so führt die Gabe von *Pantoprazol* (40 mg /Tag) oft zum Erfolg. In solchen schwierigen Fällen ist eine erneute Endoskopie zur Therapiekontrolle erforderlich. Die Infektion mit *Helicobacter pylori* (S. 242) spielt bei der Entstehung von rezidivierenden und therapieresistenten Duodenalulzera eine Rolle. Es ist anzunehmen, daß eine antimikrobielle Therapie, die auf eine Eradikation dieses Organismus abzielt, nicht nur die Rezidivhäufigkeiten, sondern auch die Heilung therapieresistenter Ulzera günstig beeinflußt. Tritt trotz einer Zusatztherapie bei persistierenden Ulzera keine Besserung ein, so besteht die Indikation zu einem operativen Eingriff.

## Literatur

1. Fitzpatrick WJF, Blackwood WS, Northfield TC. Bedtime cimetidine maintenance treatment: optimum dose and effect on subsequent natural history of duodenal ulcer. Gut 1982; 23: 239.
2. Freston JW. Cimetidine. II. Adverse reactions and patterns of use. Ann Intern Med 1982; 97: 728.
3. Freston JW. $H_2$-receptor antagonists and duodenal ulcer recurrence: analysis of efficacy and commentary on safety, costs and patient selection. Am J Gastroenterol 1987; 82: 1242.
4. Freston JW. Overview of medical therapy for peptic ulcer disease. Gastroenterol Clin North Am 1990; 19: 121.
5. Guerreiro AS, Neves BC, Quina MG. Omeprazole in the treatment of peptic ulcer resistant to $H_2$ receptor antagonists. Aliment Pharmacol Ther 1990; 4: 309.
6. Koop H. Neue Aspekte in der Pathogenese des Gastroduodenalulkus. Dtsch Med Wochenschr 1992; 117: 1243.
7. Pym B, Sandstad J, Seville P, et al. Cost-effectiveness of cimetidine maintenance therapy in chronic gastric and duodenal ulcer. Gastroenterology 1990; 99: 27.
8. Simon B, Müller P, Dammann HG. Cimetidin, Ranitidin und Famotidin: eine vergleichende Wertung. Inn Med 1984; 11: 81.

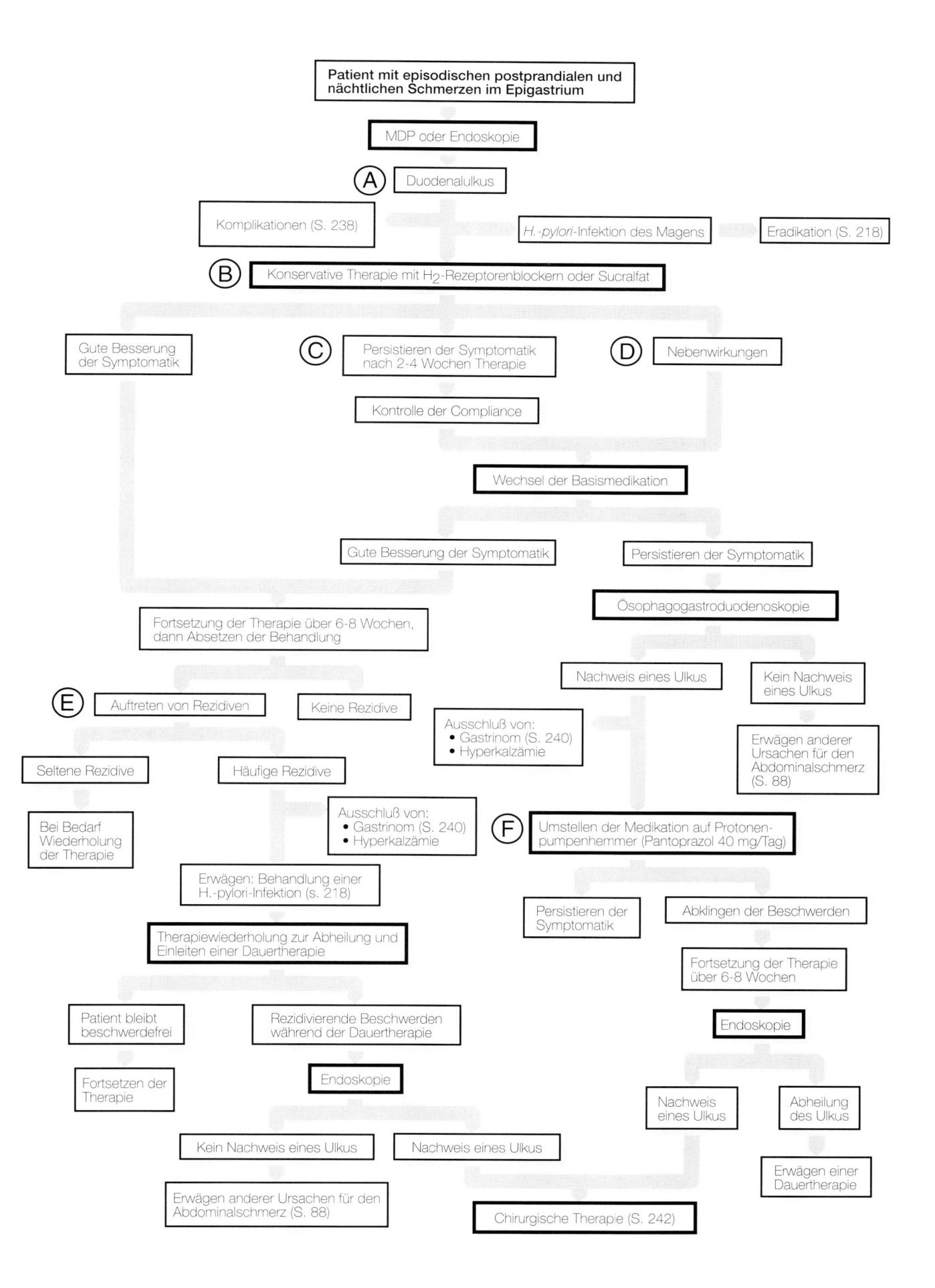

```
                    ┌─────────────────────────────────────────┐
                    │ Patient mit episodischen postprandialen │
                    │   und nächtlichen Schmerzen im Epigastrium │
                    └─────────────────────────────────────────┘
                                      │
                              ┌───────────────────┐
                              │ MDP oder Endoskopie │
                              └───────────────────┘
                                      │
                              (A) ┌──────────────┐
                                  │ Duodenalulkus │
                                  └──────────────┘
```

**(A) Duodenalulkus**

- Komplikationen (S. 238)
- *H.-pylori*-Infektion des Magens → Eradikation (S. 218)

**(B) Konservative Therapie mit H₂-Rezeptorenblockern oder Sucralfat**

- Gute Besserung der Symptomatik
- **(C)** Persistieren der Symptomatik nach 2–4 Wochen Therapie
- **(D)** Nebenwirkungen

Kontrolle der Compliance

**Wechsel der Basismedikation**

- Gute Besserung der Symptomatik
- Persistieren der Symptomatik → **Ösophagogastroduodenoskopie**
  - Nachweis eines Ulkus
    - Ausschluß von:
      - Gastrinom (S. 240)
      - Hyperkalzämie
  - Kein Nachweis eines Ulkus
    - Erwägen anderer Ursachen für den Abdominalschmerz (S. 88)

Fortsetzung der Therapie über 6–8 Wochen, dann Absetzen der Behandlung

**(E)** Auftreten von Rezidiven / Keine Rezidive

- Seltene Rezidive → Bei Bedarf Wiederholung der Therapie
- Häufige Rezidive
  - Ausschluß von:
    - Gastrinom (S. 240)
    - Hyperkalzämie
  - Erwägen: Behandlung einer H.-pylori-Infektion (s. 218)

**Therapiewiederholung zur Abheilung und Einleiten einer Dauertherapie**

- Patient bleibt beschwerdefrei → Fortsetzen der Therapie
- Rezidivierende Beschwerden während der Dauertherapie → **Endoskopie**
  - Kein Nachweis eines Ulkus → Erwägen anderer Ursachen für den Abdominalschmerz (S. 88)
  - Nachweis eines Ulkus

**(F) Umstellen der Medikation auf Protonenpumpenhemmer (Pantoprazol 40 mg/Tag)**

- Persistieren der Symptomatik
- Abklingen der Beschwerden → Fortsetzung der Therapie über 6–8 Wochen → **Endoskopie**
  - Nachweis eines Ulkus
  - Abheilung des Ulkus → Erwägen einer Dauertherapie

**Chirurgische Therapie (S. 242)**

# Peptisches Geschwür mit Komplikationen

In den Vereinigten Staaten beobachtet man eine rückläufige Häufigkeit von Komplikationen bei Duodenalulzera. Diese Entwicklung begann zwar bereits vor der Einführung von *Cimetidin*, möglicherweise hat jedoch die häufige Verordnung einer Dauertherapie bei Zwölffingerdarmgeschwüren (S. 236) zu dieser Tendenz mit beigetragen. Die angegebenen Prozentzahlen für die Häufigkeit von Komplikationen bei diagnostisch gesichertem Duodenalulkus beziehen sich auf eine Verlaufsbeobachtung von 15 bis 25 Jahren: Blutung 15 bis 25%, Perforation 10%, Magenausgangsstenose 5%. Blutung oder Perforation können zu den Erstmanifestationen des Duodenalulkus gehören.

(A) Im allgemeinen treten Komplikationen als Folge schwerer Formen der Duodenalulzera auf; von daher sollte, sofern es die Dringlichkeit der Lage erlaubt, bei diesen Patienten zuerst ein Zollinger-Ellison-Syndrom (S. 240) ausgeschlossen werden. Die Häufigkeit komplizierter Magengeschwüre hat sich über die letzten Jahre hinweg kaum verändert.

(B) Die Indikation zur Notoperation besteht, falls die Blutung so massiv ist, daß Reanimationsmaßnahmen versagen. Sie ist auch dann gegeben, wenn die Blutansammlungen nicht einmal mit einem großkalibrigen Magenschlauch aus dem Magen entfernt werden können, um endoskopisch die Blutung genau zu orten und gegebenenfalls zu stillen. Bei folgenden Patienten ist ein chirurgischer Eingriff zumindest dringlich: Alter über 60 Jahre, anhaltende oder erneute Blutungen im Krankenhaus oder schwere Grunderkrankungen, wie Nieren-, Leber- oder Herz-Lungen-Erkrankung oder Malignome. Das therapeutische Vorgehen muß auf individueller Basis entschieden werden, und die Operationsmöglichkeiten hängen vom klinischen Zustand des Patienten ab.

(C) Ist es aus einem peptischen Ulkus bereits einmal zu einer Blutung gekommen, so steigt das Risiko einer erneuten Hämorrhagie. In den 10 bis 15 Jahren, die auf eine initiale Episode folgen, kommt es bei mindestens 50% der Patienten zu rezidivierenden Blutungen. Es ist wahrscheinlich, daß eine medikamentöse Dauertherapie das Blutungsrisiko herabsetzt; hierzu liegen jedoch noch zu wenige Ergebnisse vor. Zu den Indikationen für einen elektiven chirurgischen Eingriff zählen eine zweite massive Blutung (mit dem klinischen Bild eines Schocks), ein Blutverlust von mehr als 1500 ml, Blutungen, die mit einer Angina pectoris (oder einer zerebrovaskulären Insuffizienz) einhergehen, oder eine massive Erstblutung bei anamnestisch eruierbaren früheren Perforationen oder Magenausgangsstenosen.

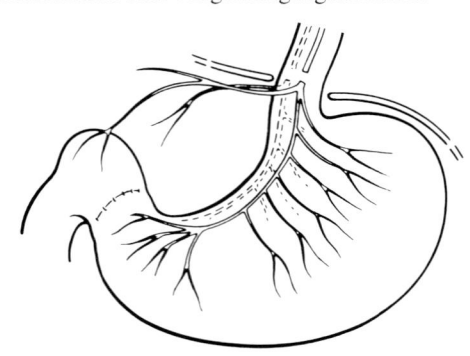

Schematische Darstellung der anatomischen Verhältnisse nach trunkulärer Vagotomie und Pyloroplastik

(D) Die Operation ist bei jedem Patienten mit einer Ulkusperforation indiziert. Generell muß über eine transnasale Magensonde abgesaugt und eine parenterale Volumen- und Elektrolytsubstitution sowie eine Breitbandantibiotikabehandlung durchgeführt werden. Zu den Risikofaktoren, welche die Mortalitätsrate erhöhen, gehören in erster Linie Begleiterkrankungen, präoperative Schockzustände und die Verzögerung des operativen Eingriffs (erhöhte Inzidenz einer intraperitonealen Sepsis nach Ablauf von 48 Stunden).

(E) Bei Anzeichen einer progressiven Peritonitis innerhalb von 12 Stunden besteht die dringende Indikation zur Operation. Falls der operative Eingriff für den Patienten eine starke Gefährdung mit sich bringt, bleibt eine einfache Übernähung des Ulkus unter Umständen die einzige Therapiemöglichkeit.

(F) Eine Magenausgangsstenose tritt bei ungefähr 2% der Patienten mit einem peptischen Ulkus auf. Sie stellt, wie auch massive Blutungen und Perforationen, einen besonders schweren Verlauf von Ulkuserkrankungen dar. Der Großteil der Patienten, denen hier mit konservativer Therapie geholfen werden kann, muß später wegen rezidivierender Obstruktion oder anderer Komplikationen doch operiert werden. Rund die Hälfte der Patienten mit einer Magenausgangsstenose spricht auf eine 3- bis 5tägige konservative Therapie an (Absaugen des Magensekrets über eine transnasale Magensonde, intravenöse Volumen- und Elektrolytsubstitution, parenterale Gabe von $H_2$-Rezeptorenblockern [z.B. *Cimetidin*, *Famotidin*] und, falls indiziert, parenterale Ernährung).

(G) Falls die Obstruktion im weiteren Verlauf nicht mit dem Endoskop gut passierbar ist, müssen weitere Untersuchungen durchgeführt werden. Hinweis auf eine fortdauernde Obstruktion ist ein positives Ergebnis bei einem Kochsalzbelastungstest (Residualvolumen im Magen von über 400 ml 30 Minuten nach Einbringen von 750 ml Kochsalzlösung). Weitere diagnostische Möglichkeiten zur Abklärung von Obstruktionen sind die Kontrastdarstellung mit Barium bzw. Bariumkontrastmittel, dem feste Nahrung zugesetzt wurde («Bariumburger Study»), und die Radioisotopenuntersuchung mit Technetium. Patienten, bei denen die Obstruktion nach 5tägiger konservativer Therapie bestehen bleibt, müssen operiert werden.

## Literatur

1. Bodner B, Harrington ME, Kim U. A multifactorial analysis of mortality and morbidity in perforated peptic ulcer disease. Surg Gynecol Obstet 1990; 171: 315.
2. Crofts TJ, Park KG, Steele RJ, et al. A randomized trial of nonoperative treatment for perforated peptic ulcer. N Engl J Med 1989; 320: 970.
3. Hodnett RM, Gonzales F, Lee WC, et al. The need for definitive therapy in the management of perforated gastric ulcers. Review of 202 cases. Ann Surg 1989; 209: 36.
4. Hunt PS, McIntyre RL. Choice of emergency operative procedure for bleeding duodenal ulcer. Br J Surg 1990; 77: 1004.
5. Jaspersen D. Diagnose und Therapie der Dieulafoy-Blutung. Dtsch Med Wochenschr 1992; 117: 1447.
6. Meves M, Berger HG. Die Magenentleerung beim Duodenalgeschwür. Leber Magen Darm 1979; 9: 310.
7. Müller C, Heberer M, et al. Proximal selektive Vagotomie beim perforierten Gastroduodenalulcus. Langenbecks Arch Chir 1980; 332: 524.
8. Pounder R. Silent peptic ulceration: deadly silence or golden silence? Gastroenterology 1989; 96 (Suppl 2 pt. 2): 626.

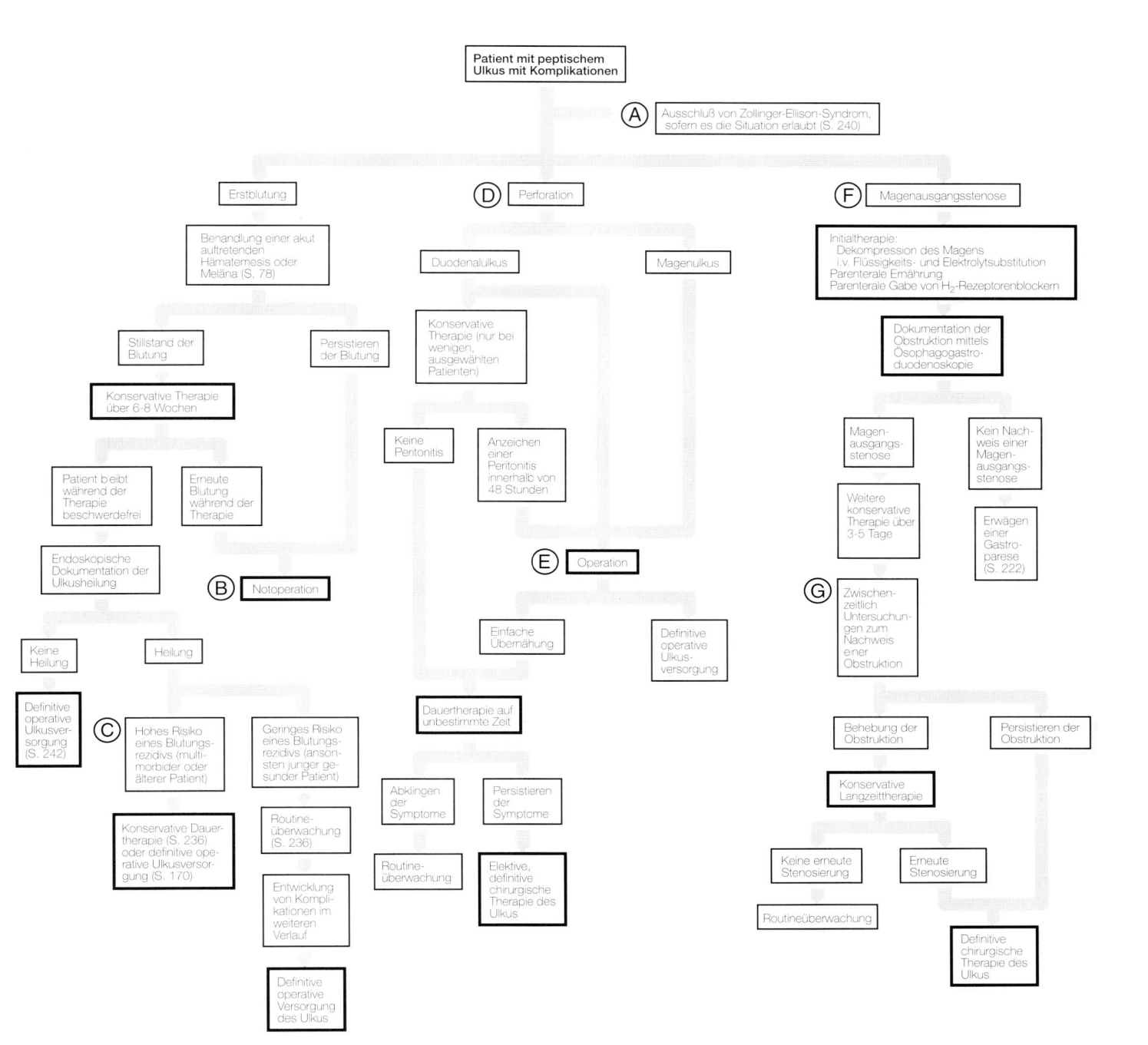

```
                    Patient mit peptischem
                    Ulkus mit Komplikationen
                              │
                              ├──(A) Ausschluß von Zollinger-Ellison-Syndrom,
                              │      sofern es die Situation erlaubt (S. 240)
                              │
        ┌─────────────────────┼─────────────────────────┐
     Erstblutung          (D) Perforation         (F) Magenausgangsstenose
```

### Erstblutung
- Behandlung einer akut auftretenden Hämatemesis oder Meläna (S. 78)
  - Stillstand der Blutung → Konservative Therapie über 6-8 Wochen
    - Patient bleibt während der Therapie beschwerdefrei → Endoskopische Dokumentation der Ulkusheilung
      - **Keine Heilung** → **Definitive operative Ulkusversorgung (S. 242)**
      - Heilung → (C)
        - **Hohes Risiko eines Blutungsrezidivs (multimorbider oder älterer Patient)** → **Konservative Dauertherapie (S. 236) oder definitive operative Ulkusversorgung (S. 170)**
        - Geringes Risiko eines Blutungsrezidivs (ansonsten junger gesunder Patient)
          - Routineüberwachung (S. 236)
          - Entwicklung von Komplikationen im weiteren Verlauf → **Definitive operative Versorgung des Ulkus**
    - Erneute Blutung während der Therapie
  - Persistieren der Blutung → **(B) Notoperation**

### (D) Perforation
- **Duodenalulkus**
  - Konservative Therapie (nur bei wenigen, ausgewählten Patienten)
    - Keine Peritonitis
    - Anzeichen einer Peritonitis innerhalb von 48 Stunden → **(E) Operation**
  - **(E) Operation**
    - Einfache Übernähung → **Dauertherapie auf unbestimmte Zeit**
      - Abklingen der Symptome → Routineüberwachung
      - **Persistieren der Symptome** → **Elektive, definitive chirurgische Therapie des Ulkus**
- **Magenulkus** → **Definitive operative Ulkusversorgung**

### (F) Magenausgangsstenose
- **Initialtherapie:**
  - **Dekompression des Magens**
  - **i.v. Flüssigkeits- und Elektrolytsubstitution**
  - **Parenterale Ernährung**
  - **Parenterale Gabe von $H_2$-Rezeptorenblockern**
- **Dokumentation der Obstruktion mittels Ösophagogastroduodenoskopie**
  - Magenausgangsstenose → Weitere konservative Therapie über 3-5 Tage
    - **(G) Zwischenzeitlich Untersuchungen zum Nachweis einer Obstruktion**
      - Behebung der Obstruktion → **Konservative Langzeittherapie**
        - Keine erneute Stenosierung → Routineüberwachung
        - Erneute Stenosierung → **Definitive chirurgische Therapie des Ulkus**
      - Persistieren der Obstruktion → **Definitive chirurgische Therapie des Ulkus**
  - Kein Nachweis einer Magenausgangsstenose → Erwägen einer Gastroparese (S. 222)

# Zollinger-Ellison-Syndrom

(A) Sämtliche klinischen Manifestationen des Zollinger-Ellison-Syndroms (peptische Ulzera, Diarrhö) stehen in direktem Zusammenhang mit der Hypersekretion von Magensäure, die durch die autonome Bildung und Sekretion des Hormons Gastrin in Inselzelltumoren des Pankreas hervorgerufen wird. Obgleich die meisten Patienten mit Zollinger-Ellison-Syndrom in der Regel Duodenalulzera aufweisen, tritt dieses Syndrom in Verbindung mit peptischen Geschwüren so selten auf (0,05%), daß eine Bestimmung des Nüchternserumgastrins zur diagnostischen Abklärung nur dann vorgenommen werden sollte, wenn spezifische Erkrankungscharakteristika vorliegen (rezidivierende oder therapierefraktäre Ulzera, postbulbäre Geschwüre, sekretorische Diarrhö) oder wenn ein elektiver operativer Eingriff in Erwägung gezogen wird. Eine Diarrhö besteht bei etwa 50% der Zollinger-Ellison-Patienten; bei 20% ist die Diarrhö einziges Symptom, bei dessen Abklärung dann ein Zollinger-Ellison-Syndrom diagnostiziert wird. Die Diarrhö bei Zollinger-Ellison-Syndrom beruht auf der großen Menge sezernierter Salzsäure, die in den Dünndarm gelangt und eine Steatorrhö verursacht (Inaktivierung von Enzymen, Schädigung der Schleimhaut).

(B) Steht die Diagnose eines Zollinger-Ellison-Syndroms fest, wird eine entsprechende konservative Therapie eingeleitet und während der operationsvorbereitenden Untersuchungen fortgeführt. Bei fast allen Patienten läßt sich durch Gabe eines potenten $H_2$-Rezeptorenblockers in ausreichender Dosierung, wie beispielsweise *Ranitidin* (600–3600 mg/Tag) oder *Famotidin* (80–480 mg/Tag), eine Besserung der Symptomatik erreichen. Da Ulzera bei Zollinger-Ellison-Patienten auch unter $H_2$-Rezeptorenblocker-Therapie persistieren oder rezidivieren können und dabei oft keine Beschwerden verursachen, wird eine Dosierung, die die maximale Säuresekretion auf weniger als 10 mVal/Std. herabsetzt, empfohlen. Protonenpumpenhemmer (z.B. *Pantoprazol*, 80-120 mg/Tag) sind in der Ulkustherapie sehr effektiv (90–100% Abheilung nach 4 Wochen Therapiedauer) und werden daher oft bevorzugt.

(C) Bei der diagnostischen Abklärung muß berücksichtigt werden, daß einige Patienten mit Zollinger-Ellison-Syndrom eine multiple endokrine Adenomatose aufweisen. Bei den Betroffenen finden sich eine hereditäre Hyperplasie des Inselorgans der Bauchspeicheldrüse, eine Hyperplasie der Nebenschilddrüse und häufig auch ein Hypophysentumor. Eine multiple endokrine Adenomatose liegt bei etwa 25% der Patienten mit einem Gastrinom vor. Das Gastrinom zeigt bei diesem Leiden die Tendenz zur multiplen Ausbreitung im Pankreas; häufig wird ein Hyperparathyreoidismus festgestellt. Die Diagnostik der Endokrinopathie sollte eine Bestimmung der Serumspiegel von Kalzium, Phosphat und Parathormon umfassen. Das therapeutische Vorgehen bei der multiplen endokrinen Adenomatose besteht in der Entfernung der Nebenschilddrüse und der konservativen Behandlung der Hyperchlorhydrie (s. Abschnitt G).

(D) Sofern die Patienten operabel sind, sollte präoperativ nach Metastasen des Gastrinoms gefahndet werden. Die Abklärung umfaßt eine Leberfunktionsdiagnostik und eine Computertomographie des Oberbauchs mit und ohne Kontrastdarstellung. In einigen medizinischen Zentren wird zusätzlich eine Angiographie durchgeführt. Ein metastasierendes Gastrinom wird konservativ behandelt (s. Abschnitt G).

(E) Sofern keine Kontraindikationen bestehen, ist bei Patienten mit einem Zollinger-Ellison-Syndrom eine chirurgische Exploration mit Entfernung aller umschriebenen Tumoren und proximal-selektiver Vagotomie angezeigt. Dieses Vorgehen ist ratsam, da in annähernd 35% der Fälle die alleinige konservative Behandlung im weiteren Krankheitsverlauf nicht mehr genügt. Die Vagotomie führt zwar nicht immer zu einer Heilung, bewirkt aber eine signifikante Reduktion der Säureproduktion und verstärkt die inhibitorische Wirkung von $H_2$-Rezeptorenblockern. Darüber hinaus kann es die möglichen Folgen eines ständig größer werdenden Tumors verzögern. Bis heute kann mit einer Heilung nur in etwa 20% der Fälle gerechnet werden. Eine 5-Jahres-Überlebenszeit ist bei 60 bis 65%, eine Überlebenszeit von 10 Jahren bei rund 50% der Patienten zu erwarten. Nahezu die Hälfte der Langzeitüberlebenden stirbt infolge der fortschreitenden Tumorerkrankung.

(F) Durch den Vergleich der präoperativen Serumgastrinwerte mit den Gastrinspiegeln, die 2 und 24 Stunden postoperativ gemessen werden, läßt sich das Operationsergebnis beurteilen. Die Serumgastrinkonzentration normalisiert sich innerhalb von 24 Stunden nach einer kurativen Resektion des Gastrinoms.

(G) Die konservative Langzeittherapie besteht in der Gabe eines $H_2$-Rezeptorenblockers, der häufig in ansteigender Dosierung verabreicht werden muß. Wegen der Nebenwirkungen bei einer Langzeittherapie mit hochdosiertem *Cimetidin* (Gynäkomastie, Impotenz) und auch aufgrund neuerer, effektiverer $H_2$-Rezeptorenblocker (z.B. *Famotidin*) und *Omeprazol* spielt das Präparat in diesem Zusammenhang kaum noch eine Rolle. Bei Patienten, die auf die konservative Behandlung nicht ansprechen, ist (selten) eine totale Gastrektomie und eventuell eine Chemotherapie mit *Streptozotocin* (allein oder kombiniert mit *5-FU* oder *Doxorubicin*) indiziert.

## Literatur

1. Andersen DK. Current diagnosis and management of Zollinger-Ellison syndrome. Ann Surg 1989; 210: 685.
2. Frucht G, Maton PN, Jensen RT. Use of omeprazole in patients with Zollinger-Ellison syndrome. Dig Dis Sci 1991; 36: 394.
3. Howard TL, Zinner MJ, Stabile BE, Passaro E Jr. Gastrinoma excision for cure. A prospective analysis. Ann Surg 1990; 211: 9.
4. Jensen RT, Pandol SJ, Collen MJ, Raufman J-P, Gardner JD. Diagnosis and management of the Zollinger-Ellison syndrome. J Clin Gastroenterol 1983; 5 (Suppl 1): 123.
5. Norton JA, Doppman JL, Collen MJ. Prospective study of gastrinoma localization and resection in patients with Zollinger-Ellison syndrome. Am J Surg 1986; 204: 468.
6. Richardson CT, Feldman M, McClelland RN, Dickerman RM, Dumpuris D, Fordtran JS. Effect of vagotomy in Zollinger-Ellison syndrome. Gastroenterology 1979; 77: 682.
7. Vinayek R, Frucht H, Chiang HCV, et al. Zollinger-Ellison syndrome: recent advances in the management of gastrinoma. Gastroenterol Clin North Am 1990; 19: 197.
8. Weinel RJ, Neuhaus C, Klotter HJ, Trautmann ME, Arnold R, Rothmund M. Standardisiertes chirurgisches Konzept zur Diagnostik und Therapie des Zollinger-Ellison-Syndroms. Dtsch Med Wochenschr 1993; 118: 485.

```
                    ┌─────────────────────────────┐                    ┌─────────────────────────────┐
                    │ Patient mit einem rezidi-   │                    │ Patient mit sekretorischer  │
                    │ vierenden oder therapie-    │                    │ Diarrhö                     │
                    │ refraktären Ulcus duodeni   │                    └──────────────┬──────────────┘
                    │ oder postbulbären Ulkus     │                                   │
                    └─────────────────────────────┘                    ┌──────────────┴──────────────┐
                                                                       │ Feststellen, ob eine Säure- │
                                                                       │ ausscheidung stattfindet    │
                                                                       └─────────────────────────────┘
```

Flussdiagramm: Diagnostik und Therapie des Zollinger-Ellison-Syndroms

- **A** Diagnose eines Zollinger-Ellison-Syndroms (Gastrinom) bestätigt
  - Voraussetzung: Schwere Nüchtern-Hypergastrinämie (> 1000 pg/ml) oder mäßige Hypergastrinämie, die sich nach Sekretin-Stimulation weiter steigert (S. 140)
- **B** Ausreichend dosierter, potenter $H_2$-Rezeptorenblocker oder Protonenpumpenhemmer (Reduktion der Säureabgabe auf < 10 mmol/h)
- **C** Diagnostik zum Nachweis einer multiplen endokrinen Adenomatose (MEA)

**Kein Vorliegen einer MEA:**
- Patient nicht operationsfähig → Konservative Langzeitbehandlung der Hyperazidität; Bei starker Störung durch die Tumormassen erwägen: Somatostatin-Analogon, Chemotherapie
- Patient operationsfähig → **D** Suche nach Metastasen
  - Nachweis von Metastasen → Konservative Langzeitbehandlung der Hyperazidität; Bei starker Störung durch die Tumormassen erwägen: Somatostatin-Analogon, Chemotherapie
  - Keine Metastasen → **E** Probelaparotomie + proximal-selektive Vagotomie

**MEA:**
- Entfernung der Nebenschilddrüse
- **G** Medikamentöse Therapie der Hyperazidität

Nach Probelaparotomie:
- Tumor konnte nicht lokalisiert oder nicht vollständig reseziert werden
- Tumor lokalisiert
  - Lage im Pankreaskopf → Enukleation
  - Lage im Pankreaskörper oder -schwanz oder extrapankreatisch → Resektion

- **F** Weiterhin erhöhte Serumgastrinspiegel → **G** Fortsetzen der medikamentösen Therapie
- Normalisierung des Serumgastrinspiegels → Absetzen der medikamentösen Behandlung. Kontrolle des Serumgastrinspiegels in 3- bis 6monatigen Abständen
  - Anstieg des Serumgastrins → Erneute medikamentöse Behandlung
  - Dauerhafte Normalisierung des Serumgastrinspiegels → Heilung

- Therapieerfolg
- Therapieresistenz (selten) → Totale Gastrektomie + Chemotherapie

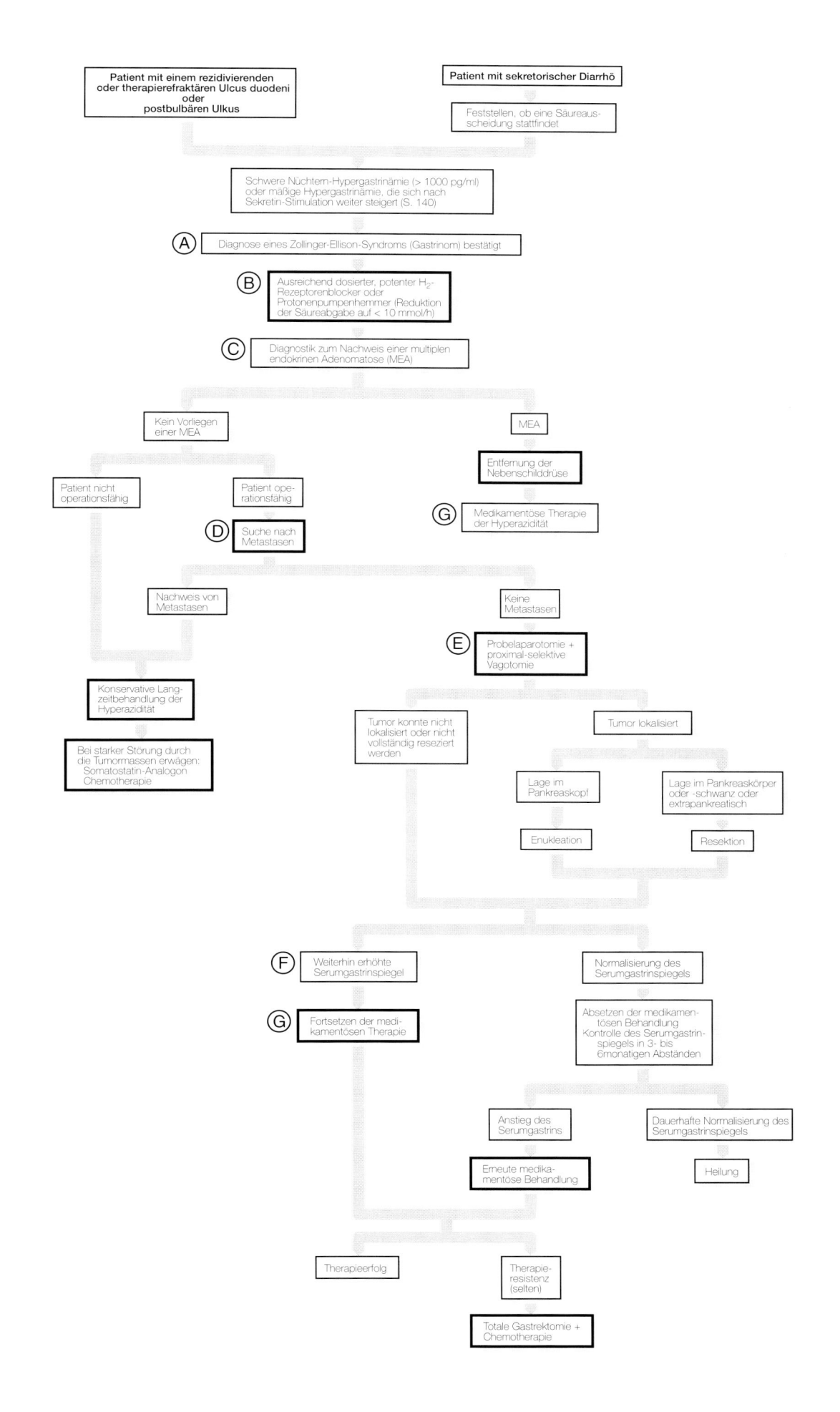

# Wahl des Operationsverfahrens bei Zwölffingerdarmgeschwüren

(A) Der konservativen Therapie eines Geschwürleidens kann aus verschiedenen Gründen der erwartete Erfolg versagt bleiben (S. 236): **(a)** Das Ulkus heilt unter der Medikation nicht ab; **(b)** die Patienten nehmen ihre Medikamente nicht zuverlässig ein; **(c)** es liegt ein Zollinger-Ellison-Syndrom vor; **(d)** es kommt während der Erhaltungstherapie zu einem Erkrankungsrezidiv. Bei allen Therapieversagern sollte sichergestellt sein, daß ein Behandlungsversuch mit mehreren Basistherapeutika durchgeführt wurde (S. 236).

(B) Zu den drei Operationsverfahren, die bei Duodenalulzera gewöhnlich angewendet werden, gehören trunkuläre Vagotomie, kombiniert mit einer Antrektomie, trunkuläre Vagotomie, kombiniert mit einer Pyloroplastik, und proximal-selektive Vagotomie (s. Abb.). Die proximal-selektive Vagotomie ist auch unter dem Begriff »Parietalzellvagotomie« bekannt. Falls eine Antrektomie durchgeführt wird, kann durch eine Billroth-I-Anastomose (Gastroduodenostomie) eine den physiologischen Verhältnissen des Gastrointestinaltrakts besser angepaßte Kontinuität erreicht werden, als dies bei der Billroth-II-Anastomosierung (Gastrojejunostomie) der Fall ist. Jedes Operationsverfahren bietet Vor- und Nachteile. Nach einer Vagotomie und Antrektomie ist die Ulkusrezidivquote am niedrigsten (0,5–2%), das Verfahren ist jedoch mit der höchsten Operationsletalität (1–2%) sowie mit - langfristig gesehen - schwerwiegenden Komplikationen (5–10%) behaftet. Der Prozentsatz schwerwiegender postoperativer Störungen ist nach proximaler selektiver Vagotomie am geringsten (1–2%), das Operationsverfahren erfordert jedoch spezielle chirurgische Fachkenntnisse und weist eine hohe Ulkusrezidivquote auf (10–20% nach 10 Jahren). 30 bis 60% der Patienten, bei denen eine trunkuläre Vagotomie vorgenommen wurde, leiden unter gastrointestinalen Symptomen (bei 10-30% kommt es zu stärkeren Durchfällen). Bei rund 5 bis 8% führt die Symptomatik zur Arbeitsunfähigkeit. Nach neueren Berichten ist das chirurgische Können entscheidend für die Rezidivrate nach einer proximal-selektiven Vagotomie. Bei Eingriffen durch erfahrene Chirurgen betrug die Rezidivquote nach Ablauf von 10 Jahren 6%, während entsprechende Operationen von Klinikkollegen bei Beobachtung über den gleichen Zeitraum mit einer Rezidivquote von 17% belastet waren. Blutet bei einem Patienten ein Ulkus noch, so sollte es bei der Operation übernäht werden.

(C) Bei Patienten in guter körperlicher Verfassung, die eine adäquate konservative Therapie ablehnen, sollte eine elektive Vagotomie und Antrektomie erwogen werden. Dieses Operationsverfahren weist die niedrigste Rezidivquote auf – ein wichtiger Gesichtspunkt bei Patienten, die voraussichtlich zur Verhütung eines Ulkusrezidivs ebensowenig zur Einnahme eines Medikaments zu motivieren sind, wie sie es zur Behandlung des präoperativ bestehenden Ulkus gewesen waren. Für die meisten Patienten ist jedoch die proximal-selektive Vagotomie das bevorzugte Operationsverfahren, sofern ein Chirurg mit den entsprechenden Fachkenntnissen zur Verfügung steht. Hierbei nimmt man die häufig langfristig hohe Rezidivrate dafür in Kauf, daß die Inzidenz anderer Komplikationen sehr niedrig ist. Rezidivierende Ulzera wurden bisher erfolgreich mit $H_2$-Rezeptorenblockern behandelt; eine Antrektomie kann, wenn nötig, noch zu einem späteren Zeitpunkt durchgeführt werden.

(D) Besteht bei Patienten ein hohes Operationsrisiko, so ist die kombinierte Vagotomie und Pyloroplastik indiziert, da ein Resektionsverfahren mit einer höheren Operationsletalität belastet wäre (längere Operationsdauer).

(E) Läßt sich eine Magenausgangsstenose nicht innerhalb von 3 bis 5 Tagen medikamentös und mit Dekompression über nasogastrale Sonde beheben, so sollte ein elektiver operativer Eingriff durchgeführt werden, sofern keine weiteren Komplikationen vorliegen (Hämorrhagie oder Perforation). Die Operation der Wahl ist die Vagotomie, kombiniert mit einer Antrektomie. Vagotomie und Drainageoperation (Pyloroplastik, sofern das Duodenum nicht verdickt oder durch Fibrosen eingeengt ist; ansonsten Gastrojejunostomie) bleiben Patienten vorbehalten, deren Operationsfähigkeit beeinträchtigt ist.

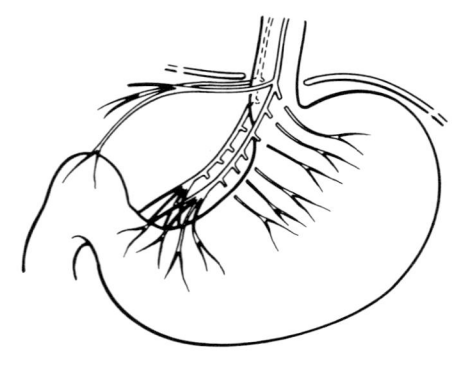

Die Darstellung zeigt schematisch die proximal-selektive Vagotomie, bei der eine isolierte Durchtrennung der Nervenfasern des Truncus vagalis anterior und posterior, die Korpus und Fundus des Magens innervieren, erfolgt. Die vagale Innervation von Antrum und Pylorus bleibt intakt.

## Literatur

1. Dietz W, Lindlar R, Rothmund M. Operative Therapie des chronischen Ulcus duodeni heute. Dtsch Med Wochenschr 1988; 113: 901.
2. Hoffmann J, Jensen HE, Chistiansen J, et al. Prospective controlled vagotomy trial for duodenal ulcer. Results after 11-15 years. Ann Surg 1989; 209: 40.
3. Hollender LF, Bahnini J, deManzini N. What are the surgical indications for noncomplicated duodenal and gastric ulcers? Bull Acad Natl Med 1989; 173: 377.
4. Jordan PH Jr. Operations for duodenal ulcer disease. Ann Rev Med 1989; 40: 1.
5. Koruth NM, Dua KS, Brunt PW, Matheson NA. Comparison of highly selective vagotomy with truncal vagotomy and pyloroplasty: results at 8-15 years. Br J Surg 1990; 77: 70.
6. Macintyre IM, Millar A, Smith AN, Small WP. Highly selective vagotomy 5-15 years on. Br J Surg 1990; 77: 65.
7. Rothmund M, Stüwe W, Kümmerle F. Operative Behandlung des Ulcus duodeni: Ergebnisse einer Umfrage. Dtsch Med Wochenschr 1977; 102: 1150.
8. Schumpelick V. Selektive proximale Vagotomie. Inn Med 1981; 8: 239.

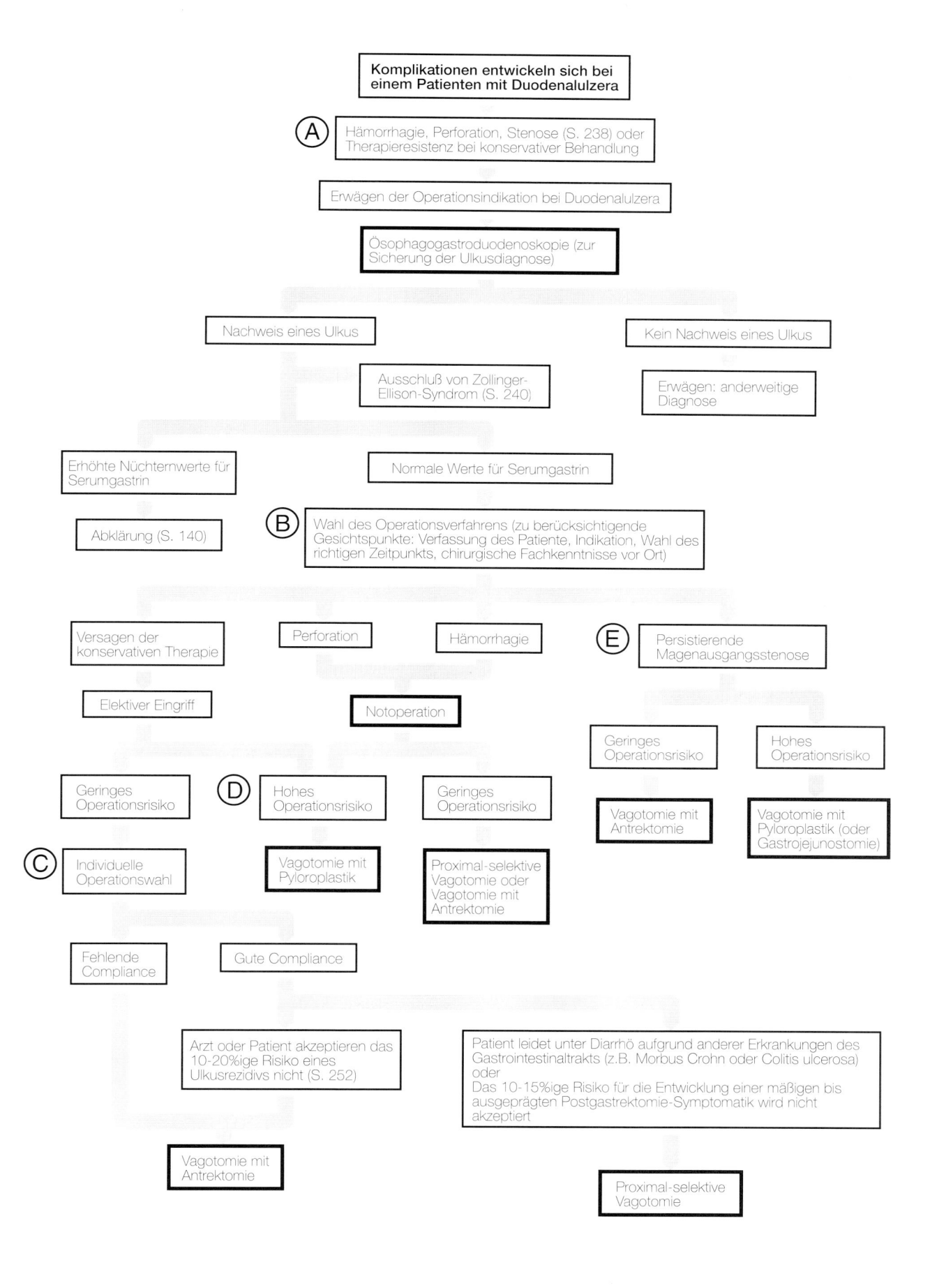

```
                    ┌─────────────────────────────────────┐
                    │ Komplikationen entwickeln sich bei  │
                    │ einem Patienten mit Duodenalulzera  │
                    └─────────────────────────────────────┘
                                     │
         Ⓐ  ┌─────────────────────────────────────────────────┐
            │ Hämorrhagie, Perforation, Stenose (S. 238) oder │
            │ Therapieresistenz bei konservativer Behandlung  │
            └─────────────────────────────────────────────────┘
                                     │
              ┌──────────────────────────────────────────┐
              │ Erwägen der Operationsindikation bei     │
              │ Duodenalulzera                           │
              └──────────────────────────────────────────┘
                                     │
              ┌──────────────────────────────────────────┐
              │ Ösophagogastroduodenoskopie (zur         │
              │ Sicherung der Ulkusdiagnose)             │
              └──────────────────────────────────────────┘
                                     │
           ┌─────────────────────────┴─────────────────────────┐
  ┌──────────────────────┐                          ┌────────────────────────┐
  │ Nachweis eines Ulkus │                          │ Kein Nachweis eines Ulkus │
  └──────────────────────┘                          └────────────────────────┘
              │                                                 │
  ┌──────────────────────────────────┐              ┌────────────────────┐
  │ Ausschluß von Zollinger-         │              │ Erwägen: anderweitige │
  │ Ellison-Syndrom (S. 240)         │              │ Diagnose              │
  └──────────────────────────────────┘              └────────────────────┘
              │
   ┌──────────┴──────────────────┐
┌────────────────────────┐   ┌──────────────────────────────┐
│ Erhöhte Nüchternwerte  │   │ Normale Werte für Serumgastrin│
│ für Serumgastrin       │   └──────────────────────────────┘
└────────────────────────┘
              │                                  │
┌────────────────────────┐     Ⓑ  ┌──────────────────────────────────────────────────┐
│ Abklärung (S. 140)     │        │ Wahl des Operationsverfahrens (zu berücksichtigende │
└────────────────────────┘        │ Gesichtspunkte: Verfassung des Patiente, Indikation, │
                                  │ Wahl des richtigen Zeitpunkts, chirurgische         │
                                  │ Fachkenntnisse vor Ort)                              │
                                  └──────────────────────────────────────────────────┘
```

┌─────────────────────┐   ┌──────────────┐   ┌──────────────┐   Ⓔ ┌──────────────────────────┐
│ Versagen der        │   │ Perforation  │   │ Hämorrhagie  │     │ Persistierende           │
│ konservativen       │   └──────────────┘   └──────────────┘     │ Magenausgangsstenose     │
│ Therapie            │                                            └──────────────────────────┘
└─────────────────────┘
         │                          │                                         │
┌─────────────────────┐      ┌──────────────┐              ┌──────────────────┐  ┌──────────────────┐
│ Elektiver Eingriff  │      │ Notoperation │              │ Geringes         │  │ Hohes            │
└─────────────────────┘      └──────────────┘              │ Operationsrisiko │  │ Operationsrisiko │
                                                            └──────────────────┘  └──────────────────┘
                                                                     │                    │
                                                            ┌──────────────────┐  ┌──────────────────┐
                                                            │ Vagotomie mit    │  │ Vagotomie mit    │
                                                            │ Antrektomie      │  │ Pyloroplastik (oder │
                                                            └──────────────────┘  │ Gastrojejunostomie) │
                                                                                  └──────────────────┘

┌──────────────────┐   Ⓓ ┌──────────────────┐   ┌──────────────────┐
│ Geringes         │     │ Hohes            │   │ Geringes         │
│ Operationsrisiko │     │ Operationsrisiko │   │ Operationsrisiko │
└──────────────────┘     └──────────────────┘   └──────────────────┘
         │                        │                     │
Ⓒ ┌──────────────────┐   ┌──────────────────┐   ┌──────────────────────┐
  │ Individuelle     │   │ Vagotomie mit    │   │ Proximal-selektive   │
  │ Operationswahl   │   │ Pyloroplastik    │   │ Vagotomie oder       │
  └──────────────────┘   └──────────────────┘   │ Vagotomie mit        │
                                                 │ Antrektomie          │
                                                 └──────────────────────┘

┌──────────────────┐   ┌──────────────────┐
│ Fehlende         │   │ Gute Compliance  │
│ Compliance       │   └──────────────────┘
└──────────────────┘

┌──────────────────────────────────┐   ┌────────────────────────────────────────────────────────┐
│ Arzt oder Patient akzeptieren    │   │ Patient leidet unter Diarrhö aufgrund anderer          │
│ das 10-20%ige Risiko eines       │   │ Erkrankungen des Gastrointestinaltrakts (z.B. Morbus   │
│ Ulkusrezidivs nicht (S. 252)     │   │ Crohn oder Colitis ulcerosa) oder                      │
└──────────────────────────────────┘   │ Das 10-15%ige Risiko für die Entwicklung einer mäßigen │
                                        │ bis ausgeprägten Postgastrektomie-Symptomatik wird     │
                                        │ nicht akzeptiert                                       │
                                        └────────────────────────────────────────────────────────┘

┌──────────────────┐                    ┌──────────────────────┐
│ Vagotomie mit    │                    │ Proximal-selektive   │
│ Antrektomie      │                    │ Vagotomie            │
└──────────────────┘                    └──────────────────────┘

# Diarrhö nach Gastrektomie

(A) Nach einer trunkulären Vagotomie, kombiniert mit einer Antrektomie oder Pyloroplastik, kommt es bei 20 bis 35% der Patienten zur Diarrhö; nach einer selektiven Vagotomie bei 3%, nach einer proximal-selektiven bei 1%. In der Regel bessert sich die Diarrhö im Lauf der ersten Monate nach dem Eingriff. Die Durchfallerkrankung wirft somit nur in 5 bis 10% der Fälle Probleme auf und führt bei nur 1% zu einer schweren Beeinträchtigung des Patienten. Das Auftreten schwerer Diarrhöen nach Vagotomie ist nur selten mit gleichzeitiger Dumping-Symptomatik (S. 246) assoziiert. Bisher sind vier Formen der nach Gastrektomie auftretenden Diarrhöen klassifiziert worden: **(a)** eine Diarrhö von begrenzter Dauer, direkt postoperativ; **(b)** eine Diarrhö, die sofort nach der Operation einsetzt, aber nicht abklingt; **(c)** episodische Diarrhöen, die in 1-3monatigen Abständen auftreten und mit bestimmten Prodromi vergesellschaftet sind; **(d)** intermittierende Diarrhöen, die ohne jede Vorwarnung einsetzen.

(B) Möglicherweise wird nach einem Eingriff, der die Magenentleerung beeinflußt, eine latente Laktoseintoleranz (Milchprodukte) (S. 282) manifest. Häufig entwickeln Patienten mit einem geringen bis mäßig ausgeprägten Laktasemangel in der Darmschleimhaut erst dann die Symptome einer Laktoseintoleranz, wenn die Speicherfunktion des Magens verlorengegangen ist. Mit anderen Worten: vor dem operativen Eingriff am Magenausgang konnte Laktose, die langsam aus dem Magen entleert wurde, von dem verfügbaren Enzym hydrolysiert (verdaut) werden, postoperativ verursacht die Beschleunigung der Magenentleerung jedoch eine Malabsorption der Laktose. Ähnlich erklärt man sich die Manifestation einer latenten Zöliakie nach Gastrektomien.

(C) Empfehlenswert ist eine Diät mit kleinen «trockenen» Mahlzeiten (d.h., die Patienten sollten nur zwischen den Mahlzeiten trinken). Bei manchen Patienten ist die Symptomatik vermutlich in erster Linie auf die rasche Entleerung von Mageninhalt, vor allem von Flüssigkeiten, zurückzuführen. Es konnte aufgezeigt werden, daß die Magenentleerung bei Patienten mit einer Postvagotomie-Diarrhö schneller erfolgt, verglichen mit Patienten, bei denen nach dem Vagotomieverfahren keine Diarrhö aufgetreten war.

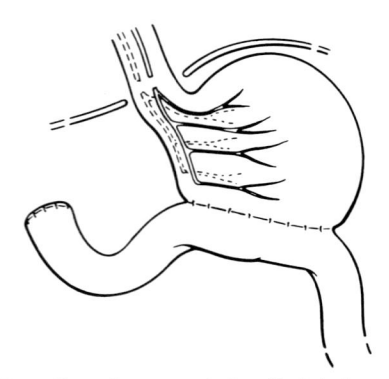

Schematische Darstellung der anatomischen Verhältnisse nach Durchführung einer Antrektomie, trunkulären Vagotomie und Billroth-II-Gastrojejunostomie

(D) Gallensäuren werden ebenfalls als auslösender Faktor der Postvagotomie-Diarrhö angesehen. Die «Dumpingdiät» wird daher durch eine 3- bis 4malige Gabe von 4 g *Colestyramin* ergänzt. Die Konzentration von Gallensäuren in den Fäzes ist bei Patienten, die im Anschluß an ein Vagotomieverfahren eine Diarrhö entwickeln, höher als bei Patienten ohne postoperative Durchfallerkrankung. Außerdem tritt bei Patienten mit episodischer Diarrhö eine pathologisch hohe Gallensäurekonzentration nur während der Durchfallphasen auf. Eine zusätzlich zur Vagotomie durchgeführte Cholezystektomie erhöht das Risiko für die Entwicklung einer Postvagotomie-Diarrhö. Angeblich zeigt *Colestyramin* bei Patienten mit einer Cholezystektomie eine bessere therapeutische Wirksamkeit. Anstelle von *Colestyramin* kann auch *Colestipol* eingesetzt werden.

(E) In manchen Fällen lassen sich Diarrhöen, die nach einem Vagotomieverfahren auftreten, durch Antidiarrhoika (z.B. *Diphenoxylat* oder *Loperamid*, 3- oder 4mal täglich 1-2 Tabletten) günstig beeinflussen. Bei einer Reihe dieser Patienten besteht zusätzlich zu der beschleunigten Magenentleerung eine überstürzte Dünndarmpassage für flüssige und feste Nahrung. Antidiarrhoika wirken der intestinalen Hypermotilität entgegen und erhöhen die intestinale Resorption von Flüssigkeiten.

(F) Die chirurgische Therapie ist bei Diarrhöen nach einer Vagotomie die Ultima ratio. Ehe ein operativer Eingriff in Betracht gezogen wird, müssen alle anderen Ursachen einer chronischen Diarrhö – wozu auch das irritable Kolon (S. 346) gehört – ausgeschlossen werden (S. 112). Die Methode der Wahl ist hierbei die Bildung einer 10 cm langen, «antiperistaltischen» (umgekehrten) Jejunumschleife ungefähr 90 bis 100 cm vom Treitz-Band entfernt. Auch die Pylorus-Rekonstruktion und die Roux-Y-Gastrojejunostomie sind bisher erfolgreich angewandt worden.

(G) Bei Billroth-II-Gastrojejunostomien (s. Abb.) kommt es durch das Zusammentreffen von rascher Magenentleerung und Umkehrung der anatomischen Verhältnisse zwischen Magenausgang und Enzymeinstrom zu einer unvollständigen Durchmischung der Nahrung mit Galle und Pankreasenzymen. Eine leichte Steatorrhö kann die Folge sein. Durch die bakterielle Hydrolyse unverdauter Nahrungsfette im Kolon entstehen Fettsäuren, die daraufhin zu sekretorischen Dickdarmdurchfällen führen.

## Literatur

1. Blake G, Kennedy TL, McKelvey STD. Bile salts and postvagotomy diarrhea. Br J Surg 1983; 70: 177.
2. Delcore R, Coung LY. Surgical options in postgastrectomy syndromes. Surg Clin North Am 1991; 71: 57.
3. Koetz HR, Gewertz BL. The stomach. Part I. Vagotomy. Clin Gastroenterol 1979; 8: 305.
4. Ladas SD, Isaacs PET, Quereshi Y, Sladen G. Role of the small intestine in postvagotomy diarrhea. Gastroenterology 1983; 85: 1088.
5. Sawyers JL. Management of postgastrectomy syndromes. Am J Surg 1990; 159: 8.
6. Schmidt-Matthiesen A, Weidmann R, Markus BH. Gastrektomie – funktionelle Veränderungen. Med Welt 1993; 44: 416.

```
Postoperative Diarrhö nach chirurgischer
Behandlung von peptischen Ulzera
```

Ausschluß:
  Ursachen einer akuten Diarrhö (S. 98)
  Dumpingsyndrom (S. 246)

(A) Verdacht auf ein Postvagotomie-Syndrom mit Diarrhö

Laktosefreie Diät

Sistieren der Diarrhö | Persistieren der Diarrhö

(B) Postgastrektomie-Laktoseintoleranz

Resorptionstests zum Nachweis einer Malabsorption

Weiterhin diätetische Laktoserestriktion

**Serum-D-Xylose-Test und Test zum Nachweis einer Steatorrhö (S. 142)**

Nahezu normale Fettresorption (5–10 g/d) und normales Ergebnis beim D-Xylose-Test

Geringe bis mäßige Steatorrhö (10–25 g/d) und pathologisches Ergebnis beim D-Xylose-Test

(G) Geringe Steatorrhö (10–15 g/d) und normales Ergebnis beim D-Xylose-Test

Postvagotomie-Syndrom mit Diarrhö

Verdacht auf:
• Zöliakie (S. 280)
• Bakterielle Überwucherung (S. 286)

Verdacht auf ungenügende Vermischung von Speisebrei und Enzymen im Dünndarm

(C) Ernährungsumstellung

**Reduktion des Fettanteils in der Nahrung
Erwägen: Supplementäre Pankreasenzyme**

Bsserung der Diarrhö | Fortbestehende Diarrhö

(D) **Zusätzliche Gabe von Colestyramin**

Besserung der Diarrhö | Fortbestehen der Diarrhö

(E) **Zusätzliche Gabe von Antidiarrhoika**

Besserung der Diarrhö | Therapierefraktäre Diarrhö

Fortsetzung der Therapie | (F) Erwägen einer chirurgischen Therapie

# Dumping nach einer Magenoperation

(A) Das Dumpingsyndrom kann durch jede Operation verursacht werden, die zu einer überstürzten Magenentleerung führt. Man unterscheidet zwei Formen: das häufige Frühdumping und das selten auftretende Spätdumping. Angaben über die Häufigkeit des Dumpingsyndroms weisen erhebliche Unterschiede auf, was zum Teil auf unterschiedliche Beurteilungskriterien zurückzuführen ist. Man rechnet im Anschluß an eine Vagotomie und Antrektomie in 15 bis 30%, nach einer Vagotomie und Pyloroplastik in 10 bis 25% und nach proximal-selektiver Vagotomie in etwa 3% mit dem Auftreten einer entsprechenden Symptomatik. Bei der überwiegenden Zahl der Patienten kommt es im Lauf des ersten Jahres nach der Operation zu einer deutlichen Besserung der Beschwerden.

(B) Das Frühdumpingsyndrom setzt gewöhnlich 30 Minuten nach Beginn der Nahrungsaufnahme ein. Das Beschwerdebild ist geprägt von Übelkeit, Erbrechen, krampfartigen Bauchschmerzen, geblähtem Abdomen und (in manchen Fällen) schlagartig einsetzender Diarrhö. Vasomotorisch bedingte Beschwerden (Schwäche, Schwindel, Hitzegefühl, Schweißausbrüche oder Herzklopfen) lassen nach, wenn sich der Patient hinlegt. Pathophysiologisch vermutet man folgende Vorgänge: die schubartige Entleerung hochosmolaren Chymus ins Duodenum löst Ausdehnung, erhöhte Peristaltik und Flüssigkeitszustrom ins Darmlumen aus (was zu Hypovolämie führt). Dies, zusammen mit der gleichzeitigen Sekretion zahlreicher vasoaktiver Substanzen (u.a. Serotonin und Bradykinin), verursacht dann die typische Dumping-Symptomatik.

(C) Diätetisch läßt sich die Symptomatik folgendermaßen beeinflussen: langsamer Verzehr kleiner «trockener» Mahlzeiten (Flüssigkeitszufuhr zwischen den Mahlzeiten). Verzicht auf kohlenhydratreiche, osmotisch aktive Nahrungsmittel, wie Süßigkeiten, und Einhalten einer laktosefreien Diät. Therapieziel ist es, die Dehnung des Darmlumens und die intraluminale Hyperosmolarität zu vermeiden. Bei manchen Patienten, die präoperativ keine Milchunverträglichkeit aufwiesen, entwickeln sich postoperativ die Symptome einer Laktoseintoleranz.

(D) Eine medikamentöse Therapie findet bei den wenigen Patienten Anwendung, deren Symptomatik sich durch diätetische Maßnahmen nicht wesentlich bessern läßt. Eine ganze Reihe von Medikamenten wurde - allerdings ohne großen Erfolg - erprobt. Anticholinergika, Stunde vor den Mahlzeiten (zur Verzögerung der Magenentleerung), können das Beschwerdebild günstig beeinflussen. Gelegentlich erweisen sich Serotoninantagonisten als wirksam, da es bei einigen Patienten zur exzessiven Freisetzung von Serotonin kommen kann; manchmal erweist sich auch der Zusatz von Pektin (Kaoprompt H®) zur Nahrung als hilfreich.

(E) Die Symptomatik des Spätdumping ist durch eine reaktive Hypoglykämie bedingt (Schwäche, Schweißausbruch, Verwirrtheitszustände, in seltenen Fällen Bewußtlosigkeit). Als auslösenden Faktor betrachtet man die überstürzte Magenentleerung mit nachfolgendem raschem Blutzuckeranstieg, der zu einer reaktiv überschießenden Freisetzung von Insulin und anschließender Hypoglykämie führt. Der Symptomenkomplex des Spätdumpings tritt in der Regel 1 bis 3 Stunden nach Verzehr einer kohlenhydratreichen Mahlzeit auf.

(F) Bei vorläufigen Untersuchungen mit einem synthetischen Somatostatin-Analogon (*Octreotid*, jeweils 50–150 µg s.c. vor Mahlzeiten injiziert) konnte ein günstiger Einfluß auf die gastrointestinalen und vasomotorischen Symptome des Früh- und Spätdumpings nachgewiesen werden. Zu den Wirkmechanismen gehören: Verzögerung der Magenentleerung, Verminderung der intestinalen Flüssigkeits- und Elektrolytsekretion und eine Abschwächung der überschießenden Insulinsekretion (wodurch die Hypoglykämie verhindert wird). Als Komplikationen einer Langzeittherapie mit *Octreotid* sind bisher milde Steatorrhö (als Folge der Auswirkungen auf Pankreas- und Gallesekretion) und die Bildung von Gallensteinen aufgetreten. Ein Rückgang der Steatorrhö läßt sich meist durch eine kurze Einnahmepause oder durch den Zusatz von Pankreasenzympräparaten bewirken.

(G) Die operative Therapie eines Dumpingsyndroms ist den wenigen Patienten vorbehalten, die auch nach langfristigen Behandlungsversuchen mit Medikamenten (mindestens 1 Jahr) eine anhaltend schwere Symptomatik aufweisen und bei denen eine psychische Erkrankung als Ursache der Beschwerden ausgeschlossen wurde. Es sind bisher verschiedene Operationsverfahren publiziert worden; eine objektive Auswertung der Behandlungsresultate steht allerdings noch aus. Folgende Verfahren werden durchgeführt: **(a)** Umwandlung einer Billroth-II-Anastomose (Gastrojejunostomie) in eine Billroth-I-Anastomose (Gastroduodenostomie); **(b)** Pylorus-Rekonstruktion nach einer Vagotomie und Pyloroplastik; **(c)** Interposition einer isoperistaltischen Jejunumschlinge zwischen Magen und Duodenum (bei Patienten mit einer Billroth-I-Anastomose); **(d)** Bildung einer 45 bis 50 cm langen Roux-Y-Gastrojejunostomie. Bei rund 50% der Patienten kann durch diese operativen Maßnahmen eine Besserung erzielt werden.

## Literatur

1. Becker HD. Pathogenese, Diagnostik und Therapie des Dumping-Syndroms. Chirurg 1977; 48: 247.
2. Cooperman AM. Postgastrectomy syndromes. Surg Ann 1981; 13: 139.
3. Delbrück H, Severin M, Jansen G. Postgastrektomiebefunde in der Nachsorge von 227 Patienten mit Magenkarzinom. Z Gastroenterologie 1991; 29: 222.
4. Delcore R, Cheung LY. Surgical options in postgastrectomy syndromes. Surg Clin North Am 1991; 71: 57.
5. Demling L, Lux G, Domschke W. Therapie postoperativer Störungen des Gastrointestinaltraktes. Stuttgart: Thieme 1983.
6. Geer RJ, Richards WO, O'Dorisio TM, et al. Efficacy of octreotide acetate in the treatment of severe postgastrectomy dumping syndrome. Ann Surg 1990; 212: 678.
7. Sawyers JL, Herrington JL. Superiority of antiperistaltic jejunal segments in management of severe dumping syndrome. Ann Surg 1983; 178: 311.
8. Sawyers JL. Management of postgastrectomy syndromes. Am J Surg 1990; 159: 8.
9. Skellenger ME, Jordan Jr PH. Complications of vagotomy and pyloroplasty. Surg Clin North Am 1983; 63: 1167.
10. Thompson JC, Weiner I. Evaluation of surgical treatment of duodenal ulcer: short and long-term effects. Clin Gastroenterol 1984; 13: 569.

```
┌─────────────────────────────────────┐
│ Patient mit postprandialen Palpitationen, │
│ Schwäche und Schweißausbrüchen nach │
│ chirurgischer Behandlung von peptischen │
│ Ulzera (S. 242)                     │
└─────────────────────────────────────┘
                    │
               (A) Dumpingsyndrom
```

- Symptome treten innerhalb von 30 Minuten nach der Nahrungsaufnahme auf
  - (B) Frühdumping
  - (C) Diätetische Maßnahmen
    - Gutes Ansprechen der Symptome
      - Zusatz von Laktose zur Diät
        - Rückkehr der Symptomatik
          - Laktosefreie Diät
        - Weiterhin gutes Ansprechen der Symptome
          - Schrittweise Normalisierung der Diät
    - Fortbestehen der Symptome
      - (D) Medikamentöse Therapie (Anticholinergika oder Serotonin-Antagonisten)
        - Gutes Ansprechen der Symptome
          - Versuch einer Reduktion der medikamentösen Therapie
          - Schrittweise Normalisierung der Diät
        - Fortbestehen der Symptome
          - Stationäre Therapie mit Diätüberwachung
            - Fortbestehen der Symptome
              - Psychologischer Untersuchungsbefund
                - Psychische Erkrankung
                  - Entsprechende Therapie
                - Keine psychische Erkrankung
            - Abklingen der Symptome
              - Ernährungsberatung für den Patienten

- Symptome treten innerhalb von 90–180 Minuten nach Nahrungsaufnahme auf
  - (E) Spätdumping
  - Streng kohlenhydratarme Ernährung
    - Gutes Ansprechen der Symptome
    - Fortbestehen der Symptome
      - Nachweis einer Hypoglykämie bei gleichzeitiger Diätüberwachung

(F) **Octreotid, 50–150 µg s.c. vor den Mahlzeiten**

- Gutes Ansprechen
  - Fortsetzung der Therapie über 6–12 Monate
  - Abklären, inwiefern weiterhin Therapiebedarf besteht
- Fortbestehen der Symptomatik
  - (G) **Chirurgische Therapie**

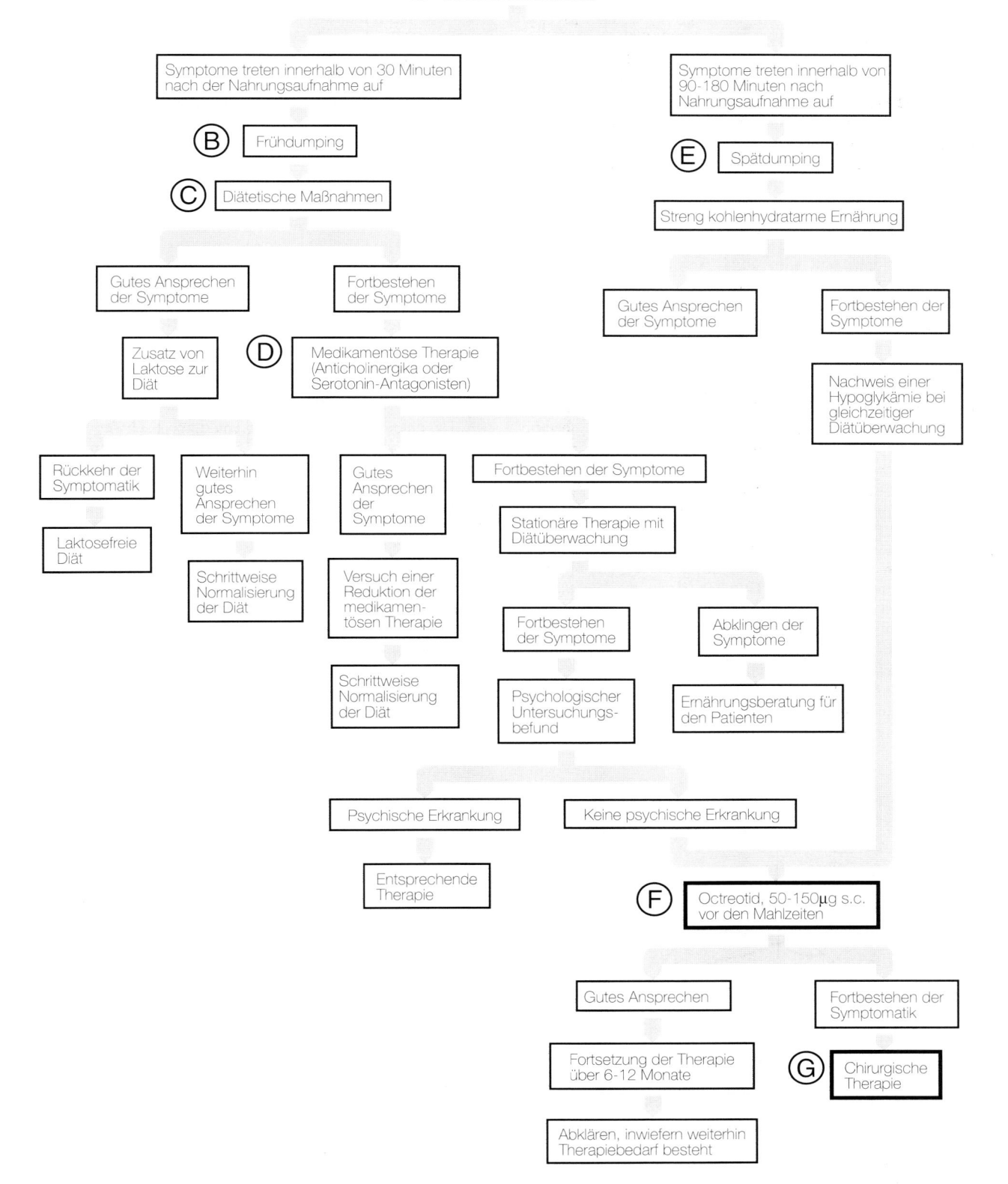

# Gastritis nach Gastrektomie

(A) Über die Inzidenz der «alkalischen» Refluxgastritis mit symptomatischem Verlauf stehen keine genauen Daten zur Verfügung (Schätzungen zufolge tritt sie bei weniger als 3% der Patienten im Anschluß an eine partielle Magenresektion auf). Aus verschiedenen Untersuchungen wurde ersichtlich, daß zwischen der Symptomatik, dem Ausmaß des Refluxes, der festgestellten Gastritis und der Schwere der histopathologischen, für eine Gastritis typischen Befunde kaum ein Zusammenhang besteht. Die Zeitspanne zwischen auslösender Operation und Einsetzen der Symptomatik ist sehr variabel und kann bei einigen Wochen bis zu einigen Jahren liegen. Anhaltende Beschwerden im Epigastrium, die mit Übelkeit und Erbrechen einhergehen, gehören zu den verläßlichsten Symptomen. Der Schmerz läßt nach dem Erbrechen in der Regel nicht nach und wird durch Nahrungsaufnahme verschlimmert. Bei allen Patienten sollte der histologische Nachweis einer Gastritis sowohl im Anastomosenbereich als auch im Bereich der proximalen Magenschleimhaut erfolgen. Erkrankungen, die eine ähnliche Symptomatik verursachen können (z.B. Ulkusrezidiv, S. 252; Dumpingsyndrom, S. 246; Magenbezoar, S. 230) müssen ausgeschlossen werden. Zu den pathophysiologischen Faktoren, von denen man annimmt, daß sie eine alkalische Refluxgastritis auslösen, gehören der Reflux von Darminhalt in den Magen. Das zurückfließende Sekret enthält Gallensäuren, Lysolezithin und Pankreasenzyme, die zu einer Schädigung der Mukosabarriere führen und somit eine Gastritis verursachen können.

(B) Obgleich sich bei keiner Untersuchung die medikamentöse Therapie der Gabe von Placebos überlegen erwies, ist eine abgestufte medikamentöse Therapie sinnvoll. *Aluminiumhydroxid*-haltige Antazida, 30 ml 2stündlich zwischen den Mahlzeiten und vor dem Schlafengehen, oder *Colestyramin*, 3mal täglich und vor dem Schlafengehen 3–4 g, bewirken eine Bindung von Gallensäuren. $H_2$-Rezeptorenblocker (3mal täglich und vor dem Schlafengehen) dienen der Neutralisierung von Säure und Pepsin, die der Entstehung einer Gastritis förderlich sind. Die Einnahme von *Sucralfat* (1 g 3 ∞ tägl. und vor dem Schlafengehen) führt zur Bildung einer Schutzbarriere, die eine Diffusion von Säuren verhindert, absorbiert Gallensäuren und verstärkt unter Umständen die zytoprotektive Wirkung der Mukosabarriere des Magens, indem es die Synthese von Prostaglandinen in der Magenwand erhöht. Die Anwendung von Prostaglandinanaloga (z.B. *Misoprostol*) wird auch in diesem Zusammenhang gegenwärtig untersucht. *Metoclopramid* (10 mg 3 × täglich und vor dem Schlafengehen) verbessert die Magenentleerung und verstärkt die Peristaltik in den proximalen Darmabschnitten. Die Gallensäure Ursodeoxycholsäure verändert die Zusammensetzung der Gallensäuren und führt zu einer Besserung der Symptomatik; histologisch findet man jedoch keine Besserung der Gastritis. Wie bereits erwähnt kann durch die Kombination verschiedener Medikamente (z.B. *Sucralfat* und *Metoclopramid*) eine bessere Wirkung erzielt werden als mit einem Einzelpräparat.

(C) Wenn sich im Verlauf einer 6 bis 12 Monate langen, intensiven medikamentösen Therapie keine zufriedenstellende Besserung einstellt, muß die Indikation für eine chirurgische Therapie gestellt werden.

(D) Der enterogastrische Reflux kann durch Nachweis von Gallensäuren oder mit Hilfe von $^{99m}$Tc-HIDA-Scans im Nüchternaspirat aus dem Magen oder mittels szintigraphischer Verfahren untersucht werden. Im allgemeinen ist der Reflux von Darminhalt bei Patienten, die Symptome aufweisen, stärker ausgeprägt.

(E) Mit dem operativen Eingriff verfolgt man zwei Ziele: die Ableitung von Darminhalt aus dem Magen und die Verhütung eines Rezidivulkus. In der Regel wird eine 45 cm lange Roux-Y-Ableitung (Jejunojejunostomie) durchgeführt (s. Abb.). Zur Verhütung von Rezidivulzera ist unbedingt eine Vagotomie erforderlich. Bei annähernd 50% ausgewählter Patienten kommt es zu einer eindrucksvollen Besserung der Symptomatik.

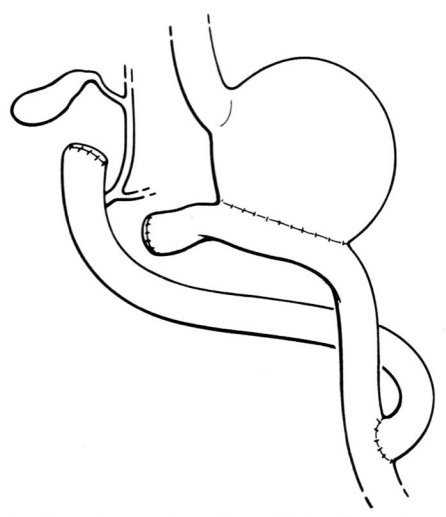

Die graphische Darstellung zeigt, wie zur Behandlung einer Gallereflux-Gastritis Pankreassekret und Galle mit Hilfe einer Y-förmigen Jejunojejunostomie nach *Roux* distal der Gastrojejunostomie abgeleitet werden.

## Literatur

1. Blunschi T, Schweizer W, Gertsch P, Blumgart LH. Vergleich der partiellen Magenresektionen nach Billroth I, Billroth II klassisch und Resektion mit Roux-Y-Rekonstruktion bezüglich der postoperativen Lebensqualität. Zentralbl Chir 1991; 116: 105.
2. Fiore AC, Malangoni MA, Broadie TA, Madura JA, Jesseph JE. Surgical management of alkaline reflux gastritis. Arch Surg 1982; 117: 689.
3. Heidenreich P, Vogt H, Eisenberg AS, Wölfle KD. Diagnostik des duodeno-gastralen Refluxes mit $^{99m}$Tc-HIDA. Nuklearmedizin 1982; 2/5: 83.
4. Meshkinpour H, Wittles J. Reflux gastritis syndrome. Dig Dis Sci 1987; 5: 145.
5. Nath BJ, Warshar AL. Alkaline reflux gastritis and esophagitis. Annu Rev Med 1984; 35: 383.
6. Ritchie WP. Alkaline reflux gastritis: a diagnosis in search of a disease? J Clin Surg 1982; 1: 414.
7. Schumpelick V, Begemann F, Peterhoff G, Flasshoff D. Reflux und Refluxkrankheit im Resektionsmagen. Langenbecks Arch Klin Chir 1979; 348: 61.
8. Stefaninsky AB, Tint GS, Speck J, et al. Ursodeoxycholic acid treatment of bile reflux gastritis. Gastroenterology 1985; 89: 1000.
9. Van Stiegmann G, Goff JS. An alternative to Roux-en Y for treatment of bile reflux gastritis. Surg Gynecol Obstet 1988; 166: 69.

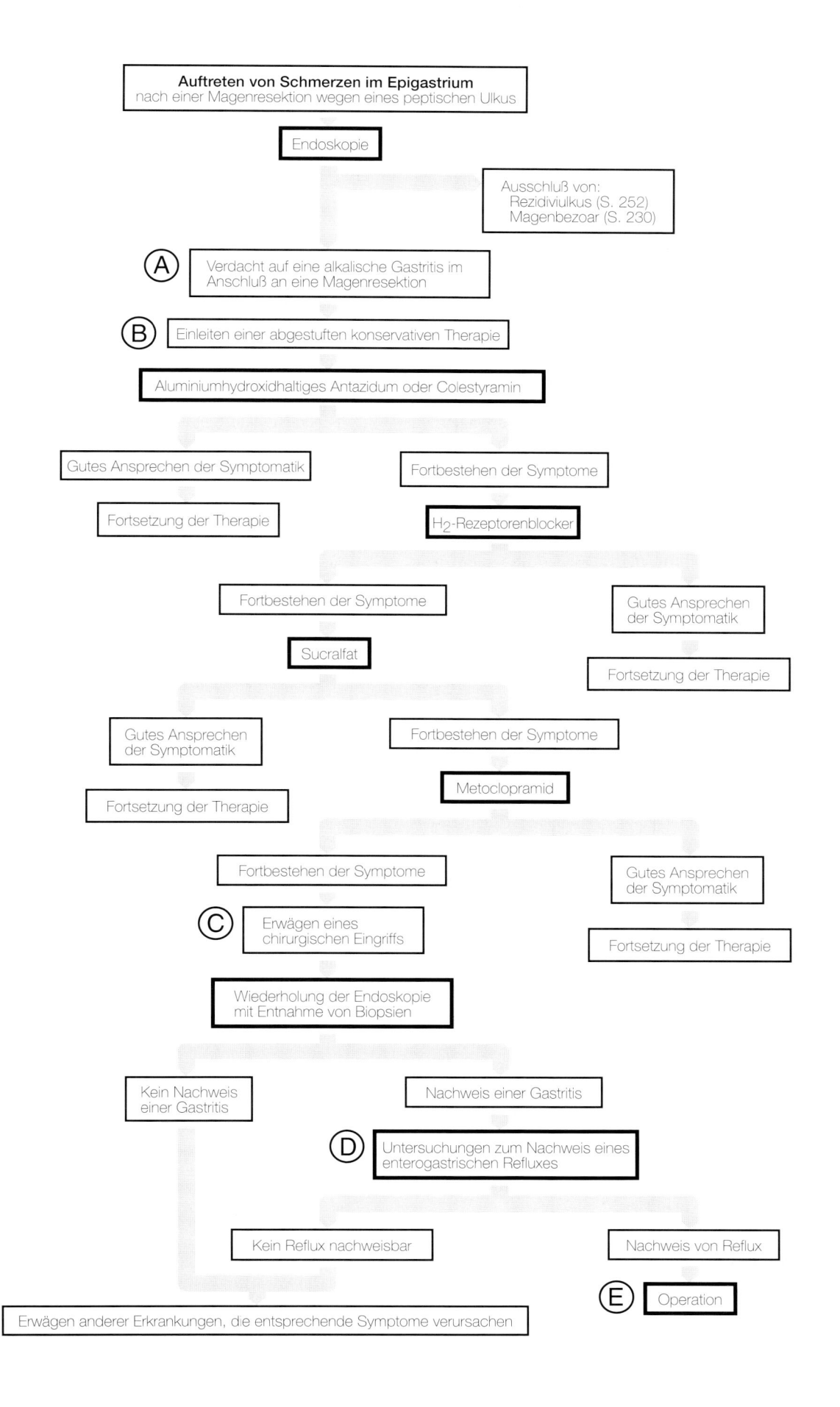

```
                    ┌─────────────────────────────────────────────┐
                    │   Auftreten von Schmerzen im Epigastrium    │
                    │ nach einer Magenresektion wegen eines peptischen Ulkus │
                    └─────────────────────────────────────────────┘
                                         │
                                 ┌───────────────┐
                                 │  Endoskopie   │
                                 └───────────────┘
                                                    ┌──────────────────────┐
                                                    │ Ausschluß von:       │
                                                    │  Rezidivulkus (S. 252)│
                                                    │  Magenbezoar (S. 230)│
                                                    └──────────────────────┘
        ┌─┐   ┌──────────────────────────────────────┐
        │A│   │ Verdacht auf eine alkalische Gastritis im │
        └─┘   │ Anschluß an eine Magenresektion      │
              └──────────────────────────────────────┘

        ┌─┐   ┌──────────────────────────────────────────┐
        │B│   │ Einleiten einer abgestuften konservativen Therapie │
        └─┘   └──────────────────────────────────────────┘

        ┌──────────────────────────────────────────────────┐
        │ Aluminiumhydroxidhaltiges Antazidum oder Colestyramin │
        └──────────────────────────────────────────────────┘
```

- **A**: Verdacht auf eine alkalische Gastritis im Anschluß an eine Magenresektion
- **B**: Einleiten einer abgestuften konservativen Therapie
- **C**: Erwägen eines chirurgischen Eingriffs
- **D**: Untersuchungen zum Nachweis eines enterogastrischen Refluxes
- **E**: Operation

Gutes Ansprechen der Symptomatik → Fortsetzung der Therapie

Fortbestehen der Symptome → H$_2$-Rezeptorenblocker

Fortbestehen der Symptome → Sucralfat

Gutes Ansprechen der Symptomatik → Fortsetzung der Therapie

Fortbestehen der Symptome → Metoclopramid

Gutes Ansprechen der Symptomatik → Fortsetzung der Therapie

Fortbestehen der Symptome → **C** Erwägen eines chirurgischen Eingriffs

Gutes Ansprechen der Symptomatik → Fortsetzung der Therapie

Wiederholung der Endoskopie mit Entnahme von Biopsien

Kein Nachweis einer Gastritis

Nachweis einer Gastritis → **D** Untersuchungen zum Nachweis eines enterogastrischen Refluxes

Kein Reflux nachweisbar → Erwägen anderer Erkrankungen, die entsprechende Symptome verursachen

Nachweis von Reflux → **E** Operation

# Kontrolluntersuchung nach Magenoperationen

(A) Magenresektionen, die zur Behandlung von peptischen Ulzera durchgeführt werden, führen in den meisten Fällen zu zufriedenstellenden Operationsergebnissen. Die Nachuntersuchungen können im Lauf des ersten postoperativen Jahres eingestellt werden. Trotzdem besteht bei allen Patienten nach einer Teilresektion des Magens die Gefahr gewisser metabolischer Störungen und das Risiko einer Magenkarzinomentwicklung. Ein Gewichtsverlust manifestiert sich in der Regel innerhalb des ersten Jahres; andere metabolische Störungen (Anämie und Osteopathien) treten meist erst 5 Jahre und das Magenkarzinom erst mehr als 15 bis 20 Jahre nach der Operation auf. Patienten, bei denen die partielle Gastrektomie in den 50er und 60er Jahren durchgeführt wurde, sind derzeit am meisten gefährdet. Zur Inzidenz der 10 bis 15 Jahre nach einer Ulkus-Operation auftretenden Symptomatik werden folgende Daten angegeben: Gewichtsverlust bei 12 bis 15%, Anämie bei 30 bis 50% und Osteopathien bei 5 bis 15% der Patienten. Das relative Risiko eines Magenkarzinoms ist 15 bis 20 Jahre nach der Operation um das 2- bis 5fache erhöht; die Häufigkeit von Stoffwechselstörungen insgesamt steigt ebenfalls nach einer Magenresektion.

(B) Aus folgenden Gründen sind jährliche oder halbjährliche Kontrolluntersuchungen ratsam: **(a)** Das Zeitintervall zwischen der Magenteilresektion und dem Auftreten metabolischer Störungen ist unterschiedlich lang; **(b)** latente Störungen können Jahre vor der klinischen Manifestation festgestellt werden (z.B. Eisenmangel ohne manifeste Anämie, Anstieg der alkalischen Phosphatase ohne manifeste Osteomalazie); **(c)** viele Patienten entziehen sich der ärztlichen Kontrolle, wenn sie nicht regelmäßig zu Nachuntersuchungen einbestellt werden. Nach dem fünften postoperativen Jahr empfiehlt sich die jährliche Kontrolle folgender Parameter: Eisen, Eisenbindungskapazität, Vitamin $B_{12}$, alkalische Phosphatase, Kalzium und Phosphor. Bei Patienten mit einem besonders hohem Risiko für Knochenerkrankungen (über 40 Jahre alt oder weiblich) sollte ebenfalls eine routinemäßige Knochendichtemessung in Erwägung gezogen werden.

(C) Patienten, die postoperativ weiterhin an Gewicht verlieren, und solche, die unfreiwillig um mehr als 10 bis 15% des präoperativen Gewichts abnehmen, müssen sorgfältig überwacht werden. Bei rund 60 bis 70% dieser Patienten ist die Kalorienzufuhr unzureichend; häufig wird eine Diätberatung notwendig und führt auch zum Erfolg. Bei ausreichender Kalorienzufuhr muß der Gewichtsverlust abgeklärt werden (S. 114). Aufgrund einer raschen Entleerung von großen, kaum verdauten Nahrungspartikeln zusammen mit einer schlechten Durchmischung des Nahrungsbreis mit Galle und Enzymen im Dünndarm kann bei manchen dieser Patienten – vor allem, wenn große Teile des Magens entfernt wurden – eine milde Steatorrhö auftreten.

(D) Eisenmangel und eine Eisenmangelanämie entwickeln sich schrittweise. Wird eine Anämie (Hb < 10g/dl) innerhalb von 5 Jahren nach einer Gastrektomie festgestellt, so sollte umgehend nach zugrundeliegenden Erkrankungen gefahndet werden. Bei entsprechenden Befunden sollte z.B. unverzüglich eine endoskopische Untersuchung zum Ausschluß eines Ulkus oder Karzinoms durchgeführt werden. Okkulte gastrointestinale Blutungen sind eine weitere mögliche Ursache, der nachgegangen werden sollte. Im übrigen kann eine Reihe von Faktoren zu einem Eisenmangel führen: reduzierte oder fehlende Magensäuresekretion (Magensäure fördert normalerweise die Eisenresorption), Ausschaltung des Duodenums vom Kontakt mit der Nahrung bzw. überstürzte Passage von Speisebrei durch das Duodenum (hier wird der größte Teil des Eisens resorbiert) und die unzureichende Verdauung von Nährstoffen (vor allem von Fleisch, welches Hämoglobin-gebundenes Eisen enthält). Die meisten Patienten sprechen auf eine perorale Eisensubstitution (*Eisensulfat-gluconat* 3mal täglich 300 mg) gut an, und die prophylaktische Eisentherapie (300 mg pro Tag) erweist sich bei mehr als 90% der Patienten als erfolgreich. Ein Vitamin-$B_{12}$-Mangel tritt sehr viel seltener auf (2–5%) und wird meist im zweiten Jahrzehnt nach der Operation manifest.

(E) Eine metabolische Osteopathie tritt nach einer Magenresektion im weiteren Verlauf bei 5 bis 15% der Patienten auf. Die Ursache ist nicht geklärt, man nimmt jedoch an, daß der auslösende Faktor die ungenügende Aufnahme bzw. Resorption von Kalzium oder Vitamin D ist. Meist korrelieren Röntgenbefunde einer Osteoporose und Alter des Patienten. Fallen die Screening-Tests zum Nachweis einer Osteomalazie pathologisch aus, so erleichtern Spezialuntersuchungen (Kalziuminfusionstest, Bestimmung der Vitamin-D-Konzentration im Serum) die Diagnosestellung. Die im Anschluß an eine Gastrektomie auftretende Osteomalazie kann durch niedrig dosierte Gaben von Kalzium und Vitamin D günstig beeinflußt werden.

(F) In den Vereinigten Staaten gibt es bisher keine präzisen Angaben über das Risiko einer Magenkarzinomentwicklung (Stumpf-Karzinom) nach einer Magenresektion. Die meisten Publikationen kamen aus skandinavischen Ländern, in denen das Magenkarzinom zweimal so häufig beobachtet wird wie in den USA; von daher sind die Berichte über 2- bis 5fach erhöhtes relatives Risiko nicht unbedingt übertragbar. In den USA ist das Risiko, an einem Magenkarzinom zu erkranken, wahrscheinlich geringer. Die Prognose ist bei Karzinomen, die an Magenstümpfen entstehen, recht ungünstig. Inwiefern routinemäßiges Screening mittels Endoskopie nach einer Magenresektion sinnvoll ist, bleibt kontrovers, und die Rolle von Dysplasien des Magenrests ist noch ungeklärt.

## Literatur

1. Domschke S, Domschke W. Mangelzustände nach Magenresektion. In: Demling L, Lux G, Domschke W (Hrsg): Therapie postoperativer Störungen des Gastrointestinaltraktes. Stuttgart: Thieme 1985; 161.
2. Meyer JH, Porter-Fink V, Crott R, Figueroa W. Absorption of heme iron after truncal vagotomy with antrectomy. Gastroenterology 1987; 92: 1534.
3. Offerhaus G, van de Stadt J, Huibregtse K, et al. The mucosa of the gastric remnant harboring malignancy. Histologic findings in the biopsy specimens of 504 asymptomatic patients with 15 to 46 years after partial gastrectomy with emphasis on nonmalignant lesions. Cancer 1989; 64: 696.
4. Schlag P, Buhl K, Herfarth C. Nachsorge und Rezidivoperationen beim Magenkarzinom. In: Magenkarzinom. Hotz J, Meyer HJ, Schmoll HJ (Hrsg). Berlin, Heidelberg, New York: Springer 1989.
5. Tovey FI, Godfrey JE, Lewin MR. A gastrectomy population: 25–30 years on. Postgrad Med J 1990; 66: 450.

## Zustand nach Magenresektion

**(A)** Im ersten postoperativen Jahr sollten nach Ablauf von 2 Wochen und nach 3, 6 und 12 Monaten Nachuntersuchungen erfolgen

Zustand ist für Patienten und Arzt gleichermaßen zufriedenstellend

Postgastrektomie-Symptomatik:
- Dumpingsyndrom (S. 246)
- «Alkalische» Gastritis (S. 248)
- Ulkusrezidiv (S. 252)
- Diarrhö (S. 244)
- Bezoar (S. 230)

**(B)** Halbjährliche bis jährliche Nachuntersuchungen

Bei jeder Nachuntersuchung:
- Anamnese und körperliche Untersuchung
- Beurteilung des Ernährungszustands
- Stuhluntersuchung auf okkultes Blut
- Blutbild

Nach dem fünften postoperativen Jahr Bestimmung von: Serumeisen, Eisenbindungskapazität, Vitamin $B_{12}$, Alkalische Phosphatase im Serum, Kalzium, Phosphor

**(C)** Kontinuierlicher Gewichtsverlust

Erneute Beurteilung der Diätanamnese

Mangelhafte Kalorienzufuhr | Ausreichende Kalorienzufuhr

Diätberatung | Diagnostische Abklärung des Gewichtsverlusts (S. 114)

Erhöhe alkalische Phosphatase oder Knochenschmerzen

Mögliches Vorliegen einer Osteopathie

**(E)** Diagnostische Abklärung einer Osteomalazie

**(F)** Arzt und Patient sollten gemeinsam das Risiko einer Magenkarzinomentwicklung nach dem 15. postoperativen Jahr erwägen

Endoskopie nur bei neu auftretenden Symptomen oder gastrointestinalen Blutungen
oder
Nach dem 15. postoperativen Jahr 5jährlich endoskopische Kontrolluntersuchungen

**Mehrfachentnahme (10-15) von Biopsien aus der magenwärts gerichteten Seite des Stomas bzw. aus allen sichtbaren Läsionen**

**(D)** Anämie

Eisenmangel | Vitamin-$B_{12}$-Mangel | Normalbefund oder Nachweis einer chronischen Gastritis | Magenkarzinom im Frühstadium

**Endoskopie mit Biopsien** | **Schilling-Test** | Weiterhin endoskopische Kontrolluntersuchungen wie bisher | **Resektion**

Nachweis einer gastrointestinalen Blutungsquelle:
- Ulkusrezidiv (S. 252)
- Magenulkus (S. 232)

Gastritis nur im Stomabereich

Stuhluntersuchung auf okkultes Blut

Pathologischer Befund

Mangel an Intrinsic-Faktor | Ausreichende Mengen an Intrinsic-Faktor vorhanden

Positiv | Negativ | **Parenterale Behandlung mit Vitamin $B_{12}$** | Abklärung:
- Bakterielle Überwucherung (S. 286)
- Morbus Crohn (S. 308)

Diagnostische Abklärung (S. 148) | **Orale Eisensubstitution**

# Ulkusrezidiv nach einer Magenresektion

(A) Die Wahrscheinlichkeit für das Auftreten eines Ulkusrezidivs ist bei Männern höher als bei Frauen (4–5 : 1). Zwischen Operation und Einsetzen der Symptomatik können einige Wochen oder Jahre vergehen. Der größte Teil der Ulkusrezidive tritt innerhalb der ersten drei Jahre nach der Operation auf. Bei der Mehrzahl der Patienten (75–90%) bestehen Schmerzen im Epigastrium oder linksseitige Oberbauchbeschwerden. Mit Antazida lassen sich die Schmerzen in der Regel beheben. Weitere Symptome sind Übelkeit und Erbrechen (20-50%) sowie Gewichtsverlust (20–30%). Zu den Komplikationen eines Rezidivulkus gehören Blutungen (5–8%), Perforationen (2–3%) und Obstruktionen (etwa 1%). Nach den üblichen bei Geschwürsleiden durchgeführten Operationen kann nach Ablauf von 10 Jahren mit folgenden Ulkusrezidivquoten gerechnet werden: Vagotomie und Pyloroplastik 10 bis 20%, Vagotomie und Antrektomie 1 bis 2%, proximal selektive Vagotomie («Parietalzellvagotomie») 10 bis 20%.

(B) Die Röntgenkontrastuntersuchung weist bei Patienten, die einer Gastrektomie unterzogen wurden, einen untragbar hohen Prozentsatz (40–50%) falsch positiver und falsch negativer Resultate auf. Die Gastroskopie ist daher die Methode der Wahl, da sie eine 95%ige Diagnosegenauigkeit aufweist und gleichzeitig den Ausschluß anderer Erkrankungen ermöglicht, die als Ursache der Symptomatik in Frage kommen (z.B. alkalische Refluxgastritis, Magenbezoar, Dyspepsie ohne Vorliegen eines Ulkus). Rezidivulzera treten im Magen und Dünndarm etwa gleich häufig auf; gelegentlich sind sie im Bereich der Anastomose lokalisiert.

(C) In einigen kleineren Patientenkollektiven ließen sich durch Behandlung mit z.B. *Cimetidin* oder *Ranitidin* 85 bis 90% der Rezidivulzera innerhalb von 6 bis 12 Wochen zur Abheilung bringen. Vermutlich sind die neueren $H_2$-Rezeptorenblocker (z.B. *Famotidin*) und *Sucralfat* ebenso effektiv. Falls die Beschwerden nach einer zweiwöchigen $H_2$-Antagonisten-Therapie nicht abgeklungen sind bzw. das Ulkus nach einer Behandlungszeit von 6 Wochen nicht abgeheilt ist, sollte die Umstellung auf andere Medikamente erfolgen (z.B. *Sucralfat*, Antazida, *Misoprostol*).

(D) Wegen ihrer in der Literatur beschriebenen Tendenz zu massiven Blutungen empfiehlt sich bei Rezidivulzera eine Verlaufsbeobachtung bis zur vollständigen Abheilung. Zur Verifizierung des Heilungsprozesses muß sowohl bei Patienten mit Symptomen als auch bei beschwerdefreien Patienten eine endoskopische Kontrolluntersuchung durchgeführt werden.

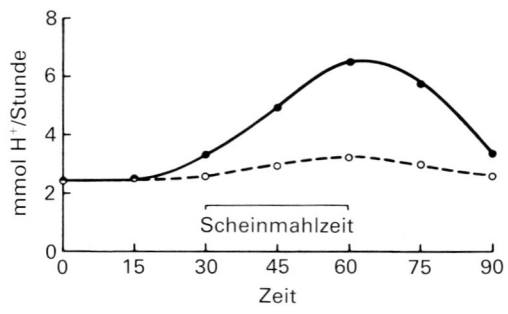

Graphische Darstellung der ausgeprägten Säuresekretion nach Stimulation durch eine Scheinmahlzeit bei unvollständiger Vagotomie (Punkte) im Gegensatz zu den Werten bei adäquat durchgeführter Vagotomie (Kreise)

(E) Heilt ein Rezidivulkus nach einer Initialtherapie nicht ab, so werden die Heilungschancen durch eine Verlängerung dieser Akuttherapie über einen Zeitraum von insgesamt 12 bis 16 Wochen verbessert. Ulzera, die bei Behandlung mit $H_2$-Rezeptorenblockern therapierefraktär sind, heilen meist nach einer Umstellung auf *Pantoprazol* (40 mg/Tag) über 6 Wochen ab. Eine Operationsindikation besteht, wenn konservative medikamentöse Therapie auch über einen verlängerten Zeitraum von 12 bis 16 Wochen ohne Erfolg bleibt.

(F) Über den Erfolg einer langfristigen Erhaltungstherapie bei Rezidivulzera stehen noch keine gesicherten Daten zur Verfügung. Berichten zufolge lassen sich durch eine hochdosierte Dauertherapie mit *Cimetidin* (800 mg/d) über einen Zeitraum von bis zu 3 Jahren gute Resultate erzielen.

(G) Die chirurgische Behandlung von Rezidivulzera ist sehr effektiv. Die angewendete Operationsart hängt von der Erstoperation (z.B. eine Antrektomie nach vorheriger erfolgloser Vagotomie mit Pyloroplastik), von der Erfahrung des operierenden Arztes und vom Allgemeinzustand des Patienten ab. Zur Erfolgskontrolle der Vagotomie kann man sich die Untersuchung mit einer Scheinmahlzeit zunutze machen. Erfaßt werden: **(a)** die basale Säuresekretion (BAO); **(b)** die Säuresekretion nach Stimulierung mit einer Scheinmahlzeit (SAO); **(c)** die Gipfelsekretion nach Stimulation mit Pentagastrin (PAO). Die Scheinmahlzeit darf der Patient nur sehen, schmecken und kauen, jedoch nicht hinunterschlucken. Eine SAO über 10% der PAO läßt auf eine unvollständige vagale Denervierung schließen. Bei Patienten mit unvollständiger Vagotomie und adäquater Resektion ist nur eine Komplettierung der Vagotomie notwendig. In Fällen ohne Resektion ist es ratsam, zusätzlich zur Vagotomie eine Resektion durchzuführen. Der Verdacht auf ein Zollinger-Ellison-Syndrom sollte aufkommen, wenn bei Patienten mit einem Ulkusrezidiv eine BAO gemessen wird, die einen Wert von 10% der PAO übersteigt.

## Literatur

1. Blunschi T, Schweizer W, Gertsch PH, Blumgart LH. Vergleich der partiellen Magenresektionen nach Billroth I, Billroth II klassisch und Resektion mit Roux-Y-Rekonstruktion bezüglich der Lebensqualität. Zentralbl Chir 1991; 116: 105.
2. Brunner G, Creutzfeldt W. Omeprazole in the long-term management of patients with acid-related diseases resistant to ranitidine. Scand J Gastroenterol 1989; 24 (Suppl 166): 101.
3. Heppell A, Bess MA, McIbrath DC, Dozois RR. Surgical treatment of recurrent peptic ulcer disease. Ann Surg 1983; 198: 1.
4. Ingvar C, Adami HO, Enander L, et al. Clinical results of reoperation after failed highly selective vagotomy. Am J Surg 1986; 152: 308.
5. Koo J, Lam SK, Ong GB. Cimetidine versus surgery for recurrent ulcer after gastric surgery. Ann Surg 1982; 195: 406.
6. McFadden DW, Ziner MJ. Reoperation for recurrent peptic ulcer disease. Surg Clin North Am 1991; 71: 77.
7. Müller-Liesnar SA. Einfluß der Scheinfütterung auf die basale und mit Pentagastrin stimulierte Säure- und Pepsinsekretion. Z Gastroenterol 1983; 21: 5.
8. Siewert JR, Bauer H. Therapeutisches Prinzip: Vagotomie. In: Blum AL, Siewert JR (Hrsg). Ulcus-Therapie. 2. Aufl. Berlin, Heidelberg, New York: Springer, 1982; 355.

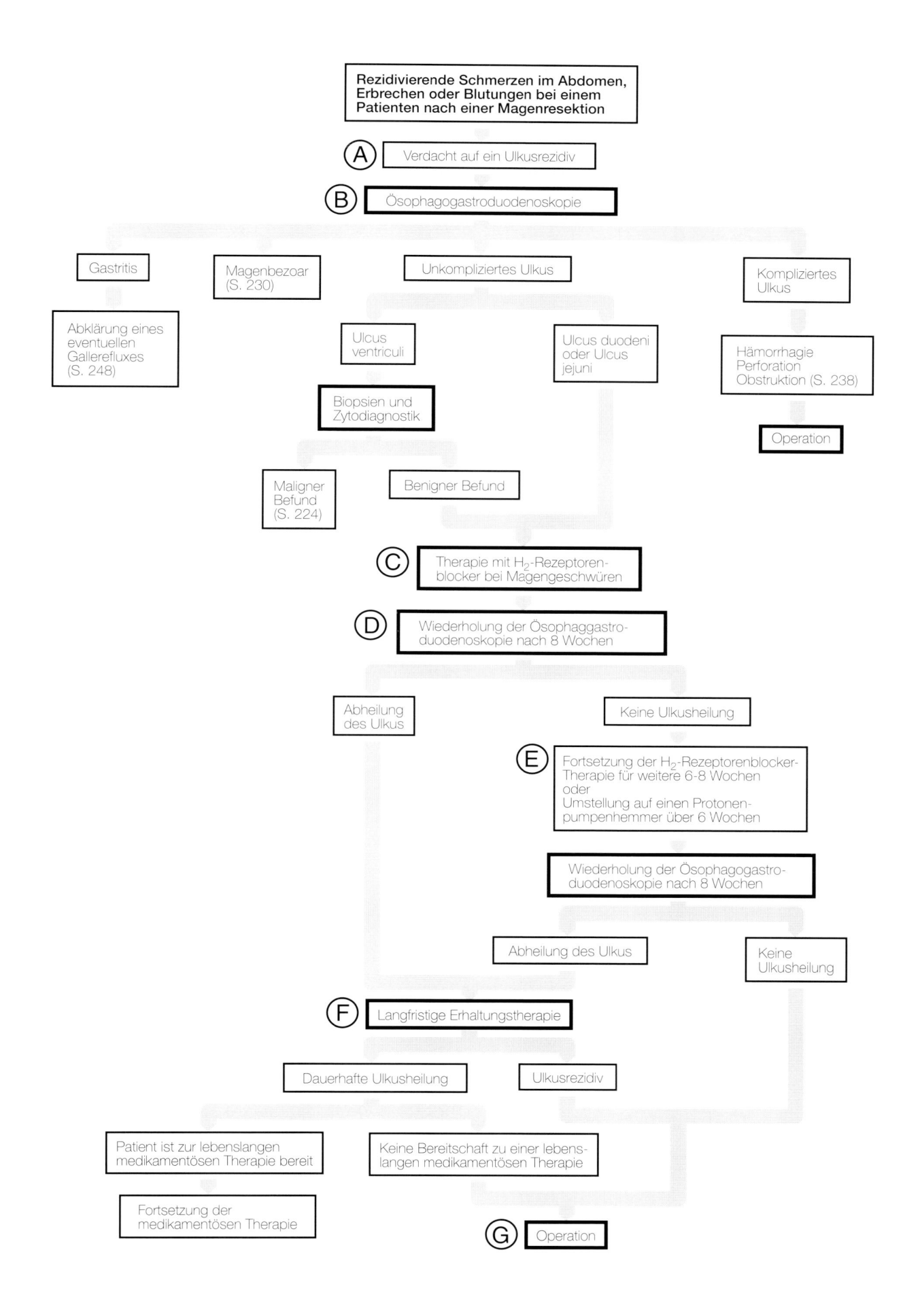

```
                    Rezidivierende Schmerzen im Abdomen,
                    Erbrechen oder Blutungen bei einem
                    Patienten nach einer Magenresektion
```

**A** Verdacht auf ein Ulkusrezidiv

**B** Ösophagogastroduodenoskopie

- Gastritis
  - Abklärung eines eventuellen Gallerefluxes (S. 248)
- Magenbezoar (S. 230)
- Unkompliziertes Ulkus
  - Ulcus ventriculi
  - Ulcus duodeni oder Ulcus jejuni
  - Biopsien und Zytodiagnostik
    - Maligner Befund (S. 224)
    - Benigner Befund
- Kompliziertes Ulkus
  - Hämorrhagie, Perforation, Obstruktion (S. 238)
  - Operation

**C** Therapie mit $H_2$-Rezeptorenblocker bei Magengeschwüren

**D** Wiederholung der Ösophaggastroduodenoskopie nach 8 Wochen

- Abheilung des Ulkus
- Keine Ulkusheilung

**E** Fortsetzung der $H_2$-Rezeptorenblocker-Therapie für weitere 6-8 Wochen oder Umstellung auf einen Protonenpumpenhemmer über 6 Wochen

Wiederholung der Ösophagogastroduodenoskopie nach 8 Wochen

- Abheilung des Ulkus
- Keine Ulkusheilung

**F** Langfristige Erhaltungstherapie

- Dauerhafte Ulkusheilung
- Ulkusrezidiv
  - Patient ist zur lebenslangen medikamentösen Therapie bereit
    - Fortsetzung der medikamentösen Therapie
  - Keine Bereitschaft zu einer lebenslangen medikamentösen Therapie

**G** Operation

# 9

# Erkrankungen des Pankreas

# Pancreas divisum

(A) Bei Patienten, die an rezidivierenden Pankreatitisschüben leiden, für deren Ursache sich keine andere Erklärung findet, liegt evtl. ein Pancreas divisum vor. Ein Pancreas divisum entsteht bei mangelnder Vereinigung der ventralen und dorsalen Pankreasanlage im Lauf der embryonalen Entwicklung. Der Hauptteil des Organs entspricht der größeren dorsalen Pankreasanlage mit dem Ausführungsgang zur akzessorischen Papilla duodeni minor. Die Drainage der kleinen ventralen Pankreasanlage erfolgt gemeinsam mit dem Ductus choledochus über die Papilla duodeni major (s. Abb.).

(B) Der sichere Nachweis dieser Anomalie gelingt nur durch die endoskopische retrograde Cholangiopankreatikographie (ERCP). Ein Pancreas divisum tritt in der Allgemeinbevölkerung in weniger als 5% auf. In verschiedenen Untersuchungen von Patienten mit chronischer Pankreatitis wurde jedoch über eine Prävalenz berichtet, die zwischen 12 und 25% liegt. Einige Autoren diskutieren daher einen kausalen Zusammenhang zwischen Vorliegen eines Pancreas divisum und akuter Pankreatitis.

(C) Man vermutet, daß die erhöhte Anfälligkeit für chronisch rezidivierende pankreatische Veränderungen, die man bei Patienten mit einem Pancreas divisum in der dorsalen Hauptanlage findet (seltener in der ventralen Anlage), auf einer partiellen Obstruktion beruht, verursacht durch die akzessorische Papilla duodeni minor, die für den größten Teil der Pankreasdrainage zuständig ist. Da man im Tierexperiment durch eine partielle Obstruktion des Ductus pancreaticus eine Pankreatitis auslösen kann, war man der Annahme, daß die partielle Obstruktion, die bei einem Pancreas divisum im Bereich der akzessorischen Papille vorliegt, die chronische Pankreatitis im dorsalen Pankreasanteil bei Fehlen von entsprechenden Veränderungen in der ventralen Pankreasanlage erklärt.

(D) Das Pankreatogramm kann die klassischen Merkmale einer Pankreatitis ausweisen, während jedoch die Anatomie der abführenden Gänge häufig normal ist. Der Sekretin-Ultraschall-Test (nach Sekretingabe wird sonographisch das Ausmaß der Gangerweiterung untersucht) kann die Abklärung einer eventuellen Papillenstenose erleichtern. Eine Behebung der Störung läßt sich durch die Einführung eines Stent, durch endoskopische Öffnung der akzessorischen Papille oder durch chirurgische Papillotomie erreichen. Leider wird die Diagnose häufig zu spät gestellt, so daß es unter Umständen bereits zu einer weitreichenden Schädigung von Pankreasgewebe gekommen ist, die andere operative Techniken zur Schmerzbekämpfung oder Rezidivverhütung erfordert (S. 266).

## Literatur

1. Benage D, McHenry R, Hawes RH, et al. Minor papilla cannulation and dorsal ductography in pancreas divisum. Gastrointest Endosc 1990; 36: 553.
2. Britt LG, Samuels AD, Johnson JW. Pancreas divisum: is it a surgical disease? Ann Surg 1983; 197: 654.
3. Cotton PB. Congenital anomaly of pancreas divisum as cause of obstructive pain and pancreatitis. Gut 1980; 21: 105.
4. Gregg JA, Monaco AP, McDermott WV. Pancreas divisum. Results of surgical intervention. Am J Surg 1983; 145: 488.
5. Högemann B, Förster EC, Domschke W. Klassische endoskopisch-diagnostische Techniken am pankreato-biliären System. Internist 1992; 33: 811.
6. Kozarek RA, Patterson DJ, Ball TJ, Traverso LW. Endoscopic placement of pancreatic stents and drains in the management of pancreatitis. Ann Surg 1989; 209: 261.
7. Richter JM, Schapiro RH, Mulley AG, Warshaw AL. Association of pancreas divisum and pancreatitis, and its treatment by sphincteroplasty of the accessory ampulla. Gastroenterology 1981; 81: 1104.
8. Rösch W. Die klinische Bedeutung anatomischer Varianten von Pankreas und Gallengang. In: Endoskopisch retrograde Cholangio-Pankreatikographie. Demling L, Koch H, Rösch W (Hrsg). Stuttgart, New York: Schattauer 1979; 195.
9. Satterfield ST, McCarthy H, Geenan JEm et al. Clinical experience in 82 patients with pancreas divisum: preliminary results of manometry and endoscopic therapy. Pancreas 1988; 3: 248.
10. Warshaw Al, Simone J, Schapiro RH, et al. Objective evaluation of ampullary stenosis with ultrasonography and pancreatic stimulation. Am J Surg 1985; 149: 65.

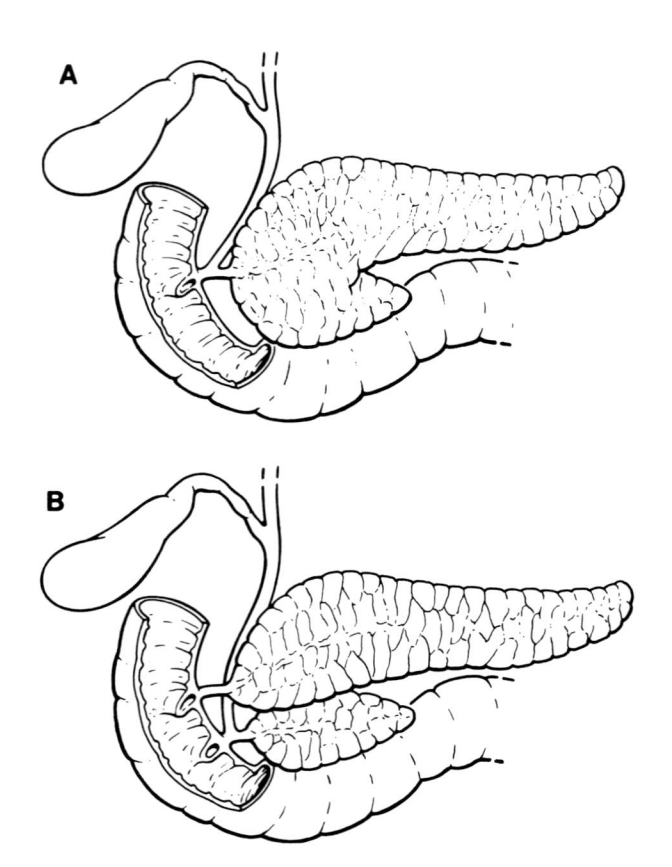

Anatomische Unterschiede zwischen einem normal entwickelten Pankreas (A) und einem Pancreas divisum (B)

```
                    Rezidivierende akute Pankreatitisschübe
                                    │
                    Anamnese
                    Körperliche Untersuchung
                                    │
                            Ausschluß von:
                            • Alkoholabusus
                            • Cholelithiasis
                            • Hypertriglyzeridämie
                            • Hyperkalzämie
                            • Kollagenosen
                                    │
                    Idiopathische rezidivierende akute Pankreatitis
                                    │
                (A)  Erwägen einer kongenitalen
                     Ursache der Pankreatitis
                                    │
                (B)  ERCP
                                    │
        ┌───────────────────────────┼───────────────────────────┐
Normale anatomische Verhältnisse    Pancreas           Verletzung des Ductus
oder                         (C)    divisum            pancreaticus
Chronische Pankreatitis (S. 266)                              │
                                                         Operation
                    ┌───────────────────────┐
            (D) Endoskopische oder       Einlegen eines Stent in die
                chirurgische Sphinkterotomie  akzessorische Papille auf
                des akzessorischen         endoskopischem Weg
                Pankreasgangs
                    │                       │
            Kein Pankreatitisrezidiv    Pankreatitisrezidiv
                                            │
                                    Chronische
                                    Pankreatitis
                                    (S. 266)
```

# Akute Pankreatitis

Bei Auftreten von Schmerzen im Oberbauch, Übelkeit und Erbrechen liegt der Verdacht auf eine akute Pankreatitis nahe. Die Diagnose läßt sich durch den Nachweis eines Amylase- (vorzugsweise der Pankreas-Isoamylase) oder Lipaseanstiegs im Serum, vor allem bei gleichzeitig erhöhter Amylasekonzentration im Harn erhärten (S. 138). Ein normaler Serumamylasespiegel schließt eine akute Pankreatitis jedoch nicht aus.

(A) Alkohol und gewisse Medikamente (Thiazide, Sulfonamide, *Azathioprin*, *Furosemid* etc.) können eine Pankreatitis verursachen; Alkoholgenuß und eine entsprechende medikamentöse Therapie müssen daher eingestellt werden. Liegt eine Hyperkalzämie oder Hyperlipidämie vor, müssen sie im Rahmen der Möglichkeiten korrigiert werden. Wenn die Anamnese auf ein Ulcus ventriculi oder duodeni hinweist oder wenn Anhaltspunkte für eine gastrointestinale Blutung vorliegen, muß nach einem peptischen Ulkus gefahndet und evtl. eine spezifische Therapie eingeleitet werden.

(B) Werden bei der Klinikaufnahme die folgenden Befunde erhoben, so ist mit tödlichem oder kompliziertem Krankheitsverlauf zu rechnen: Alter über 55 Jahre, Leukozytenzahl über 16000, Glukose über 200 mg/dl, eine Erhöhung der Laktatdehydrogenase(LDH)-Aktivität um das 1,5fache oder eine um das 6fache erhöhte Glutamat-Oxalazetat-Transaminasenase (SGOT)-Aktivität im Serum. Die Wahrscheinlichkeit eines letalen Verlaufs oder der Entwicklung von Komplikationen erhöht sich, falls der Hämatokritwert innerhalb der ersten 48 Stunden um mehr als 10% abfällt, der Harnstoffwert um mehr als 10 mg/dl ansteigt, der arterielle $PO_2$ unter 60 mmHg absinkt, das Basendefizit über 4 mmol/l liegt, der Kalziumspiegel auf Werte unterhalb 8 mg/dl absinkt oder die geschätzte Flüssigkeitssequestration 6 l in 24 Stunden übersteigt. Bei Patienten, die mehr als fünf der angegebenen Kriterien aufweisen, liegt die Mortalitätsrate bei 30%.

(C) Der erhebliche Verlust von Flüssigkeit und Proteinen in einen sog. »third space« (z.B. Bauchhöhle, Retroperitonealraum), der bei diesen Patienten eintreten kann, erfordert eine intensive Volumen- und Plasmasubstitution. Bei einem leichten bis mäßig schwer ausgeprägten Krankheitsbild erübrigt sich eine nasogastrale Absaugung, sofern kein unstillbares Erbrechen bzw. eine Ileussymptomatik vorliegt. Zur Schmerzbekämpfung wird seit jeher die Behandlung mit *Pethidin* einer Therapie mit reinen Morphinpräparaten vorgezogen, da *Pethidin* den Tonus im Sphinkter Oddi weniger beeinflußt. Allerdings gibt es kaum Daten, die diese These unterstützen könnten. Antibiotika sollten nur bei schwerem Krankheitsverlauf mit Verdacht auf eine Sepsis verabreicht werden. Eine Kalziumtherapie ist nur bei klinischen oder elektrokardiographischen Zeichen einer Hypokalzämie indiziert. Falls pulmonale Komplikationen entstehen, kann Sauerstoff und eine assistierte Beatmung mit positivem Beatmungsdruck in der endexspiratorischen Phase (PEEP) erforderlich werden. Bislang konnte für kein weiteres konservatives Therapievorgehen, inklusive Somatostatingabe, ein schnelleres Abklingen der akuten Pankreatitis nachgewiesen werden.

(D) Eine Peritoneallavage scheint bei schwerem Krankheitsverlauf die Mortalitätsrate in der Frühphase zu senken. Der langfristige Nutzen dieser Behandlung muß sich jedoch den herkömmlichen konservativen und chirurgischen Behandlungsmaßnahmen nicht unbedingt als überlegen erweisen.

(E) Vermutet man als Entstehungsursache der Pankreatitis einen Stein im Ductus choledochus (Anstieg der Leberenzyme, Hyperbilirubinämie, Steine in der Gallenblase, sonographischer oder computertomographischer Nachweis von dilatierten Gallengängen), so besteht die Therapie in der endoskopischen Papillotomie und Entfernung des Steins (S. 328). Die Injektion von Kontrastmittel in den Pankreasgang sollte vermieden werden, da es dadurch zu einer Exazerbation der Pankreatitis kommen kann.

(F) Die chirurgische Therapie kann indiziert sein, wenn Steine im Ductus choledochus vermutet oder bereits nachgewiesen sind (und ihre endoskopische Entfernung nicht möglich ist), bei Verdacht auf einen Pankreasabszeß, ferner bei Pankreatitiden, die trotz langfristiger konservativer Therapie nicht abklingen, bei hämorrhagischer oder lebensbedrohlicher Verlaufsform und bei nichtgesicherter Diagnose. Bei Nachweis von Pseudozysten, deren Entstehung weniger als 6 Wochen zurückliegt, sollte auf einen operativen Eingriff vorläufig verzichtet werden.

(G) Beim Wiederaufbau einer Diät erhalten die Patienten anfangs eine kohlenhydratreiche, fett- und proteinarme flüssige Nahrung. Wird die Diät 2 bis 4 Tage lang vertragen, kann auf eine normale Ernährung umgestellt werden.

(H) Nach Abklingen der Pankreatitis empfiehlt sich eine Bestimmung des Serumkalziumspiegels und der Triglyzerid-Nüchternwerte. Eine aktive Pankreatitis kann eine Senkung des Kalziumspiegels im Serum bedingen und somit eine Hyperkalzämie maskieren. Sobald sich der Patient wieder oral ernährt, sollte – sofern nicht schon eine adäquate Ultraschalluntersuchung stattgefunden hat – ein orales Cholezystogramm angefertigt werden. Läßt sich bei wiederholten akuten Schüben keine eindeutige Entstehungsursache, wie z.B. Alkoholismus, nachweisen, ist zur Feststellung behandelbarer und nichtbehandelbarer struktureller Läsionen eine ERCP indiziert.

## Literatur

1. Acute Pancreatitis. Research and Clinical Management. Beger HG, Büchler M (eds). Berlin, Heidelberg, New York: Springer 1987.
2. Amico DD, Favia G, Biasiato R, et al. The use of somatostatin in acute pancreatitis. Results of a multicenter trial. Hepatogastroenterology 1990; 37: 92.
3. Carr-Locke D. Acute gallstone pancreatitis and endoscopic therapy. Endoscopy 1990; 22: 180.
4. Kümmerle F, Hollender LF, Lehnert P. Akute Pankreatitis: interdisziplinäre Standortbestimmung. Med Welt 1984; 35: 240.
5. Lankisch PG. Konservative Therapie der akuten Pankreatitis. Dtsch Med Wochenschr 1982; 107: 630.
6. Mallory A, Kern Jr F. Drug-induced pancreatitis: a critial review. Gastroenterology 1980; 78: 813.
7. Martin JK, van Heerden JA, Bess MA. Surgical management of acute pancreatitis. Mayo Clin Proc 1984; 59: 259.
8. Oehler G. Akute Pankreatitis. Med Welt 1989; 40: 161.
9. Ranson JHC, Rifkind KM, Turner JW. Prognostic signs and nonoperative peritoneal lavage in acute pancreatitis. Surg Gynecol Obstet 1976; 143: 209.

Rattner DW, Warshaw AL. Surgical intervention in acute pancreatitis. Crit Care

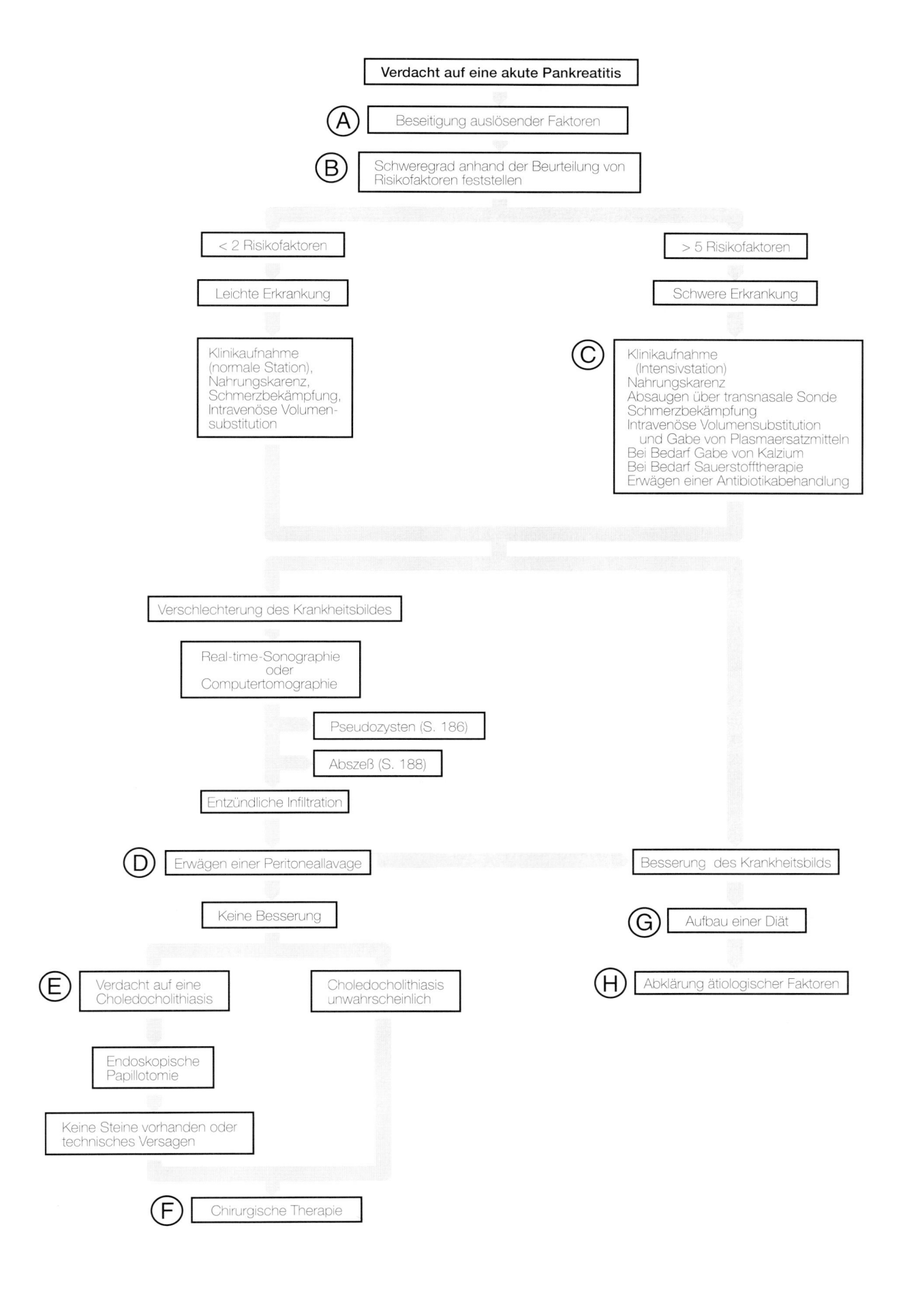

```
                    Verdacht auf eine akute Pankreatitis
                                    │
                    Ⓐ   Beseitigung auslösender Faktoren
                                    │
                    Ⓑ   Schweregrad anhand der Beurteilung von
                        Risikofaktoren feststellen
                                    │
         ┌──────────────────────────┴──────────────────────────┐
    < 2 Risikofaktoren                                    > 5 Risikofaktoren
         │                                                      │
    Leichte Erkrankung                                    Schwere Erkrankung
         │                                                      │
    Klinikaufnahme                                  Ⓒ   Klinikaufnahme
    (normale Station),                                     (Intensivstation)
    Nahrungskarenz,                                        Nahrungskarenz
    Schmerzbekämpfung,                                     Absaugen über transnasale Sonde
    Intravenöse Volumen-                                   Schmerzbekämpfung
    substitution                                           Intravenöse Volumensubstitution
                                                             und Gabe von Plasmaersatzmitteln
                                                           Bei Bedarf Gabe von Kalzium
                                                           Bei Bedarf Sauerstofftherapie
                                                           Erwägen einer Antibiotikabehandlung
```

```
    Verschlechterung des Krankheitsbildes
                    │
        Real-time-Sonographie
              oder
        Computertomographie
                    │
            Pseudozysten (S. 186)
            Abszeß (S. 188)
        Entzündliche Infiltration
                    │
    Ⓓ   Erwägen einer Peritoneallavage          Besserung des Krankheitsbilds
                    │                                       │
            Keine Besserung                    Ⓖ   Aufbau einer Diät
                    │                                       │
    ┌───────────────┴───────────────┐          Ⓗ   Abklärung ätiologischer Faktoren
Ⓔ Verdacht auf eine        Choledocholithiasis
    Choledocholithiasis        unwahrscheinlich
        │
    Endoskopische
    Papillotomie
        │
    Keine Steine vorhanden oder
    technisches Versagen
        │
    Ⓕ   Chirurgische Therapie
```

# Pankreaspseudozysten

(A) Kommt es in der Erholungsphase nach einem akuten Pankreatitisschub zu Fieber, Leukozytose, abdominellen Beschwerden oder einem Anstieg der Serumamylase bzw. Lipase, der länger als 7 Tage andauert, so besteht der Verdacht auf die Entwicklung einer Pankreaspseudozyste. Eine tastbare abdominelle Raumforderung oder die auf Röntgenaufnahmen erkennbare Verdrängung des Magens nach vorn weisen auf das Vorliegen einer Phlegmone oder einer Pseudozyste hin. Die definitive Diagnose kann nur mit Hilfe der sonographischen oder computertomographischen Untersuchung des Abdomens gestellt werden. Obgleich die Sensitivität dieser Untersuchungsverfahren sehr hoch ist (mehr als 95%), ist eine Differenzierung zwischen Pseudozyste und Pankreasabszeß nicht immer möglich.

(B) Falls die Schmerzsymptomatik therapeutisch gut beeinflußbar ist, Fieber und Leukozytose fehlen und die Pseudozyste einen Durchmesser von weniger als 4 cm aufweist, ist die baldige oder langfristige Entwicklung von Komplikationen unwahrscheinlich. Ein rasches Eingreifen ist nicht erforderlich. 25 bis 50% dieser kleineren Pseudozysten bilden sich spontan zurück. Die Pseudozysten müssen jedoch überwacht werden, um sicherzustellen, daß sie sich nicht vergrößern und den Patienten eventuell gefährden.

(C) Große Pseudozysten (über 4 cm) bergen eine größere Gefahr, da die Möglichkeit einer Ruptur, von Blutungen und der Zerstörung benachbarter Organstrukturen größer ist. Die Ruptur kann zu einer spontanen Druckentlastung durch Entleerung des Zysteninhalts in das Lumen des Gastrointestinaltrakts, zu einem chronischen pankreatogenen Aszites (S. 264) oder zu einer akuten Peritonitis mit Kreislaufversagen führen. Eine plötzlich einsetzende Blutung, die durch den Einbruch der Pseudozyste in eine große Arterie verursacht wird, kann lebensbedrohlich werden. Große Pseudozysten komprimieren unter Umständen lebenswichtige Nachbarorgane. Oft ist es äußerst schwierig, differentialdiagnostisch ein Cystadenokarzinom von einer Pankreaspseudozyste zu unterscheiden.

(D) Nach Möglichkeit sollte die chirurgische Drainage der Pseudozysten aufgeschoben werden, bis die äußere Zystenwand genügend Festigkeit aufweist. Die Reifung dauert mindestens 6 Wochen und entspricht einer Verdichtung der äußeren Wand, die eine operative Anastomosierung der Zyste mit dem Magen oder einer Roux-Jejunumschlinge ermöglicht. Bei Pseudozysten mit unausgereifter Wand ist nur eine äußere Drainage möglich, da die Zystenwand für eine haltbare Nahtanastomose mit angrenzendem Darmgewebe nicht genügend fest ist. Die äußere Drainage ist nicht so günstig, da sie häufig zu chronischen Fistelbildungen zwischen Pankreas und Haut führt. Während der Wartefrist bis zur Reifung einer anastomosierungsfähigen Zystenwand kann die Schmerzbekämpfung Probleme aufwerfen. In der Regel lassen sich die Schmerzen durch narkotisch wirkende Analgetika oder manchmal durch oral verabreichte Pankreasenzyme beherrschen. Gelegentlich sind sie jedoch nur durch langfristige Nahrungskarenz unter Kontrolle zu bringen. Die Patienten müssen also parenteral ernährt werden (S. 16).

(E) Eine unverzügliche Drainage ist indiziert, falls der Verdacht auf eine Zysteninfektion besteht, die Zyste rasch und kontinuierlich an Größe zunimmt, lebenswichtige benachbarte Organstrukturen mechanisch behindert werden oder es zu Blutungen in das Innere der Pseudozysten kommt.

(F) Die übliche Therapie bei Pseudozysten besteht in der inneren Drainage in den Magen oder in das Jejunum. Bei Lokalisation im Pankreasschwanz ist die Totalresektion, falls sie technisch durchführbar ist, die bevorzugte Behandlungsmethode. Als weiteres Therapieverfahren werden sonographisch oder computertomographisch gesteuerte Aspiration und Drainage der Pseudozysten durchgeführt. Pseudozysten können auch auf endoskopischem Wege angegangen werden (Drainage in den Magen); hierbei besteht jedoch ein gegenüber den nichtinvasiv gesteuerten Eingriffen höheres Risiko für Blutungen oder Fistelbildung. Der Einsatz von endoskopischer Ultrasonographie zur Sichtkontrolle dürfte die Risiken der Drainage herabsetzen. In durchschnittlich 10% der Fälle kommt es im Anschluß an die Drainage zu erneuter Bildung von Pseudozysten.

(G) Gelegentlich kann mit Hilfe der ERCP eine Pseudozyste festgestellt werden, die bei der sonographischen oder computertomographischen Untersuchung nicht auffindbar war. Eine ERCP birgt jedoch die Gefahr, daß sich aus der Pseudozyste ein Abszeß bildet, falls das Untersuchungsverfahren nicht durch eine prophylaktische Antibiotikagabe abgedeckt wird (gewöhnlich *Ampicillin* oder *Gentamycin*).

## Literatur

1. Agha FP. Spontaneous resolution of acute pancreatic pseudocysts. Surg Gynecol Obstet 1984; 158: 22.
2. Barkin JS, Smith FR, Pereiras R Jr, Isikoff M, Levi J, Livingston A, Hill M, Rogers AI. Therapeutic percutaneous aspiration of pancreatic pseudocysts. Dig Dis Sci 1981; 26: 585.
3. Frey CF. Pancreatic pseudocyst-operative strategy. Ann Surg 1978; 188: 652.
4. Niederau C, Strohmeyer G, Siewert R. Pankreaspseudozysten. Aktuelle Möglichkeiten der Diagnostik und Therapie. Z Gastroenterol 1981; 19: 772.
5. Poston GJ, Williamson RC. Surgical management of acute pancreatitis. Br J Surg 1990; 77: 5.
6. van Sonnenberg E, Casola G, Varney RR, Wittich GR. Imaging and interventional radiology for pancreatitis and its complications. Radiol Clin North Am 1989; 27: 65.
7. Walt AJ, Bouwman DL, Weaver RJ, Sachs RJ. The impact of technology on the management of pancreatic pseudocyst. Arch Surg 1990; 125: 179.

```
                    ┌─────────────────────────┐
                    │ Patient mit akuter      │
                    │ Pankreatitis (S. 258)   │
                    └─────────────────────────┘
                                │
                    ┌─────────────────────────────────────┐
                    │ Auftreten von:                      │
                    │ Persistierenden Schmerzen, Leukozytose │
                    │ oder Hyperamylasämie                │
                    │ Raumforderung im Abdomen            │
                    └─────────────────────────────────────┘
                                │
              (A) ┌─────────────────────────┐
                  │ Verdacht auf Vorliegen von │
                  │ Pankreaspseudozysten    │
                  └─────────────────────────┘
                                │
                    ┌─────────────────────────┐
                    │ Sonographie oder Computer- │
                    │ tomographie mit Kontrastmittel │
                    └─────────────────────────┘
                         │              │
             Nachweis einer         Kein Nachweis
             Pseudozyste            einer Zyste
                 │                      │
       ┌─────────┴─────────┐            │
       │                   │            │
```

**(A)** Verdacht auf Vorliegen von Pankreaspseudozysten

**(B)** Kleine Zyste (< 4cm), geringfügige Symptomatik
→ Verlaufsbeobachtung, Wiederholung der Bilddiagnostik nach Ablauf von 1-2 Monaten
- Verkleinerung der Zyste oder Stabilisierung der Größe → Weitere Beobachtung
- Vergrößerung der Zyste oder Auftreten von Symptomen

**(C)** Große Zyste (> 4 cm), Vorliegen von Symptomen oder Beeinträchtigung von Nachbarorganen

**(D)** Elektive Drainage nach Reifung der Zystenwand

**(E)** Unverzügliche Drainage

**(F)** Operative oder perkutane Drainage

**(G)** Erwägen einer ERCP, falls ein klinisch hochgradiger Verdacht auf das Vorliegen einer Pseudozyste besteht

# Pankreasabszeß

(A) Bei einer Temperaturerhöhung (über 38 °C), die länger als 4 bis 7 Tage anhält, oder bei Auftreten von Fieber im Lauf der zweiten Woche nach Beginn einer akuten Pankreatitis muß an einen Pankreasabszeß gedacht werden. Eine chronische Leukozytose (vor allem Leukozytenanstiege auf mehr als 12000), eine tastbare Resistenz oder anhaltende Abdominalschmerzen weisen auf das mögliche Vorliegen eines Pankreasabszesses hin. Die genannte Symptomatik findet man jedoch auch bei nichtinfizierten Phlegmonen oder bei Pseudozysten.

(B) Wenn nicht mehr als zwei der in Abschnitt A angeführten Befunde vorliegen und die Abdomenleeraufnahme keine extraluminalen Gasansammlungen zeigt (»Seifenblasenzeichen«), ist die Wahrscheinlichkeit einer Pankreasinfektion geringer, und es erübrigt sich eine empirische Antibiotikabehandlung während der diagnostischen Abklärung. Bei Patienten, die mehr als zwei der oben genannten Befunde aufweisen oder krank erscheinen, ist jedoch solange eine Abdeckung mit Breitspektrumantibiotika (z.B. *Ampicillin*, *Gentamycin*, *Metronidazol*) erforderlich, bis der negative Befund von Blutkulturen und einer Computertomographie vorliegt oder sich der Zustand des Patienten bessert.

(C) Häufig genügt die Sonographie zur Erhärtung der Abszeßdiagnose. In vielen Fällen ist eine Diagnose jedoch nicht möglich, da sich das Pankreas aufgrund von Luftüberlagerungen nicht darstellen läßt. Hier ist der Einsatz der Computertomographie von Nutzen. Der Nachweis von Zelltrümmern und Luft in der Zystenhöhle beweist die Diagnose eines Abszesses (s. Abb). Falls in der Zystenhöhle keine Luft vorhanden ist, läßt sich ein Abszeß nicht von einer Pseudozyste (S. 260) unterscheiden. Eine CT- oder sonographisch gesteuerte Nadelaspiration kann erforderlich sein, um bei Patienten mit gering ausgeprägter klinischer Symptomatik und nicht eindeutigem sonographischem bzw. computertomographischem Untersuchungsbefund eine definitive Diagnose zu ermöglichen.

(D) Phlegmonen sind entzündliche Infiltrationen, die sich sekundär infizieren und zu richtigen Abszessen weiterentwickeln können. Gewöhnlich finden sich Phlegmonen als gutartiger Befund im Zusammenhang mit Pankreatitiden mäßigen Schweregrads. Liegt eine Phlegmone vor und ergeben die Blutkulturen positive Resultate, wobei für die Sepsis keine andere Infektionsquelle in Frage kommt, muß man davon ausgehen, daß sich die Phlegmone infiziert hat, und eine chirurgische Therapie einleiten.

(E) Die Therapie des Pankreasabszesses besteht in der Verabreichung geeigneter Antibiotika und der Drainage. In der Regel wird die Drainage operativ durchgeführt. Eine effektive Drainage kann manchmal aber auch durch die computertomographisch bzw. sonographisch gesteuerte Einführung eines perkutanen Katheters erreicht werden. Der Katheter muß in der Abszeßhöhle liegen bleiben, bis diese kollabiert. Die Zähigkeit der Sekrete kann manchmal eine adäquate perkutane Drainage erschweren. Gelingt die perkutane Drainage nur schleppend oder ist die Abszeßhöhle gekammert, so muß die Drainage chirurgisch erfolgen.

(F) Andere Untersuchungsverfahren zum Nachweis eines Pankreasabszesses weisen eine weitaus geringere Diagnosegenauigkeit auf als die Abklärung mit Hilfe von Sonogramm oder Computertomogramm. Gallium- oder Indium-markierte Scans ($^{111}$In-Leukozytenszintigraphie) können kleine Abszesse und Phlegmonen durch Anreicherung in den Granulozyten aufzeigen. Gelegentlich gelingt mit Hilfe der ERCP der Nachweis einer Pseudozyste oder eines Abszesses, der mit anderen Verfahren nicht festgestellt werden konnte. Wegen der Gefahr einer Abszedierung einer blanden Pseudozyste aufgrund einer bakteriellen Streuung darf die ERCP nur durchgeführt werden, wenn im Fall eines Pseudozystennachweises innerhalb von 24 bis 48 Stunden eine Operation vorgenommen werden kann.

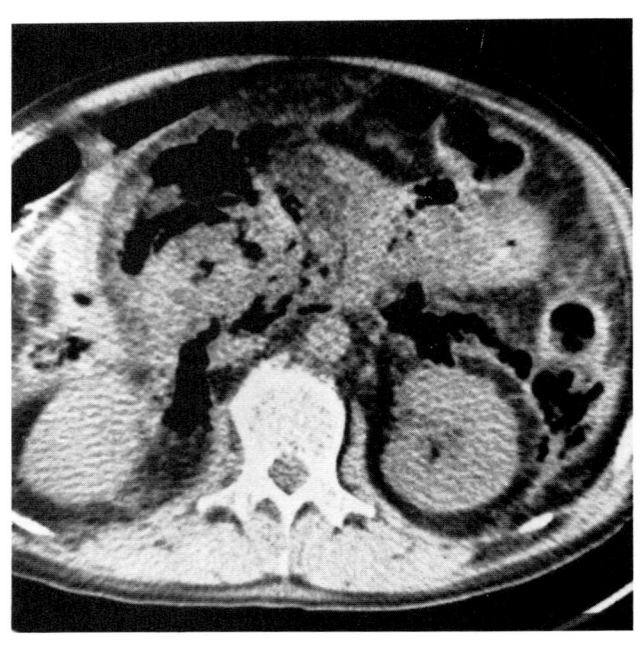

Großer Pankreasabszeß mit Lufteinschlüssen im Computertomogramm

## Literatur

1. Bassi C, Vesentini S, Nifosi F, et al. Pancreatic abscess and other pus-harboring collection related to pancreatitis: a review of 108 cases. World J Surg 1990; 14: 505.
2. Fink AS, Hiatt JR, Pitt HA, et al. Indolent presentation of pancreatic abscess. Experience with 100 cases. Arch Surg 1988; 123: 1067.
3. Freeney PC, Lewis GP, Traverso LW, Ryan JA. Infected pancreatic fluid collections: percutaneous catheter drainage. Radiology 1988; 167: 435.
4. Gerzof SG, Banks PA, Robbins AH, et al. Early diagnosis of pancreatic infection by computed tomography-guided aspiration. Gastroenterology 1987; 93: 1315.
5. Lumsden A, Bradley EL 3d. Secondary pancreatic infections. Surg Gynecol Obstet 1990; 170: 459.
6. Malangoni MA, Richardson JD, Shallcross JC, et al. Factors contributing to the fatal outcome after treatment of pancreatic abscesses. Ann Surg 1986; 203: 605.
7. Neher M, Braun B, Klose KJ. Der Einfluß von Sonographie und Computertomographie auf die operative Behandlung der akuten Pankreatitis. Langenbecks Arch Chir 1982; 356: 141.
8. Van Sonnenberg E, Mueller PR, Ferrucci Jr JT. Percutaneous drainage of 250 abdominal abscesses and fluid collections. Radiology 1984; 151: 332.

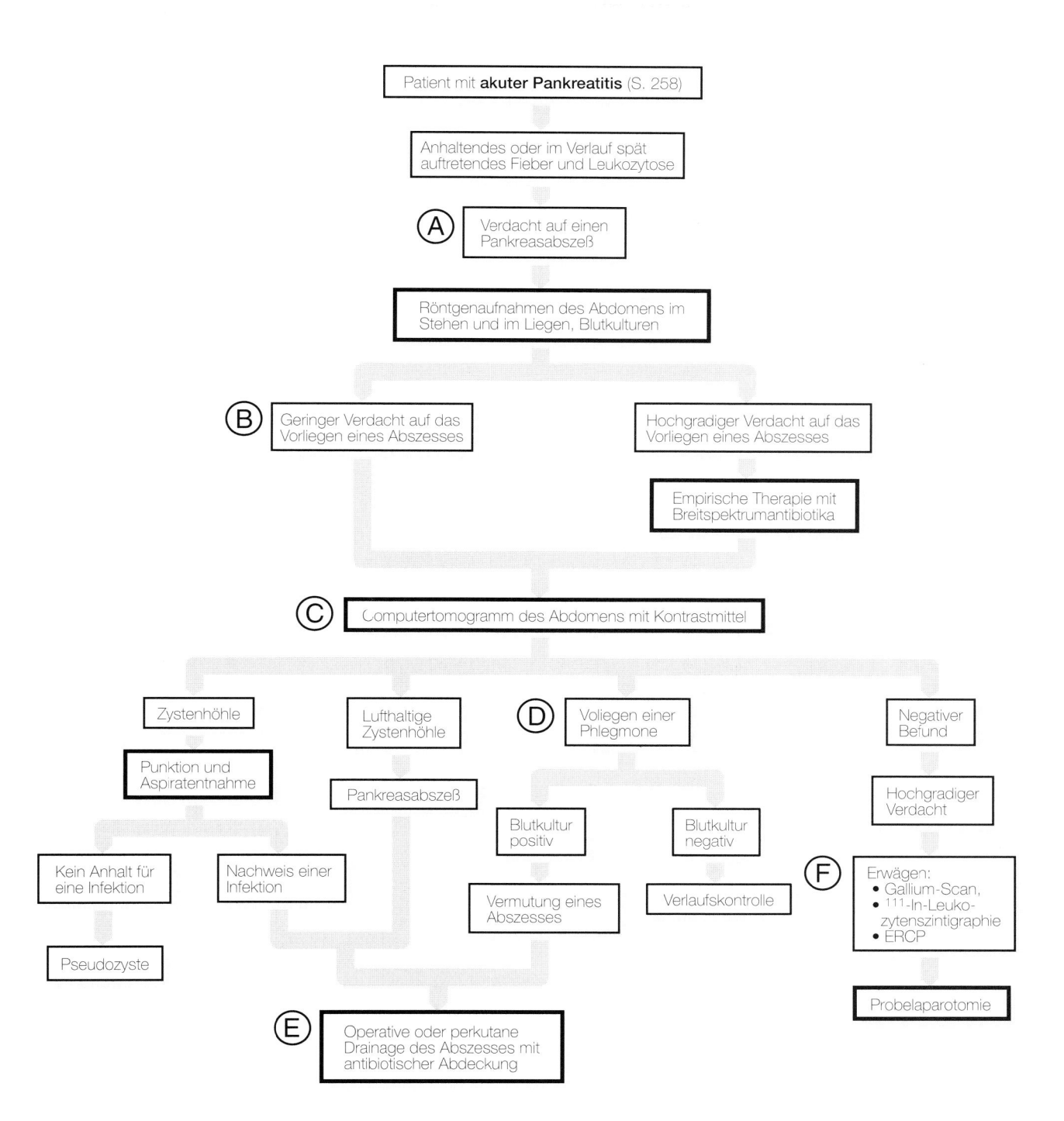

```
                    Patient mit akuter Pankreatitis (S. 258)
                                    │
                    Anhaltendes oder im Verlauf spät
                    auftretendes Fieber und Leukozytose
                                    │
                    (A) Verdacht auf einen Pankreasabszeß
                                    │
                    Röntgenaufnahmen des Abdomens im
                    Stehen und im Liegen, Blutkulturen
                                    │
              ┌─────────────────────┴─────────────────────┐
    (B) Geringer Verdacht auf das              Hochgradiger Verdacht auf das
        Vorliegen eines Abszesses              Vorliegen eines Abszesses
                                                        │
                                               Empirische Therapie mit
                                               Breitspektrumantibiotika
                                    │
              (C) Computertomogramm des Abdomens mit Kontrastmittel
                                    │
    ┌──────────┬──────────────┬─────┴──────┬──────────────┐
 Zystenhöhle  Lufthaltige   (D) Vorliegen einer         Negativer
              Zystenhöhle       Phlegmone               Befund
      │                              │                     │
 Punktion und  Pankreasabszeß  ┌─────┴─────┐         Hochgradiger
 Aspiratentnahme               Blutkultur  Blutkultur   Verdacht
      │                        positiv     negativ        │
 ┌────┴────┐                      │           │      (F) Erwägen:
 Kein Anhalt  Nachweis einer   Vermutung   Verlaufs-   • Gallium-Scan,
 für eine     Infektion        eines       kontrolle   • 111-In-Leuko-
 Infektion                     Abszesses                 zytenszintigraphie
      │                                                • ERCP
 Pseudozyste                                              │
              (E) Operative oder perkutane          Probelaparotomie
                  Drainage des Abszesses mit
                  antibiotischer Abdeckung
```

# Aszites oder Pleuraerguß bei Pankreaserkrankungen

Bei der diagnostischen Abklärung eines Aszites oder eines Pleuraergusses sollte man stets auch an eine pankreatische Ursache denken und in Flüssigkeit, die bei einer Aszites- oder Pleurapunktion gewonnen wurde, die Amylase- bzw. Lipasekonzentration bestimmen. Der Verdacht, daß es sich um einen pankreatogenen Erguß handelt, verstärkt sich, falls die betroffenen Patienten sich gerade von einer akuten Pankreatitis erholen oder anamnestisch eine chronische Pankreatitis, Alkoholabusus oder ein Oberbauchtrauma eruiert werden kann. Ein pankreatischer Aszites entwickelt sich bei bis zu 3% der Patienten mit einer akuten Pankreatitis durch Austreten von Bauchspeicheldrüsensekret in die Bauchhöhle nach Ruptur von Drüsengängen oder Flüssigkeitsaustritt aus Pseudozysten. Pleuraergüsse entstehen, indem Flüssigkeit entlang des Ösophagus oder der Aorta in den Pleuraraum eindringt, oder durch direkte Fistelbildungen zwischen Pankreas und Pleuraraum.

(A) Die Symptomatik eines pankreatischen Aszites äußert sich in erster Linie durch eine Zunahme des Bauchumfangs (verläuft in der Regel schmerzlos) und durch Gewichtsverlust. Pleuraergüsse, die auf dem Boden einer Pankreaserkrankung entstehen, gehen häufig nicht mit abdominellen Symptomen einher. Die Diagnose basiert stets auf dem Nachweis von Lipase- und Amylasespiegeln in Pleuraerguß- oder Aszitesflüssigkeit, die beträchtlich höher liegen als die gleichzeitig bestimmte Serumamylase- und -lipasekonzentration.

(B) Die Verhinderung der Bauchspeichelsekretion durch orale Nahrungskarenz und Verabreichung einer totalen parenteralen Ernährung führten bei annähernd 40% der Patienten zu einer Rückbildung des Aszites. Bei einem Verlust von mehr als 10% des Idealgewichts ist der Einsatz einer parenteralen Ernährung (S. 16) unbedingt erforderlich. Die Gabe von Somatostatin reduziert die Pankreassekretion noch weiter und unterstützt außerdem den Verschluß der offenen Stelle am Pankreas.

(C) Im Verlauf der initialen Behandlungsphase ist unter Umständen eine wiederholte Aszitespunktion (S. 126) nötig, um eine Atemnot zu behandeln. Gewöhnlich genügt die Entleerung von 1 l Flüssigkeit, im allgemeinen können bei entsprechender Komplikation jedoch 2 oder mehr Liter ohne schwerwiegende Folgen entleert werden.

(D) Falls der Aszites bei Wiederaufnahme einer enteralen Ernährung fortbesteht oder rezidiviert, ist es ratsam, präoperativ eine ERCP zur Darstellung der anatomischen Verhältnisse im Bereich des Pankreas durchzuführen. Die Lokalisation der Stelle, an der Bauchspeicheldrüsensekret austritt, vereinfacht den operativen Eingriff erheblich. Außerdem läßt sich damit das zusätzliche Morbiditätsrisiko umgehen, das die intraoperative Eröffnung des Zwölffingerdarms zur Durchführung einer Pankreatikoographie mit sich bringen würde. Es empfiehlt sich, die ERCP nicht mehr als 48 Stunden und möglichst weniger als 24 Stunden vor dem chirurgischen Eingriff vorzunehmen, wobei zur Verhütung infektiöser Komplikationen ein prophylaktischer Antibiotikaschutz angebracht ist.

(E) Operationsziel ist entweder die Entfernung des Pankreasabschnitts, aus dem Sekret in das Abdomen austritt, oder die Drainage des Drüsensekrets in eine Dünndarmschlinge. Bei etwa 15% kommt es postoperativ zu erneuter Aszitesbildung. Bei einem Aszitesrezidiv muß die ERCP wiederholt werden, um die undichte Stelle zu lokalisieren, damit nochmals eine operative Korrektur versucht werden kann. Bei einigen Patienten, die aufgrund ihrer schlechten körperlichen Verfassung für eine Operation nicht in Frage kamen, brachte die Bestrahlung des Pankreas einen Therapieerfolg.

## Literatur

1. Adler J, Barkin JS. Management of pseudocysts, inflammatory masses, and pancreatic ascites. Gastroenterol Clin North Am 1990; 19: 863.
2. Büchler M, Friess H, Beger HG. Einsatzmöglichkeiten von Octreotide in der Chirurgie. Z Gastroenterol 1990; 28: 41.
3. Cameron JL. Chronic pancreatic ascites and pancreatic pleural effusions. Gastroenterology 1978; 74: 134.
4. David RE, Graham DY. Pancreatic ascites. The role of endoscopic pancreatography. Am J Dig Dis 1975; 20: 977.
5. Donowitz M, Kerstein MD, Spiro HM. Pancreatic ascites. Medicine 1974; 53: 183.
6. Iacono C, Procacci C, Frigo F, et al. Thoracic complications of pancreatitis. Pancreas 1989; 4: 228.
7. Martin FM, Rossi RL, Munson JL, et al. Management of pancreatic fistulas. Arch Surg 1989; 124: 571.
8. Rockey DC, Cello JP. Pancreaticopleural fistula. Report of 7 patients and review of the literature. Medicine (Baltimore) 1990; 69: 332.
9. Sankaran S, Walt AJ. Pancreatic ascites. Recognition and management. Arch Surg 1978; 111: 430.
10. Weaver DW, Walt AJ, Sugawa C, Bouwman DL. A continuing appraisal of pancreatic ascites. Surg Gynecol Obstet 1982; 154: 845.

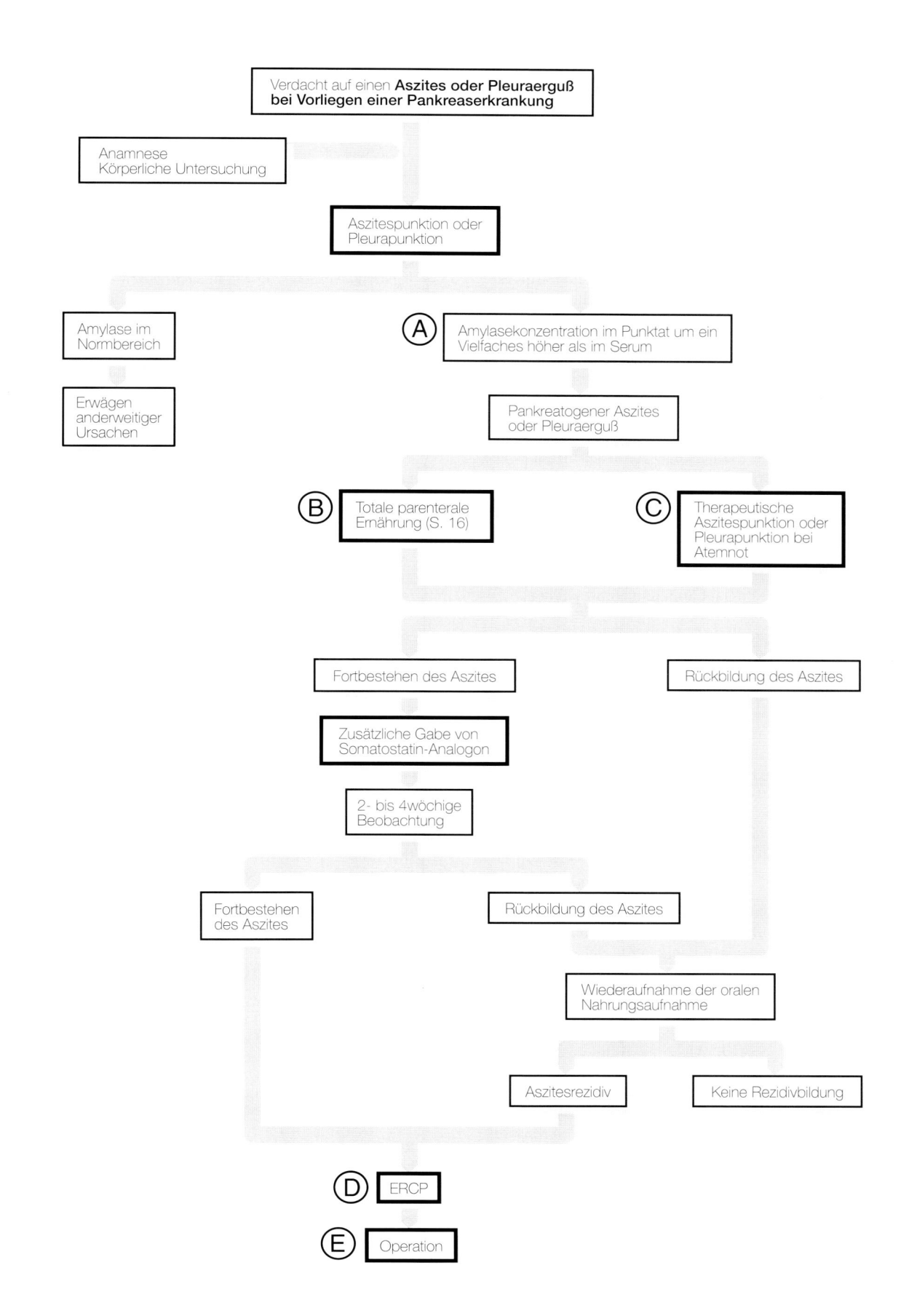

```
                    ┌─────────────────────────────────────┐
                    │ Verdacht auf einen Aszites oder Pleuraerguß │
                    │ bei Vorliegen einer Pankreaserkrankung │
                    └─────────────────────────────────────┘
                                     │
        ┌──────────────────────┐
        │ Anamnese             │
        │ Körperliche Untersuchung │
        └──────────────────────┘
                                     │
                        ┌──────────────────────┐
                        │ Aszitespunktion oder │
                        │ Pleurapunktion       │
                        └──────────────────────┘
                                     │
        ┌──────────────┐                    Ⓐ ┌────────────────────────────────────────┐
        │ Amylase im   │                      │ Amylasekonzentration im Punktat um ein │
        │ Normbereich  │                      │ Vielfaches höher als im Serum          │
        └──────────────┘                      └────────────────────────────────────────┘
                │                                              │
        ┌──────────────┐                          ┌──────────────────────┐
        │ Erwägen      │                          │ Pankreatogener Aszites│
        │ anderweitiger│                          │ oder Pleuraerguß     │
        │ Ursachen     │                          └──────────────────────┘
        └──────────────┘                                       │
                          Ⓑ ┌──────────────────┐      Ⓒ ┌──────────────────────┐
                            │ Totale parenterale│        │ Therapeutische       │
                            │ Ernährung (S. 16) │        │ Aszitespunktion oder │
                            └──────────────────┘        │ Pleurapunktion bei   │
                                                        │ Atemnot              │
                                                        └──────────────────────┘
                                     │                              │
                    ┌──────────────────────┐      ┌──────────────────────┐
                    │ Fortbestehen des Aszites │  │ Rückbildung des Aszites │
                    └──────────────────────┘      └──────────────────────┘
                                     │
                    ┌──────────────────────┐
                    │ Zusätzliche Gabe von │
                    │ Somatostatin-Analogon│
                    └──────────────────────┘
                                     │
                    ┌──────────────────┐
                    │ 2- bis 4wöchige  │
                    │ Beobachtung      │
                    └──────────────────┘
                                     │
        ┌──────────────┐                    ┌──────────────────────┐
        │ Fortbestehen │                    │ Rückbildung des Aszites │
        │ des Aszites  │                    └──────────────────────┘
        └──────────────┘                              │
                                              ┌──────────────────────┐
                                              │ Wiederaufnahme der oralen │
                                              │ Nahrungsaufnahme      │
                                              └──────────────────────┘
                                                      │
                                    ┌──────────────┐    ┌──────────────────┐
                                    │ Aszitesrezidiv│    │ Keine Rezidivbildung │
                                    └──────────────┘    └──────────────────┘
                                     │
                           Ⓓ ┌────────┐
                             │ ERCP   │
                             └────────┘
                           Ⓔ ┌──────────┐
                             │ Operation│
                             └──────────┘
```

# Chronische Pankreatitis mit Schmerzen

(A) Zu den charakteristischen Symptomen einer chronischen Pankreatitis gehören rezidivierende, lang anhaltende Schmerzen im Epigastrium, die auch in den Rücken ausstrahlen können. Da sich ein Großteil des Pankreasgewebe in Zerstörung befindet, liegt nur bei wenigen dieser Patienten eine Hyperamylasämie vor; trotzdem sollte bei erhöhten Amylasespiegeln im Serum in Zusammenhang mit Schmerzschüben an eine Pankreasentzündung gedacht werden. Eine Obstruktion des Ductus choledochus bei erhöhter alkalischer Phosphatase oder auch Pankreasverkalkungen können auf Pankreatitis hinweisen. 90% der alkoholisch bedingten Pankreatitiden gehen bei Diagnosestellung mit Schmerzen einher, und Alkoholmißbrauch ist die Ursache für mindestens 75% der chronischen Pankreatitiden. Stoffwechselstörungen oder Erkrankungen der Gallenwege verursachen nur selten eine schmerzhafte chronische Pankreatitis, und bei manchen Reihenuntersuchungen blieben bis zu 30% der Fälle idiopathisch. Obwohl mit nichtinvasiven Methoden – wie der Computertomographie – große Pseudozysten, die evtl. mit den gleichen Symptomen wie die chronische Pankreatitis einhergehen, festgestellt werden können, muß dennoch bei vielen Patienten eine Pankreatographie durchgeführt werden.

(B) Mittels ERCP mit Zytodiagnostik lassen sich therapierbare Ursachen schwerer epigastrischer Schmerzen differenzieren (Pseudozyste, Obstruktion des Ductus choledochus durch eine Entzündung im Pankreaskopf, Karzinom). Durch die Darstellung der anatomischen Details im Ductus pancreaticus kann die ERCP auch die Entscheidung über das therapeutische Vorgehen unterstützen. Eine proximale Obstruktion des Hauptgangs aufgrund früherer Traumen sollte direkt durch operative Drainage angegangen werden, beim Pancreas divisum hingegen eine operative Papillotomie der akzessorischen Papille, auf der auch der Hauptgang mündet. Bei Stenosen des proximalen Pankreasgangs kommen endoskopische Stent-Einlagen in Frage.

(C) Angesichts der sehr schwankenden Erfolge und hoher Morbidität, die mit den medikamentösen und operativen Therapiemöglichkeiten der chronischen Pankreatitis einhergehen, sollte jeder Patient darin unterstützt werden, sich mit seinem Alkoholabusus auseinanderzusetzen und abstinent zu bleiben. Die Belege mehren sich, daß sich die fortschreitende Zerstörung des Pankreasgewebes bei alkoholkranken Patienten verlangsamt, wenn sie jeden Alkoholkonsum unterlassen.

(D) In mehreren Studien ist nachgewiesen worden, daß die hochdosierte Gabe von Pankreasenzymsupplementen (ca. 2 Tabletten eines Pankreasenzympräparates vor den Mahlzeiten und vorm Zubettgehen) schmerzlindernd wirken kann. Bei dem kleinen Teil der Patienten, deren Pankreatitis nicht alkoholbedingt und bei denen auch noch keine Steatorrhö aufgetreten ist, ist ein Erfolg dieser Enzymsubstitution am wahrscheinlichsten. Dieser Therapieansatz basiert auf der Beobachtung, daß ins Duodenum instilliertes Trypsin durch Rückkopplung sowohl im ruhenden als auch im stimulierten Zustand die Trypsinsekretion des Pankreas reduziert. Bei alkoholkranken Patienten führte dieser Therapieansatz jedoch zu eher enttäuschenden Ergebnissen.

(E) Bei stark ausgeprägten, therapieresistenten Schmerzen, die eine Toxikomanie zur Folge haben, muß unter Umständen versucht werden, die Schmerzen durch eine operative Behandlung unter Kontrolle zu bringen. Bei vielen Patienten stellt ein Therapieversuch mit trizyklischen Antidepressiva oder eine Erhaltungstherapie mit *Levomethadon* eine vorzuziehende Alternative zu radikalen operativen Eingriffen dar; in diesem Stadium der Erkrankung sollten diese Möglichkeiten auf jeden Fall in Betracht gezogen werden. Die sympathische Denervierung des Pankreas ist ein einfaches Verfahren, das bei bis zu 70% eines selektierten Patientenkollektivs zu einer dauerhaften, symptomatischen Schmerzlinderung führte. Direkte Operationen beim Pankreas mit verlegtem Ductus pancreaticus sind bisher nur mäßig erfolgreich gewesen und können außerdem nicht an allen Institutionen durchgeführt werden. Eine 95%ige oder totale Pankreatektomie kommt nur selten in Frage, z.B. wenn nach einer vorhergegangenen Drainage die Beschwerden fortbestehen oder wenn in der ERCP ein nicht dilatierter Ductus pancreaticus dargestellt wurde. Auch nach dieser Operation leiden jedoch 15 bis 30% der Patienten weiterhin an starken Schmerzen (Schmerztherapie). Postoperative Komplikationen eines instabilen, insulinpflichtigen Diabetes, wie z.B. Hypoglykämie, können tödlich verlaufen.

## Literatur

1. Amann R. Langzeitverlauf und Therapie der chronisch-rezidivierenden Pankreatitis. Internist 1979; 20: 392.
2. Bünte H. Operationsindikation und Therapie bei Pankreatitiden. Diagnostik 1975; 8: 231.
3. DiMagno EP. Medical treatment of pancreatic insufficiency. Mayo Clin Proc 1979; 54: 435.
4. Frey CF. Clinical review. Role of subtotal pancreatectomy and pancreaticojejunostomy in chronic pancreatitis. J Surg Res 1981; 31: 361.
5. Gullo L, Barbara L, Labo G. Effect of cessation of alcohol use on the course of pancreatic dysfunction in alcoholic patients. Gastroenterology 1988; 95: 1063.
6. Ihse I, Borch K, Larrson J. Chronic pancreatitis: results of operations for the relief of pain. World J Surg 1990; 14: 53.
7. Mallet-Guy PA. Late and very late results of resections of the nervous system in the treatment of chronic relapsing pancreatitis. Am J Surg 1983; 145: 234.
8. Mallet-Guy PA. Late and very late results of resections of the nervous system in the treatment of chronic relapsing pancreatitis. Am J Surg 1983; 145: 234.
9. Rösch W. The value of endoscopic occlusion of the pancreatic duct. Endoscopy 1983; 15: 175.
10. Shemesh E, Czernick A, Nass S, Klein E. Role of ERCP in differentiating pancreatic cancer coexisting with chronic pancreatitis. Cancer 1990; 65: 893.
11. Slaff J, Jacobson D, Tillman CR, et al. Protease-specific suppression of pancreatic exocrine function. Gastroenterology 1984; 87: 44.
12. Vogel HM. Bildgebende Verfahren bei Pankreaserkrankungen. Med Welt 1993; 44: 49.

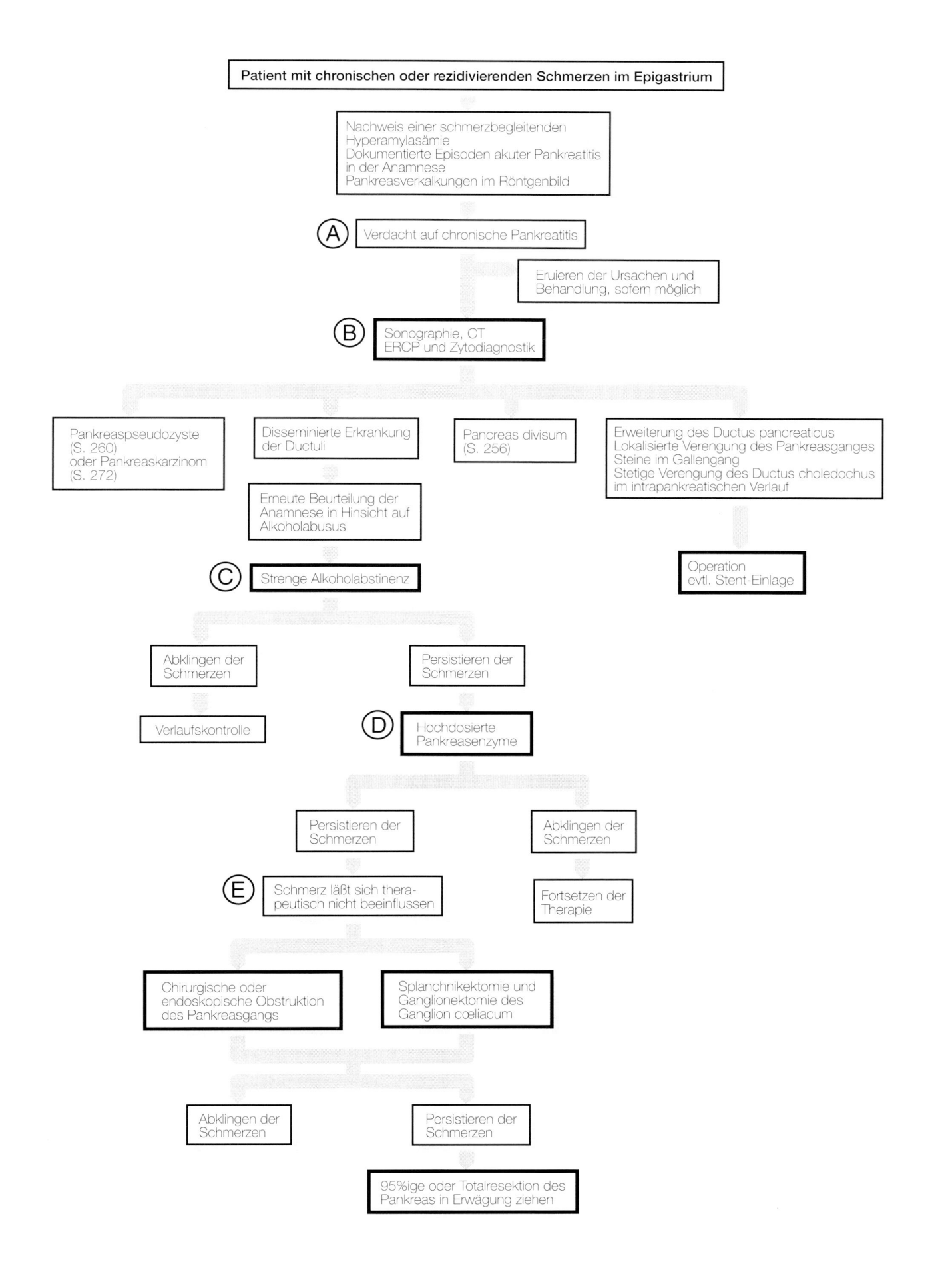

```
┌─────────────────────────────────────────────────────────────────┐
│ Patient mit chronischen oder rezidivierenden Schmerzen im Epigastrium │
└─────────────────────────────────────────────────────────────────┘

Nachweis einer schmerzbegleitenden
Hyperamylasämie
Dokumentierte Episoden akuter Pankreatitis
in der Anamnese
Pankreasverkalkungen im Röntgenbild

(A) Verdacht auf chronische Pankreatitis

Eruieren der Ursachen und
Behandlung, sofern möglich

(B) Sonographie, CT
    ERCP und Zytodiagnostik
```

- Pankreaspseudozyste (S. 260) oder Pankreaskarzinom (S. 272)
- Disseminierte Erkrankung der Ductuli
- Pancreas divisum (S. 256)
- Erweiterung des Ductus pancreaticus / Lokalisierte Verengung des Pankreasganges / Steine im Gallengang / Stetige Verengung des Ductus choledochus im intrapankreatischen Verlauf

Erneute Beurteilung der Anamnese in Hinsicht auf Alkoholabusus

Operation
evtl. Stent-Einlage

(C) Strenge Alkoholabstinenz

- Abklingen der Schmerzen → Verlaufskontrolle
- Persistieren der Schmerzen → (D) Hochdosierte Pankreasenzyme

- Persistieren der Schmerzen → (E) Schmerz läßt sich therapeutisch nicht beeinflussen
- Abklingen der Schmerzen → Fortsetzen der Therapie

Chirurgische oder endoskopische Obstruktion des Pankreasgangs

Splanchnikektomie und Ganglionektomie des Ganglion cœliacum

- Abklingen der Schmerzen
- Persistieren der Schmerzen

95%ige oder Totalresektion des Pankreas in Erwägung ziehen

# Exokrine Pankreasinsuffizienz

(A) Das Pankreas verfügt über eine bemerkenswerte Reserve an Verdauungsenzymen; so bedarf es einer Reduktion der Funktion um 90%, bevor eine Steatorrhö feststellbar ist. Die meisten Patienten mit alkoholbedingter chronischer Pankreatitis weisen keine Steatorrhö auf, sondern leiden vielmehr an Schmerzen (S. 266). Verbleiben weniger als 10% der exokrinen Leistung des Pankreas, so beklagt der Patient zum einen meist Gewichtsverlust trotz reichlicher Kalorienaufnahme, zum anderen voluminöse, fettig erscheinende Stühle. Da es aufgrund dieser Beobachtungen allein unmöglich ist, Maldigestion von Malabsorption zu unterscheiden, sollte in der Anamnese nach weiteren Hinweisen geforscht werden. Zu den Hinweisen auf eine Pankreasinsuffizienz (PI) gehören frühere Pankreatitiden, Alkoholismus oder Pankreasverkalkungen im Röntgenbild. Das Vorliegen von solchen Verkalkungen bedeutet jedoch nicht zwingend eine schwere PI. Es sollte auch nach Stoffwechselstörungen wie zystischer Fibrose, Hyperkalzämie, Hämochromatose oder Hypertriglyzeridämie gefahndet werden; eine Korrektur der letzten drei Störungen soll die Progredienz der Pankreaserkrankung verlangsamen.

(B) Zu Unterscheidung zwischen Pankreasinsuffizienz und anderer möglicher Ursachen einer Steatorrhö kann die Stuhlfettbestimmung dienen. Fällt die exokrine Sekretionsleistung des Pankreas unter 10%, so tritt eine massive Steatorrhö auf. Steatorrhö dieses Schweregrads wird bei Dünndarmerkrankungen, wie z.B. Sprue, nur selten beobachtet; daher kann man bei einer gemessenen Fettausscheidung von mehr als 20 g/Tag von einer Pankreasinsuffizienz ausgehen. Eine empirische Therapie kann dann eingeleitet werden, bevor spezifischere Tests durchgeführt werden. Eine verminderte Pankreassekretion läßt sich auch anhand des Chymotrypsingehalts im Stuhl erkennen. Seit einiger Zeit steht ein Elastasetest (im Stuhl) für die Beurteilung der exokrinen Pankreasfunktion zur Verfügung.

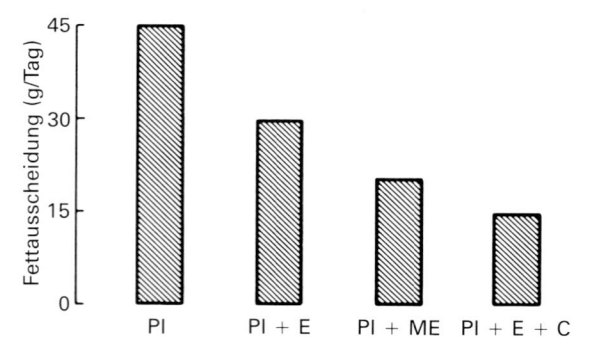

(C) Der NBT-PABA-Test (in USA: Chymex-Test), der in Deutschland nicht verfügbar ist, arbeitet nach folgendem Prinzip: Es wird ein Konjugat von p-Aminobenzoesäure (PABA) mit Benzoyltyrosin oral eingenommen. Bei ausreichender Chymotrypsinmenge im Lumen des Duodenums wird die Verbindung gespalten; PABA wird dann resorbiert und mit dem Harn ausgeschieden. Bei Pankreasinsuffizienz wird aufgrund des Chymotrypsinmangels weniger Substanz gespalten; entsprechend ist dann nur wenig PABA im Urin nachweisbar. Eine Behinderung des Harnabflusses kann niedrige PABA-Werte vortäuschen. In Deutschland wird der sogenannte Pancreolauryltest® eingesetzt, bei dem das durch enzymatische Einwirkung entstehende Fluorescein im Urin nachgewiesen wird. Der Goldstandard für die Diagnose einer Pankreasinsuffizienz ist nach wie vor das Plazieren einer Duodealsonde und die direkte Messung der Sekretion nach Pankreasstimulation mit Sekretin und Cholezystokinin; allerdings verfügen meist nur Labors, in denen auch an dieser Erkrankung geforscht wird, über die entsprechende Apparatur.

(D) Im allgemeinen wird die Substitutionstherapie mehr an der Symptomatik als an willkürlich festgelegten Sollwerten für den Fettgehalt des Stuhls ausgerichtet. Da eine normale Fettausscheidung nicht erreicht werden kann, wird dies auch nicht versucht; statt dessen sollten das Gewicht und die subjektive Einschätzung der Stuhlvolumina des Patienten als Anhaltspunkt genommen werden. Am Anfang steht die Einnahme von 3 Kapseln hochpotenten Enzymsupplements zu den Mahlzeiten. Läßt sich hierdurch die Steatorrhö nicht leicht beherrschen, so muß angenommen werden, daß entweder eine andere Ursache der Steatorrhö vorliegt oder daß nur unzureichende Mengen an Enzym das Duodenum erreichen. Im letzteren Fall geht man sequentiell vor (s. Abb.):
(a) Zuerst erfolgt ein Wechsel auf ein Mikrokapsel-Präparat;
(b) Zusatz eines $H_2$-Rezeptorenblockers oder Protonenpumpenhemmers; (c) Dosiserhöhung und zusätzliche Einnahme des Enzympräparats zwischen den Mahlzeiten; (d) Verringerung des Fettgehalts der Nahrung und supplementäre Gabe mittelkettiger Triglyzeride.

Beeinflussung einer ausgeprägten Steatorrhö bei einem Patienten mit Pankreasinsuffizienz (PI) durch eine Standard-Enzymsubstitution (E), Gabe von mikroverkapselten Enzympräparaten (ME) und kombinierter Behandlung mit Enzymen und $H_2$-Rezeptorenblockern (E + C)

## Literatur

1. Gilinsky NH. Pancreatic function testing. Methods to identify exocrine insufficiency. Postgrad Med J 1989; 86: 165.
2. Lankisch PG, Otto J, Hilgers R, Lembcke B. Detection of pancreatic steatorrhea by oral pancreatic function tests. Dig Dis Sci 1988; 33: 1233.
3. Lembcke B, Lankisch PG. Pankreas-Funktionstests. In: Gastroenterologische Diagnostik. Classen M, Siewert JR (Hrsg). Stuttgart: Schattauer 1993: S. 507.
4. Marotta RB, Floch MH. Dietary therapy of steatorrhea. Gastroenterol Clin North Am 1989; 18: 485.
5. Marotta F, O'Keefe SJ, Marks IN, et al. Pancreatic enzyme replacement therapy. Importance of gastric acid secretion, $H_2$-antagonists, and enteric coating. Dig Dis Sci 1989; 33: 456.

```
┌─────────────────────────────────┐
│ Patient mit Gewichtsverlust und │
│ häufigen, voluminösen Stühlen   │
└─────────────────────────────────┘
                │
┌──────────────────────────┐
│ Anamnese                 │
│ Körperliche Untersuchung │
└──────────────────────────┘
                │
┌─────────────────────────────────────────────────┐
│ Dokumentierte Pankreatitis-Episoden in der Anamnese │
│ Alkoholanamnese                                 │
│ Pankreasverkalkungen im Röntgenbild             │
└─────────────────────────────────────────────────┘
                │
    (A)  ┌──────────────────────────────┐
         │ Verdacht auf Pankreasinsuffizienz │
         └──────────────────────────────┘
                │
         ┌──────────────────────────────┐
         │ Ausschluß von:               │
         │  • Zystischer Fibrose (S. 270) │
         │  • Hämochromatose (S. 450)   │
         │  • Hypertriglyzeridämie      │
         └──────────────────────────────┘
                │
         ┌──────────────────────────────┐
         │ Stuhlfettuntersuchung (S. 142) │
         │ Chymotrypsingehalt im Stuhl  │
         └──────────────────────────────┘
              ╱           ╲
┌─────────────────────────┐   ┌──────────────────────────────────────┐
│ Kein Nachweis einer     │   │ Nachweis einer Steatorrhö bzw. pathologisch │
│ Steatorrhö bzw. normale │   │ erniedrigtes Chymotrypsin bzw. Elastase │
│ Chymotrypsinausscheidung│   └──────────────────────────────────────┘
└─────────────────────────┘              ╱           ╲
        │                    ┌──────────────────────┐   (B) ┌──────────────────┐
┌──────────────────────┐     │ Weniger als 20g      │       │ Mehr als 20g     │
│ Erneute Beurteilung  │     │ Fettausscheidung pro Tag │   │ Fettausscheidung │
│ der Symptome         │     └──────────────────────┘       │ pro Tag          │
└──────────────────────┘              │                     └──────────────────┘
                            ┌──────────────────────┐                │
                            │ Kein Rückschluß über die │            │
                            │ genaue Ursache der   │       ┌─────────────────────────┐
                            │ Steatorrhö möglich   │       │ Hohe Wahrscheinlichkeit einer │
                            └──────────────────────┘       │ Pankreasinsuffizienz    │
                                      │                    └─────────────────────────┘
                            (C) ┌──────────────────┐
                                │ Pancreolauryltest │
                                └──────────────────┘
                                   ╱           ╲
                        ┌────────────────┐   ┌──────────────────────┐
                        │ Normalbefund   │   │ Pathologischer Befund │
                        └────────────────┘   └──────────────────────┘
                                │                       │
                    ┌────────────────────────┐   ┌─────────────────────────────┐
                    │ Bei hochgradigem Ver-  │   │ Behandlung der Pankreasinsuffizienz │
                    │ dacht: Messung der     │   └─────────────────────────────┘
                    │ Enzymsekretion nach    │                │
                    │ Sekretin-Cholezystokinin-│   (D) ┌──────────────────────────┐
                    │ Stimulation            │       │ Pankreasenzymsupplemente │
                    └────────────────────────┘       └──────────────────────────┘
                                                         ╱           ╲
                                        ┌──────────────────────┐   ┌──────────────────┐
                                        │ Symptome unverändert │   │ Besserung der    │
                                        └──────────────────────┘   │ Symptomatik      │
                                                  │                └──────────────────┘
                                   ┌─────────────────────────────────┐
                                   │ Hemmung der Säuresekretion oder │
                                   │ Neutralisierung des Magensaftes │
                                   └─────────────────────────────────┘
                                             ╱           ╲
                              ┌──────────────────────┐   ┌──────────────────┐
                              │ Symptome unverändert │   │ Besserung der    │
                              └──────────────────────┘   │ Symptomatik      │
                                        │                └──────────────────┘
                    ┌──────────────────────────────────┐
                    │ Fettarme Kost                    │
                    │ Mittelkettige Triglyzeride       │
                    │ Zusatzgabe von Vitamin D, E, K, $B_{12}$ │
                    └──────────────────────────────────┘
```

# Zystische Fibrose

Die Inzidenz der zystischen Fibrose liegt bei annähernd 1 : 2000. Es handelt sich um ein autosomal-rezessives Erbleiden, das sich bei Homozygoten mit pulmonalen und gastrointestinalen Funktionsstörungen manifestiert. Die Diagnose wird gewöhnlich durch den Nachweis pathologisch erhöhter Natriumkonzentrationen im Schweiß bestätigt (über 77 mmol/l). Der Schweißtest ist allerdings bei Erwachsenen nicht so zuverlässig wie bei Kindern. Eine Diagnosestellung ist auch pränatal (oder später) durch DNA-Untersuchungen möglich. Die Komplikationen der chronisch obstruktiven Lungenerkrankung stellen bei Erwachsenen mit zystischer Fibrose die Hauptursache für Morbidität und Mortalität dar. Bei den Erkrankten kann die Obstruktion von Drüsengängen durch zähes Sekret zu einer symptomatisch verlaufenden Pankreasinsuffizienz (sehr häufig) und zu Erkrankungen von Leber und Gallenwegen (selten) führen.

(A) Da eine Pankreasinsuffizienz sehr häufig mit der zystischen Fibrose assoziiert ist, läßt sich anhand des verbesserten Ernährungszustands oder einer Steatorrhö nach Substitution mit Pankreasenzymen die Vermutungsdiagnose einer Pankreasinsuffizienz stellen. Die initiale Behandlung orientiert sich an folgenden Prinzipien: Ernährungsumstellung mit dem Ziel, die Fettaufnahme gleichmäßig auf 3 bis 4 Mahlzeiten zu verteilen, und Einnahme von 3 bis 12 Tabletten eines Pankreasenzympräparats mit hoher lipolytischer Wirksamkeit zu den Mahlzeiten.

(B) Die Pankreasinsuffizienz kann durch verschiedene Untersuchungen bestätigt werden. Die Aspiration von Bauchspeicheldrüsensekret aus dem Duodenum oder direkt aus dem Ductus pancreaticus nach Stimulation mit Sekretin und Cholezystokinin und Analyse des Sekrets auf Enzymgehalt, Volumen und Bikarbonatkonzentration entspricht dem »Goldstandard«. Verminderte Aktivitäten von Chymotrypsin im Stuhl sowie von Pankreas-Isoamylase und Trypsin im Serum lassen auf eine Pankreasinsuffizienz schließen. Bei den indirekten Pankreasfunktionstests, die in der Literatur beschrieben werden, verwendet man $^{14}C$-Triolein, N-benzoyl-L-tyrosyl-p-Aminobenzoesäure (Chymex-Test in den USA) oder Fluoresceindilaurat (Pankreolauryltest®). Die diagnostische Genauigkeit der genannten Tests und anderer indirekter Verfahren zum Nachweis einer exokrinen Pankreasinsuffizienz ist ausreichend.

(C) Die Behandlung der Pankreasinsuffizienz mit Pankreasenzympräparaten kann Schwierigkeiten bereiten, da die Enzyme im Magen oder proximalen Duodenum durch Säure inaktiviert werden. Durch Erhöhung der Gesamtdosis des verabreichten Enzympräparats bzw. erhöhte zusätzliche Enzymgabe stündlich nach den Mahlzeiten läßt sich das ausgleichen, in der Regel wird jedoch die Verordnung eines magensaftresistenten Präparates, der Zusatz eines $H_2$-Rezeptorenblockers (z.B. *Famotidin*, 20 mg vor den Mahlzeiten), oder Protonenpumpenhemmers erforderlich, um die Steatorrhö zu reduzieren. Herkömmliche Antazida sind bei diesem Krankheitsbild von begrenztem Nutzen.

(D) Läßt sich die Steatorrhö nicht unter Kontrolle bringen, so muß der Patient auf eine Diät mit reduziertem Fettgehalt und Zusatz von mittelkettigen Triglyzeriden (MCT) umgestellt werden. Etwa 25% der zugeführten Fettmenge sollten aus MCT bestehen. In manchen Fällen wird eine Substitution mit fettlöslichen Vitaminen und Vitamin $B_{12}$ notwendig.

(E) Bei 9 bis 25% der Patienten mit zystischer Fibrose beobachtet man eine gering ausgeprägte, fokale biliäre Zirrhose. Bei etwa 2% der erwachsenen Erkrankten entwickelt sich eine Zirrhose, die sich klinisch mit Varizenblutungen oder einem Hypersplenismus manifestiert. Die Varizenblutungen können durch Sklerosierung oder – selten – durch eine portosystemische Shunt-Operation wirksam behandelt werden. Die mit einer zystischen Fibrose assoziierte Lebererkrankung weist im allgemeinen eine sehr langsame Progredienz auf.

## Literatur

1. diSant'agnese PA, Davis PB. Cystic fibrosis in adults. 75 cases and a review of 232 cases in the literature. Am J Med 1979; 66: 121.
2. Durie PR, Bell L, Linton W, Correy ML, Forstner GG. Effect of cimetidine and sodium bicarbonate on pancreatic replacement therapy in cystic fibrosis. Gut 1980; 21: 778.
3. Lamers CB, Jansen JB, Hafkenscheid JC, et al. Evaluation of tests of exocrine and endocrine pancreatic function in older patients with cystic fibrosis. Pancreas 1990; 5: 65.
4. Schönberger W, Weitzel D. Diagnose der exokrinen Pankreasinsuffizienz mit Fluorescein-Dilaurat bei Patienten mit zystischer Fibrose. Monatsschr Kinderheilkd 1980; 128: 195.
5. Sillence DO. DNA diagnosis of cystic fibrosis: an Australian perspective. Med J Aust 1989; 151: 118.
6. Stern RC, Stevens DP, Boat TF, Doershuk CF, Izant RJ, Mathews LW. Symptomatic hepatic disease in cystic fibrosis: incidence, course, and outcome of portal systemic shunting. Gastroenterology 1976; 70: 645.
7. Stock KP, Schenk J, Schmack B, Domschke W. Funktions-»Screening« des exokrinen Pankreas. FDL-, NBT-PABA-Test, Stuhl-Chymotrypsinbestimmung im Vergleich mit dem Sekretin-Pankreozymin-Test. Dtsch Med Wochenschr 1981; 106: 983.

```
                    ┌─────────────────────────────────────────┐
                    │ Erwachsener Patient mit zystischer Fibrose │
                    └─────────────────────────────────────────┘
                                        │
                         ┌──────────────────────────┐
                         │ Anamnese                 │
                         │ Körperliche Untersuchung │
                         └──────────────────────────┘
```

- **Lungenerkrankung**
  - Chonisch-obstruktive Lungenerkrankung
  - Bronchiektasie, Rezidivierende gram-negative Pneumonie, Abszeß
  - Hauptursachen für Morbidität und Mortalität
  - Gefahr einer Antibiotika-assoziierten Kolitis wegen häufigem Einsatz von Antibiotika

- **Gewichtsverlust, Diarrhö**
  - Steatorrhö (S. 142)
  - (A) Vermutungsdiagnose einer Pankreasinsuffizienz
  - **Empirische Therapie mit Pankreasenzymen**
    - Besserung des Ernährungszustands → Weitere Substitution von Pankreasenzympräparaten
    - Fortbestehen der Steatorrhö → Ausschluß extra-pankreatischer Ursachen einer Steatorrhö (S. 142)
  - (B) Fortbestehen der Pankreasinsuffizienz
  - (C) **Sequentielle Modifikation der Behandlungsmaßnahmen**
    - Fortbestehen der Steatorrhö
      - (D) **Fettarme Kost, Mittelkettige Triglyzeride, Zusätzliche Gabe von fettlöslichen Vitaminen**
    - Besserung des Ernährungszustands → Fortsetzen der erfolgreichen Therapie

- (E) **Leicht pathologische Leberfunktionswerte**
  - Ohne Symptomatik
    - Wahrscheinliches Vorliegen einer fokalen biliären Fibrose oder Zirrhose
    - Behandlung nicht erforderlich
  - Mit Symptomatik (selten)
    - Varizenblutung (S. 448)
    - **Varizensklerosierung oder -ligatur**
    - Persistieren der Blutung
    - **Eventuell portosystemische Shunt-Operation**
    - Inaktive biliäre Zirrhose

# Pankreaskarzinom

Bei einer Symptomatologie mit chronischem Abdominalschmerz, Gewichtsverlust, Depressionen, Ikterus, Steatorrhö, Nachweis einer Oberbauchresistenz oder rezidivierender Thrombophlebitis migrans muß an ein Pankreaskarzinom gedacht werden. Durch den pathologischen Ausfall von Pankreasfunktionstests kann die Verdachtsdiagnose erhärtet werden. Eine verläßliche Differenzierung von chronischer Pankreatitis und Pankreaskarzinom ist hierdurch jedoch nicht möglich. Gegenwärtig ist CA 19-9 der zuverlässigste serologische Marker für das Pankreaskarzinom.

(A) Im Sonogramm und Computertomogramm (CT) läßt sich das Pankreaskarzinom mit einer Sensitivität und Spezifität von annähernd 80% feststellen. Da bei einer CT-Untersuchung fetthaltige Gewebeschichten Voraussetzung für die Differenzierung anatomischer Strukturen sind, liefert die Computertomographie bei adipösen Patienten gewöhnlich bessere Resultate, während das Sonogramm bei sehr schlanken Personen eine gute Bildgebung ermöglicht.

(B) Der schnellste und leichteste Weg, die Malignität eines Pankreastumors zu bestätigen, ist die transabdominale, sonographisch oder computertomographisch gesteuerte Feinnadelpunktion des Tumors und Aspiration. Die Diagnosegenauigkeit beträgt in manchen Untersuchungsserien bis zu 90%, und bei Patienten mit inoperablem Tumor (Lokalisation in Pankreasschwanz, Gefäßinvasion, nachgewiesene Metastasen) kann dann auf eine »diagnostische« Operation verzichtet werden.

(C) Durch eine ERCP, kombiniert mit der Sammlung von Pankreassekret nach Sekretinstimulation für zytodiagnostische Zwecke, läßt sich das Karzinom in über 90% der Fälle diagnostizieren. Unregelmäßige (knotig oder »rattenschwanzförmig«) Ummauerung des Pankreasgangs und entsprechende Befunde im Bereich des Ductus choledochus (»double duct«-Zeichen = gemeinsame Stenosierung von Pankreas- und Gallengang) sind sensitive Hinweise auf ein Pankreaskarzinom. Durch eine unauffällige, technisch adäquate ERCP kann ein Karzinom mit einer mehr als 90%igen Diagnosegenauigkeit ausgeschlossen werden.

(D) Das Karzinom im Bereich der Papille scheint eine vom Pankreaskopfkarzinom abgrenzbare Erkrankung zu sein. Das Papillenkarzinom ist zu einem höheren Prozentsatz resezierbar (75%) und weist im Gegensatz zum Adenokarzinom des Pankreas eine höhere 5-Jahres-Überlebensrate auf (25%), falls eine Duodenopankreatektomie (Whipple–Operation) durchgeführt wird. Der Grund für diese günstigere Überlebensquote ist nicht geklärt, vermutlich besteht jedoch ein Zusammenhang mit der früheren Erkennung, da ein Papillenkarzinom aufgrund der Lokalisation auch bei noch geringer Ausdehnung mit Obstruktionssymptomen einhergeht (Ikterus).

(E) Falls die Bilddiagnostik keinen Aufschluß gibt, obgleich aufgrund der charakteristischen Symptomatik mit Abdominalschmerz, unerklärlichem Gewichtsverlust oder einer Pankreasinsuffizienz ein hochgradiger klinischer Verdacht auf ein Pankreaskarzinom besteht, ist zur Bestätigung bzw. zum Ausschluß der Diagnose eine Probelaparotomie indiziert.

(F) Angiographisch sind bei etwa 70% der Patienten mit einem Pankreaskarzinom tumoröse Gefäßneubildungen und gut umschriebene Kontrastanreicherungen feststellbar. Bei Tumorbefall von benachbarten Gefäßen, vor allem der *A. coeliaca*, der *A. hepatica* und der *Aa. mesentericae superiores* oder der Milzvene, der *Vena mesenterica superior* und der Pfortader ist das Karzinom inoperabel. Mit Hilfe der Angiographie kann somit sowohl die Diagnose des Pankreaskarzinoms gesichert als auch die Resezierbarkeit festgelegt werden. Die präoperative Angiographie ist bei jedem Patienten wichtig, bei dem kein offensichtlich unresezierbarer Tumor vorliegt, der durch andere bildgebende Untersuchungsverfahren bereits bestätigt wurde.

(G) Chemotherapie und Strahlentherapie unresezierbarer Pankreaskarzinome sind gegenwärtig von begrenztem Nutzen. Die Forschung bemüht sich derzeit intensiv um erfolgversprechendere Zytostatikakombinationen und intrapankreatische Bestrahlungsmethoden. Bei der chirurgischen Therapie des potentiell kurablen Karzinoms sollte der totalen Pankreatektomie der Vorzug gegeben werden, obgleich die Whipple-Operation (proximale Pankreatektomie und Duodenektomie) ebenfalls akzeptable Ergebnisse bringt. Neuerdings wächst zunehmend das Interesse am Einsatz von Strahlen- und Chemotherapie als adjuvante Therapie bei resezierbaren Tumoren. Von den weniger als 25% der Patienten, die operiert werden können, führt die »kurative« Resektion zu einer 5-Jahres-Überlebensrate, die unter 5% liegt. Bei nicht resezierbaren Tumoren werden unter Umständen Palliativeingriffe wie biliäre und gastrale Drainage notwendig.

## Literatur

1. Al-Kaisi N, Siegler EE. Fine needle aspiration cytology of the pancreas. Acta Cytol 1989; 33: 145.
2. Barton RM, Copeland EM. Carcinoma of the ampulla of Vater. Surg Gynecol Obstet 1983; 156: 297.
3. Cotton PB. Nonsurgical palliation of jaundice in pancreatic cancer. Surg Clin North Am 1989; 156: 297.
4. Gastrointestinal Tumor Study Group. Further evidence of effective adjuvant combined radiation and chemotherapy following resection of the pancreas. Cancer 1987; 59: 2006.
5. Gladisch R, Pfleiderer T, Tenbieg W. Ultraschallgezielte Feinnadelpunktion als Komplementärmethode in der Diagnostik des Pankreaskarzinoms. Med Welt 1983; 34: 474.
6. Kümmerle F, Mangold G, Rückert K. Chirurgie des Pankreas. Internist 1979; 20: 399.
7. Merrick HW 3d, Dobelbower RR Jr. Aggessive therapy for cancer of the pancreas: does it help? Gastroenterol Clin North Am 1990; 19: 935.
8. Mitty HA, Efremidis SC, Yeh HC. Impact of fine-needle biopsy on management of patients with carcinoma of the pancreas. Am J Roent 1981; 137: 1119.
9. Mösner J, Koch W, Fuchs G. Laborchemische Diagnostik des Pankreaskarzinoms. Med Welt 1983; 34: 469.
10. Pleskow DK, Berger HJ, Gyves J, et al. Evaluation of a serologic marker, CA 19-9, in the diagnosis of pancreatic cancer. Ann Intern Med 1989; 110: 704.
11. Rosch J, Keller FS. Pancreatic arteriography, transhepatic pancreatic venography, and pancreatic venous sampling in diagnosis of pancreatic cancer. Cancer 1981; 47: 1679.

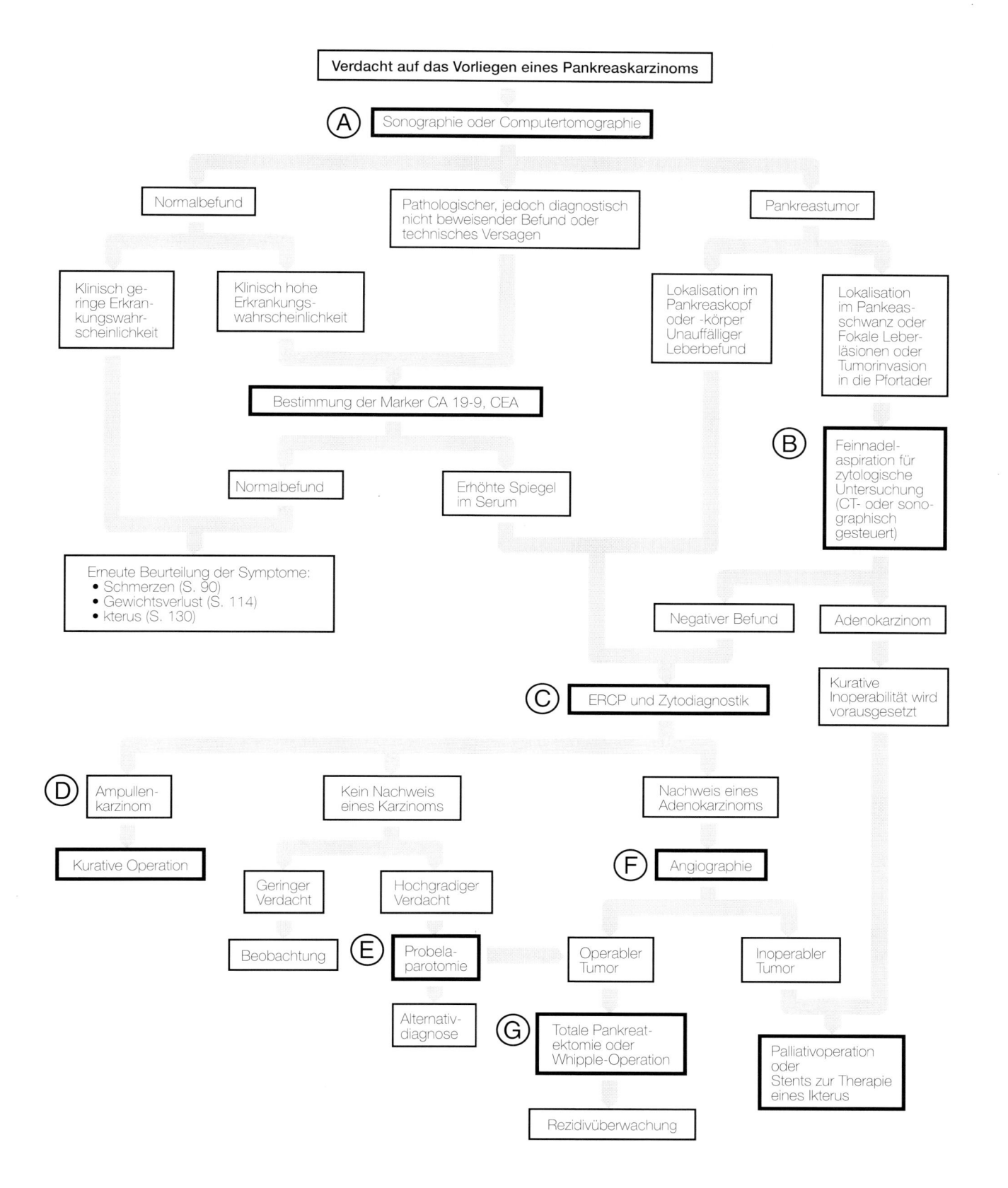

```
                    Verdacht auf das Vorliegen eines Pankreaskarzinoms
                                            │
                                    (A) Sonographie oder Computertomographie
                                            │
        ┌───────────────────────────────────┼───────────────────────────────────┐
    Normalbefund              Pathologischer, jedoch diagnostisch          Pankreastumor
        │                     nicht beweisender Befund oder                     │
        │                     technisches Versagen                              │
        │                                                                       │
   ┌────┴────┐                                                     ┌────────────┴────────────┐
Klinisch ge-  Klinisch hohe                                  Lokalisation im           Lokalisation
ringe Erkran- Erkrankungs-                                   Pankreaskopf              im Pankreas-
kungswahr-    wahrscheinlichkeit                             oder -körper              schwanz oder
scheinlichkeit      │                                        Unauffälliger             Fokale Leber-
        │           │                                        Leberbefund               läsionen oder
        │           │                                              │                   Tumorinvasion
        │           └──────────┬──────────┐                        │                   in die Pfortader
        │                      │          │                        │                         │
        │           Bestimmung der Marker CA 19-9, CEA              │                   (B) Feinnadel-
        │                      │                                   │                       aspiration für
        │           ┌──────────┴──────────┐                        │                       zytologische
        │      Normalbefund         Erhöhte Spiegel                │                       Untersuchung
        │           │               im Serum                       │                       (CT- oder sono-
        │           │                                              │                       graphisch
        │           │                                              │                       gesteuert)
        │           │                                              │                         │
Erneute Beurteilung der Symptome:                                  │                  ┌──────┴──────┐
• Schmerzen (S. 90)                                                │             Negativer      Adenokarzinom
• Gewichtsverlust (S. 114)                                         │             Befund              │
• Ikterus (S. 130)                                                 │                                 │
                                                                   │                           Kurative
                                                                   │                           Inoperabilität wird
                                                                   │                           vorausgesetzt
                                                                   │
                                            (C) ERCP und Zytodiagnostik
                                                      │
        ┌─────────────────────┬──────────────────────┬──────────────────────┐
   (D) Ampullen-         Kein Nachweis                              Nachweis eines
   karzinom              eines Karzinoms                            Adenokarzinoms
        │                     │                                           │
   Kurative Operation    ┌────┴────┐                                (F) Angiographie
                    Geringer   Hochgradiger                               │
                    Verdacht   Verdacht                          ┌────────┴────────┐
                         │         │                        Operabler          Inoperabler
                   Beobachtung  (E) Probela-                 Tumor              Tumor
                                parotomie                      │                  │
                                    │                          │           Palliativoperation
                              Alternativ-                (G) Totale Pankreat-   oder
                              diagnose                   ektomie oder           Stents zur Therapie
                                                         Whipple-Operation      eines Ikterus
                                                              │
                                                    Rezidivüberwachung
```

# Inselzelltumoren

Bestandteile der Inselzelltumoren des Pankreas sind A-Zellen (20-25%), B-Zellen (70–80%), D-Zellen (5–10%) und F-Zellen (5–10%) (PP-Zellen). Die systemischen Komplikationen, die von den Adenomen oder Karzinomen dieser Zellen verursacht werden, sind Ausdruck der stark vermehrten Bildung und Sekretion von Peptidhormonen. Insulinome (B-Zellen) rufen während eines Nüchternzustands die klassischen Symptome einer Hypoglykämie hervor (Tachykardie und Schweißausbruch). Glukagonsezernierende Tumoren (A-Zellen) verursachen ein Syndrom, das sich mit einem Diabetes, einer exfoliativen Dermatitis, mit Anämie, Obstipation oder Ileus manifestiert. D-Zellen produzieren sowohl Somatostatin, Gastrin als auch vasoaktives intestinales Polypeptid (VIP). Charakteristische Manifestation einer exzessiven Bildung von Somatostatin ist ein isolierter Diabetes. Durch diese Hormonstörung können aber auch Steatorrhö, Cholelithiasis und Anämie verursacht werden. Die Diagnose eines Zollinger-Ellison-Syndroms (S. 240) basiert in erster Linie auf dem Nachweis peptischer Ulzera, die mit der Hypergastrinämie (S. 140) assoziiert sind; in 10 bis 20% der Fälle beobachtet man jedoch nur Diarrhöen. Eine exzessive Produktion von VIP geht mit einer sekretorischen Diarrhö (S. 300), einer Hypokaliämie und Achlorhydrie (WDHA-Syndrom) einher. Eine gesteigerte Bildung von pankreatischem Polypeptid (PP) in den F-Zellen verursacht kein klinisches Syndrom. Viele Inselzelltumoren bilden weder Hormone noch verursachen sie Symptome.

(A) Bei der diagnostischen Abklärung muß auf Befunde einer Hormonstörung der Nebenschilddrüse (Hyperkalzämie) oder der Hypophyse (Cushing-Syndrom) geachtet werden, die für eine multiple endokrine Adenomatose (Typ I) kennzeichnend ist (S. 240), da bei Vorliegen dieses Krankheitsbildes keine kurative Resektion assoziierter Inselzelltumoren möglich ist. Besteht der Verdacht auf einen der genannten Tumoren, beginnt man die diagnostische Abklärung mit der Bestimmung der Serumkonzentration des betreffenden Hormons. Stimulations- und Suppressionstests sind erforderlich, falls die anfangs ermittelten Hormonwerte keine eindeutigen Schlüsse zulassen. Durch diese Untersuchungen läßt sich nachweisen, daß neoplastische Zellen funktionell autonom sind bzw. paradox oder übersteigert auf Stimulation reagieren.

(B) Computertomographisch oder eventuell sonographisch lassen sich Inselzelltumoren präzise lokalisieren, falls ihr Durchmesser 2 cm oder mehr beträgt. Da jedoch viele Tumoren kleiner sind oder sich diffus im Gewebe der Bauchspeicheldrüse ausbreiten, ist die Diagnose oft sehr schwierig.

(C) Auch angiographisch ist es nicht leicht, kleine Tumoren aufzuspüren. Kann eine charakteristische Kontrastanreicherung festgestellt werden, so erweist sich die Angiographie als nützliches Untersuchungsverfahren zum Nachweis entsprechender Läsionen, vor allem wenn sie nicht auf die Bauchspeicheldrüse begrenzt sind. Präoperativ sollte unbedingt eine Angiographie durchgeführt werden, da anhand des Angiogramms entschieden werden kann, ob der vermutete Inselzelltumor resezierbar ist.

(D) Örtlich begrenzte Tumoren sollten operativ entfernt werden. Bei Vorliegen einer diffusen Hyperplasie oder einer metastasierenden Tumorerkrankung ist eine Pankreatektomie nicht gerechtfertigt. Falls eine totale Exstirpation der malignen Inselzelltumoren nicht möglich ist, kann postoperativ eine Chemotherapie erfolgen (*Streptozotocin*). Die Strahlentherapie spielt bei der Behandlung dieser Patienten kaum eine Rolle. In Anbetracht der langsamen Wachstumstendenz dieser Tumoren leistet die konservative Behandlung der hormonell induzierten Syndrome (Diabetes, Ulzera, Diarrhö) - falls sie möglich ist - den wichtigsten Beitrag bei der Betreuung von Patienten, bei denen bereits eine Metastasierung eingetreten ist. Somatostatin kann bei Patienten mit symptomatischen Insulinomen oder Vipomen auch eingesetzt werden. Als symptomatische Behandlung der Hypoglykämien kommt *Diazoxid* in Frage.

## Literatur

1. Ajani JA, Levin B, Wallace S. Systemic and regional therapy of advanced islet cell tumors. Gastroenterol Clin North Am 1989; 18: 923.
2. Doppman JL, Shawker TH, Miller DL. Localization of islet cell tumors. Gastroenterol Clin North Am 1989; 18: 804.
3. Friesen SR. Tumors of the endocrine pancreas. N Engl J Med 1982; 306: 580.
4. Gordon P, Comi RJ, Matin PN, Go VL. NIH conference. Somatostatin and somatostatin analogue (SMS 201-995) in the treatment of hormone-secreting tumors of the pituitary and gastrointestinal tract and non-neoplastic diseases of the gut. Ann Intern Med 1989; 110: 35.
5. Gower WR, Fabri PJ. Endocrine neoplasms (non-gastrin) of the pancreas. Semin Surg Oncol 1990; 6: 98.
6. Krejs GJ, Orci L, Conlon JM, et al. Somatostatinoma syndrome. Biochemical morphologic and clinical features. N Engl J Med 1979; 301: 285.
7. Kümmerle F, Rückert K (Hrsg). Chirurgie des endokrinen Pankreas. Stuttgart: Thieme 1983.
8. Moertel CG, Hanley JA, Johnson LA. Streptozotocin alone compared with streptozotocin plus fluorouracil in the treatment of advanced islet-cell carcinoma. N Engl J Med 1980; 303: 1189.
9. Mozell E, Stenzel P, Woltering EA, et al. Functional endocrine tumors of the pancreas: clinical presentation, diagnosis, and treatment. Curr Probl Surg 1990; 27: 301.
10. Woodtli W, Hedinger C. Die Inselzelltumoren des Pankreas im Rahmen des APUD-Systems. Schweiz Med Wochenschr 1977; 107: 681.

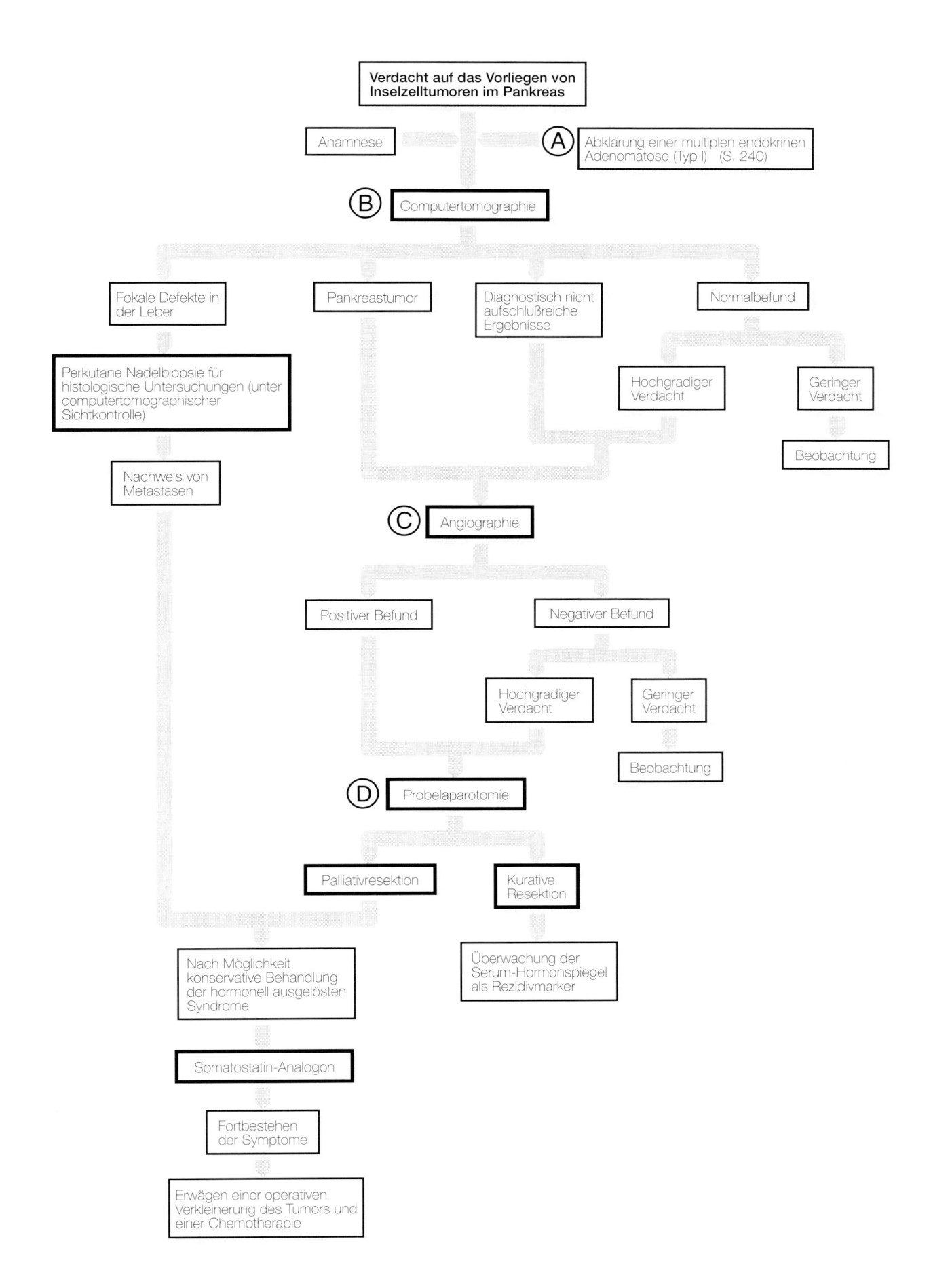

```
                    Verdacht auf das Vorliegen von
                    Inselzelltumoren im Pankreas
                              │
         ┌────────────────────┼──────────────────────────┐
      Anamnese                                    (A) Abklärung einer multiplen endokrinen
                              │                       Adenomatose (Typ I)   (S. 240)
                        (B) Computertomographie
                              │
    ┌─────────────────┬───────┴──────────┬──────────────────┐
 Fokale Defekte    Pankreastumor   Diagnostisch nicht    Normalbefund
   in der Leber                    aufschlußreiche          │
        │                          Ergebnisse       ┌───────┴────────┐
 Perkutane Nadelbiopsie für           │         Hochgradiger      Geringer
 histologische Untersuchungen         │          Verdacht         Verdacht
 (unter computertomographischer       │                             │
 Sichtkontrolle)                      │                         Beobachtung
        │                             │
 Nachweis von                         │
 Metastasen                           │
                              (C) Angiographie
                                     │
                       ┌─────────────┴─────────────┐
                 Positiver Befund           Negativer Befund
                       │                           │
                       │                  ┌────────┴────────┐
                       │             Hochgradiger      Geringer
                       │              Verdacht         Verdacht
                       │                                  │
                       │                             Beobachtung
                              (D) Probelaparotomie
                                     │
                       ┌─────────────┴─────────────┐
                Palliativresektion            Kurative
                       │                     Resektion
                       │                         │
         Nach Möglichkeit                 Überwachung der
         konservative Behandlung          Serum-Hormonspiegel
         der hormonell ausgelösten        als Rezidivmarker
         Syndrome
                │
         Somatostatin-Analogon
                │
         Fortbestehen
         der Symptome
                │
         Erwägen einer operativen
         Verkleinerung des Tumors und
         einer Chemotherapie
```

# Pankreas-Haut-Fisteln

(A) Fisteln zwischen dem Pankreasgangsystem und der Haut sind meist ein Komplikation von Pankreastraumata mit Verletzungen der Gänge, von schwerer nekrotisierender Pankreatitis oder von Operationen am oder nahe des Pankreas. Auch interne Fistelbildungen kommen vor, meist in Zusammenhang mit einer Pankreaspseudozyste (S. 260). Anfänglich wirkt eine solche Fistel oft wie ein anhaltender Abfluß aus der Operationswunde oder wie ein Karbunkel. Die Haut rund um diese Abflußstelle kann durch die Einwirkung der Enzyme im Sekret mazeriert wirken. In vielen Fällen verrät die austretende Flüssigkeit ihren Ursprung (fäkulenter Geruch, Auftreten im Rahmen einer akuten Pankreatitis), aber durch den Nachweis extrem hoher Amylasekonzentrationen (> 10,000 U/ml) im Sekret läßt sich der Ursprungsort definitiv auf das Pankreas oder den oberen Dünndarm festlegen.

(B) Pankreas-Haut-Fisteln bilden sich nur selten zurück, wenn zugrundeliegende Probleme, wie Obstruktion des Pankreasgangs, aktive Pankreatitis, ein Malignom oder eine Sepsis fortbestehen. Daher muß die Ursache des Lecks festgestellt werden; hierbei sollte man nach primären Läsionen suchen, vor deren Beseitigung sich die Fistel nicht schließen wird. Für die Suche bietet sich eine Kombination aus Abdomen-CT, Duodenographie mit Kontrastmittel, Fistulographie und ERCP an.

(C) Fisteln zwischen Pankreas und Haut werden meist anhand der austretenden Flüssigkeitsmenge klassifiziert. »High output«-Fisteln sezernieren mehr als 200 mg/Tag, »low output«-Fisteln entsprechend weniger. Bei Austritt von mehr als 800 ml/Tag ist ein selbsttätiges Verschließen der Fistel unwahrscheinlich. Die erste Maßnahme zur Unterstützung der Heilung besteht in der Verringerung der Ausflußmenge und somit einer Reduktion der Stimuli der Pankreassekretion. Dies kann man durch orale Nahrungskarenz erreichen; aufgrund der dann eintretenden Mangelversorgung (vor allem mit Proteinen) wird jedoch der Heilungsprozeß wiederum behindert. Eine totale parenterale Ernährung (TPE) gewährleistet eine ausreichende Kalorienversorgung und hat sich bei Vorliegen einer Fistel als hilfreich erwiesen. Leider muß damit gerechnet werden, daß auch eine TPE die Pankreassekretion stimuliert, so daß auch diese Maßnahme ineffektiv sein kann.

(D) Tritt trotz Nahrungskarenz und TPE weiterhin Sekret aus der Fistel aus, so sollte ein Therapieversuch mit Somatostatin bei fortgesetzter TPE in Erwägung gezogen werden. Somatostatin setzt die Flüssigkeits- und Enzymsekretion des Pankreas herab und unterstützte so Berichten zufolge die Abheilung von Fisteln. Obwohl der Verschluß von Fisteln mit niedrigem »Output« viel wahrscheinlicher ist, heilte hierbei sogar eine Fistel mit 1000 ml Sekret/Tag ab.

(E) Meistens ist eine Operation notwendig, um die primäre Ursache einer Fistel zu behandeln. Hierzu gehört das Übernähen der Fistel, interne Drainage, das Entfernen eines Tumors oder die teilweise oder vollständige Pankreasresektion. Da bei diesen Patienten häufig Ernährungsmängel vorliegen, sollte vor der Operation auf TPE umgestellt werden (auch dann, wenn eine TPE die aus der Fistel austretende Flüssigkeitsmenge nicht herabsetzt).

## Literatur

1. Fielding GA, McLatchie GR, Wilson C, et al. Acute pancreatitis and pancreatic fistula formation. Br J Surg 1989; 76: 1126.
2. Martin FM, Rossi RL, Munson JL, et al. Management of pancreatic fistulas. Arch Surg 1989; 124: 571.
3. Prinz RA, Pickleman J, Hoffman JP. Treatment of pancreatic-cutaneous fistulas with a somatostatin analog. Am J Surg 1988; 155: 36.

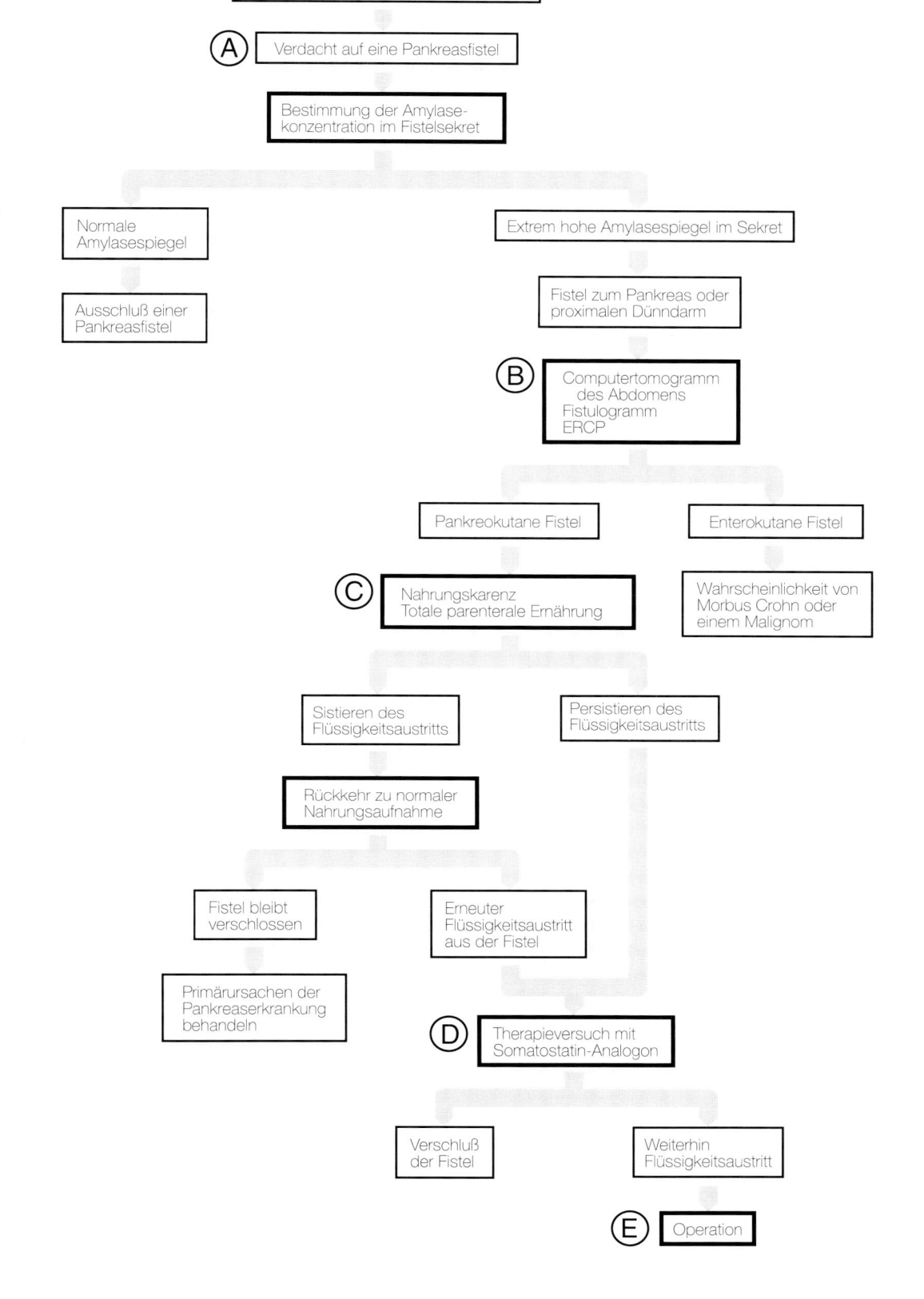

```
                Bildung einer Hautfistel bei einem
                Patient mit anamnestisch bekannter
                Pankeatitis oder Pankreastumor
                              │
                        (A) Verdacht auf eine Pankreasfistel
                              │
                        Bestimmung der Amylase-
                        konzentration im Fistelsekret
                       ┌──────┴──────┐
          Normale                    Extrem hohe Amylasespiegel im Sekret
          Amylasespiegel                      │
                                     Fistel zum Pankreas oder
          Ausschluß einer            proximalen Dünndarm
          Pankreasfistel                      │
                                       (B) Computertomogramm
                                           des Abdomens
                                           Fistulogramm
                                           ERCP
                                       ┌────┴────┐
                              Pankreokutane Fistel   Enterokutane Fistel
                                       │                      │
                               (C) Nahrungskarenz      Wahrscheinlichkeit von
                                   Totale parenterale Ernährung   Morbus Crohn oder
                                                               einem Malignom
                                    ┌──┴──┐
                          Sistieren des    Persistieren des
                          Flüssigkeitsaustritts  Flüssigkeitsaustritts
                               │
                        Rückkehr zu normaler
                        Nahrungsaufnahme
                           ┌───┴───┐
                  Fistel bleibt   Erneuter
                  verschlossen    Flüssigkeitsaustritt
                       │           aus der Fistel
                  Primärursachen der      │
                  Pankreaserkrankung  (D) Therapieversuch mit
                  behandeln              Somatostatin-Analogon
                                         ┌───┴───┐
                                  Verschluß      Weiterhin
                                  der Fistel     Flüssigkeitsaustritt
                                                      │
                                                  (E) Operation
```

# 10 Erkrankungen des Dünndarms

# Sprue (Zöliakie)

Das klinische Bild der Sprue (Zöliakie, idiopathische Steatorrhö des Erwachsenen, glutensensitive Enteropathie, einheimische Sprue) ist vielfältig (Diarrhö, Völlegefühl, Flatulenz, Schmerzen, Gewichtsverlust oder Manifestationen eines Nährstoff- bzw. Vitaminmangels). Oft schränken die betroffen Patienten wegen der Bauchschmerzen und des Völlegefühls die Nahrungsaufnahme ein. Die im Dünndarm lokalisierten morphologischen Veränderungen lassen ein oral-aborales Gefälle erkennen, wobei der proximale Dünndarmabschnitt am stärksten betroffen ist. In der Folge kommt es häufig zu Malabsorption von Eisen, Fett, Laktose, Folsäure und der fettlöslichen Vitamine A, E, D und K, während eine klinisch signifikante Malabsorption von Gallensäuren und Vitamin $B_{12}$ selten ist. Die Dermatitis herpetiformis Duhring, eine mit Blasenbildung und Juckreiz einhergehende Hauterkrankung, die vornehmlich an den Streckseiten der Ellbogen, der Knie und am Gesäß auftritt und bei der sich immunhistologisch charakteristische IgA-Ablagerungen in der Haut nachweisen lassen, tritt auffallend häufig in Zusammenhang mit einer Sprue auf. Die Hauterkrankung bildet sich unter Umständen unter einer glutenfreien Diät zurück.

(A) Diagnostisch ausschlaggebend ist der histologische Befund in Dünndarmbiopsien: Die Schleimhautoberfläche ist abgeflacht, es zeigt sich ein Zottenschwund und eine Verlängerung der Krypten, die an der Oberfläche verbliebenen Zellen sind abgeflacht oder weisen eine kubische Form auf. In der Lamina propria findet man ein heterogenes Infiltrat von Entzündungszellen, wobei Plasmazellen und Lymphozyten vorherrschen. Das Vorhandensein dieses Zellinfiltrats hilft, differentialdiagnostisch Sprue von einem intestinalen Lymphom (homogene Zellpopulation), Malabsorption im Rahmen einer Immunschwäche (Fehlen von Plasmazellen) oder einem Morbus Whipple (PAS-positive Makrophagen) zu unterscheiden.

(B) Das strikte Einhalten einer glutenfreien Diät ist die einzig wirksame Behandlung der Sprue. Das ätiologische Agens scheint Gliadin, ein Bestandteil des Getreideproteins Gluten, zu sein. Die Mehrzahl der Untersucher geht davon aus, daß die Schädigung der Schleimhaut auf einer immunologischen Reaktion der Dünndarmschleimhaut gegenüber Gliadin beruht, und daß Gliadin selbst nur geringfügige oder gar keine direkte toxische Wirkung besitzt. Unter einer glutenfreien (und somit gliadinfreien) Ernährung kommt es zur Rückbildung der histopathologischen Veränderungen und der Funktionsstörung des Dünndarms, die Wachstumsrate normalisiert sich. Die Lebenserwartung ist kaum beeinträchtigt, sofern sich keine Komplikationen entwickeln (s. Abschnitt C). Den meisten Patienten fällt es schwer, eine glutenfreie Diät einzuhalten, da sie auf den Verzehr von Getreideprodukten bzw. Nahrungsmitteln, die aus Weizen-, Gersten- und Roggenmehl hergestellt wurden, verzichten müssen. Mehl aus Reis, Sojabohnen und Mais (Maizena, Mondamin) induziert keine Sprue. Den Patienten sollten Rezeptbücher empfohlen werden, in denen entsprechende Mehlsorten Verwendung finden (s. Literatur).

(C) Zu den Komplikationen zählen das Auftreten maligner Tumoren, die ulzerative Entzündung von Jejunum und Ileum, die therapierefraktäre Sprue und die Kollagensprue. Lymphome (S. 294), Ösophagus (S. 210) und Magenkarzinome (S. 224) sind die häufigsten mit einer Zöliakie assoziierten malignen Erkrankungen. Bei der ulzerösen Jejunoileitis handelt es sich um eine aggressive Erkrankung. Die Mehrzahl der Patienten verstirbt innerhalb von 1 bis 6 Monaten entweder an einer intestinalen Blutung oder an einer Darmperforation. Man führt bei den betroffenen Patienten zwar in der Regel eine Therapie mit Steroiden oder Immunsuppressiva durch, diese Behandlung ist jedoch kaum wirksam. Die refraktäre Sprue und die Kollagensprue sind seltenere Unterarten der Sprue, die nur in wenigen Fällen auf eine glutenfreie Ernährung, Steroide oder Immunsuppressiva (*Cyclophosphamid* oder *Azathioprin*) ansprechen. Schwere Unterernährung und Proteinmangelzustände, bei Sprue-Patienten keine Seltenheit, können zu einer sekundären Pankreasinsuffizienz führen. Durch Pankreasenzymsupplemente und jejunale Sondenernährung (niedermolekular, chemisch definiert) mit Pumpe läßt sich oft eine therapierefraktäre Sprue unter Kontrolle bringen.

(D) Welche Rolle Steroide bei der Therapie der Zöliakie spielen, ist nicht geklärt. Die Mehrzahl der Ärzte behält eine Steroidbehandlung Patienten vor, deren Symptomatik sich unter einer glutenfreien Kost nicht bessert (nachdem eindeutig belegt ist, daß die Diät eingehalten wurde), oder Fällen, in denen sich Komplikationen entwickeln (ulzeröse Entzündung von Jejunum und Ileum, Kollagensprue, refraktäre Sprue). Auch die Bedeutung der immunsuppressiven Therapie blieb bislang ungeklärt. Die enterale Ernährung sollte nur in den seltenen Fällen eingesetzt werden, in denen die Sprue-Symptomatik auf alle anderen Therapiemethoden nicht anspricht. Eine parenterale Ernährung ist nur in Verbindung mit einer kalorisch reduzierten enteralen Ernährung mit chemisch definierten Diäten zu Beginn der Therapie erlaubt. Eine alleinige parenterale Therapie verstärkt die Zottenatrophie.

## Literatur

1. Gawkrodger DJ, Blackwell JN, Gilmore HM, et al. Dermatitis herpetiformis: diagnosis, diet, and demography. Gut 1984; 25: 151.
2. Maire R, Meyenberger C, Altorer J, Amman R, Frury B, Greminger P, Vetter W. Wie manifestiert sich die oligo- und asymptomatische nichttropische Sprue? Schweiz Med Wochenschr 1992; 122: 1957.
3. Regan PT, DiMagno EP. Exocrine pancreatic insufficiency in celiac sprue: a cause of treatment failure. Gastroenterology 1980; 78: 484.
4. Robertson DAF, Dixon MF, Scott BB, et al. Small intestinal ulceration: diagnostic difficulties in relation to cœliac disease. Gut 1983; 24: 565.
5. Sandforth F, Janicke I, Lüders CJ, et al. Inzidenz der einheimischen Sprue/Zöliakie in Berlin(West). Eine prospektive Untersuchung mit kurzer Falldiskussion. Z Gastroenterol 1991; 29: 327.
6. Selby WS, Gallagher ND. Malignancy in a 19-year experience of adult celiac disease. Dig Dis Sci 1979; 24: 684.
7. Zoeliakie-Handbuch. Stuttgart: Deutsche Zoeliakie Gesellschaft e.V.

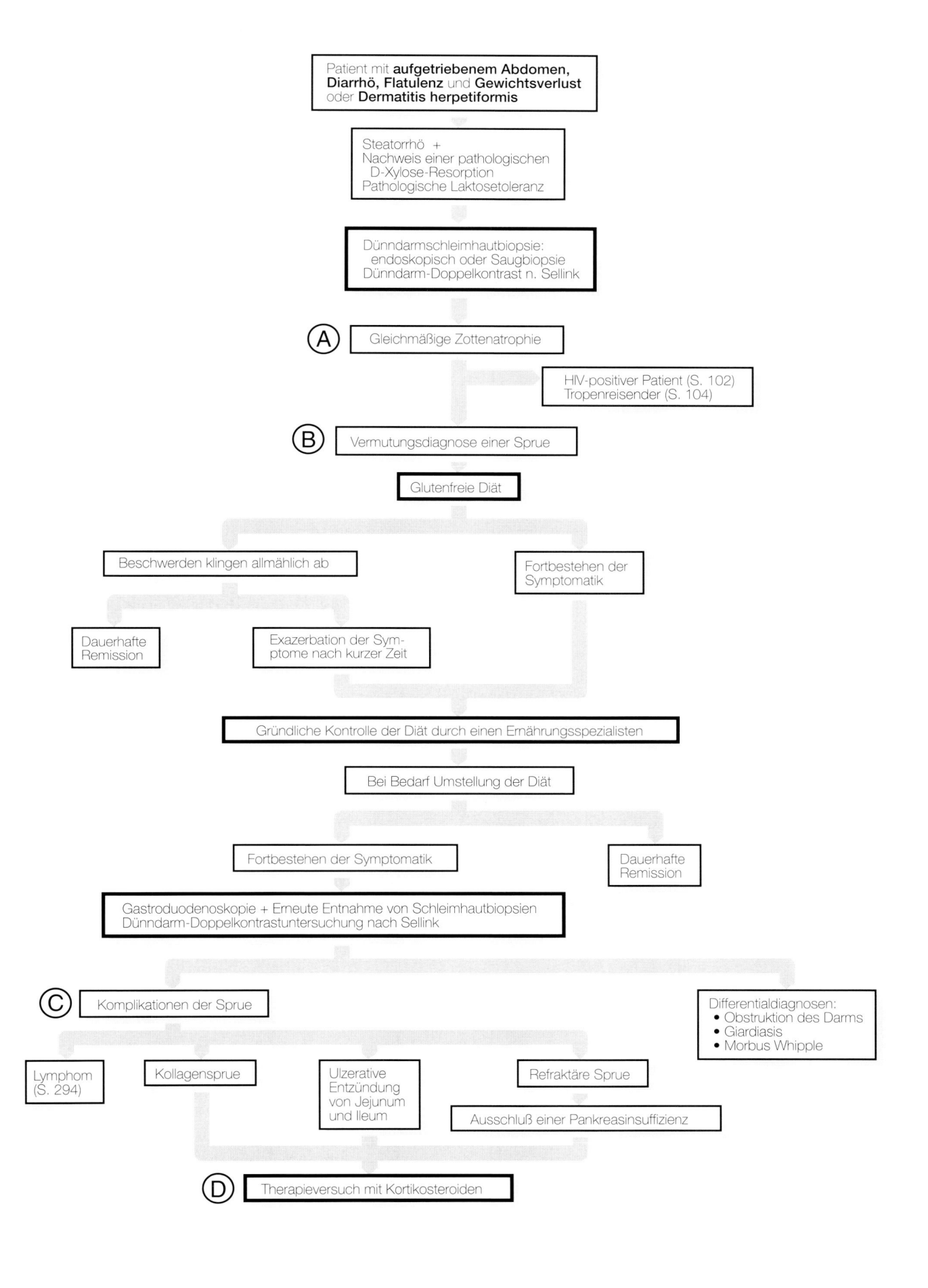

```
Patient mit aufgetriebenem Abdomen,
Diarrhö, Flatulenz und Gewichtsverlust
oder Dermatitis herpetiformis
            │
            ▼
Steatorrhö +
Nachweis einer pathologischen
D-Xylose-Resorption
Pathologische Laktosetoleranz
            │
            ▼
Dünndarmschleimhautbiopsie:
endoskopisch oder Saugbiopsie
Dünndarm-Doppelkontrast n. Sellink
            │
            ▼
(A) Gleichmäßige Zottenatrophie
            │
            │       HIV-positiver Patient (S. 102)
            │       Tropenreisender (S. 104)
            ▼
(B) Vermutungsdiagnose einer Sprue
            │
            ▼
      Glutenfreie Diät
       /           \
Beschwerden klingen    Fortbestehen der
allmählich ab          Symptomatik
   /      \
Dauerhafte   Exazerbation der Sym-
Remission    ptome nach kurzer Zeit
```

Gründliche Kontrolle der Diät durch einen Ernährungsspezialisten

Bei Bedarf Umstellung der Diät

Fortbestehen der Symptomatik | Dauerhafte Remission

Gastroduodenoskopie + Erneute Entnahme von Schleimhautbiopsien
Dünndarm-Doppelkontrastuntersuchung nach Sellink

(C) Komplikationen der Sprue

Differentialdiagnosen:
- Obstruktion des Darms
- Giardiasis
- Morbus Whipple

- Lymphom (S. 294)
- Kollagensprue
- Ulzerative Entzündung von Jejunum und Ileum
- Refraktäre Sprue
- Ausschluß einer Pankreasinsuffizienz

(D) Therapieversuch mit Kortikosteroiden

# Laktoseintoleranz

(A) Die Symptome der Laktoseintoleranz sind unspezifisch (Völlegefühl, Verdauungsstörungen, Bauchschmerzen, Krämpfe und Diarrhö). Sie werden durch die bakterielle Vergärung nichtabsorbierter Laktose im Darm verursacht. Im Gegensatz zu anderen Dünndarmerkrankungen, die Diarrhöen hervorrufen, verursacht die Laktoseintoleranz jedoch nur selten Gewichtsabnahme oder Appetitverlust. Gelegentlich entdecken die Patienten selbst einen Zusammenhang zwischen dem Verzehr von Milch bzw. Milchprodukten und der Entwicklung von Symptomen. Die Prävalenz der Laktoseintoleranz ist bei Afrikanern, Asiaten und amerikanischen Indianern hoch (50–100%); bei Personen nordeuropäischer Abstammung liegt die Erkrankungshäufigkeit hingegen nur bei etwa 5%.

(B) Laktose, das Hauptdisaccharid in Milch und Milchprodukten, findet häufig auch Verwendung als Füllstoff in zahlreichen Produkten, die in Konservendosen angeboten werden; dazu gehören u.a. Suppen, Früchte und Gemüse. Diese nicht in Milchprodukten enthaltene Laktose ist für das klinische Krankheitsbild selten von Bedeutung, da sich bei der Mehrzahl der Patienten mit einer Laktoseintoleranz die Symptomatik nach dem Verzicht auf Milchprodukte vollständig zurückbildet. Interessanterweise ließ sich zeigen, daß der Milchzucker im Joghurt einer Selbstverdauung unterliegt. Somit ist das in der Dünndarmschleimhaut lokalisierte Enzym Laktase für die Verdauung und Resorption nicht erforderlich, und Patienten mit einer Laktoseintoleranz müssen auf den Verzehr von Joghurt nicht verzichten. Personen, die an einer Laktoseintoleranz leiden und weiterhin gerne Milch trinken möchten, können den Milchzucker mit im Handel erhältlicher Laktase vorverdauen, um Symptome zu vermeiden.

(C) Eine Laktoseintoleranz kann auch sekundär als Folge einer Dünndarmerkrankung, die zu einer Zottenatrophie oder Schädigung des Bürstensaums führt, in Erscheinung treten. So kann z.B. die resultierende Laktoseintoleranz die Hauptmanifestation einer Zöliakie, Giardiasis, eines Morbus Whipple oder von AIDS sein. Bei bakterieller Überwucherung des Dünndarms besteht eine Intoleranz nicht nur gegenüber Laktose, sondern gegenüber allen Disacchariden. Eine Laktoseintoleranz kann auch dekompensieren, wenn infolge einer Magenresektion der Übertritt von Speisebrei in den Dünndarm beschleunigt wird.

(D) Die Malabsorption von Kohlenhydraten kann eine osmotische Diarrhö hervorrufen. Durch die Disaccharidasen der im Dickdarm lokalisierten Bakterien werden die Disaccharide in zwei oder mehr Moleküle gespalten, wodurch sich die osmotische Aktivität des Dickdarminhalts verdoppelt. Diese Hyperosmolarität führt zu einem Nettoflüssigkeitstransfer in das Kolon und somit zu Diarrhöen. Aufgrund der Zuckervergärung im Kolon ist der pH-Wert des Dickdarminhalts in der Regel niedrig. Da die Bildung von organischen Anionen nicht mit einer gleichzeitig meßbaren Kationenproduktion einhergeht, sondern vielmehr H$^+$-Ionen entstehen, liegt der Unterschied zwischen direkt meßbarer und berechneter ($2 \times [Na^+ + K^+]$) Osmolalität gewöhnlich bei mehr als 30 mmol/l. Somit ist der Nachweis eines pH-Werts im sauren Bereich und einer Osmolalitätsdifferenz von mehr als 30 mmol/l in den Fäzes hochverdächtig für eine Malabsorption von Kohlenhydraten.

(E) Gelegentlich sind spezielle Tests zum Nachweis einer Laktosemalabsorption erforderlich. Zu diesen Untersuchungen gehören der Laktose-H$_2$-Atemtest. Der Laktose-H$_2$-Atemtest beruht darauf, daß nicht resorbierte Laktose, die in den Dickdarm gelangt, dort bakteriell vergärt wird, wobei Wasserstoff (H$_2$) entsteht. Der gebildete Wasserstoff diffundiert mühelos über die Darmschleimhaut in die Blutbahn und wird mit der Ausatemluft eliminiert. Die Laktosemalabsorption geht also mit einem stark erhöhten H$_2$-Gehalt der Atemluft nach peroraler Zufuhr von Laktose einher (s. Abb.). Für immunhistochemische Anfärbungen der im Bürstensaum lokalisierten Laktase sind Dünndarmschleimhautbiopsien erforderlich. Dieses schwierig durchzuführende Untersuchungsverfahren sollte nur vorgenommen werden, wenn in den Labors eine angemessene Qualitätskontrolle sichergestellt ist. Der Laktosetoleranztest ist als indirekte Bestimmung der Laktoseresorption aufzufassen, da man den Anstieg der Blutglukose mißt, nachdem die zugeführte Laktose durch die in der Darmschleimhaut lokalisierte Laktase in Glukose übergeführt und diese resorbiert wurde. Falsch positive Ergebnisse ergibt der Laktosetoleranztest, wenn er bei gesunden Individuen mit verzögerter Magenentleerung durchgeführt wird. Aus diesem Grund wird zur spezifischen Abklärung der Laktoseintoleranz bevorzugt der Laktose-H$_2$-Atemtest durchgeführt.

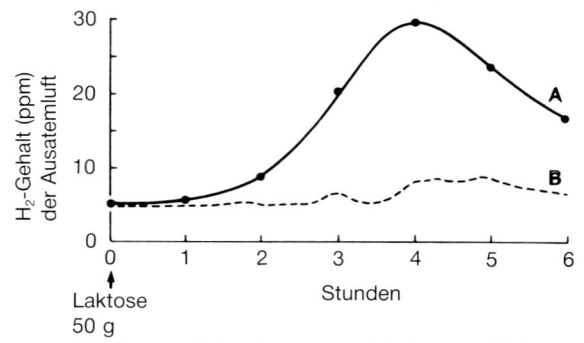

Messung von Wasserstoff in der Ausatemluft im Anschluß an eine Laktosebelastung bei einem Patienten mit Laktoseintoleranz (A) und bei einer gesunden Testperson (B)

## Literatur

1. Bond JH, Levitt MD. Quantitative measurement of lactose absorption. Gastroenterology 1976; 70: 1058.
2. Huppe D, Tromm A, Langhorst H, May B. Laktoseintoleranz bei chronisch-entzündlicher Darmerkrankung. Dtsch Med Wochenschr 1992; 117: 1550.
3. Lembcke B. "No Touch"-Funktionsdiagnostik bei der Laktosemalabsorption. Z Gastroenterol 1991; 29: 433.
4. Payne DL, Welsh JD, Manion CV, et al. Effectiveness of milk products in dietary management of lactose malabsorption. Am J Clin Nutr 1981; 34: 2711.

```
                    ┌─────────────────────────────────────┐
                    │ Patient mit Flatulenz, aufgetriebenem Leib, │
                    │ Diarrhö und/oder Schmerzen im Abdomen │
                    └─────────────────────────────────────┘
   ┌──────────────────────┐           │           ┌──────────────────────┐
   │ Normalbefund bei der │           │           │ Blutbild normal      │
   │ körperlichen Untersuchung │ ←───  │  ───→     │ Normaler Serumalbumin-Spiegel │
   │ (kein Blut im Stuhl) │           │           │                      │
   └──────────────────────┘           │           └──────────────────────┘
                    ┌─────────────────────────────────────┐
             (A)    │ Verdacht auf eine Laktoseintoleranz │
                    └─────────────────────────────────────┘
                                      │
                                      │    ┌─────────────────────────┐
                                      │    │ Ausschluß einer Giardiasis (S. 284) │
                                      │    └─────────────────────────┘
                    ┌─────────────────────────────────────┐
             (B)    │ Verzicht auf laktosehaltige Nahrungsmittel │
                    └─────────────────────────────────────┘
```

**A** — Verdacht auf eine Laktoseintoleranz

**B** — Verzicht auf laktosehaltige Nahrungsmittel

- Vollständiges Abklingen der Symptomatik
  - Laktoseintoleranz
  - **Diätberatung**
  - Bei Rezidivfreiheit keine weitere Diagnostik

- Symptome lassen nach, klingen jedoch nicht vollständig ab
  - **(C)** Erwägen einer Alternativdiagnose, welche die Symptome erklären würde
    - Assoziierte Fruktoseintoleranz
    - Sprue (S. 280)
    - Bakterielle Überwucherung (S. 286)

- Keine Veränderung der Symptomatik
  - **(D)** Bestimmung von: pH, Elektrolyten, Osmolarität des Stuhls
    - Niedriger Stuhl-pH / Osmotische Diarrhö
      - **(E)** Atemtest nach Laktosebelastung
    - Negatives Ergebnis

283

# Giardiasis

(A) *Giardia lamblia* siedelt sich im oberen Dünndarm an, vermutlich weil der Parasit für sein Wachstum Gallensäuren benötigt. Obgleich die Infektion mit *Giardia* in den meisten Fällen (mehr als 75%) symptomlos verläuft, kommt es bei manchen Infizierten zu klinischen Manifestationen wie akuten, spontan abklingenden Gastroenteritiden, chronischen Diarrhöen, Malabsorption, Flatulenz und Völlegefühl. *Giardia lamblia* ist zwar weltweit verbreitet, die meisten tropischen und subtropischen Länder sind jedoch zu den Endemiegebieten des Darmparasiten zu rechnen. Ein häufiges Vorkommen des Erregers wird auch in Kindertagesstätten, bei Homosexuellen und bei AIDS beobachtet (S. 100).

(B) Die Diagnose einer Giardiasis wird durch den Nachweis der Zysten oder Trophozoiten des Parasiten (s. Abb.) in den Fäzes, im Duodenalsaft oder in der Duodenalschleimhaut gestellt. Hervorzuheben ist, daß alle verfügbaren diagnostischen Tests qualitativ hochwertig, aber sehr kostenaufwendig sind. Die Sensitivität einer einmaligen Stuhluntersuchung liegt bei 60 bis 75%. Falschnegative Resultate ergeben sich, falls die Stuhlproben fixiert (in Polyvinylalkohol) oder nicht sofort untersucht werden. Als Neuentwicklung gibt es seit kurzem einen Immunoassay mit einer berichteten Sensitivität von 95%, mit dem sich *Giardia* im Stuhl nachweisen läßt. Sollte dieses Ergebnis bestätigt werden, so wird dieser Test möglicherweise die bisherigen Standardnachweise verdrängen. Bei Patienten, die mit hoher Wahrscheinlichkeit eine *Giardia*-Infektion aufweisen, ist es empfehlenswert, zu Beginn der Diagnostik eine Stuhluntersuchung durchzuführen. Bei negativem Stuhlbefund ist es üblich, eine empirische Therapie einzuleiten, ehe die Untersuchung von Duodenalsekret oder von Biopsien erwogen wird. Bei Patienten mit dünnen Stühlen ist die Rate falsch negativer Ergebnisse beispielsweise höher, weil sie *Giardia*-Trophozoiten ausscheiden, die schneller zugrunde gehen als die Zysten. Trophozoiten können auch im Duodenalsaft nachgewiesen werden. Entsprechendes Probematerial muß ebenfalls unverzüglich untersucht werden. *Giardia*-Zysten, die in Stuhlentleerungen über Stunden lebensfähig bleiben, werden in geformten Stühlen ausgeschieden.

(C) Eine wirksame Therapie der Giardiasis ist mit *Metronidazol* (3mal täglich 250 mg per os über 10 Tage) möglich. *Quinacrin* (über internationale Apotheke) bzw. *Chloroquin* kann jedoch bei Therapieversuchen angewandt werden, da eine Besserung der Symptomatik auf Behandlung hin nur von einer Auswirkung auf *Giardia* herrühren kann; eine Besserung durch *Metronidazol*-Gabe könnte auch auf dessen Wirkung bei bakterieller Überwucherung oder Morbus Crohn zurückgeführt werden. *Ornidazol* und *Tinidazol* sind bei einmaliger peroraler Gabe von 1,5 g wirksam. *Furazolidon* zeigt zwar geringere Wirkung als obenstehende Medikamente, kommt aber bei Überempfindlichkeit gegenüber den Standardmitteln zum Einsatz.

(D) Bei rezidivierender Giardiasis nach einer anscheinend effektiven Therapie sollte die diagnostische Abklärung einer zugrundeliegenden Immunschwäche oder einer Achlorhydrie des Magens veranlaßt werden. Das gewöhnliche variable Immundefektsyndrom, AIDS und der selektive IgA-Mangel sind häufige, mit einer rezidivierenden (oder therapierefraktären) Giardiasis assoziierte Immundefekte. Trotz dieses Zusammenhangs lassen sich bei vielen Patienten mit rezidivierender Giardiasis keine Immunstörungen nachweisen.

(E) Nach einer wirksamen Behandlung der Giardiasis beobachtet man mitunter ein Fortbestehen oder Rezidivieren der Symptomatik. Persistierende oder rezidivierende Symptome können mit einer durch den Darmparasiten hervorgerufenen Schleimhautschädigung und konsekutivem Laktasemangel im Bürstensaum zusammenhängen. Bei Patienten, die auf eine laktosefreie Diät nicht ansprechen, ist eine weitere diagnostische Abklärung indiziert (S. 94, 112).

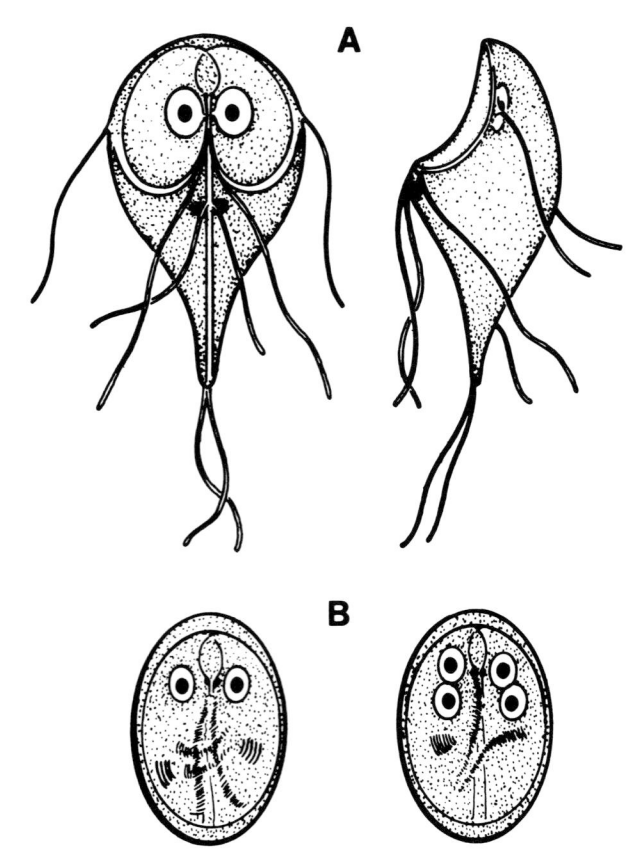

Giardia lamblia. A: Trophozoiten, dorsale und laterale Projektion. B: Zysten.

## Literatur

1. Ecker J. Träger und Ausscheider von Protozoen. Zentralbl Hyg Umweltmed 1993; 194: 173.
2. Grouls V, Schnabel A. Lambliasis des Magens. Dtsch Med Wochenschr 1993; 118: 1096.
3. Janoff EN, Craft JC, Pickering LK, et al. Diagnosis of Giardia lamblia infections by detection of parasite-specific antigens. J Clin Microbiol 1989; 27: 431.
4. Janoff EN, Smith PD, Blaser MJ. Acute antibody responses to giardia lamblia are depressed in patients with A.I.D.S. J Infect Dis 1988; 157: 798.

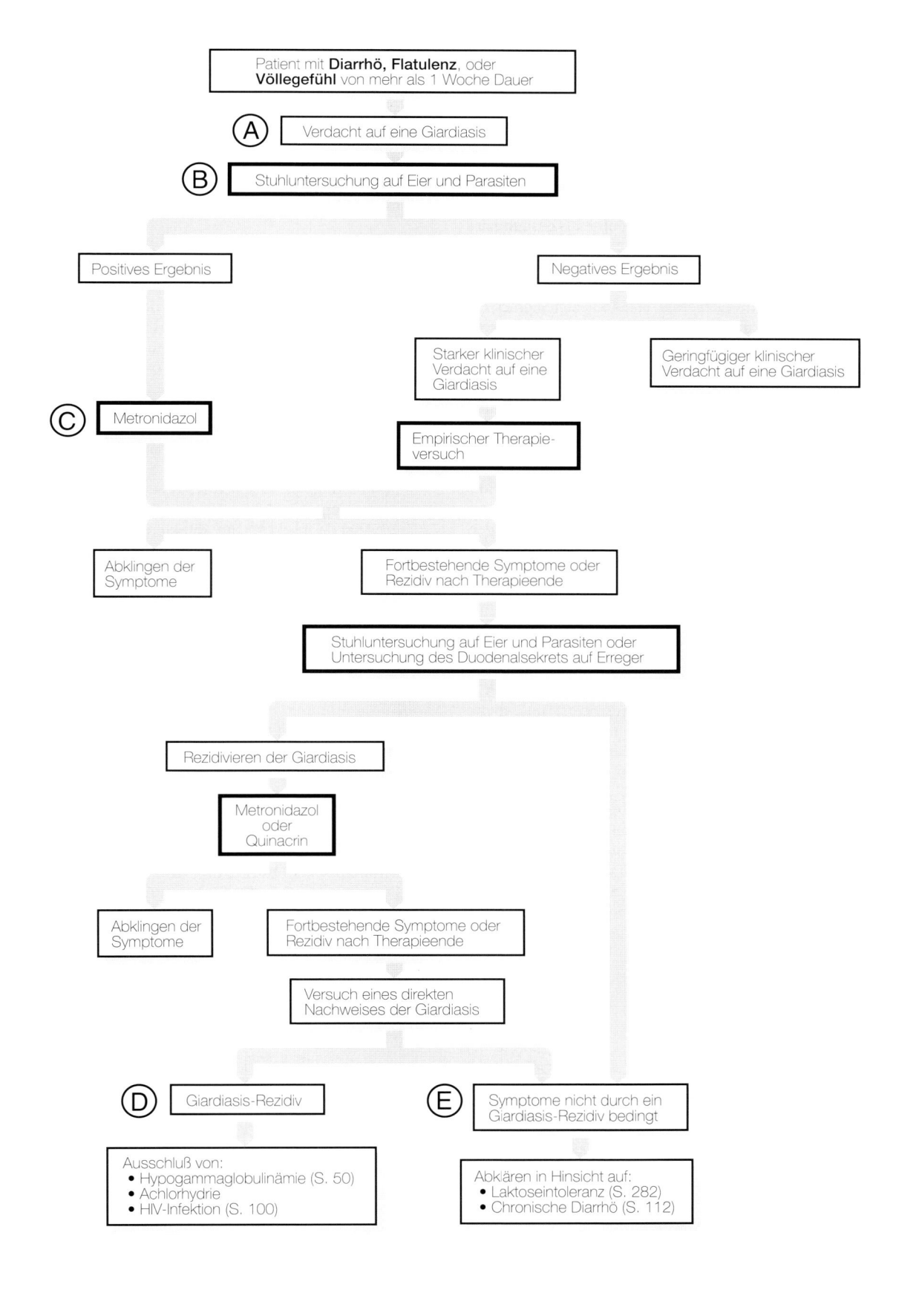

```
Patient mit Diarrhö, Flatulenz, oder
Völlegefühl von mehr als 1 Woche Dauer
```

(A) Verdacht auf eine Giardiasis

(B) **Stuhluntersuchung auf Eier und Parasiten**

- Positives Ergebnis
- Negatives Ergebnis
  - Starker klinischer Verdacht auf eine Giardiasis
  - Geringfügiger klinischer Verdacht auf eine Giardiasis

**Empirischer Therapieversuch**

(C) **Metronidazol**

- Abklingen der Symptome
- Fortbestehende Symptome oder Rezidiv nach Therapieende

**Stuhluntersuchung auf Eier und Parasiten oder Untersuchung des Duodenalsekrets auf Erreger**

Rezidivieren der Giardiasis

**Metronidazol oder Quinacrin**

- Abklingen der Symptome
- Fortbestehende Symptome oder Rezidiv nach Therapieende

Versuch eines direkten Nachweises der Giardiasis

(D) Giardiasis-Rezidiv

Ausschluß von:
- Hypogammaglobulinämie (S. 50)
- Achlorhydrie
- HIV-Infektion (S. 100)

(E) Symptome nicht durch ein Giardiasis-Rezidiv bedingt

Abklären in Hinsicht auf:
- Laktoseintoleranz (S. 282)
- Chronische Diarrhö (S. 112)

# Bakterielle Überwucherung

(A) Bei der bakteriellen Überwucherung, oft als Blind-loop-Syndrom bezeichnet, handelt es sich um ein Malabsorptionssyndrom, das durch eine starke Vermehrung von Bakterien im Dünndarm verursacht wird. Es wird häufig in Zusammenhang mit dem Syndrom der blinden Schlinge (Blind-loop-Syndrom) oder mit Dünndarmveränderungen, die zu einer Stase führen, beobachtet. Das klinische Bild kann geprägt sein von postprandialem Völlegefühl, abdominellen Schmerzen und Krämpfen, Flatulenz, Diarrhö, Gewichtsverlust oder von Symptomen, die in Zusammenhang mit der Malabsorption spezifischer Nahrungsbestandteile stehen (Vitamin $B_{12}$: Anämie, Neuropathie; Vitamin A: Nachtblindheit; Vitamin D: Tetanie, Knochenfrakturen). Der Vitamin-$B_{12}$-Mangel beruht auf der irreversiblen Bindung von $B_{12}$ an die Bakterien, wodurch die Bioverfügbarkeit des Vitamins verringert wird. Einen Mangel an Folsäure oder Vitamin K beobachtet man bei bakterieller Überwucherung selten, da die Bakterien beide Vitamine selbst bilden können. Infolge einer bakteriellen Dekonjugation von Gallensäuren und einer Schädigung der Schleimhaut kommt es zu Steatorrhöen.

(B) Atemtests nach Gabe von $^{14}$C-Glykocholat oder $^{14}$C-D-Xylose sind indirekte Bestimmungsmethoden, womit sich eine bakterielle Überwucherung diagnostizieren läßt. Die Tests erleichtern die Diagnose, falls sie positiv ausfallen; die Rate falsch negativer Resultate ist jedoch verhältnismäßig hoch (15–30%). Normalerweise werden $^{14}$C-Glykocholat und $^{14}$C-D-Xylose im Dünndarm vollständig resorbiert und nicht metabolisiert. Die radioaktive Markierung verbleibt im ursprünglichen Molekül, und in der Atemluft läßt sich nur eine geringe Menge $^{14}CO_2$ nachweisen. Bei bakterieller Überwucherung erfolgt im Darmlumen die bakterielle Aufspaltung der beiden Testsubstanzen. $^{14}$C-Glycin wird metabolisiert, es entsteht $^{14}CO_2$, das durch die Darmschleimhaut in die Blutbahn hineindiffundiert und abgeatmet wird. Anhand von Messungen der abgeatmeten $^{14}CO_2$-Menge nach oraler Gabe von $^{14}$C-Glykocholat oder -Xylose kann man also eine eventuelle bakterielle Überwucherung erkennen (s. Abb.). Umstritten ist, ob die Messung der ausgeatmeten Wasserstoffmenge diagnostisch aufschlußreich ist. Ungeachtet dessen bleibt die Auszählung aerober und anaerober Kulturen von Duodenalaspirat der Goldstandard in der Diagnose einer bakteriellen Überwucherung (> $10^6$ Keime/ml).

(C) Im Anschluß an die diagnostische Sicherung einer bakteriellen Überwucherung durch die Darmflora muß eine Röntgenuntersuchung durchgeführt werden, um den zugrundeliegenden Krankheitsprozeß abzuklären. In den meisten Fällen, in denen ein operativ korrigierbares Leiden vorliegt, verschafft die Dünndarm-Doppelkontrastuntersuchung nach Sellink diagnostische Informationen. Endoskopische Untersuchungsverfahren sind in dieser Situation nur selten von Nutzen.

(D) Die häufigste, operativ korrigierbare Erkrankung, die eine bakterielle Überwucherung verursacht, ist die Darmobstruktion (Tumor, Adhäsionen, Morbus Crohn, Invagination). Bei Fistelbildungen zwischen Kolon und Dünndarm bzw. Magen wird eine große Zahl anaerober Keime ($10^{12}$ bis $10^{15}$ Keime/ml Dickdarmsekret) auf direktem Weg in die proximalen Darmabschnitte eingebracht. Es empfiehlt sich eine operative Korrektur der Obstruktion bzw. Fistel. Gegebenenfalls muß der Patient vor der Operation auf totale parenterale Ernährung umgestellt werden (S. 16). Die Dünndarmdivertikulose führt ebenfalls zu einer bakteriellen Überwucherung. Bei umschriebener Divertikelbildung kann durch die operative Resektion des divertikeltragenden Darmabschnitts eine Heilung erzielt werden.

(E) Die mit einer bakteriellen Überwucherung assoziierten inneren Erkrankungen sind nur in Ausnahmefällen einer operativen Therapie zugänglich. Sie prädisponieren aufgrund folgender krankhafter Veränderungen zu einer Überwucherung durch die Darmflora: (a) Beeinträchtigung der normalen Dünndarmmotilität, welche durch mechanisches Säubern («housekeeping») die relative Keimfreiheit gewährleistet (Sklerodermie, Pseudoobstruktion); (b) entzündliche Verengung des Darmlumens (M. Crohn); (c) Achlorhydrie des Magens (perniziöse Anämie). Bei Abschwächung der normalen Motilität kommt es zur Stase und zum proliferativen Wachstum der Bakterien. Diese Patienten sprechen auf eine Therapie mit Breitspektrumantibiotika (*Trimethoprim-Sulfamethoxazol, Tetrazykline, Metronidazol, Neomycin, Oxacillin*) anfangs oft gut an. Trotz zyklischer Antibiotikaeinnahme sind Rezidive jedoch die Regel.

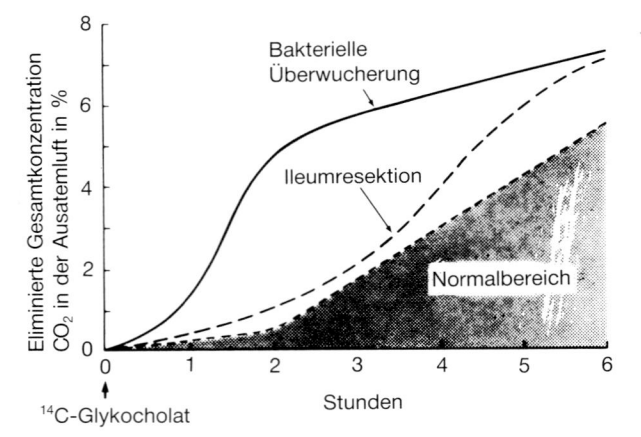

$^{14}$C-Glykocholat-Atemtest. Bei dem Patienten mit bakterieller Überwucherung wird eine exzessive, frühzeitig auftretende Ausscheidung von $^{14}CO_2$ gemessen. Der Patient mit einer Ileumresektion weist eine pathologisch erhöhte Ausscheidung zu einem späteren Zeitpunkt auf.

## Literatur

1. Corazza GR, Menozzi MG, Strocchi A, et al. The diagnosis of small bowel bacterial overgrowth. Reliability of jejunal culture and inadequacy of breath hydrogen testing. Gastroenterology 1990; 98: 302.
2. King CE, Toskes PP, Guilarte TR, Lorenz E, Welkos SL. Comparison of the one-gram D-(14C)xylose breath test to the (14C)bile acid breath test in patients with small-intestinal bacterial overgrowth. Gastroenterology 1981; 25: 53.
3. Kirsch M. Bacterial overgrowth. Am J Gastroenterol 1990; 85: 231.
4. Ruppin M. Meteorismus. Fortschr Med 1991; 109: 421.
5. Sarna SK, Otterson MF. Small intestinal physiology and pathophysiology. Gastroenterol Clin North Am 1989; 18: 375.
6. Wilberg S, Periamico O, Malfertheimer P. Der $H_2$-Laktulose-Atemtest in der Diagnostik der intestinalen Transitzeit. Leber Magen Darm 1990; 20: 129.

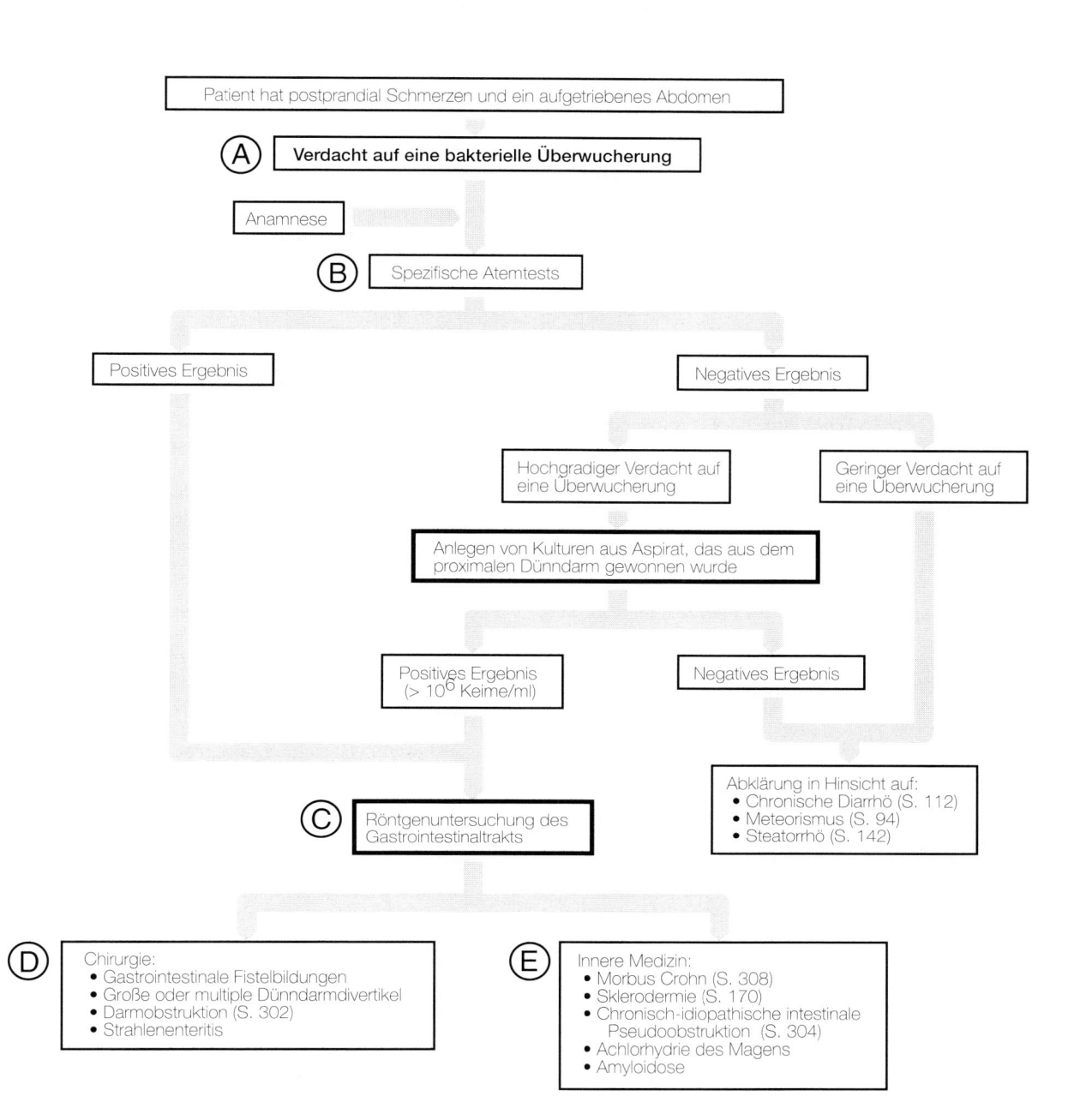

```
Patient hat postprandial Schmerzen und ein aufgetriebenes Abdomen
                    │
         Ⓐ  Verdacht auf eine bakterielle Überwucherung
                    │
              Anamnese
                    │
         Ⓑ  Spezifische Atemtests
                    │
        ┌───────────┴───────────┐
Positives Ergebnis         Negatives Ergebnis
                                │
                    ┌───────────┴───────────┐
         Hochgradiger Verdacht auf    Geringer Verdacht auf
         eine Überwucherung           eine Überwucherung
                    │
         Anlegen von Kulturen aus Aspirat, das aus dem
         proximalen Dünndarm gewonnen wurde
                    │
        ┌───────────┴───────────┐
Positives Ergebnis         Negatives Ergebnis
(> 10⁶ Keime/ml)                │
                       Abklärung in Hinsicht auf:
                       • Chronische Diarrhö (S. 112)
                       • Meteorismus (S. 94)
                       • Steatorrhö (S. 142)
         │
    Ⓒ Röntgenuntersuchung des Gastrointestinaltrakts
         │
  ┌──────┴──────┐
Ⓓ Chirurgie:                      Ⓔ Innere Medizin:
• Gastrointestinale Fistelbildungen   • Morbus Crohn (S. 308)
• Große oder multiple Dünndarmdivertikel • Sklerodermie (S. 170)
• Darmobstruktion (S. 302)            • Chronisch-idiopathische intestinale
• Strahlenenteritis                     Pseudoobstruktion (S. 304)
                                      • Achlorhydrie des Magens
                                      • Amyloidose
```

# Kurzdarmsyndrom

(A) Das Kurzdarmsyndrom ist Folge einer ausgedehnten Reduzierung funktionell intakter Dünndarmanteile aufgrund einer Erkrankung (z.B. Mesenterialinfarkt) oder einer chirurgischen Resektion. Anfangs konzentriert sich die Behandlung auf die Normalisierung und Aufrechterhaltung des Wasser- und Elektrolytgleichgewichts, in zweiter Linie muß der Nährstoffmangel ausgeglichen werden. Es kommt häufig zu einer Hypersekretion von Magensäure, wodurch die Regulierung des Wasser- und Elektrolythaushalts erschwert wird. Mit $H_2$-Rezeptorenblockern (*Famotidin*) oder Protonenpumpen-Hemmern läßt sich dieses Problem gut in den Griff bekommen. In diesem Anfangsstadium erfolgt die Ernährung ausschließlich parenteral. In der Frühphase wird die Mortalität von der Schwere des Grundleidens bestimmt und nicht von der Resektion per se.

(B) Hauptziel der Langzeitbehandlung ist es, durch eine enterale Ernährungstherapie das Gewicht des Patienten aufrechtzuerhalten und eine ausreichende Ernährung sicherzustellen. Aufgrund einer Hypertrophie der resorbierenden Oberfläche verfügt der Dünndarm über ein beträchtliches Adaptationsvermögen. Voraussetzung für diese Anpassungsvorgänge ist das Vorhandensein von Nährstoffen im Darmlumen. Um die Resorption zu verbessern, sollte man daher mit einer enteralen Sondenernährungstherapie mit chemisch definierter Diät beginnen, sobald diese von den Patienten vertragen wird. Dies ist meist 2 bis 4 Wochen nach der Resektion der Fall. Bei der Ernährung mit chemisch definierter Diät ist eine Verdauungsfunktion nicht erforderlich. Die Diäten sind zusammengesetzt aus Wasser, Elektrolyten, Glukose, Aminosäuren (bzw. Oligopeptiden), mittelkettigen Triglyzeriden und Spurenelementen. Wichtig ist vor allem, daß die Diät keine Disaccharide enthält, da die Zufuhr von Disacchariden ausgeprägte Diarrhöen mit obligatorischem, osmotisch bedingtem Verlust von Wasser und Elektrolyten verursacht. Um die Induktion einer Nierensteinbildung (S. 306) zu verhindern, sollte die Diät frei von Oxalat sein. Die Sondenernährung mit Pumpe muß mit sehr geringen Mengen (20 ml/Std.) beginnen, um eine langsame Adaptation der Mukosa zu gewährleisten.

(C) In seltenen Fällen treten bei Patienten mit einem Kurzdarmsyndrom nach Beginn der oralen Nahrungsaufnahme neurologisch-psychiatrische Veränderungen auf. Diese können bis hin zum Koma reichen und verschwinden mit dem Absetzen enteraler Ernährung. Man vermutet, daß diese Erscheinung auf eine Kohlenhydrat-Malabsorption und daraufhin vermehrtes Anfallen von D-Laktat und anderen organischen Anionen im Kolon zurückzuführen ist. Trotz vereinzelter Berichte über Therapieerfolge mit Antibiotika oder *Thiamin* muß man davon ausgehen, daß bei diesen Patienten eine totale parenterale Ernährung unumgänglich ist.

(D) Es ist außerordentlich schwierig, die Symptomatik (Diarrhö, Völlegefühl, abdominelle Krämpfe und Schmerzen) ausreichend unter Kontrolle zu bringen. Die mit einem Kurzdarmsyndrom einhergehende Diarrhö ist multifaktoriell bedingt. Es kann sich dabei um eine osmotische, eine sekretorische, eine chologene Diarrhö oder um eine Diarrhö im Rahmen einer Steatorrhö handeln. Möglich ist auch eine Kombination der angeführten ätiologischen Faktoren. Nach ausgedehnten Resektionen des terminalen Ileums (mehr als 50 cm) kommt es in der Regel zu einer Malabsorption von Gallensäuren (S. 306). In diesem Fall lassen sich die Diarrhöen durch Anionenaustauscher (z.B. *Colestyramin*) günstig beeinflussen. Andererseits kann *Colestyramin* zu einer weiteren Verminderung des reduzierten Gallensäurepools führen und somit die Steatorrhö und den Gewichtsverlust noch verschlimmern. Falls dies eintritt, ist es ratsam, die Behandlung mit *Colestyramin* abzusetzen. Ein sequentieller Therapieversuch mit Antidiarrhoika (*Diphenoxylat*, *Loperamid*, Opiumtinktur) ist indiziert.

(E) Bei fast allen Patienten mit einem Kurzdarmsyndrom kommt es im verbliebenen Dünndarm zu einer bakteriellen Überwucherung (S. 286), wodurch die Malabsorption von Gallensäuren und Fett zusätzlich verstärkt wird. Behandlungsversuche mit Breitspektrumantibiotika sind daher angezeigt, um die Resorption von Nährstoffen aus dem Darmlumen zu verbessern und eine ausgewogene Nährstoffbilanz zu sichern. In der Anfangsphase ist die antibiotische Therapie oft erfolgreich, die Langzeitwirkung ist jedoch nicht zufriedenstellend.

(F) Eine zu Hause durchgeführte parenterale Ernährung sollte nur in Betracht gezogen werden, falls sich Gewicht und ausreichender Ernährungszustand nicht aufrechterhalten lassen oder falls während einer enteralen Ernährungstherapie unerträgliche Diarrhöen und Schmerzen auftreten. Wegen der Komplikationen (Kathetersepsis, Pneumothorax, Überwässerung, Störung des Elektrolytgleichgewichts oder Probleme bei der technischen Durchführung) muß die Auswahl der Patienten für diese Therapie sehr sorgfältig erfolgen (S. 16).

## Literatur

1. Allard JP, Jeejeebhoy KN. Nutritional support and therapy in the short bowel syndrome. Gastroenterol Clin North Am 1989; 19: 589.
2. Devine M, Kelly KA. Surgical therapy of the short bowel syndrome. Gastroenterol Clin North Am 1989; 18: 603.
3. Kerberer M, Bodoky A, Babst R, et al. Künstliche Ernährung in der Chirurgie. Stand, Aktuelle Fragen und Perspektiven. Schweiz Rundsch Med Prax 1991; 80: 1303.
4. Levy E, Frileux P, Sandrucci S, et al. Continuous enteral nutrition during the early adaptive stage of the short bowel syndrome. Br J Surg 1988; 75: 549.
5. Oehler G. Das Kurzdarm-Syndrom. MedWelt 1994; 45: 300.
6. Scully TB, Kraft SC, Carr WC, Harig JM. D-Lactate-associated encephalopathy after massive small bowel resection. J Clin Gastroenterol 1989; 11: 448.

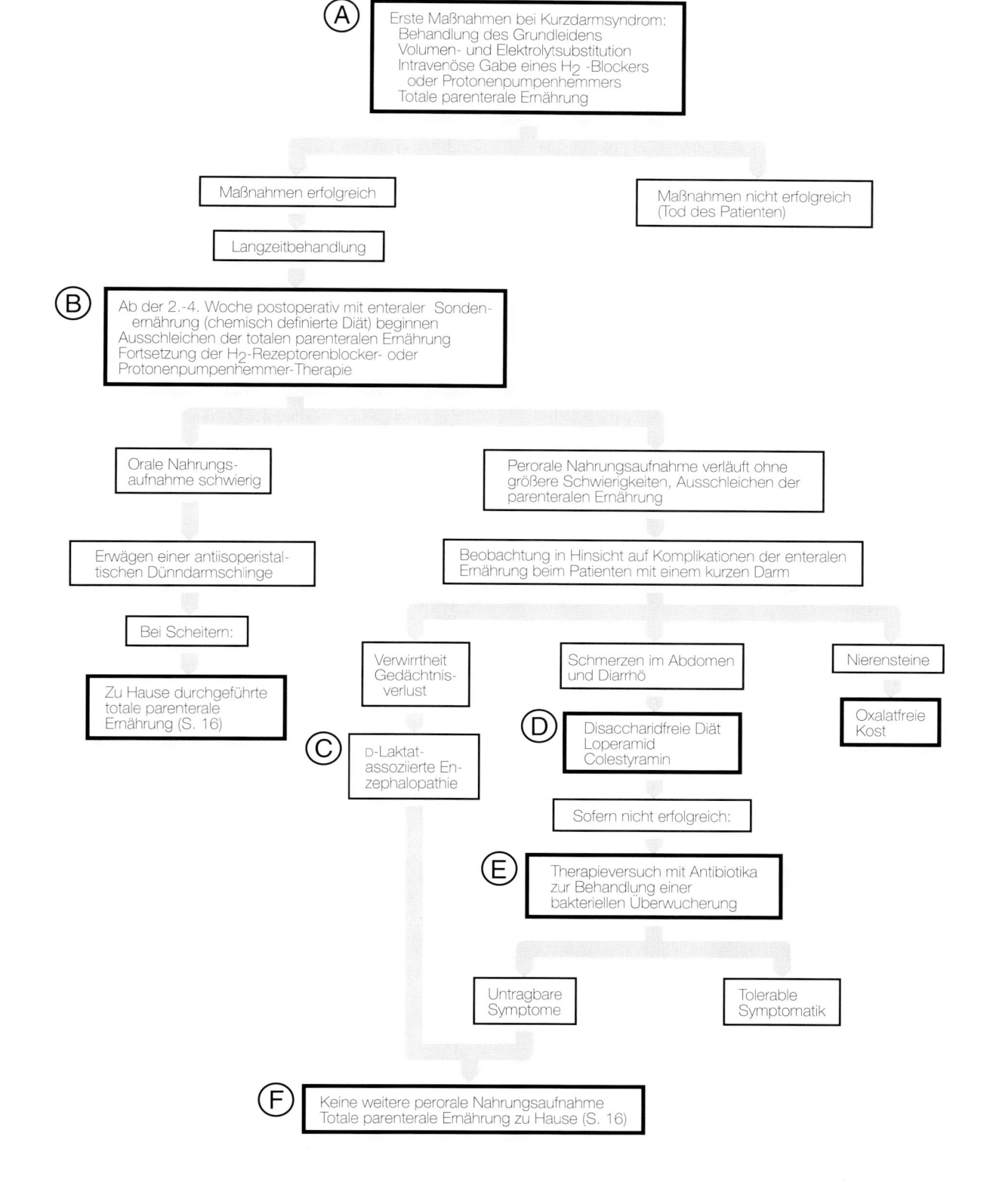

```
                    ┌─────────────────────────────┐
                    │ Ausgedehnte Dünndarmresektion│
                    └──────────────┬──────────────┘
                                   ▼
        ┌───┐  ┌──────────────────────────────────────────┐
        │ A │  │ Erste Maßnahmen bei Kurzdarmsyndrom:     │
        └───┘  │   Behandlung des Grundleidens            │
               │   Volumen- und Elektrolytsubstitution    │
               │   Intravenöse Gabe eines H₂-Blockers     │
               │     oder Protonenpumpenhemmers           │
               │   Totale parenterale Ernährung           │
               └──────────────────────────────────────────┘
```

**A** Erste Maßnahmen bei Kurzdarmsyndrom:
Behandlung des Grundleidens
Volumen- und Elektrolytsubstitution
Intravenöse Gabe eines $H_2$-Blockers oder Protonenpumpenhemmers
Totale parenterale Ernährung

- Maßnahmen erfolgreich → Langzeitbehandlung
- Maßnahmen nicht erfolgreich (Tod des Patienten)

**B** Ab der 2.–4. Woche postoperativ mit enteraler Sondenernährung (chemisch definierte Diät) beginnen
Ausschleichen der totalen parenteralen Ernährung
Fortsetzung der $H_2$-Rezeptorenblocker- oder Protonenpumpenhemmer-Therapie

- Orale Nahrungsaufnahme schwierig
  - Erwägen einer antiisoperistaltischen Dünndarmschlinge
  - Bei Scheitern: Zu Hause durchgeführte totale parenterale Ernährung (S. 16)

- Perorale Nahrungsaufnahme verläuft ohne größere Schwierigkeiten, Ausschleichen der parenteralen Ernährung
- Beobachtung in Hinsicht auf Komplikationen der enteralen Ernährung beim Patienten mit einem kurzen Darm

**C** Verwirrtheit, Gedächtnisverlust — D-Laktat-assoziierte Enzephalopathie

**D** Schmerzen im Abdomen und Diarrhö — Disaccharidfreie Diät, Loperamid, Colestyramin

Nierensteine — Oxalatfreie Kost

Sofern nicht erfolgreich:

**E** Therapieversuch mit Antibiotika zur Behandlung einer bakteriellen Überwucherung

- Untragbare Symptome
- Tolerable Symptomatik

**F** Keine weitere perorale Nahrungsaufnahme
Totale parenterale Ernährung zu Hause (S. 16)

# Dünndarmtumoren

(A) Dünndarmtumoren manifestieren sich entweder in Form einer intermittierenden Obstruktion des Dünndarms oder durch unerklärliche gastrointestinale Blutungen. Manchmal werden sie auch als Zufallsbefund bei einer Röntgenkontrastdarstellung des Dünndarms oder anläßlich einer Laparotomie entdeckt. Falls Allgemeinsymptome auftreten (Fieber, Nachtschweiß, Gewichtsverlust, Anorexie), handelt es sich wahrscheinlich um ein intestinales Lymphom (S. 294). Ist das klinische Bild von anfallsweiser Hautrötung (Flush), Diarrhö oder einer Erkrankung der Herzklappen geprägt, so besteht der Verdacht auf ein Karzinoid (S. 290). Benigne Tumoren sind gewöhnlich im proximalen Dünndarm lokalisiert, maligne Geschwülste findet man in der Regel im distalen Dünndarm. Der häufigste Dünndarmtumor ist das benigne Leiomyom, zu den häufigsten malignen Tumoren gehören das Adenokarzinom, das Karzinoid und das Leiomyosarkom.

(B) Die präoperative Diagnose einer Dünndarmneoplasie wird durch die Dünndarm-Doppelkontrastuntersuchung nach Sellink gesichert. Diese Technik ist besonders wichtig, da sich die Tumoren meistens innerhalb der Darmwand entwickeln und nur in wenigen Fällen – Lymphome und Adenokarzinome ausgenommen – die Schleimhaut mitbeteiligt ist. Unter Umständen gelingt die Lokalisation eines Dünndarmneoplasmas durch die Angiographie der *A. mesenterica superior*. Ein Somatostatin-Rezeptor-Szintigramm kann endokrin aktive Dünndarmtumore nachweisen, sofern sie Somatostatin-Rezeptoren besitzen.

(C) Die häufigsten Dünndarmgeschwülste sind Tumoren, die von der glatten Muskulatur ausgehen: 95% davon sind benigne Leiomyome, 5% sind Leiomyosarkome. Das Leiomyosarkom kann im histologischen Schnittpräparat gut differenziert erscheinen und leicht mit einem gutartigen Leiomyom verwechselt werden. Die meisten Pathologen definieren einen Tumor aus glatter Muskulatur dann als maligne oder auf Malignität verdächtig, wenn folgende Kriterien erfüllt werden: immunhistologische Sarkom-Kriterien; Nachweis von mehr als fünf Mitosen bei Untersuchungen im High power field (HPF); Nachweis von Tumorzellnekrosen, und als eindeutiger Hinweis jede Invasion in Gewebe außerhalb der Tumorkapsel. Trotz dieser Kriterien kann die Unterscheidung von Leiomyomen und Leiomyosarkomen schwierig sein. Die genaue Klassifizierung der von der glatten Muskulatur ausgehenden Tumoren ist wichtig, da die Überlebensquote nach Resektion von Leiomyomen nahezu 100% beträgt, während die Überlebensrate bei Leiomyosarkomen nur bei 30 bis 50% liegt. Für das Sarkom werden zwar eine Chemotherapie und Bestrahlung angeraten, die Wirksamkeit dieser Behandlung ist jedoch zweifelhaft.

(D) Das Adenokarzinom des Dünndarms ist eine Seltenheit (0,3/100 000 Personen). Es tritt bei älteren Patienten auf und wird bei Männern häufiger beobachtet. Die durchschnittliche Überlebenszeit nach Stellung der Diagnose liegt bei etwa 2,5 Jahren; die 5-Jahres-Überlebensrate beträgt 20%. Patienten mit einem Morbus Crohn erkranken vermutlich häufiger an diesem Malignom. In einer Untersuchungsreihe mit Patienten, die an einem M. Crohn erkrankt waren, betrug die Inzidenz 1 : 354 (verglichen mit der Normalbevölkerung eine Zunahme der Erkrankungshäufigkeit um das 1000fache). Darüber hinaus handelt es sich bei dem mit einem M. Crohn assoziierten Adenokarzinom gewöhnlich um ein schlecht differenziertes Siegelringzellenkarzinom, das häufig in den distalen Dünndarmabschnitten lokalisiert ist (in Bereichen mit chronischer, anhaltender Entzündung). Interessanterweise sind Bypass-Darmschlingen bei aktivem Morbus Crohn besonders anfällig für die Entwicklung von Adenokarzinomen. Trotz des erhöhten Erkrankungsrisikos bei Patienten mit einem M. Crohn ist dieses Malignom noch immer eine ungewöhnliche Rarität. Die Behandlung des Tumors besteht in erster Linie in der operativen Entfernung. Chemotherapie und Strahlenbehandlung sind den Erkrankungsfällen vorbehalten, bei denen sich das Tumorgewebe über die Grenzen der Darmwand hinaus ausgebreitet hat. Die Wirksamkeit dieser Behandlung ist zweifelhaft.

## Literatur

1. Ashley SW, Wells SA Jr. Tumors of the small intestine. Semin Oncol 1988; 15: 116.
2. Bridge MF, Perzin KH. Primary adenocarcinoma of the jejunum and ileum. Cancer 1975; 36: 1876.
3. Dorr U, Rath U, Schurmann G, et al. Somatostatin-Rezeptor-Szintigraphie. Ein neues bildgebendes Verfahren zum spezifischen Nachweis von Dünndarmkarzinoiden. RoFo Fortschr Geb Röntgenstr Neuen Bildgeb Verfahr 1993; 158: 67.
4. Evans HL. Smooth muscle tumors of the gastrointestinal tract. Cancer 1985; 56: 2242.
5. Oertli D, Rotelenburger JM, Harder F. Dünndarmcarcinom bei Morbus Crohn. Fallbeschreibung und Literaturübersicht. Chirurg 1993; 64: 346.
6. Uhl M, Roeren T, Merkle M. Unklarer Abdominaltumor, Non-Hodgkin-Lymphom des Dünndarms vom Burkitt Typ, Stadium II.1 nach Musshoff. Radiologe 1991; 31: 577.

```
┌─────────────────────────────┐                              ┌─────────────────────────────┐
│ Akute oder rezidivierende   │                              │ Gastrointestinale Blutungen │
│ Dünndarmobstruktion         │                              │ unklarer Herkunft           │
└─────────────────────────────┘                              └─────────────────────────────┘
                    │                                                       │
                    └───────────────────────┬───────────────────────────────┘
                                            │
                            (A)  ┌──────────────────────────────┐
                                 │ Verdacht auf einen Dünndarmtumor │
                                 └──────────────────────────────┘
                                            │
                            (B)  ┌──────────────────────────────────────────┐
                                 │ Kontrastdarstellung des Dünndarms mit    │
                                 │ Hilfe der Enteroklysmatechnik            │
                                 └──────────────────────────────────────────┘
                                            │
                                 ┌──────────────────────┐
                                 │ Erwägen:             │
                                 │ Somatostatin-        │
                                 │ Rezeptor-            │
                                 │ Szintigramm          │
                                 └──────────────────────┘
                                            │
                    ┌───────────────────────┴───────────────────────┐
        ┌───────────────────────────────┐              ┌────────────────────┐
        │ Negativer oder pathologischer,│              │ Positiver Befund   │
        │ jedoch diagnostisch nicht     │              └────────────────────┘
        │ beweisender Befund            │                         │
        └───────────────────────────────┘                         │
                        │                                         │
              ┌──────────────────────┐                            │
              │ Angiographie der     │                            │
              │ Mesenterialgefäße    │                            │
              └──────────────────────┘                            │
                        │                                         │
            ┌───────────┴──────────┐                              │
   ┌──────────────┐      ┌──────────────────┐        ┌────────────────────────────┐
   │ Normalbefund │      │ Positiver Befund │        │ Zufallsbefund bei einer    │
   └──────────────┘      └──────────────────┘        │ Röntgendarstellung des     │
           │                      │                  │ Dünndarms oder bei         │
   ┌──────────────┐                │                 │ einer Laparotomie          │
   │ Beobachtung  │                │                 └────────────────────────────┘
   │ des Patienten│                │                              │
   └──────────────┘                └──────────────┬───────────────┘
                                                  │
                                    ┌─────────────────────────┐
                                    │ Dünndarmneoplasma       │
                                    └─────────────────────────┘
                                                  │
                                    ┌─────────────────────────┐
                                    │ Laparotomie und Tumorresektion │
                                    └─────────────────────────┘
                                                  │
   ┌────────────┬────────────┬───────────────────┬────────────┬─────────────────┐
┌──────────┐ ┌──────────┐ (C)┌───────────────────┐ (D)┌─────────┐ ┌────────────┐
│Karzinoid-│ │ Lymphom  │    │ Von glatter       │    │ Adeno-  │ │ Lipom      │
│tumor     │ │ (S. 294) │    │ Muskulatur        │    │ karzinom│ │ Hämangiom  │
│(S. 292)  │ │          │    │ ausgehender Tumor │    │         │ │ Neurofibrom│
└──────────┘ └──────────┘    └───────────────────┘    └─────────┘ │ (S. 380)   │
                                       │                          │ Hamartom   │
                             ┌─────────┴─────────┐                │ (S. 380)   │
                      ┌──────────┐      ┌───────────────┐         │ Adenom     │
                      │ Leiomyom │      │ Leiomyosarkom │         └────────────┘
                      └──────────┘      └───────────────┘
```

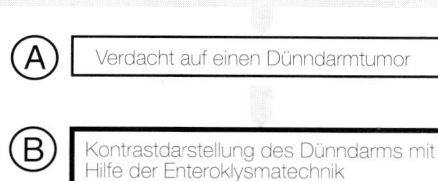

# Karzinoid

(A) Karzinoide werden nicht selten als Zufallsbefund bei einer Appendektomie oder anhand einer endoskopischen Biopsie aus einem kleinen Knoten unter der Mukosa entdeckt. Sucht der Patient jedoch wegen vom Tumor verursachten Symptomen den Arzt auf, so können drei verschiedene Ausprägungen vorliegen: das Karzinoidsyndrom, das eigentliche Karzinoid oder das metastasierende, keine Neuropeptide freisetzende Karzinoid. Im allgemeinen tritt ein Karzinoidsyndrom erst dann auf, wenn es zu einer Lebermetastasierung gekommen ist, kann in seltenen Fällen aber auch mit Primärkarzinoiden der Ovarien, Lunge und des Gastrointestinaltrakts assoziiert sein. Von den im Darm lokalisierten Karzinoidtumoren imponiert vor allem die Rektalgeschwulst als raumfordernder Prozeß (Rektalblutung, Obstipation, rektale oder abdominelle Schmerzen, Tasten einer symptomlosen Geschwulst bei der digitalen Untersuchung). Bei kleinen, in der Appendix, im Magen oder Rektum lokalisierten Karzinoiden ist die Prognose günstig. Bei jedem Karzinoid, das zum Zeitpunkt der Diagnosestellung größer als 2 cm ist, kann man von einer bereits eingetretenen Metastasierung ausgehen.

(B) Das Karzinoidsyndrom ist durch Diarrhöen, Bauchkrämpfe, anfallsweise Hautrötung (Flush), Zyanose, Bronchospasmus und Trikuspidalinsuffizienz oder Pulmonalstenose gekennzeichnet. Diese Symptome beruhen auf der Bildung einer ganzen Reihe humoraler Faktoren: Serotonin, Kinine, Histamin, Katecholamine und Prostaglandine. Ferner können diese Tumoren zusätzlich Insulin, adrenokortikotropes Hormon (ACTH), Glukagon, Parathormon, Gastrin und Endorphine sezernieren. Obgleich die Mehrzahl der Patienten mit einem Karzinoidsyndrom zum Zeitpunkt der Manifestation bereits Metastasen aufweist, ist die Überlebenszeit relativ lange.

(C) Die Mortalität beim Karzinoidsyndrom wird vorrangig vom Schweregrad der hormonellen Störungen, weniger von der Ausdehnung des Tumors selbst bestimmt. Die Patienten befinden sich häufig in einem schlechten Ernährungszustand, da jede Nahrungsaufnahme Diarrhö, Flush und Anfälle von Bauchkrämpfen provoziert. Bei den meisten Patienten läßt sich der Flush reproduzierbar durch Essen oder intravenöse Pentagastringabe auslösen. Zur Therapie der Krämpfe und Diarrhö eignet sich bei mäßiger Symptomausprägung *Cyproheptadin*, ein Serotoninantagonist (6–30 mg/ Tag). Der Flush kann durch eine Kombination aus Diphenhydramin und einem $H_2$-Rezeptorenblocker bzw. Protonenpumpenhemmer vermindert werden. Als großer Fortschritt in der Therapie dieser Tumoren gilt die Entwicklung eines Somatostatin-Analogons (*Octreotid*), welches subkutan und damit auch zu Hause appliziert werden kann. Somatostatin hemmt deutlich die Freisetzung von Serotonin und anderen Peptidhormonen aus Karzinoidtumoren und stellt momentan die Therapie der Wahl für Patienten mit schwerem Karzinoidsyndrom dar.

(D) Der klinische Nutzen von Chemotherapie und Strahlentherapie bei metastasierenden Karzinoidtumoren steht bislang noch aus. Eine entsprechende Behandlung sollte im allgemeinen so lange hinausgeschoben werden, bis der Patient Symptome aufweist, da eine lange Überlebenszeit ohne eine solche Behandlung eher die Regel ist als die Ausnahme. Eine operative Verkleinerung der Tumormasse kann unter Umständen die Symptomatik des Karzinoidsyndroms verringern.

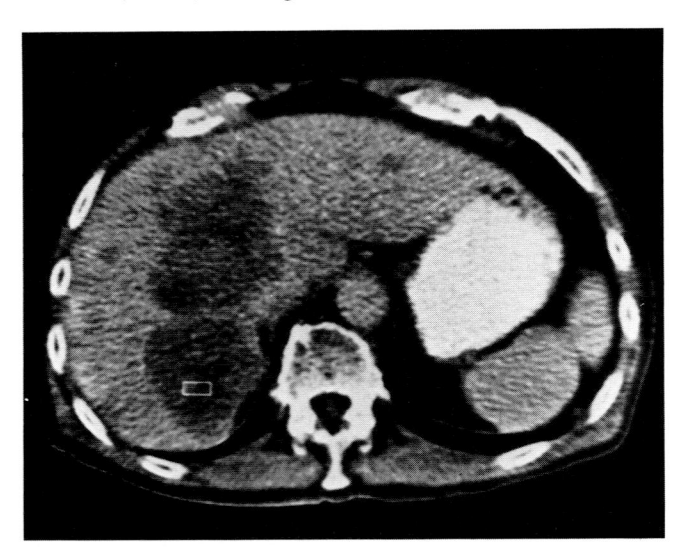

CT-Befund beim Karzinoidsyndrom. Der Großteil des rechten Leberlappens ist durch Tumorgewebe ersetzt worden.

## Literatur

1. Horing E, Egner E, Galsberg U von. Karzinoid des Magens bei chronisch-atrophischer Gastritis mit Hypergastrinämie. Leber Magen Darm 1991; 91: 83.
2. Joseph K, Stapp J, Reinecke J, et al. Rezeptorszintigraphie bei endokrinen gastroenteropankreatischen Tumoren. Dtsch Med Wochenschr 1992; 117: 1025.
3. Moertel CG. Treatment of the carcinoid tumor and the malignant carcinoid syndrome. J Clin Oncol 1983; 1: 727.
4. Sauven P, Ridge JA, Quan SH, Sigurdson ER. Anorectal carcinoid tumors. Is aggressive surgery warranted? Ann Surg 1990; 211: 67.
5. Storck M, Jauch KW, Wiebeke B, Denecke M. Das Carcinoid des Magens – Aspekte zur chirurgischen Therapie. Chirurg 1991; 62: 284.
6. Trautmann ME, Koop H, Arnold R. Was ist gesichert in der Behandlung der endokrinen Tumoren des Gastrointestinaltraktes? Internist 1993; 34: 43.

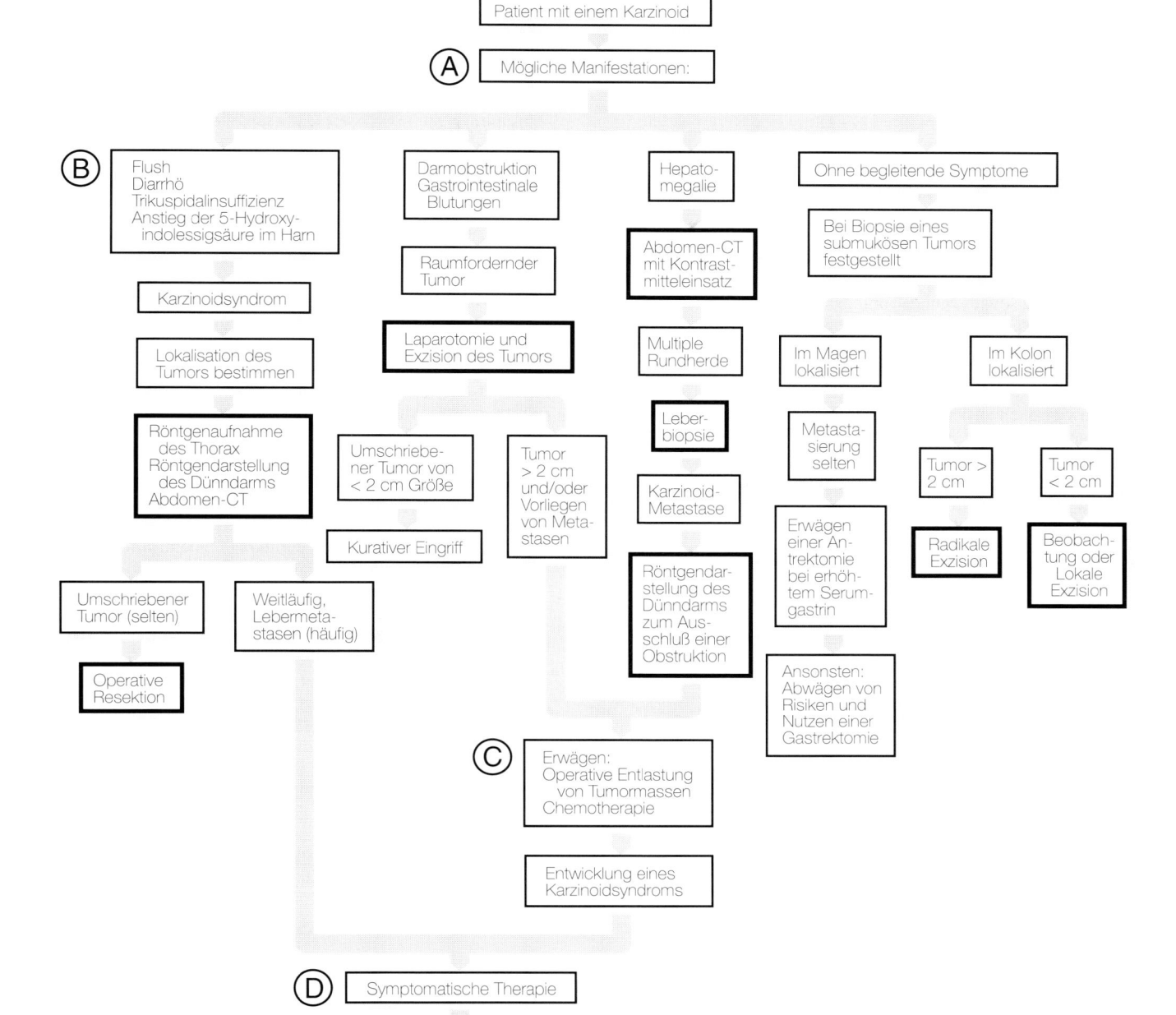

```
                           Patient mit einem Karzinoid
                                       │
                          (A) Mögliche Manifestationen:
                                       │
     ┌─────────────────┬───────────────┼───────────────┬─────────────────┐
(B) Flush          Darmobstruktion   Hepato-      Ohne begleitende Symptome
    Diarrhö        Gastrointestinale megalie
    Trikuspidalinsuffizienz Blutungen            Bei Biopsie eines
    Anstieg der 5-Hydroxy-                       submukösen Tumors
    indolessigsäure im Harn                      festgestellt
                   Raumfordernder   Abdomen-CT
                   Tumor            mit Kontrast-
    Karzinoidsyndrom                mittelleinsatz
                   Laparotomie und
    Lokalisation des  Exzision des Tumors  Multiple      Im Magen        Im Kolon
    Tumors bestimmen                       Rundherde    lokalisiert     lokalisiert

    Röntgenaufnahme Umschriebe-  Tumor          Leber-    Metasta-
    des Thorax      ner Tumor von > 2 cm        biopsie   sierung    Tumor >    Tumor
    Röntgendarstellung < 2 cm Größe und/oder              selten     2 cm       < 2 cm
    des Dünndarms              Vorliegen        Karzinoid-
    Abdomen-CT                 von Meta-        Metastase Erwägen    Radikale   Beobach-
                  Kurativer    stasen                     einer An-  Exzision   tung oder
                  Eingriff                      Röntgendar- trektomie           Lokale
                                                stellung des bei erhöh-         Exzision
    Umschriebener Weitläufig,                   Dünndarms  tem Serum-
    Tumor (selten) Lebermeta-                   zum Aus-   gastrin
                   stasen (häufig)              schluß einer
                                                Obstruktion Ansonsten:
    Operative                                              Abwägen von
    Resektion                                              Risiken und
                                                           Nutzen einer
                                                           Gastrektomie

                                  (C) Erwägen:
                                      Operative Entlastung
                                      von Tumormassen
                                      Chemotherapie

                                      Entwicklung eines
                                      Karzinoidsyndroms

                              (D) Symptomatische Therapie

                                  Cyproheptadin
                                  H₁- und H₂-Blocker
                                  Octreotide (Somato-
                                  statin-Analogon)
```

# Lymphom

(A) Darmlymphome verursachen ein klinisches Bild, das häufig von Abdominalschmerz, Diarrhö und Gewichtsverlust geprägt ist. Die Symptomatik kann auf einer intermittierenden Darmobstruktion oder einer Malabsorption beruhen. Im Dünn- oder Dickdarm lokalisierte Lymphome führen oft zu makroskopischen oder okkulten Blutverlusten aus dem Gastrointestinaltrakt. In den meisten Fällen erfordert die diagnostische Abklärung die Röntgendarstellung, eine endoskopische Untersuchung sowie Dünndarmbiopsien. Um genügend Gewebe für eine genaue Diagnose zu erhalten, muß oftmals eine Laparotomie durchgeführt werden. Bei Patienten mit einer Sprue (S. 280) oder ulzeröser Jejunoileitis soll eine erhöhte Inzidenz für Darmlymphome bestehen. Dies zeigt auch die Schwierigkeiten der bioptischen Diagnose eines Dünndarmlymphoms. Man findet im Darm alle Typen des Lymphoms; das diffuse histiozytäre Lymphom ist jedoch am häufigsten anzutreffen. Der Morbus Hodgkin befällt den Darmtrakt selten, sofern die Erkrankung nicht bereits zu einem disseminierten Organbefall geführt hat. Die Therapie des Darmlymphoms wird vom histologischen Typ sowie von Ausdehnung und Lokalisation des Tumors bestimmt.

(B) Das primäre diffuse intestinale Lymphom, gelegentlich als Alpha-Schwerkettenkrankheit oder mediterranes Lymphom beschrieben, tritt vorzugsweise bei Bewohnern des Nahen Ostens auf. Auch die immunproliferative Erkrankung des Dünndarms geht mit einer lymphoplasmozytären Infiltration des proximalen Dünndarms und einer Bildung von schweren Alphaketten einher. Es kann sich hierbei um eine Vorstufe des primären diffusen Darmlymphoms handeln. Die immunproliferative Erkrankung des Dünndarms ist in den Ländern des Nahen Ostens die häufigste Ursache der Malabsorption. Das Leiden läßt sich durch eine antibiotische Therapie (Tetrazykline) vollständig zurückbilden. Mit zunehmender Einwanderung der Bevölkerung des Nahen Ostens in die Vereinigten Staaten und Europa werden die beiden angeführten Erkrankungen vielleicht auch hier häufiger diagnostiziert werden. Steht die Diagnose eines primären diffusen Darmlymphoms fest, so wird angesichts des ausgedehnten, diffusen Befalls des Gastrointestinaltrakts die kombinierte Chemotherapie einer Strahlenbehandlung und einer operativen Therapie vorgezogen.

(C) Die Therapie eines Non-Hodgkin-Lymphoms hängt von der Lokalisation und den histologischen Eigenschaften des Tumors ab. Bei Patienten mit einer lokalisierten Erkrankung (Stadium IB) wird eine operative Resektion und eine anschließende Radiotherapie durchgeführt (Heilungsrate 75%). Bei regionalen Lymphknotenmetastasen oder einem Erkrankungsstadium IIB wird eine kombinierte Chemotherapie, zusammen mit einer Strahlentherapie, empfohlen (Heilungsrate 25–40%). Falls sich der Tumor weiter ausgebreitet hat (Stadium III–IV), bevorzugt man eine kombinierte Chemotherapie, wobei die Strahlentherapie und die chirurgische Therapie als Palliativmaßnahmen an den Stellen Einsatz finden, an denen sich der Tumor weit ausgebreitet hat. Die zwei Chemotherapieschemata, die am häufigsten Einsatz finden, sind das COPLAM-Schema (*Cyclophosphamid*, *Vincristin*, *Adriamycin*, *Prednison*, *Procarbazin* und *Bleomycin*) sowie das C-MOPP-Schema (*Cyclophosphamid*, *Vincristin*, *Procarbazin* und *Prednison*).

(D) Bei der afrikanischen Form des Burkitt-Lymphoms beobachtet man selten einen Befall des Intestinaltrakts, während die amerikanische Form der Erkrankung recht häufig mit einer Darmbeteiligung einhergeht. In den USA kommt es bei 30 bis 50% der Patienten zu Symptomen von seiten des Intestinaltrakts. B-Zell-Lymphome, bei AIDS-Patienten häufig, können eine rektale Raumforderung oder eine Obstruktion des terminalen Ileums, die dem Befund bei einem Morbus Crohn ähneln, verursachen. Die Diagnose wird durch den charakteristischen histopathologischen Befund (Sternhimmelzellen) oder durch spezielle immunzytochemische oder immunhistologische Untersuchungen mit Hilfe spezifischer Lymphozytenmarker gestellt. Da die Verdoppelungszeit des Tumors bei annähernd 24 Stunden liegt, sollte die diagnostische Abklärung bei entsprechendem Verdacht möglichst rasch eingeleitet werden. Laparotomie und 80- bis 90%ige Verkleinerung der Tumormassen erhöhen die Erfolgschancen einer Chemotherapie und verbessern die Überlebensrate. Da dieses Lymphom ausgesprochen gut auf eine Therapie mit Zytostatika ansprechen kann, muß nach Beginn der Therapie eine sorgfältige Überwachung in bezug auf ein Tumorlysesyndrom erfolgen. Die gleichzeitige und rezidivierende Beteiligung des Zentralnervensystems läßt eine intrathekale Therapie ratsam erscheinen.

## Literatur

1. Burkes RL, Meyer PR, Gill PS, et al. Rectal lymphoma in homosexual men. Arch Intern Med 1986; 146: 913.
2. Collins J, Katon R, Harty-Golder B. Burkitt's lymphoma presenting with gastroduodenal involvement. Gastroenterology 1983; 85: 425.
3. Dragosics B, Bauer P, Rapaszkiewicz T. Primary gastrointestinal non-Hodgkin's lymphomas. Cancer 1985; 55: 1060.
4. Gilinsky NH, Novis BH, Wright JP, et al. Immunoproliferative small intestinal disease: clinical features and outcome in 30 cases. Medicine 1987; 66: 438.
5. Koch P, Koch OM, Herrmann R. Diagnostik und Therapie gastrointestinaler Lymphome. Internist 1993; 34: 155.

```
Patient mit Darmobstruktion, gastrointestinalen Blutungen,
        therapierefraktärer Sprue;
HIV-positiver Patient mit Schmerzen im Abdomen
```

**(A) Verdacht auf ein Darmlymphom**

MDP mit Dünndarmdoppel-
kontast nach Sellink
Endoskopie mit Biopsien
Abdomen-CT

Zur Sicherung der Diagnose eventuell
Probelaparotomie notwendig

Gesicherte Diagnose eines Darmlymphoms

(B) Primäres diffuses intestinales Lymphom

Chemotherapie
Chirurgische Pal-
liativmaßnahmen

Lokalisierte Erkrankung oder
Tumorausdehnung unbekannt

Laparotomie zur Tumorresektion
oder Verkleinerung der
Tumormassen, falls möglich

(C) Non-Hodgkin-Lymphom

Therapie entsprechend
dem Erkrankungsstadium

(D) Burkitt-Lymphom

Chemotherapie

# Exsudative Enteropathie

(A) Die Diagnose der exsudativen Enteropathie (eiweißverlierende Enteropathie) basiert auf dem Nachweis einer Hypoproteinämie, wenn eine Nierenerkrankung mit Eiweißverlust, eine reduzierte Syntheseleistung der Leber oder eine Malnutrition ausgeschlossen sind. Der enterale Eiweißverlust läßt sich durch die Bestimmung der intestinalen oder fäkalen Ausscheidung von $\alpha_1$-Antitrypsin oder von $^{51}$Cr-markierten Plasmaproteinen aufzeigen (S. 164). Akute infektiöse Diarrhöen (bakterielle Ruhr, Salmonellose oder Amöbiasis), Histoplasmose, Tuberkulose, Giardiasis, Infektionen mit Hakenwürmern, Capillariasis und Schistosomiasis (Bilharziose) wurden mit einer eiweißverlierenden Enteropathie in Zusammenhang gebracht und sollten bei entsprechendem Verdacht durch geeignete Kulturverfahren und Untersuchungen auf Parasiten ausgeschlossen werden.

(B) Die exsudative Enteropathie kann durch Magen-, Dünndarm- oder Dickdarmerkrankungen verursacht werden. Für die initiale Diagnostik ist eine Röntgenkontrastuntersuchung des oberen Gastrointestinaltrakts (MDP) mit Kontrastdarstellung des Dünndarms am besten geeignet. Bei unauffälligem Magenbefund und Verdacht auf eine Dünndarmerkrankung ergibt die Röntgenuntersuchung mit Hilfe der Enteroklysmatechnik eine relativ gute Darstellung der Schleimhautmorphologie im Dünndarm. Falls der Untersuchungsbefund von Magen und Dünndarm keinen Hinweis auf eine Erkrankung ergibt, muß eine Untersuchung des Dickdarms erfolgen (Koloskopie mit Entnahme von Biopsien). Zu den häufigsten Dickdarmerkrankungen, die eine exsudative Enteropathie verursachen, zählen entzündliche Darmerkrankungen, Infektionen und Tumoren.

(C) 1888 beschrieb Ménétrier eine Magenerkrankung, die durch eine ausgedehnte Hypertrophie der Magenfalten charakterisiert ist, Polyadénomes en Nappe. Diese Erkrankung, die seither seinen Namen trägt, wird am häufigsten bei Männern im 4. bis einschließlich 6. Lebensjahrzehnt diagnostiziert. Kennzeichnend für die Ménétrier-Erkrankung sind die großen, geblähten Magenfalten, eine Hypochlorhydrie, sich verzweigende, hyperplastische Magendrüsen mit zystischer Dilatation im Biopsiematerial und normale bzw. erhöhte Nüchternserumgastrinspiegel. Es wurde eine Reihe von extraintestinalen Komplikationen beschrieben: rezidivierende Infektionen, obturierende oder thromboembolische Gefäßerkrankungen und Lungenödem. Außerdem wurde festgestellt, daß Patienten, die an der Ménétrier-Erkrankung leiden, ein erhöhtes Risiko für die Entwicklung eines Magenkarzinoms aufweisen. Über das Ausmaß dieses Risikos und die Notwendigkeit einer endoskopischen Überwachung fehlen bisher gesicherte Angaben. Durch eine medikamentöse Therapie mit Anticholinergika und $H_2$-Rezeptorenblockern bzw. Protonenpumpenhemmern kann der Eiweißverlust mitunter erfolgreich unter Kontrolle gebracht werden. Die Mehrzahl der Autoren vertritt jedoch die Meinung, daß die konservative Therapie nur eine minimale Wirkung hat und daß bei den meisten Patienten mit ausgeprägter Symptomatik (Gewichtsverlust, Ödeme, Übelkeit, Anorexie) eine partielle oder totale Magenresektion erforderlich ist.

(D) Die hypertrophe hypersekretorische Gastropathie unterscheidet sich von der Ménétrier-Erkrankung hauptsächlich durch das Vorliegen einer normalen oder erhöhten Säuresekretion und einer Zunahme der Belegzellzahl. Es stehen kaum Daten über den eigengesetzlichen Verlauf dieser Erkrankung zur Verfügung. Man weiß lediglich, daß das Leiden auf eine medikamentöse Therapie mit $H_2$-Rezeptorenblockern bzw. Protonenpumpenhemmern und Anticholinergika gut anzusprechen scheint.

(E) Das klinische Bild der intestinalen Lymphangiektasie ist von Ödemen, chylösem Aszites, Hypoproteinämie und Lymphozytopenie geprägt. Von der primären Lymphangiektasie sind Kinder und junge Erwachsene betroffen; die Geschlechtsverteilung ist ausgewogen. Die sekundäre Lymphangiektasie (Tumor, Lymphom, Trauma, Strahlentherapie oder Granulomatose) ist in der Regel eine Erkrankung des Erwachsenenalters. Die zusätzlich zur üblichen Anamnese, der körperlichen Untersuchung, Thorax-Röntgenaufnahmen und der Blutbiochemie durchgeführte computertomographische Untersuchung des Abdomens und eine Lymphangiographie erleichtern die Diagnosestellung. Die gastrointestinale Symptomatik ist unterschiedlich. Es gibt jedoch Verlaufsformen mit Diarrhö und Steatorrhö (20%), leichter Diarrhö (60%) und Fehlen einer Diarrhö (20%). Die Resorption von Substanzen, die nicht über die Lymphwege abtransportiert werden müssen (D-Xylose, mittelkettige Triglyzeride [MCT], wasserlösliche Vitamine), ist in der Regel nicht beeinträchtigt. Therapeutisch strebt man eine Heilung des Grundleidens bei sekundären Lymphangiektasien sowie eine Entlastung des mesenterialen Lymphsystems bei primärer Lymphangiektasie an (Ergänzung der Nahrung durch mittelkettige Triglyzeride, Diät mit niedrigem Fett- und hohem Protein- und Kohlenhydratanteil sowie parenterale Gabe von fettlöslichen Vitaminen). Einem kürzlich erschienenen Bericht zufolge kann man durch Hemmung der gesteigerten Fibrinolyse die Permeabilität der Lymphgefäße gegenüber Proteinen senken.

## Literatur

1. Biermann J, Meinshausen J, Kuhlmann U. Therapierefraktäre primäre intestinale Lymphangiektasie. Dtsch Med Wochenschr 1991; 116: 1473.
2. Kelly DG, Miller LJ, Malagelada J-R, Huizenga KA, Markowitz H. Giant hypertrophic gastropathy (Menetrier's disease): Pharmacologic effects on protein leakage and mucosal ultrastructure. Gastroenterology 1982; 83: 581.
3. Mine K, Matsubayashi S, Nakai Y, Nakagawa T. Intestinal lymphangiectasia markedly improved with antiplasmin therapy. Gastroenterology 1989; 96: 1596.
4. Sachs S, Encke A. Der Morbus Ménétrier – eine seltene Erkrankung des Magens. Zentralbl Chir 1993; 118: 160.
6. Tift WL, Lloyd JK. Intestinal lymphangiectasia. Long term results with MCT diet. Arch Dis Child 1975; 50: 269.

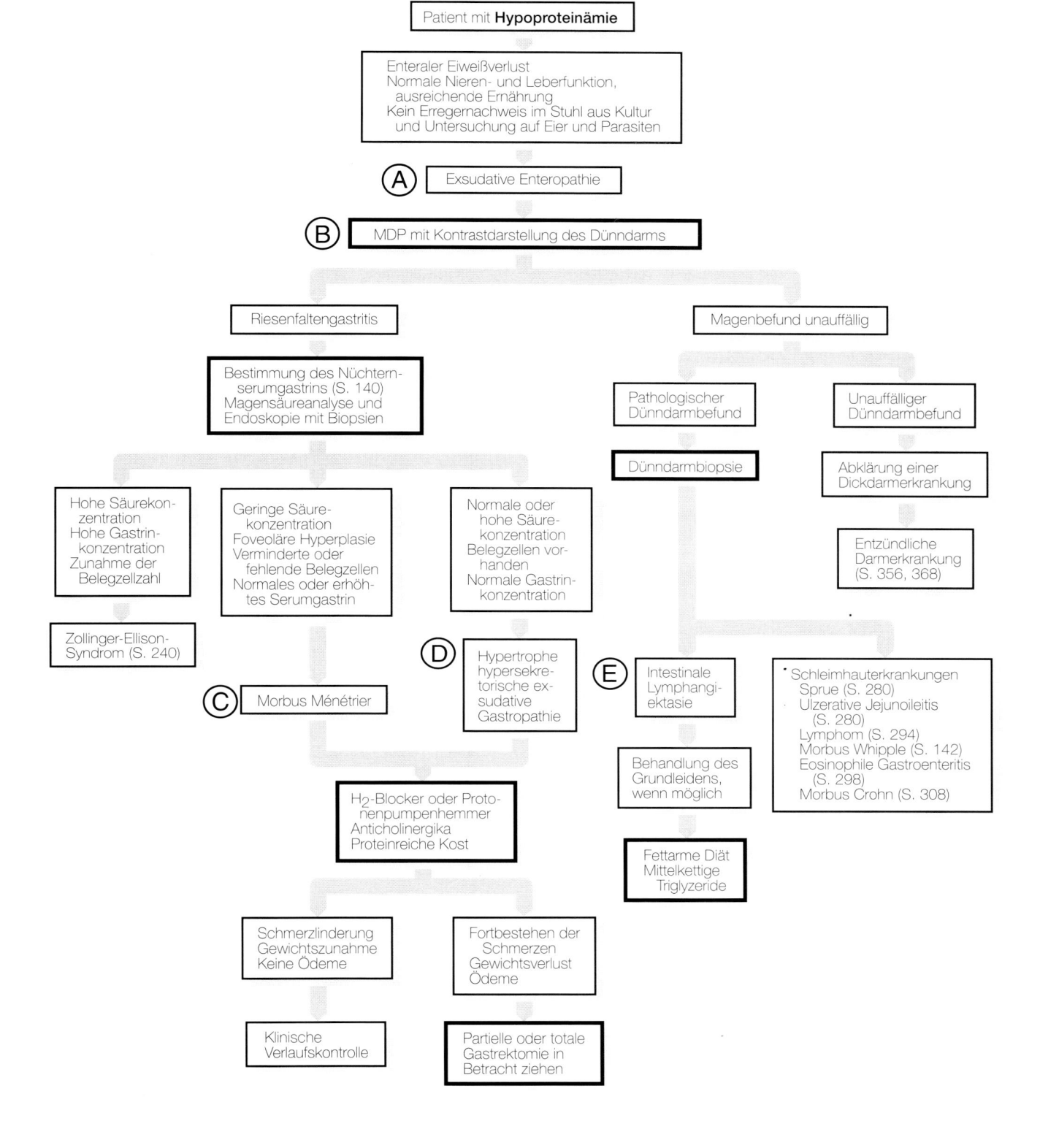

```
                    Patient mit Hypoproteinämie
                              │
              ┌───────────────┴───────────────┐
              │ Enteraler Eiweißverlust        │
              │ Normale Nieren- und Leberfunktion, │
              │ ausreichende Ernährung         │
              │ Kein Erregernachweis im Stuhl aus Kultur │
              │ und Untersuchung auf Eier und Parasiten │
              └───────────────┬───────────────┘
                              │
        (A)           Exsudative Enteropathie
                              │
        (B)      MDP mit Kontrastdarstellung des Dünndarms
                              │
            ┌─────────────────┴─────────────────┐
     Riesenfaltengastritis               Magenbefund unauffällig
```

**Riesenfaltengastritis**

Bestimmung des Nüchternserumgastrins (S. 140)
Magensäureanalyse und Endoskopie mit Biopsien

- **Hohe Säurekonzentration / Hohe Gastrinkonzentration / Zunahme der Belegzellzahl** → Zollinger-Ellison-Syndrom (S. 240)
- **Geringe Säurekonzentration / Foveoläre Hyperplasie / Verminderte oder fehlende Belegzellen / Normales oder erhöhtes Serumgastrin** → (C) Morbus Ménétrier
- **Normale oder hohe Säurekonzentration / Belegzellen vorhanden / Normale Gastrinkonzentration** → (D) Hypertrophe hypersekretorische exsudative Gastropathie

H₂-Blocker oder Protonenpumpenhemmer
Anticholinergika
Proteinreiche Kost

- Schmerzlinderung / Gewichtszunahme / Keine Ödeme → Klinische Verlaufskontrolle
- Fortbestehen der Schmerzen / Gewichtsverlust / Ödeme → Partielle oder totale Gastrektomie in Betracht ziehen

**Magenbefund unauffällig**

- Pathologischer Dünndarmbefund → Dünndarmbiopsie
- Unauffälliger Dünndarmbefund → Abklärung einer Dickdarmerkrankung → Entzündliche Darmerkrankung (S. 356, 368)

(E)
- Intestinale Lymphangiektasie → Behandlung des Grundleidens, wenn möglich → Fettarme Diät / Mittelkettige Triglyzeride
- Schleimhauterkrankungen
  - Sprue (S. 280)
  - Ulzerative Jejunoileitis (S. 280)
  - Lymphom (S. 294)
  - Morbus Whipple (S. 142)
  - Eosinophile Gastroenteritis (S. 298)
  - Morbus Crohn (S. 308)

# Eosinophile Gastroenteritis

(A) Die eosinophile Gastroenteritis, ein seltenes Leiden, zeigt verschiedene Verlaufsformen. Bei der überwiegenden Zahl der Erkrankungsfälle beobachtet man eine Beteiligung von Magen und proximalem Dünndarm, die zu Entzündung und Ulzerationen führt. Folgen sind Diarrhö, Bauchschmerzen und -krämpfe, Malabsorption und Verlust von Blut und Eiweiß über den Gastrointestinaltrakt. Die Verlaufsform mit vorwiegendem Schleimhautbefall scheint durch bestimmte Nahrungsbestandteile ausgelöst zu werden. Verzichten die Patienten auf den Verzehr dieser Nahrungsmittel, so kann eine Remission der Erkrankung erreicht werden. Seltener manifestiert sich das Leiden durch eine intestinale Obstruktion. In operativ entnommenen Gewebsproben findet man die eosinophilen Infiltrationen gewöhnlich in den tiefen Schichten der Darmwand (Muscularis propria und Serosa). In seltenen Fällen ist nur die Serosa befallen, und das klinische Bild ist durch einen eosinophilen Aszites gekennzeichnet. Bei symptomatischem Verlauf findet sich fast immer gleichzeitig eine periphere Eosinophilie.

(B) Differentialdiagnostisch sind bei der eosinophilen Gastroenteritis die folgenden Erkrankungen zu berücksichtigen: Panarteriitis nodosa (S. 172), Enteritis regionalis (Morbus Crohn, S. 308), Darmlymphom (S. 294), idiopathisches Hypereosinophiliesyndrom, Magenkarzinom (S. 224), eosinophiles Granulom und Parasitosen. Alle angeführten Erkrankungen können mit Diarrhö, peripherer Eosinophilie (das eosinophile Granulom ausgenommen) und eosinophilen Infiltraten in der Darmwand einhergehen. Klinisches Bild und der histopathologische Befund in peroral gewonnenen Schleimhautsaugbiopsien reichen in der Regel zur Differenzierung dieser verschiedenen Erkrankungen aus.

(C) An der Entwicklung einer eosinophilen Gastroenteritis sind insbesondere Milchprodukte beteiligt. Verzicht auf Milch führt bei manchen Patienten zu einer Remission der Erkrankung, und nach erneuter Provokation durch Milchprodukte rezidivieren sowohl Symptomatik als auch histologische Veränderungen. Weitere Nahrungsmittel, bei denen ein kausaler Zusammenhang mit dem Leiden angenommen wird, sind Eier, Schweinefleisch, Rindfleisch und Produkte, die aus glutenhaltigem Mehl zubereitet wurden. Da nach Ernährungsumstellung nur bei einer kleinen Anzahl von Erkrankten eine Remission eintritt, repräsentieren diese Patienten wahrscheinlich eine besondere spezielle Untergruppe der an einer eosinophilen Gastroenteritis Erkrankten. Es empfiehlt sich, die angeschuldigten Nahrungsmittel der Reihe nach wegzulassen, bis es zur Rückbildung der Symptome kommt. Falls die Symptomatik während der Diätbeschränkung nicht abklingt oder sich gar verschlimmert, ist eine Behandlung mit Steroiden indiziert.

(D) Bei allen Formen der eosinophilen Gastroenteritis basiert die Behandlung auf der Gabe von Steroiden. Die perorale Verabreichung von täglich 20 bis 40 mg Prednisolon bewirkt im allgemeinen eine eindrucksvolle Besserung aller Erkrankungsmanifestationen. Nach 7- bis 10tägiger Behandlung kann die Dosis in vielen Fällen über mehrere Wochen schrittweise reduziert werden. Bei einigen Patienten ist eine kontinuierliche Langzeittherapie mit Steroiden (gewöhnlich 5-10 mg/d) erforderlich, um die Remission aufrechtzuerhalten. Antihistaminika und orale Gaben von Dinatriumcromoglycinat wurden bei dieser Erkrankung nur mit mäßigem Erfolg eingesetzt.

(E) Falls die Symptomatik auf eine Steroidtherapie nicht anspricht (selten), ist ein operativer Eingriff, eine zusätzliche Behandlung mit Immunsuppressiva oder eine totale parenterale Ernährung indiziert. Bei diffusem Schleimhautbefall sollte eine chirurgische Therapie vermieden werden. In Frage käme hier die Ergänzung der Steroidtherapie durch *Cyclophosphamid* oder *Azathioprin*. Spricht die Symptomatik auf diese Kombinationstherapie nicht an, so ist der Einsatz einer totalen parenteralen Ernährung zu erwägen, die zu Hause durchgeführt werden kann. Bei lokalisiertem Befall eines bestimmten Darmabschnitts ist die operative Resektion indiziert. Unter Umständen läßt sich dadurch eine Heilung erzielen. Häufig kommt es jedoch auch nach Resektion eines scheinbar umschriebenen Prozesses zu Erkrankungsrezidiven in anderen Darmabschnitten. Bei der Mehrzahl der Patienten mit eosinophilem Aszites ist die Serosa an mehreren Stellen befallen. In dieser Patientengruppe kann durch eine Steroidtherapie meist eine eindrucksvolle Besserung erzielt werden.

## Literatur

1. Nastragelopulos N, Kienzle HF, Ritter M, Bahr R. Die diffuse eosinophile Gastroenteropathie. Leber Magen Darm 1990; 2: 92.
2. Minciu O, Wegmann D, Gebbers JO. Eosinophile Kolitis – eine seltene Ursache des akuten Abdomens. Schweiz Med Wschr 1992; 122: 1402.
3. Moots RJ, Prouse P, Gumpel JM. Near fatal eosinophilic gastroenteritis responding to oral sodium chromoglycate. Gut 1988; 29: 1282.
4. Talley WJ, Shorter RG, Phillips SF, Zinmeister AR. Eosinophilic gastroenteritis: a clinicopathological study of patients with disease of the mucosa, muscle layer, and subserosal tissues. Gut 1990; 31: 54.

```
Patient mit Schmerzen im Abdomen, Übelkeit,
Gewichtsverlust, Diarrhö und Aszites
                    │
Entwicklung eines Aszites oder einer peripherer Eosinophilie
                    │
(A)  **Verdacht auf eine eosinophile Gastroenteritis**
                    │
        Stuhluntersuchung auf Wurmeier und Parasiten
                ┌───┴───┐
            Negativ    Nachweis von Parasiten
                │
        Schleimhautbiopsie oder Exzision
        von Darmgewebe bei einer Operation
            ┌───┴───┐
(B)  Andere Diagnosen    Eosinophile Infiltrationen in
                         der Darmwand
                                │
                Eosinophile Gastroenteritis mit
                eosinophilen Infiltrationen in:
        ┌───────────────┼───────────────┐
   Ausschließlich    Mukosa und        Subserosa und
   Mukosa            Muskelschicht     Serosa
        │                 │                 │
   Auflösen der      Häufig mit einer  Häufig mit einem
   Symptomatik durch Darmobstruktion   eosinophilen Aszites
   bestimmte         einhergehend      einhergehend
   Nahrungsmittel möglich
        │
(C)  Versuch von
     Eliminationsdiäten
      ┌────┴────┐
  Erfolgreich  Fortbestehen
               der Symptome
      │
  Klinische Ver-
  laufskontrolle
                    │
(D)  Therapieversuch mit Kortikosteroiden
      ┌────────────┴────────────┐
  Abklingen der            (E) Fortbestehen der Symptome
  Symptome                      │
      │                 Therapieversuch mit Na-Cromoglycinsäure
  Steroidgabe bei           ┌────┴────┐
  Erkrankungs-         Abklingen    Fortbestehen
  exazerbation         der Symptome der Symptome
                                    ┌────┴────┐
                          Operative Sanierung bei    Therapie mit Immunsuppressiva
                          lokalisiertem Befall       bei diffuser Ausbreitung
```

# Sekretorische Diarrhö

(A) Sekretorische Diarrhöen sind durch die Ausscheidung wäßriger Stühle von mehr als 1 l pro Tag gekennzeichnet, wobei die Stühle die gleiche Osmolalität aufweisen wie das Plasma. Ursache der Diarrhö ist eine exzessive intestinale Sekretion oder eine verminderte Resorption von Flüssigkeit (bzw. beides zusammen). Da beide Vorgänge unabhängig von eventuell vorhandenem Darminhalt sind – im Gegensatz zur osmotischen Diarrhö –, klingt die Diarrhö auch nach längerer Nahrungskarenz (mehr als 72 Std.) nicht ab. Weiteres Kriterium ist der negative Ausfall von Tests zum Nachweis einer Darminfektion oder -entzündung, also z.B. Bestimmung der Leukozytenzahl und kultureller Erregernachweis in Stuhlproben sowie Stuhluntersuchungen auf Parasiten. Zu den parasitären Erkrankungen, die sich in Form einer sekretorischen Diarrhö manifestieren können, zählen Giardiasis, Strongyloidose, Schistosomiasis (Bilharziose), Kryptosporidiose und in seltenen Fällen die Amöbiasis. In einer vor kurzem durchgeführten Studie über Patienten mit chronischer sekretorischer Diarrhö wurde am häufigsten ein heimlicher Laxanzien- oder Diuretikaabusus diagnostiziert. Eine pankreatische Cholera (WDHA-Syndrom*) wies keiner der untersuchten Patienten auf. Bei Nachweis einer echten chronischen sekretorischen Diarrhö ist aus den vorliegenden Gründen eine sorgfältige Abklärung hinsichtlich eines möglichen Laxanzien- oder Diuretikamißbrauchs angezeigt (S. 350).

(B) Die Koloskopie mit Entnahme von Biopsien erweist sich bei der initialen Abklärung einer Diarrhö als nützliches Untersuchungsverfahren, da Erkrankungen der Schleimhaut (Colitis ulcerosa) und Tumoren (Karzinom, villöses Adenom) diagnostiziert werden können. Läßt die Untersuchung keine makroskopisch sichtbaren pathologischen Veränderungen erkennen, kann eventuell im Biopsiematerial eine mikroskopische Kolitis festgestellt werden. Über Prognose und eigengesetzlichen Verlauf dieser Erkrankung gibt es bisher keine gesicherten Erkenntnisse. Die wäßrigen Durchfälle, die durch das villöse Adenom verursacht werden, weisen oft einen hohen Kalium- und Bikarbonatgehalt auf. Folge ist die Entwicklung einer ausgeprägten Hypokaliämie (häufig) und/oder einer metabolischen Azidose (selten). Bei Tumorlokalisation im distalen Kolon oder bei fehlender Resorption der sezernierten Flüssigkeit im Dickdarm kann es daher zur Entwicklung einer ausgeprägten Hypokaliämie (häufig) und/oder einer metabolischen Azidose (selten) kommen.

(C) Tumoren, die zur Ausschüttung von Gastrin (Zollinger-Ellison-Syndrom, S. 240), Serotonin und dessen Metabolit im Harn 5-Hydroxyindolessigsäure (5-HIES) (Karzinoid, S. 292), Calcitonin, vasoaktivem intestinalem Polypeptid (VIP) oder Prostaglandinen führen, können eine sekretorische Diarrhö verursachen. Das medulläre Karzinom der Schilddrüse (erhöhter Calcitoninspiegel) ruft zwar eine Diarrhö hervor, im Vordergrund des klinischen Bildes stehen jedoch die Auswirkungen des Calcitonins auf den Kalziumstoffwechsel (Tetanie, Knochenfrakturen). Die Bedeutung von tumorproduzierten Prostaglandinen bei der Induktion einer sekretorischen Diarrhö ist bisher noch nicht ausreichend geklärt. Bei Patienten mit Lungentumoren kommt ein Therapieversuch mit *Indometacin* in Frage.

(D) Ursache des WDHA-Syndroms* ist meist die exzessive Bildung von vasoaktivem intestinalem Polypeptid (VIP) durch endokrin-aktive Pankreastumoren. Gelegentlich tritt ein ähnliches Syndrom bei Patienten mit einem kleinzelligen Bronchialkarzinom auf. Die Prognose ist hervorragend, sofern der Primärtumor als resezierbar gilt. Wenn keine kurative Operation möglich ist, richtet sich die Therapie gegen die VIP-Sekretion durch den Tumor, was durch eine Dauertherapie mit einem Somatostatinanalogon (*Octreotid*) gewährleistet wird.

(E) Im Rahmen der empirischen Behandlung bei idiopathischer sekretorischer Diarrhö werden *Kodein*, *Diphenoxylat*, *Loperamid*, Opiumtinktur oder Prostaglandininhibitoren (*Indometacin*, *Ibuprofen*) eingesetzt. In der Regel beginnt man die Behandlung mit *Diphenoxylat* oder *Loperamid* und beurteilt die Wirksamkeit. Die meisten Patienten (50–75%) sprechen auf eines der beiden Medikamente an. Bleibt eine Besserung auf die Medikation aus, so ist es ratsam, vor der Anwendung von Pharmaka, die eine allgemein sedierende Wirkung ausüben können (*Kodein*, Opiumtinktur), eine Therapie mit Prostaglandininhibitoren zu versuchen (*Indometacin*). Persistiert die Diarrhö, nachdem die Medikamente in der angeführten Reihenfolge angewendet wurden (10–20%), ist ein Therapieversuch mit *Kodein* oder Opiumtinktur indiziert.

## Literatur

1. Fluckiger A, Schlup P. Langzeittherapie eines metastasierenden Pankreas-VIPoms mit dem Somatostatinderivat Octreotid. Schweiz Med Wochenschr 1992; 122: 1221.
2. O'Dorisio T, Mekhijan HS, Gaginella TS. Medical therapy of VIPomas. Endocrinol Metab Clin North Am 1989; 18: 545.
3. Read NW, Krejs GJ, Read MG, et al.. Chronic diarrhea of unknown origin. Gastroenterology 1980; 78: 264.
4. Stockmann F. Wirkung von Octreotide beim Kurzdarmsyndrom und sekretorischen Diarrhoen. Z Gastroenterol 1990; 28 (Suppl 2): 50.

---

* WDHA = Wäßrige Diarrhö, Hypokaliämie, Achlorhydrie (auch Verner-Morrison-Syndrom oder pankreatische Cholera)

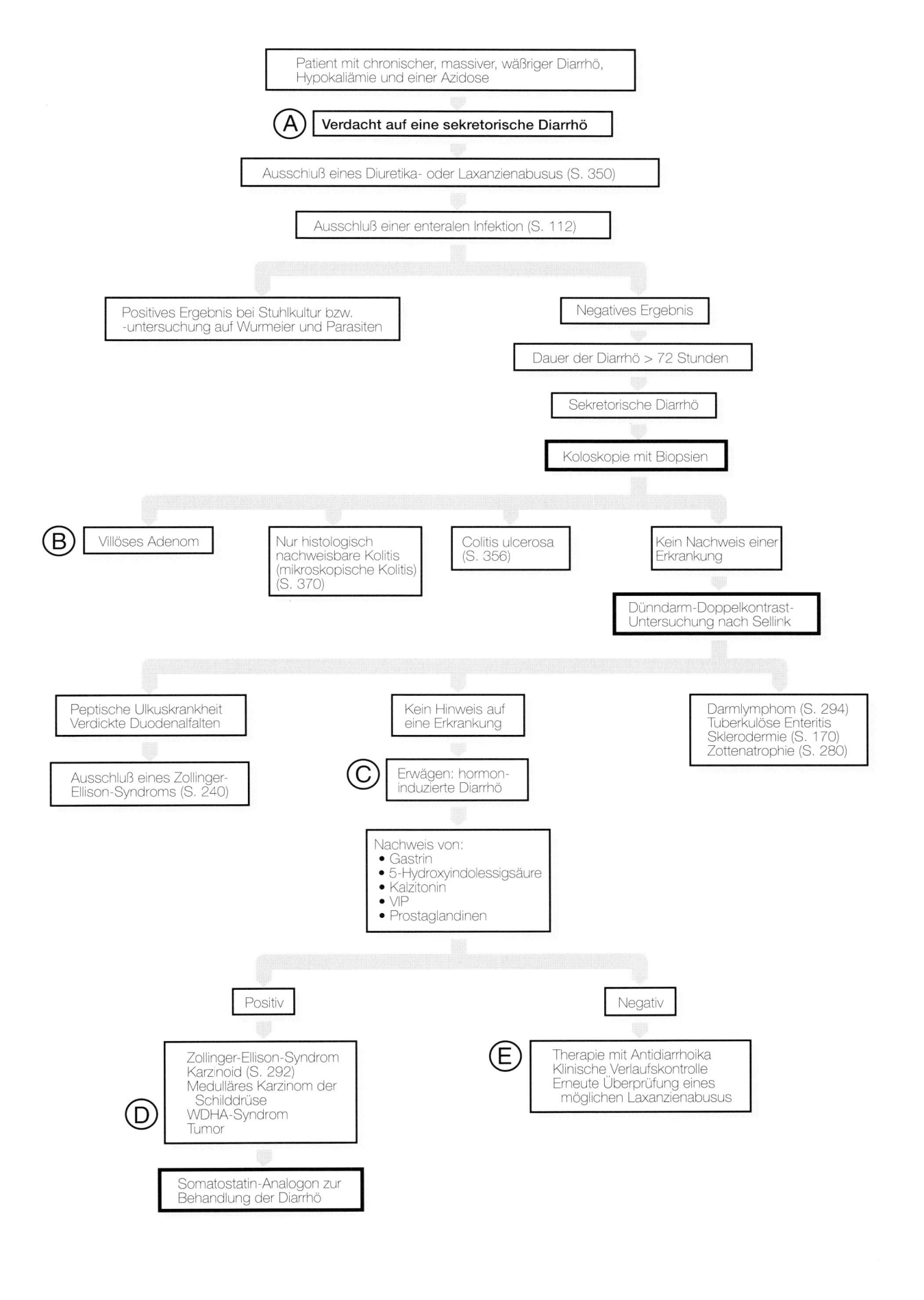

```
Patient mit chronischer, massiver, wäßriger Diarrhö,
         Hypokaliämie und einer Azidose
                      │
         (A) Verdacht auf eine sekretorische Diarrhö
                      │
         Ausschluß eines Diuretika- oder Laxanzienabusus (S. 350)
                      │
         Ausschluß einer enteralen Infektion (S. 112)
                      │
     ┌────────────────┴────────────────┐
Positives Ergebnis bei Stuhlkultur bzw.   Negatives Ergebnis
-untersuchung auf Wurmeier und Parasiten        │
                                      Dauer der Diarrhö > 72 Stunden
                                                │
                                        Sekretorische Diarrhö
                                                │
                                        Koloskopie mit Biopsien
```

- (B) Villöses Adenom
- Nur histologisch nachweisbare Kolitis (mikroskopische Kolitis) (S. 370)
- Colitis ulcerosa (S. 356)
- Kein Nachweis einer Erkrankung
  - Dünndarm-Doppelkontrast-Untersuchung nach Sellink

- Peptische Ulkuskrankheit / Verdickte Duodenalfalten
  - Ausschluß eines Zollinger-Ellison-Syndroms (S. 240)
- Kein Hinweis auf eine Erkrankung
  - (C) Erwägen: hormon-induzierte Diarrhö
- Darmlymphom (S. 294) / Tuberkulöse Enteritis / Sklerodermie (S. 170) / Zottenatrophie (S. 280)

Nachweis von:
- Gastrin
- 5-Hydroxyindolessigsäure
- Kalzitonin
- VIP
- Prostaglandinen

**Positiv**
(D) Zollinger-Ellison-Syndrom
Karzinoid (S. 292)
Medulläres Karzinom der Schilddrüse
WDHA-Syndrom
Tumor
→ Somatostatin-Analogon zur Behandlung der Diarrhö

**Negativ**
(E) Therapie mit Antidiarrhoika
Klinische Verlaufskontrolle
Erneute Überprüfung eines möglichen Laxanzienabusus

# Intestinale Obstruktion (Darmverschluß)

(A) Der akute Darmverschluß verursacht ein charakteristisches Beschwerdebild mit allmählich einsetzenden, krampfartigen Bauchschmerzen sowie Übelkeit, Erbrechen und Obstipation im weiteren Verlauf. Die häufigsten Ursachen des Darmverschlusses sind Adhäsionen (vorangegangene operative Eingriffe im Bauchraum) und innere Hernien. Bei der körperlichen Untersuchung findet man das Abdomen aufgetrieben, eventuell begleitet von sichtbaren Darmsteifungen und in schneller Folge ablaufenden Darmgeräuschen mit hohem Klangcharakter. Bei einem länger bestehenden Darmverschluß mit partieller Verlegung des Darmlumens kann es zu einer Ileussymptomatik mit geblähten, atonischen Darmschlingen und eher verminderten Darmgeräuschen kommen. Die Abdomenübersichtsaufnahme im Stehen erweist sich oft als hilfreich, da bei einer mechanischen Obstruktion Luftansammlungen im Rektum (vor der digitalen Untersuchung) oder im distalen linken Kolonabschnitt weniger wahrscheinlich sind als bei einem generalisierten Ileus. Die Röntgenaufnahmen lassen unter Umständen auch einen Abbruch der Luftsäule in Höhe der Darmobstruktion erkennen oder ermöglichen die Diagnose eines Zäkum- oder Sigmavolvulus. Spiegelbildungen weisen auf Obstruktionen im proximalen oder distalen Dünndarm hin.

(B) Unabhängig von der Ursache oder Lokalisation des Darmverschlusses besteht die initiale Behandlung aus der Dekompression des Darms (transnasales Einführen einer Magen- oder Darmsonde und kontinuierliche Aspiration mit geringem Sog), Volumen- und Elektrolytsubstitution, Gabe von Breitspektrumantibiotika, Normalisierung des Säure-Basen-Haushalts und engmaschiger klinischer Verlaufskontrolle zur Erfassung einer Darmischämie.

(C) Falls sich die Symptomatik nach alleiniger Darmdekompression bereits bessert, sollte eine elektive Abklärung in bezug auf Lokalisation und Ursache der Obstruktion erfolgen. In den meisten Fällen – davon ausgenommen sind eindeutig im proximalen oder mittleren Dünndarmabschnitt lokalisierte Obstruktionen – beginnt die Diagnostik mit einer Koloskopie bzw. einer Sigmoidoskopie und einem Kontrasteinlauf. Falls eine Diagnose mit Hilfe dieser Untersuchungen nicht möglich ist, muß als nächstes eine Röntgendarstellung des Dünndarms durchgeführt werden.

(D) Die Indikation zur Notoperation ist gegeben, wenn sich die Symptomatik innerhalb von 24 Stunden nicht bessert oder Zeichen einer Darmischämie entwickeln (zunehmender Abdominalschmerz, Blut im Stuhl, Ileus, zunehmende Leukozytose oder Azidose). Bei Patienten mit einem Morbus Crohn, einer Strahlenenteritis oder in der Darmwand gelegenen Hämatomen (z.B. aufgrund einer Therapie mit Antikoagulanzien) sollte ein operativer Eingriff nur vorgenommen werden, falls der Verdacht auf eine Ischämie oder eine länger bestehende (7–10 Tage) Obstruktion besteht. Bei älteren Patienten mit zugrundeliegenden kardiovaskulären Erkrankungen oder einem Diabetes, die auf die konservative Behandlung nicht sofort ansprechen, sollte man frühzeitig eine Operation in Betracht ziehen, da bei ihnen die Darmgefäße bereits arteriosklerotisch verändert sind und damit die Gefahr einer Darminfarzierung besonders groß ist. Darüber hinaus kann es bei älteren Patienten zu einem Strangulationsverschluß und einer mesenterialen Zirkulationsstörung kommen, ohne daß sich entsprechende Symptome, wie Fieber, Leukozytose oder Tachykardie, einstellen.

(E) Sigmavolvulus und Zäkumvolvulus manifestieren sich klinisch durch einen Darmverschluß. Für die Diagnosestellung genügt in der Regel die Abdomenübersichtsaufnahme. Im Fall des Sigmavolvulus kommt eine massiv gedehnte Kolonschlinge in der Mitte des Abdomens zur Darstellung, die in der Regel eine torquierte Figuration beibehält. Proximal des Sigmaverschlusses stellen sich lufthaltige, aufgeblähte Darmschlingen dar. Der zäkale Volvulus resultiert aus einer Rotation des Zäkums in Richtung des linken oberen Quadranten. Im Röntgenbild erkennt man dementsprechend eine runde, geblähte Darmschlinge in der Mitte des Abdomens oder im linken oberen Quadranten. Gewöhnlich findet man im übrigen Kolon oder im Rektum keine Gasansammlungen. Die frühzeitige Dekompression eines Volvulus kann das mögliche Auftreten einer Darmischämie und -infarzierung verringern und sollte daher in den meisten Fällen versucht werden. Zur Abklärung eines Sigmavolvulus eignet sich die starre Sigmoidoskopie, die Koloskopie ist das bevorzugte Untersuchungsverfahren bei zäkalem Volvulus. Da die Durchführung einer Koloskopie ohne Darmvorbereitung schwierig ist, müssen die Risiken einer Koloskopie (Perforation, Blutung) gegenüber den Risiken einer notfallmäßig oder dringlich durchgeführten Operation abgewogen werden. Falls irgendwelche Anzeichen einer Ischämie vorliegen, ist eine Notoperation indiziert. Im Hinblick auf die hohe Rezidivquote des Volvulus (30–50% in einem Jahr), sollte man auch dann einen elektiven operativen Eingriff erwägen, wenn bei akuter Volvulus-Symptomatik konservativ eine Dekompression gelingt.

## Literatur

1. Abri O, Loss H, Gemperle A, et al. Der Einsatz laparoskopischer Operationsmethoden beim mechanischen Dünndarmileus und bei der Magenperforation. Zentralbl Chir 1993; 118: 36.
2. Bender JS, Bussuito MJ, Graham C, Allaben RD. Small bowel obstruction in the elderly. Am Surg 1989; 55: 385.
3. Ericksen AS, Krasna MJ, Mast BA, et al. Use of gastrointestinal contrast studies in obstruction of the small and large bowel. Dis Colon Rectum 1990; 33:56.
4. Friedman JD, Odland MD, Bubrick MP. Experience with colonic volvulus. Dis Colon Rectum 1989; 32: 409.
5. Roscher R, Frank R, Baumann A, Beger HG. Chirurgische Behandlungsergebnisse beim mechanischen Dünndarmileus. Chirurg 1991; 62: 614.
6. Truong S, Arlt G, Pfinsten F, Schumpelick V. Die Bedeutung der Sonographie in der Ileusdiagnostik. Eine retrospektive Studie an 459 Patienten. Chirurg 1992; 63: 634.

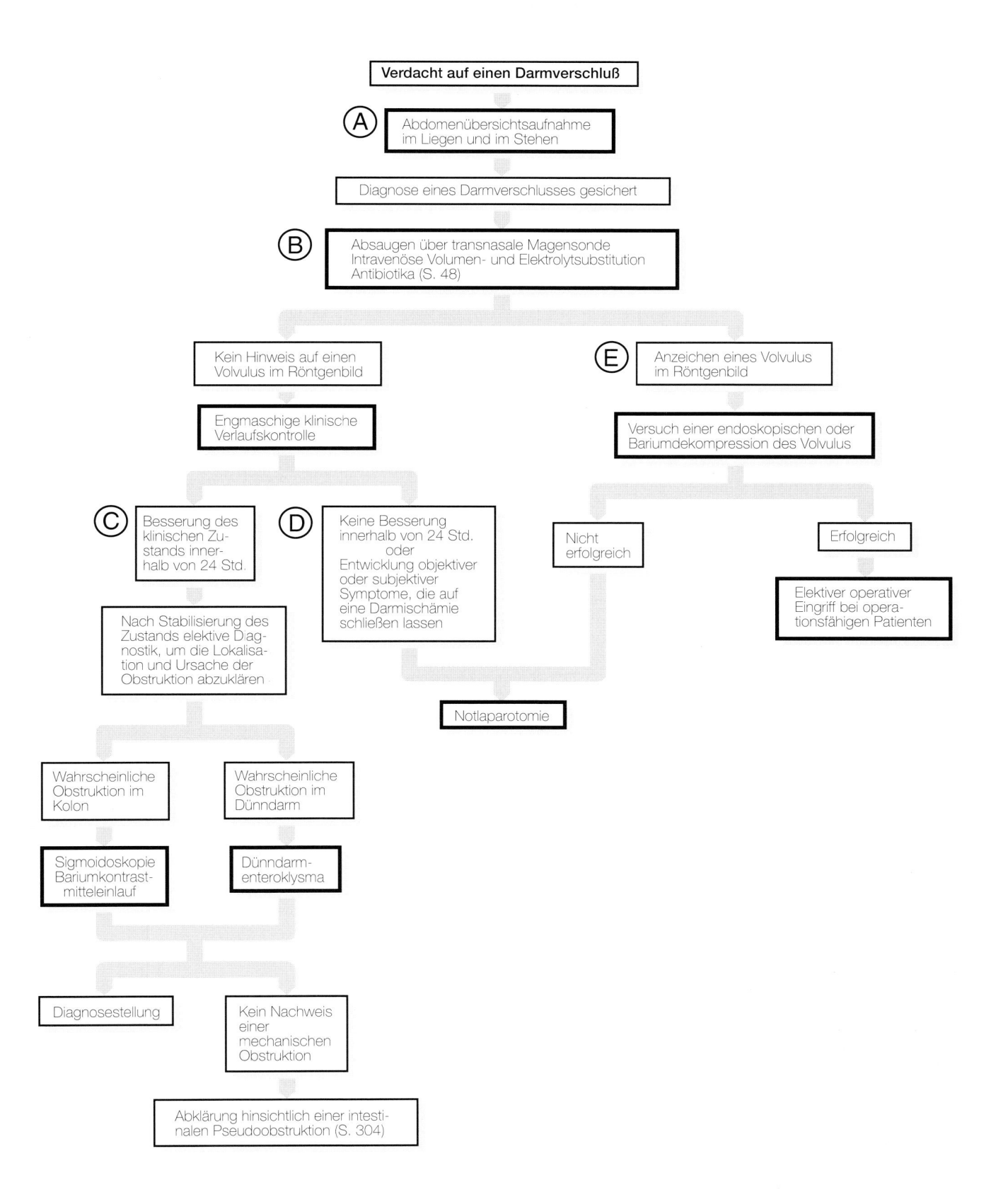

**Verdacht auf einen Darmverschluß**

(A) Abdomenübersichtsaufnahme im Liegen und im Stehen

Diagnose eines Darmverschlusses gesichert

(B) Absaugen über transnasale Magensonde
Intravenöse Volumen- und Elektrolytsubstitution
Antibiotika (S. 48)

Kein Hinweis auf einen Volvulus im Röntgenbild

Engmaschige klinische Verlaufskontrolle

(C) Besserung des klinischen Zustands innerhalb von 24 Std.

(D) Keine Besserung innerhalb von 24 Std. oder Entwicklung objektiver oder subjektiver Symptome, die auf eine Darmischämie schließen lassen

Nach Stabilisierung des Zustands elektive Diagnostik, um die Lokalisation und Ursache der Obstruktion abzuklären

Wahrscheinliche Obstruktion im Kolon

Wahrscheinliche Obstruktion im Dünndarm

Sigmoidoskopie
Bariumkontrastmitteleinlauf

Dünndarmenteroklysma

Diagnosestellung

Kein Nachweis einer mechanischen Obstruktion

Abklärung hinsichtlich einer intestinalen Pseudoobstruktion (S. 304)

(E) Anzeichen eines Volvulus im Röntgenbild

Versuch einer endoskopischen oder Bariumdekompression des Volvulus

Nicht erfolgreich

Erfolgreich

Elektiver operativer Eingriff bei operationsfähigen Patienten

Notlaparotomie

# Intestinale Pseudoobstruktion

(A) Wird während eines operativen Eingriffs festgestellt, daß eine Pseudoobstruktion vorliegt, so sollten Biopsien entnommen werden, die alle Schichten der Darmwand erfassen. Spezialfärbungen zum Nachweis der Neurone des Auerbach-Plexus und des Meißner-Plexus und die Fixierung eines Stücks Darmgewebe mit Glutaraldehyd können zur Darstellung der zugrundeliegenden histopathologischen Form der Pseudoobstruktion notwendig werden. Bei der Sklerodermie sind die Neurone zwar erhalten, es finden sich jedoch fleckförmige Degenerationen und Fibrosen der glatten Muskulatur. Die Myopathie der Hohlorgane ist durch Muskelfasern gekennzeichnet, die eine vaskuläre Degeneration, Brüche, Abnahme der Muskelfaserstärke und Fibrosen aufweisen; das Nervengeflecht ist jedoch intakt. Für die viszerale Neuropathie ist hingegen eine Degeneration der Neuronen mit eosinophilen Kerneinschlüssen charakteristisch. Die glatte Muskulatur zeigt keine pathologischen Veränderungen. Bei Vorliegen einer primären idiopathischen intestinalen Pseudoobstruktion ist eine genetische Beratung der Familienmitglieder angezeigt. Anhand von Motilitätsstörungen des Ösophagus, die durch manometrische Untersuchungen verifizierbar sind, können Familienmitglieder entdeckt werden, die von der Erkrankung betroffen sind, aber ansonsten keine Symptome aufweisen.

(B) Der Verdacht auf eine intestinale Pseudoobstruktion sollte bei jedem Patienten erhoben werden, bei dem typische Symptome eines Darmverschlusses vorliegen, eine mechanische Obstruktion sich aber nicht eindeutig nachweisen läßt. Die Röntgenaufnahmen zeigen dilatierte Darmschlingen, und das Bariumkontrastmittel scheint in dem erschlafften, atonischen Darm hängenzubleiben. Die Erkrankung betrifft alle Altersgruppen und kommt bei Männern und Frauen gleich häufig vor. In der Mehrzahl der Fälle handelt es sich um eine sekundäre Pseudoobstruktion, hervorgerufen durch Arzneimittelwirkungen oder Motilitätsstörungen, die von Erkrankungen verursacht werden, welche zu einer Funktionsbeeinträchtigung der glatten Muskulatur oder der Innervation des Darms führen. Die primäre intestinale Pseudoobstruktion kann als familiäres Leiden vorkommen; die überwiegende Zahl tritt jedoch sporadisch auf.

(C) Medikamente, die zu einer Verminderung der Darmmotilität führen, sind häufig an der Entstehung einer Pseudoobstruktion beteiligt. Es steht fest, daß bei älteren, chronisch kranken Patienten oder Patienten mit einem Grundleiden, das für eine Pseudoobstruktion prädisponiert (z.B. Diabetes oder Hypothyreose), durch zusätzliche Gabe von Medikamenten, welche die Darmmotilität beeinträchtigen, eine Pseudoobstruktion (generalisierter Ileus) ausgelöst werden kann. Die Reizung von glatter Darmmuskulatur wird überwiegend durch cholinerge und $\alpha_2$-adrenerge Rezeptoren vermittelt, während eine Inhibition vor allem durch Opiatrezeptoren ausgelöst zu werden scheint. Folglich können Pharmaka, die eine Blockade von cholinergen Rezeptoren (*Atropin*, Phenothiazine und trizyklische Antidepressiva) oder $\alpha_2$-adrenergen Rezeptoren (*Clonidin*) bewirken bzw. eine Stimulation von Opiatrezeptoren hervorrufen (Narkotika), eine Pseudoobstruktion induzieren. Ebenso wurde eine Reihe von Erkrankungen, die zu einer Beeinträchtigung der glatten Muskulatur und der Nervenfunktion führen, mit einer Pseudoobstruktion in Zusammenhang gebracht. Interessanterweise beobachtete man in seltenen Fällen, daß eine intestinale Pseudoobstruktion dem klinischen Nachweis eines verborgenen Malignoms (z.B. kleinzelliges Bronchialkarzinom) vorausging.

(D) Bei der primären intestinalen Pseudoobstruktion unterscheidet man die familiäre und die sporadische Form. Bei der familiären Form handelt es sich um ein autosomal-dominantes Erbleiden, das im frühen Lebensalter auftritt (Durchschnittsalter 40 Jahre) und gewöhnlich zu einem generalisierten Darmbefall führt. Die sporadische Erkrankungsform kommt gewöhnlich bei älteren Personen vor.

(E) Der Versuch einer konservativen Behandlung der primären intestinalen Pseudoobstruktion schlägt gewöhnlich fehl. Therapieversuche mit Parasympathomimetika (*Cisaprid* und *Metoclopramid*) werden empfohlen, ein Langzeiterfolg ist jedoch unwahrscheinlich. Ferner kann eine antibiotische Behandlung der bakteriellen Überwucherung (S. 286) eine vorübergehende Linderung der Symptome schaffen (Diarrhö, Malabsorption und Völlegefühl), die langfristigen Erfolgsaussichten sind jedoch unbefriedigend. Diätmaßnahmen führen zwar nur bei wenigen Patienten zu einer Besserung der Symptomatik, eine laktosefreie und kohlenhydratarme Kost ist dennoch empfehlenswert.

(F) Bei Patienten, die auf die konservative Therapie nicht ansprechen (fast alle), sollte eine chirurgische Therapie oder eine totale parenterale Ernährung in Betracht gezogen werden. Der operative Eingriff ist denjenigen Patienten vorbehalten, bei denen offensichtlich eine fokale (oder begrenzte) Erkrankung (selten) vorliegt, wie beispielsweise ein Megaduodenum, und erfordert entweder die Resektion des erkrankten Darmabschnitts (bei einigermaßen begrenztem Erkrankungsprozeß) oder die Drainage gestauter Darmschlingen.

## Literatur

1. Anuras S. Intestinal pseudo-obstruction syndrome. Annu Rev Med 1988; 39: 1.
2. Colemont LJ, Camilleri M. Chronic intestinal pseudo-obstruction: diagnosis and treatment. Mayo Clin Proc 1989; 64: 60.
3. Gerl A. Chronische intestinale Pseudoobstruktion. Dtsch Med Wochenschr 1992; 117: 1492.
4. Layer P, Holtmann G. Octreotid bei intestinaler Pseudoobstruktion? Z Gastroenterol 1992; 30: 346
5. Schuffler MD, Rohrmann CA, Chaffee RG, Brand DL, Delaney JH, Young JH. Chronic intestinal pseudoobstruction. Medicine 1981; 60: 173.
6. Soehendra N. Pseudoobstruktion des Kolons. Dtsch Med Wochenschr 1991; 116: 1531.

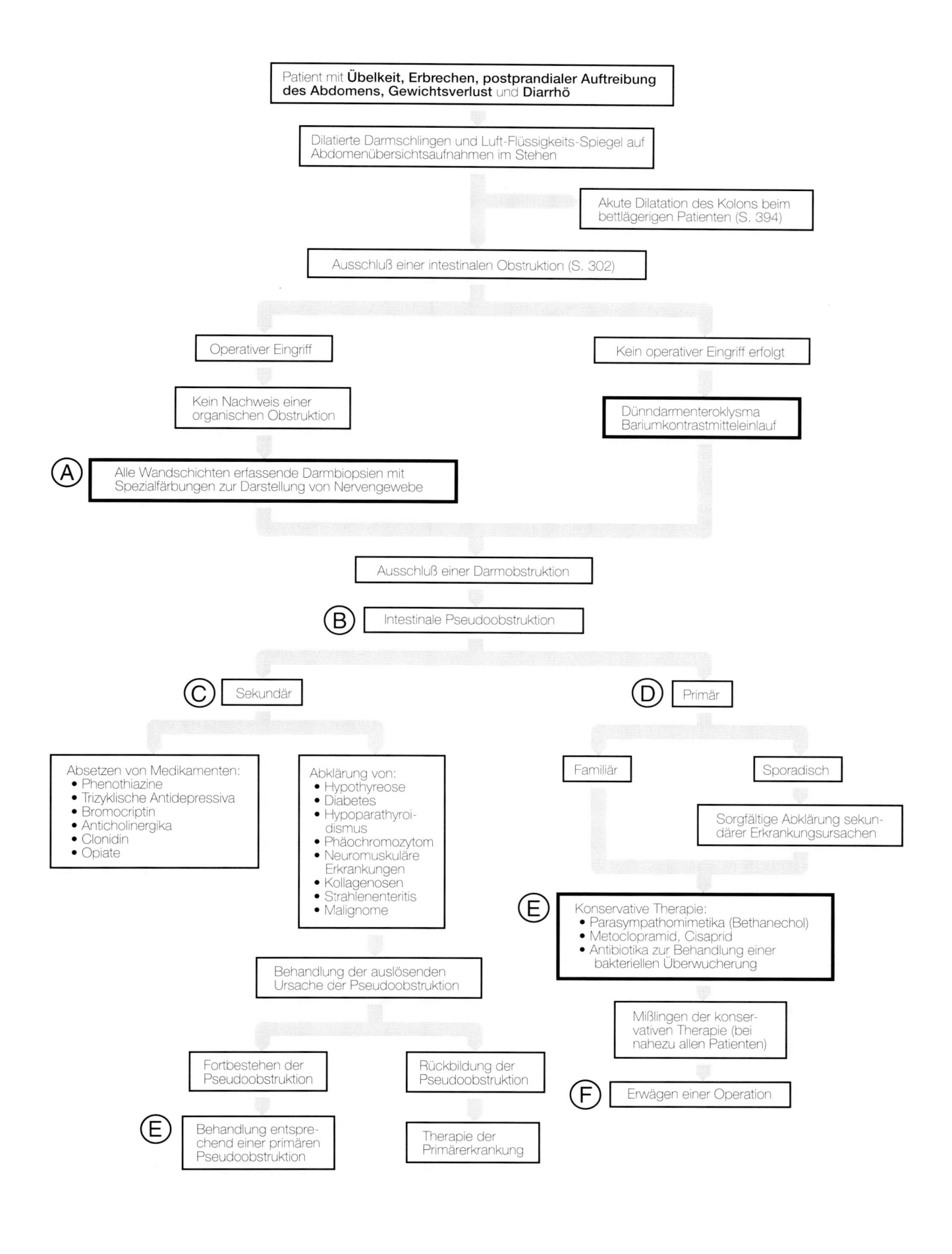

```
┌─────────────────────────────────────────────────────────────────┐
│ Patient mit Übelkeit, Erbrechen, postprandialer Auftreibung     │
│ des Abdomens, Gewichtsverlust und Diarrhö                       │
└─────────────────────────────────────────────────────────────────┘
                              │
                              ▼
        ┌────────────────────────────────────────────────┐
        │ Dilatierte Darmschlingen und Luft-Flüssigkeits-│
        │ Spiegel auf Abdomenübersichtsaufnahmen im Stehen│
        └────────────────────────────────────────────────┘
                              │
                              ├──────────────────────┐
                              │                      ▼
                              │   ┌──────────────────────────────────┐
                              │   │ Akute Dilatation des Kolons beim │
                              │   │ bettlägerigen Patienten (S. 394) │
                              │   └──────────────────────────────────┘
                              ▼
        ┌────────────────────────────────────────────────┐
        │ Ausschluß einer intestinalen Obstruktion (S. 302)│
        └────────────────────────────────────────────────┘
                  │                              │
                  ▼                              ▼
        ┌──────────────────┐          ┌──────────────────────┐
        │ Operativer       │          │ Kein operativer      │
        │ Eingriff         │          │ Eingriff erfolgt     │
        └──────────────────┘          └──────────────────────┘
                  │                              │
                  ▼                              ▼
      ┌────────────────────┐           ┌──────────────────────┐
      │ Kein Nachweis einer│           │ Dünndarmenteroklysma │
      │ organischen        │           │ Bariumkontrastmittel-│
      │ Obstruktion        │           │ einlauf              │
      └────────────────────┘           └──────────────────────┘
                  │                              │
                  ▼                              │
   Ⓐ  ┌────────────────────────────────────────┐│
      │ Alle Wandschichten erfassende Darm-    ││
      │ biopsien mit Spezialfärbungen zur      ││
      │ Darstellung von Nervengewebe           ││
      └────────────────────────────────────────┘│
                  │                              │
                  └──────────────┬───────────────┘
                                 ▼
                  ┌──────────────────────────────┐
                  │ Ausschluß einer Darmobstruktion│
                  └──────────────────────────────┘
                                 │
                                 ▼
                  Ⓑ  ┌──────────────────────────┐
                     │ Intestinale Pseudoobstruktion│
                     └──────────────────────────┘
                           │                │
              ┌────────────┘                └────────────┐
              ▼                                          ▼
         Ⓒ  Sekundär                              Ⓓ  Primär
              │                                          │
      ┌───────┴────────┐                       ┌─────────┴─────────┐
      ▼                ▼                       ▼                   ▼
┌──────────────┐ ┌───────────────┐       Familiär             Sporadisch
│Absetzen von  │ │Abklärung von: │              │                   │
│Medikamenten: │ │• Hypothyreose │              └─────────┬─────────┘
│• Phenothiazine│ │• Diabetes    │                        ▼
│• Trizyklische│ │• Hypoparathy- │        ┌──────────────────────────┐
│  Antidepressiva│ │  roidismus  │        │ Sorgfältige Abklärung    │
│• Bromocriptin│ │• Phäochromo-  │        │ sekundärer Erkrankungs-  │
│• Anticholinergika│ │  zytom    │        │ ursachen                 │
│• Clonidin    │ │• Neuromuskuläre│       └──────────────────────────┘
│• Opiate      │ │  Erkrankungen │                        │
└──────────────┘ │• Kollagenosen │                        ▼
                 │• Strahlenenteritis│ Ⓔ ┌────────────────────────────┐
                 │• Malignome    │     │ Konservative Therapie:       │
                 └───────────────┘     │ • Parasympathomimetika       │
                         │             │   (Bethanechol)              │
                         ▼             │ • Metoclopramid, Cisaprid    │
           ┌──────────────────────────┐│ • Antibiotika zur Behandlung │
           │ Behandlung der auslösenden││  einer bakteriellen         │
           │ Ursache der Pseudo-       ││  Überwucherung              │
           │ obstruktion              │└────────────────────────────┘
           └──────────────────────────┘                │
                  │            │                       ▼
                  ▼            ▼          ┌──────────────────────┐
         ┌────────────┐ ┌────────────┐    │ Mißlingen der konser-│
         │Fortbestehen│ │Rückbildung │    │ vativen Therapie (bei│
         │der Pseudo- │ │der Pseudo- │    │ nahezu allen         │
         │obstruktion │ │obstruktion │    │ Patienten)           │
         └────────────┘ └────────────┘    └──────────────────────┘
                │             │                       │
                ▼             ▼                       ▼
     Ⓔ ┌──────────────┐ ┌──────────────┐  Ⓕ ┌──────────────────┐
        │Behandlung ent-│ │Therapie der │     │ Erwägen einer    │
        │sprechend einer│ │Primärer-    │     │ Operation        │
        │primären Pseudo│ │krankung     │     └──────────────────┘
        │obstruktion   │ │              │
        └──────────────┘ └──────────────┘
```

# Folgen einer Resektion des terminalen Ileums

Das terminale Ileum (die distalen 100 cm) hat zusätzlich zur Fettresorption zwei spezielle Funktionen: Resorption von Vitamin $B_{12}$ und von Gallensäuren. Die Ileozäkalklappe reguliert den Fluß von Dünndarminhalt in das Kolon. Die Folgen einer Resektion des terminalen Ileums hängen zum einen von der Länge des entfernten Darmabschnitts und zum anderen davon ab, ob die Ileozäkalklappe mit reseziert wurde. Erkrankungen, welche die Funktionen des terminalen Ileums beeinträchtigen (Morbus Crohn, S. 308; Strahlenenteritis, S. 376), können dieselben Folgen haben wie die Resektion.

(A) Diarrhöen, die unter Umständen nach einer Ileumresektion auftreten, beruhen auf dem Verlust der normalen Ileozäkalklappenfunktion, auf dem exzessiven Übertritt von Gallensäuren in das Kolon und auf der Malabsorption von Fett (Kurzdarmsyndrom, S. 288, oder bakterielle Überwucherung, S. 286). Normalerweise reguliert die Ileozäkalklappe den Fluß von Ileuminhalt in das Kolon, und ihre Entfernung kann zu einer Erhöhung der Stuhlfrequenz führen. In der Regel führt die Entfernung der Ileozäkalklappe jedoch nicht zu klinisch signifikanten Diarrhöen. Nach Resektion von Teilen des terminalen Ileums kommt es zu einer Malabsorption von Gallensäuren. Die Gallensäuren werden in großen Mengen mit den Fäzes ausgeschieden. Im Kolon angesiedelte Bakterien dekonjugieren und dehydroxylieren die primären Gallensäuren Chenodesoxycholsäure und Cholsäure. Es entstehen Lithocholsäure, Desoxycholsäure und Ursodesoxycholsäure. Eine dieser sekundären Gallensäuren - die Desoxycholsäure - bewirkt eine starke Stimulation der Wassersekretion im Dickdarm, beeinträchtigt die Wasserresorption und verursacht wäßrige (chologene) Diarrhö. Mit *Colestyramin* (1–4mal täglich 4 g per os) kann diese häufigste Form der Diarrhö nach einer Ileumresektion gewöhnlich wirksam behandelt werden. Meist ist die Verabreichung als Einzeldosis morgens ausreichend, gelegentlich wird jedoch eine über den Tag verteilte Einnahme in vier Teildosen erforderlich. Bei einer Resektion von 100 cm oder mehr ist es jedoch möglich, daß *Colestyramin* den ohnehin schon stark erschöpften Gallensäurepool weiter reduziert und somit unter Umständen eine Steatorrhö ausgelöst wird. Falls unter der Behandlung mit *Colestyramin* eine Steatorrhö auftritt, sollte man die Dosis reduzieren oder das Medikament absetzen. Bei Patienten, die langfristig mit *Colestyramin* behandelt werden, ist zur Prophylaxe eine Substitution von Kalzium und den fettlöslichen Vitaminen A, D, E und K notwendig.

(B) Die vermehrte Bildung von Gallensteinen, die nach Resektion des terminalen Ileums beobachtet wird, steht in Zusammenhang mit der Länge des resezierten Abschnitts und dem Ausmaß des fäkalen Gallensäureverlusts. Die Löslichkeit des Cholesterins in der Galle ist – als Folge des reduzierten Gallensäurenpools – vermindert; es ist anzunehmen, daß darauf die Gallensteinbildung bei diesen Patienten beruht.

Das Risiko, an einer Cholelithiasis zu erkranken, ist nach einer Resektion des terminalen Ileums von mehr als 50 cm um das 3- bis 4fache erhöht. Einige Autoren empfehlen daher, bei ausgedehnten Ileumresektionen gleichzeitig prophylaktisch eine Cholezystektomie vorzunehmen.

(C) Eine stark erhöhte Gallensäurekonzentration in den Fäzes beeinträchtigt die physiologische Kolonbarriere für Oxalat und führt zu einer exzessiven Oxalatresorption. Da resorbiertes Oxalat ausschließlich über die Nieren ausgeschieden wird, steigt die Oxalatkonzentration im Harn an, und es kommt zur Bildung von Kalziumoxalat-Konkrementen. Die mit einer ausgeprägten Diarrhö einhergehende Dehydratation fördert die Nierensteinbildung bei diesen Patienten noch zusätzlich. Die Patienten sollten daher auf eine oxalatarme Diät gesetzt werden und insbesondere auf den Verzehr von Spinat, Rhabarber, Kakao, Cola, Schokolade, Tee und Ovomaltine verzichten. Grüngemüse, Brot, Kartoffeln, Nüsse und Erdbeeren, Feigen und Orangen weisen einen ziemlich hohen Gehalt an Oxalat auf und sollten mit Maßen verzehrt werden. Auf eine ausreichende Flüssigkeitszufuhr muß unbedingt geachtet werden.

(D) Für die Resorption von Vitamin $B_{12}$ sind spezifische Rezeptoren vorhanden, die den Komplex aus Intrinsic-Faktor und Vitamin $B_{12}$ erkennen. Die Rezeptoren sind im Bürstensaum der distalen 100 cm des Ileums lokalisiert. Auch wenn die Vitamin-$B_{12}$-Resorption nach einer Resektion völlig zum Erliegen kommt, entwickelt sich wegen der reichlichen Vitamin-$B_{12}$-Depots in der Leber erst nach mehreren Jahren ein Vitamin-$B_{12}$-Mangel. Nach Resektion eines terminalen Ileumabschnitts von mehr als 100 cm sollte daher prophylaktisch eine parenterale Vitamin-$B_{12}$-Substitution erfolgen (alle 1–2 Monate 100 µg i.m.). Nach einer Resektion von weniger als 100 cm kann die Vitamin-$B_{12}$-Resorption unbeeinträchtigt sein, und es erübrigt sich eine parenterale Vitamin-$B_{12}$-Therapie. In diesem Fall kann die Vitamin-$B_{12}$-Resorptionskapazität des Restdarms mit Hilfe des Schilling-Tests untersucht werden. Eine parenterale Vitamintherapie ist nur indiziert, wenn die Resorption vermindert ist.

## Literatur

1. Compston JE, Horton LWL. Oral 25-hydroxyvitamin D3 in treatment of osteomalacia associated with ileal resection and cholestyramine therapy. Gastroenterology 1978; 74: 900.
2. Cummings JH, James WPT, Wiggins HS. Role of the colon in ileal-resection diarrhoea. Lancet 1973; 1: 344.
3. Elliot JS. Calcium oxalate urinary canaliculi: clinical and chemical aspects. Medicine 1983; 62: 36.
4. Lembcke B. Ursachen und klinische Diagnostik der chologenen Diarrhoe. Z Gastroenterol 1989; 27: 279.

```
                          Zustand nach Ileumresektion
                                      │
              ┌───────────────────────┴───────────────────────┐
      Ⓐ  Entwicklung einer Diarrhö                      Keine Diarrhö
              │                                                │
      Empirischer Therapieversuch mit              Langfristige Komplikationen einer
      Colestyramin                                 Ileumresektion beachten:
              │
      ┌───────┴────────┐
  Abklingen      Keine Änderung
  der Diarrhö          │
      │         ┌──────┴──────┐
  Vermutungs-  Steatorrhö    Keine
  diagnose ei- vorhanden     Steatorrhö
  ner chologe- (S. 142)
  nen Diarrhö        │           │
      │         Fettarme Diät  Bei Bedarf
  Fortsetzen der MCT - Fette   Loperamid
  Colestyramin-
  Therapie
      │
  Ausreichende
  Substitution
  von fettlöslichen
  Vitaminen
  (A,D,E,K)
  und Kalzium
```

Übertritt von Gallensäuren ins Kolon

Ⓓ Mögliche Vitamin $B_{12}$-Malabsorption

Länge des resezierten Ileumabschnitts:

- < 100 cm: Resorptionsvermögen für Vitamin $B_{12}$ ungewiß → Schilling-Test
  - Normalbefund → Keine Vitamin $B_{12}$-Supplementation nötig
  - Pathologischer Befund → Dauersubstitution mit Vitamin $B_{12}$ i.m.
- > 100 cm: Annahme einer Vitamin B12-Malabsorption → Dauersubstitution mit Vitamin $B_{12}$ i.m.

Reduzierter Gallensäurepool
Ⓑ Cholesterin-Gallensteine

Erhöhte Oxalat-Resorption im Dickdarm + Diarrhöbedingte Exsikkose
Ⓒ Kalzium-Oxalat-Nephrolithiasis
Oxalatarme Diät + Reichliche Flüssigkeitszufuhr

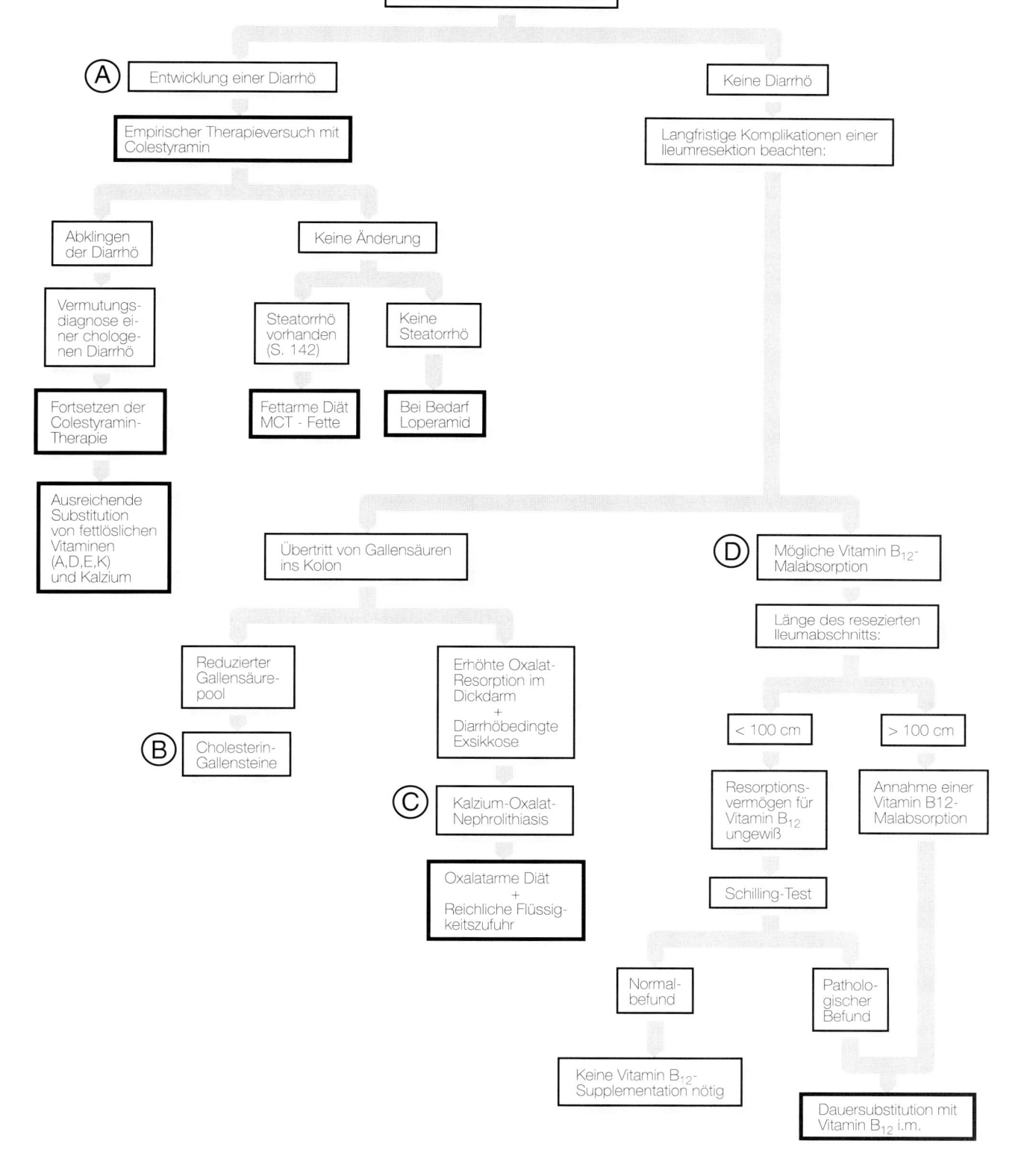

# Morbus Crohn

(A) Bei der Enteritis regionalis Crohn handelt es sich um eine granulomatöse Erkrankung des Gastrointestinaltrakts, die durch segmentär auftretende entzündliche Läsionen mit Neigung zu Fissuren oder aphthoiden Ulzerationen gekennzeichnet ist. Das klinische Bild ist charakterisiert durch einen phasenhaften Verlauf mit einem Wechsel von Remissionen und Exazerbationen. Die Erkrankung kann den gesamten Verdauungstrakt von der Mundhöhle bis zum Anus befallen. Die extraintestinalen Erkrankungsmanifestationen ähneln den Begleitkrankheiten, die bei der Colitis ulcerosa (S. 364) beobachtet werden (Manifestationen an Haut, Augen, Gelenken und der Leber). Die häufigsten Symptome zum Zeitpunkt der Diagnosestellung sind Bauchschmerzen, Völlegefühl, Gewichtsverlust, Diarrhö und Blutbeimengungen im Stuhl. Zur Sicherung der Diagnose ist in der Regel eine Röntgenuntersuchung des Gastrointestinaltrakts, ergänzt durch die Endoskopie mit Biopsien, erforderlich. Bei etwa 25% der Patienten ist die Erkrankung auf den Dünndarm beschränkt, bei 15% findet sich nur ein Befall des Dickdarms (S. 368). In den meisten Fällen (60%) beobachtet man eine Erkrankung von Ileum und Kolon. Patienten, die bei der Erstvorstellung Phlegmonen (S. 314), intestinale Obstruktionen (S. 312) oder Fistelbildungen (S. 310) aufweisen, bedürfen einer anderen Behandlung als Erkrankte, die hauptsächlich unter Schmerzen und Durchfällen leiden. Ein toxisches Megakolon wird bei der Enteritis regionalis mindestens ebenso häufig beobachtet wie bei der Colitis ulcerosa; die Behandlung erfolgt auf ähnliche Weise (S. 360).

(B) Die konservative Therapie eines M. Crohn stützt sich in erster Linie auf die Behandlung mit *Sulfasalazin* und Steroiden. Bei isoliertem Befall des Kolons kann eine Behandlung mit *Sulfasalazin* ohne Steroide ausreichen, um eine Remission zu erzielen und zu bewahren. Anfangs gibt man 1 bis 2 g/Tag (um eine Magenunverträglichkeit zu vermindern) und steigert die Dosis auf 6 bis 8 g/Tag bis zur Besserung der Symptomatik. Während der initialen Therapie mit *Sulfasalazin* muß der Patient auf Überempfindlichkeitsreaktionen hin überwacht werden (in weniger als 1%). Bei vielen Patienten mit einer Kolitis ist eine Dauertherapie mit 2 bis 4 g/Tag ausreichend. Alternativ zu *Sulfasalazin* kann auch oral eingenommene *5-Aminosalizylsäure* (*Mesalazin*) eingesetzt werden, deren Retardformen in der Therapie von Dünndarmmanifestationen wirksamer sind. Zur Beherrschung der Symptomatik bei einer Ileokolitis oder einer Erkrankung des Dünndarms ist bei den meisten Betroffenen eine Steroidtherapie erforderlich. Die initiale Therapie erfolgt mit *Prednisolon*, 1 mg/kg Körpergewicht pro Tag. Nach 4- bis 6wöchiger Behandlung kommt es unter dieser Dosierung bei den meisten Patienten zu einer klinischen Remission, und die Steroiddosis kann reduziert werden. Mit Prednison sollte nur bei einer Erkrankungsexazerbation therapiert werden. Die prophylaktische Anwendung von *Prednison* kann eine Remission nicht aufrechterhalten, sie setzt den Patienten jedoch den Risiken einer lang andauernden Steroidbehandlung (Osteoporose, Infektionen etc.) aus.

(C) Falls eine kombinierte Behandlung mit *Sulfasalazin* und *Prednison* nicht zum Erfolg führt, kann auf zwei weitere Medikamente zurückgegriffen werden: *Metronidazol* und *6-Mercaptopurin* (*6-MP*). *Metronidazol* hat sich in einer Dosierung von 4mal täglich 250 mg per os über einen Zeitraum von 1 bis 6 Monaten bei der Behandlung von Exazerbationen bei M. Crohn als wirksam erwiesen. Die zytotoxisch wirkenden Pharmaka *Azathioprin* und *6-Mercaptopurin* werden bei der Behandlung der Enteritis regionalis Crohn mit Erfolg eingesetzt. In der National Cooperative Crohn's Disease Study fand man jedoch eine verhältnismäßig hohe Inzidenz von Pankreatitiden in Zusammenhang mit der *Azathioprin*-Therapie, so daß man sich entschloß, das Medikament abzusetzen. *6-Mercaptopurin* ist eine dem *Azathioprin* verwandte Substanz, ein gehäuftes Auftreten von Pankreatitiden in Verbindung mit diesem Medikament ist jedoch nicht bekannt. Die angeführten Immunsuppressiva müssen über mehrere Monate hin verabreicht werden, ehe eine klinische Besserung nachweisbar ist. Eine Anwendung in Fällen, in denen der Krankheitsverlauf innerhalb kurzer Zeit einen operativen Eingriff erfordert, ist nicht indiziert. Durch eine Dauertherapie kann die Remission gehalten werden. Zur Verhütung einer Zytopenie muß eine engmaschige Überwachung des Blutbildes erfolgen. Auch bei Einnahme über Zeiträume von 6–8 Jahren hat es bisher nur wenige Berichte über toxische Wirkungen von *6-MP* gegeben. Auch über Therapieerfolge mit *Cyclosporin* wurde gelegentlich bei therapierefraktären Fällen berichtet.

(D) Die chirurgische Intervention sollte Patienten mit operativ therapierbaren Komplikationen, wie Fistelungen (S. 310), intestinalen Obstruktionen (S. 312) und Abszessen (S. 314), vorbehalten bleiben. Die Rezidivrate des M. Crohn nach scheinbar vollständiger Resektion der erkrankten Abschnitte liegt bei annähernd 80% nach Ablauf von 15 Jahren. Die Rezidivquote nach einer Kolektomie bei einer Erkrankung mit isoliertem Befall des Dickdarms ist umstritten; vorsichtig geschätzt liegt die Rate jedoch bei 50% nach 20 Jahren. Bei den meisten Rezidiven wird eine erneute Operation erforderlich. Die chirurgische Therapie führt somit nicht zur Heilung (selbst bei umschriebenen Erkrankungsprozessen), sie kann schwerwiegende Folgen haben (Fistelungen, Abszesse, Kurzdarmsyndrom, Nahtdehiszenz) und sollte daher auf die oben angeführten Indikationen beschränkt bleiben.

## Literatur

1. Christie PM, Hill GL. Effect of intravenous nutrition on nutrition and function in acute attacks of inflammatory bowel disease. Gastroenterology 1990; 99: 730.
2. Dirks W, Goebell J, Schaarschmidt K, et al. Clinical relapse of Crohn's disease under standardized conservative treatment and after excisional surgery. Dig Dis Sci 1989; 34: 1832.
3. Goebell H. Morbus Crohn. Wie läßt sich ein Kurzdarmsyndrom vermeiden? Internist 1993; 34: 326.
4. Hoffmann R. Azathioprin bei Morbus Crohn. Dtsch Med Wochenschr 1993; 188: 480.
5. Lorenz D, Lorenz U, Hagmüller E, Saeger HD. Morbus Crohn: Resektionstherapie im Verlauf von zwei Jahrzehnten. Zentralbl Chir 1993; 118: 127.
6. Oehler G. Ernährungstherapie bei chronisch-entzündlichen Darmerkrankungen. Med Welt 1984; 34: 1547.
7. Peppercorn M. Advances in drug therapy for inflammatory bowel disease. Ann Intern Med 1990; 112: 50.

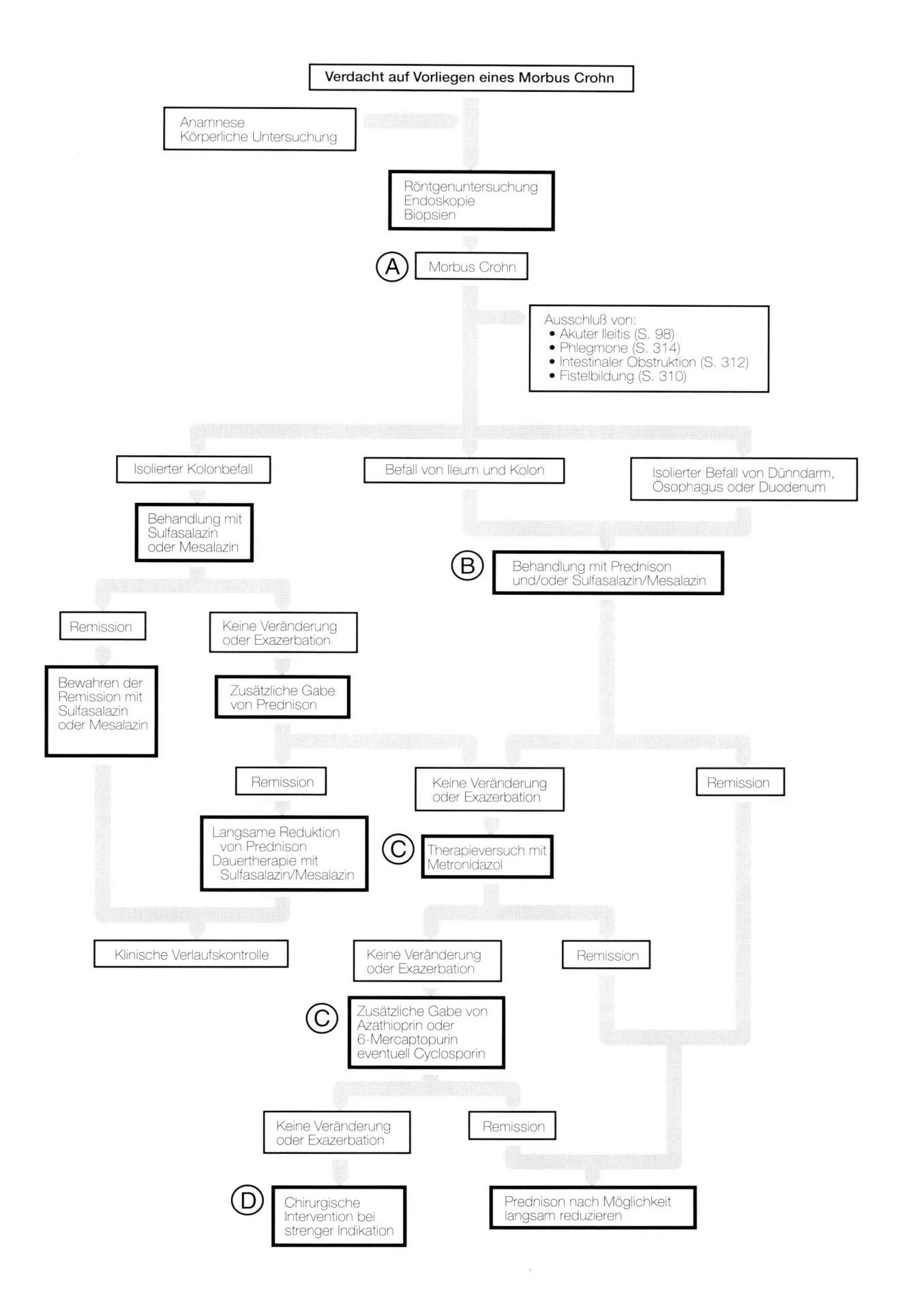

```
                    Verdacht auf Vorliegen eines Morbus Crohn
                                    │
            Anamnese
            Körperliche Untersuchung
                                    │
                            Röntgenuntersuchung
                            Endoskopie
                            Biopsien
                                    │
                (A)     Morbus Crohn
                                    │
                            Ausschluß von:
                            • Akuter Ileitis (S. 98)
                            • Phlegmone (S. 314)
                            • Intestinaler Obstruktion (S. 312)
                            • Fistelbildung (S. 310)
                                    │
      ┌─────────────────────────────┼─────────────────────────────┐
Isolierter Kolonbefall      Befall von Ileum und Kolon    Isolierter Befall von Dünndarm,
                                                          Ösophagus oder Duodenum
      │                             │                             │
Behandlung mit                      └──────────────┬──────────────┘
Sulfasalazin                                       │
oder Mesalazin              (B)   Behandlung mit Prednison
                                  und/oder Sulfasalazin/Mesalazin
      │                                            │
 ┌────┴─────┐                              ┌───────┴────────┐
Remission  Keine Veränderung              Remission    Keine Veränderung
           oder Exazerbation                           oder Exazerbation
   │              │                           │              │
Bewahren der  Zusätzliche Gabe
Remission mit von Prednison
Sulfasalazin
oder Mesalazin
                  │
          ┌───────┴────────┐                              
      Remission   Keine Veränderung                    Remission
                  oder Exazerbation
          │              │                                  │
Langsame Reduktion  (C) Therapieversuch mit
von Prednison           Metronidazol
Dauertherapie mit
Sulfasalazin/Mesalazin
                           │
                  ┌────────┴────────┐
Klinische Verlaufskontrolle  Keine Veränderung    Remission
                             oder Exazerbation
                                    │
                        (C) Zusätzliche Gabe von
                            Azathioprin oder
                            6-Mercaptopurin
                            eventuell Cyclosporin
                                    │
                        ┌───────────┴──────────┐
                  Keine Veränderung         Remission
                  oder Exazerbation
                        │                         │
                (D) Chirurgische          Prednison nach Möglichkeit
                    Intervention bei      langsam reduzieren
                    strenger Indikation
```

# Morbus Crohn mit Fistelbildungen

(A) Fistelbildungen gehören zu den häufigen Komplikationen eines Morbus Crohn; in Abhängigkeit von Verlauf und Mündung unterscheidet man innere und äußere Fisteln. Innere Fistelungen verlaufen zwischen Darmschlingen; äußere Fistelgänge führen von erkrankten Darmabschnitten zur Haut, zur Vagina oder zum Harntrakt. Die meisten äußeren Fistelungen (nicht die perianalen) entstehen im Anschluß an einen operativen Eingriff. Innere Fisteln bilden sich oft spontan. Häufig treten Fistelungen gemeinsam mit abdominellen Abszessen auf bzw. werden durch diese noch kompliziert. Falls Fistelungen festgestellt werden, insbesondere äußere Fisteln, sollte man daher nach Abszeßbildungen fahnden. Perianale Fisteln entstehen gewöhnlich bei Ileokolitis oder isoliertem Befall des Kolons, während man innere und enterokutane Fistelbildungen sowohl bei einer Erkrankung des Dünn- als auch des Dickdarms findet. Komplikationen, wie die Entwicklung von Fistelungen, werden in der Regel während aktiverer Erkrankungsphasen und bei ausgedehnterem Befall beobachtet.

(B) Die Behandlung innerer Fisteln variiert in Abhängigkeit von der Symptomatik, die unmittelbar davon bestimmt wird, an welcher Stelle die Fistelgänge eine Verbindung zwischen den Darmschlingen schaffen. Fisteln, die vom Dickdarm zum Magen oder Dünndarm verlaufen, können ein fäkulentes Erbrechen oder eine bakterielle Überwucherung (S. 286) hervorrufen. Eine Spontanheilung unter alleiniger konservativer Therapie ist unwahrscheinlich. Fistelgänge zwischen Dünndarmschlingen können symptomlos und unentdeckt bleiben, bis aus anderen Gründen eine Röntgenuntersuchung des Intestinaltrakts erfolgt. Falls die inneren Fistelungen jedoch zu einer ausgedehnten Ausschaltung von resorbierender Dünndarmoberfläche führen, kann es zu schweren Diarrhöen, Gewichtsverlust und Kachexie kommen. Bei innerer Fistelung, die keine Symptome verursacht, ist eine spezifische konservative oder operative Therapie nicht indiziert. Treten Symptome auf, so ist eine langfristigere konservative Behandlung (2–6 Wochen) erforderlich. Falls die Therapie nicht zum Erfolg führt, muß operiert werden. Bei der Exzision der Fistelgänge muß in der Regel so ausgedehnt reseziert werden, daß postoperativ ein Kurzdarmsyndrom entsteht (S. 288).

(C) Bei enterokutanen Fisteln kommt es nur in seltenen Fällen zum spontanen Verschluß unter alleiniger konservativer Therapie. In Anbetracht der häufigen postoperativen Rezidive nach einem Morbus Crohn und dem drohenden Kurzdarmsyndrom nach einer Resektion wird trotzdem zuerst ein konservativer Therapieversuch unternommen. Maßnahmen, die noch am ehesten zu einem Therapieerfolg führen, sind: Nahrungskarenz, totale parenterale Ernährung, die Gabe von *6-Mercaptopurin* oder *Metronidazol*. Ein Versuch mit Somatostatin (*Octreotid*) kann unternommen werden. Auch über den erfolgreichen Einsatz eines Fibrinklebers wurde berichtet. Wenn diese Maßnahmen auch nach 6- bis 8wöchiger Dauer keine Besserung bewirken, ist eine Operation doch indiziert.

(D) Rektovaginale Fisteln können eine Reihe von Symptomen hervorrufen. Während eines Entzündungsschubs sollte keine umfangreiche chirurgische Revision (wie eine subtotale Proktokolektomie) versucht werden. Bevor eine Operation unternommen wird, sollten alle Möglichkeiten der konservativen Therapie ausgeschöpft werden. Für schwach ausgeprägte Symptome bedarf es keiner speziellen Therapie. Enterovesikale Fistelungen können durch rezidivierende Harnwegsinfekte oder Pneumaturie zutage treten. Die Diagnosestellung ist schwierig, zumal sich nur ein Bruchteil der enterovesikalen Fisteln beim Bariumkontrastmitteleinlauf darstellen läßt. Durch *Prednisolon*, *6-Mercaptopurin* und *Sulfasalazin* lassen sich die Symptome meistens beherrschen.

Es existieren zwar Berichte über den spontanen Verschluß von äußeren, nicht im Perianalbereich lokalisierten Fistelgängen unter einer konservativen Therapie, diesbezügliche Daten nach langfristiger Verlaufskontrolle stehen jedoch nicht zur Verfügung. Frühere Erfahrungen mit einer konservativen Therapie (vor Einsatz der totalen parenteralen Ernährung) weisen darauf hin, daß bei fast allen Patienten mit äußeren Fisteln eine chirurgische Intervention notwendig ist. Das Operationsverfahren wird von der Lokalisation der Fistel, dem Ausmaß der Enteritis, dem Organbefall und der Länge des Fistelgangs bestimmt. Die Gesamtrate der Erkrankungsrezidive nach operativer Entfernung von Fistelbildungen liegt bei 40 bis 80%.

(E) Perianale Fistelungen lassen darauf schließen, daß die Enteritis regionalis Crohn auch Rektum und Sigmoid erfaßt hat. Zwar gelten diese Fisteln seit jeher als refraktär gegenüber der konservativen Standardbehandlung, in einem kleinen Patientenkollektiv gelang jedoch mit *Azathioprin* eine günstige therapeutische Beeinflussung der Perianalfisteln. In jüngster Zeit konnte unter Beweis gestellt werden, daß sich mit *Metronidazol* (20 mg/kg/Tag auf 3–5 Dosen verteilt) eine Heilung bei ausgedehntem perianalem Befall erzielen läßt. Bei dieser Dosierung führte Metronidazol jedoch bei 50% der Patienten zu Parästhesien. Die Medikation muß dann reduziert oder abgesetzt werden. Nach 1- bis 2jähriger Einnahme kann man von einer dauerhaften Remission ausgehen. Auch unter *6-Mercaptopurin* kann es zur Abheilung bei perianalem Befall kommen. Das Versagen der konservativen Therapie kann eine ausgedehnte perianale Erkrankung zur Folge haben, die eine Proktokolektomie erfordert.

## Literatur

1. Brandt LJ, Bernstein LH, Boley SJ, Frank MS. Metronidazole therapy for perineal Crohn's disease: a follow up study. Gastroenterology 1982; 83: 383.
2. Cohen JL, Stricker JW, Schoetz DJ Jr, et al. Rectovaginal fistula in Crohn's disease. Dis Colon Rectum 1989; 32: 825.
3. el-Mouaaouy A, Tolksdorf A, Starlinger M, Becker MD. Endoskopische Sonographie des Anorektums bei entzündlichen Darmerkrankungen. Z Gastroenterol 1992; 30: 486.
4. Margolin ML, Korelitz BI. Management of bladder fistulas in Crohn's disease. J Clin Gastroenterol 1989; 11: 399.
5. Schmelzer M. Chirurgisches Vorgehen bei Morbus Crohn. Chirurg 1993; 64: 149.
6. Stetter M, Schuster E, Knoflach P. Langzeitverlauf des Morbus Crohn. Z Gastroenterol 1992; 30: 454.

```
                    ┌─────────────────────────┐
                    │  Patient mit Morbus Crohn│
                    └─────────────────────────┘
                                 │
                    ┌─────────────────────────┐
                    │ Auftreten von:          │
                    │ • Zunehmender Diarrhö,  │
                    │   Gewichtsverlust       │
                    │ • Fäkulentes Erbrechen  │
                    │ • Perianale Absonderungen│
                    │ • Bauchwandabszeß       │
                    │ • Pneumaturie, Zystitis │
                    │ • Fäkulente Absonderungen│
                    │   aus der Vagina,       │
                    │   Vaginitis             │
                    └─────────────────────────┘
                                 │
                    ┌─────────────────────────┐
                    │ Verdacht auf Fistelbildungen│
                    └─────────────────────────┘
```

Sorgfältige Untersuchung von Rektum und Perineum

Röntgenuntersuchungen:
- Kolon-Kontrasteinlauf
- Dünndarm-Doppelkontrast nach Sellink
- Fistulogramm
- Abdomen-CT
Endoskopie
Endosonographie
Zystoskopie (bei Bedarf)

Abszeß
Phlegmone (S. 314)
Obstruktion (S. 312)

**A** Nachweis von Fistelbildungen

**B** Innere Fistel

Äußere Fistel

Enteroenteral mit symptomatischem Verlauf

Fistelbildung zum Magen oder proximalen Dünndarm

Fistelbildung zum distalen Dünndarm oder Kolon

Nahrungskarenz
Totale parenterale Ernährung
Versuch mit Octreotid

Therapeutische Maßnahmen wie bei einem Aktivitätsschub von M. Crohn

Prednison ± Sulfasalazin

6-Mercaptopurin ± totale parenterale Ernährung

Keine Besserung

**C** Enterokutan

**D** Enterovesikal Enterovaginal

**E** Perianal

Operative Therapie in nahezu allen Fällen im weiteren Verlauf erforderlich

Therapeutische Maßnahmen wie bei einem Aktivitätsschub von M. Crohn

Metronidazol täglich 20 mg/kg

Therapieversuch:
Totale parenterale Ernährung
Nahrungskarenz
6-Mercaptopurin
Octreotid

Prednison ± Sulfasalazin ± 6-Mercaptopurin

Keine Veränderung der Fistelabsonderungen oder Starke Metronidazol-Nebenwirkungen

Erkrankung unter Kontrolle
Verminderte Fistelabsonderungen

Fortbestehen der Symptome

Erwägen einer Operation nur bei unerträglicher Beeinträchtigung des Patienten durch die Symptome

Langsame Dosisreduktion des Metronidazols

Erhaltungstherapie über 1-2 Jahre

Fistulektomie + Resektion des befallenen Darmabschnitts

# Morbus Crohn mit Obstruktion

Ⓐ Der Crohn-Patient sollte gut über die Symptome, die auf einen sich entwickelnden Darmverschluß hinweisen, aufgeklärt werden. Bei zunehmender postprandialer Aufblähung des Abdomens und Schmerzen, mit oder ohne begleitendes Erbrechen, sollte eine ärztliche Untersuchung erfolgen. Da während eines Entzündungsschubs die gleiche Symptomatik auch ohne Vorliegen einer echten Obstruktion auftreten kann, sollten im Rahmen der diagnostischen Abklärung Abdomenübersichtsaufnahmen im Liegen und im Stehen angefertigt werden. Auf den Nachweis einer Obstruktion hin sollte unverzüglich die stationäre Aufnahme erfolgen, damit eine Druckentlastung des Darms und eine intravenöse Therapie erfolgen kann.

Ⓑ Die Darmobstruktion im Rahmen eines Morbus Crohn ist eine besondere diagnostische und therapeutische Herausforderung. Nach Behandlung vitaler Störungen und Stabilisierung des klinischen Zustands müssen Lokalisation und Ursache der Obstruktion festgestellt werden. Ursache des Darmverschlusses kann bei Patienten mit einem M. Crohn die Primärerkrankung sein, andere Entstehungsursachen (S. 302) sind jedoch ebenfalls in Erwägung zu ziehen. Vorangegangene operative Eingriffe haben möglicherweise Adhäsionen verursacht. Ferner besteht bei Patienten mit Crohn-Erkrankung ein erhöhtes Risiko für die Entwicklung von Dünndarm- und Dickdarmkarzinomen. Nachdem sich der Zustand des Patienten stabilisiert hat, muß eine diagnostische Abklärung erfolgen. Die Reihenfolge der Untersuchungen richtet sich nach der vermuteten Lokalisation: Bei Obstruktionen im Bereich des distalen Dünndarms oder des Dickdarms ist der erste diagnostische Schritt die Sigmoidoskopie und wahlweise ein Kontrasteinlauf oder eine Koloskopie. Bei Obstruktion des Dünndarms ist eine Dünndarm-Doppelkontrastuntersuchung nach Sellink angezeigt. Die Untersuchungen sollten verschoben werden, falls der Verdacht auf eine Perforation besteht.

Ⓒ Bei Aktivität der Erkrankung (Leukozytose, Fieber, Diarrhö, Exsikkose, Abdominalschmerz und tastbare Resistenz) gelingt es unter Umständen, die Enge auf konservativem Weg zu beheben. Ursache der Obstruktion kann in diesen Fällen eine anatomische Verengung des Darmlumens durch die entzündete, ödematöse Schleimhaut oder die herabgesetzte Motilität in einem akut entzündeten Darmsegment sein. Beide Prozesse können durch die erfolgreiche Behandlung der Entzündung zur Rückbildung gebracht werden. Die initiale Therapie orientiert sich an folgenden Prinzipien: hochdosiert *Prednisolon*, totale parenterale Ernährung, Nahrungskarenz, eventuell Dauerabsaugung durch eine transnasale Magensonde (bei Sondenplazierung im Antrum erreicht man dieselbe Darmdekompression wie mit einer Cantor- oder Miller-Abbott-Dünndarmsonde), Korrektur des Wasser- und Elektrolythaushalts und Gabe von Breitspektrumantibiotika (*Metronidazol* zusammen mit Aminoglykosiden). Nach Rückbildung der Obstruktion (klinisches Bild, Beurteilung von Abdomenleeraufnahmen, abnehmende Menge des abgesaugten Sekrets) kann man mit der Zufuhr von Flüssigkeiten ohne Zusätze beginnen. Die Diät muß über einen Zeitraum von 2 bis 3 Wochen langsam wieder aufgebaut werden. Eine chirurgische Intervention ist indiziert, wenn sich die Obstruktion durch eine mehrtägige konservative Therapie nicht beheben läßt oder sich Komplikationen entwickeln (Perforation, Abszeß oder Anzeichen einer intestinalen Ischämie).

Ⓓ Bei fixierten Strikturen im Rahmen einer nichtaktiven Erkrankung (Fehlen von Fieber, Leukozytose, Abdominalschmerz, Diarrhö oder tastbaren Resistenzen), die auf einer ausgeprägten Narbenbildung nach wiederholten akuten Entzündungsschüben in einem umschriebenen Darmsegment beruhen, ist eine Rückbildung der Stenosierung durch eine konservative Therapie weniger wahrscheinlich. Anamnestisch lassen sich bei Patienten, die solche Strikturen aufweisen, in der Regel rezidivierende akute Darmverschlüsse eruieren, die eine stationäre Therapie erforderlich machten. Der Versuch einer konservativen Behandlung wird zwar empfohlen, da bei manchen Strikturen (20–40%) die Rückbildung gelingt. Bei erfolgloser Therapie ist jedoch frühzeitig ein operativer Eingriff indiziert. Antibiotika sind bei dieser Form des Darmverschlusses wahrscheinlich von geringem therapeutischem Nutzen, trotzdem werden sie bei der Versorgung dieser Patienten häufig eingesetzt.

Ⓔ Bei Patienten ohne Anzeichen einer aktiven Entzündung richtet sich das weitere Vorgehen nach dem intraoperativen Befund. Allgemein gilt, soviel vom Darm zu erhalten, wie noch bei einer erfolgreichen Operation möglich ist. In manchen Fällen müssen hierfür lediglich Briden gelöst, in anderen der entzündete Darmabschnitt reseziert werden. Bei chronisch rezidivierenden Obstruktionen im mehrfach befallenen Dünndarm geht die Tendenz zu weniger aggressiven Operationen (wie z.B. eine Strikturoplastik) anstelle einer Exzision. Durch endoskopische Ballondilatation gelingt oft auch eine konservative Behandlung von Strikturen.

## Literatur

1. Dehn TC, Kettwell MG, Mortensen NJ, et al. Ten-year experience of strictureplasty for obstructive Crohn's disease. Br J Surg 1989; 76: 339.
2. Farthing MJ, McGarrigle A, McLean AM. Jejunal dilatation in Crohn's disease. Intestinal obstruction or intestinal edema? J Clin Gastroenterol 1988; 10: 458.
3. Haneder J, Schmidt E. Chirurgische Indikation und operatives Procedere bei Morbus Crohn und Colitis ulcerosa. Zentralbl Chir 1991; 116: 781.
4. Kozarek RA. Endoscopic Gruntzig balloon dilation of gastrointestinal stenoses. J Clin Gastroenterol 1984; 6: 401.
5. Yaffe BH, Korelitz BI. Prognosis for nonoperative management of small-bowel obstruction in Crohn's disease. J Clin Gastroenterol 1983; 5: 211.

```
                    ┌─────────────────────────┐
                    │ Patient mit Morbus Crohn│
                    └─────────────────────────┘
                                │
                    ┌─────────────────────────────────────┐
                    │ Auftreten von:                      │
                    │   Auftreibung des Abdomens          │
                    │   Krampfartigen abdominellen        │
                    │     Beschwerden                     │
                    │   Übelkeit und Erbrechen            │
                    └─────────────────────────────────────┘
                                │
               (A)  ┌─────────────────────────────┐
                    │ Verdacht auf eine Obstruktion│
                    └─────────────────────────────┘
                                │
                    ┌─────────────────────────────┐
                    │ Röntgenaufnahmen des Abdomens│
                    │ im Stehen und im Liegen     │
                    └─────────────────────────────┘
                                │
                    ┌─────────────────────────────┐
                    │ Dilatierte Darmschlingen und│
                    │ Spiegel im Röntgenbild      │
                    └─────────────────────────────┘
                                │
                    ┌─────────────────────────────┐
                    │ Morbus Crohn mit Darmobstruktion│
                    └─────────────────────────────┘
                                │
                    ┌─────────────────────────────────────┐
                    │ Stationäre Aufnahme                 │
                    │ Nahrungskarenz                      │
                    │ Intravenöse Volumen- und Elektrolyt-│
                    │   substitution                      │
                    │ Intravenöse Gabe von Kortikosteroiden│
                    └─────────────────────────────────────┘
                                │
                    ┌─────────────────────────────────────┐
                    │ Stabilsierung des klinischen Zustands│
                    │ Weder subjektive noch objektive      │
                    │ Symptome, die auf einen Abszeß, eine │
                    │ Ischämie oder eine Perforation       │
                    │ hinweisen                            │
                    └─────────────────────────────────────┘
                                │
               (B)  ┌─────────────────────────────┐
                    │ Feststellen der Verschlußlokalisation│
                    └─────────────────────────────┘
                                │
                    ┌─────────────────────────────┐
                    │ Kolon-Kontrasteinlauf       │
                    │ Dünndarm-Doppelkontrast     │
                    │   nach Sellink              │
                    │ Computertomogramm           │
                    └─────────────────────────────┘
                                │
                    ┌─────────────────────────────┐
                    │ Beurteilung der Erkrankungsaktivität│
                    └─────────────────────────────┘
                                │
        ┌───────────────────────┼───────────────────────┐
        │                       │                       │
(C) Fieber, Leukozytose,  (D) Patient fieberfrei,   Obstruktion hängt nicht
    abdominelle Resistenz      keine Phlegmone,     mit dem Morbus Crohn
                               rezidivierende       zusammen (S. 302)
                               Obstruktion
        │                       │
  Intensive Therapie der   (E) Versuch einer
  aktiven Erkrankung           konservativen Therapie
  (S. 308)                     │
        │                  Bei Fortbestehen der
        │                  Symptome Operation
        │                       │
  ┌─────┴─────┐          ┌──────┼──────────┐
Auflösung  Fortbestehen  Lösen  Exzision   Strikturo-
der        der           von    des ent-   plastik
Obstruktion Obstruktion  Briden zündeten
                                Segments
  │          │
Behandlung  Chirurgische
entsprechend Exzision des
Morbus Crohn obturierenden,
(S. 308)    entzündeten
            Darmsegments
```

# Morbus Crohn mit Phlegmonenbildung

(A) Bei entzündlichen Infiltraten (Phlegmonen, entzündlicher Konglomerattumor) im Bereich des Abdomens kann es sich im Rahmen einer Enteritis regionalis Crohn unter Umständen um einen Abszeß handeln. Da sich die Behandlungsmaßnahmen bei abdominellen Abszessen (Drainage und Antibiotika) wesentlich von der Behandlung entzündlicher Prozesse unterscheiden (Steroide), muß zunächst ein Abszeß ausgeschlossen werden. Eine Differenzierung von Phlegmone und Abszeß allein anhand des klinischen Bildes ist nahezu unmöglich: beide Erkrankungsprozesse gehen mit lokalisiertem Schmerz und Druckempfindlichkeit, Fieber und Leukozytose einher. Falls die Resistenz eine echte Fluktuation aufweist oder an der Bauchdecke reift bzw. wenn die klassischen Zeichen wie Rötung, Überwärmung und ödematöse Schwellung vorliegen, handelt es sich wahrscheinlich eher um einen Abszeß als um eine Phlegmone. Diese Symptomatik ist jedoch selten und tritt in der Regel erst im Spätstadium auf. Da viele Patienten mit Morbus Crohn unter einer Steroidtherapie stehen, kann die angeführte Symptomatik auch bei Vorliegen eines Abszesses fehlen.

(B) Die Differenzierung von Abszeß und Phlegmone wird vor allem durch bildgebende Untersuchungsverfahren erleichtert (s. Abb.). Da lufthaltige Darmschlingen die Sonographie beeinträchtigen können, führt man vorzugsweise eine computertomographische Untersuchung durch. Ist anhand des Computertomogramms keine Diagnosestellung möglich, verschafft das Sonogramm eventuell zusätzliche, ergänzende Informationen. Bei Nachweis von extraluminalen Luftansammlungen im Computertomogramm oder einer mit Flüssigkeit gefüllten Höhle im Sonogramm handelt es sich mit über 95%iger Wahrscheinlichkeit um einen Abszeß. Andere abszeßtypische Kriterien sind diagnostisch weniger beweisend. Gallium-Scans sind für die Differenzierung von Abszessen und Phlegmonen nicht brauchbar. Abszesse können bei Patienten mit einem M. Crohn durch szintigraphischen Nachweis von $^{111}$In-Anreicherungen in Leukozyten dargestellt werden. Neuere Daten weisen darauf hin, daß es wahrscheinlich auch mit diesem Untersuchungsverfahren nicht möglich ist, Abszesse von Phlegmonen zu unterscheiden.

(C) Die perkutane Drainage abdomineller Abszesse unter computertomographischer oder sonographischer Führung scheint bei M. Crohn ein sicheres und wirksames Verfahren zu sein. Diese Behandlungsmethode kann, falls verfügbar, bei Patienten eingesetzt werden, die nicht operationsfähig sind. Die Abszeßursache (in den meisten Fällen eine Darmperforation) läßt sich dadurch jedoch nicht beheben. Aus diesem Grund wird bei Abszessen, die bei einer Crohn-Erkrankung auftreten, die offene chirurgische Drainage der perkutanen Drainage vorgezogen. Die Untersuchung bei eröffnetem Abdomen ermöglicht eine direkte Inspektion des befallenen Darmsegments und, falls technisch durchführbar, die Resektion dieses Darmabschnitts. Ohne Rücksicht darauf, welche Drainage vorgenommen wird, muß vor dem Versuch einer Drainage zur Verhütung septischer Komplikationen eine antibiotische Abschirmung erfolgen (*Ampicillin* + *Aminoglykoside* + *Metronidazol*). Zu den postoperativen Komplikationen zählen: **(a)** Abszeßrezidiv; **(b)** Entwicklung von enteroenteralen Fistelungen; **(c)** enterokutane Fistelungen und **(d)** spätere Bildung von Strikturen.

(D) Patienten, bei denen kein Abszeß festgestellt werden kann bzw. bei denen die Bilddiagnostik negativ ausfällt, müssen engmaschig kontrolliert werden, da sich die Behandlung von Phlegmonen hauptsächlich auf eine hochdosierte Steroidtherapie stützt. Gleichzeitige Therapie mit Breitspektrumantibiotika und parenterale Ernährung sind notwendig. Falls sich innerhalb von 48 bis 72 Stunden keine Besserung einstellt oder sich der Zustand zu irgendeinem Zeitpunkt verschlechtert, ist eine Wiederholung der Computertomographie oder Sonographie ratsam, um festzustellen, ob sich aus der Phlegmone ein echter Abszeß entwickelt hat. Patienten, bei denen kein Abszeß diagnostiziert werden kann, sollten weitere 10 bis 14 Tage sowohl mit Antibiotika als auch mit Steroiden behandelt werden, bis sich die Phlegmone zurückgebildet hat. Die schrittweise Reduzierung der Steroiddosierung kann beginnen, sobald der Patient aus der Klinik entlassen ist.

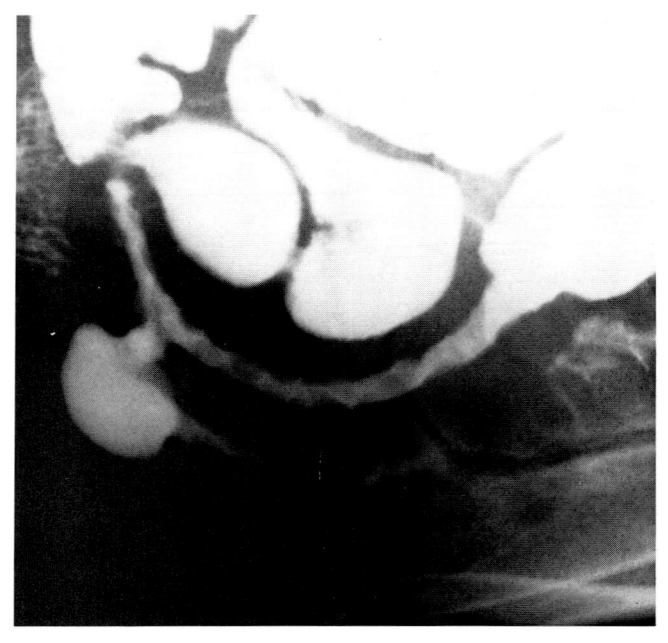

Befund mit verdickter, aufgetriebener Wand des distalen Ileums und langstreckiger, filiformer Stenose

## Literatur

1. Doemeny SM, Burke DR, Meranze SG. Percutaneous drainage of abscesses in patients with Crohn's disease. Gastrointest Radiol 1988; 13: 237.
2. Frank B, Dorr F, Penkert G, Vogel E, Tidow G. Epiduraler spinaler Abszess mit Kaudasymptomatik als Komplikation eines Morbus Crohn. Dtsch Med Wochenschr 1991; 116: 1313.
3. Gerzof SG, Johnson WC. Radiologic aspects of diagnosis and treatment of abdominal abscesses. Surg Clin North Am 1984; 64: 53.
4. Shorb PE Jr. Surgical therapy for Crohn's disease. Gastroenterol Clin North Am 1989; 18: 111.
5. Stelzel WB, Rösch W. Perkutane Drainagetherapie eines abdominellen Doppelabszesses. Bildgebung 1991; 58: 37.

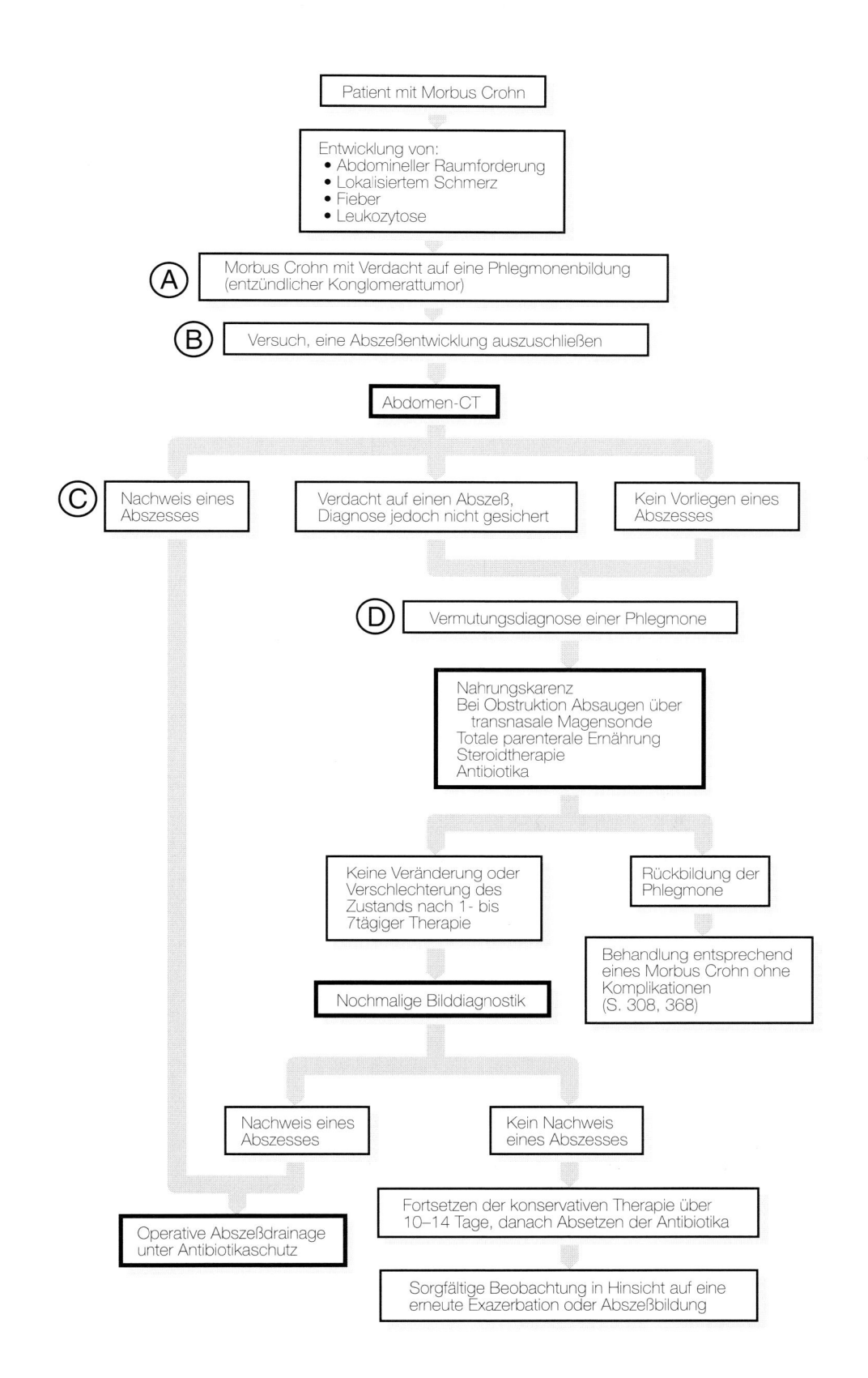

```
Patient mit Morbus Crohn
         │
         ▼
Entwicklung von:
 • Abdomineller Raumforderung
 • Lokalisiertem Schmerz
 • Fieber
 • Leukozytose
         │
         ▼
(A) Morbus Crohn mit Verdacht auf eine Phlegmonenbildung
    (entzündlicher Konglomerattumor)
         │
         ▼
(B) Versuch, eine Abszeßentwicklung auszuschließen
         │
         ▼
      Abdomen-CT
         │
    ┌────┼────┐
    ▼    ▼    ▼
```

(C) Nachweis eines Abszesses | Verdacht auf einen Abszeß, Diagnose jedoch nicht gesichert | Kein Vorliegen eines Abszesses

(D) Vermutungsdiagnose einer Phlegmone

Nahrungskarenz
Bei Obstruktion Absaugen über transnasale Magensonde
Totale parenterale Ernährung
Steroidtherapie
Antibiotika

Keine Veränderung oder Verschlechterung des Zustands nach 1- bis 7tägiger Therapie | Rückbildung der Phlegmone

Behandlung entsprechend eines Morbus Crohn ohne Komplikationen (S. 308, 368)

Nochmalige Bilddiagnostik

Nachweis eines Abszesses | Kein Nachweis eines Abszesses

Fortsetzen der konservativen Therapie über 10–14 Tage, danach Absetzen der Antibiotika

Operative Abszeßdrainage unter Antibiotikaschutz

Sorgfältige Beobachtung in Hinsicht auf eine erneute Exazerbation oder Abszeßbildung

# 11
# Erkrankungen der Gallenblase und der Gallenwege

# Cholelithiasis: Sonographie vs. i.v. Cholezystographie

(A) Die Sonographie (US) der Gallenblase weist bei der Diagnostik von Gallensteinen eine höhere Sensitivität und Spezifität auf als die i.v. Cholezystographie (Sensitivität: 95–99% vs. 85–95%; Spezifität 95% vs. 80–90%) (s. Abb. 1 und 2). Der Kostenaufwand ist für beide Untersuchungsverfahren gleich hoch. Falls die Einrichtungen vorhanden sind und der Untersucher über entsprechende Erfahrungen verfügt, sollte daher die Sonographie dem i.v. Cholezystogramm vorgezogen werden.

(B) Zu den Gründen für eine unzulängliche Ultraschalluntersuchung zählen: ausgeprägter Meteorismus, Nahrungsaufnahme vor der Untersuchung, Adipositas und Faktoren, die eine optimale Plazierung des Schallkopfs verhindern (z. B. vor kurzem erfolgte Operationen, Stützapparate oder Verbände). Ausgeprägter Meteorismus oder Nahrungsaufnahme des Patienten behindern die Untersuchung nur vorübergehend. Die Sonographie kann zu einem späteren Zeitpunkt nachgeholt werden. In den übrigen Fällen sollte man eine i.v. Cholezystographie durchführen. Eine unzureichende i.v. Cholezystographie kann auf folgende Ursachen zurückgeführt werden: mangelhafte Kontrastierung der Gallenblase und Erkrankungen, bei denen eine Verabreichung von Kontrastmittel ausgeschlossen ist (Allergien, aktive Lebererkrankungen, Ikterus).

(C) Ergeben Sonogramm oder i.v. Cholezystogramm trotz klinisch hochgradigen Verdachts auf eine Cholelithiasis negative Befunde, so ist eine weitere Diagnostik angezeigt. Hochgradiger klinischer Verdacht auf das Vorliegen von Gallensteinen gründet sich auf eine gallenkolikartige Schmerzsymptomatik (S. 84) und ungeklärte rechtsseitige Oberbauchbeschwerden, pathologische Leberenzymwerte (insbesondere Anstieg der γ-GT, S. 158; der alkalischen Phosphatase, S. 160; oder des Bilirubins) oder auf eine biliäre Pankreatitis (erhöhte Lipase und Amylase zusammen mit pathologischen Leberwerten). Bei Steinlokalisation im Ductus choledochus weisen beide Untersuchungsverfahren eine mangelnde Sensitivität auf. Einer Gallenkolik entsprechende, anhaltende Schmerzen oder der Nachweis pathologischer Leberwerte, eventuell in Kombination mit erhöhten Pankreaswerten, lassen auf eine Choledocholithiasis (S. 328) schließen. In diesem Fall muß eine endoskopische retrograde Cholangiopankreatographie (ERCP) durchgeführt werden (S. 30).

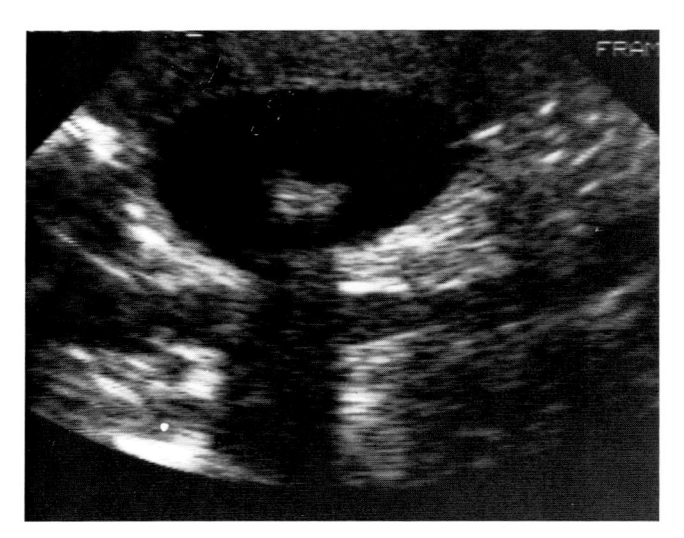

Abb. 1 Großer Gallenstein mit Schallschatten im Sonogramm

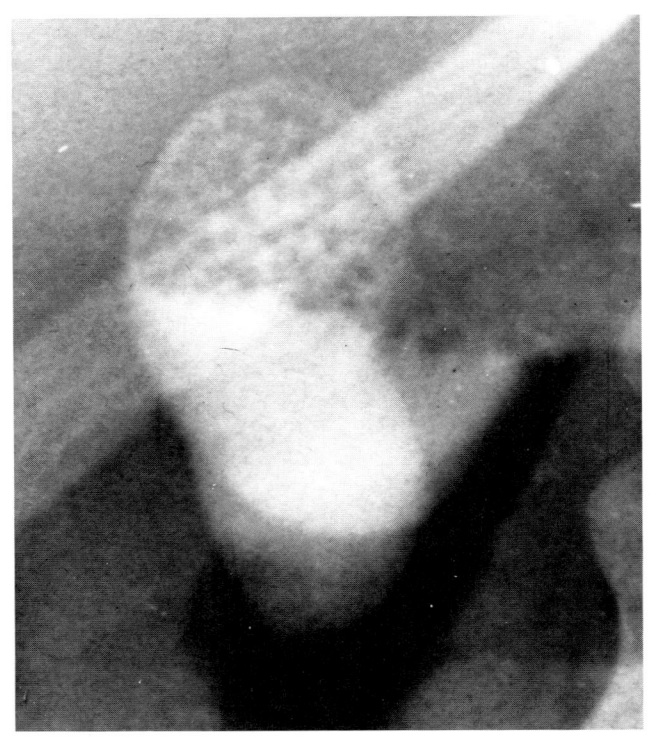

Abb. 2 Schwebende Gallensteine im oralen Cholezystogramm

## Literatur

1. Cooperberg PI, Burhenne JH. Real-time ultrasonography: Diagnostic technigue of choice in calculous gallbladder disease. N Engl J Med 1980; 302: 1277.
2. Jakobeit CH, Rebenbur S, Greiner L. Sonographische Gallensteinmorphologie. Z Gastroenterol 1992; 30: 594.
3. Kersjes W, Thielen M. Die Bedeutung bildgebender Verfahren beim Gallensteinleiden. Aktuelle Radiol 1993; 3: 167.
4. Sedaghat A, Grundy SM. Cholesterol crystals and the formation of cholesterol gallstones. N Engl J Med 1980; 302: 1274.

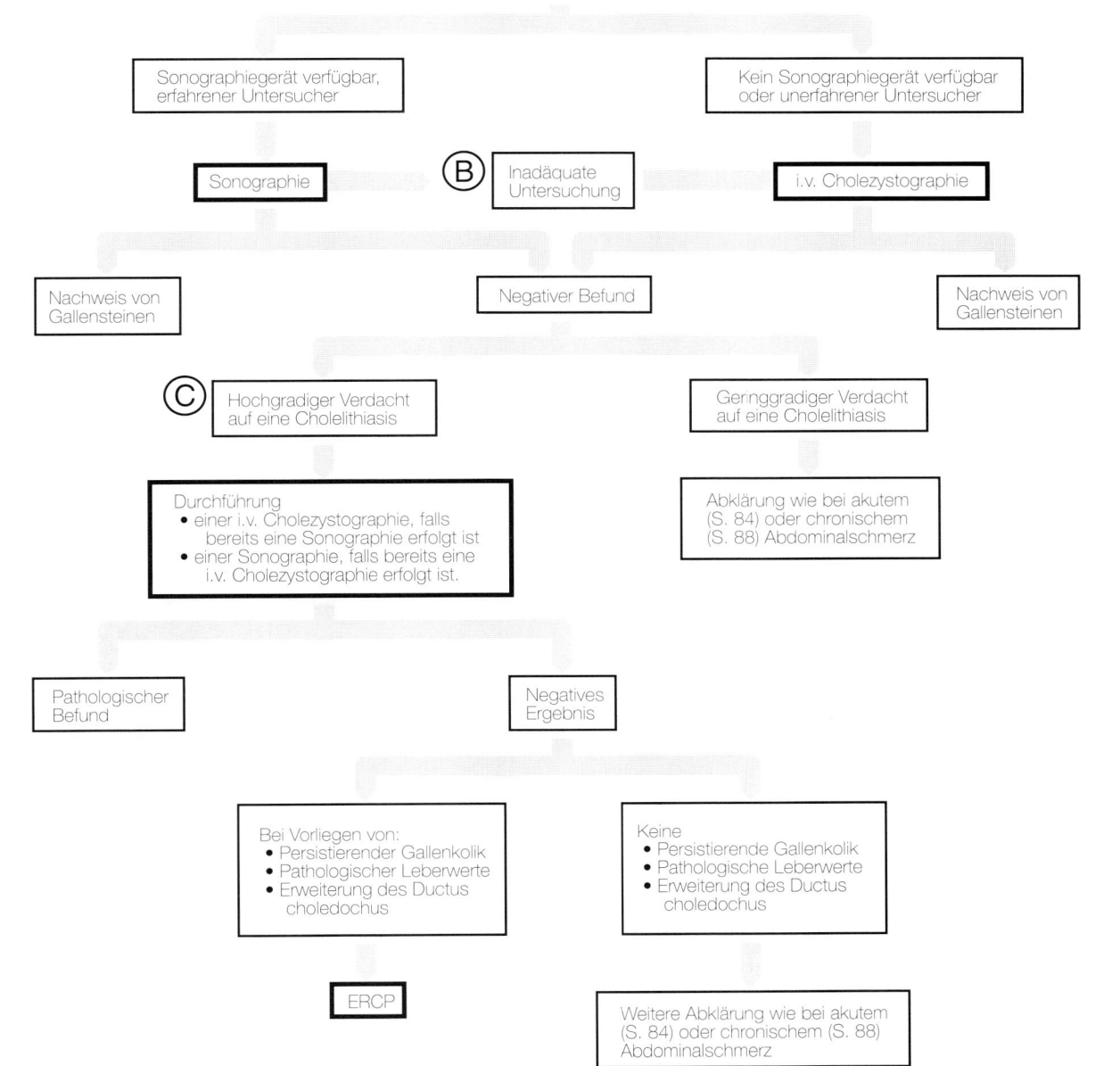

## (A) Verdacht auf eine Cholelithiasis

- Sonographiegerät verfügbar, erfahrener Untersucher
  - **Sonographie**
    - Nachweis von Gallensteinen
    - (B) Inadäquate Untersuchung / Negativer Befund
- Kein Sonographiegerät verfügbar oder unerfahrener Untersucher
  - **i.v. Cholezystographie**
    - Negativer Befund
    - Nachweis von Gallensteinen

### Negativer Befund

- (C) Hochgradiger Verdacht auf eine Cholelithiasis
  - **Durchführung**
    - einer i.v. Cholezystographie, falls bereits eine Sonographie erfolgt ist
    - einer Sonographie, falls bereits eine i.v. Cholezystographie erfolgt ist.
- Geringgradiger Verdacht auf eine Cholelithiasis
  - Abklärung wie bei akutem (S. 84) oder chronischem (S. 88) Abdominalschmerz

### Nach Durchführung

- Pathologischer Befund
  - Bei Vorliegen von:
    - Persistierender Gallenkolik
    - Pathologischer Leberwerte
    - Erweiterung des Ductus choledochus
  - → **ERCP**
- Negatives Ergebnis
  - Keine
    - Persistierende Gallenkolik
    - Pathologische Leberwerte
    - Erweiterung des Ductus choledochus
  - → Weitere Abklärung wie bei akutem (S. 84) oder chronischem (S. 88) Abdominalschmerz

# Asymptomatische Cholezystolithiasis

(A) Eine asymptomatische Cholezystolithiasis liegt vor, falls bei Gallensteinträgern die folgenden Kriterien fehlen: **(a)** Gallenkoliken oder episodisch auftretende Schmerzen im rechten Oberbauch; **(b)** pathologische Leberwerte (GOT, GPT, alkalische Phosphatase, γ-GT, Bilirubin); **(c)** Cholezystitis, Cholangitis oder Pankreatitis in der Vorgeschichte. In der Regel werden die Gallensteine zufällig anläßlich einer Sonographie festgestellt, die man wegen anderweitiger Beschwerden durchführt. In retrospektiven und prospektiven Studien wurde der eigengesetzliche Verlauf bei asymptomatischer Cholezystolithiasis untersucht. Es liegen Publikationen über Mortalitätsstatistiken bei elektiver Cholezystektomie mit oder ohne Exploration des Ductus choledochus vor, die dem Alter, dem Geschlecht und dem Narkoserisiko entsprechend aufgestellt wurden. Bezieht man sich auf diese Daten, so bringt die prophylaktische Cholezystektomie gegenüber einer abwartenden Haltung in Hinsicht auf eine verlängerte Lebenserwartung keine Vorteile. Dieser abwartenden Haltung ist das Risiko der Entwicklung eines Cholezysto-Cholangiokarzinoms (S. 334) entgegenzusetzen, das mit zunehmendem Lebensalter der Bevölkerung immer häufiger auftritt.

(B) In folgenden Fällen ist eine prophylaktische Cholezystektomie empfehlenswert: **(a)** Diabetes mellitus. Diabetiker weisen zwar keine erhöhte Inzidenz von Cholezystitis mit Komplikationen auf. Falls es jedoch zu Komplikationen kommt, verlaufen sie gewöhnlich schwerer und häufiger letal (Empyem, Gangrän und Perforation der Gallenblase). Diese höhere Mortalität ist weniger im Diabetes per se als in dessen Komplikationen begründet (koronare Herzkrankheit, Niereninsuffizienz). Trotz dieser Überlegungen kann aus einer neueren Literaturübersicht, die vor allem den Entscheidungsprozeß betrachtete, der Schluß gezogen werden, daß eine prophylaktische Cholezystektomie bei Diabetikern mit asymptomatischer Cholelithiasis letztlich den Verlauf nicht insgesamt bessert. **(b)** Chronische hämolytische Anämie. Der eigengesetzliche Verlauf der asymptomatischen Cholelithiasis in dieser Patientengruppe ist unbekannt. Bei Patienten mit abdominellen Beschwerden während einer hämolytischen Krise (z.B. Sichelzellanämie) wird in der Regel frühzeitig vorsichtshalber eine Cholezystektomie durchgeführt, da sich diese Anämie-bedingten Schmerzen diagnostisch nur schwer von einer akuten Gallenkolik abgrenzen lassen. **(c)** Fernreisen. Bei Gallensteinträgern, die für längere Zeit in weit entfernte Gebiete verreisen, in denen eine medizinische Versorgung nicht gewährleistet ist, sollte eine prophylaktische Cholezystektomie vorgenommen werden. Wenn bei einem Patienten der drei genannten Gruppen aus anderen Gründen eine Laparotomie durchgeführt werden soll, empfiehlt sich die gleichzeitige Cholezystektomie.

(C) In einer prospektiven Studie über den eigengesetzlichen Verlauf bei primär asymptomatischer Cholezystolithiasis entwickelte keiner der Gallensteinträger Komplikationen, ohne daß zuvor Beschwerden von seiten der Gallenwege aufgetreten wären. Das Gesamtrisiko (im Lauf von 15 Jahren) für die Entwicklung von Schmerzen oder Komplikationen lag bei 18%. In einer retrospektiven Studie anhand von Gallensteinträgern mit geringen bis mäßig ausgeprägten Beschwerden kam es bei etwa 50% zu Komplikationen, die einen operativen Eingriff erforderlich machten (10jährige Verlaufsbeobachtung). Deswegen ist eine gezielte, langjährige Anamnese in Hinsicht auf Gallenwegsbeschwerden außerordentlich wichtig. Falls also aus beschwerdefreien Gallensteinträgern Gallensteinkranke mit Symptomen werden, sollte man eine elektive Cholezystektomie in Erwägung ziehen.

## Literatur

1. Blum HE. Gallensteine: Natürlicher Verlauf und Komplikationen. Schweiz Rundsch Med Prax 1992; 81: 903.
2. Friedman LS, Roberts MS, Brett AS, Marton KI. Management of asymptomatic gallstones in the diabetic patient: decision analysis. Ann Intern Med 1988; 109: 913.
3. Kienzle HE. Prophylaktische Operationen an der Gallenblase und an den Gallenwegen. Langenbecks Arch Chir Suppl Kongreßbd 1991; 187.
4. Malone BS, Werlin SL. Cholecystectomy and cholelithiasis in sickle cell anemia. Am J Dis Child 1988; 142: 799.
5. Pappis CH, Galanakis S, Moussatos G, et al. Experience of splenectomy and cholecystectomy in children with chronic hemolytic anaemia. J Pediatr Surg 1989; 25: 543.
6. Ransohoff DF, Gracie WA, Wolfenson LB, Neuhauser D. Prophylactic cholecystectomy or expectant management for silent gallstones. Ann Int Med 1983; 99: 199.
7. Schoenfield LJ, Lachin JM. Steering Committee of the National Cooperative Gallstone Study Group: Chenodiol (Chenodeoxycholic acid) for dissolution of gallstones. The National Cooperative Gallstone Study - a controlled trial of efficacy and safety. Ann Intern Med 1981; 95: 257.

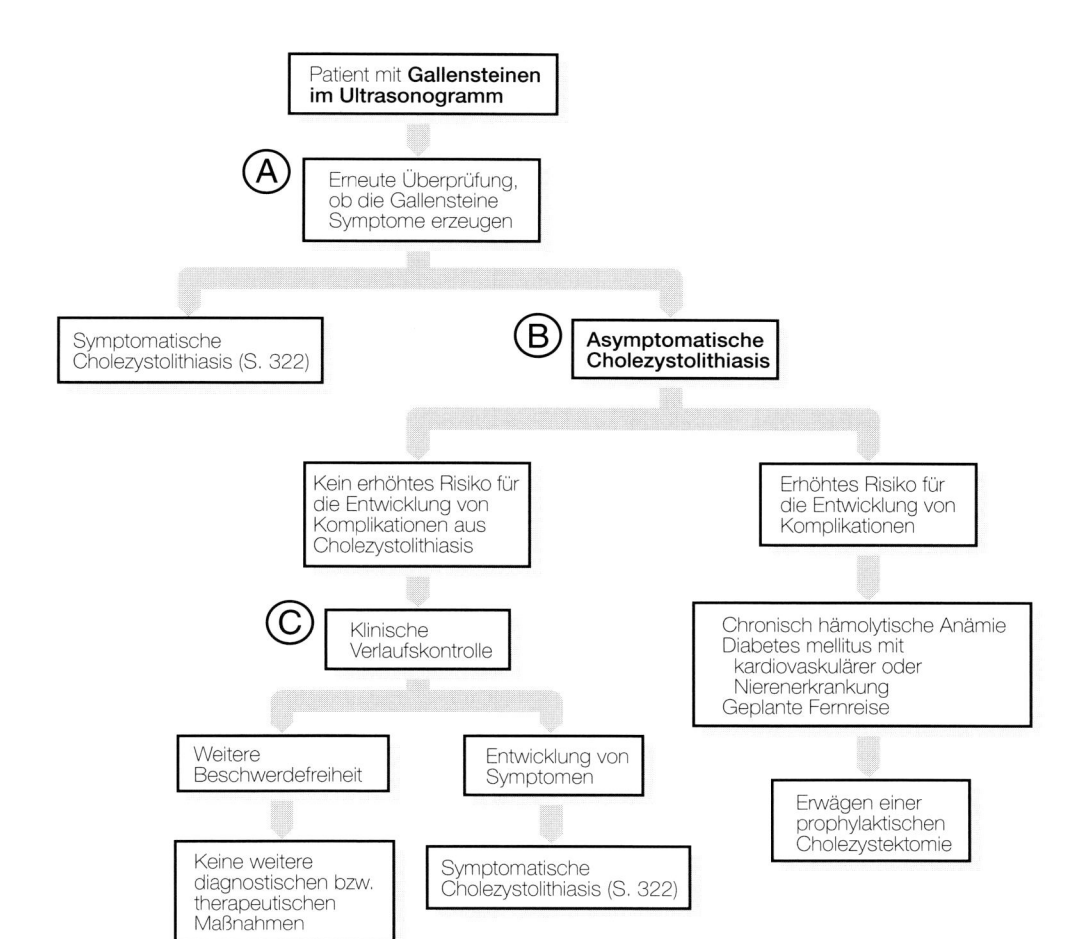

```
                    ┌─────────────────────────┐
                    │ Patient mit Gallensteinen│
                    │   im Ultrasonogramm     │
                    └───────────┬─────────────┘
                                │
                    ┌───────────┴─────────────┐
              (A)   │ Erneute Überprüfung,    │
                    │ ob die Gallensteine     │
                    │ Symptome erzeugen       │
                    └───────────┬─────────────┘
                                │
                ┌───────────────┴──────────────────┐
                │                                  │
    ┌───────────────────────┐         ┌─────────────────────────┐
    │ Symptomatische        │   (B)   │ Asymptomatische         │
    │ Cholezystolithiasis   │         │ Cholezystolithiasis     │
    │ (S. 322)              │         └─────────────┬───────────┘
    └───────────────────────┘                       │
                                        ┌───────────┴──────────────┐
                                        │                          │
                            ┌───────────────────────┐   ┌───────────────────────┐
                            │ Kein erhöhtes Risiko  │   │ Erhöhtes Risiko für   │
                            │ für die Entwicklung   │   │ die Entwicklung von   │
                            │ von Komplikationen aus│   │ Komplikationen        │
                            │ Cholezystolithiasis   │   └───────────┬───────────┘
                            └───────────┬───────────┘               │
                                        │                 ┌─────────────────────────┐
                                  (C)   │                 │ Chronisch hämolytische  │
                            ┌─────────────────────┐       │ Anämie                  │
                            │ Klinische           │       │ Diabetes mellitus mit   │
                            │ Verlaufskontrolle   │       │ kardiovaskulärer oder   │
                            └───────────┬─────────┘       │ Nierenerkrankung        │
                                        │                 │ Geplante Fernreise      │
                        ┌───────────────┴──────┐          └───────────┬─────────────┘
                        │                      │                      │
              ┌───────────────┐      ┌───────────────┐       ┌─────────────────────┐
              │ Weitere       │      │ Entwicklung   │       │ Erwägen einer       │
              │ Beschwerde-   │      │ von Symptomen │       │ prophylaktischen    │
              │ freiheit      │      └───────┬───────┘       │ Cholezystektomie    │
              └───────┬───────┘              │               └─────────────────────┘
                      │                      │
           ┌───────────────────┐   ┌─────────────────────┐
           │ Keine weitere     │   │ Symptomatische      │
           │ diagnostischen    │   │ Cholezystolithiasis │
           │ bzw. therapeu-    │   │ (S. 322)            │
           │ tischen Maßnahmen │   └─────────────────────┘
           └───────────────────┘
```

# Symptomatische Cholelithiasis

(A) Das charakteristische Symptom einer Cholelithiasis ist die Gallenkolik. Sie äußert sich in episodischen Schmerzen, die oft auf eine Mahlzeit folgen oder nachts auftreten. Die Gallenkolik hat einen typischen Verlauf, der insofern nicht ganz einer echten Kolik entspricht, als die Schmerzen über 15 bis 30 Minuten hin zunehmen und sich dann über Minuten bis Stunden hinweg auf diesem Plateau halten, um schließlich langsam abzuklingen. Die Schmerzen sind meistens im rechten Oberbauch lokalisiert, können aber auch im Epigastrium oder periumbilikal verspürt werden. Es findet sich häufig auch ein Ausstrahlen der Schmerzen nach rechts infraskapular. Die Gallenkolik wird gelegentlich auch von Übelkeit und Erbrechen begleitet, wobei diese Symptome jedoch nicht im Vordergrund stehen.

(B) Folgende Faktoren gehen mit einer erhöhten operativen Mortalität bei einer elektiven Cholezystektomie einher: Patient im höheren Alter, männliches Geschlecht, frischer Herzinfarkt (vor weniger als 6 Monaten), dekompensierte Herzinsuffizienz, rezidivierende oder therapierefraktäre Herzrhythmusstörungen, Lungenerkrankungen (Hypoxämie [$PO_2$ < 50 mmHg] oder Hyperkapnie), Zirrhose und ein dekompensierter oder unbehandelter Diabetes mellitus (Ketoazidose). Wenn keiner der obenstehenden Faktoren vorliegt, kann das Operationsrisiko als gering eingestuft werden. Das höchste Risiko besteht bei Patienten mit Erkrankungen von Herz oder Lunge oder einer Leberzirrhose.

(C) Methyl-tert-butylether (MTBE) ist ein wirkungsvolles organisches Lösungsmittel, mit dessen Hilfe sich Cholesterin-Gallensteine auflösen lassen. In einer Untersuchung zum Einsatz von MTBE an 75 Patienten wurden hiermit bei 95% der Patienten die Gallensteine vollständig oder zumindest zu 95% aufgelöst. Ein Vorteil von MTBE ist die rasche Auflösung der Steine (innerhalb von wenigen Stunden). Zu den Nachteilen zählt die Notwendigkeit eines perkutanen transhepatischen Katheters, der unangenehme Geruch und Geschmack von MTBE, eine Verschleppung von MTBE in den Ductus choledochus und von da aus in das Duodenum mit möglicher Schädigung der Mukosa, und ein Rezidivieren der Gallensteine nach einer erfolgreichen Auflösung (∪10%/Jahr). Aus diesen Gründen sollte die Anwendung von MTBE Hochrisikopatienten mit großen, röntgennegativen Steinen oder Patienten, deren Gallensteine sich weder mittels Gallensäuren noch Lithotripsie beseitigen lassen, vorbehalten bleiben.

(D) Die extrakorporale Stoßwellenlithotripsie (ESWL) hat sich in der Behandlung röntgennegativer Gallensteine bewährt. Sie eignet sich besonders zur Behandlung kleinerer, einzelner Gallensteine (bei einem Durchmesser < 2 cm: Fragmentierung und letzendliche Auflösung bei 90% der Steine); mit zunehmender Größe und Zahl der Gallensteine nimmt jedoch die Erfolgsrate ab. Ein günstiger Aspekt der ESWL ist die konservative Vorgehensweise; außerdem muß keine stationäre Aufnahme erfolgen. Zu den Nachteilen der ESWL zählen jedoch die schlechten Ergebnisse in der Behandlung großer oder zahlreicher Gallensteine, die hohe Rezidivrate (10%/Jahr), das häufige Auftreten einer Gallenkolik (bei ungefähr 33% der Patienten) und die potentiellen Komplikationen, die sich durch den Abgang der Trümmer über den Ductus choledochus ergeben können (Pankreatitis, Verschlußikterus, Cholangitis).

(E) Mittels zweier dihydroxylierter Gallensäuren, des Chendeoxycholats (CDCA) und des Ursodeoxycholats (UDCA), lassen sich Gallensteine auch auf medikamentösem Weg auflösen. Diese Therapie ist u.a. indiziert, wenn es sich um einen Patienten mit hohem Komplikationsrisiko handelt, bei dem bei funktionierender Gallenblase symptomatische, röntgennegative Gallensteine vorliegen. Die Gabe von CDCA (15-10 mg/kg/Tag) zieht oft Erhöhungen der Lebertransaminasen und Diarrhö nach sich; bei UDCA (8-10 mg/kg/Tag) bleiben diese Nebenwirkungen aus. Die Kombinationstherapie von Chendeoxy- und Ursodeoxycholat scheint wirksamer zu sein als eine Monotherapie; hiermit wird bei 50% der behandelten Patienten eine vollständige Auflösung der Gallensteine erreicht. Die Kosten dieser Therapie sind hoch, die Rezidivrate nach Absetzen der Therapie ist es ebenfalls.

(F) Bei Patienten, deren Risiko als gering eingestuft wird, ist die operative Mortalität bei einer elektiven Cholezystektomie minimal (∪0,1%). Da diese Mortalitätsrate kaum noch weiter reduziert werden kann, konzentrieren sich die Bemühungen der Chirurgen in der Weiterentwicklung der Operationstechnik auf eine Verkleinerung der Operationsnarbe, Verkürzung der Rekonvaleszenzzeit und der Liegezeit im Krankenhaus. Im Zuge dieser Entwicklung findet die laparoskopische Cholezystektomie zunehmend Anwendung. Hierbei wird unter laparoskopischer Kontrolle die Gallenblase herauspräpariert und dann entfernt. Dieses Verfahren ist schonender und erlaubt die Entlassung aus dem Krankenhaus bereits nach 24 Stunden. Die laparoskopische Cholezystektomie wird wahrscheinlich nach und nach die Standard-Cholezystektomie als üblichstes Verfahren verdrängen. Wird sie jedoch von einem Ungeübten durchgeführt, so liegen die Morbiditäts- und Mortalitätsraten höher als bei der Standard-Cholezystektomie. Deshalb sollte sie nur von Chirurgen, die in dieser Technik geübt sind, vorgenommen werden.

## Literatur

1. Becker C, Glattli A, Hubert T, Renner EL. Symptomatische Cholezystolithiasis: Therapieoptionen 1992. Ther Umsch 1992; 49: 310.
2. The Dornier National Biliary Lithitripsy Study. The effect of ursodiol on the efficacy and safety of extracorporeal shock-wave lithotripsy of gallstones. N Engl J Med 1990; 323: 1239.
3. Herzog U, Kocher T, Looser C, et al. Laparoskopische Cholezystektomie. Erste Erfahrungen und Ergebnisse bei 278 Patienten. Dtsch Med Wochenschr 1992; 197: 775.
4. Sackman M, Paulletzki J, Sauerbruch T, et al. The Munich gallbladder lithotripsy study: results of the first 5 years with 711 patients. Ann Intern Med 1991; 114: 290.
5. The Southern Surgeons Club. A prospective analysis of 1518 laparoscopic cholecystectomies. N Engl J Med 1991; 324: 1073.
6. Thistle J, May G, Bender C, et al. Dissolution of cholesterol gallbladder stones by methyl-tert-butyl ether administered by percutaneous transhepatic catheter. N Engl J Med 1989; 320: 633.

```
                    ┌─────────────────────────────────────┐
                    │ Schmerzen des Abdomens bei einem    │
                    │ Patienten mit bekannter Cholelithiasis │
                    └─────────────────────────────────────┘
            ┌──────────────────────┐        ┌──────────────────────────────┐
            │ Anamnese             │        │ Bestimmung der Leberwerte    │
            │ Körperliche Untersuchung │     │ Blutbild                     │
            └──────────────────────┘        │ Bestimmung der Amylase und Lipase │
                                            └──────────────────────────────┘
```

- **Komplizierte Gallenwegserkrankung:**
  - Akute Cholezystitis (S. 324)
  - Akute Cholangitis (S. 330)
  - Akute Pankreatitis (S. 258)
  - Gallenblasenkarzinom (S. 334)

- **Episodische Schmerzen im rechten Oberbauch**
  - (A) Gallenkolik

- **Andere Erkrankung:**
  - Peptisches Ulkus
  - Gastritis
  - Karzinom

**Symptomatische Cholelithiasis**

(B) Beurteilung des Operationsrisikos

**Hohes Risiko** / **Geringes Risiko**

i.v. Cholezystographie (sofern nicht bereits erfolgt)

**Intakte Gallenblasenfunktion und strahlendurchlässige Gallensteine**

- Mehrere (>5) große Gallensteine
  - (C) Infusion von Methyl-tert-butylether
- Einzelner Gallenstein oder < 5 große Steine
  - (D) Lithotripsie + Kombination Cheno- + Ursodeoxycholat
- Mehrere kleine Gallensteine
  - (E) Litholysetherapie

**Gestörte Gallenblasenfunktion oder verkalkte Gallensteine**

Risiko von Cholezystektomie gegenüber keiner Therapie abwägen

- Risiko der Cholezystektomie größer als das der weiteren Beobachtung
  - Beobachtung
- Risiko keiner weiteren Behandlung größer als das einer Cholezystektomie
  - (F) Laparoskopische oder Standard-Cholezystektomie

# Akute Cholezystitis

(A) Die klassischen Beschwerden und Untersuchungsbefunde bei akuter Cholezystitis (Fieber, Schmerzen im rechten Oberbauch, Druckempfindlichkeit bei Palpation, Leukozytose) können bei Diabetikern, älteren Patienten und Patienten mit einer Immunabwehrschwäche fehlen. Die Verdachtsdiagnose läßt sich durch den Nachweis von Gallensteinen weiter absichern, da sich die akute Cholezystitis in weniger als 5% der Fälle in einer steinfreien Gallenblase entwickelt. Laborparameter zur Erfassung einer Lebererkrankung helfen bei der Diagnose einer akuten Cholezystitis nicht weiter: Transaminasen, alkalische Phosphatase und γ-Glutamyltransferase können im Normbereich liegen oder auf das 2- bis 3fache der Normwerte erhöht sein. Der Bilirubinspiegel ist in der Regel nicht pathologisch verändert, kann aber in manchen Fällen ansteigen. Steigen Bilirubin, γ-GT oder die alkalische Phosphatase an, so muß die Verdachtsdiagnose einer Obstruktion des Ductus choledochus (S. 328) oder einer aszendierenden Cholangitis (S. 330) gestellt werden.

(B) Die größte Sensitivität (mehr als 95%) und Spezifität (98%) für den Nachweis von Gallensteinen weist die Sonographie auf (S. 318). Außerdem verschafft diese Untersuchungsmethode nützliche Informationen über die Weite des Gallengangs und das mögliche Vorliegen eines Tumors oder Abszesses in der Leber. Aus dem Nachweis von Gallensteinen muß jedoch nicht unbedingt auf eine akute Cholezystitis geschlossen werden. Bei geringfügiger oder fehlender Symptomatik reicht daher der Befund einer Steingallenblase für die Diagnose einer akuten Cholezystitis nicht aus. Falls bei diesen Patienten nach wie vor eine akute Entzündung der Gallenblase in die diagnostischen Überlegungen miteinbezogen wird, kann die Durchführung einer HIDA-Szintigraphie als weiteres Untersuchungsverfahren erwogen werden.

(C) Mit Hilfe der HIDA-Szintigraphie (radioaktive Analoga der Iminoazetessigsäure) kann eine akute Cholezystitis diagnostiziert werden. Für einen positiven Szintigraphiebefund ist die fehlende Isotopenanreicherung in der Gallenblase in Verbindung mit einer radioaktiven Speicherung in Leber, Gallengängen und Darmtrakt typisch; ein solcher Befund weist auf eine Obstruktion des *Ductus cysticus* hin. Zu den wichtigen Ursachen für falsch positive Ergebnisse zählen längere Nahrungskarenz (mehr als 36 Stunden), Nahrungsaufnahme kurz vor der szintigraphischen Untersuchung (weniger als 5 Stunden), Fehlen der Gallenblase (Agenesie, Cholezystektomie), Alkoholismus und eine totale parenterale Ernährung. In seltenen Fällen kann eine Cholezystitis auch ohne Vorliegen von Gallensteinen oder einer Obstruktion des Ductus cysticus auftreten. Eine Vaskulitis (S. 172) kann eine gangränöse Cholezystitis auslösen. Die Cholezystitis ohne Steine tritt typischerweise nach einer Operation auf, da der Patient über einige Zeit hinweg seine Schmerzen nicht äußern kann. Die richtige Diagnose gelingt nur, wenn ein hochgradiger klinischer Verdacht besteht und die Bereitschaft, den Patienten zu laparotomieren, besteht.

(D) Ziel der konservativen Therapie bei akuter Cholezystitis ist die präoperative Stabilisierung des klinischen Zustands. Zu den Behandlungsmaßnahmen gehören: orale Nahrungskarenz, Schmerzbekämpfung sowie intravenöse Volumen- und Elektrolytsubstitution zur Korrektur des Wasser- und Elektrolythaushalts. Da eine Voraussage praktisch unmöglich ist, bei welchen Patienten mit einer akuten Cholezystitis die Galle infiziert ist (die Prävalenz einer Infektion liegt über 40%), sollte eine breite parenterale Antibiotikatherapie erfolgen (z.B. Cephalosporine + Aminoglykoside). Bei persistierender Symptomatik oder Auftreten einer Sepsis kann man davon ausgehen, daß die konservative Therapie versagt hat und eine unverzügliche Operation erforderlich ist. In jüngster Zeit wird vermehrt für die frühe Cholezystektomie plädiert, da sie mit moderner perioperativer Versorgung nicht riskanter zu sein scheint als die späte Operation.

(E) Bei Diabetikern und älteren Patienten ist das Risiko schwerer Komplikationen größer. Die chirurgische Intervention bei anhaltender Symptomatik und bei Auftreten einer Sepsis sollte daher bei diesem Patientenkollektiv frühzeitiger erwogen werden. In einer retrospektiven Studie über den eigengesetzlichen Krankheitsverlauf bei Gallensteinträgern mit geringfügigen oder mäßigen Beschwerden fand man bei Diabetikern keine unterschiedliche Inzidenz von Komplikationen. Die Komplikationen verliefen jedoch lebensbedrohlicher (akute Cholezystitis, aszendierende Cholangitis, Empyem, Gangrän und Leberabszeß). Selbstverständlich ist die Operationsmortalität bei älteren Patienten und Diabetikern größer (in Zusammenhang mit Infektionen und kardiovaskulären Komplikationen) als bei jüngeren Patienten, die nicht an einem Diabetes leiden, und bei Auftreten von Komplikationen steigt die Mortalitätsrate weiter an.

## Literatur

1. Edlund G, Ljungdahl M. Acute cholecystitis in the elderly. Am J Surg 1990; 159: 414.
2. Hickman MS, Schwesinger WH, Page CP. Acute cholecystitis in the diabetic: a case control study of the outcome. Arch Surg 1988; 123: 409.
3. Marton KI, Doubilet P. How to image the gallbladder in suspected cholecystitis. Ann Intern Med 1988; 109: 722.
4. Tauchnitz C. Antimikrobielle Chemotherapie bei Cholezystitis und Cholangitis. Z Ges Inn Med 1989; 44: 395.
5. Vogal J, Orth K, Buchler M, Beger HG. Die operative Therapie der akuten Cholezystitis. Vorteile der Frühoperation. Z Gastroenterol 1992; 30: 463.

```
                    Verdacht auf eine akute Cholezystitis


    Anamnese,                                           Sonographie        Ⓐ
    körperliche Untersuchung                            HIDA-
                                                        Szintigraphie


                              Ⓑ                            Ⓒ
    Bekannte Cholelithiasis       Steinnachweis bei        Positives Ergebnis bei
                                  einer Sonographie        einer HIDA-Szintigraphie


                        Bestätigung einer akuten Cholezystitis

              Ⓓ   Einleiten konservativer Behandlungsmaßnahmen:
                  Orale Nahrungskarenz
                  Intravenöse Volumensubstitution
                  Antibiotika


         Ⓔ  Diabetiker oder Alter              Kein Diabetiker oder
            über 60 Jahre                      Alter unter 60 Jahre


    Persistieren der        Rückbildung der          Persistieren der
    Symptomatik über        Symptomatik              Symptomatik über 48 Std.
    24 Std. oder Auftreten  innerhalb von 24 Std.
    einer Sepsis

                            Elektive Cholezystektomie
                            (bereits bei der ersten
                            stationären Behandlung vor
                            allem bei älteren Patienten
                            oder Diabetikern)

    Unverzügliche                                    Unverzügliche
    Cholezystektomie                                 Cholezystektomie


  Empyem    Gangrän    Leberabszeß      Akute Cholangitis
                       (S. 358)         (S. 246)
```

# Postcholezystektomie-Syndrom

(A) Unter dem Begriff Postcholezystektomie-Syndrom werden im weitesten Sinn alle nach einer Cholezystektomie auftretenden abdominellen Symptome zusammengefaßt. Diese Symptomatik kann, muß aber nicht unbedingt von den Gallenwegen ausgehen. Bei manchen der Patienten sind die Beschwerden organisch nicht begründbar (z.B. irritables Kolon), bei vielen liegt eine Erkrankung der Gallenwege vor (zurückgelassene Konkremente, Strikturen, verbliebener langer Zystikusstumpf), die anderen leiden an peptischer Ösophagitis, peptischer Ulkuskrankheit, Gastroenteritis, Pankreatitis oder einer Erkrankung, die nicht vom Gastrointestinaltrakt ausgeht, wie beispielsweise einer Nephrolithiasis.

(B) Bei jedem objektiven Anzeichen für eine Gallengangserkrankung sollte eine i.v. Cholangiographie oder besser eine ERCP erfolgen. Treten nach der Cholezystektomie Gallenkoliken auf, so besteht der hochgradige Verdacht auf zurückgelassene Steine im Ductus choledochus. Fallen die Werte für Transaminasen, alkalische Phosphatase, γ-Glutamyltransferase oder Bilirubin pathologisch aus, sollte unverzüglich eine ERCP in Papillotomie-Bereitschaft erfolgen, um Konkremente aus dem Ductus choledochus sofort entnehmen zu können.

(C) Folgende Kriterien sprechen stark für eine Erkrankung im Bereich des *Ductus choledochus*: Vorhandensein von Choledochussteinen bei der initialen Cholezystektomie, ein Bilirubinspiegel von mehr als 3 mg/dl, ein vorübergehender Anstieg der Amylase bzw. Lipase im Serum oder eine vorübergehende Erhöhung der Leberenzyme (vor allem der alkalischen Phosphatase oder der γ-Glutamyltransferase).

(D) Wenn aufgrund der klinischen Beurteilung die Verdachtsdiagnose einer Erkrankung des Ductus choledochus feststeht, sollte eine Ultraschalluntersuchung erfolgen. Das Fehlen dilatierter Gänge im Sonogramm schließt eine Läsion des Choledochus nicht aus. Der nächste diagnostische Schritt ist dann eine ERCP.

(E) Der Nutzen der endoskopisch-retrograden Cholangio-Pankreatikographie (ERCP) für Diagnose und Behandlung des Postcholezystektomie-Syndroms ist inzwischen allgemein anerkannt. Im gleichen Untersuchungsgang lassen sich Cholangiogramme anfertigen, manometrische Untersuchungen des Sphincter Oddi durchführen und eine Papillotomie mit Entfernung von Steinen vornehmen. Aus diesem Grund wird die ERCP der perkutanen transhepatischen Cholangiographie (PTC) vorgezogen. Außer der Entfernung von Steinen kann im Rahmen dieser Untersuchung mit Hilfe der endoskopischen Therapie eine Papillotomie bei Papillenstenosen oder eine Ballondilatation bei Gallengangsstrikturen durchgeführt bzw. Biopsien, Bürstenabstriche oder Spülflüssigkeit von Tumoren im Bereich der Ampulle oder des Pankreas- und Gallenwegsystems gewonnen werden. Als Bestandteil der ERCP wird eine endoskopische Untersuchung des oberen Gastrointestinaltrakts vorgenommen; dadurch können auch peptische Ulzera, Tumoren und/oder Entzündungen des Ösophagus diagnostiziert werden.

(F) Bei einem großen Anteil der Patienten mit einem Postcholezystektomie-Syndrom findet sich eine narbige Papillenstenose. Da eine Papillotomie am besten gleich während der ersten ERCP durchgeführt wird, muß also die Entscheidung für eine Papillotomie anhand von Befunden, wie eines verzögerten Abflusses von Kontrastmittel aus dem *Ductus choledochus* oder eines erweiterten *Ductus choledochus* ( > 18 mm), getroffen werden. Zu den Risiken einer Papillotomie gehören Pankreatitis, Blutungen oder eine retroduodenale Perforation; diese Risiken müssen entsprechend gegen die Krankheitswertigkeit andauernder Schmerzen im Abdomen sowie dem Risiko einer chronischen Cholangitis mit eventueller Fibrose und sekundär biliärer Zirrhose abgewogen werden.

## Literatur

1. Brandstätter G, Kratochvil P, Wurzer M. Dysfunktion des Sphinkter Oddi als Ursache des sogenannten Postcholezystektomiesyndroms. Wien Klin Wochenschr 1991; 103: 577.
2. Keiler A, Pernegger C, Hornof R, et al. Der Zystikusstumpf nach laparoskopischer Cholezystektomie. Wien Klin Wschr 1992; 104: 356.
3. Neoptolemos JP, Bailey IS, Carr-Locke SL. Sphincter of Oddi dysfunction: results of treatment by endoscopic sphincterotomy. Br J Surg 1988; 75: 454.
4. Ros E, Zambon S. Postcholecystectomy symptoms: a prospective study of gall stone patients before and two years after surgery. Gut 1987; 28: 1500.
5. Steinberg WM. Sphincter of Oddi dysfunction: a clinical controversy. Gastroenterology 1988; 95: 1409.
6. Waldmann D, Rückauer K, Ortlieb H, Farthmann EH. Das Postcholecystomiesyndrom. Therapiewoche 1985; 35: 2287.

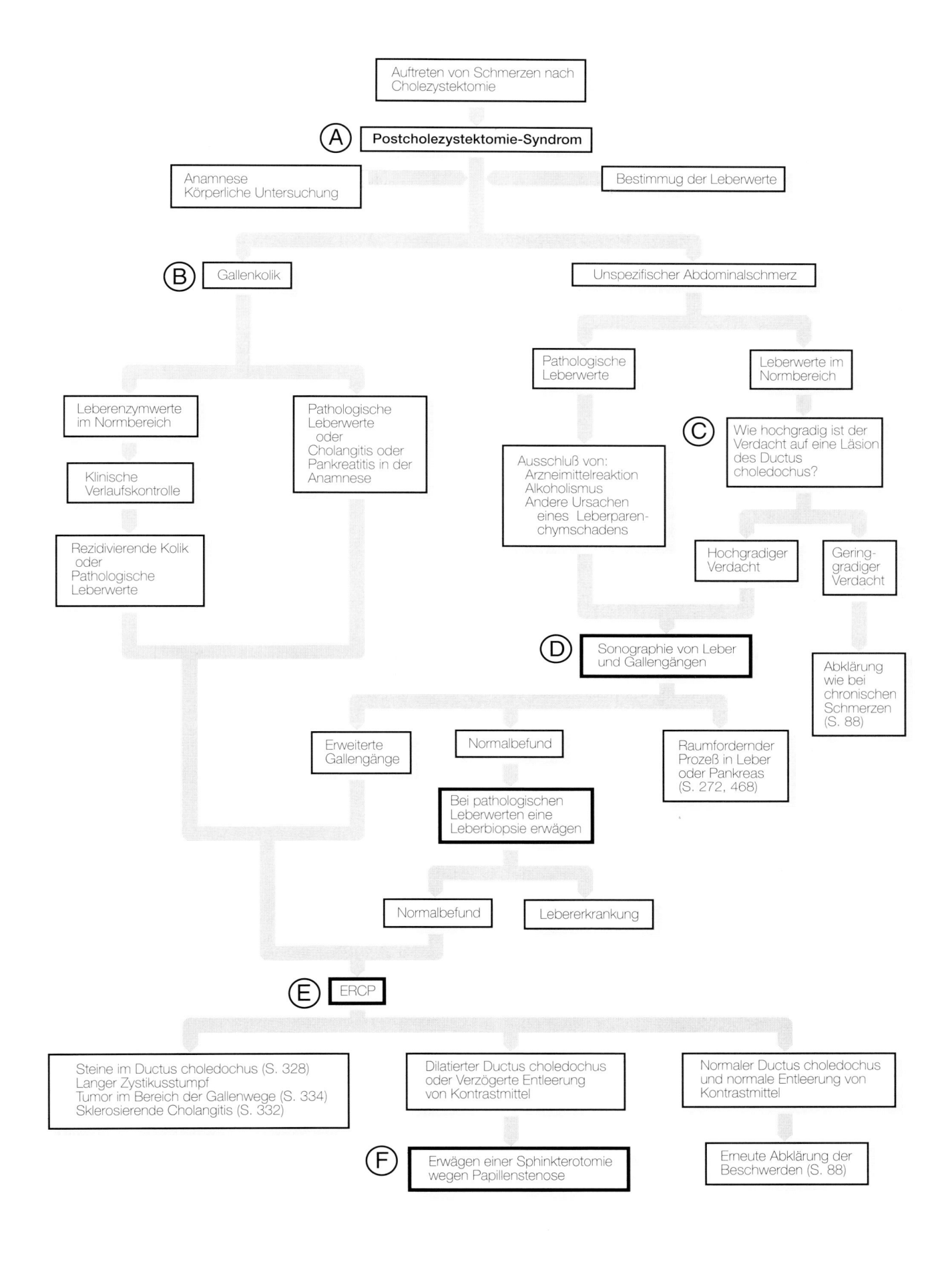

# Postcholezystektomie-Syndrom

Auftreten von Schmerzen nach Cholezystektomie

**A** Postcholezystektomie-Syndrom

- Anamnese, Körperliche Untersuchung
- Bestimmung der Leberwerte

**B** Gallenkolik

- Leberenzymwerte im Normbereich → Klinische Verlaufskontrolle → Rezidivierende Kolik oder Pathologische Leberwerte
- Pathologische Leberwerte oder Cholangitis oder Pankreatitis in der Anamnese

Unspezifischer Abdominalschmerz

- Pathologische Leberwerte → Ausschluß von: Arzneimittelreaktion, Alkoholismus, Andere Ursachen eines Leberparenchymschadens
- Leberwerte im Normbereich

**C** Wie hochgradig ist der Verdacht auf eine Läsion des Ductus choledochus?

- Hochgradiger Verdacht
- Geringgradiger Verdacht → Abklärung wie bei chronischen Schmerzen (S. 88)

**D** Sonographie von Leber und Gallengängen

- Erweiterte Gallengänge
- Normalbefund → Bei pathologischen Leberwerten eine Leberbiopsie erwägen → Normalbefund / Lebererkrankung
- Raumfordernder Prozeß in Leber oder Pankreas (S. 272, 468)

**E** ERCP

- Steine im Ductus choledochus (S. 328)
  Langer Zystikusstumpf
  Tumor im Bereich der Gallenwege (S. 334)
  Sklerosierende Cholangitis (S. 332)
- Dilatierter Ductus choledochus oder Verzögerte Entleerung von Kontrastmittel
- Normaler Ductus choledochus und normale Entleerung von Kontrastmittel → Erneute Abklärung der Beschwerden (S. 88)

**F** Erwägen einer Sphinkterotomie wegen Papillenstenose

# Zurückgelassene Choledochussteine

Definitionsgemäß handelt es sich bei zurückgelassenen Choledochussteinen um Konkremente, die nach einer anscheinend erfolgreich verlaufenen Operation zur Therapie einer Cholelithiasis in den Gallenwegen verblieben sind. Trotz intraoperativer Cholangiographie, Exploration des Ductus choledochus und Choledochoskopie bleibt ein gewisser Prozentsatz zurückgelassener Steine, wobei die Inzidenz zwischen 1% und 4% angesiedelt werden kann. Die zurückgelassenen Konkremente verursachen in manchen Fällen Symptome wie Ikterus (S. 130), Cholangitis (S. 330) oder Pankreatitis (S. 258), sie können aber auch klinisch symptomlos bleiben. Manchmal wird schon bald nach der Operation offensichtlich, daß Konkremente übersehen wurden, zuweilen dauert es lange (bis zu 10 Jahre). Einige Autoren plädieren bei zurückgelassenen Choledochussteinen zwar für eine abwartende Haltung, doch das Risiko einer Entwicklung von Komplikationen (Gallenkolik, Cholangitis, Sepsis und Pankreatitis) ist hoch (60% innerhalb von 1,5 Jahren).

(A) Eine ganze Reihe von therapeutischen Möglichkeiten steht zur Verfügung, falls eine T-Drainage gelegt wurde. Bei großlumigen T-Drains (12 French, ca. 4 mm) kann man abwarten, bis sich der T-Drain-Kanal konsolidiert hat (6 Wochen), den T-Drain dann entfernen und den Stein extrahieren oder die Konkremente mit Hilfe eines Korbkatheters, einer Ultraschallsonde oder des Choledochoskops, die durch den T-Drain-Kanal passiert werden, zerstoßen. Bei kleinlumigen T-Drains hängt die Wahl der Therapie von der Größe des zu entfernenden Steins ab. Bei einem Durchmesser von mehr als 15 mm ist die Steinextraktion mittels endoskopischer Papillotomie ohne vorherige Zertrümmerung des Konkrements nicht möglich.

(B) Die endoskopische Papillotomie ist ein geeignetes Verfahren zur Entfernung von Choledochussteinen. Falls die Papillotomie mit anschließender Lithotripsie (mechanisch, durch endoskopische Laser- oder Stoßwellenbehandlung) und Steinextraktion (s. Abb.) von einem erfahrenen Untersucher vorgenommen wird, kann mit einer Erfolgsquote von 75 bis 90% gerechnet werden. Die Komplikationsrate ist geringer als bei operativer Entfernung der Konkremente (bei insgesamt 5% kommt es zu Blutungen, Sepsis oder Perforation; Todesfälle sind sehr selten), vorausgesetzt das Verfahren wird von geschulter Hand durchgeführt.

(C) Die extrakorporale Stoßwellenlithotripsie (ESWL) eignet sich als zusätzliche Therapie zur Gallendrainage über eine nasobiliäre Sonde zur Beseitigung großer Gallensteine im Ductus choledochus. Nach einer Fragmentierung erfolgt oft selbsttätig der Abgang der Trümmer durch die eröffnete Papille (mit dieser Methode konnten Erfolgsraten von bis zu 85% bei Gallensteinen erzielt werden, deren Größe ansonsten eine Operation nötig gemacht hätte). Ein mechanischer Lithotriptor, eine Laser- oder eine Stoßwellensonde durch den Instrumentierkanal des Duodenoskops können ebenfalls erfolgreich eingesetzt werden.

(D) Die orale Litholysetherapie bei Choledocholithiasis sollte nur bei Patienten mit symptomatischen, röntgennegativen Steinen erwogen werden, bei denen alle anderen Therapiemöglichkeiten erschöpft worden sind und für die eine Operation nicht in Frage kommt. *Chenodesoxycholsäure* (15 mg/kg/Tag) und *Ursodeoxycholsäure* (12 mg/kg/Tag) haben sich als relativ wenig wirksam erwiesen. Die medikamentöse Litholyse mit diesen beiden Substanzen ist teuer. Nach Auflösung oder Abgang der Konkremente ist eine Fortsetzung der Therapie jedoch nicht erforderlich.

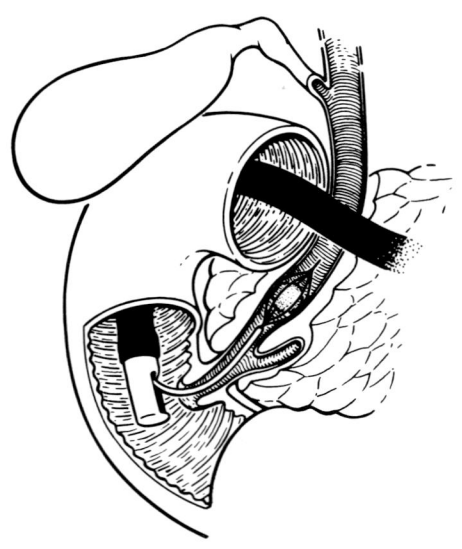

Entfernung eines Choledochussteins mit Hilfe eines Dormia-Körbchens nach erfolgter endoskopischer Papillotomie

## Literatur

1. Becker C. Perkutane Entfernung von Residualsteinen der Gallenwege durch den T-Drain-Kanal. Bildgebung 1992; 59:179.
2. Hawes RH, Cotton PB, Vallon AG. Follow-up 6 to 11 years after duodenoscopic sphincterotomy for stones in patients with prior cholecystectomy. Gastroenterology 1990; 98: 1008.
3. Pernthaler H, Holzberger P, Sandbichler P, et al. Ist der selektive Einsatz der intraoperativen Cholangiographie (IC) bei der elektiven Cholezystektomie (CHE) gerechtfertigt? Leber Magen Darm 1993; 23: 123.
4. Riemann JF, Seuberth K, Demling L. Mechanical lithotripsy of common bile duct stones. Endoscopy 1985; 31: 207.
5. Sauerbruch R, Stern M. Fragmentation of bile duct stones by extracorporeal shock waves: a new approach to biliary calculi after failure of routine endoscopic measures. Gastroenterology 1989; 96: 146.
6. Wurbs D. Operationsfolgen an den Gallenwegen - Analyse mit der ERCP. Internist 1985; 26: 9.

```
                    Zurückgelassene Choledochussteine
                                    │
        ┌───────────────────────────┼───────────────────────────┐
(A) Steine lassen sich via    Steine lassen sich nicht     Kein T-Drain im
    T-Drain entfernen         via T-Drain entfernen        Ductus choledochus
            │                         │                           │
    Mechanische Extraktion            └─────────────┬─────────────┘
    durch den T-Drain                               │
    hindurch                          (B) ERCP mit Papillotomie
                                                    │
                                    ┌───────────────┴───────────────┐
                            Stein liegt im Bereich         Kein T-Drain im Ductus
                            des T-Drains                   choledochus
                                    │                               │
                                    └───────────────┬───────────────┘
                                            Beurteilung der
                                            Steingröße
                                                    │
                                    ┌───────────────┴───────────────┐
                                über 15 mm                      unter 15 mm
                                    │                               │
                                    │                       Wahrscheinlichkeit
                                    │                       mechanischer Extraktion
                                    │                       im Rahmen einer ERCP
                                    │                               │
                            (C) Lithotripsie:                       │
                                mechanisch                          │
                                Laser-Sonde                         │
                                Stoßwellensonde                     │
                                ESWL                                │
                                    │                               │
                                    └───────────────┬───────────────┘
                                    ┌───────────────┴───────────────┐
                            Nicht erfolgreich                   Erfolgreich
                                    │
                            Beurteilung des
                            Operationsrisikos
                                    │
                    ┌───────────────┴───────────────┐
            Akzeptables Risiko              Hochgradiges Risiko
                    │                               │
        Operative Exploration des       (D) Orale Gallensäuretherapie
        Ductus choledochus
```

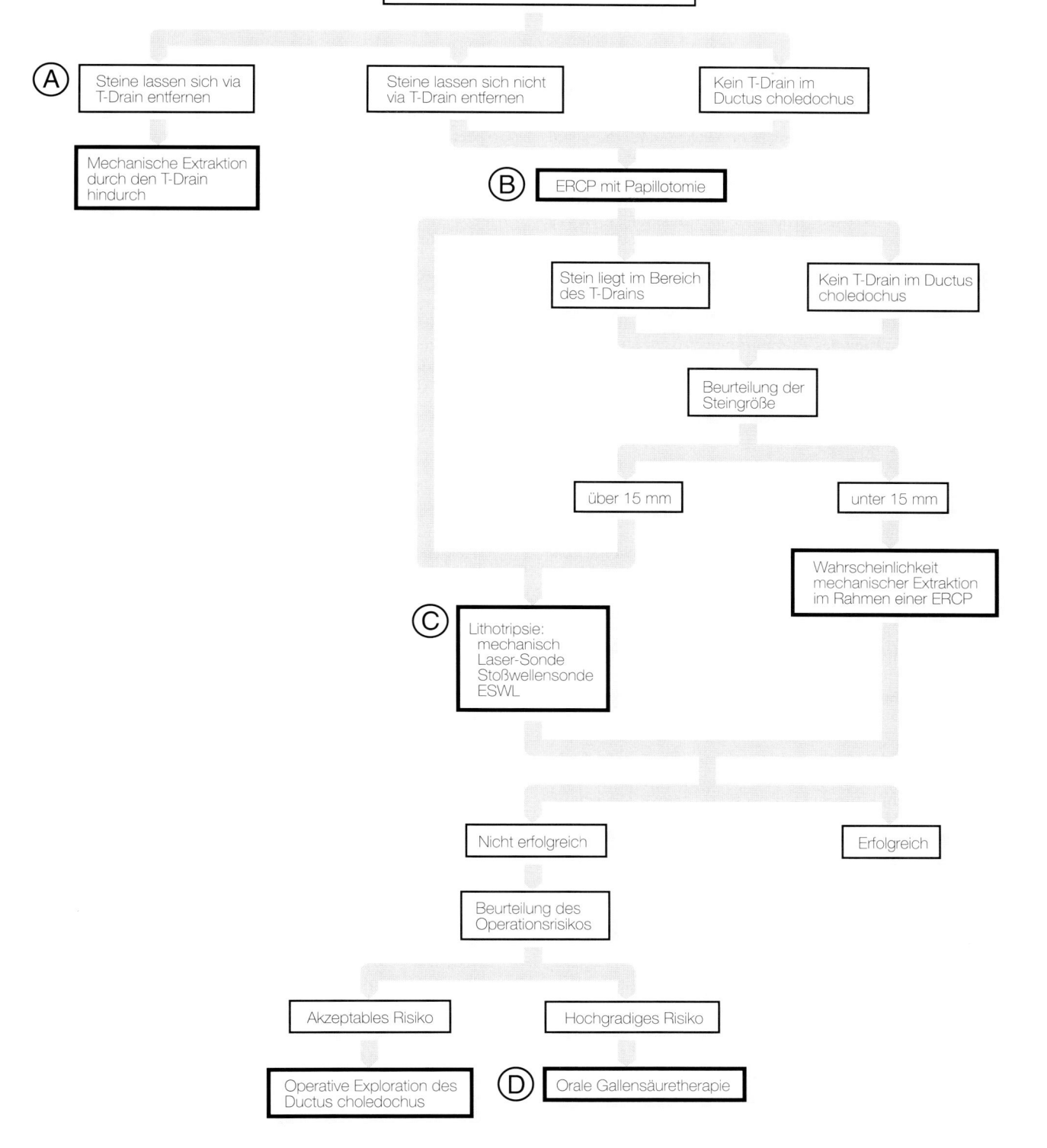

# Akute Cholangitis

(A) Die Charcot-Symptomentrias – Fieber, Ikterus und druckempfindliche, schmerzhafte Leber – ist kennzeichnend für die Cholangitis. Man unterscheidet die eitrige und die nicht purulente Cholangitis, je nachdem, ob in den extrahepatischen Gallenwegen freie Eiteransammlungen vorhanden sind. Die eitrige Cholangitis hat eine schlechtere Prognose und ist häufiger mit neurologisch-psychischen Veränderungen, Sepsis und vollständiger Obstruktion der Gallenwege assoziiert als die akute, nichteitrige Cholangitis. Bei älteren oder diabetischen (immunschwachen) Patienten kann die Charcot-Symptomentrias auch fehlen. Die folgenden Laborbefunde können zur Stützung der Diagnose herangezogen werden: Leukozytose, Anstieg des Bilirubinspiegels (vor allem Werte von mehr als 3 mg/dl) sowie Erhöhung der alkalischen Phosphatase, der $\gamma$-Glutamyltransferase und der Transaminasen. Es sollten in jedem Fall Blutkulturen angelegt werden; die antibiotische Therapie sollte die aus diesen Kulturen isolierten Keime erfassen.

(B) Die Sonographie leistet bei der Abklärung einer akuten Cholangitis gute Dienste. Mit Hilfe dieses Untersuchungsverfahrens kann die Diagnose abgesichert werden (Nachweis von Gallensteinen und einer Dilatation der Gallenwege), und es lassen sich unerwartete schwere Komplikationen (z.B. Leberabszeß) feststellen, die unter Umständen das therapeutische Vorgehen beeinflussen. Falls bei Patienten mit einer akuten Cholangitis sonographisch keine Gallensteine nachgewiesen werden können, sind andere ätiologische Faktoren wahrscheinlich: Tumoren, Strikturen, zystische Dilatation der extrahepatischen Gallenwege oder kongenitale bzw. erworbene Läsionen der extrahepatischen Gallengänge.

(C) Die initiale Antibiotikatherapie bei akuter Cholangitis deckt das Erregerspektrum ab, das die Gallenwege mit hoher Wahrscheinlichkeit besiedelt (z.B. *E. coli*, *Klebsiella*, *Enterobacter*, *Enterococcus*, *Streptococcus faecalis*). Mischinfektionen sind ziemlich häufig, und anaerobe Keime werden in bis zu 40% der Fälle isoliert (insbesondere bei der eitrigen Cholangitis). Obgleich die anaeroben Keime nur selten eine systemische Sepsis hervorrufen, können sie zu der Spätkomplikation einer Leberabszeßbildung mit beitragen. Frühere Empfehlungen lauteten daher, eine Kombination von *Ampicillin* und *Gentamycin* einzusetzen. Da jedoch die Versagerquote bei letzterer Therapie bald 50% beträgt, ist inzwischen die Monotherapie mit *Mezlocillin* oder einem Cephalosporin zu empfehlen, zudem hierbei über einen höheren Wirkungsgrad, weniger Nebenwirkungen und eine geringere Anzahl von resistenten Stämmen berichtet worden ist. Wenn in der Kultur *Pseudomonas* oder *S. faecalis* nachgewiesen wurden, sollte *Gentamycin* zusätzlich zum *Mezlocillin* eingesetzt werden. Bei Patienten, die zu Beginn der Erkrankung eine Sepsis aufweisen, muß eine unverzügliche Dekompression der Gallenwege nach Stabilisierung des klinischen Zustandes erwogen werden. Bei Patienten, die vor kurzem aus Asien eingewandert sind, sollte man an parasitäre Erkrankungen denken (Ascaridiasis oder Clonorchiasis).

(D) Besteht der Verdacht auf Choledochussteine, so sollte eine ERCP mit anschließender endoskopischer Papillotomie mit Entfernung der Konkremente durchgeführt werden. Bei Patienten mit Steinen in der Gallenblase, bei denen Choledochussteine eine Cholangitis verursacht haben, erzielt man mit alleiniger endoskopischer Papillotomie überraschend gute Ergebnisse (die Inzidenz von Komplikationen wie Cholezystitis, Cholangitis oder Pankreatitis liegt unter 10%). Falls erfahrenes Personal zur Verfügung steht, sollte jedoch vorzugsweise eine endoskopische Papillotomie mit anschließender elektiver Cholezystektomie durchgeführt werden.

(E) Die Rolle der perkutanen transhepatischen Drainage bei der Behandlung der akuten Cholangitis bleibt umstritten. Derzeit wird dieses Verfahren nur bei septischen Patienten mit vollständiger Obstruktion des Gallengangs empfohlen, bei denen aufgrund kardialer, pulmonaler oder anderer innerer Leiden eine Operation ein extremes Risiko bedeuten würde. Die Beseitigung der Obstruktion ist für eine erfolgreiche Behandlung ausschlaggebend. Läßt sich dies operativ oder endoskopisch nicht bewerkstelligen, so ist der Versuch einer perkutanen Drainage angezeigt. Man muß sich jedoch darüber im klaren sein, daß die perkutane Drainage der Gallenwege bei infizierter Galle in einem hohen Prozentsatz mit einer Sepsis einhergeht (10–20%) und nur unter antibiotischer Abdeckung durchgeführt werden sollte.

## Literatur

1. Gerecht W, Henry N, Hoffmann W, et al. Prospective randomized comparison of mezlocillin therapy alone with combined ampicillin and gentamicin therapy for patients with cholangitis. Arch Intern Med 1989; 149: 1279.
2. Lai EC, Tam PC, Paterson IA, et al. Emergency surgery for severe acute cholangitis. The high-risk patients. Ann Surg 1990; 211: 55.
3. Lai JW, Chung SC, Sung JJ, et al. Urgent endoscopic drainage for acute suppurative cholangitis. Lancet 1989; 1: 1307.
4. Pichler H, Diridl V, Wolf D. Antibiotika bei Cholangitis. Z Gastroenterol 1988; 23: 97.
5. Scheurer U. Indikationen zur endoskopischen Papillotomie. Schweiz Med Wochenschr 1990; 120: 287.
6. Tauchnitz C. Antimikrobielle Chemotherapie bei Cholezystitis und Cholangitis. Z Gesamte Inn Med 1989; 44: 395.

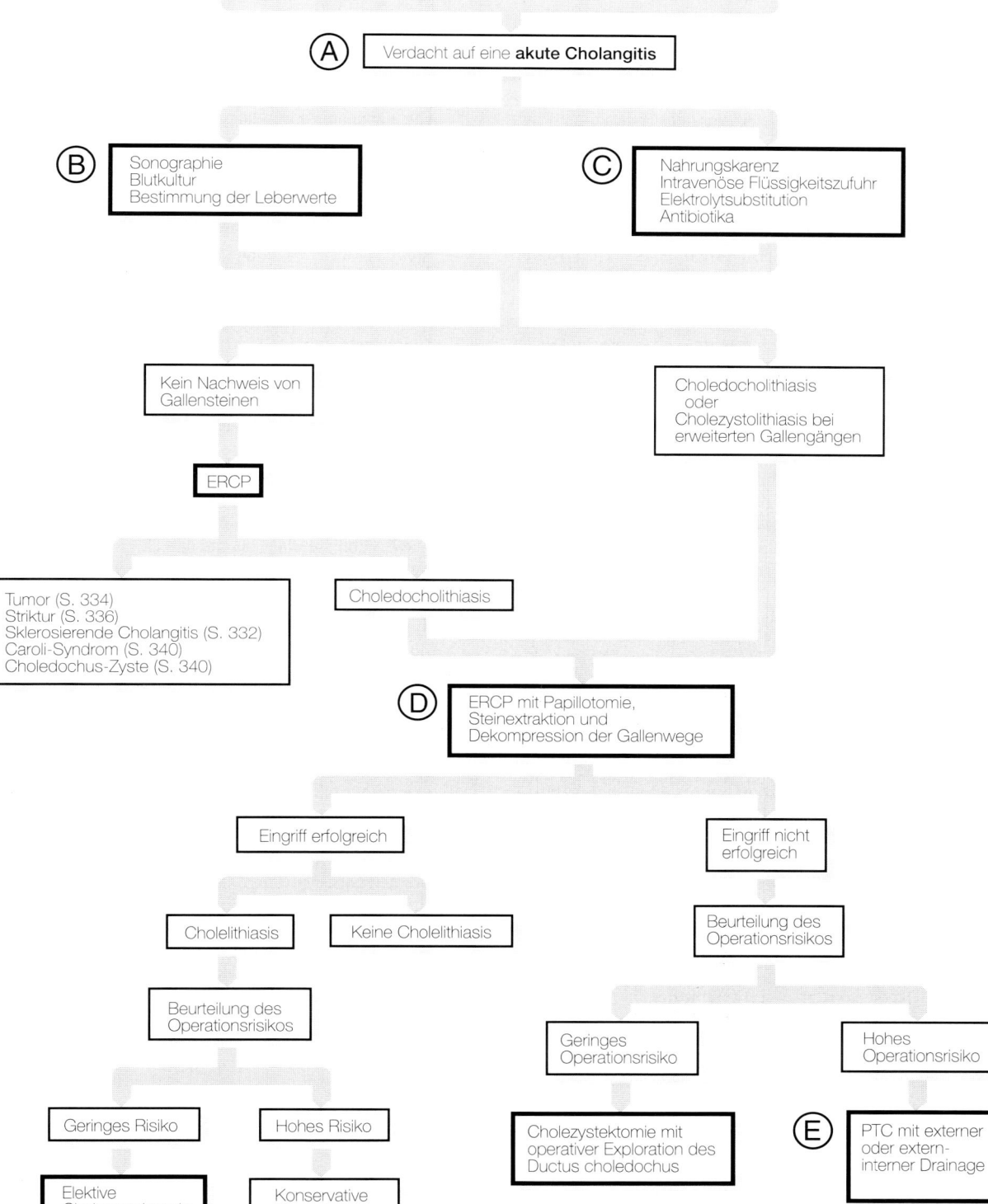

```
┌─────────────────────────────────────┐                    ┌─────────────────────────────────┐
│ Älterer Patient, Diabetiker,        │                    │ Ansonsten unauffälliger Patient │
│ immungeschwächter Patient mit       │                    │ mit Fieber und erhöhten         │
│ veränderter Bewußtseinslage,        │                    │ Leberwerten                     │
│ unerklärtem Fieber und unerklärter  │                    └─────────────────────────────────┘
│ Sepsis                              │
└─────────────────────────────────────┘
```

(A) Verdacht auf eine **akute Cholangitis**

(B) Sonographie
Blutkultur
Bestimmung der Leberwerte

(C) Nahrungskarenz
Intravenöse Flüssigkeitszufuhr
Elektrolytsubstitution
Antibiotika

Kein Nachweis von Gallensteinen

Choledocholithiasis oder Cholezystolithiasis bei erweiterten Gallengängen

ERCP

Tumor (S. 334)
Striktur (S. 336)
Sklerosierende Cholangitis (S. 332)
Caroli-Syndrom (S. 340)
Choledochus-Zyste (S. 340)

Choledocholithiasis

(D) ERCP mit Papillotomie, Steinextraktion und Dekompression der Gallenwege

Eingriff erfolgreich

Eingriff nicht erfolgreich

Cholelithiasis — Keine Cholelithiasis

Beurteilung des Operationsrisikos

Beurteilung des Operationsrisikos

Geringes Risiko — Hohes Risiko

Geringes Operationsrisiko — Hohes Operationsrisiko

Elektive Cholezystektomie

Konservative Therapie

Cholezystektomie mit operativer Exploration des Ductus choledochus

(E) PTC mit externer oder extern-interner Drainage

# Sklerosierende Cholangitis

Die sklerosierende Cholangitis kann mit einer entzündlichen Darmerkrankung assoziiert sein und sich bei bestimmten Patienten manifestieren, noch ehe irgendein klinischer oder durch Laboruntersuchungen erfaßbarer Hinweis auf eine Darmerkrankung vorliegt. Die primär sklerosierende Cholangitis (PSC) tritt überwiegend bei Männern auf (über 75% der Erkrankungsfälle). Anfangs klagen die Patienten über Müdigkeit und Juckreiz, im weiteren Verlauf entwickelt sich ein Ikterus. Bei den meisten Patienten ist zum Zeitpunkt der Diagnosestellung entweder eine Hepatomegalie und ein Ikterus oder eine Splenomegalie nachweisbar. Stets findet man einen Anstieg der alkalischen Phosphatase. Die GOT ist zwar in mehr als 90% der Fälle erhöht, ein Anstieg über das 3fache der Normwerte wird jedoch selten beobachtet. Die Bestimmung antimitochondrialer, antinukleärer und gegen glatte Muskulatur gerichteter Antikörper erbringt in der Regel negative Resultate. Bei mehr als 75% der Patienten läßt sich eine erhöhte Kupferkonzentration im Harn und in der Leber sowie ein Anstieg von Coeruloplasmin im Serum nachweisen.

(A) Bei der primär sklerosierenden Cholangitis handelt es sich um ein seltenes Leiden mit unbekannter Ätiologie. Segmentäre Fibrose und Entzündung (Monozyten) der intra- und extrahepatischen Gallenwege sind die Kennzeichen dieser Erkrankung. Differentialdiagnostisch sind Gallenwegserkrankungen mit gesicherter Ätiologie zu beachten (sekundäre sklerosierende Cholangitis): Postoperative Gallengangsstriktur (S. 336), Choledocholithiasis (S. 328), Gallengangskarzinom (S. 334) und kongenitale Mißbildungen (z.B. Alagille-Syndrom; Caroli-Erkrankung, S. 340). Im retrograden Cholangiogramm erkennt man eine segmentäre Sklerose, die den Gallengängen – in der Regel sind die intra- und extrahepatischen Gallenwege betroffen – ein charakteristisches perlschnurartiges Erscheinungsbild verleiht. In seltenen Fällen (möglicherweise im Frühstadium der Erkrankung) zeigt das Cholangiogramm nur pathologische Veränderungen der intrahepatischen Gallengänge.

(B) Die meisten Patienten mit primär sklerosierender Cholangitis (über 70%) leiden an einer entzündlichen Darmerkrankung (am häufigsten beobachtet man eine Verbindung mit Colitis ulcerosa oder Morbus Crohn). Die Behandlung der Darmentzündung (S. 358, 368) scheint den Verlauf der primär sklerosierenden Cholangitis nicht zu beeinflussen. Unter Umständen ist die konservative Therapie der Darmerkrankung erfolgreich, aber die primär sklerosierende Cholangitis verläuft dennoch progredient. Zuweilen kommt es zwar nach einer Kolektomie bei Colitis ulcerosa zu Remissionen der primär sklerosierenden Cholangitis, die Cholangitis kann sich jedoch auch erst nach der operativen Dickdarmentfernung entwickeln oder verschlimmern. Eine primär sklerosierende Cholangitis kann mehrere Jahre bestehen, ehe Anzeichen einer entzündlichen Darmerkrankung erkennbar werden.

(C) Eine wirksame konservative Therapie der primär sklerosierenden Cholangitis existiert nicht. Durch eine immunsuppressive Behandlung gelingt es nicht, diese progressive Erkrankung der Gallengänge zur Rückbildung zu bringen. Unter einer Steroidtherapie konnte eine Verschlimmerung der Osteomalazie festgestellt werden (Steroide sind daher kontraindiziert). Inzwischen hat sich in doppelblinden, randomisierten, kontrollierten Untersuchungen gezeigt, daß weder D-Penicillamin noch Prednison Wirkung zeigt. Zur Anwendung von *Ursodeoxycholat* liegen derzeit noch keine Studien vor, aber dadurch könnten über eine Verbesserung des Galleflusses die Cholestase und der Ikterus günstig beeinflußt werden. Aus den genannten Gründen muß man sich letztlich derzeit auf eine Behandlung der Symptomatik beschränken. Sowohl *Colestyramin* als auch *Rifampicin* und Antihistaminika erweisen sich bei der Behandlung des Pruritus durch Bindung von Gallensäuren als effektiv. Tritt als Komplikation der primär sklerosierenden Cholangitis eine rezidivierende oder andauernde bakterielle Cholangitis auf, so muß diese eventuell mit einer Langzeit-Antibiotikatherapie behandelt werden. Zu den oralen Antibiotika mit guter Gallengängigkeit gehören *Trimethoprim-Sulfamethoxazol*, *Amoxicillin-Clavulansäure*, *Chloramphenicol*, *Ciprofloxacin*, *Clindamycin* und *Metronidazol*. Zudem läßt sich die Knochenstoffwechselstörung, sofern ihr ein Vitaminmangel zugrunde liegt, durch eine Vitamin-D-Substitution (25-Hydroxycalziferol) erfolgreich therapieren. Obwohl für die Empfehlung einer prophylaktischen Therapie die verfügbaren Daten nicht ausreichen, ist bei Patienten mit radiologisch verifizierter Osteomalazie eine versuchsweise Vitamin-D-Substitution angezeigt.

(D) Die Ergebnisse einer operativen Therapie der primär sklerosierenden Cholangitis sind schlecht. In den meisten Fällen kompliziert die chirurgische Intervention eine zuvor bereits schwierige Erkrankungssituation, indem Infektionen in die Gallenwege eingeschleppt werden, die zu rezidivierenden Exazerbationen der Cholangitis führen. Operative Eingriffe sollten daher vorwiegend nur bei hochgradigen Strikturen des Ductus hepaticus communis oder Ductus choledochus durchgeführt werden, sofern diese nicht auf endoskopischem oder radiologischem Wege therapierbar sind. Bei Patienten mit einer primär sklerosierenden Cholangitis sollte vor jeder Operation außerdem bedacht werden, daß sie eventuell eine Lebertransplantation benötigen könnten. Entsprechend sollte jedes Operationsverfahren gemieden werden, das die Chancen einer erfolgreichen Transplantation verringert. Neuere Studien haben bestätigt, daß bei einer primär sklerosierenden Cholangitis trotz Manipulationen bzw. Operationen eine Progression hin zur Zirrhose und zum Leberversagen möglich ist. Diese Beobachtung, zusammen mit der Tatsache daß keine PSC-Rezidive in der transplantierten Leber beschrieben worden sind, machen diese Patienten zu idealen Kandidaten für eine Lebertransplantation.

## Literatur

1. Congerri J, Wiesner R, Beaver S, et al. Effect of proctocolectomy for chronic ulcerative colitis on the natural history of primary sclerosing cholangitis. Gastroenterology 1989; 96: 790.
2. Farrant J, Hayllar K, Wilkinson M, et al. Natural history and prognostic variables in primary sclerosing cholangitis. Gastroenterology 1991; 100: 1710.
3. Hauschild S, Gross WL. Primär-sklerosierende Cholangitis. Dtsch Med Wochenschr 1992; 117: 197.
4. Marsh J, Iwatsuki S, Makowka L, et al. Orthotopic liver transplantation for primary sclerosing cholangitis. Ann Surg 1988; 207: 21.
5. Stiehl A. Die Behandlung cholestatischer Lebererkrankungen: Zur Rolle der Ursodeoxycholsäure. Z Gastroenterol 1992; 30: 743.
6. Stiehl A, Sauerbruch T. Richtlinien für endoskopische Untersuchungen bei primär sklerosierender Cholangitis. Z Gastroenterol 1992; 30: 313.

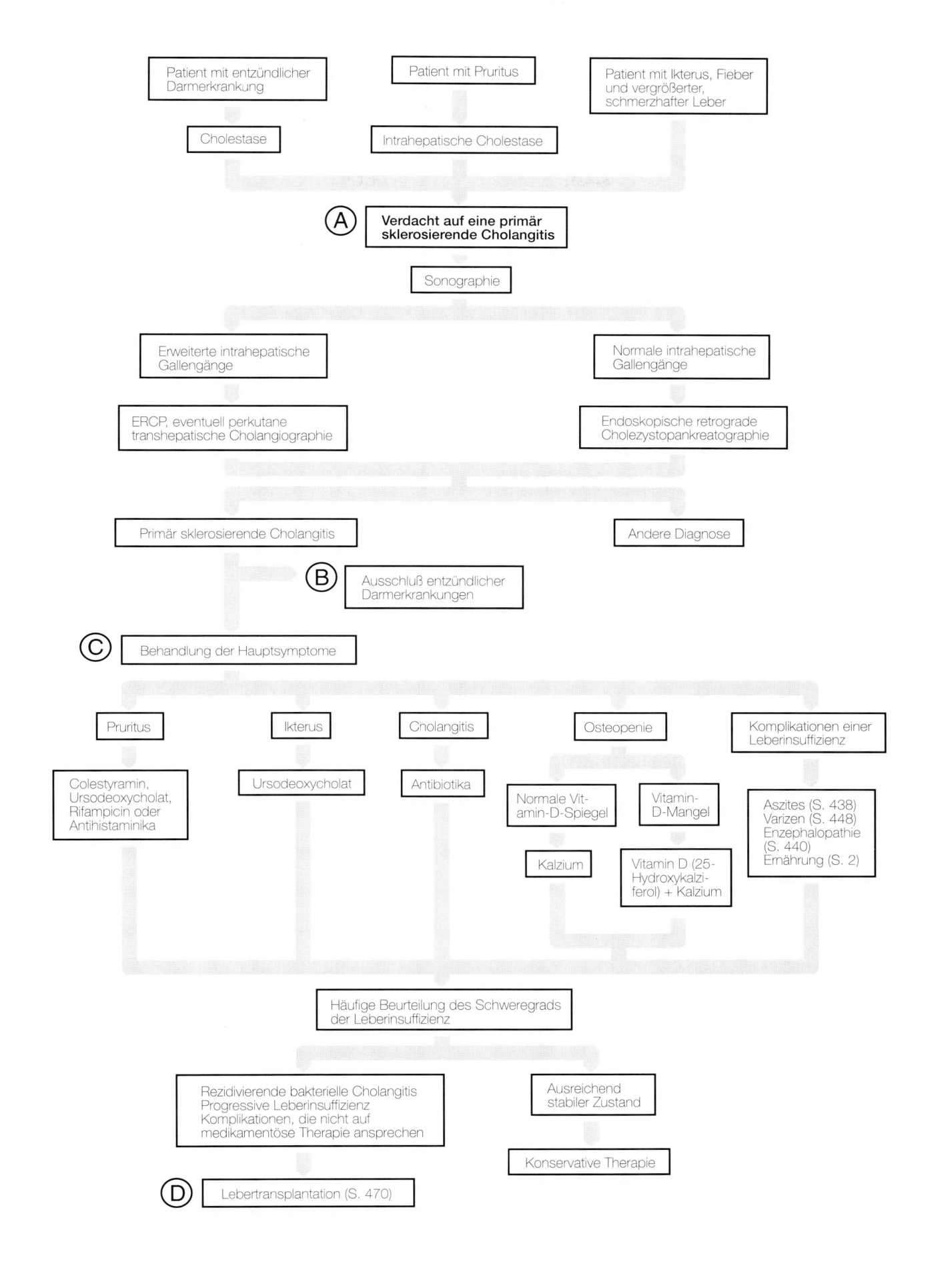

```
┌─────────────────────────┐   ┌─────────────────────────┐   ┌─────────────────────────┐
│ Patient mit entzündlicher│   │ Patient mit Pruritus    │   │ Patient mit Ikterus, Fieber│
│ Darmerkrankung          │   │                         │   │ und vergrößerter,       │
└─────────────────────────┘   └─────────────────────────┘   │ schmerzhafter Leber     │
                                                            └─────────────────────────┘
         │                              │                              │
    ┌─────────┐                ┌─────────────────────┐
    │Cholestase│                │Intrahepatische      │
    └─────────┘                │Cholestase           │
                               └─────────────────────┘
```

(A) **Verdacht auf eine primär sklerosierende Cholangitis**

Sonographie

| Erweiterte intrahepatische Gallengänge | Normale intrahepatische Gallengänge |
|---|---|
| ERCP, eventuell perkutane transhepatische Cholangiographie | Endoskopische retrograde Cholezystopankreatographie |
| Primär sklerosierende Cholangitis | Andere Diagnose |

(B) Ausschluß entzündlicher Darmerkrankungen

(C) Behandlung der Hauptsymptome

| Pruritus | Ikterus | Cholangitis | Osteopenie | Komplikationen einer Leberinsuffizienz |
|---|---|---|---|---|
| Colestyramin, Ursodeoxycholat, Rifampicin oder Antihistaminika | Ursodeoxycholat | Antibiotika | Normale Vitamin-D-Spiegel / Vitamin-D-Mangel — Kalzium / Vitamin D (25-Hydroxykalziferol) + Kalzium | Aszites (S. 438) Varizen (S. 448) Enzephalopathie (S. 440) Ernährung (S. 2) |

Häufige Beurteilung des Schweregrads der Leberinsuffizienz

| Rezidivierende bakterielle Cholangitis Progressive Leberinsuffizienz Komplikationen, die nicht auf medikamentöse Therapie ansprechen | Ausreichend stabiler Zustand |
|---|---|
| (D) Lebertransplantation (S. 470) | Konservative Therapie |

333

# Gallenblasen- und Gallengangskarzinom

(A) Gallenblasen- und Gallengangskarzinome sind zwar selten, treten aber in den letzten Jahren häufiger auf. Beide Tumorarten kommen in erster Linie bei älteren Patienten vor (75% entwickeln sich bei über 65jährigen Patienten). Für beide Tumoren gelten Gallensteine als Risikofaktor, wobei die Assoziation zwischen Gallenblasenkarzinom und Cholelithiasis viel deutlicher ausgeprägt ist. Gallenblasenkarzinome werden in der Regel zufällig bei operativen Eingriffen entdeckt, die man wegen einer vermeintlichen Cholelithiasis durchführt. Fast alle Gallenblasenkarzinome sind inoperabel. Die Prognose ist insgesamt schlecht (5-Jahres-Überlebensrate unter 5%). Die Prognose ist günstiger, falls der Tumor resezierbar ist (10-25% aller Tumoren, 1-Jahres-Überlebensrate 25% vs. 5%). Die meisten Patienten versterben schließlich an einem Tumorrezidiv. Mit einer Heilung kann gerechnet werden, falls der Tumor auf die Submukosa begrenzt ist (selten). In einem Patientenkollektiv lag die 5-Jahres-Überlebensrate bei Patienten, deren Tumor sich nicht über die Serosa hinaus ausgedehnt hatte, bei 65%. Das Gallengangskarzinom manifestiert sich in der Regel durch einen Verschlußikterus. Tumoren, die an der Vereinigung zwischen linkem und rechtem *Ductus hepaticus* lokalisiert sind (Klatskin-Tumor), führen zu einer teilweisen oder vollständigen Gallenabflußbehinderung. Diese Tumoren weisen ein langsames Wachstum auf. Die Patienten versterben gewöhnlich aufgrund der Gallenabflußbehinderung, einer Leberinsuffizienz und Cholangitis und nicht wegen einer Metastasierung. Für die Planung der geeigneten operativen (oder konservativen) Therapie ist die Cholangiographie ausschlaggebend.

(B) Bei den Karzinomen im Bereich der Gallenwege handelt es sich fast durchwegs um Adenokarzinome. Eine offizielle Stadieneinteilung für das Karzinom der Gallenwege, wie sie beispielsweise für das Kolonkarzinom und andere Malignome des Gastrointestinaltrakts erarbeitet wurden, existiert nicht. Trotzdem kann man davon ausgehen, daß bei einem Karzinom, das auf die Submukosa der Gallenblase begrenzt ist, mit einer Heilung zu rechnen ist. Rezidivtumoren entwickeln sich jedoch auch unter dieser Voraussetzung, so daß von manchen Autoren eine adjuvante Chemotherapie empfohlen wird.

(C) Therapie und Prognose des Gallengangskarzinoms wurden unter Berücksichtigung der Tumorlokalisation im Bereich der extrahepatischen Gallenwege klassifiziert. Tumoren, die das obere Drittel (oberhalb der Vereinigung von rechtem und linkem *Ductus hepaticus*) befallen haben, sind in der Regel inoperabel. Durch eine Resektion läßt sich im Vergleich zu Patienten, die nicht operiert wurden, keine günstigere Überlebensrate erzielen, und die Prognose ist sehr schlecht (1-Jahres-Überlebensrate unter 5%). Im mittleren Drittel lokalisierte Tumoren sind eine Seltenheit; sie weisen eine ähnliche Prognose auf wie Tumoren des unteren Drittels. Bei Tumoren im unteren Drittel ist es häufiger möglich, eine Resektion vorzunehmen, wobei in der Regel eine Whipple-Operation durchgeführt werden muß. Die Überlebensquote ist bei diesen Patienten günstiger (5-Jahres-Überlebensrate etwa 30%). Obwohl es kein einheitliches Chemotherapieschema gibt, ist eine adjuvante Chemo- oder Strahlentherapie bei jüngeren Patienten zu erwägen.

(D) Eine Entlastung der Gallenwege scheint sowohl bei Gallengangskarzinomen als auch bei Karzinomen der Gallenblase, die eine Obstruktion des *Ductus choledochus* verursachen, die Überlebensrate zu verbessern. Obgleich die Anzahl dokumentierter Fälle bisher gering ist, lassen eine günstigere Überlebensrate (durchschnittliche Überlebenszeit 6–16 Monate gegenüber 1–3 Monate bei Patienten, bei denen keine Drainage erfolgte) und die Lebensqualität während der verbleibenden Zeit (geringere Verweildauer in der Klinik, besseres Befinden des Patienten) den Versuch einer biliären Dekompression entweder auf operativem Weg oder mittels endoskopischer bzw. perkutan-transhepatischer Katheterdrainage (s. Abb.) angeraten erscheinen. Hierzu stehen mehrere Alternativen zur Verfügung. Nach einer Papillotomie kann endoskopisch ein Metall- oder Plastik-Stent eingelegt werden. Falls dies nicht gelingt, ist die perkutan-transhepatische Einlage eines Metall-Stent ebenfalls möglich. Zur vorübergehenden Drainage kann endoskopisch eine nasobiliäre Sonde oder perkutan-transhepatisch eine externe Drainage gelegt werden. Kontrollierte Studien über die Chemotherapie oder Radiotherapie des Gallenblasen- oder Gallengangskarzinoms existieren nicht.

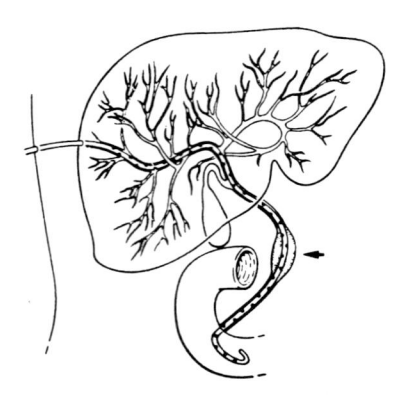

Perkutane transhepatische Plazierung eines Katheters, womit eine karzinombedingte Obstruktion des Ductus choledochus umgangen werden kann (Pfeil).

## Literatur

1. Jaspersen D, Hammar PR, Schwacha M. Zweifache Ursache eines Verschlußikterus: Cholangiolithiasis und maligne Choledochusstenose. Dtsch Med Wochenschr 1991; 116: 1867.
2. Knyrim K, Wagner MJ, Starck E, et al. Metall- oder Kunststoffendoprothesen bei malignem Verschlußikterus. Ein randomisierter und prospektiver Vergleich. Dtsch Med Wochenschr 1992; 117: 847.
3. Maringhini A, Morau JA, Melton LJ 3d, et al. Gallstones, gallbladder cancer, and other gastrointestinal malignancies. Ann Intern Med 1987; 107: 30.
4. Silk YN, Douglass HO Jr, Nava HR, et al. Carcinoma of the gallbladder: the Roswell Park experience. Ann Surg 1989; 210: 751.
5. Speer A. Randomized trial of endoscopic versus percutaneous stent insertion in malignant obstructive jaundice. Lancet 1987; 2: 57.

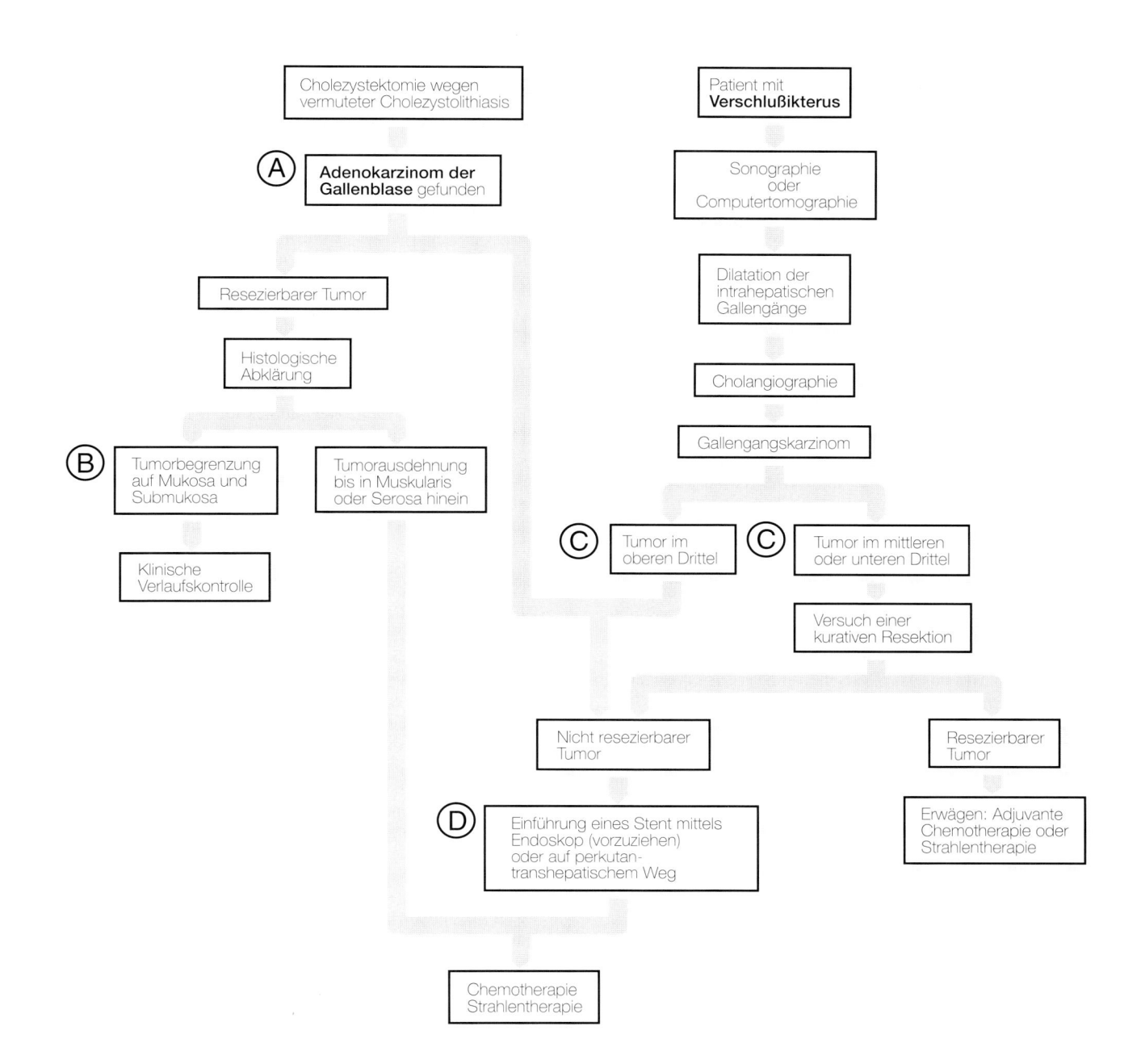

```
Cholezystektomie wegen                    Patient mit
vermuteter Cholezystolithiasis            Verschlußikterus
              │                                │
  (A)  Adenokarzinom der                    Sonographie
       Gallenblase gefunden                      oder
              │                           Computertomographie
              │                                │
       Resezierbarer Tumor                 Dilatation der
              │                           intrahepatischen
        Histologische                       Gallengänge
         Abklärung                             │
              │                            Cholangiographie
              │                                │
  (B)  Tumorbegrenzung    Tumorausdehnung   Gallengangskarzinom
       auf Mukosa und     bis in Muskularis
       Submukosa          oder Serosa hinein
              │                       (C) Tumor im    (C) Tumor im mittleren
         Klinische                        oberen Drittel   oder unteren Drittel
       Verlaufskontrolle                                        │
                                                         Versuch einer
                                                       kurativen Resektion
                                                                │
                              Nicht resezierbarer          Resezierbarer
                                    Tumor                     Tumor
                                      │                         │
                          (D) Einführung eines Stent mittels   Erwägen: Adjuvante
                              Endoskop (vorzuziehen)           Chemotherapie oder
                              oder auf perkutan-               Strahlentherapie
                              transhepatischem Weg
                                      │
                                Chemotherapie
                               Strahlentherapie
```

335

# Gallengangsstriktur

(A) Die Mehrzahl der Gallengangsstrikturen entwickelt sich bei den folgenden drei klinischen Konstellationen: **(a)** Frühe postoperative Phase (weniger als 2 Monate) nach chirurgischer Therapie einer Cholelithiasis; **(b)** späte postoperative Phase nach einer Cholezystektomie (mehr als 1 Jahr); **(c)** in Verbindung mit einer chronischen Pankreatitis (S. 266). Als Hinweis auf eine Gallengangsstriktur in Zusammenhang mit einer chronischen Pankreatitis findet man in der Regel einen Anstieg der alkalischen Phosphatase auf mehr als das 2fache der Normwerte, der nach einem akuten Pankreatitisschub (S. 258) über 1 Monat bestehen bleibt, und eine Erhöhung der γ-Glutamyltransferase (S. 158). Obgleich die Kenntnisse über den natürlichen Verlauf von Gallengangsstrikturen noch lückenhaft sind, lassen Daten bei Strikturen aufgrund einer chronischen Pankreatitis darauf schließen, daß sich bei den betroffenen Patienten in hohem Prozentsatz eine irreversible Leberschädigung entwickelt (sekundäre biliäre Zirrhose).

(B) Um Lokalisation und Ausdehnung der Striktur festlegen und andere Ursachen des klinischen Beschwerdebildes ausschließen zu können, muß auf jeden Fall eine Cholangiographie erfolgen (S. 30). Kongenitale Mißbildungen, wie die Gallengangshypoplasie, das Alagille-Syndrom, das Caroli-Syndrom, die Gallengangsatresie und eine Choledochuszyste (S. 340), manifestieren sich klinisch in ähnlicher Weise wie die Gallengangsstriktur. Die Papillenstenose – es handelt sich dabei um Verengungen, die auf dem Boden einer papillären Entzündung entstehen und auf die Papillenregion beschränkt sind – steht in Zusammenhang mit der Passage eines Konkrements durch den *Ductus choledochus*. Derartige Papillenstenosen lassen sich durch eine endoskopische Papillotomie leicht beheben. Multiple, segmentär auftretende Strikturen mit perlschnurartiger Deformierung der intra- und extrahepatischen Gallenwege weisen auf eine primär sklerosierende Cholangitis (S. 332) hin.

(C) Bei Strikturen, die in Zusammenhang mit einer chronischen Pankreatitis auftreten (in der Regel liegen Pankreasverkalkungen vor), sind längere Gangabschnitte verengt. Da die Stenosen innerhalb der Bauchspeicheldrüse lokalisiert sind, ist eine endoskopische Ballondilatation nicht möglich. Wie in jüngster Zeit aufgezeigt wurde, führt diese Form der Gallengangsstriktur häufig zu einer Zirrhose, die sich bereits 3 Monate nach der klinischen Manifestation der Strikturbildung entwickeln kann. Aus diesem Grund ist bei jedem Patienten mit einer Gallengangsstriktur und einer 1 bis 3 Monate fortbestehenden Erhöhung der alkalischen Phosphatase auf mehr als das 2fache der Norm eine operative Entlastung der Gallenwege mittels Choledochojejunostomie indiziert. Unbehandelte Patienten können im weiteren Verlauf eine sekundäre biliäre Zirrhose entwickeln und an den Komplikationen (Sepsis, Blutung und Leberinsuffizienz) versterben.

(D) Bei postoperativer Strikturbildung muß so schnell wie möglich eine Dilatation oder ein operativer Bypass erfolgen. Besteht ein erhöhtes Operationsrisiko, so kann eine endoskopische Ballondilatation versucht werden (s. Abb.). Die besten Ergebnisse erzielt man mit diesen Verfahren bei gut abgegrenzten, umschriebenen Strikturen oder bei solchen, die sich in biliär-enterischen Anastomosen entwickelt haben.

(E) Nach wie vor werden Gallengangsstrikturen in erster Linie operativ behandelt. Durch eine Choledochojejunostomie erzielt man bei 90% der Patienten zufriedenstellende Resultate, wobei die Wahrscheinlichkeit eines Strikturrezidivs und der Entwicklung einer biliären Zirrhose jeweils unter 5% liegt. Bei multiplen oder ausgeprägten Strikturen der intrahepatischen Gallenwege kann eine Hepatoportoenterostomie und Anlage einer Drainage mit Hilfe von Silastik-Kathetern von Nutzen sein (S. 334).

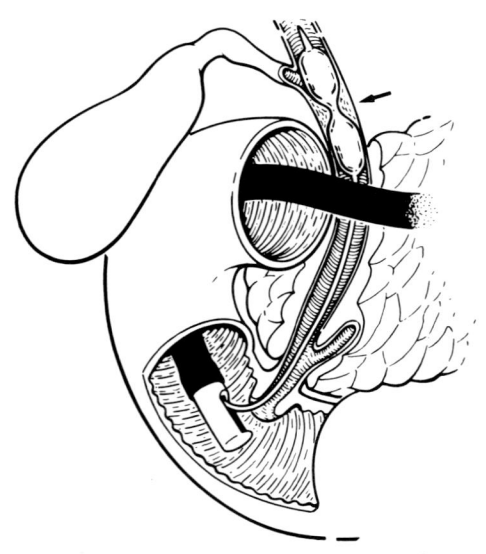

Endoskopische Ballondilatation einer Choledochusstriktur (Pfeil)

## Literatur

1. Afroudakis A, Kaplowitz N. Liver histopathology in chronic common bile duct stenosis due to chronic alcoholic pancreatitis. Hepatology 1981; 1: 65.
2. Cotton PB. Critical appraisal of therapeutic endoscopy in biliary tract diseases. Annu Rev Med 1990; 41: 211.
3. Jaschke W, Busch HP, Georgi M. Die Behandlung von Gallengangsstenosen mit Metallgitterendoprothesen (Stents). Radiologe 1992; 32: 8.
4. Rao KJ, Blake J, Theodossi A. Use of a modified angioplasty balloon catheter in the dilatation of tight biliary strictures. Gut 1990; 31: 565.

```
┌─────────────────────────────────┐     ┌──────────────────┐     ┌──────────────┐
│ Cholezystektomie oder Pankreatitis│     │  Verschlußikterus │     │ Cholangitis  │
│ Erhöhung der alkalischen        │     └──────────────────┘     └──────────────┘
│ Phosphatase und der γ-GT        │
└─────────────────────────────────┘
```

**Ⓐ Verdacht auf eine Gallengangsstriktur**

**Ⓑ ERCP mit Biopsien/Abstrichzytologie**

- Isolierte, segmentale Striktur des Ductus choledochus

Differentialdiagnosen:
- Choledocholithiasis (S. 328)
- Cholangiokarzinom (S. 334)
- Sklerosierende Cholangitis (S. 332)
- Kongenitale Mißbildung (S. 340)
- Papillenstenose

Ⓒ Pankreatitis in der Anamnese  |  Keine Pankreatitis in der Anamnese eruierbar

Behandlung der Pankreatitis-Komplikationen (S. 266)
Untersuchung auf Pankreaskarzinom (S. 272)

Ausschluß einer primären Pankreaserkrankung

Beurteilung des Operationsrisikos

Hohes Risiko  |  Geringes Risiko

Ⓓ **Endoskopische Ballondilatation der Striktur**  |  Ⓔ **Bilio-digestive Anastomose (Choledochojejunostomie)**

Erfolgreich  |  Nicht erfolgreich

Klinische Verlaufskontrolle  |  Konservative Behandlung der Symptome und Komplikationen

Keine Rezidivbildung | Rezidivbildung | Pruritus Cholestase | Cholangitis

**Erneute Dilatation** | **Ursodeoxycholsäure Colestyramin** | **Antibiotika Perkutane Drainage oder Stent**

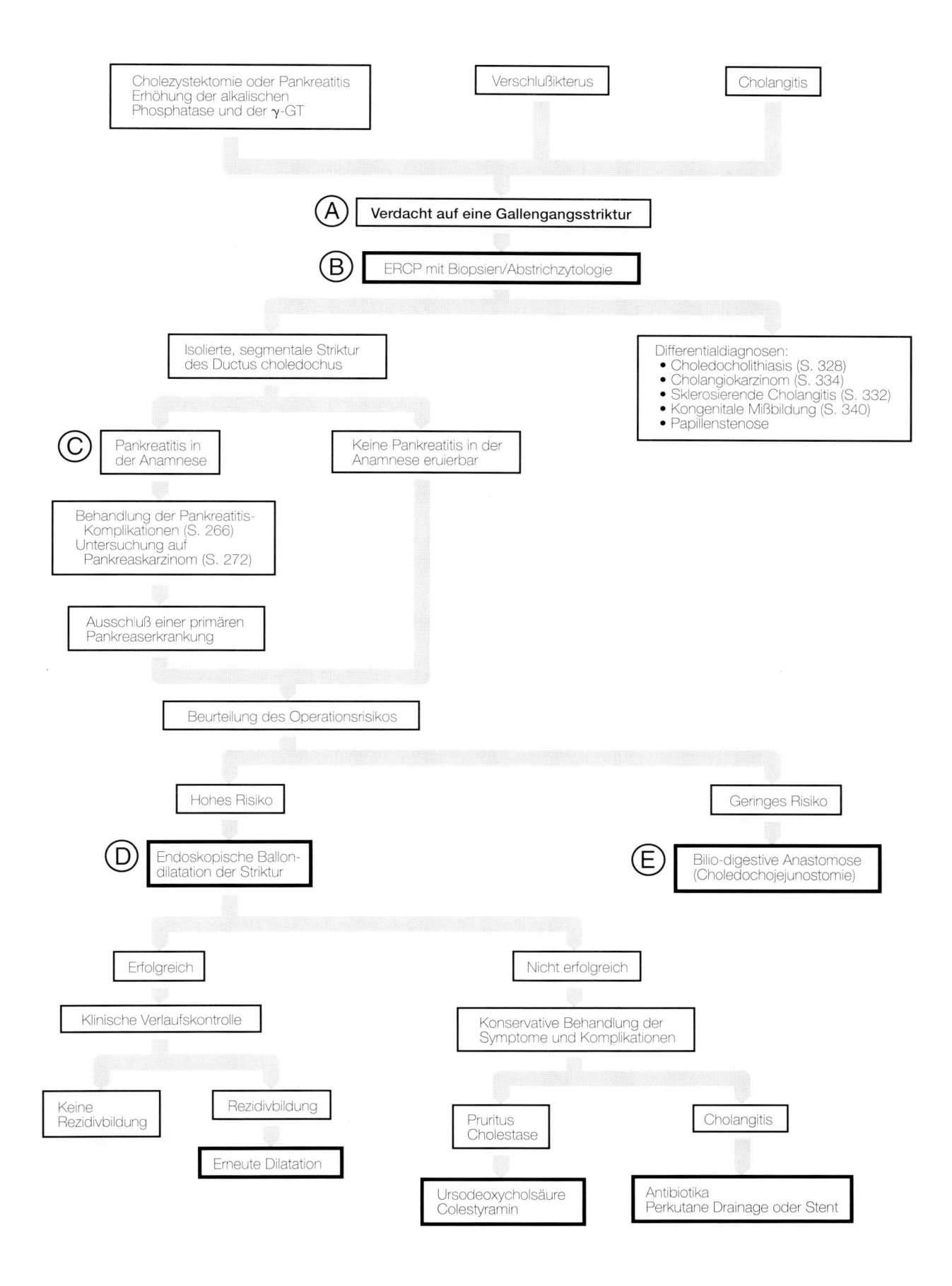

# Leberzysten

(A) Zystische Läsionen der Leber lassen sich aufgrund ihres charakteristischen Erscheinungsbildes im Sonogramm oder Computertomogramm nachweisen. Computertomographisch gelingt es, raumfordernde Prozesse innerhalb der Leber festzustellen. Eine Differenzierung von zystischen oder soliden Prozessen gelingt oft durch Kontrastmittelinjektiom (Angio-CT). Am besten gelingt diese Differenzierung durch Magnetresonanztomographie (MRT). Unter Umständen kann aufgrund bestimmter Befunde im Sonogramm bzw. Computermogramm auf eine spezifische Diagnose geschlossen werden: **(a)** Multiple Septen und Tochterzysten sind hochverdächtig für eine Echinokokkose (s. Abb.). **(b)** Eine verbreiterte, unregelmäßige Abgrenzung oder Zelltrümmer innerhalb der Zyste findet man bei Amöbenabszessen, pyogenen Abszessen oder nekrotischen Tumoren. **(c)** Verkalkungen der Zystenwand treten bei reifen Hydatidenzysten und gutartigen Solitärzysten auf.

(B) Bei der Zystenleber handelt es sich um ein autosomal-dominantes Erbleiden. Die Prävalenz von Leberzysten nimmt bei Patienten mit polyzystischer Nierendegeneration mit steigendem Alter zu. Massive Leberzysten treten häufiger bei Frauen als bei Männern auf. In der Regel verursacht die Zystenleber keine Symptome. In seltenen Fällen ist die Leber so stark von Zysten durchsetzt, daß nur noch geringe Parenchymreste vorhanden sind – die Folgen sind portale Hypertension, extrahepatische Obstruktion oder Leberinsuffizienz. Die Nierenbeteiligung prägt das klinische Bild bei polyzystischer Erkrankung meist am stärksten; daher sollte man diese Patienten sorgfältig auf weitere Manifestationen von Zystenbildung überwachen.

(C) Hydatidenzysten werden fast ausschließlich bei Personen beobachtet, die Endemiegebiete bereist haben (Mittelamerika, Skandinavien, Südamerika und Nordafrika) und einen ungewöhnlich intensiven Kontakt mit Weidevieh bzw. mit Schäferhunden haben (z.B. Schäfer).

(D) Das beste serologische Verfahren zum Nachweis einer Echinokokkose ist der indirekte Hämagglutinationstest (IHA). Der IHA ermöglicht eine sensitive (85%) und spezifische Diagnostik (85-90%). Ein positives Testergebnis gestattet jedoch nur eine Aussage über eine vorangegangene Parasitenexposition; diagnostische Informationen über eine aktiv verlaufende Infektion sind nicht möglich.

(E) In der Behandlung von Hydatidenzysten hat sich *Albendazol* vor *Mebendazol* als einigermaßen wirksam erwiesen. Die operative Behandlung bleibt jedoch die Hauptdomäne bei Zysten, die **(a)** einen Durchmesser von mehr als 5 cm haben, **(b)** auf eine konservative Behandlung nicht ansprechen, **(c)** in Kürze zu rupturieren drohen oder **(d)** lebenswichtige Organstrukturen komprimieren. Die Operation sollte unter medikamentöser Abdeckung mit *Albendazol* und Instillation von hydatiziden Mitteln zur Abtötung verbleibender Scolices erfolgen. Hierdurch kann eine intraperitoneale Ausbreitung der Echinokokkose verhindert werden.

(F) Eine symptomatisch verlaufende zystische Läsion der Leber (Fieber, Leukozytose und Druckempfindlichkeit) muß so schnell und gefahrlos wie möglich diagnostiziert werden. Zur Sicherung der Diagnose kann eine perkutane, sonographisch gesteuerte Nadelaspiration des Erkrankungsherdes unter Antibiotikaschutz (*Ampicillin*, *Gentamycin* und *Metronidazol*) erforderlich werden. Vor dem Versuch einer Aspiration muß ein Echinokokkenbefall ausgeschlossen werden, um eine unbeabsichtigte peritoneale Aussaat zu vermeiden. Die diagnostische Auswertung des Aspirats sollte eine Beschreibung des makroskopischen Aussehens, eine Gram-Färbung sowie zytologische Untersuchungen und das Anlegen von Bakterienkulturen (anaerobe und aerobe Keime) umfassen. Diagnostisch beweisend für Amöbenabszesse (S. 464) ist der sardellenpastenartige makroskopische Aspekt und das Fehlen von polymorphkernigen Leukozyten oder Erregern in den Gram-Präparaten. Der Nachweis von polymorphkernigen Leukozyten mit oder ohne Keime in Gram-Präparaten ist als Hinweis für einen pyogenen Leberabszeß (S. 464) aufzufassen. Falls keine entsprechenden Befunde vorliegen, handelt es sich bei der zystischen Läsion vermutlich um einen nekrotischen Tumor. Die Bestätigung dieser Diagnose erfordert unter Umständen eine Laparoskopie oder Laparotomie.

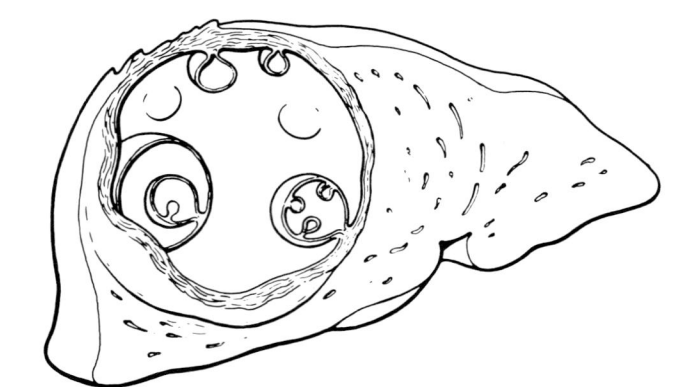

Unilokuläre Echinokokkenzyste des rechten Leberlappens mit multiplen Tochterzysten

## Literatur

1. Ertan A, Sahin B, Kandilci U, Acikalin T, Cumhur T, Danisoglu V. The mechanism of cholestasis from hepatic hydatid cysts. J Clin Gastroenterol 1983; 5: 437.
2. Everson GT. Hepatic cysts in autosomal dominant polycystic kidney disease. Mayo Clin Proc 1990; 65: 1020.
3. Gabow P, Johnson A, Kaehny W, et al. Risk factors for the development of hepatic cysts in autosomal dominant polycystic kidney disease. Hepatology 1990; 11: 1033.
4. Kunze V, Layer G, Bruning R, Nägele M. Metastasierender Echinococcus alveolaris der Leber. Radiologe 1992; 32: 444.
5. Worthdurft HP. Klinik, Diagnose und Therapie der Echinokokkose des Menschen. Z Ärztl Fortbild Jena 1992; 86: 855.

```
                                                                    Patient ist ohne Symptome
Patient mit
Tumor im Abdomen,
Schmerzen im Abdomen,
pathologischen Leberwerten


            (A)  Sonographie / Computertomographie / MRT

                                    Ausschluß von:
                                    • Pyogenem Leberabszeß (S. 464)
                                    • Amöbenabszeß in der Leber (S. 464)
                                    • Gallengangszyste (S. 340)
                                    • Leberkarzinom (S. 468)
```

**Polyzystische Leber** — **Monozystische Leber**

- Nierenzyste oder Polyzystische Nieren in der Familienanamnese
- (C) Verdacht auf eine Echinokokkose
- Gutartige Solitärzyste
- (D) Indirekter Hämagglutinationstest
- Vorliegen von Symptomen
- Patient ist symptomfrei

(B) Autosomal-dominant vererbte polyzystische Niere oder polyzystische Leber

Negativ — Positiv

(F) Perkutane Punktion der Zyste Aspiration Sklerosierung

Klinische Verlaufskontrolle

- Geringgradiger Verdacht
- Hochgradiger Verdacht auf eine Echinokokkose
- Echinokokkose

Patient ohne Symptome Normale Leberwerte

Klinische Verlaufskontrolle

Klinische Verlaufskontrolle

Patient bleibt weiterhin symptomfrei

Patient bleibt weiterhin symptomfrei — Auftreten von Symptomen

Vorliegen von Symptomen — Patient ist symptomfrei

Klinische Verlaufskontrolle

(E) Albendazol + operative Exzision der Zyste

Albendazol

- Komplikationen der Zyste
- Beeinträchtigung der Leberfunktion

Infektion
Hämorrhagie
Malignom

Aszites
Ösophagusvarizen
Enzephalopathie
Ikterus
Portale Hypertension

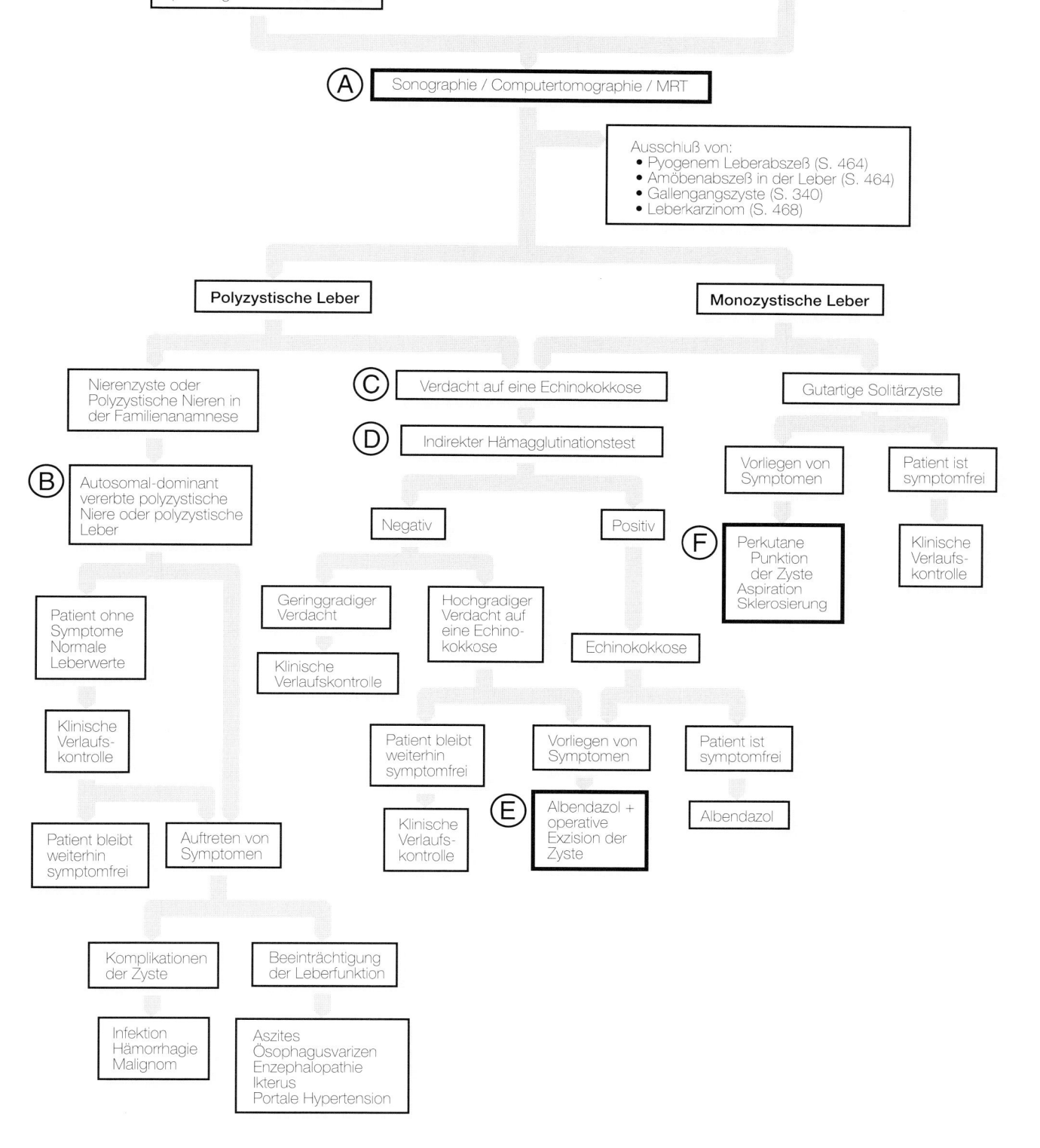

# Zysten der extrahepatischen Gallenwege

(A) Die Mehrzahl der zystischen Läsionen im Bereich der extrahepatischen Gallenwege werden anläßlich einer Abklärung wegen pathologischer Leberenzymwerte, aszendierender Cholangitis, raumfordernder Prozesse im rechten Oberbauch (Choledochuszyste) oder einer Hepatomegalie entdeckt. Zystenbildungen der intrahepatischen Gallengänge lassen sich in der Regel durch eine computertomographische oder sonographische Untersuchung der Leber nachweisen. Falls intrahepatische Zysten festgestellt werden, wiederholt man zur Klärung der Frage, ob die Zysten eine Verbindung zu den Gallenwegen aufweisen, die Computertomographie nach intravenöser Applikation eines Gallenkontrastmittels. Besteht eine Verbindung zwischen den Zysten und den Gallenwegen (Caroli-Krankheit), so sammelt sich das mit der Galle ausgeschiedene Kontrastmittel in den Zysten. Bei fehlender Kommunikation zwischen Zysten und Gallenwegen (polyzystische Leber) läßt sich innerhalb der Zysten kein Kontrastmittel nachweisen.

(B) Multiple Zystenbildungen im Bereich der intrahepatischen Gallenwege führen bei den meisten Patienten zu pathologischen Leberenzymwerten; in erster Linie findet man einen Anstieg der alkalischen Phosphatase und der γ-Glutamyltransferase. Bei ausgedehnteren Erkrankungsprozessen, ausgeprägter Cholestase in den Zysten oder einer Cholangitis kommt es zu einer Erhöhung der Transaminasen. Andererseits beobachtet man bei Patienten mit polyzystischer Leber nahezu immer normale Leberenzymwerte.

(C) Bei der Abklärung der intrahepatischen zystischen Ektasie (Caroli-Erkrankung) wird vorzugsweise eine perkutane transhepatische Cholangiographie (PTC) durchgeführt, da bei einer endoskopisch-retrograden Cholangiopankreatikographie (ERCP) unter Umständen Keime in Zysten mit unzureichender Sekretableitung eingeschleppt werden und schwerwiegende Infektionen entstehen können (Cholangitis, Leberabszeß). Die ERCP kann bei Patienten mit einer Caroli-Erkrankung zu letal verlaufender Sepsis führen. Das Risiko septischer Komplikationen nach einer ERCP ist wesentlich geringer, falls die Zysten auf den extrahepatischen Bereich der Gallenwege begrenzt sind (kongenitale Gallengangsdivertikel, Choledochuszyste oder Choledochozele).

(D) Die Caroli-Erkrankung wird bei jungen Patienten diagnostiziert (Alter bei Beginn der Erkrankung 15–25 Jahre). Das Leiden manifestiert sich meistens in Form einer Cholangitis. Liegt eine Infektion der Gallenwege vor, so kommt es aller Wahrscheinlichkeit nach zu rezidivierenden Cholangitiden, und die Patienten können an einer Sepsis versterben. Eine häufige Komplikation ist der pyogene Leberabszeß. Bei 30 bis 50% dieser Patienten läßt sich in Leberbiopsien eine gleichzeitig bestehende kongenitale Leberfibrose nachweisen. Patienten, welche die septischen Komplikationen infolge der Gallengangserkrankung überleben, versterben unter Umständen an einer Varizenblutung oder an einer Leberinsuffizienz, die im Zusammenhang mit der Leberparenchymerkrankung auftritt (kongenitale Leberfibrose oder sekundär biliäre Zirrhose). Im allgemeinen ist bei einer Caroli-Erkrankung nur eine symptomatische Therapie möglich. Cholangitisschübe werden mit Breitspektrumantibiotika behandelt. Einige Autoren empfehlen eine Langzeit-Antibiotikaprophylaxe mit turnusmäßigem Wechsel von *Trimethoprim-Sulfamethoxazol*, Tetrazyklinen und *Ampicillin*. Trotz der prophylaktischen Therapie kommt es häufig zu rezidivierenden Cholangitiden. In den seltenen Fällen, in denen der Erkrankungsprozeß größtenteils auf einen Leberlappen begrenzt ist, lassen sich die Cholangitisattacken durch eine Lobektomie gut beherrschen. Mit einer internen Drainage durch Plazierung einer Endoprothese innerhalb der Gallenwege gelingt es bei einigen Patienten ebenfalls, die Cholangitisschübe zu verhindern oder die Häufigkeit der Exazerbationen zu reduzieren. Trotzdem sind therapierefraktäre Fälle und das Auftreten von Komplikationen einer Leberinsuffizienz keine Seltenheit. Im letzteren Fall sollte eine Lebertransplantation erwogen werden.

(E) Choledochuszysten werden entsprechend ihrer Lokalisation und ihrer offensichtlichen Entstehung klassifiziert. Bei der Mehrzahl der Zysten handelt es sich vermutlich um kongenitale Ektasien, die bis zum frühen Erwachsenenalter keine Symptome verursachen. Choledochuszysten können sich klinisch durch eine Raumforderung im rechten Oberbauch, durch Cholangitiden, Gallenkoliken oder pathologische Leberenzymwerte manifestieren. Für eine genaue Diagnose ist die Cholangiographie ausschlaggebend (ERCP und PTC ermöglichen in der Regel ebenfalls die Diagnose). Durch eine Gallensteinbildung innerhalb der Zysten oder im Ductus choledochus wird die Kontrastdarstellung der Gallenwege jedoch häufig erschwert. In der Mehrzahl der Fälle besteht die Therapie aus einer operativen Exstirpation der gesamten Zyste oder ihres Epithels, um die drohende Entwicklung eines Gallenwegskarzinoms abzuwenden.

## Literatur

1. Benhidjeb T, Ridwelski K, Wolff H, et al. Anomalie der pankreatikobiliären Verbindung und Ätiologie der Choledochuszysten. Zentralbl Chir 1991; 116: 1195.
2. Longmire WP, Mandiola SA, Gordon E. Congenital cystic disease of the liver and biliary system. Ann Surg 1971; 174(4): 711.
3. Olbourne NA. Choledochal cysts. A review of cystic anomalies of the biliary tree. Ann R Coll Surg Engl 1975; 56: 26.
4. Rattner DW, Schapiro RH, Warshaw AL. Abnormalities of the pancreatic and biliary ducts in adult patients with choledochal cysts. Arch Surg 1983; 118: 1068.
5. Rossi R, Silverman M, Braasch J, et al. Carcinomas arising in cystic conditions of the bile ducts. Ann Surg 1987; 205: 377.

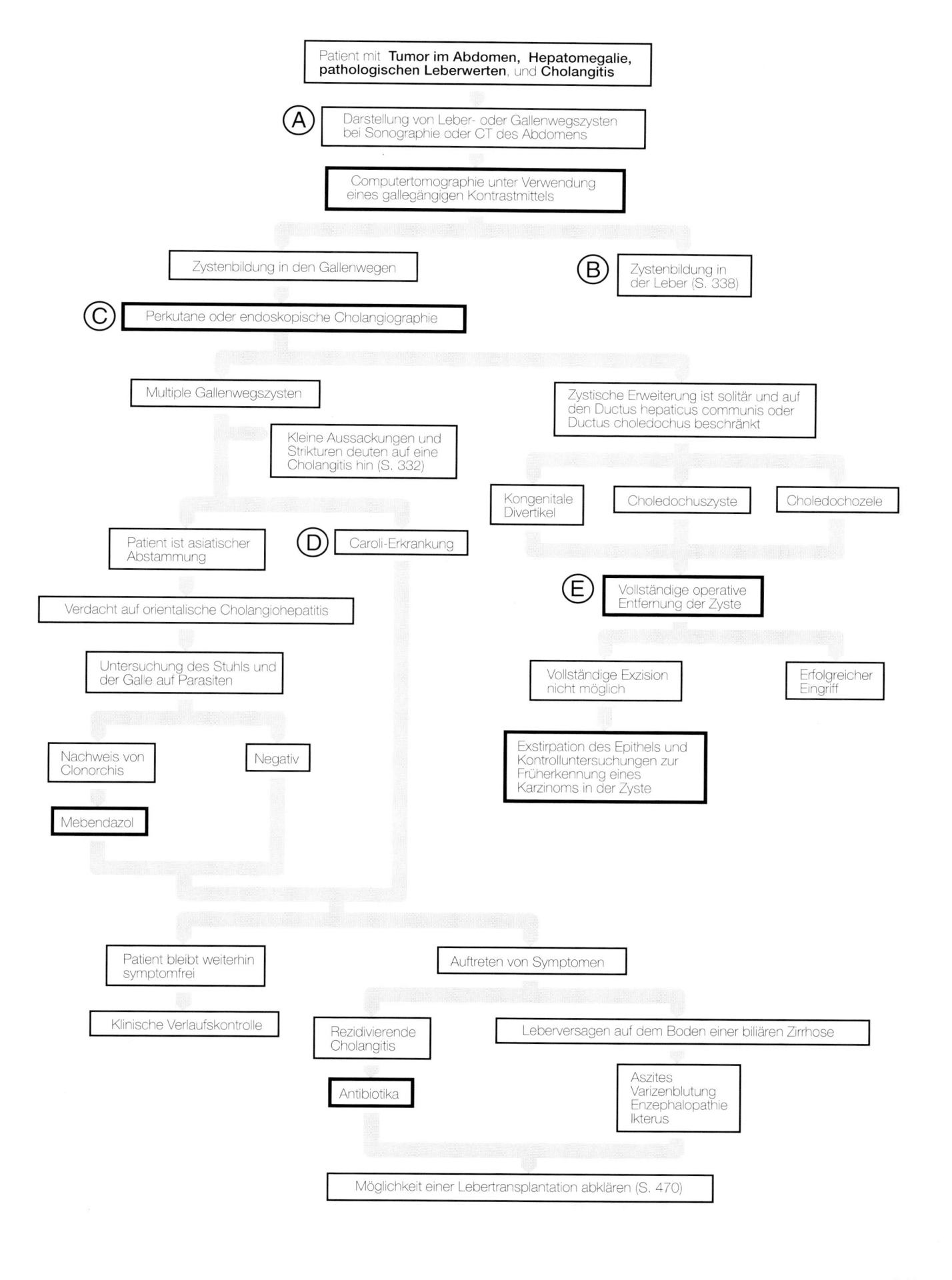

Patient mit **Tumor im Abdomen**, **Hepatomegalie**, **pathologischen Leberwerten**, und **Cholangitis**

- (A) Darstellung von Leber- oder Gallenwegszysten bei Sonographie oder CT des Abdomens
- **Computertomographie unter Verwendung eines gallegängigen Kontrastmittels**
  - Zystenbildung in den Gallenwegen
    - (C) **Perkutane oder endoskopische Cholangiographie**
      - Multiple Gallenwegszysten
        - Kleine Aussackungen und Strikturen deuten auf eine Cholangitis hin (S. 332)
        - Patient ist asiatischer Abstammung
        - (D) Caroli-Erkrankung
          - Verdacht auf orientalische Cholangiohepatitis
            - Untersuchung des Stuhls und der Galle auf Parasiten
              - Nachweis von Clonorchis
                - **Mebendazol**
              - Negativ
          - Patient bleibt weiterhin symptomfrei
            - Klinische Verlaufskontrolle
          - Auftreten von Symptomen
            - Rezidivierende Cholangitis
              - **Antibiotika**
            - Leberversagen auf dem Boden einer biliären Zirrhose
              - Aszites, Varizenblutung, Enzephalopathie, Ikterus
            - Möglichkeit einer Lebertransplantation abklären (S. 470)
  - (B) Zystenbildung in der Leber (S. 338)
    - Zystische Erweiterung ist solitär und auf den Ductus hepaticus communis oder Ductus choledochus beschränkt
      - Kongenitale Divertikel
      - Choledochuszyste
      - Choledochozele
    - (E) **Vollständige operative Entfernung der Zyste**
      - Vollständige Exzision nicht möglich
        - **Exstirpation des Epithels und Kontrolluntersuchungen zur Früherkennung eines Karzinoms in der Zyste**
      - Erfolgreicher Eingriff

# 12
## Erkrankungen des Kolon

# Therapierefraktäre chronische Obstipation

(A) Nach Ausschluß häufiger metabolischer oder anatomischer Ursachen einer Obstipation (S. 116) sollte vor weiterer Diagnostik oder gar dem Einleiten einer Laxanzien-Dauertherapie zuerst an die häufigste Ursache überhaupt gedacht werden: an ballaststoffarme Kost. Bei vielen Patienten mit chronischer Obstipation wird die Ernährungsumstellung oft unnötig schwierig gestaltet. Eine völlige Umänderung der Kost ist aufwendig und stößt auf großen Widerstand beim Patienten. Am vernünftigsten ist der Zusatz von unlöslichen Quellstoffen zur gewohnten Ernährung. Weizenkleie eignet sich hierfür am besten, Reis oder Haferkleie weniger; eine Alternative stellt die Einnahme von *Semen psyllii* (Flohsamen) dar. Letzteres ist in verschiedenen Verabreichungsformen erhältlich, z.B. auch in Kapselform für Patienten, die die Pulverform als ungenießbar empfinden. Als allgemeine Regel gilt: (a) Füllstoffe langsam einnehmen, um Blähungen und Völlegefühl zu verringern; (b) ausreichend Flüssigkeit aufnehmen und (c) dem Patienten genug Zeit für den Gang zur Toilette lassen (und, sofern nötig, Hilfestellung geben).

(B) Häufigste Ursache einer Obstruktion des Kolons bei Neugeborenen ist der Morbus Hirschsprung. Bei dieser Erkrankung bleibt ein Segment des distalen Kolons ohne Innervation; in seltenen Fällen wird ein M. Hirschsprung in der Kindheit nicht erkannt und verursacht dann (vor allem bei männlichen Patienten) im jugendlichen Alter schwere Verstopfungen. Die Diagnosestellung erfolgt durch Beobachtung eines dilatierten Kolons bei ansonsten normal erscheinendem Rektum im Bariumkontrastmitteleinlauf. Bei einer tiefen Biopsie des Rektums lassen sich histologisch keine normalen Ganglienzellen nachweisen. Der M. Hirschsprung läßt sich auch durch anorektale Manometrie diagnostizieren. Ist die Diagnose gestellt, dann empfiehlt sich ein chirurgischer Eingriff.

(C) Innerhalb der westlichen Länder (wo Obstipation ohnehin häufig auftritt) gibt es ein Patientenkollektiv, welches von besonders schwerer Obstipation betroffen ist. Es handelt sich hierbei um junge Frauen, die bei sorgfältiger Untersuchung per Defäkographie und Anorektalmanometrie Trägheit des Kolons, Motilitätsstörungen des Beckenbodens oder verminderte Reaktion des Rektums auf eintretende Stuhlmengen aufweisen. Es bleibt die Frage, ob diese Störungen Ursache oder Folge der Obstipation sind, und es ist genauso ungewiß, inwiefern eine Umstellung der üblichen Therapie bei diesen Patientinnen erforderlich ist. Zur Zeit werden die genannten Untersuchungen nur bei Patienten durchgeführt, bei denen die Entscheidung einer subtotalen Kolektomie als Obstipationstherapie ansteht. Sie sind deswegen wichtig, weil der therapeutische Nutzen einer solchen chirurgischen Therapie bei Obstipation noch nicht klar belegt ist.

(D) Eine chronische Obstipation tritt bei älteren Patienten fast immer als Folge lebenslanger Stuhl- und Ernährungsgewohnheiten in Verbindung mit Laxanziengebrauch auf. Bei chronischer Einnahme von Laxanzien kann das Kolon erschlaffen und ist schließlich unfähig, ohne die Wirkung von noch stärkeren Abführmitteln den Stuhl weiterzubewegen. Verschiedene Gebrechen erfordern im Alter zunehmend die Einnahme von Medikamenten, die ihrerseits die Obstipation verschärfen. Anticholinergika, Antidepressiva, Kalziumantagonisten, Sucralfat, aluminiumhaltige Antazida und Parkinsonmittel sind für ihre stopfende Wirkung bekannt und sollten, sofern möglich, in der Dosis reduziert oder ganz abgesetzt werden. Dies ist jedoch nicht machbar, und auch die Möglichkeiten zur körperlichen Bewegung werden immer mehr eingeschränkt. Daher ist das Therapieziel bei Dauerpatienten im Alters- oder Pflegeheim oft darauf beschränkt, einen Kotstau und Inkontinenz mit möglichst minimalem Laxanzieneinsatz zu verhindern.

## Literatur

1. Binder HJ. Use of laxatives in clinical medicine. Pharmacology 1988; 36(Suppl.): 226.
2. Castle SC. Constipation: endemic in the elderly? Gerontopathophysiology, evaluation, and management. Med Clin North Am 1989; 73: 1497.
3. Read NW, Timms JM, Barfield LJ, et al. Impairment of defecation in young women with severe constipation. Gastroenterology 1986; 90: 53.
4. Reynolds JC, Ouyang A, Lee CA, et al. Chronic severe constipation. Prospective motility studies in 25 consecutive patients. Gastroenterology 1987; 92: 414.
5. Starling JR, Croom RD 3d, Thomas CG Jr. Hirschsprung's disease in young adults. Am J Surg 1986; 151: 104.
6. Wald A, Caruna BJ, Freimanis MG, et al. Contributions of evacuation proctography and anorectal manometry to evaluation of adults with constipation and defecatory difficulty. Dig Dis Sci 1990; 35: 481.

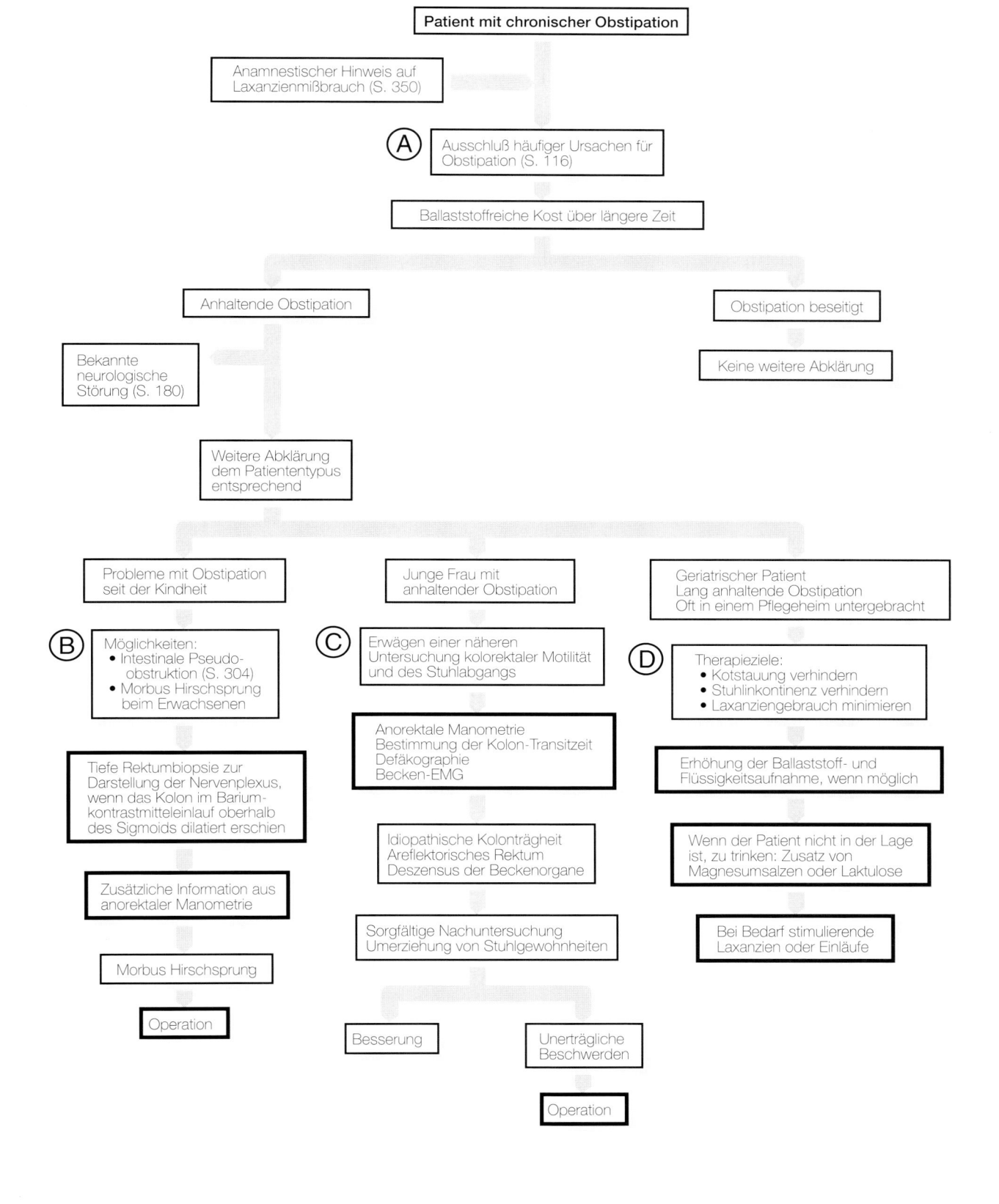

```
                    ┌─────────────────────────────┐
                    │ Patient mit chronischer Obstipation │
                    └─────────────────────────────┘
                                   │
         ┌─────────────────────────┤
         │ Anamnestischer Hinweis auf │
         │ Laxanzienmißbrauch (S. 350) │
         └─────────────────────────┘
                                   │
                    (A) ┌─────────────────────────┐
                        │ Ausschluß häufiger Ursachen für │
                        │ Obstipation (S. 116)    │
                        └─────────────────────────┘
                                   │
                    ┌─────────────────────────────┐
                    │ Ballaststoffreiche Kost über längere Zeit │
                    └─────────────────────────────┘
                         │                    │
          ┌──────────────┘                    └──────────────┐
          ▼                                                  ▼
   Anhaltende Obstipation                          Obstipation beseitigt
          │                                                  │
          │                                         Keine weitere Abklärung
   Bekannte neurologische
   Störung (S. 180)
          │
   Weitere Abklärung dem
   Patiententypus entsprechend
```

Drei Verzweigungen:

**Probleme mit Obstipation seit der Kindheit**

(B) Möglichkeiten:
- Intestinale Pseudoobstruktion (S. 304)
- Morbus Hirschsprung beim Erwachsenen

Tiefe Rektumbiopsie zur Darstellung der Nervenplexus, wenn das Kolon im Bariumkontrastmitteleinlauf oberhalb des Sigmoids dilatiert erschien

Zusätzliche Information aus anorektaler Manometrie

Morbus Hirschsprung

**Operation**

**Junge Frau mit anhaltender Obstipation**

(C) Erwägen einer näheren Untersuchung kolorektaler Motilität und des Stuhlabgangs

Anorektale Manometrie
Bestimmung der Kolon-Transitzeit
Defäkographie
Becken-EMG

Idiopathische Kolonträgheit
Areflektorisches Rektum
Deszensus der Beckenorgane

Sorgfältige Nachuntersuchung
Umerziehung von Stuhlgewohnheiten

Besserung — Unerträgliche Beschwerden → **Operation**

**Geriatrischer Patient
Lang anhaltende Obstipation
Oft in einem Pflegeheim untergebracht**

(D) Therapieziele:
- Kotstauung verhindern
- Stuhlinkontinenz verhindern
- Laxanziengebrauch minimieren

Erhöhung der Ballaststoff- und Flüssigkeitsaufnahme, wenn möglich

Wenn der Patient nicht in der Lage ist, zu trinken: Zusatz von Magnesumsalzen oder Laktulose

Bei Bedarf stimulierende Laxanzien oder Einläufe

# Irritables Kolon

(A) Zur charakteristischen Symptomatik des irritablen Kolons gehören Diarrhö und Obstipation im ständigen Wechsel sowie unterschiedlich stark ausgeprägte abdominelle Beschwerden. Die genannten Symptome treten zwar allgemein sehr häufig auf, aber vor allem Patienten mit irritablem Kolon suchen deswegen auch einen Arzt auf. Diese Symptome bestehen oft über Jahre. Wenn Durchfälle vorherrschen, so werden in der Regel täglich mehrmals kleinvolumige Stühle entleert, wobei die Diarrhöen durch Nahrungsaufnahme beschleunigt werden können. Nächtliche Durchfälle, die den Patienten aus dem Schlaf wecken, werden nicht beobachtet. Wesentliche Kennzeichen des irritablen Kolons sind das Fehlen von Blutbeimengungen im Stuhl und der ausbleibende Gewichtsverlust. Die Schmerzen treten gewöhnlich im Unterbauch, und hier bevorzugt links auf, können aber auch im Oberbauch lokalisiert sein und Erbrechen auslösen. Zu den charakteristischen Merkmalen des Reizkolons gehören: Erleichterung der Schmerzen durch die Defäkation, häufigere Stuhlentleerungen bei Einsetzen der Schmerzen, Verstärkung der Symptome während der Menstruation, sexueller Mißbrauch oder Mißhandlung in der Kindheit und Verschlimmerung der Symptomatik zu Zeiten psychischer Anspannung. Körperliche Untersuchung und Labortests sind zum Ausschluß anderer Erkrankungen wichtig. Besteht der Verdacht auf ein irritables Kolon, so sollte eine Koloskopie vorgenommen werden, da mit diesem Untersuchungsverfahren andere Erkrankungen ausgeschlossen werden können (z.B. Colitis ulcerosa und kolorektales Karzinom). Eine Reihe von Symptomen, die man bei einem irritablen Kolon beobachtet (intermittierende Diarrhöen, Völlegefühl, Flatulenz und Abdominalschmerz), können auch bei der Laktose- oder Frukoseintoleranz auftreten. Diese Diagnose sollte daher speziell durch einen 2- bis 3wöchigen Versuch mit einer laktose- bzw. fruktosefreien Diät ausgeschlossen werden. Bei atypischer Anamnese oder bei pathologischen Befunden bei der körperlichen Untersuchung bzw. der Labordiagnostik ist eine weitere Abklärung zum Nachweis einer organischen Erkrankung indiziert.

(B) Bei typischer und über viele Jahre hinweg gleichbleibender Symptomatik kann die Diagnostik zunächst aufgeschoben werden (s. Abschnitt C). Unter diesen Voraussetzungen hängt der Umfang weiterer diagnostischer Maßnahmen davon ab, ob die Symptomatik auf die versuchsweise Behandlung des vermuteten Reizkolons (zellulosereiche Kost, Anticholinergika) anspricht.

(C) Meist sind körperlicher Untersuchungsbefund und Laborbefunde unauffällig. Die Anamnese läßt zwar an ein irritables Kolon denken, charakteristische Symptome werden jedoch vermißt. Da Beruhigung des Patienten und psychische Stützung zu den wichtigen Bestandteilen der Therapie eines Reizkolons gehören, ist eine adäquate diagnostische Abklärung erforderlich. Langwierige Ängste, daß eventuell doch ein organisches Leiden vorliegen könnte, lassen sich so bereits durch die anfangs durchgeführten diagnostischen Maßnahmen aus der Welt schaffen, und weder der Patient noch der behandelnde Arzt sind länger verunsichert.

(D) Die Therapie des irritablen Kolons konzentriert sich auf Beruhigung und psychische Stützung des Patienten sowie auf die Behandlung der spezifischen Symptomatik. Die Zuversicht des behandelnden Arztes und das beruhigende Wissen des Patienten, daß andere ernsthafte, organische Leiden ausgeschlossen wurden, sind therapeutisch außerordentlich wichtig. Eine stützende und beständige Arzt-Patient-Beziehung ist für eine erfolgreiche Therapie sehr wichtig. Der Patient sollte über den chronischen und intermittierenden Verlauf des irritablen Kolons aufgeklärt werden und darüber informiert sein, daß auf lange Sicht ein betreuender Arzt verfügbar ist, der eine symptomatische Behandlung durchführt. Bei manchen Patienten lassen sich gewisse Nahrungsbestandteile feststellen, die eine Verschlimmerung der Symptomatik bewirken und auf deren Verzehr der Patient verzichten sollte.

(E) Solange sich der Arzt engagiert und teilnahmsvoll dafür einsetzt, ergibt sich bei so gut wie jeder Therapieform eine hohe Ansprechrate allein durch den Placeboeffekt; hierbei lassen sich für keine der Therapiemöglichkeiten überzeugend Vorteile gegenüber den anderen nachweisen. Bei Obstipation kann eine ballaststoffreiche Diät versucht werden. Falls sich die Symptome durch eine faserreiche Kost nicht beheben lassen, ist es günstiger, Füllstoffe, wie beispielsweise *Semen psyllii* (Flohsamen), als Laxans anzuwenden. Semen-psyllii-Präparate eignen sich besonders für Patienten, die an Diarrhö oder Diarrhö und Obstipation im Wechsel leiden, da diese Präparate Wasser zu binden vermögen und bei der Festigung flüssiger Stühle ebenso nützen wie bei der Verhütung zu harter Stühle. Steht die Schmerzsymptomatik im Vordergrund, so kann eine Therapie mit Anticholinergika bzw. Spasmolytika wie *Mebeverin* (1 Dragée vor den Mahlzeiten) erfolgen. Anhaltende Schmerzen sollten wie chronischer idiopathischer Abdominalschmerz angegangen werden (S. 90)

## Literatur

1. Drossman DA, Leserman J, Nachman G, et al. Sexual and physical abuse in women with functional and organic gastrointestinal disorders. Ann Intern Med 1990; 113: 828.
2. Drossman DA, McKee DC, Sandler RS, et al. Psychosocial factors in the irritable bowel syndrome. Gastroenterology 1988; 95: 701.
3. Karaus M, Wienbeck M. Colon irritabile (Syndrom des irritablen Darms). In: Funktionelle Beschwerden im Gastrointestinaltrakt. F Tympner (Hrsg.). Stuttgart: Thieme 1990; S. 57.
4. Klein KB. Controlled treatment trials in the irritable bowel syndrome: a critique. Gastroenterology 1988; 95: 232.
5. Kruis W, Thieme CH, Weinzierl M, Schussler P, Holl J, Paulus W. A diagnostic score for the irritable bowel syndrome. Its value in the exclusion of organic disease. Gastroenterology 1984; 87: 1.
6. Thompson WG, Heaton KW. Functional bowel disorders in apparently healthy people. Gastroenterology 1983; 79: 283.
7. Whitehead WE, Cheskin LJ, Heller BR, et al. Evidence for exacerbation of irritable bowel syndrome during menses. Gastroenterology 1990; 98: 1485.
8. Wienbeck M. Funktionelle Erkrankungen des Verdauungstraktes. Münch Med Wochenschr 1985; 127: 255.

**Verdacht auf Vorliegen eines irritablen Kolons**

Ⓐ Anamnese
Körperliche Untersuchung

Ausschluß von:
- Laktose- oder Fruktoseintoleranz (S. 282)
- Giardiasis (S. 284)

Blutbild
Biochemische Diagnostik
Koloskopie

Normalbefund trotz persistierender Symptomatik

Nachweis von pathologischen Befunden

Ⓑ Für irritables Kolon charakteristische Anamnese

Ⓒ Anamnese nicht für irritables Kolon charakteristisch

Therapieversuch mit:
- ballaststoffreicher Kost
- Semen psyllii (Flohsamen)
- Anticholinergika

Abklingen der Symptome

Persistieren der Symptome

Obstipation ist das vorherrschende Symptom

Diarrhö ist das vorherrschende Symptom

Kontrastmitteleinlauf

Abklärung wie bei chronischer Diarrhö (S. 112)

Normalbefund

Pathologischer Befund

Irritables Kolon

Kolorektales Karzinom (S. 388)
Colitis ulcerosa (S. 358)
Morbus Crohn (S. 368)
Divertikel (S. 378)
Ischämische Kolitis (S. 402)

Ⓓ Beruhigung, psychische Unterstützung, Diätberatung

Ⓔ Behandlung der Hauptsymptome

Obstipation

Diarrhö

Schmerzen

Semen psyllii (Flohsamen) oder Weizenkleie + ausreichende Flüssigkeitszufuhr

Semen psyllii

Anticholinergika vor den Mahlzeiten

Persistieren der Symptome

Abklingen der Symptome

Persistieren der Symptome

Abklingen der Symptome

Loperamid

Schmerztherapie (S. 90)

Anticholinergika nur bei Bedarf

# Kotstauung

Vor allem pflegebedürftige ältere Patienten, bettlägerige Patienten und Personen, welche obstipationsfördernde Medikamente einnehmen, tragen ein erhöhtes Risiko einer Kotstauung. Bei 42% der Patienten, die auf eine geriatrische Station aufgenommen wurden, trat im Laufe einer einjährigen Beobachtung eine Kotstauung auf. Da viele dieser Patienten sich oft nur unter Schwierigkeiten verständigen können, müssen die Betreuer besonders sorgfältig auf klinische Zeichen und Symptome einer Kotstauung achten. Möglicher Hinweis ist jegliche Änderung der Stuhlfrequenz oder -konsistenz: als Folge der Teilobstruktion durch verdichtete Fäzes kann z.B. eine Diarrhö auftreten. Anorexie, Gewichtsverlust, Übelkeit und Erbrechen, ein aufgetriebenes und schmerzhaftes Abdomen gehören zu den typischen Symptomen. Das Auftreten einer Stuhlinkontinenz (S. 118) ist ein besonders besorgniserregendes Symptom. Leichtes Fieber soll häufig auftreten, obwohl über die mögliche Ätiologie nichts bekannt ist. Mehr als 95% der Kotstauungen liegen im Rektum in Reichweite einer rektalen Untersuchung mit dem Finger; eine solche Untersuchung ist daher bei den Patienten mit hohem Risiko zwingend notwendig und sollte auch auf einer Intensivstation nicht unterlassen werden. Verläuft die rektale Untersuchung ohne Ergebnis, dann lassen sich Kotmassen oder zumindest die Anzeichen einer Darmobstruktion mittels Röntgenaufnahmen des Abdomens im Stehen und im Liegen nachweisen. Stauungen im Colon ascendens werden vor allem bei nierentransplantierten Patienten und bei Patienten unter Narkotika-Therapie beobachtet. Eine Kotstauung, die über längere Zeit im selben Darmabschnitt besteht, kann ein sterkorales Ulkus des Rektums bedingen, welches seinerseits Blutungen verursachen kann.

(A) Der Einsatz motilitätsfördernder Laxanzien als erstes Mittel führt mit nur geringer Wahrscheinlichkeit zu einer Aufhebung der Stauung, droht jedoch unabhängig davon die Abdominalschmerzen zu verschlimmern. Die manuelle Zerstückelung und das folgende Ausräumen der Stauung sind fast immer die ersten unternommenen Maßnahmen. Bei dieser Prozedur wird lokal mit Lidocain betäubt und unter Einsatz von Gleitmitteln der Anus erst mit einem, dann mit zwei Fingern vorsichtig geweitet. Mineralöl als Gleitmittel für die Fäzes erleichtert das Ausräumen. Höhergelegene Stauungen können mit wasserlöslichen Kontrastmitteln (wobei Barium in dieser Situation auf keinen Fall verwendet werden darf!), welche die Peristaltik und den Wassereinstrom ins Kolon fördern, bewegt werden. In seltenen Fällen ist eine Operation erforderlich.

(B) Das weitere Therapieziel bei Patienten mit eingetretener Kotstauung sollte die Prävention, nicht die Behandlung der Obstipation sein. Durch ein Erhöhen der Ballaststoff- und Flüssigkeitsmenge, die die Patienten zu sich nehmen (8–12 Gläser/Tag), wird der Stuhl oft weicher, was ein eventuelles Ausräumen erleichtert. Das höchstmögliche Maß an körperlicher Aktivität sollte aufrecht erhalten werden, und obstipationsbegünstigende Medikamente sollten – wenn möglich – abgesetzt werden. Eine Umstellung der Stuhlgewohnheiten ist wichtig; sie kann durch verschiedene Maßnahmen gefördert werden. So ist es z.B. hilfreich, wenn dem Patienten nach dem Frühstück oder Abendessen 20 bis 30 Minuten Ruhe auf der Toilette ermöglicht werden, um den gastrokolischen Reflex vollständig auszunützen. Sofern der Patient allein Schwierigkeiten hat, sollte ihm ausreichend Hilfestellung gegeben werden. Auch das Beugen der Hüfte durch Verwenden eines Schemels unterstützt die Defäkation. Während der Umgewöhnungszeit können Glyzerin-Suppositorien oder Einläufe (mit Leitungswasser oder Natriumphosphat) eine erneute Kotstauung verhindern helfen.

## Literatur

1. Alessi CA, Henderson CT. Constipation and fecal impaction in the long-term care patient. Clin Geriatr Med 1988; 4: 571.
2. Lovin JS. Bowel dysfunction in multiple sclerosis. In: Maloney P, Burks J, Ringel S (eds). Interdisciplinary Rehabilitation of Multiple Sclerosis and Muscular Dystrophy. Philadelphia: Lippincott 1985; p. 62.
3. Read NW, Abouzekry L, Read MG, et al. Anorectal function in elderly patients with fecal impaction. Gastroenterology 1985; 959.
4. Tympner F (Hrsg). Funktionelle Beschwerden im Gastrointestinaltrakt. Stuttgart: Thieme 1990.
5. Wrenn K. Fecal impaction. N Engl J Med 1989; 321: 658.

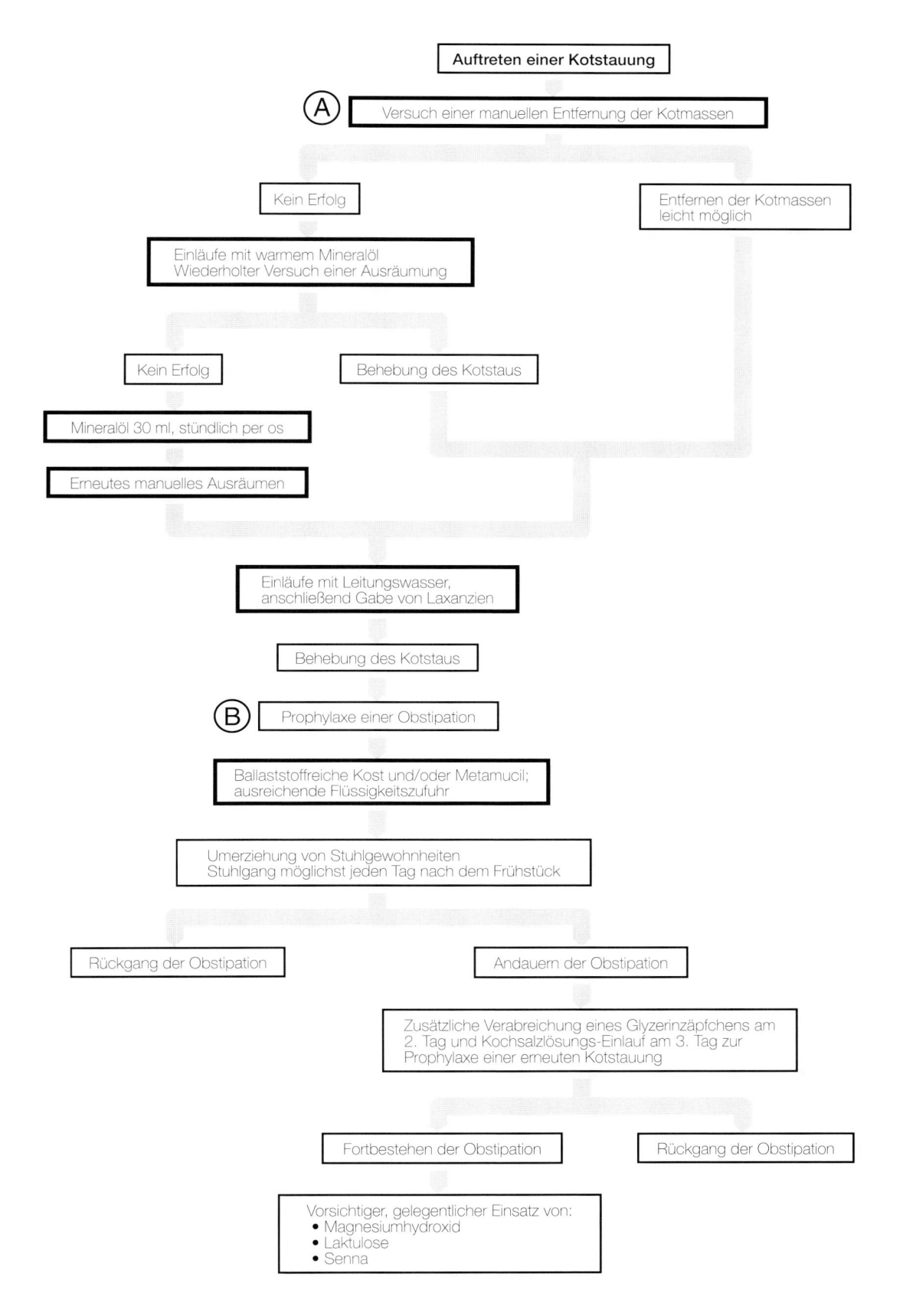

```
                    Auftreten einer Kotstauung
                              │
           Ⓐ    Versuch einer manuellen Entfernung der Kotmassen
                              │
          ┌───────────────────┴───────────────────┐
     Kein Erfolg                          Entfernen der Kotmassen
          │                                 leicht möglich
          │
   Einläufe mit warmem Mineralöl
   Wiederholter Versuch einer Ausräumung
          │
   ┌──────┴──────┐
Kein Erfolg   Behebung des Kotstaus
   │
Mineralöl 30 ml, stündlich per os
   │
Erneutes manuelles Ausräumen
   │
Einläufe mit Leitungswasser,
anschließend Gabe von Laxanzien
   │
Behebung des Kotstaus
   │
Ⓑ  Prophylaxe einer Obstipation
   │
Ballaststoffreiche Kost und/oder Metamucil;
ausreichende Flüssigkeitszufuhr
   │
Umerziehung von Stuhlgewohnheiten
Stuhlgang möglichst jeden Tag nach dem Frühstück
   │
┌──────────────────┴──────────────────┐
Rückgang der Obstipation      Andauern der Obstipation
                                      │
                    Zusätzliche Verabreichung eines Glyzerinzäpfchens am
                    2. Tag und Kochsalzlösungs-Einlauf am 3. Tag zur
                    Prophylaxe einer erneuten Kotstauung
                                      │
                       ┌──────────────┴──────────────┐
              Fortbestehen der Obstipation    Rückgang der Obstipation
                       │
              Vorsichtiger, gelegentlicher Einsatz von:
                 • Magnesiumhydroxid
                 • Laktulose
                 • Senna
```

# Laxanzienabusus

(A) Bei fortbestehender, unerklärlicher Diarrhö nach entsprechender diagnostischer Abklärung (S. 112) sollte man einen heimlichen Mißbrauch von Laxanzien (oder Diuretika) in Betracht ziehen. Nach Berichten sind Patienten, die an einem Laxanzienabusus-Syndrom leiden, zu über 90% Frauen, und eine ganze Reihe dieser Patientinnen ist im medizinischen Bereich tätig. Laxanzienabusus tritt nicht selten gemeinsam mit Anorexia nervosa oder Bulimie auf, da die Laxanzien das Gefühl eines aufgetriebenen Abdomens vermindern helfen. Das klinische Bild kann noch zusätzlich dadurch verwirrt werden, daß die Patienten die Diarrhö abstreiten und vielmehr über eine chronische Obstipation klagen. Um das Vorliegen einer Diarrhö nachzuweisen, wird unter Umständen eine stationäre Aufnahme und Überwachung erforderlich, und selbst dann können diese Patienten ihre Durchfallerkrankung noch verheimlichen. Bei manchen dieser Patienten scheint eine Malabsorption vorzuliegen; in der Tat kann ein Laxanzienabusus zu Lipid- und D-Xylose-Malabsorption, zu niedrigen Karotinspiegeln im Serum und zu Osteomalazie führen. Bei anderen hingegen können im Zusammenhang mit einer schweren Diarrhö Hypokaliämie, Muskelschwäche und ein Ileus auftreten.

(B) Die Mehrzahl der Patienten, die Laxanzien mißbräuchlich anwendet, nimmt ein oder mehrere schleimhautreizende Abführmittel wie *Phenolphthalein*, *Bisacodyl*, *Anthrachinon*, *Senna* oder *Cascara*-Präparate (z.B. *Cascara-Salax*). Bei anderen hingegen kann die Einnahme von Magnesium- oder Phosphatsalzen eine hyperosmolare Diarrhö auslösen. Besteht der Verdacht auf einen Laxanzienabusus, kann als erstes Untersuchungsverfahren der Nachweis einer Alkalisierung von Stuhl und Urin durch Natriumhydroxid vorgenommen werden. *Phenolphthalein* führt zu einer rosa bis dunkelroten Verfärbung. Sammeln der Stühle über 1 bis 3 Tage erlaubt eine Osmolalitäts- und Elektrolytbestimmung sowie Volumen und Häufigkeit der Stuhlabgänge. Der Nachweis von exzessiven Magnesium-, Sulfat- oder Phosphatkonzentrationen in Stuhlproben läßt auf die Einnahme osmotisch wirkender Laxanzien schließen. Hypotonischer Stuhl (weniger als 250 mosmol) kann nur auf einem Zusatz von Wasser oder Urin beruhen und deutet auf eine vorgetäuschte Diarrhö hin.

(C) Da sich mittels Massenspektroskopie Pharmaka mit zunehmender Genauigkeit nachweisen lassen, hat das Interesse an einer Direktbestimmung der betreffenden Laxanzien in letzter Zeit immer mehr zugenommen. Schwierigkeiten ergeben sich hierbei jedoch zum einen aus den hohen Kosten dieser Tests; zum anderen ist eine ausreichende Qualitätskontrolle problematisch, wenn ein bestimmter Assay nur gelegentlich durchgeführt wird. Deshalb sollten nur bei hochgradigem klinischen Verdacht und nach Versagen alternativer diagnostischer Verfahren direkte Analysen von Stuhl- und Urinproben auf Laxanzien und Diuretika durchgeführt werden.

(D) Um einen heimlichen Laxanzienabusus zu beweisen, wäre es in seltenen Fällen erforderlich, Zimmer und persönliche Sachen des Patienten zu durchsuchen. Ein solcher Eingriff stellt den behandelnden Arzt vor ein großes ethisches und auch rechtliches Dilemma. Vor einer solchen Durchsuchung sollten auf jeden Fall Unterredungen mit Ethik-, Sicherheits- und Rechtsbeauftragten gehalten und auch dokumentiert werden. Widersprüchliche Meinungen bestehen hinsichtlich der Frage, ob es richtig ist, den Patienten mit dem Nachweis eines verheimlichten Laxanzienabusus zu konfrontieren. Das Urteil von einem Psychiater kann in der Einschätzung der wahrscheinlichen Reaktion des Patienten hilfreich sein.

## Literatur

1. Bytzer P, Stokholm M, Andersen I, et al. Prevalence of surreptitious laxative abuse in patients with diarrhoea of uncertain origin: a cost benefit analysis of a screening procedure. Gut 1989; 30: 1379.
2. Kune GA. Kein zusätzliches Dickdarmrisiko durch Abführmittel: Daten der Melbourne Dickdarmkrebs-Studie. Z Gastroenterol 1993; 31: 140.
3. Moriarty KJ, Silk DB. Laxative Abuse. Dig Dis 1988; 6: 15.
4. Oster JR, Matterson BJ, Rogers AI. Laxative abuse syndrome. Am J Gastroenterol 1980; 74: 451.
5. Riecken EO, Leonhardt H. Wirkungen und kritischer Gebrauch von Laxantien. Internist 1981; 22: 733.
6. Willard SG, Winstead DK, Anding R, Dudley P. Laxative abuse in eating disorders. Psychiatr Med 1989; 7: 75.

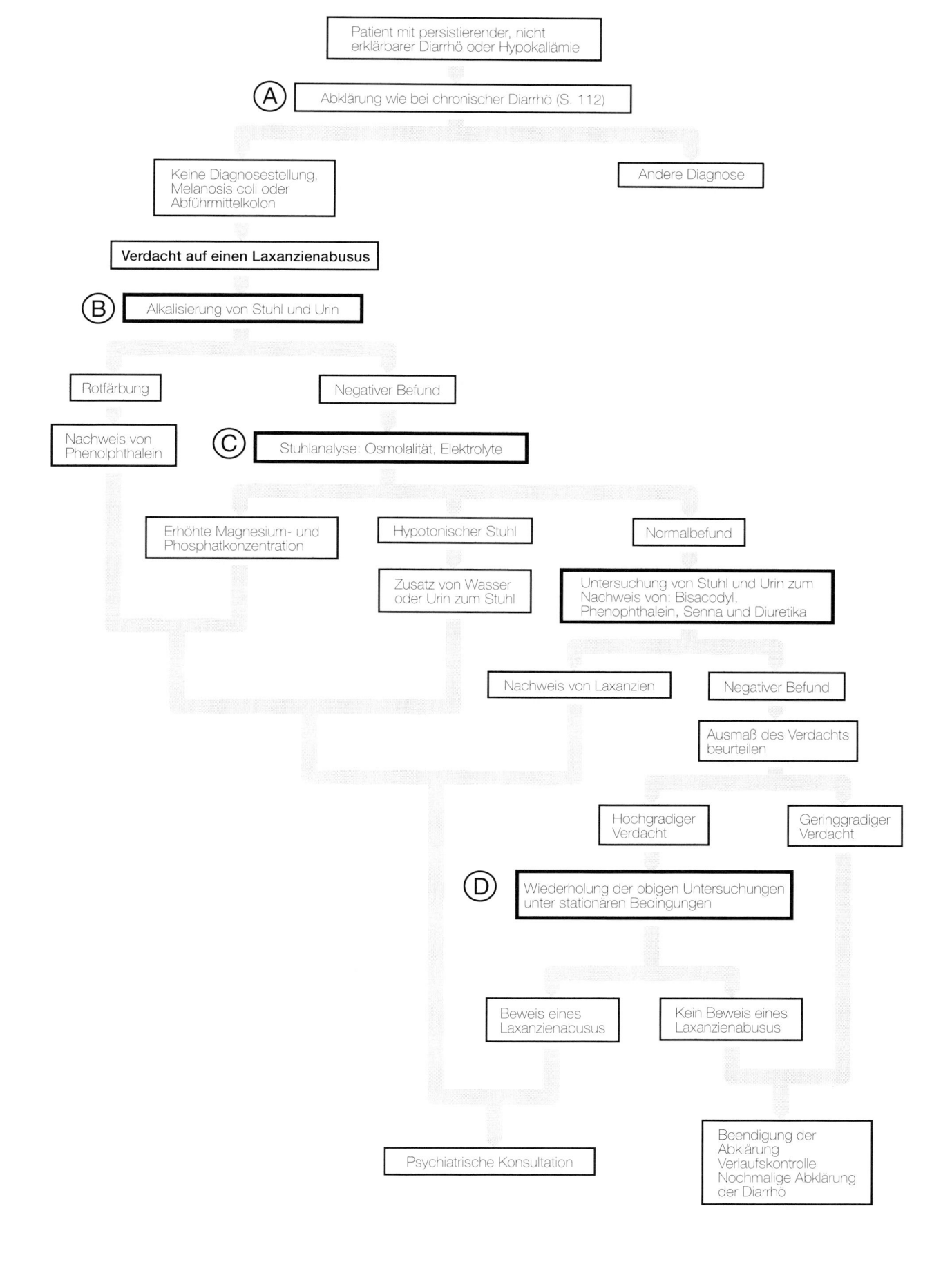

```
Patient mit persistierender, nicht
erklärbarer Diarrhö oder Hypokaliämie
                │
        Ⓐ  Abklärung wie bei chronischer Diarrhö (S. 112)
                │
    ┌───────────┴───────────────────────────┐
Keine Diagnosestellung,                 Andere Diagnose
Melanosis coli oder
Abführmittelkolon
    │
**Verdacht auf einen Laxanzienabusus**
    │
    Ⓑ  Alkalisierung von Stuhl und Urin
    │
    ├──────────────────────┐
Rotfärbung            Negativer Befund
    │                       │
Nachweis von        Ⓒ  Stuhlanalyse: Osmolalität, Elektrolyte
Phenolphthalein             │
    ┌───────────────────────┼───────────────────────┐
Erhöhte Magnesium- und   Hypotonischer Stuhl     Normalbefund
Phosphatkonzentration        │                       │
                        Zusatz von Wasser    Untersuchung von Stuhl und Urin zum
                        oder Urin zum Stuhl  Nachweis von: Bisacodyl,
                                             Phenophthalein, Senna und Diuretika
                                                     │
                                        ┌────────────┴────────────┐
                                   Nachweis von Laxanzien     Negativer Befund
                                                                  │
                                                          Ausmaß des Verdachts
                                                          beurteilen
                                                              │
                                                    ┌─────────┴─────────┐
                                              Hochgradiger         Geringgradiger
                                              Verdacht             Verdacht
                                                    │
                                        Ⓓ  Wiederholung der obigen Untersuchungen
                                           unter stationären Bedingungen
                                                    │
                                        ┌───────────┴───────────┐
                                   Beweis eines           Kein Beweis eines
                                   Laxanzienabusus        Laxanzienabusus
                                        │                       │
                              Psychiatrische Konsultation   Beendigung der
                                                            Abklärung
                                                            Verlaufskontrolle
                                                            Nochmalige Abklärung
                                                            der Diarrhö
```

# Proctitis ulcerosa: Diagnosestellung

Stuhldrang, Tenesmen und häufige Entleerung kleiner Stuhlmengen mit oder ohne Blutbeimengung sind kennzeichnend für die Proctitis ulcerosa. Eine Allgemeinsymptomatik (Fieber, schwere, nicht mit Stuhlgang zusammenhängende Abdominalschmerzen und Beeinträchtigung des Wohlbefindens) tritt selten auf. Mitunter besteht eine Schmerzhaftigkeit des Rektums, die man jedoch häufiger bei perianalen Erkrankungen beobachten kann. In den Stühlen läßt sich häufig Blut feststellen.

(A) Bevor man die Erkrankung des Patienten als chronisch idiopathisch klassifiziert, sollte eine sorgfältige Suche nach akuten oder therapierbaren Ursachen einer Proktitis stattfinden. Eine Vielzahl von Infektionskrankheiten kann auch eine Proktitis verursachen; meist erfolgt jedoch eine Spontanheilung. Eine chronische Proktitis hingegen kann durch Geschlechtskrankheiten (S. 100), Amöbiasis oder *Campylobacter* ausgelöst werden. In der Anamnese sollte auf das Geschlechtsverhalten und Fernreisen geachtet werden, außerdem sollte der Stuhl auf Wurmeier und Parasiten untersucht werden. Der Nachweis von Leukozyten im Stuhl deutet auf eine Invasion von pathogenen Keimen oder auf eine idiopathische entzündliche Darmerkrankung hin. Häufige Ursache der infektiösen Proktitis sind *Shigella*, *Campylobacter* und Amöben. Die Erreger können durch Untersuchung von Stuhlproben nachgewiesen werden.

(B) Wichtigstes Untersuchungsverfahren bei Verdacht auf eine Proktitis ist die Sigmoidoskopie. Zu den charakteristischen endoskopischen Befunden bei ulzerierender Proktitis gehören Erythem und leichte Lädierbarkeit der Schleimhaut, wobei diese Veränderungen auf das Mastdarm und das distale Sigmoid begrenzt sind. Die Entzündungsherde konfluieren, sind nicht auf einzelne Segmente begrenzt und 3 bis 50 cm proximal der Morgagni-Linie lokalisiert. Vor allem mittels 60 cm langen, flexiblen Sigmoidoskopen läßt sich die Proktitis von einer Kolitis unterscheiden, da hiermit die Grenze der Entzündungsherde festgestellt wird. Wenn sich die Entzündung weiter nach proximal ausdehnt, muß von einer Kolitis gesprochen werden. In vielen Fällen ist zum Ausschluß weiterer Erkrankungen im Dickdarm eine totale Koloskopie (zusätzlich oder alternativ) indiziert. Makroskopische Ulzerationen sieht man in der Regel nicht. Mit Hilfe der Sigmoidoskopie kann auch eine Reihe anderer Erkrankungen festgestellt werden, die bei der Differentialdiagnose der Proctitis ulcerosa zu beachten sind (Solitärulkus, Fissuren, Rektumkarzinom). Aus Rektumschleimhaut gewonnene Biopsien weisen keine diagnostischen Charakteristika auf, die zur Sicherung der Diagnose einer idiopathischen Proctitis ulcerosa herangezogen werden könnten. Trotzdem sind Rektumbiopsien zum Ausschluß anderer Ursachen einer Proktitis von Nutzen. Granulome und vorwiegend submuköser Befall lassen auf eine Colitis Crohn schließen. Eine Endarteriitis ist der typische Befund bei einer Strahlenproktitis. Die Diagnose einer Amöbenproktitis kann durch Nachweis von Amöben in Biopsiematerial gesichert werden.

(C) Auch nach Ausschluß von Infektions- und anderen Krankheiten als Ursache für eine diagnostizierte Proctitis ulcerosa sollte dennoch nach anderen möglichen Ursachen gefahndet werden. Heimlicher Einsatz von Einläufen (vor allem einige, die bevorzugt im Rahmen einer «ganzheitlichen» Therapie eingesetzt werden und *Koffein* oder *Peroxid* als Zusatz enthalten) oder Suppositorien kann zu Entzündungen des Rektums führen. Auch (bis zu 40 Jahr zurückliegende) Strahlungsexposition und Ischämie können eine Proctitis ulcerosa bedingen. Jegliche nichtsteroidale Antiphlogistika sollten abgesetzt werden; extreme sportliche Belastung (entsprechend z.B. einem Marathonlauf) sollte ebenfalls unterlassen werden.

(D) Die idiopathische Proctitis ulcerosa gilt als Variante der Colitis ulcerosa. Der klinische Verlauf der Proctitis ulcerosa unterscheidet sich jedoch signifikant von dem Krankheitsbild, das bei einem ausgedehnteren Befall des Kolons beobachtet wird. Die Symptomatik bei einer Proctitis ulcerosa verläuft in der Regel milder und episodisch. Kennzeichnend für die Erkrankung sind schubweise Episoden einer rektalen Symptomatik, auf die asymptomatische Phasen von unterschiedlicher Zeitdauer folgen. Die akuten, 4 bis 12 Wochen dauernden Erkrankungsschübe sistieren gewöhnlich spontan. Allgemeinsymptome sind selten, eine stationäre Behandlung ist nur in Ausnahmefällen erforderlich. Bei etwa 10 bis 20% der Patienten dehnt sich die Proctitis ulcerosa weiter aus und befällt proximaler gelegene Kolonabschnitte.

## Literatur

1. Babb RR. Evaluation of acute proctitis. JAMA 1980; 244: 358.
2. Farmer RG. Evolution of the concept of proctosigmoiditis: clinical observation. Med Clin North Am 1990; 74: 91.
3. Girona J, Berg E, Wiereck W. Großer Granulosazelltumor nach kontinenzerhaltender Proktokolektomie wegen Colitis ulcerosa. Zentralbl Chir 1991; 116: 465.
4. Marshall JB, Butt JH. Proctitis: approach to diagnosis, causes and treatment. J Clin Gastroenterol 1982; 4: 431.

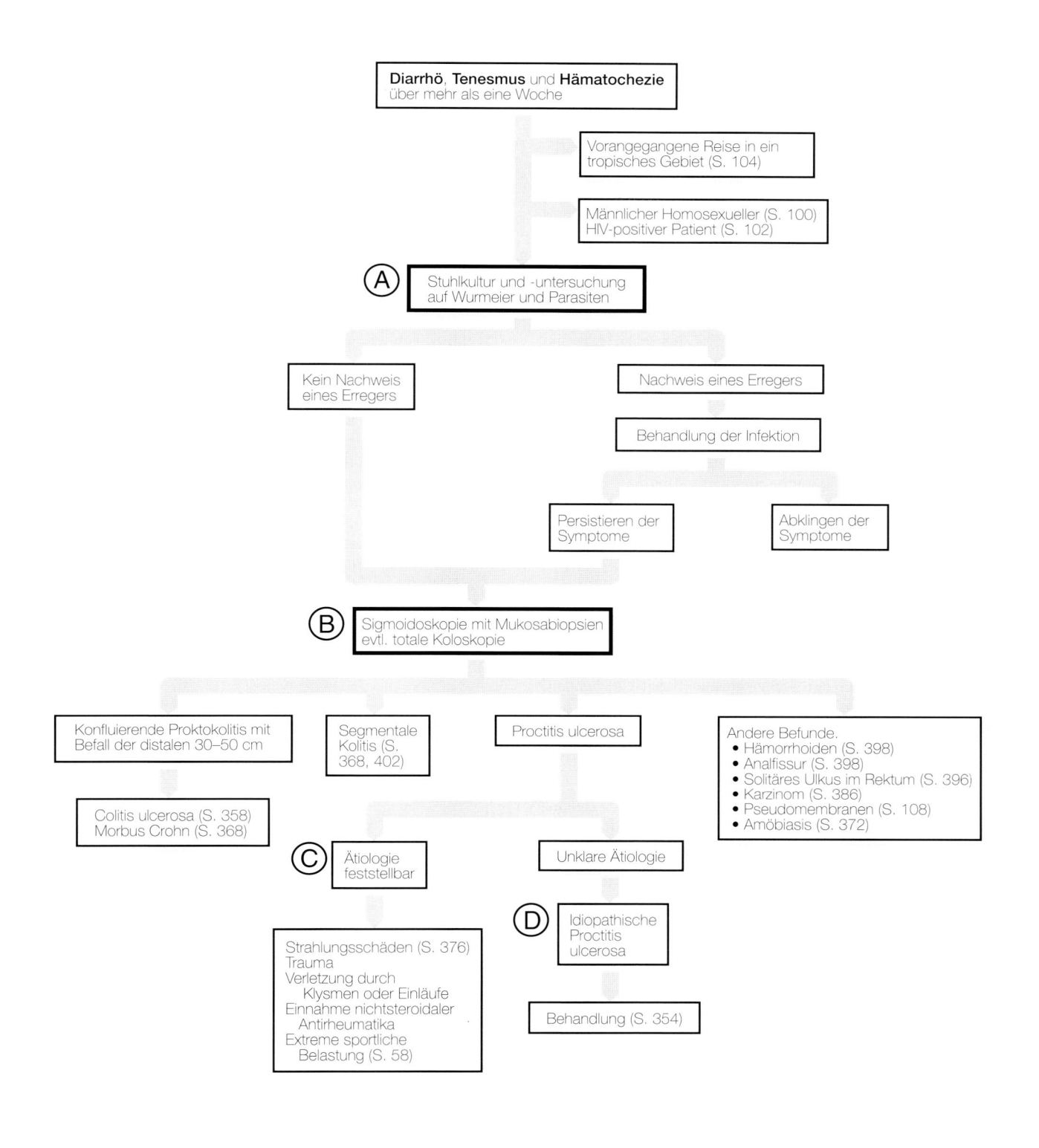

**Diarrhö, Tenesmus** und **Hämatochezie**
über mehr als eine Woche

- Vorangegangene Reise in ein tropisches Gebiet (S. 104)
- Männlicher Homosexueller (S. 100)
- HIV-positiver Patient (S. 102)

**A** Stuhlkultur und -untersuchung auf Wurmeier und Parasiten

- Kein Nachweis eines Erregers
- Nachweis eines Erregers
  - Behandlung der Infektion
    - Persistieren der Symptome
    - Abklingen der Symptome

**B** Sigmoidoskopie mit Mukosabiopsien evtl. totale Koloskopie

- Konfluierende Proktokolitis mit Befall der distalen 30–50 cm
  - Colitis ulcerosa (S. 358)
  - Morbus Crohn (S. 368)
- Segmentale Kolitis (S. 368, 402)
  - **C** Ätiologie feststellbar
    - Strahlungsschäden (S. 376)
    - Trauma
    - Verletzung durch Klysmen oder Einläufe
    - Einnahme nichtsteroidaler Antirheumatika
    - Extreme sportliche Belastung (S. 58)
- Proctitis ulcerosa
  - Unklare Ätiologie
    - **D** Idiopathische Proctitis ulcerosa
      - Behandlung (S. 354)
- Andere Befunde:
  - Hämorrhoiden (S. 398)
  - Analfissur (S. 398)
  - Solitäres Ulkus im Rektum (S. 396)
  - Karzinom (S. 386)
  - Pseudomembranen (S. 108)
  - Amöbiasis (S. 372)

# Proctitis ulcerosa: Therapie

Ⓐ Eine idiopathische Proctitis ulcerosa ist definiert als konfluierende Entzündungsareale der Mukosa (die sich 3–50 cm proximal des Anus erstrecken), für die alle anderen bekannten Ursachen einer solchen Entzündung ausgeschlossen worden sind (S. 352). Nachdem mit Sicherheit keine der bekannten Diagnosen mehr in Frage kommt, müssen sich Arzt und Patient über das weitere Vorgehen und über die Auswirkungen, die diese chronische Erkrankung auf das Leben des Patienten haben wird, beraten. In 20% der Fälle geht die idiopathische in eine eher klassische Colitis ulcerosa über, aber beim Großteil der Patienten treten intermittierend Schübe von unterschiedlicher Dauer auf, die dem Verlauf vor Diagnosestellung ähneln. Im Gegensatz zur Colitis ulcerosa oder dem Morbus Crohn besteht kein erhöhtes Risiko eines kolorektalen Karzinoms; routinemäßige Screening-Untersuchungen zur Früherkennung sind über eine Sigmoidoskopie in Abständen bei Patienten über 40 Jahre nicht erforderlich. Therapieziel ist es, die Hauptsymptome (Tenesmen und Hämatochezie) mit minimalem Einsatz von Medikameten mit systemischer Toxizität zu beherrschen.

Ⓑ Die Basis der Therapie einer idiopathischen Proctitis ulcerosa ist die rektale Applikation von Kortikosteroiden oder von *5-Aminosalizylsäure* (5-ASA) in Form von Schaum oder einem Einlauf. Ist die Entzündung auf den Rektumbereich beschränkt, so kann ein Suppositorium bereits ausreichen. Wichtig ist es, den Patienten darauf hinzuweisen, daß der Einlauf langsam appliziert werden muß, da ansonsten über die Dehnung des Rektums ein Defäkationsreflex ausgelöst wird. Der Patient sollte auf der linken Seite liegen, und der Einlauf sollte so lang wie möglich eingehalten werden. Optimal ist eine Verabreichung zur Nacht, wobei der Einlauf bis zum nächsten Morgen eingehalten wird. Die Kortikosteroide sollten täglich angewendet werden, bis die Symptome nachlassen. Nach Abklingen der Beschwerden können die Einläufe in immer größeren Abständen verabreicht und nach ungefähr einem Monat ganz abgesetzt werden. Als Nebenwirkungen können Hypertonie, Ödeme infolge von Natriumretention, und Cushing-Zeichen auftreten.

Ⓒ Orale Zufuhr von *Sulfasalazin* oder *5-ASA* kann bei Patienten mit Proktitis durchaus wirksam sein und ist eine sinvolle Therapiemöglichkeit, zumal diese Präparate preiswerter sind als die teuren Einläufe. Besonders bei Patienten, bei denen eine allmähliche Reduktion der Steroideinläufe nicht möglich ist oder oft Rezidive auftreten, hat sich diese zusätzliche Therapie als hilfreich erwiesen.

Ⓓ Rektal applizierte Einläufe mit *5-Aminosalizylsäure* (5-ASA) kommen zum Einsatz, wenn die Steroideinläufe oder *Sulfasalazin* per os keine Wirkung oder zu stark beeinträchtigende Nebenwirkungen zeigen. *5-ASA*-Einläufe zeigen zwar nicht so schnell Wirkung wie Steroideinläufe, aber eine Remission wird bei 50% der Patienten innerhalb von 12 Wochen, bei 80% insgesamt erreicht. Auf ein Absetzen der *ASA*-Einläufe folgt jedoch häufig ein Rezidiv.

Ⓔ Im seltenen Fall, wenn kein Ansprechen auf rektal applizierte Präparate erkennbar ist, sollte die Diagnose nochmals gesichert werden. Sofern noch nicht geschehen, sollte unbedingt eine Koloskopie des gesamten Kolons unternommen werden. Mittels systemischer Medikation (mit Steroiden oder *6-Mercaptopurin*) können die Symptome oft reduziert, vor allem aber auch eine Kolektomie abgewendet werden.

## Literatur

1. Biddle WL, Minder PB Jr. Long-term use of mesalamine enemas to induce remission in ulcerative colitis. Gastroenterology 1990; 99: 113.
2. Ginsberg AL. Topical salicylate therapy (4-ASA and 5-ASA enemas). Gastroenterol Clin North Am 1989; 18: 35.
3. Jay M, Digenis GA, Foster TS, Antonow DR. Retrograde spreading of hydrocortisone enema in inflammatory bowel disease. Dig Dis Sci 1986; 31: 139.
4. Scheppach W. Lokaltherapie der distalen Colitis und Proctitis ulcerosa. Dtsch Med Wochenschr 1993; 118: 751.

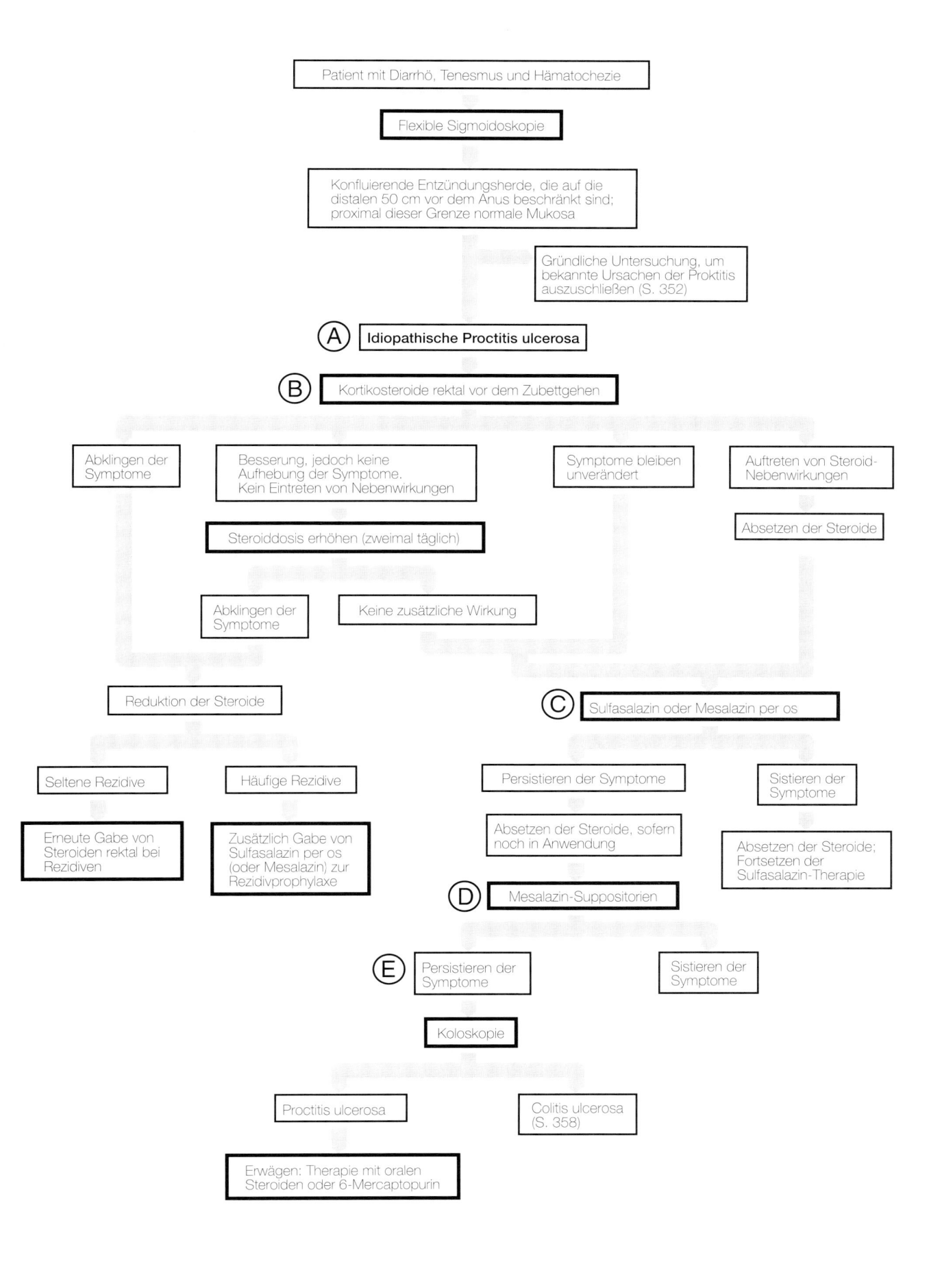

```
                    Patient mit Diarrhö, Tenesmus und Hämatochezie
                                        │
                              Flexible Sigmoidoskopie
                                        │
                    Konfluierende Entzündungsherde, die auf die
                    distalen 50 cm vor dem Anus beschränkt sind;
                    proximal dieser Grenze normale Mukosa
                                        │
                              Gründliche Untersuchung, um
                              bekannte Ursachen der Proktitis
                              auszuschließen (S. 352)
                                        │
                (A)  Idiopathische Proctitis ulcerosa
                                        │
                (B)  Kortikosteroide rektal vor dem Zubettgehen
```

- Abklingen der Symptome
- Besserung, jedoch keine Aufhebung der Symptome. Kein Eintreten von Nebenwirkungen
- Symptome bleiben unverändert
- Auftreten von Steroid-Nebenwirkungen

**Steroiddosis erhöhen (zweimal täglich)**

- Abklingen der Symptome
- Keine zusätzliche Wirkung

Absetzen der Steroide

Reduktion der Steroide

(C) **Sulfasalazin oder Mesalazin per os**

- Seltene Rezidive
- Häufige Rezidive
- Persistieren der Symptome
- Sistieren der Symptome

Erneute Gabe von Steroiden rektal bei Rezidiven

Zusätzlich Gabe von Sulfasalazin per os (oder Mesalazin) zur Rezidivprophylaxe

Absetzen der Steroide, sofern noch in Anwendung

Absetzen der Steroide; Fortsetzen der Sulfasalazin-Therapie

(D) **Mesalazin-Suppositorien**

(E) Persistieren der Symptome — Sistieren der Symptome

**Koloskopie**

- Proctitis ulcerosa
- Colitis ulcerosa (S. 358)

**Erwägen: Therapie mit oralen Steroiden oder 6-Mercaptopurin**

# Colitis ulcerosa: Diagnose

(A) Diarrhö, Abdominalschmerz und Fieber beherrschen im akuten Stadium das klinische Bild der Colitis ulcerosa. Es handelt sich um exsudative Diarrhöen, die häufig Leukozyten und Erythrozyten enthalten. Der meist krampfartige Abdominalschmerz läßt im allgemeinen nach der Defäkation nach. Häufig sind die Schmerzen im linken Unterbauch lokalisiert. Fieber ist ein zuverlässiger Indikator für den Schweregrad der ulzerierenden Kolitis. Da die Colitis ulcerosa meist auch das Rektum befällt, kommt es häufig zu entsprechenden Symptomen wie Tenesmen, Stuhldrang und dem Gefühl der unvollständigen Entleerung. Diese Symptomatik ist jedoch unspezifisch und wird auch bei vielen infektiösen Kolitiden beobachtet. Zum Ausschluß einer Infektion mit *Campylobacter*, *Shigella* oder Amöben bzw. anderer infektiöser Ursachen einer akuten Kolitis ist es daher notwendig, Kulturen aus Stuhlproben anzulegen und den Stuhl auf Wurmeier und Parasiten zu untersuchen. Mit Hilfe des Blutbilds lassen sich Ausmaß des Blutverlusts und Schweregrad der Entzündung feststellen. Komplikationen der Colitis ulcerosa, wie beispielsweise Perforation oder toxisches Megakolon, können durch eine Abdomen-Röntgenuntersuchung diagnostiziert werden.

(B) Für die Colitis ulcerosa ist ein kontinuierlicher Befall der Schleimhaut typisch. Die Erkrankung beginnt stets im Rektum; der Schlüssel zur Diagnose ist daher die Sigmoidoskopie. Endoskopisch finden sich in Abhängigkeit vom Schweregrad des Krankheitsbildes geringe Veränderungen, wie Ödem und Erythem, oder ausgeprägte Befunde, wie granuläre, leicht lädierbare Kolonschleimhaut sowie konfluierende Schleimhautulzerationen. Durch diese Kontinuität und die Symmetrie des Befalls unterscheidet sich die diffuse Colitis ulcerosa von anderen Erkrankungen, die eine Proktitis verursachen. Im Gegensatz dazu geht die Kolitis bei einem Morbus Crohn häufig mit umschriebenen Ulzerationen einher, die sich linear oder serpiginös ausbreiten. Die entzündlichen Veränderungen zeigen ein asymmetrisches Verteilungsmuster. Die Amöbenkolitis ist häufig mit stecknadelkopfgroßen Ulzerationen assoziiert, zwischen denen gesund erscheinende Schleimhautbezirke liegen. Trotzdem sollte man stets im Auge behalten, daß die Colitis Crohn und andere infektiöse Kolitiden bei der Sigmoidoskopie den gleichen makroskopischen Aspekt wie die unspezifische ulzerierende Kolitis bieten können. Zur Sicherung der Diagnose ist daher der endoskopische Befund allein nicht ausreichend.

(C) Bei der Colitis ulcerosa besteht eine oberflächliche Entzündung der Kolonwandung. Im Gegensatz zur granulomatösen Colitis Crohn mit Befall der gesamten Darmwand ist bei der Colitis ulcerosa hauptsächlich die Mukosa vom Entzündungsprozeß und den Ulzerationen betroffen. Die Untersuchung von Biopsiematerial aus dem Rektum ermöglicht eine Unterscheidung zwischen Colitis ulcerosa und akuter, unspezifischer Kolitis: bei einer Colitis ulcerosa liegen typischerweise eine abnorme Kryptenmorphologie und Plasma-Zell-Infiltration in die Lamina propria vor. Durch eine Schleimhautbiopsie lassen sich auch andere Störungen, die das Erscheinungsbild einer Colitis ulcerosa vortäuschen können, abgrenzen. Hierzu gehören z.B. Strahlenschäden, Amöbiasis, pseudomembranöse Kolitis und Ischämie. Zu den histologischen Charakteristika der Colitis ulcerosa gehören die Entzündung der Mukosa mit akut und chronisch entzündlicher Zellinfiltration, Kryptenabszessen und oberflächlichen Ulzerationen ohne Vorliegen von Granulomen.

(D) Erstreckt sich bei einer flexiblen Sigmoidoskopie das Areal sichtbaren Befalls über den proximalsten, noch mit einem Sigmoidoskop erreichbaren Punkt hinaus, so kann die Diagnose Colitis ulcerosa gestellt und eine entsprechende Therapie eingeleitet werden. Befindet sich der Patient in einem akuten Schub, so sollten Eingriffe wie Koloskopie oder Bariumkontrastmitteleinläufe vermieden werden, da sie die Kolitis verschlimmern oder sogar zu einem toxischen Megakolon führen können. Befindet sich der Patient jedoch in Remission, so sollte noch das restliche Kolon möglichst mittels Koloskopie untersucht werden, um sowohl die Diagnose weiter zu untermauern als auch die genaue Ausdehnung der Kolitis zu bestimmen. In seltenen Fällen weisen Patienten mit einem Morbus Crohn einen Befall des Rektums und Sigmoids auf, der von einer Colitis ulcerosa nicht zu unterscheiden ist. In diesen Fällen liefert erst der Nachweis des nur bei Morbus Crohn gefundenen Befalls des terminalen Ileums eine eindeutige Diagnose. Das Wissen um die Gesamtausdehnung der entzündlichen Prozesse läßt Rückschlüsse auf die weitere Prognose der Kolitis und auch auf das Langzeitrisiko für die Entwicklung eines kolorektalen Karzinoms zu.

## Literatur

1. Camilleri M, Proano M. Advances in the assessment of disease activity in inflammatory bowel disease. Mayo Clin Proc 1989; 64: 800.
2. Frimberger E, Frühmorgen P, Kühner W, Ottenjann R. Salizylazosulfapyridin-Klysmen bei akuter linksseitiger Colitis ulcerosa. Münch Med Wochenschr 1980; 122: 1233.
3. Hansen WE, Classen M. Colitis ulcerosa. Med Welt 1985; 36: 1062.
4. Limberg B, Osswald B. Diagnose und Differentialdiagnose von Morbus Crohn und Colitis ulcerosa durch Hydrokolonsonographie. Dtsch Med Wochenschr 1993; 118: 1181.
5. Nostrant TT, Kumar NB, Appelman HD. Histopathology differentiates acute self-limiting colitis from ulcerative colitis. Gastroenterology 1987; 92: 318.
6. Ozad Khan AK, Howes DT, Piras J, Truelove SC. Optimal dose of sulfasalazine for maintenance treatment in ulcerative colitis. Gut 1980; 21: 232.
7. Powell-Tuck J, Day DW, Buckell NA, et al. Correlations between defined sigmoidoscopic appearances and other measures of disease activity in ulcerative colitis. Dig Dis Sci 1982; 27: 533.
8. Surawicz CM, Belic L. Rectal biopsy helps to distinguish acute self-limited colitis from idiopathic inflammatory bowel disease. Gastroenterology 1984; 86: 104.

```
Patient mit fulminanter oder chronischer
Diarrhö, mit oder ohne begleitende
Hämatochezie und Tenesmus
                │
                ├── Vorangegangene Reise (S. 104)
                │
                ├── Männlicher Homosexueller (S. 100)
                │   HIV-positiver Patient (S. 102)
                │
        Ⓐ  Verdacht auf eine Colitis ulcerosa
                │
        Ausschluß infektiöser Ursachen
        einer akuten oder chronischen
        Diarrhö (S. 98, 112)
                │
        Ⓑ  Flexible Sigmoidosopie
                │
        Ⓒ  Mukosabiopsien
                │
   ┌────────┬────────────┬──────────┬──────────────┬────────────────────────┐
Normalbefund  Segmentkolitis  Proktitis (S. 354)  Colitis ulcerosa  Andere Diagnosen:
   │            │               │                    │              • Karzinom (S. 386)
Ausschluß einer  Morbus Crohn                    Therapiebeginn    • Divertikulitis (S. 378)
Colitis ulcerosa  (S. 368)                       (S. 358)          • Morbus Crohn (S. 368)
                                                    │              • Ischämische Kolitis (S. 402)
                                        ┌───────────┴─────────┐    • Bestrahlungskolitis (S. 376)
                            Fulminante Kolitis (S. 358)    Remission  • Solitäres Ulkus des Rektums (S. 396)
                            oder Megakolon (S. 360)          │
                                                     Ⓓ  Ausmaß des
                                                         Befalls beurteilen
                                                              │
                                                     Koloskopie oder evtl. Röntgen-
                                                     Doppelkontrastuntersuchung
                                                              │
                                                       ┌──────┴──────┐
                                                    Pankolitis    Linksseitige
                                                                  Kolitis
```

# Colitis ulcerosa: Therapie

(A) Das therapeutische Vorgehen hängt primär von dem Schweregrad der Erkrankung bei Diagnosestellung ab. Bei 60% der Patienten liegt eine leichte Erkrankung vor: sie leiden an leichten Diarrhöen ohne signifikante Blutbeimengung. In der Regel werden weniger als 4 Stühle pro Tag abgesetzt, und objektive und subjektive Allgemeinsymptome, wie Fieber, Gewichtsverlust, oder ausgeprägte abdominelle Beschwerden sind nicht vorhanden. Bei rund 25% der Patienten ist der Krankheitsverlauf mittelschwer. Bei diesen Patienten kommt es zu häufigeren Stuhlentleerungen (4–8 pro Tag); Blutbeimengungen sind die Regel. Die Patienten können Allgemeinsymptome wie geringgradige Temperaturerhöhung, Beeinträchtigung des Wohlbefindens und leichten Gewichtsverlust aufweisen. Am seltensten beobachtet man die schwere, fulminante Verlaufsform (ca. 15%) mit ständigen blutigen Diarrhöen, ausgeprägten systemischen Manifestationen mit stark erhöhter Temperatur bis über 40 °C, Schwäche, anämischer Blässe, Anorexie und Gewichtsverlust. Eine Anämie, meist durch Eisenmangel bedingt, kann ebenfalls vorliegen.

(B) Eine leichte Colitis ulcerosa kann mit einem oralen *Sulfasalazin* oder einem *5-Aminosalizylsäure*-Abkömmling allein behandelt werden. Obwohl *Sulfasalazin* schon seit 4 Jahrzehnten einen Grundstein der Colitis-ulcerosa-Therapie bildet, ist erst kürzlich erwiesen worden, daß hierbei einerseits die *5-ASA* der eigentlich wirksame Bestandteil ist, während die meisten Nebenwirkungen auf den Sulfapyridinanteil zurückzuführen sind. Infolgedessen wurde eine Vielzahl neuer, oral oder rektal zu applizierender *5-ASA*- oder *4-ASA*-Derivate entwickelt. In den meisten Studien bewährten sie sich auch gegenüber *Sulfasalazin*: die Wirkung ist vergleichbar, während die Nebenwirkungen geringer ausfallen. Allerdings sind diese neuen Präparate auch etwas teurer. Daher ist *Sulfasalazin* für viele das Mittel der ersten Wahl; sollten Nebenwirkungen auftreten (gastrointestinale Störungen, Hautausschläge, Überempfindlichkeitsreaktionen, hämolytische Anämie), so erfolgt ein Wechsel auf ein *5-ASA*-Präparat. Einige der *5-ASA*-Präparate scheinen in einer kleinen Gruppe der Patienten die Diarrhö sogar zu steigern. Manchmal läßt sich durch den zusätzlichen Einsatz von Steroid- oder *5-ASA*-Klysmen eine schnellere Besserung der rektalen Symptome erreichen.

(C) Die mittelschwere Colitis ulcerosa kann ambulant behandelt werden; mit oral applizierten Steroiden läßt sich eine Remission am besten erreichen. Da Steroide auf Dauer noch in keiner Untersuchung eine bleibende Remission bewirken konnten und es zudem eine chronische Steroidtherapie in Kolitispatienten zu vermeiden gilt, empfiehlt sich die Zugabe von *Sulfasalazin* bei Abklingen der Symptome. Um ein fulminantes Rezidiv zu verhindern, welches nicht mehr unter Kontrolle gebracht werden kann, sollten alle Patienten, deren Kolitis sich in Remission befindet, lebenslang mit 1–2 g *Sulfasalazin*/Tag (bzw. einem *5-ASA*-Präparat) therapiert weden.

(D) Eine fulminante Colitis ulcerosa ist zwar selten, stellt aber einen stationär zu behandelnden Notfall dar. Während des Einleitens erster Maßnahmen (parenterale Ernährung, Steroidgabe [neuerdings statt dessen *Cyclosporin*] und Antibiose) sollte eine eventuelle Notkolektomie diskutiert werden. Die *Cyclosporin*-Gabe hat sich in letzter Zeit in dieser Situation zunehmend als günstig erwiesen. Eine interdisziplinäre Zusammenarbeit mit chirurgischen Kollegen ist entscheidend, denn nur so kann auf persistierende oder sich zuspitzende Symptome rechtzeitig vor einer Perforation reagiert werden.

(E) Die Toxizität einer Langzeittherapie mit Steroiden ist ein schwerwiegendes Problem. Deshalb sollte man versuchen, die Steroidbehandlung abzusetzen, sobald sich die Symptomatik auf den kurzfristigen Einsatz von Steroiden hin gebessert hat. Erfolgt während dieser Steroidreduktion ein neuer Schub, so bieten sich zwei Möglichkeiten an: zum einen der Zusatz von *6-Mercaptopurin* bei fortgesetzter Reduktion der Steroide, zum anderen eine elektive Proktokolektomie (S. 362) mit oder ohne ileoanale Anastomose. Da eine Proktokolektomie kurativ ist und zudem das mit einer fortbestehenden Kolitis einhergehende Karzinomrisiko ausschaltet, sollte keinesfalls ein schwerer iatrogener Hyperkortisonismus in Kauf genommen werden.

## Literatur

1. Breuer N. Kommentiertes Referat – 5-Aminosalizylsäure in der Langzeitbehandlung der Colitis ulcerosa. Z Gastroenterol 1989; 27: 234.
2. Das KM. Sulfasalazine therapy in inflammatory bowel disease. Gastroenterol Clin North Am 1989; 18: 1.
3. Leijonmarck CE, Persson PG, Hellers G. Factors affecting colectomy rate in ulcerative colitis. Gut 1990; 31: 329.
4. Lichtiger S, Present DH. Preliminary report: cyclosporin in treatment of severe active ulcerative colitis. Lancet 1990; 336: 16.
5. Robinson MG. New oral salicylates in the therapy of chronic idiopathic inflammatory bowel disease. Gastroenterol Clin North Am 1989; 18: 43.

```
                    ┌──────────────────────────────────────────┐
                    │ Erste Episode oder Exazerbation von Symptomen │
                    │ bei einem Patienten mit Colitis ulcerosa │
                    └──────────────────────────────────────────┘
                                        │
                                        │          Schwangerschaft (S. 144)
                                        │          Ausschluß anderer Ursachen (S. 356)
                                        │
                       (A) Beurteilung des Schweregrads
```

- (A) Beurteilung des Schweregrads
- (B) Leichte Colitis ulcerosa
- (C) Mittelschwere Colitis ulcerosa
- (D) Fulminante Colitis ulcerosa

Komplikationen:
- Megakolon (S. 360)
- Perforation (S. 82)
- Obstruktion (S. 302)
- Extraintestinale Manifestationen (S. 364)

**Leichte Colitis ulcerosa (B):**
Ballaststoffarme Ernährung
Perorale Gabe von Sulfasalazin (oder anderes Mesalazin-Präparat)
Rektale Applikation von Steroiden oder Mesalazin als Zusatztherapie

→ Remission / Keine Besserung

**Keine Besserung:**
Perorale Steroidgabe

→ Remission / Progredienz oder Nichtansprechen der Erkrankung

**Remission:**
Zusätzliche Gabe von Sulfasalazin, sofern noch nicht erfolgt Reduktion der Steroide

→ Remission bleibt trotz Absetzen der Steroide bestehen / (E) Exazerbation der Kolitis nach Steroidreduktion

Entweder:
- Zusätzliche Gabe von 6-Mercaptopurin
- Reduktion der Steroide

→ Remission bleibt bestehen / Exazerbation der Colitis

- Fortsetzen der Therapie mit 6-Mercaptopurin
- Elektive Proktokolektomie (S. 362)

**Fulminante Colitis ulcerosa (D):**
Stationäre Aufnahme
Nahrungskarenz
Parenterale Ernährung
Intravenöse Steroidgabe
evtl. Antibiotika

Abklärung der Kolektomie-Möglichkeiten
Sorgfältige Überwachung des Patienten zur Feststellung von Komplikationen

→ Toxisches Megakolon (S. 360)
→ Remission / Persistieren oder Progredienz der schweren Kolitis / Verdacht auf eine Perforation

Cyclosporingabe erwägen

→ Besserung / Keine Veränderung

Zusätzliche Gabe von Sulfasalazin
Reduktion der Steroide
Ballaststoffarme Kost

→ Remission bleibt bestehen / Rezidiv der Symptome

Langzeittherapie mit niedrig dosiertem Sulfasalazin
Kontrolluntersuchungen zur Früherkennung von Karzinomen (S. 366)

Kolektomie

# Colitis ulcerosa: Megakolon

Ⓐ Das toxische Megakolon tritt als Komplikation einer bestehenden Colitis ulcerosa auf, man beobachtet es jedoch ebenso bei einem Morbus Crohn mit Dickdarmbefall. Der Verdacht auf ein toxisches Megakolon sollte erhoben werden, sobald sich bei Patienten mit bekannter ulzerierender Kolitis ein akutes Krankheitsbild mit Fieber, Tachykardie, Abdominalschmerz und -druckempfindlichkeit sowie abdomineller Auftreibung einstellt. Die Entwicklung eines toxischen Megakolons kann von einer plötzlichen Abnahme der Stuhlfrequenz begleitet werden, die auf keinen Fall als Besserung der Erkrankung interpretiert werden darf. Bestimmte Medikamente (Anticholinergika, Opiate) und ein Röntgenkontrasteinlauf können die Anfälligkeit für das Auftreten eines toxischen Megakolons erhöhen.

Ⓑ Die Diagnose eines toxischen Megakolon wird gestellt, wenn in der Abdomenleeraufnahme das Kolon in einzelnen Abschnitten oder in toto ein Lumen von mehr als 6 cm aufweist (s. Abb.). Bei Verdacht auf ein toxisches Megakolon sind Bariumkontrastmitteluntersuchungen kontraindiziert. Durch den Nachweis von Luft im Rektum kann das toxische Megakolon von einer mechanischen Darmobstruktion unterschieden werden. Aufgrund von Ulzerationen und Pseudopolypen weist das Schleimhautrelief des Dickdarms unter Umständen unregelmäßige Konturen auf. Zum Ausschluß einer freien Perforation, die zu den häufigen Komplikationen des toxischen Megakolons gehört, sind eine Abdomenübersichtsaufnahme im Stehen und eine Thorax-Röntgenaufnahme erforderlich.

Ⓒ Das klinische Bild und die radiologischen Befunde, die man bei einem toxischen Megakolon findet, werden auch bei infektiösen Kolitiden beobachtet, die durch *Shigella*, *Salmonella*, *Vibrio cholerae*, *Entamoeba histolytica* oder *Clostridium difficile* verursacht werden. Bei nicht nachgewiesener Colitis ulcerosa sollte zur Sicherung der Diagnose eine Sigmoidoskopie durchgeführt werden. Durch Stuhlkulturen, Stuhluntersuchungen auf Wurmeier und Parasiten und den Nachweis des von *C. difficile* gebildeten Toxins lassen sich diese infektiösen Ursachen ausschließen.

Ⓓ Das toxische Megakolon gilt als Indikation zur Kolektomie. Sobald die Diagnose feststeht, sollte eine chirurgische Konsultation erfolgen. Die initiale Therapie, die der Operationsvorbereitung dient, umfaßt eine Volumen- und Elektrolytsubstitution. Unter Umständen wird auch ein Blutersatz notwendig. Zur spezifischen Behandlung der Colitis ulcerosa werden intravenös Steroide verabreicht (*Prednisolon* 80–100 mg). Empfohlen wird auch die Gabe von Breitspektrumantibiotika (Abdeckung von aeroben und anaeroben Keimen) (S. 52). Das Absaugen über eine transnasale Magensonde erfolgt routinemäßig. Gelegentlich kann sich die Dekompression mit einer langen Sonde als nützlich erweisen. Auch das häufige Umlagern des Patienten, welches die Gase im Darm umverteilen hilft und Dekompression fördert, hatte in einigen Fällen eine günstige Wirkung. Manche Patienten (50–70%) sprechen auf eine konservative Therapie an, und eine Kolektomie erübrigt sich. Es ist deshalb zweckmäßig, die Patienten über einen Zeitraum von 48 bis 72 Stunden engmaschig zu überwachen, um eine Rückbildung des toxischen Megakolons festzustellen. Drei- bis viermal täglich ist eine Überprüfung der Vitalfunktionen, eine Messung des Leibesumfangs und eine Untersuchung des Abdomens vorzunehmen. In 12- bis 24stündlichen Intervallen angefertigte Röntgenaufnahmen des Abdomens erleichtern die Verlaufskontrolle des Megakolons. Ergeben sich zu irgendeinem Zeitpunkt Hinweise auf eine Verschlimmerung oder bleibt eine Besserung nach Ablauf von 72 Stunden aus, so sollte unverzüglich eine subtotale Kolektomie und Ileostomie vorgenommen werden.

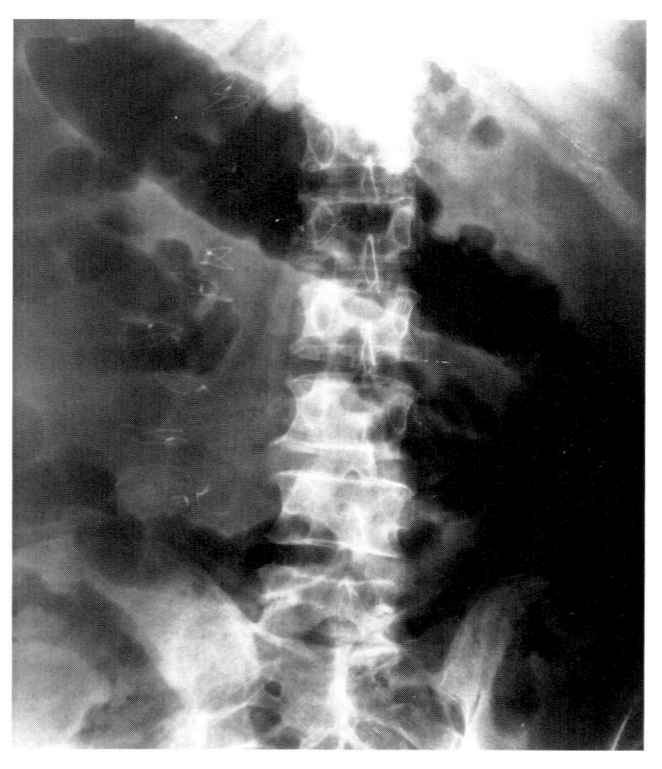

Dilatiertes Kolon transversum bei einem Patienten mit Colitis ulcerosa, Fieber und einem aufgetriebenen Abdomen

## Literatur

1. Caprilli R, Vernia P, Coloneri O, Frieri G. Risk factors in toxic megacolon. Dig Dis Sci 1980; 25: 817.
2. Danovitch SH. Fulminant colitis and toxic megacolon. Gastroenterol Clin North Am 1989; 18: 73.
3. Eigler FW, Vogt E. Chirurgisches Vorgehen bei Colitis ulcerosa. Chirurg 1992; 63: 20.
4. Kramer P, Wittenberg J. Colonic gas distribution in toxic megacolon. Gastroenterology 1981; 80: 433.
5. Orloff JJ, Saito R, Lasky S, Dave H. Toxic megacolon in cytomegalovirus colitis. Am J Gastroenterol 1989; 84: 794.
6. Present DH, Wolfson S, Gelernt IM, et al. Medical decompression of toxic megacolon by »Rolling«. J Clin Gastroenterol 1988; 10: 485.

```
                    Patient mit bekannter
                    Kolitis oder akuter Ruhr
                              │
                              ▼
            (A)     Auftreten von Fieber bei
                    aufgetriebenem und
                    schmerzhaftem Abdomen
                              │
                              ▼
            (B)     **Blutbild**
                    **Elektrolytbestimmung**
                    **Röntgenaufnahmen des Abdomens im**
                    **Stehen und im Liegen**
```

- Weder Erweiterung des Kolons noch freie Luftansammlungen feststellbar
  - Behandlung wie bei:
    - Colitis ulcerosa (S. 358)
    - Morbus Crohn (S. 368)
    - Akuter Diarrhö (S. 98)

- Aufgetriebenes Kolon, jedoch keine freien Luftansammlungen

  **Toxisches Megakolon**

  (C) Ausschluß infektiöser Ursachen

  **Stuhlkultur, -untersuchung auf Wurmeier, Parasiten und C.-difficile-Toxin**
  **Sigmoidoskopie**

  - Negativer Befund

    **Intravenöse Volumen- und Elektrolytsubstitution**
    **Intravenöse Steroid- und Antibiotikaverabreichung**
    **Absaugen über eine transnasale Magensonde**
    **Operative Abklärung**

    (D) **Überwachung des Blutbilds**
        **Untersuchung des Abdomens**
        **Röntgenaufnahme des Abdomens alls 6–8 Std.**

    - Rasche Besserung

      **Fortsetzung der Steroidtherapie über einen Zeitraum von 14 Tagen, danach Reduktion; Fortsetzung der Antibiotikagabe über einen Zeitraum von 14 Tagen**

    - Fortbestehen der Symptomatik über 48–72 Std.
    - Progredienz

      Subtotale Kolektomie und Ileostomie

  - Amoebiasis
  - Shigellose
  - Salmonellose
  - Pseudomembranöse Kolitis

- Freie Luftansammlungen mit oder ohne Dilatation des Kolons
  - Perforation
  - Notlaparotomie

# Colitis ulcerosa: Operative Behandlung

(A) Rund 80% der Patienten mit einer Colitis ulcerosa sprechen auf eine konservative Therapie ausreichend an und müssen im Verlauf der Erkrankung nicht operativ behandelt werden. Ein kurativer Eingriff erfordert bei einer Colitis ulcerosa eine totale Proktokolektomie. Die Mortalitätsrate bei elektiven Eingriffen liegt bei 1 bis 3%. Bei notfallmäßig durchgeführter Kolektomie beträgt die Quote hingegen 5 bis 10%. Sie steigt auf mindestens 50% an, falls eine Perforation des Kolons eingetreten ist. Die Komplikationsrate bei elektiven Operationen liegt bei etwa 15%. Notoperationen bei schwer erkrankten Patienten sind mit einer Komplikationsrate von mindestens 40% belastet. Häufigste Komplikation ist die Peritonitis aufgrund einer perioperativen Perforation des Kolons.

(B) Falls bei Patienten mit einer Colitis ulcerosa eine elektive Kolektomie erforderlich wird, können verschiedene Operationsverfahren in Betracht gezogen werden (eine Kolektomie mit Anlage eines Standard-Ileostomas, eine kontinente Ileostomie oder ein ileoanales Durchzugsverfahren). Bei Kolitiden auf dem Boden eines Morbus Crohn und bei den 10 bis 15% der Kolitiden mit ungeklärter Ätiologie sollte mit Rücksicht auf das höhere Rezidivrisiko keine kontinente Ileostomie bzw. kein ileoanales Durchzugsverfahren vorgenommen werden. In diesem Zusammenhang erweist es sich als besonders hilfreich, radiologisch oder endoskopisch nachzuweisen, daß der Dünndarm von der Erkrankung nicht befallen ist.

(C) Für Patienten mit gesicherter Colitis ulcerosa, die sich in gutem oder ausgezeichnetem gesundheitlichem Zustand befinden, kommen außer einer Standard-Ileostomie auch andere Operationsmöglichkeiten in Frage. Hierbei sind Motivation und Ziele des Patienten ausschlaggebend bei der Entscheidung, ob sich nun ein bestimmtes Operationsverfahren in dieser Situation eignet. Bevor der Patient zu einem Verfahren Stellung nimmt, muß er ausreichend über die Komplikationsrate und -arten sowie kurz- und langfristige Auswirkungen der Operation informiert worden sein.

(D) Die geringste Komplikationsrate (etwa 25%) findet man bei einer Standard-Ileostomie. Häufige Komplikationen sind die Obstruktion des Ileostomas und Fistelbildungen in der Umgebung des Stomas. Bei rund 5 bis 10% der Patienten mit einer Standard-Ileostomie nach *Brook* wird eine Revision des Ileostomas erforderlich. Insgesamt kann man davon ausgehen, daß bei etwa 95% der Patienten ein ausgezeichnetes oder gutes Ergebnis erzielt wird. Eine Entfernung des Rektums erhöht das Risiko von Störungen der Sexualfunktion.

(E) Die Komplikationsrate bei einer Proktokolektomie mit kontinenter Ileostomie (Kock-Pouch) liegt bei den verschiedenen Patienten in einem Bereich von 10 bis 40%. Der Prolaps des Nippelventils mit konsekutiver Inkontinenz ist die häufigste Komplikation, die einen nochmaligen Eingriff erfordert. Diese Komplikation kann bei bis zu 20% der Patienten auftreten. Eine akute Entzündung der Ileumtasche («Pouchitis»), die sich in Form von Blutungen, Schmerzen oder Schwierigkeiten bei der Entleerung der Tasche manifestiert, beobachtet man bei mehr als 30% der Patienten. Eine antibiotische Therapie (3mal täglich 250 mg Metronidazol per os über 10 Tage) und die Drainage der Ileumtasche führen in der Regel zur Rückbildung der akuten Entzündung. Kortikosteroide und Sulfasalazin wurden ebenfalls mit Erfolg eingesetzt.

(F) Der ileoanale Durchzug mit Bildung eines perinealen Reservoirs (s. Abb.) hat den Vorteil, daß ein permanentes Ileostoma nicht erforderlich ist. Das Verfahren ist mit einer hohen Komplikationsrate in der Frühphase belastet (Infektionen des Beckens, Manschettenabszesse, Wundinfektionen, Blutungen). Unmittelbar nach Verschluß des temporären Ileostomas muß der Patient mit durchschnittlich 6 bis 12 Stühlen pro Tag rechnen. Es kann bis zu 6 Monate dauern, ehe die Frequenz auf 6 bis 8 Stühle täglich absinkt. Das ileoanale Durchzugsverfahren sollte nur bei Patienten erwogen werden, die über einen ausreichend funktionierenden Sphinkterapparat verfügen und bei denen der Krankheitsprozeß die Perianalregion kaum in Mitleidenschaft gezogen hat.

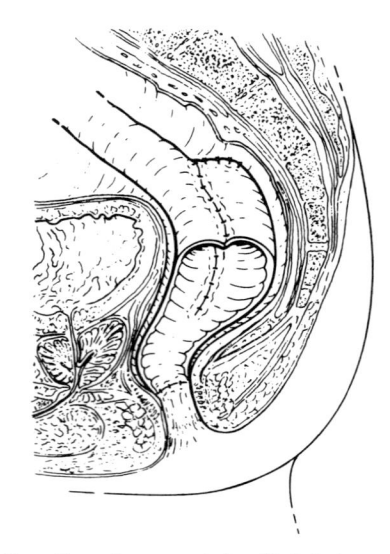

Schematische Darstellung der anatomischen Verhältnisse nach Anlage einer ileoanalen Anastomose und Bildung einer J-förmigen Ileumtasche als Stuhlreservoir

## Literatur

1. Braun J, Schumpelick V. Das ileoanale Reservoir als Rektumersatz bei Colitis ulcerosa – Spätkomplikationen und funktionelle Langzeitergebnisse. Dtsch Med Wochenschr 1992; 117: 570.
2. Dozois RR, Kelly KA, Beart RW, Beahrs OH. Improved results with continent ileostomy. Ann Surg 1980; 192: 319.
3. Dozois RR, O'Rourke JS. Newer operations for ulcerative colitis and Crohn's disease. Surg Clin North Am 1988; 68: 1339.
4. Dozois RR. Ileal anal anastomosis. Contemp Surg 1984; 24: 85.
5. Herfarth C, Heil T. Chirurgische Therapie der chronisch-entzündlichen Darmerkrankungen. Internist 1981; 22: 440.
6. Pemberton JH, Kelly KA, Beart RW Jr, et al. Ileal pouch-anal anastomosis for chronic ulcerative colitis. Ann Surg 1987; 206: 504.

**Patient mit Colitis ulcerosa**

Erwägen einer Operation

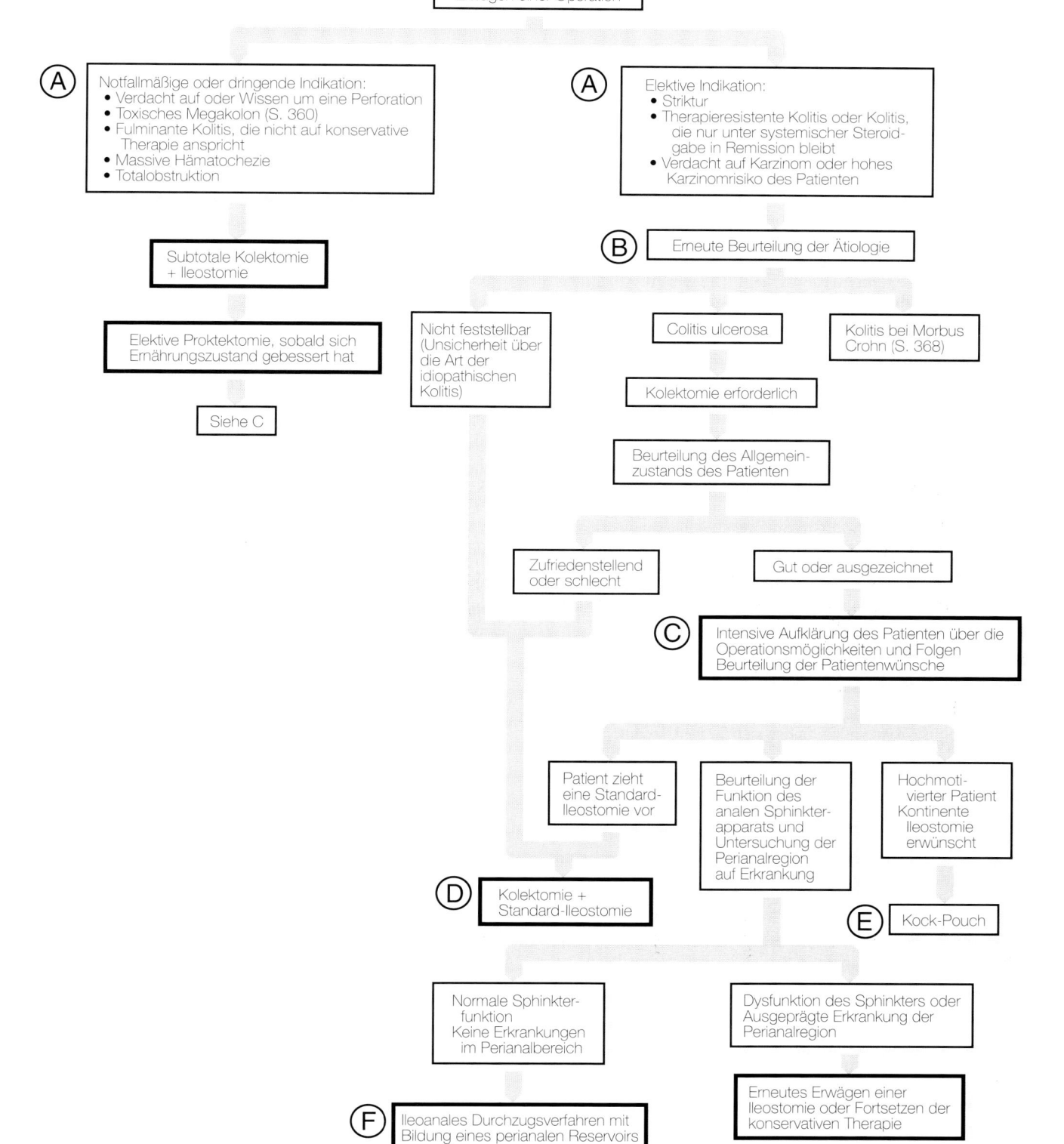

**(A) Notfallmäßige oder dringende Indikation:**
- Verdacht auf oder Wissen um eine Perforation
- Toxisches Megakolon (S. 360)
- Fulminante Kolitis, die nicht auf konservative Therapie anspricht
- Massive Hämatochezie
- Totalobstruktion

**Subtotale Kolektomie + Ileostomie**

**Elektive Proktektomie, sobald sich Ernährungszustand gebessert hat**

Siehe C

**(A) Elektive Indikation:**
- Striktur
- Therapieresistente Kolitis oder Kolitis, die nur unter systemischer Steroidgabe in Remission bleibt
- Verdacht auf Karzinom oder hohes Karzinomrisiko des Patienten

**(B)** Erneute Beurteilung der Ätiologie

- Nicht feststellbar (Unsicherheit über die Art der idiopathischen Kolitis)
- Colitis ulcerosa
- Kolitis bei Morbus Crohn (S. 368)

Kolektomie erforderlich

Beurteilung des Allgemeinzustands des Patienten

- Zufriedenstellend oder schlecht
- Gut oder ausgezeichnet

**(C) Intensive Aufklärung des Patienten über die Operationsmöglichkeiten und Folgen. Beurteilung der Patientenwünsche**

- Patient zieht eine Standard-Ileostomie vor
- Beurteilung der Funktion des analen Sphinkterapparats und Untersuchung der Perianalregion auf Erkrankung
- Hochmotivierter Patient Kontinente Ileostomie erwünscht

**(D) Kolektomie + Standard-Ileostomie**

**(E) Kock-Pouch**

- Normale Sphinkterfunktion Keine Erkrankungen im Perianalbereich
- Dysfunktion des Sphinkters oder Ausgeprägte Erkrankung der Perianalregion

**Erneutes Erwägen einer Ileostomie oder Fortsetzen der konservativen Therapie**

**(F) Ileoanales Durchzugsverfahren mit Bildung eines perianalen Reservoirs**

# Idiopathische Kolitis: Systemische Manifestationen

(A) Die Inzidenz von Lebererkrankungen bei Patienten, die an einer Colitis ulcerosa oder einer Colitis granulomatosa Crohn leiden, liegt bei etwa 7%. Manifeste Lebererkrankungen mit einem Ikterus kommen allerdings seltener vor (1–3%) und lassen auf das Vorliegen einer chronisch aktiven Hepatitis, einer Zirrhose, einer sklerosierenden Cholangitis (S. 332) oder eines Gallengangskarzinoms (S. 334) schließen. Eine Pericholangitis und eine Fettinfiltration der Leber gehen häufiger mit einem leichten Anstieg der Leberenzyme einher, ohne daß sich ein Ikterus entwickelt. Die weitere Abklärung bei Patienten, bei denen Verdacht auf eine Lebererkrankung besteht, erfolgt wie auf den Seiten 130 und 160 dargestellt.

(B) Der Schlüssel zur Diagnose eines Ikterus bei Kolitis-Patienten ist die endoskopische retrograde Cholangiopankreatographie (ERCP). Im Zuge der zunehmenden Verbreitung dieser Untersuchungsmethode werden bei immer mehr Patienten, bei denen früher, ausgehend von Leberbiopsien, eine «Pericholangitis» diagnostiziert wurde, nun die für eine primär sklerosierende Cholangitis typischen intra- und extrahepatischen Strikturen erkannt. Durch Bürstenabstrich-Zytologie läßt sich klären, ob diese Strikturen auf ein Gallenwegskarzinom zurückzuführen sind. Ergibt die ERCP einen normalen Untersuchungsbefund, so kann trotzdem in der Leberbiopsie eine Pericholangitis, fettige Infiltration oder Hepatitis nachgewiesen werden.

(C) Zu den häufig auftretenden Komplikationen entzündlicher Darmerkrankungen gehören auch krankhafte Veränderungen an Haut und Schleimhäuten. Bei 8% der Patienten mit aktiver Colitis ulcerosa sowie bei 12 bis 15% der Patienten, die an einer Colitis Crohn leiden, finden sich flache Ulzerationen der Mundschleimhaut und im Bereich der Gingiva. Diese Ulzera entstehen gewöhnlich während schwerer Kolitisschübe und können durch eine Kandidamykose überlagert sein. Das Erythema nodosum, das in der Regel im Rahmen einer akuten Exazerbation einer aktiven Kolitis auftritt, erkennt man an den typischen schmerzhaften roten Knoten auf der Streckseite der Unterschenkel. Es ist bekannt, daß sich diese Hauterkrankung noch vor den ersten Anzeichen einer manifesten Kolitis entwickeln kann. Die therapeutischen Maßnahmen richten sich auf die Kolitis. Die schwerste Hauterkrankung, die mit einer idiopathischen Kolitis vergesellschaftet sein kann, ist das Pyoderma gangraenosum. Im Frühstadium sehen die Läsionen wie Furunkel aus. Im weiteren Verlauf entsteht eine zentrale Nekrose, die sich zu einem tiefen Geschwür mit livider Randzone entwickelt. Häufig besteht zwischen der Aktivität der eitrigen Hautinfektion und der Kolitis kein Zusammenhang. Falls sich die Pyodermie durch die konservative Behandlung der Kolitis nicht zur Rückbildung bringen läßt, sollte man unter Umständen eine Kolektomie in Betracht ziehen.

(D) Augenerkrankungen werden bei etwa 5 bis 10% der Patienten mit aktiver Kolitis beobachtet. Die häufigste Erkrankung, die Iritis (Uveitis), manifestiert sich in Form von Schleiersehen, Schmerzen, Lichtscheu und Iridospasmen. Die Diagnose wird durch eine Untersuchung mit der Spaltlampe gestellt, wobei Zellen in der Vorderkammer, Eiweißexsudate (Tyndall-Phänomen) und gelegentlich Hornhautpräzipitate festgestellt werden können. Seltener kommt es zu Episkleritiden, die mit Schmerzen und einer Entzündung des oberflächlichen Lederhautgewebes einhergehen, ohne daß Anzeichen einer Sekretabsonderung oder Infektion vorliegen würden. Beide Augenerkrankungen sprechen auf eine orale oder lokale Steroidtherapie an.

(E) Arthralgien gehören zu den häufigsten systemischen Manifestationen der idiopathischen Kolitis. Die Arthritis, die im Rahmen dieses Krankheitsbildes beobachtet wird, manifestiert sich in der Regel durch eine vorübergehende Synovitis, die keine Gelenkdeformierungen verursacht; sie befällt vor allem die großen Gelenke. Arthritisschübe stehen im allgemeinen mit der Aktivität der Kolitis in Zusammenhang und können durch eine adäquate Behandlung der Kolitis beherrscht werden. Die Inzidenz einer ankylosierenden Spondylitis ist bei Patienten mit einer Kolitis um das 10- bis 20fache erhöht. Im Gegensatz zur akuten Synovitis verläuft die ankylosierende Spondylitis progredient und ist durch eine Therapie mit Kortikosteroiden bzw. eine erfolgreiche Behandlung der Kolitis nicht zu beeinflussen. Die Prävalenz des Histokompatibilitätsantigens HLA-B 27 ist bei Patienten mit ankylosierender Spondylitis und entzündlicher Darmerkrankung erhöht.

(F) Patienten mit einer Kolitis weisen ein erhöhtes Risiko für die Entwicklung von Venenthrombosen auf. Dies beruht möglicherweise auf einem Mangel an Antithrombin III oder einer ausgeprägten Vermehrung der Thrombozyten. Die Thrombozytenzahl wird durch die Behandlung der aktiven Kolitis häufig reduziert, bei Vorliegen einer gesicherten Venenthrombose oder einer Lungenembolie sollte jedoch eine Antikoagulation erfolgen.

## Literatur

1. Danzi JT. Extraintestinal manifestations of idiopathic inflammatory bowel disease. Arch Intern Med 1988; 148: 297.
2. Knoll MR, Rohr G, et al. HLA-Assoziation der lymphozytären Kolitis: Hinweis auf eine eigenständige Krankheitsentität? Z Gastroenterol 1993; 31: 414.
3. Monsen U, Sorstao J, Hellers G, Johansson C. Extracolonic diagnoses in ulcerative colitis: an epidemiological study. Am J Gastroenterol 1990; 85: 711.
4. Talbot RW, Heppell J, Dozois RR, Beart RW Jr. Vascular complications of inflammatory bowel disease. Mayo Clin Proc 1986; 61: 140.
5. Thornton JR, Thiege RH, Low-Beer TS, Reed AE. Pyoderma gangrenosum and ulcerative colitis. Gut 1980; 21: 247.
6. Wee A, Ludwig J. Pericholangitis in chronic ulcerative colitis: primary sclerosing cholangitis of the small bile ducts? Ann Intern Med 1985; 102: 581.

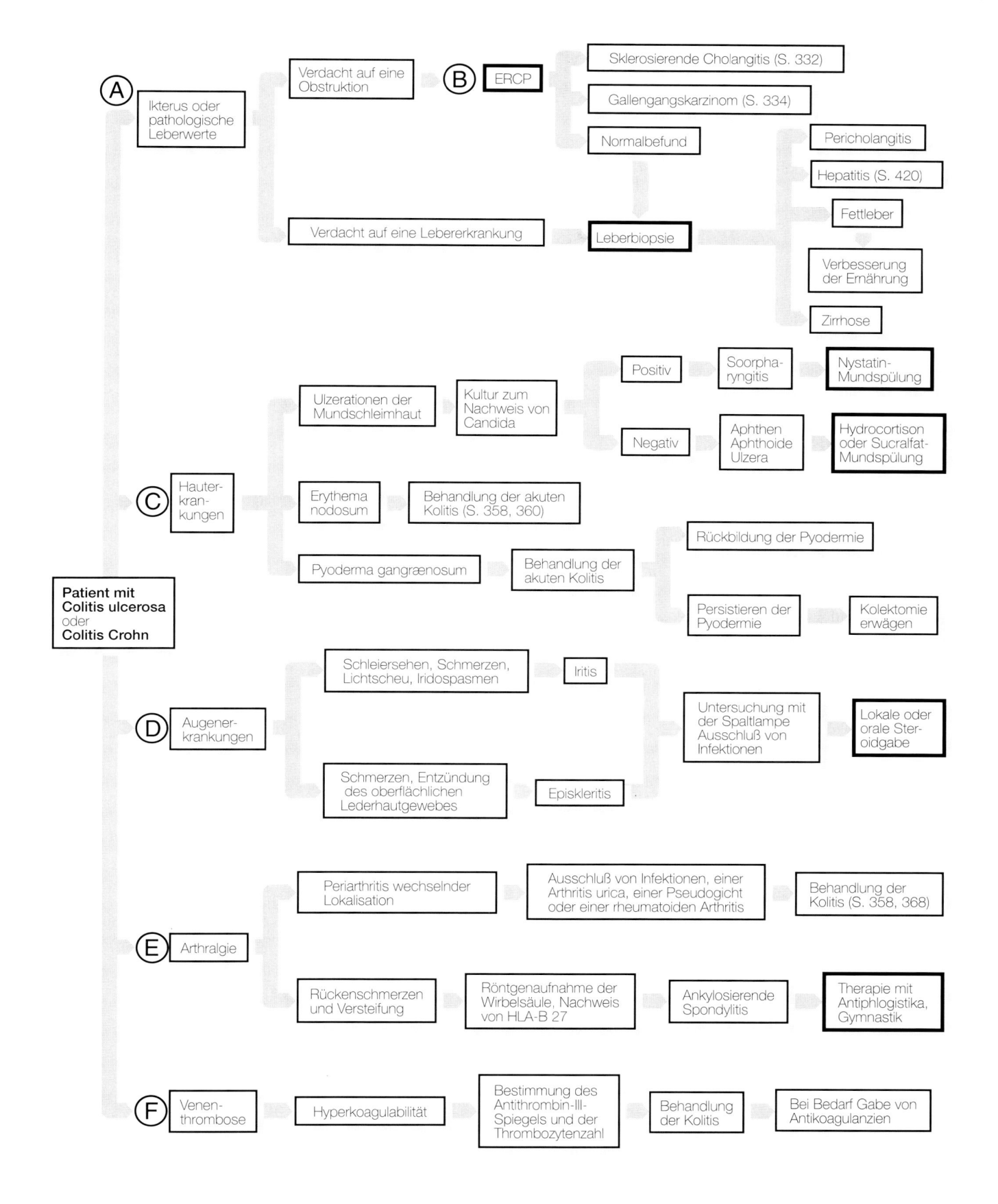

**Patient mit Colitis ulcerosa oder Colitis Crohn**

- (A) Ikterus oder pathologische Leberwerte
  - Verdacht auf eine Obstruktion → (B) **ERCP**
    - Sklerosierende Cholangitis (S. 332)
    - Gallengangskarzinom (S. 334)
    - Normalbefund
  - Verdacht auf eine Lebererkrankung → **Leberbiopsie**
    - Pericholangitis
    - Hepatitis (S. 420)
    - Fettleber
    - Verbesserung der Ernährung
    - Zirrhose

- (C) Hauterkrankungen
  - Ulzerationen der Mundschleimhaut → Kultur zum Nachweis von Candida
    - Positiv → Soorpharyngitis → **Nystatin-Mundspülung**
    - Negativ → Aphthen Aphthoide Ulzera → **Hydrocortison oder Sucralfat-Mundspülung**
  - Erythema nodosum → Behandlung der akuten Kolitis (S. 358, 360)
  - Pyoderma gangraenosum → Behandlung der akuten Kolitis
    - Rückbildung der Pyodermie
    - Persistieren der Pyodermie → Kolektomie erwägen

- (D) Augenerkrankungen
  - Schleiersehen, Schmerzen, Lichtscheu, Iridospasmen → Iritis → Untersuchung mit der Spaltlampe Ausschluß von Infektionen → **Lokale oder orale Steroidgabe**
  - Schmerzen, Entzündung des oberflächlichen Lederhautgewebes → Episkleritis

- (E) Arthralgie
  - Periarthritis wechselnder Lokalisation → Ausschluß von Infektionen, einer Arthritis urica, einer Pseudogicht oder einer rheumatoiden Arthritis → Behandlung der Kolitis (S. 358, 368)
  - Rückenschmerzen und Versteifung → Röntgenaufnahme der Wirbelsäule, Nachweis von HLA-B 27 → Ankylosierende Spondylitis → **Therapie mit Antiphlogistika, Gymnastik**

- (F) Venenthrombose
  - Hyperkoagulabilität → Bestimmung des Antithrombin-III-Spiegels und der Thrombozytenzahl → Behandlung der Kolitis → Bei Bedarf Gabe von Antikoagulanzien

# Colitis ulcerosa: Kolonkarzinom-Screening

(A) Das Risiko, an einem Kolonkarzinom zu erkranken, ist bei Patienten mit einer Colitis ulcerosa insgesamt um das 5- bis 10fache erhöht. Unter Umständen werden die subjektiven und objektiven Symptome, die das Kolonkarzinom verursacht, bei diesen Patienten durch die Kolitis verschleiert. Vorsorgeuntersuchungen bei Patienten, die an einer Colitis ulcerosa leiden, und Standard-Screenings zur Früherkennung von Kolonkarzinomen (S. 384) orientieren sich daher an unterschiedlichen Prinzipien. Bei der Abklärung von Patienten mit ulzerierender Kolitis muß zu Beginn festgestellt werden, ob sich neue Symptome entwickelt haben, die eine entsprechende Diagnostik erfordern. Das diagnostische und therapeutische Vorgehen bei einer symptomatisch verlaufenden Colitis ulcerosa ist auf den Seiten 356 und 358 dargestellt.

(B) Die Gefahr einer malignen Entartung hängt bei der Colitis ulcerosa von mehreren Faktoren ab. Das höchste Erkrankungsrisiko besteht, wenn die Kolitis früh im Leben des Patienten auftrat, bereits länger als 8 Jahre besteht, oder das gesamte Kolon betroffen ist. Ist der linksseitige Kolonabschnitt befallen, so erhöht sich das Risiko 12 Jahre nach Beginn der Erkrankung, unabhängig davon, ob die Kolitis in dieser Zeit klinisch stumm oder aktiv verlief. Das Karzinomrisiko bei Kindern mit Colitis ulcerosa ist in der Tat so hoch, daß von einigen Fachleuten bei dieser Patientengruppe eine prophylaktische Proktektomie empfohlen wird. Einem neueren Bericht zufolge verringert Folsäuresupplementation das Karzinomrisiko; auch bevor diese Ergebnisse bestätigt werden, erscheint eine Folsäuregabe eine risikoarme, sinnvolle Maßnahme zu sein.

(C) Der Nachweis von Blut in den Fäzes ermöglicht bei Vorliegen einer ulzerierenden Kolitis keine spezifische Diagnose eines Kolonkarzinoms, und die entsprechende diagnostische Ausbeute bei alleiniger Sigmoidoskopie kann bei diesem Krankheitsbild unter 50% angesetzt werden. Aus diesem Grund wird zum Screening die Koloskopie eingesetzt. Eine starke Korrelation zwischen dem Nachweis von Neoplasiefrühstadien (hochgradige Dysplasie) in Mukosa-Stichproben und der gleichzeitigen oder darauffolgenden Entstehung eines Karzinoms konnte nachgewiesen werden. Daher empfiehlt sich eine Koloskopie mit Biopsien aus befallenen und nicht befallenen Darmabschnitten bei Patienten, die seit mindestens 8 Jahren an einer Pankolitis oder seit mindestens 12 Jahren an einer linksseitigen Kolitis leiden. Die Untersuchung sollte im rezidivfreien Intervall durchgeführt werden.

(D) Bei der Untersuchung von Biopsien bei Colitis ulcerosa dürfen regenerative Veränderungen, die auf dem Entzündungsprozeß beruhen, auf keinen Fall als Dysplasie bezeichnet werden. Bei Vorliegen einer schweren Dysplasie, insbesondere wenn diese in Zusammenhang mit einem Tumor bzw. an mehreren Stellen nachgewiesen wird, kann man davon ausgehen, daß das Risiko einer gleichzeitig bestehenden Dickdarmkrebserkrankung bei annähernd 50% oder mehr liegt. Bei einem entsprechenden Befund sollte unverzüglich eine totale Kolektomie erfolgen. Stellt man an einer einzelnen Stelle eine leichte Dysplasie fest, so ist eine Wiederholung der Koloskopie in 3- bis 6monatigen Intervallen zu veranlassen. Falls die Dysplasie fortbesteht oder sich zu einer schweren Dysplasie oder einem Kolonkarzinom weiterentwickelt, ist die totale Kolektomie gerechtfertigt.

(E) Es steht derzeit nicht fest, welcher Abstand zwischen einzelnen Screening-Koloskopien nach einem initialem Negativbefund bestehen sollte. Im allgemein muß der Abstand zwischen Screening-Untersuchungen um so kürzer sein, je jünger der Patient ist.

## Literatur

1. Butt JH, Kowishi F, Morson BC, Lennard-Jones JE, Ritchie JK. Macroscopic lesions in dysplasia and carcinoma complicating ulcerative colitis. Dig Dis Sci 1983; 28: 18.
2. Ekbom A, Helmick C, Zack M, Adami H. Ulcerative colitis and colorectal cancer. N Engl J Med 1990; 323: 1228.
3. Hermanek P, Giedl J. Colitis ulcerosa: Dysplasie als Marker für ein erhöhtes Karzinomrisiko. Dtsch Ärzteblatt 1985; 82: 2548.
4. Korelitz BI. Considerations of surveillance, dysplasia, and carcinoma of the colon in management of ulcerative colitis and Crohn's disease. Med Clin North Am 1990; 74: 189.
5. Lashner BA, Hanauer SB, Silverstein MD. Optimal timing of colonoscopy to screen for cancer in ulcerative colitis. Ann Intern Med 1988; 108: 274.
6. Lashner BA, Heidenreich PA, Su GL, et al. Effect of folate supplementation on the incidence of dysplasia and cancer in chronic ulcerative colitis. Gastroenterology 1989; 97: 255.
7. Lofberg R, Brostrom O, Karlen P, et al. Coloniscopic surveillance in long-standing total ulcerative colitis – a 15-year follow-up study. Gastroenterology 1990; 99: 1021.
8. Riddell RH, Golman H, Ransohoff DF, et al. Dysplasia in inflammatory bowel disease: standardized classification with provisional clinical applications. Human Path 1983; 14: 931.
9. Schneider A, Stolte M. Klinische und pathomorphologische Befunde bei Patienten mit kolorektalen Karzinomen bei Colitis ulcerosa. Z Gastroenterol 1993; 31: 192.

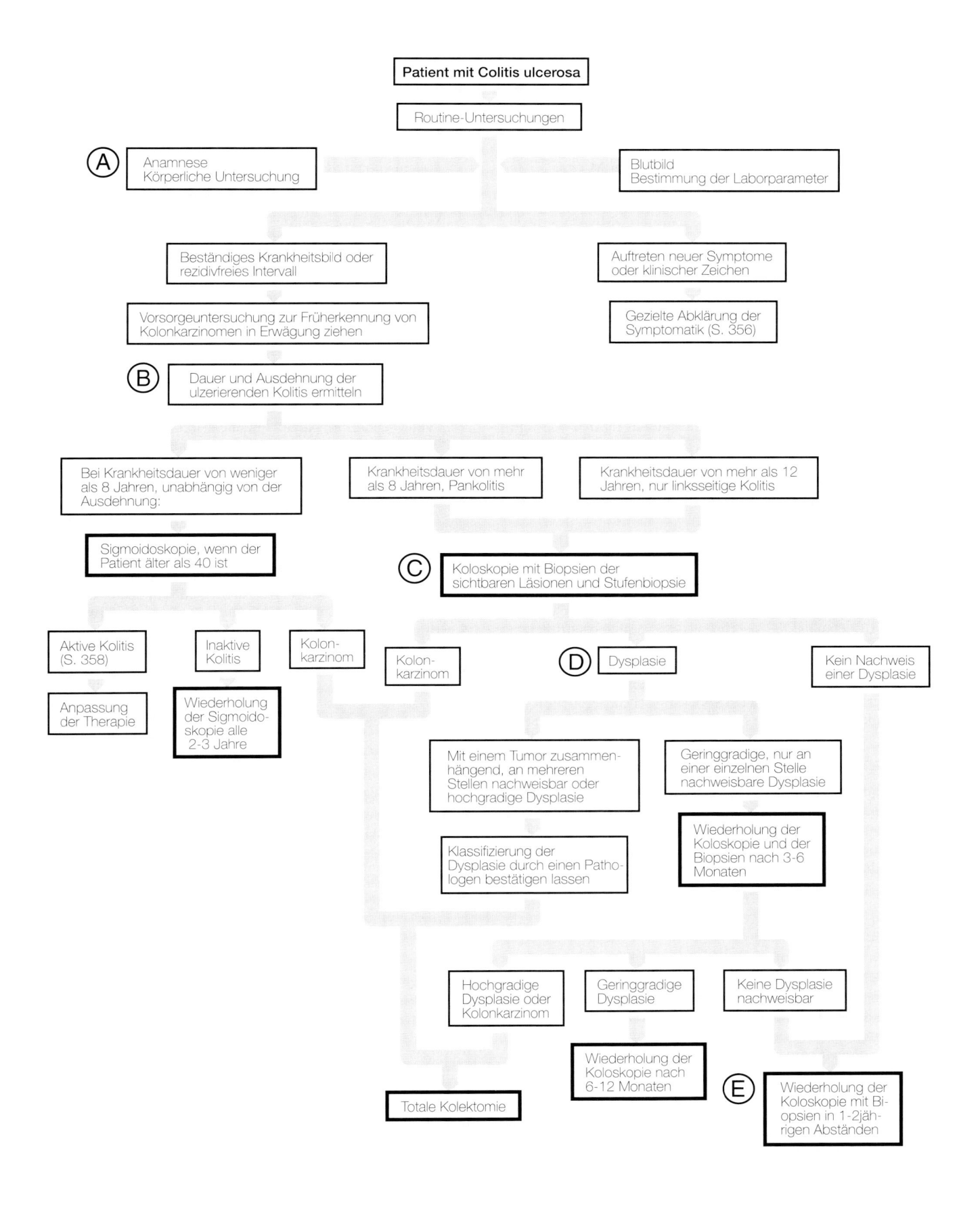

```
                        ┌─────────────────────────────┐
                        │ Patient mit Colitis ulcerosa│
                        └─────────────────────────────┘
                                      │
                        ┌─────────────────────────────┐
                        │   Routine-Untersuchungen    │
                        └─────────────────────────────┘
                           │                       │
        (A) ┌──────────────────────┐    ┌──────────────────────────┐
            │ Anamnese             │    │ Blutbild                 │
            │ Körperliche          │    │ Bestimmung der           │
            │ Untersuchung         │    │ Laborparameter           │
            └──────────────────────┘    └──────────────────────────┘
```

- **A** Anamnese / Körperliche Untersuchung
- Beständiges Krankheitsbild oder rezidivfreies Intervall
- Auftreten neuer Symptome oder klinischer Zeichen
- Vorsorgeuntersuchung zur Früherkennung von Kolonkarzinomen in Erwägung ziehen
- Gezielte Abklärung der Symptomatik (S. 356)
- **B** Dauer und Ausdehnung der ulzerierenden Kolitis ermitteln

Verzweigung:
- Bei Krankheitsdauer von weniger als 8 Jahren, unabhängig von der Ausdehnung: **Sigmoidoskopie, wenn der Patient älter als 40 ist**
- Krankheitsdauer von mehr als 8 Jahren, Pankolitis
- Krankheitsdauer von mehr als 12 Jahren, nur linksseitige Kolitis

Sigmoidoskopie-Ergebnisse:
- Aktive Kolitis (S. 358) → Anpassung der Therapie
- Inaktive Kolitis → **Wiederholung der Sigmoidoskopie alle 2-3 Jahre**
- Kolonkarzinom

**C** Koloskopie mit Biopsien der sichtbaren Läsionen und Stufenbiopsie

Ergebnisse:
- Kolonkarzinom
- **D** Dysplasie
- Kein Nachweis einer Dysplasie

Bei Dysplasie:
- Mit einem Tumor zusammenhängend, an mehreren Stellen nachweisbar oder hochgradige Dysplasie → Klassifizierung der Dysplasie durch einen Pathologen bestätigen lassen
- Geringgradige, nur an einer einzelnen Stelle nachweisbare Dysplasie → **Wiederholung der Koloskopie und der Biopsien nach 3-6 Monaten**

Weitere Ergebnisse:
- Hochgradige Dysplasie oder Kolonkarzinom → Totale Kolektomie
- Geringgradige Dysplasie → **Wiederholung der Koloskopie nach 6-12 Monaten**
- Keine Dysplasie nachweisbar → **E** **Wiederholung der Koloskopie mit Biopsien in 1-2jährigen Abständen**

# Colitis Crohn

(A) Bei 10 bis 25% der Patienten, die an einem Morbus Crohn erkrankt sind, besteht ein isolierter Befall des Kolons (Colitis Crohn). Die häufigsten Symptome sind Diarrhö, Abdominalschmerz und Fieber. Es handelt sich um exsudative Diarrhöen, die in der Regel Erythrozyten und Leukozyten enthalten. Da infektiöse Kolitiden mit einem ähnlichen klinischen Bild einhergehen können, müssen bakterielle und parasitäre Infektionen als Ursache der exsudativen Diarrhö ausgeschlossen werden. Bei etwa 40% der Patienten enthalten die Stühle makroskopisch sichtbare Blutbeimengungen. Tenesmen, Stuhldrang und Inkontinenz weisen auf eine rektale Beteiligung hin. In der Regel leiden die Patienten an krampfartigen Schmerzen, die im Unterbauch lokalisiert sind und nach der Defäkation häufig nachlassen. Fieber tritt bei etwa 50% der Patienten auf und ist einer der Indikatoren für den Schweregrad des Entzündungsprozesses. Zum Ausschluß von Komplikationen der Colitis Crohn, wie beispielsweise Obstruktion oder Perforation, sollte eine Röntgenuntersuchung des Abdomens erfolgen.

(B) Ein perianaler Befall, der bei etwa 50% der Patienten mit einer Crohn-Kolitis beobachtet wird, manifestiert sich in Form von Perianalfissuren, Fisteln und Abszessen. Bei der Sigmoidoskopie zeigt sich das typische Erscheinungsbild der Colitis Crohn: diskrete Schleimhautulzera von unterschiedlicher Ausdehnung, die sich linear oder serpiginös ausbreiten. Gewöhnlich findet man bei der Crohn-Erkrankung von Rektum und Sigmoid eine diskontinuierliche und asymmetrische Ausbreitung. Bei rund 10 % der Patienten mit Colitis Crohn gelingt es jedoch anhand des endoskopischen Befundes nicht, zwischen Colitis Crohn und Colitis ulcerosa zu differenzieren. Da bei rund 30% der an einer Colitis Crohn erkrankten Patienten der makroskopische Aspekt von Rektum und Sigmoid unauffällig sein kann, ist ein normaler Sigmoidoskopiebefund für den Ausschluß der Diagnose nicht ausreichend. In Rektumbiopsien kann die für die Colitis Crohn kennzeichnende transmurale Entzündung nachgewiesen werden. Die histologischen Charakteristika des M. Crohn findet man typischerweise in der Submukosa (chronisch entzündliche Infiltration, Granulome, Ulzerationen mit Neigung zu Fissuren). Ist der klinische Zustand des Patienten instabil, sollte von Bariumkontrastmittel-Einläufen und Koloskopien vorerst abgesehen werden.

(C) Die Behandlung von Patienten mit einem M. Crohn hängt vom Schweregrad der Erkrankung bei Manifestation des Leidens ab. Bei leichter Verlaufsform (Diarrhö ohne Blutbeimengung, weniger als 4 Stühle pro Tag, kein Fieber, leichte Bauchschmerzen) kann sofort mit einer ambulanten Therapie begonnen werden. Sie besteht aus ballaststoffarmer Kost (zur Reduktion der Stuhlgangshäufigkeit) und *Sulfasalazin*-Gabe. Bei Erscheinen von Nebenwirkungen kann *Sulfasalazin* durch *5-Aminosalizylsäure-(5-ASA-)*Verbindungen ersetzt werden. Bei mittelschwerer Verlaufsform (blutige Diarrhö, mäßiges Fieber, Gewichtsverlust und mäßig bis stark ausgeprägte Bauchschmerzen) kann auf gleiche Weise verfahren werden, sofern kein Erbrechen besteht und der Patient zuhause gut versorgt werden kann. Bei einem schweren Verlauf (starke Schmerzen, Erbrechen, voluminöse Diarrhö mit Tenesmen) sind parenterale Ernährung und parenterale Steroidgabe notwendig.

(D) Bei Patienten, die weder auf *Sulfasalazin* noch auf Steroide ansprechen (oder bei denen eine Steroidreduktion ohne erneuten Krankheitsschub nicht möglich ist), kann man einen Therapieversuch mit *6-Mercaptopurin* oder *Azathioprin* unternehmen. Voraussetzung hierfür ist, daß der Zustand des Patienten 6 bis 10 Wochen Umstellung erlaubt. Der Einsatz von Immunsuppressiva kann in diesem Fall eine Operation abwenden; das Blutbild sollte jedoch sorgfältig überwacht werden. Es sind nur wenige Langzeit-Nebenwirkungen bekannt. Diese Präparate entfalten ihre Wirkung erst nach Monaten; sie sollten nicht zum Einsatz kommen, wenn der Patient so schwer krank ist, daß eine Operation kurz bevorsteht.

(E) *Cyclosporin* soll, im Gegensatz zu *6-Mercaptopurin*, neueren Studien zufolge schwere akute Krankheitsschübe bei Morbus Crohn innerhalb von 1 bis 2 Wochen aufheben können und eignet sich daher zum Einsatz bei Patienten mit sehr hohem Operationsrisiko oder Kurzdarmsyndrom. Eine Operation sollte den Patienten vorbehalten bleiben, bei denen eine Komplikation auftritt (Perforation, Abszeß oder Obstruktion) oder eine konservative medikamentöse Therapie erfolglos bleibt. Nur wirklich schwer befallenes Gewebe sollte reseziert werden; es gilt, soviel funktionierende Darmabschnitte wie möglich zu erhalten. Die 20-Jahres-Rezidivrate nach einer Kolonresektion liegt bei nahezu 100%.

## Literatur

1. Allan A, Andrews H, Hilton CJ, et al. Segmental colonic resection is an appropriate operation for short skip lesions due to Crohn's disease in the colon. World J Surg 1989; 13: 611.
2. Ambrose NS, Keighley MRB, Alexander-Williams J, Allan RN. Clinical impact of colectomy and ileorectal anastomosis in the management of Crohn's disease. Gut 1984; 25: 223.
3. Föhr HF, Mayet WJ, Singe C, Ramadori G, Meyer zum Buschenfelde KH. Diversionskolitis bei M. Crohn. Fallbericht und Literaturübersicht. Z Gastroenterol 1989; 27: 221.
4. Klotz U, Meyer K, Fisher C. Therapeutic efficacy of sulphasalazine and its metabolites in patients with ulcerative colitis and Crohn's disease. N Engl J Med 1980; 303: 1499.
5. Present DH. 6-Mercaptopurine and other immunosuppressive agents in the treatment of Crohn's disease and ulcerative colitis. Gastroenterol Clin North Am 1989; 18: 57.
6. Sitzman JV, Converse RL Jr, Bayless TM. Favorable response to parenteral nutrition and medical therapy in Crohn's colitis. Gastroenterology 1990; 99: 1647.
7. Turse JC, Schuman BM, Tedesco FJ. Differentiating Crohn's colitis from ulcerative colitis. A rundown of similarities and differences. Postgrad Med J 1988; 83: 323.
8. Tytgat GNJ. Morbus Crohn. In: Klinische Gastroenterologie. Demling L (Hrsg). Stuttgart: Thieme 1984; S. 600.
9. Wolff BG. Crohn's disease: the role of surgical treatment. Mayo Clin Proc 1986; 61: 292.

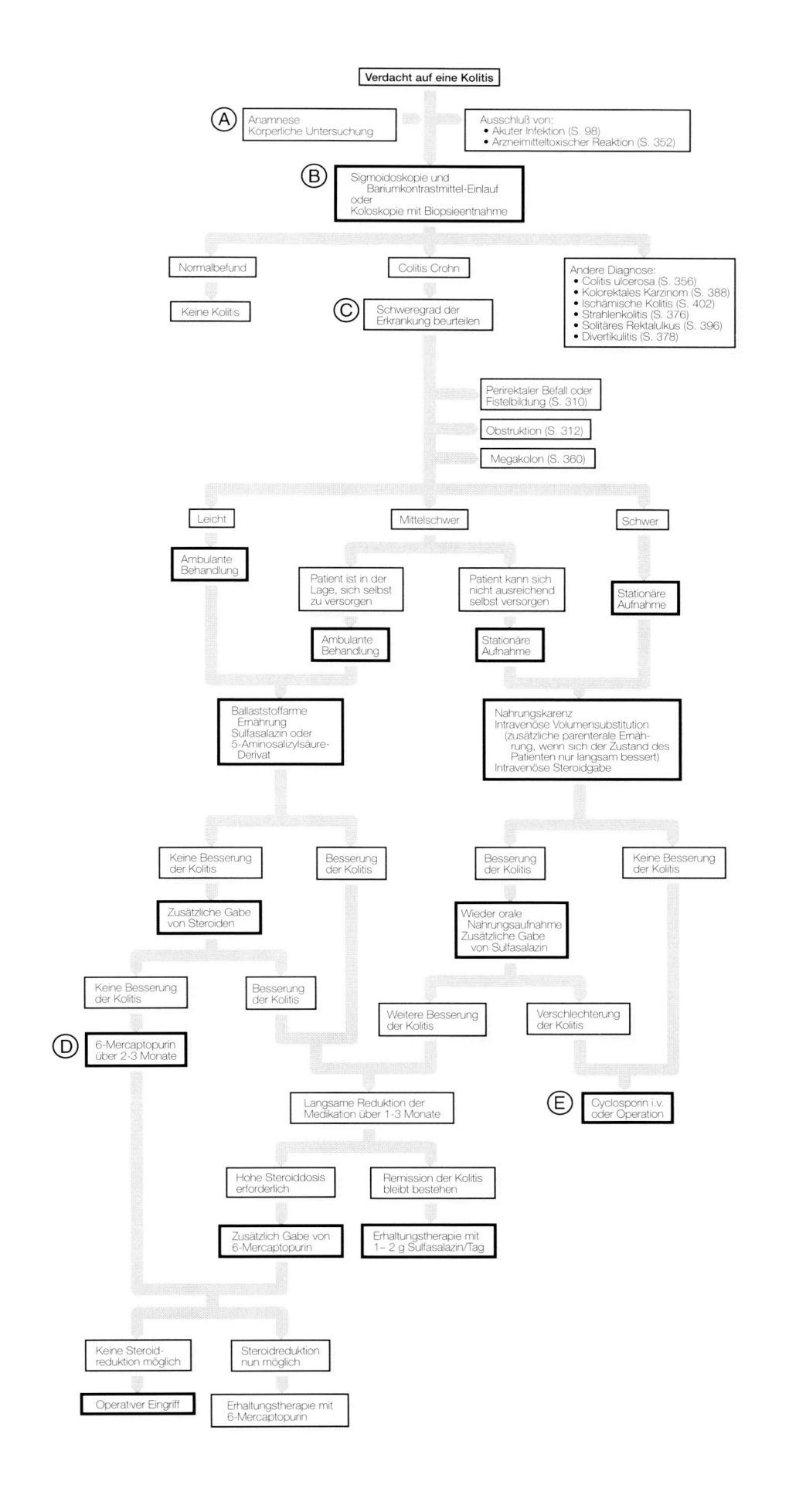

```
                    ┌─────────────────────────────┐
                    │ Verdacht auf eine Kolitis   │
                    └─────────────────────────────┘
                                  │
   Ⓐ  ┌──────────────────┐        │        ┌─────────────────────────┐
       │ Anamnese         │        │        │ Ausschluß von:          │
       │ Körperliche      │        │        │ • Akuter Infektion (S. 98) │
       │ Untersuchung     │        │        │ • Arzneimitteltoxischer │
       └──────────────────┘        │        │   Reaktion (S. 352)     │
                                   │        └─────────────────────────┘
   Ⓑ  ┌──────────────────────────────────┐
       │ Sigmoidoskopie und               │
       │   Bariumkontrastmittel-Einlauf   │
       │ oder                             │
       │ Koloskopie mit Biopsieentnahme   │
       └──────────────────────────────────┘
```

- **Normalbefund** → Keine Kolitis
- **Colitis Crohn** → Ⓒ Schweregrad der Erkrankung beurteilen
- **Andere Diagnose:**
  - Colitis ulcerosa (S. 356)
  - Kolorektales Karzinom (S. 388)
  - Ischämische Kolitis (S. 402)
  - Strahlenkolitis (S. 376)
  - Solitäres Rektalulkus (S. 396)
  - Divertikulitis (S. 378)

- Perirektaler Befall oder Fistelbildung (S. 310)
- Obstruktion (S. 312)
- Megakolon (S. 360)

**Leicht** → Ambulante Behandlung

**Mittelschwer**
- Patient ist in der Lage, sich selbst zu versorgen → Ambulante Behandlung
- Patient kann sich nicht ausreichend selbst versorgen → Stationäre Aufnahme

**Schwer** → Stationäre Aufnahme

Ambulante Behandlung: Ballaststoffarme Ernährung Sulfasalazin oder 5-Aminosalizylsäure-Derivat

Stationäre Aufnahme: Nahrungskarenz Intravenöse Volumensubstitution (zusätzliche parenterale Ernährung, wenn sich der Zustand des Patienten nur langsam bessert) Intravenöse Steroidgabe

- Keine Besserung der Kolitis → Zusätzliche Gabe von Steroiden
- Besserung der Kolitis
- Besserung der Kolitis → Wieder orale Nahrungsaufnahme, Zusätzliche Gabe von Sulfasalazin
- Keine Besserung der Kolitis

Nach zusätzlicher Steroidgabe:
- Keine Besserung der Kolitis → Ⓓ 6-Mercaptopurin über 2-3 Monate
- Besserung der Kolitis

- Weitere Besserung der Kolitis → Langsame Reduktion der Medikation über 1-3 Monate
- Verschlechterung der Kolitis → Ⓔ Cyclosporin i.v. oder Operation

- Hohe Steroiddosis erforderlich → Zusätzlich Gabe von 6-Mercaptopurin
- Remission der Kolitis bleibt bestehen → Erhaltungstherapie mit 1–2 g Sulfasalazin/Tag

- Keine Steroidreduktion möglich → Operativer Eingriff
- Steroidreduktion nun möglich → Erhaltungstherapie mit 6-Mercaptopurin

# Lymphozytäre (Kollagen-) Kolitis

Bei manchen Patienten mit chronisch intermittierender Diarrhö sind histologische Veränderungen der Kolonmukosa der einzige pathologische Befund. Die Diarrhö ist bei diesen Patienten typischerweise wäßrig und tritt über einen längeren Zeitraum auf. Dazwischen können auch längere Perioden der Spontanremission vorkommen. Im Rahmen einer konventionellen Abklärung von Diarrhö (S. 98) lassen sich oft keine auffälligen Befunde erheben; ein kleiner Teil dieser Patienten mit «mikroskopischer Kolitis» weist im Dünndarm Veränderungen auf, die denen bei Zöliakie oder therapierefraktärer Sprue mit Malabsorption ähneln.

(A) Bei der Abklärung einer chronischen Diarrhö ist es auch bei normal erscheinender Kolonschleimhaut wichtig, sowohl aus den proximalen als auch distalen Kolonabschnitten Biopsien zu entnehmen. Die histologischen Charakteristika einer lymphozytären oder Kollagen-Kolitis lassen sich am häufigsten in Biopsien aus dem proximalen Kolon feststellen; wird nur im Rahmen einer Sigmoidoskopie biopsiert, entgeht dem Untersucher womöglich der typische Befund. Im histologischen Bild fallen eine lymphozytäre Infiltration und Schädigungen des Epithels auf; im Gegensatz zu Colitis ulcerosa oder Morbus Crohn geht die lymphozytäre Kolitis jedoch nur mit minimalen Veränderungen der Kryptenarchitektur einher. Die Kollagen-Kolitis ist durch eine Verdickung der Kollagenschicht unter dem Epithel gekennzeichnet; eine Trichromfärbung nach Masson-Goldner kann dies verdeutlichen. Immer vorhanden sind jedoch Plasmazellinfiltrationen der Lamina propria nebst zahlreicher intraepithelialer Lymphozyten und eosinophilen Granulozyten. Inwiefern diese Erscheinungen eine Folge der Erkrankung (Sklerosierug und Kollagenablagerung infolge einer lymphozytären Entzündung?) oder eher Begleiterscheinungen sind, ist noch unklar. Die Kollagen-Kolitis kommt bei Frauen am häufigsten vor (80%), während bei der lymphozytären Kolitis beide Geschlechter gleich häufig betroffen sind. Viele der empirischen Therapien, mit denen man diesen Erkrankungen bisher begegnete, sind bei beiden Erkrankungen gleichermaßen erfolgreich.

(B) Lymphozytäre und Kollagen-Kolitis werden empirisch therapiert, wobei keine dieser Therapien den anderen deutlich überlegen ist. Zumeist wird mit entzündungshemmenden Mitteln mit mäßigen Nebenwirkungen, wie z.B. *Sulfasalazin*, gearbeitet. Spricht der Patient nicht darauf an, sollten zuerst noch Präparate zur Kontrolle der Diarrhö eingesetzt werden, bevor man auf Kortikosteroide zurückgreift, denn zum einen ist von einigen Spontanremissionen berichtet worden, zum anderen sind Komplikationen der Diarrhö (Exsikkose, Elektrolytstörungen) selten.

## Literatur

1. Giardiello FM, Lazenby AJ, Bayless TM, et al. Lymphocytic (microscopic) colitis. Clinicopathologic study of 18 patients and comparison to collagenous colitis. Dig Dis Sci 1989; 34: 1730.
2. Goebell H. Besondere Aspekte bei chronisch-entzündlichen Darmerkrankungen. In: Innere Medizin der Gegenwart, Gastroenterologie. Goebell H (Hrsg). München, Wien, Baltimore: Urban & Schwarzenberg 1992: S 655.
3. Lazenby AJ, Yardley JH, Giardiello FM, Bayless Tm. Pitfalls in the diagnosis of collagenous colitis: experience with 75 cases from a registry of collagenous colitis at the Johns Hopkins Hospital. Hum Pathol 1990; 21: 905.
4. Lazenby AJ, Yardley JH, Giardiello FM, et al. Lymphocytic ("microscopic") colitis: a comparative histopathologic study with particular reference to collagenous colitis. Hum Pathol 1989; 20: 18.
5. Rams H, Rogera AI, Ghandur-Mnaymeh L. Collagenous colitis. Ann Intern Med 1987; 106: 108.
6. Wang KK Perrault J, Carpenter HA, et al. Collagenous colitis: a clinicopathologic correlation. Mayo Clin Proc 1987; 62: 665.

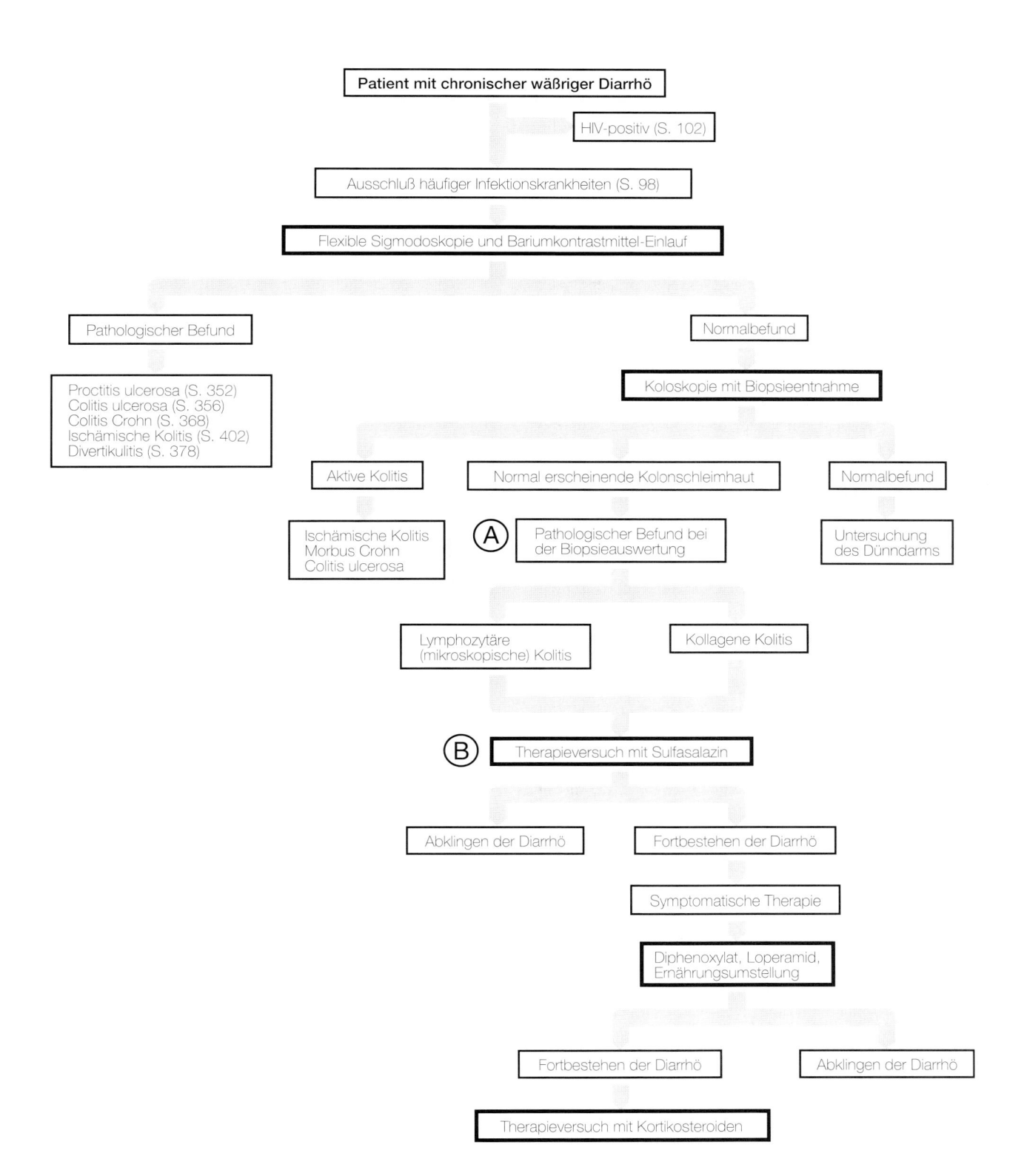

```
┌─────────────────────────────────────────┐
│ Patient mit chronischer wäßriger Diarrhö │
└─────────────────────────────────────────┘
                    │
                    ├──── HIV-positiv (S. 102)
                    │
        ┌───────────────────────────────────┐
        │ Ausschluß häufiger Infektionskrankheiten (S. 98) │
        └───────────────────────────────────┘
                    │
        ┌───────────────────────────────────────────┐
        │ Flexible Sigmoidoskopie und Bariumkontrastmittel-Einlauf │
        └───────────────────────────────────────────┘
                    │
        ┌───────────┴───────────┐
  Pathologischer Befund      Normalbefund
        │                        │
  ┌──────────────────┐   ┌────────────────────────┐
  │ Proctitis ulcerosa (S. 352) │   │ Koloskopie mit Biopsieentnahme │
  │ Colitis ulcerosa (S. 356)   │   └────────────────────────┘
  │ Colitis Crohn (S. 368)      │
  │ Ischämische Kolitis (S. 402)│
  │ Divertikulitis (S. 378)     │
  └──────────────────┘
```

Koloskopie mit Biopsieentnahme:
- Aktive Kolitis → Ischämische Kolitis, Morbus Crohn, Colitis ulcerosa
- Normal erscheinende Kolonschleimhaut → (A) Pathologischer Befund bei der Biopsieauswertung
  - Lymphozytäre (mikroskopische) Kolitis
  - Kollagene Kolitis
- Normalbefund → Untersuchung des Dünndarms

(B) **Therapieversuch mit Sulfasalazin**
- Abklingen der Diarrhö
- Fortbestehen der Diarrhö → Symptomatische Therapie

**Diphenoxylat, Loperamid, Ernährungsumstellung**
- Fortbestehen der Diarrhö → **Therapieversuch mit Kortikosteroiden**
- Abklingen der Diarrhö

# Amöbiasis

Der Verdacht auf eine Amöbiasis wird zwar häufig bei Patienten erhoben, bei denen nach einer Reise in Endemiegebiete (Tropen, Mexiko) eine akute Durchfallerkrankung auftritt, man beobachtet die Infektion aber auch bei Patienten ohne entsprechende Reiseanamnese (z.B. bei Homosexuellen). Bei bis zu 5% der Bevölkerung in den Vereinigten Staaten lassen sich in Stuhlproben Zysten der Entamoeba histolytica nachweisen. Die Amöbiasis ist weltweit überall dort häufig anzutreffen, wo Menschen in schlechten hygienischen Verhältnissen leben. Das klinische Spektrum der Amöbiasis reicht von asymptomatischen Verlaufsformen, bei denen lediglich Zysten mit dem Stuhl ausgeschieden werden, bis hin zu schweren fulminanten Kolitiden. Differentialdiagnostisch sollte daher bei Patienten mit akuter oder chronischer Diarrhö, Abdominalschmerz, Anorexie und Beeinträchtigung des Wohlbefindens auch eine Amöbeninfektion in Betracht gezogen werden.

(A) Bei Verdacht auf eine Amöbiasis muß abgeklärt werden, ob eine komplizierte disseminierte Erkrankung vorliegt. Derartige Komplikationen können auch ohne vorhergehende Symptome einer Kolitis auftreten. Nach hämatogener Verschleppung der Erreger vom primären Infektionsort im Darm zur Leber (S. 464), zur Lunge oder zum Gehirn kann es zur Entwicklung von Abszessen kommen. Infolge einer Ausdehnung des Leberabszesses durch das Zwerchfell hindurch können Pleuraergüsse und bronchopleurale Fistelungen entstehen. Mitunter beobachtet man die Expektoration von »sardellenpastenartigem« Auswurf. In seltenen Fällen entwickelt sich eine akute Darmperforation oder ein toxisches Megakolon, und eine Notlaparotomie wird erforderlich. Die zuletzt angeführten Komplikationen trifft man häufig an, wenn die Amöbenkolitis irrtümlich für eine Colitis ulcerosa gehalten wurde und fälschlicherweise eine Steroidtherapie erfolgte.

(B) Durch die mikroskopische Untersuchung von drei frischen Stuhlproben kann die Amöbiasis bei annähernd 90% der Patienten mit einer Amöbenkolitis festgestellt werden. Die Untersuchung wird in frischen körperwarmen Ausstrichen oder in angereicherten und gefärbten Stuhlpräparaten vorgenommen. Durch den Nachweis von Trophozoiten mit phagozytierten Erythrozyten wird die Diagnose einer invasiven Amöbiasis gesichert. Die Entnahme der Stuhlabstriche sollte vor Durchführung der Röntgenuntersuchung abgeschlossen sein, da die Sensitivität der Stuhluntersuchung nach einem Bariumkontrasteinlauf deutlich verringert ist.

(C) Bei etwa 60 bis 70% der Patienten mit einer Amöbenkolitis sind Rektum und Kolon mit befallen. Charakteristisches Erscheinungsbild sind kleine, einzeln stehende Ulzerationen, die von einem schmalen Erythemsaum umgeben sind und voneinander durch gesund erscheinende Dickdarmschleimhaut getrennt werden. In manchen Fällen verursacht die Amöbeninfektion jedoch eine konfluierende Proktokolitis, die den gleichen Aspekt bietet wie die Colitis ulcerosa. Biopsien aus Amöbenulzera zeigen eine akute und chronische Entzündung. In etwa 5% der Fälle können in dem Exsudat, das den Ulzerationen an der Oberfläche aufgelagert ist, Trophozoiten nachgewiesen werden. Ein sensitives Verfahren zur Diagnose einer Amöbiasis ist die Anfärbung der Abstriche von entzündeter Schleimhaut.

(D) Auf Röntgenaufnahmen finden sich bei einer Amöbenkolitis einzeln stehende Ulzerationen, die gelegentlich ein kragenknopfartiges Aussehen aufweisen. Die Amöbeninfektion kann eine granulomatös fibröse Reaktion des Gewebes auslösen, und mit Hilfe des Bariumkontrasteinlaufs oder der Sigmoidoskopie lassen sich tumorartige Verdickungen der Darmwand (Amöbom) nachweisen. Da eine Amöbenkolitis konservativ behandelt werden muß, ist es wichtig, die Erreger festzustellen. Werden im Rahmen dieser Erkrankung operative Eingriffe durchgeführt, so ist das Risiko, Perforationen und eine Peritonitis zu verursachen, außerordentlich hoch.

(E) Der indirekte Hämagglutinationstest ist für die Diagnose einer invasiven Amöbiasis von Nutzen und erleichtert die Differenzierung zwischen Amöbeninfektion und anderen Ursachen einer Kolitis. Bei symptomlosen Zystenausscheidern fällt das Testergebnis negativ aus oder die Antikörpertiter sind niedrig. Bei Patienten mit einer Amöbenkolitis oder einem Amöbenabszeß der Leber weist die serologische Diagnostik jedoch eine hohe Sensitivität (90%) auf. Eine Alternative bietet der Latex-Fixierungs-Assay; dieser Test ist zwar weniger empfindlich, erlaubt jedoch bereits nach 48 Stunden eine Aussage. Dies kann vor allem bei schwer erkrankten Patienten, bei denen kein Parasitennachweis im Stuhlausstrich gelungen ist, von Nutzen sein.

(F) Die konservative Therapie erweist sich bei nahezu allen Patienten mit einer Amöbiasis als ausreichend wirksam. Operative Eingriffe sind nur bei Komplikationen indiziert (z.B. Perforation oder Entwicklung eines toxischen Megakolons), die durch eine konservative Therapie nicht behoben werden können. Eine effektive Therapie der invasiven Amöbiasis ist mit *Metronidazol*, 3mal täglich 750 mg über einen Zeitraum von 5 bis 10 Tagen, möglich. *Metronidazol* ist jedoch kein ausreichend wirksames luminales Amöbizid. Asymptomatische Zystenausscheider und Patienten mit invasiver Erkrankung sollten zur Sanierung des Darmlumens mit *Diiodohydroxyquin (Iodoquinol,* über internationale Apotheke) behandelt werden. Eine effektive Alternativmedikation bei invasiver Amöbiasis steht mit *Paromomycin* (täglich 30 mg/kg über 5–10 Tage) zur Verfügung. Nach Abschluß der Therapie sollten wiederholte Stuhluntersuchungen durchgeführt werden, um sicherzugehen, daß eine Sanierung erzielt wurde.

## Literatur

1. Becke Gl Jr, Knep S, Lance KP, Kaufman L. Amebic abscess of the brain. Neurosurgery 1980; 6: 192.
2. Patterson M, Healy GR, Shabat JM. Serologic testing for amebiasis. Gastroenterology 1980; 78: 136.
3. Patterson M, Schoppe LE. The presentation of amoebiasis. Med Clin North Am 1982; 66: 689.
4. Piekarski G, Piekarski C. Klinik der Darmparasiten des Menschen. In: Klinik der Gegenwart, München: Urban &Schwarzenberg 1983.
5. Weinke T, Friedrich-Janicke B, Hopp P, Janitschke K. Prevalence and clinical importance of Entamoeba histolytica in two high-risk groups: travelers returning from the tropics and male homosexuals. J Infect Dis 1990; 161: 1029.
6. Weinke T, Pohl HD. Diagnostik und Therpie des Amöben-Leberabszesses. Dtsch Med Wochenschr 1990; 115: 422.

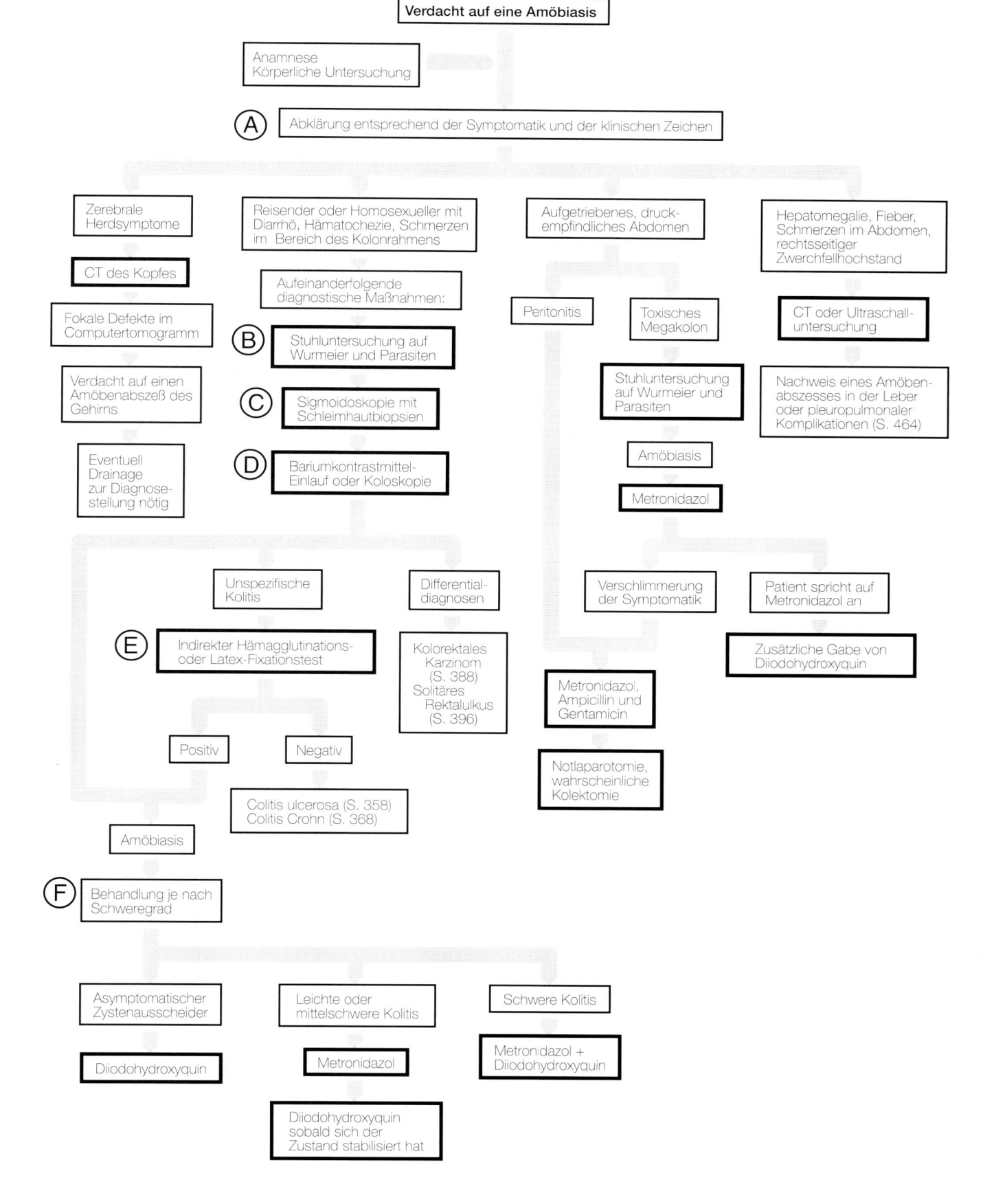

```
                          Verdacht auf eine Amöbiasis
                                      │
                          Anamnese
                          Körperliche Untersuchung
                                      │
                (A)  Abklärung entsprechend der Symptomatik und der klinischen Zeichen
```

- Zerebrale Herdsymptome
  - CT des Kopfes
  - Fokale Defekte im Computertomogramm
  - Verdacht auf einen Amöbenabszeß des Gehirns
  - Eventuell Drainage zur Diagnosestellung nötig

- Reisender oder Homosexueller mit Diarrhö, Hämatochezie, Schmerzen im Bereich des Kolonrahmens
  - Aufeinanderfolgende diagnostische Maßnahmen:
  - (B) Stuhluntersuchung auf Wurmeier und Parasiten
  - (C) Sigmoidoskopie mit Schleimhautbiopsien
  - (D) Bariumkontrastmittel-Einlauf oder Koloskopie
    - Unspezifische Kolitis
      - (E) Indirekter Hämagglutinations- oder Latex-Fixationstest
        - Positiv → Amöbiasis
        - Negativ → Colitis ulcerosa (S. 358) / Colitis Crohn (S. 368)
    - Differentialdiagnosen
      - Kolorektales Karzinom (S. 388)
      - Solitäres Rektalulkus (S. 396)

- Aufgetriebenes, druckempfindliches Abdomen
  - Peritonitis
  - Toxisches Megakolon
  - Stuhluntersuchung auf Wurmeier und Parasiten
  - Amöbiasis
  - Metronidazol
    - Verschlimmerung der Symptomatik
    - Metronidazol, Ampicillin und Gentamicin
    - Notlaparotomie, wahrscheinliche Kolektomie

- Hepatomegalie, Fieber, Schmerzen im Abdomen, rechtsseitiger Zwerchfellhochstand
  - CT oder Ultraschalluntersuchung
  - Nachweis eines Amöbenabszesses in der Leber oder pleuropulmonaler Komplikationen (S. 464)
  - Patient spricht auf Metronidazol an
  - Zusätzliche Gabe von Diiodohydroxyquin

(F) Behandlung je nach Schweregrad
- Asymptomatischer Zystenausscheider → Diiodohydroxyquin
- Leichte oder mittelschwere Kolitis → Metronidazol → Diiodohydroxyquin sobald sich der Zustand stabilisiert hat
- Schwere Kolitis → Metronidazol + Diiodohydroxyquin

# Akute Strahlenschädigung des Magen-Darm-Trakts

(A) Im Verlauf einer kurativen oder palliativen Strahlenbehandlung treten häufig klinisch apparente Schäden am Gastrointestinaltrakt auf. Der Ort der Bestrahlung bestimmt zwar, welches Organ hauptsächlich betroffen wird; trotzdem sind auch allgemeine Symptome wie Übelkeit, Erbrechen und Anorexie üblich. Diese Symptome müssen schnell und effektiv behandelt werden, damit der Ernährungszustand aufrechterhalten wird und die Therapie planmäßig fortgesetzt werden kann. Trotz der modernen, computergesteuerten Dosierung kommt es bei einer Dosis von > 30-50 Gy überwiegend zu Schäden am Magen-Darm-Trakt. Bestrahlung des Thorax (z.B. zur Behandlung eines Lungenkarzinoms) mit > 30 Gy ruft gewöhnlicherweise ein brennendes Gefühl im retrosternalen Raum sowie Odynophagie hervor; oberhalb von 50 Gy folgt in 20 bis 25% der Patienten eine schwere Ösophagitis. Vorangegangene operative Eingriffe im Bereich von Abdomen oder Becken oder eine entzündliche Erkrankung des Beckens, die zu einer Fixierung von Darm innerhalb des Bestrahlungsfeldes führen, erhöhen das Risiko einer Strahlenschädigung. Gefäßerkrankungen, wie eine Hypertonie oder ein Diabetes, erhöhen die Anfälligkeit für eine intestinale Strahlenschädigung.

(B) Eine Bestrahlungsösophagitis verschärft sich durch eine gleichzeitige oder vorangegangene Chemotherapie. Solche Ösophagitiden sollen besonders rasch zu Strikturen führen, so daß ein Abstand von mindestens einer Woche zwischen Bestrahlungs- und Chemotherapie empfohlen wird. Bei Auftreten von Beschwerden sollte zuerst eine *Candida*- oder *Herpes*-Infektion des Ösophagus mittels einer vorsichtigen Endoskopie mit Biopsie ausgeschlossen werden. Die Strahlung ruft Nekrosen der Basalzellen und Ödeme in der Submukosa hervor; dies führt vor allem zu einer erosiven Ösophagitis. Durch Strahlenschäden kann es aber auch über eine Störung der Ösophagusmotilität zu Dysphagie-Symptomatik kommen. Für die Bestrahlungsösophagitis gibt es keine eindeutige Therapie der Wahl; vielmehr wird empirisch vorgegangen. Hierbei gilt es den Ernährungszustand zu wahren, Säuresekretion zu hemmen und mittels Antazida oder *Sucralfat*-Suspensionen die Beschwerden zu mildern.

(C) Eine akute Strahlenschädigung des Dünn- oder Dickdarms tritt sehr häufig auf und drückt sich durch Diarrhö, Tenesmen, Schmerzen im Abdomen, Hämatochezie und (seltener) eine Perforation aus. Da Rektum und Sigmoid anatomisch in der Beckenregion fixiert sind, ruft eine Strahlenbehandlung in dieser Region mit großer Wahrscheinlichkeit Schäden hervor. Die Folgen sind eine Suppression der Zellproliferation in den Darmkrypten und, gelegentlich, eine akute ischämische Schädigung. Die epitheliale Zellproliferation erholt sich in der Regel innerhalb von 1 bis 2 Wochen nach Absetzen der Strahlentherapie. Die strahleninduzierten akuten Symptome sollten deshalb zu diesem Zeitpunkt verschwinden. Bei leichter Ausprägung der strahlenbedingten akuten Symptome genügt im allgemeinen eine symptomatische Therapie. Bei schwerer Symptomatik muß außerdem die Strahlendosis reduziert werden. Häufig führt eine geringe Reduktion der Strahlendosis (10–20%) zu einer deutlichen Besserung der Symptomatik. Das Vorliegen einer akuten Strahlenschädigung korreliert nur schwach mit dem Risiko einer späteren chronischen Strahlenenteritis oder -kolitis (S. 376).

(D) Das Auftreten von voluminöser Diarrhö nach akuter Strahlenschädigung kann zwei Gründe haben: zum einen kann sie durch herabgesetzte Gallensäureresorption im Ileum bedingt sein (chologene Diarrhö), zum anderen durch direkte Schäden am resorbierenden Epithel zustande kommen. Eine Fett-Malabsorption tritt nur selten auf. Mit *Colestyramin* (bei chologener Diarrhö) oder einem potenten Antidiarrhoikum läßt sich die Symptomatik ausreichend behandeln.

## Literatur

1. Chowhan NM. Injurious effects of radiation on the esophagus. Am J Gastroenterol 1990; 85: 15.
2. Geraci JP, Jackson KL, Mariano MS. Protection against the physiological derangements associated with acute intestinal radiation injury. Pharmacol Ther 1988; 39: 45.
3. Gregor M. Strahlenschäden. In: Innere Medizin der Gegenwart, Gastroenterologie. Goebell H (Hrsg). München, Wien, Baltimore: Urban & Schwarzenberg 1992.
4. Sher ME, Bauer J. Radiation-induced enteropathy. Am J Gastroenterol 1990; 85: 121.

```
                    ┌─────────────────────────────────┐
                    │ Patient unter Bestrahlungstherapie │
                    └─────────────────────────────────┘
                                    │
         (A) ┌───────────────────────────────────────────────────┐
             │ Auftreten von unterschiedlichen gastrointestinalen│
             │ Komplikationen je nach Ort der Bestrahlung        │
             └───────────────────────────────────────────────────┘
```

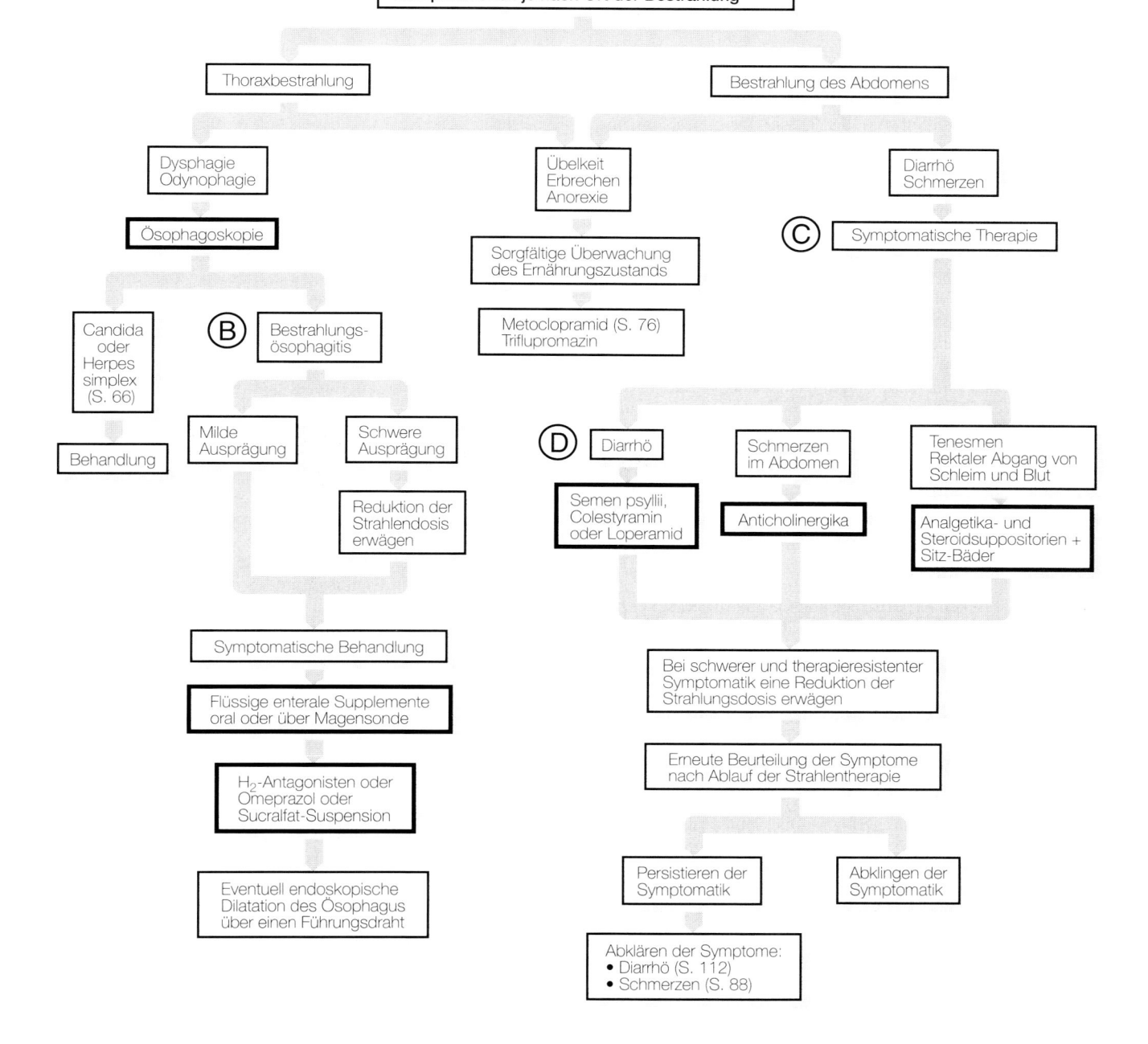

**Thoraxbestrahlung**

- Dysphagie / Odynophagie
  - Ösophagoskopie
    - Candida oder Herpes simplex (S. 66)
      - Behandlung
    - (B) Bestrahlungsösophagitis
      - Milde Ausprägung
      - Schwere Ausprägung
        - Reduktion der Strahlendosis erwägen
      - Symptomatische Behandlung
        - Flüssige enterale Supplemente oral oder über Magensonde
        - H₂-Antagonisten oder Omeprazol oder Sucralfat-Suspension
        - Eventuell endoskopische Dilatation des Ösophagus über einen Führungsdraht

**Bestrahlung des Abdomens**

- Übelkeit / Erbrechen / Anorexie
  - Sorgfältige Überwachung des Ernährungszustands
  - Metoclopramid (S. 76) / Triflupromazin

- Diarrhö / Schmerzen
  - (C) Symptomatische Therapie
    - (D) Diarrhö
      - Semen psyllii, Colestyramin oder Loperamid
    - Schmerzen im Abdomen
      - Anticholinergika
    - Tenesmen / Rektaler Abgang von Schleim und Blut
      - Analgetika- und Steroidsuppositorien + Sitz-Bäder
  - Bei schwerer und therapieresistenter Symptomatik eine Reduktion der Strahlungsdosis erwägen
  - Erneute Beurteilung der Symptome nach Ablauf der Strahlentherapie
    - Persistieren der Symptomatik
      - Abklären der Symptome:
        - Diarrhö (S. 112)
        - Schmerzen (S. 88)
    - Abklingen der Symptomatik

# Enteritis und Kolitis als Spätfolgen von Bestrahlung

(A) Chronische Strahlenschäden am Darm treten erst Monate bis Jahre nach Beendigung der Radiotherapie zutage. Das pathologisch-anatomische Substrat der chronischen Strahlenschädigung ist in erster Linie eine Ischämie, die auf einer obliterierenden Endarteriitis beruht. Das klinische Bild ist vielfältig und hängt von der Lokalisation der primären Strahlenschädigung ab. Strahlenproktitis kann zu Tenesmen, Absonderungen aus dem Mastdarm, kleinvolumiger Diarrhö mit oder ohne Blutbeimengungen oder rezidivierender Hämatochezie führen. Durch eine bestrahlungsbedingte Kolonstriktur kann es zu Völlegefühl, Obstipation oder sogar Erbrechen aufgrund eines Ileus kommen. Wird das Ileum in Mitleidenschaft gezogen, so können eine Gallensäuren-Malabsorption und wäßrige, voluminöse Diarrhöen auftreten. Steatorrhöen, die aufgrund einer Strahlenschädigung entstehen, werden entweder durch die ischämische Schädigung des resorbierenden Darmepithels oder aber durch Dünndarmstrikturen mit proximal davon auftretender bakterieller Überwucherung verursacht. Hierbei stehen Gewichtsverlust und voluminöse, fettige Stühle als Symptome im Vordergrund. Es kann auch zur Fistelbildung kommen: enteroenterische, enterovesikale, enterovaginale und enterogastrische Fisteln sind in diesem Zusammenhang zu nennen.

(B) Es gibt derzeit keine spezifische konservative Therapie gegen chronische Strahlenenteritis. Eine Steatorrhö oder Gallensäuren-Malabsorption aufgrund bakterieller Überwucherung können durch turnusmäßige Antibiotikagabe therapiert werden; die Wirksamkeit der Antibiotika läßt jedoch meist trotz anfänglicher Erfolge im Laufe der Zeit nach, da durch Selektion zunehmend resistente Keime die Regionen oberhalb der Obstruktion besiedeln. Ein empirischer Therapieversuch mit *Colestyramin* kann in Erwägung gezogen werden. Bei Verschlechterung der Symptomatik ist eine Operation zu diskutieren. Ein geringes Operationsrisiko besteht, wenn keine weiteren Erkrankungen vorliegen, nur ein Darmsegment betroffen ist und die Resorptionskapazität durch keine frühere Dünndarmresektion herabgesetzt ist. Da das exzidierte Gewebe selbst ischämisch ist, ist die häufigste Komplikation einer solchen Resektion die Anastomoseninsuffizienz oder eine postoperative Fistelbildung. Ein Bypass des betroffenen Darmabschnitts kann ebenfalls in Erwägung gezogen werden. Bei therapieresistenten oder inoperablen Patienten sollte eine totale parenterale Ernährung mit vollständiger Nahrungskarenz erfolgen.

(C) Die chronische Strahlenschädigung des Rektums führt zu einer unspezifischen Proktitis. Die Schleimhaut weist gewöhnlich einen granulären, bröckeligen Aspekt auf. Bei 5 bis 15% der Patienten werden Ulzerationen von unterschiedlicher Ausdehnung beobachtet. Im Rektum können großflächige ischämische Nekrosen beobachtet werden, die jedoch zuweilen schwer von einem solitären Ulkus zu unterscheiden sind (S. 396). Tiefe Schleimhautbiopsien von Ulzera oder Ischämieherden sind mit einem erhöhten Blutungs- und Perforationsrisiko verbunden und sollten mit entsprechender Sorgfalt durchgeführt werden. Die kleineren Biopsien, die mit den flexiblen Instrumenten gewonnen werden können, sind in dieser Situation vorzuziehen. Die auftretenden Tenesmen und Schmerzen im Rektum sowie chronische Hämatochezie (welche Transfusionen notwendig macht) sind Symptome, die den Patienten in seiner Funktionsfähigkeit stark beeinträchtigen. Daher sollte versucht werden, sie mittels Steroiden (als Einlauf oder Schaum rektal appliziert) unter Kontrolle zu bringen. Schaum eignet sich bei einem entzündeten und schmerzhaften Rektum oft besser. Bei Nichtansprechen auf die Steroidtherapie ist das weitere Vorgehen eher empirisch. Rektal applizierte *5-Aminosalizylsäure (5-ASA)* ist wirkungslos. Sind die Schmerzen das Hauptsymptom, so kann ein Therapieversuch mit analgetischen Suppositorien unternommen werden. Letztlich gelingt es oft nur durch eine Kolostomie, die Symptome zu bessern. Stehen hingegen Blutungen im Vordergrund, sollte vor einer abdominoperinealen Resektion zuerst Kauterisierung mittels Laserstrahlen versucht werden.

## Literatur

1. Alexander TJ, Dwyer RM. Endoscopic Nd: YAG laser treatment of severe radiation injury of the lower gastrointestinal tract: long-term follow-up. Gastrointest Endosc 1988; 34: 407.
2. Baum CA, Biddle WL, Miner PB Jr. Failure of 5-aminosalicylic acid enemas to improve chronic radiation proctitis. Dig Dis Sci 1989; 34: 758.
3. Fischer L, Kimose HH, Spjeldnaes N, Wara P. Late radiation injuries of the small intestine – management and outcome. Acta Chir Scand 1989; 155: 47.
4. Gregor M. Strahlenschäden. In: Innere Medizin der Gegenwart, Gastroenterologie. Goebell H (Hrsg). München, Wien, Baltimore: Urban & Schwarzenberg 1992.
5. Harling H, Balslev I. Long-term prognosis of patients with severe radiation enteritis. Am J Surg 1988; 155: 517.
6. Kimose HH, Fischer L, Spjeldnaes N, Wara P. Late radiation injury of the colon and rectum. Surgical management and outcome. Dis Colon Rectum 1989; 32: 684.

```
Gastrointestinale Symptomatik bei einem Patienten mit
vorangegangener Bestrahlungstherapie
                    │
            (A) Verdacht auf eine Strahlenenteritis oder -kolitis
                    │
   ┌────────────────┼────────────────┬────────────────┐
Völlegefühl      Wäßrige Diarrhö   Obstipation      Tenesmen
Gewichtsverlust                                     Blutige Diarrhö
Fettstühle                                          Rektale Absonderungen
   │                 │                │                │
Verdacht auf eine   Verdacht auf eine  Verdacht auf    Verdacht auf eine
partielle           chologene Diarrhö  eine Striktur   Proktitis und
Dünndarmobstruktion                                    möglicherweise
mit Steatorrhö      Therapieversuch                    eine Kolitis
(S. 142) und        mit Colestyramin
bakterieller
Überwucherung
(S. 286)
                      │         │
                 Fortbestehen  Abklingen    Sigmoidoskopie und Röntgen-Doppel-
                 der Diarrhö   der Diarrhö  kontrastuntersuchung oder Koloskopie
   │                 │                          │
Röntgendarstellung  Andere              Striktur      (C) Strahlenproktitis und
des Dünndarms       Diagnose                              evtl. Strahlenkolitis
oder Klysma
                    Karzinom                             Rektale Applikation
(B) Nachweis einer  (S. 386, 388)                        von Steroiden
    Strahlenenteritis
                               Im Kolon    Im Rektum
Symptomatische konservative                              Fortbestehen    Besserung der
Therapie:                                                der             Symptomatik
Turnusmäßige Antibiotikabehandlung                       Symptomatik
Diät mit niedrigem Gehalt an Fett und
raffinierten Kohlenhydraten    Isoliertes   Vorsichtige
Analgetika vor den Mahlzeiten  Segment      Dilatation
                                                         Analgetika
                               Operation                 Loperamid

Besserung der       Verschlechterung
Symptomatik         der Symptomatik
                                                  Erträgliche      Stark beeinträchtigende
Beibehaltung der                                  Symptomatik      Schmerzen
Diät möglich
                    Niedriges      Hohes
Fortsetzen der      Operationsrisiko  Operationsrisiko
Therapiemaßnahmen                                 Fortsetzen der   Erwägen einer Operation
                    Lokalisiertes  Multiple       Therapie         oder Kauterisieren der
                    Segment        Segmente                        blutenden Stellen

                    Operation      Totale parenterale
                                   Ernährung
```

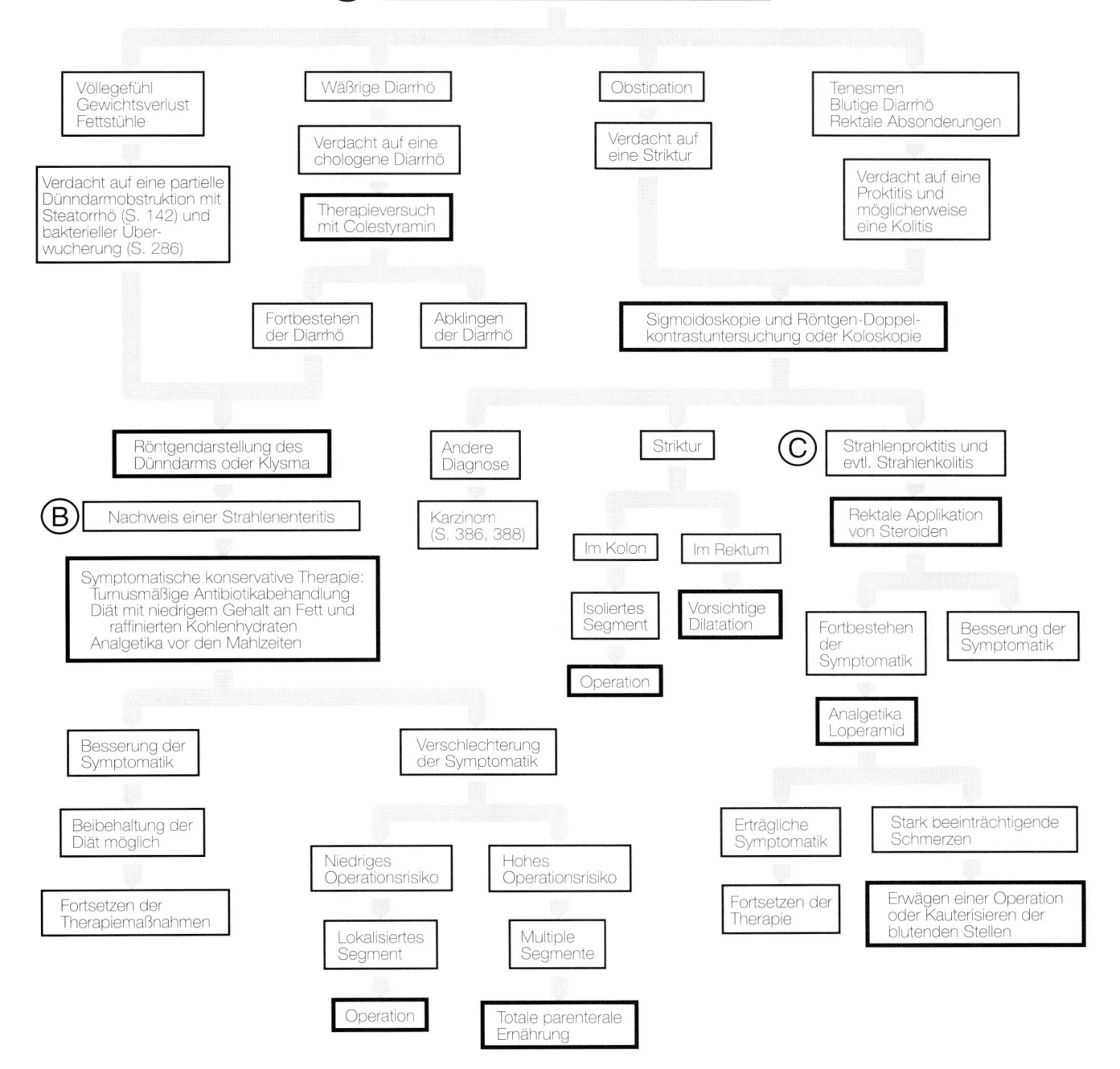

# Divertikulose

(A) Die Divertikulose des Dickdarms ist ein sehr häufiges Leiden (etwa 10% der Bevölkerung sind betroffen). Die Häufigkeit der Divertikulose nimmt mit dem Alter zu (in den westlichen Ländern bei der Bevölkerung über 60 Jahre ca. 30–40%). Es entwickeln jedoch nur rund 20% der Patienten mit Kolondivertikel Symptome, die mit der Divertikulose in Zusammenhang stehen. Akutes Einsetzen von Schmerzen im linken Unterbauch, verbunden mit Fieber, Schüttelfrost und Zeichen einer peritonealen Reizung, sind Ausdruck einer Divertikulitis. Eine symptomatisch verlaufende Divertikulose (ohne Vorliegen einer Divertikulitis) manifestiert sich in der Regel durch eine subakute oder chronische Erkrankung mit Schmerzen im linken Unterbauch und druckempfindlichem Sigmoid. Das Fehlen von (a) Allgemeinsymptomen (Fieber, Schüttelfrost), (b) Zeichen einer peritonealen Reizung und (c) einer Leukozytose läßt eher auf eine Divertikulose als auf eine Divertikulitis schließen.

(B) Rezidivierende Harnwegsinfekte unklarer Ursache sollten (vor alleim bei gleichzeitiger Pneumaturie) den Verdacht auf eine kolovesikale Fistelbildung wecken. Mittels einer Zystoskopie läßt sich eine eventuelle Entzündung des Harnblasendachs feststellen. Nach der Diagnose sollte die Fistel operativ behandelt werden.

(C) Zum Ausschluß anderweitiger Ursachen der linksseitigen Unterbauchbeschwerden mit oder ohne Fieber und Schüttelfrost wird eine Sigmoidoskopie bzw. Koloskopie durchgeführt. Die vorsichtig vorgenommene Endoskopie ist auch bei Vorliegen einer akuten Divertikulitis mit umschriebener Perforation ein sicheres Untersuchungsverfahren. Das aussagekräftigste diagnostische Verfahren zur Sicherung der Diagnose einer Divertikulitis bzw. einer Divertikulose ist die retrograde Kontrastdarstellung mit Barium. Falls die klinische Diagnose einer akuten Divertikulitis eindeutig zu sein scheint und das Risiko besteht, beim akuten Krankheitsbild Perforationen zu vergrößern, sollte das Untersuchungsverfahren vorübergehend verschoben werden. Charakteristisch für eine akute Divertikulitis ist die Fistelbildung (in der Regel in Verbindung mit einer Engstellung des Kolons oder einer Raumforderung in der Umgebung des Kolons). Im Computertomogramm läßt sich oft als Ursache der Perforation ein Abszeß oder eine Phlegmone erkennen.

(D) Der Einsatz einer faserreichen Diät in der Therapie und möglicherweise auch in der Prophylaxe der Divertikulose wird mit den pathogenetischen Vorstellungen begründet, die man zu diesem Krankheitsbild entwickelt hat. Man vermutet zwei ursächliche Faktoren für die Entstehung von Divertikeln: (a) Erhöhter Druckgradient zwischen Kolonlumen und Peritoneum und (b) Wandschwäche des Dickdarms, die eine Hernienbildung der Schleimhaut fördert. Da es keine Möglichkeit gibt, die Wanddicke therapeutisch zu stärken, müssen die Druckverhältnisse im Darm im Mittelpunkt der Bemühungen stehen. Der Druck im Lumen des Dickdarms verhält sich zum Radius des Darms umgekehrt proportional. Eine faserreiche Diät erhöht bekanntermaßen Gewicht und Volumen der Stühle und müßte folglich zu einer Druckreduktion im Dickdarm führen. Durch eine schlackenreiche Kost kann die Bildung von Kolondivertikeln verhindert werden. Bei manchen Patienten wird bei intermittierend stark ausgeprägter Symptomatik die Behandlung mit Spasmolytika oder Analgetika erforderlich.

(E) Falls sich bei einer akuten Divertikulitis eine diffuse Peritonitis oder eine persistierende Obstruktion entwickelt, die auf eine konservative Therapie nicht anspricht, bzw. wenn ein dem Dickdarm benachbarter, umschriebener Abszeß während der konservativen Therapie fortbesteht oder sich bildet, ist die Indikation für eine dringliche Dickdarmresektion gegeben (in der Regel ein mehrzeitiges Operationsverfahren, das eine temporäre Kolostomie erfordert). Hinter anhaltend hohem Fieber, einer persistierenden, druckempfindlichen Resistenz im linken Unterbauch bzw. der Entwicklung einer druckdolenten Schwellung während der Behandlung steckt möglicherweise die Entwicklung eines Abszesses. Die dringliche Operation ist bei Patienten mit anhaltender Hämatochezie (S. 122) indiziert. Eine elektive Kolonresektion (meist in einem Schritt und ohne vorübergehende Kolostomie durchgeführt) sollte bei denjenigen Patienten erwogen werden, bei denen nach Abklingen der Symptome eine (kolovesikale, kolovaginale oder kologastrische) Fistel oder eine nicht erwiesenermaßen gutartige Striktur verbleibt. Auch nach rezidivierenden, akuten Divertikulitisschüben kann durch eine Dickdarmresektion das Krankheitsbild günstig beeinflußt werden.

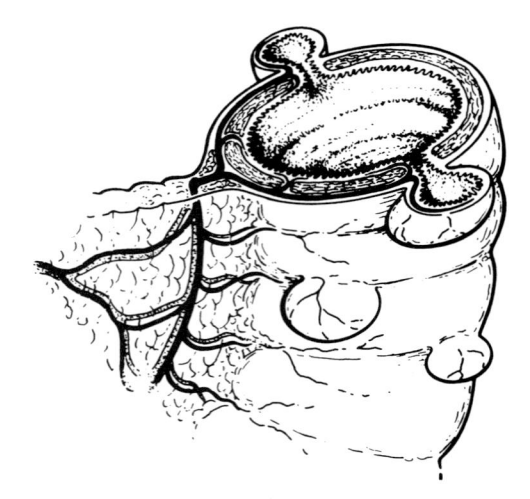

Schematische Darstellung der anatomischen Verhältnisse zwischen Divertikel und durchtretenden Blutgefäßen

## Literatur

1. Almy TP, Howell DA. Diverticular disease of the colon. N Engl J Med 1980; 302: 324.
2. Balthazar EJ, Magibow A, Schinella RA, Gordon R. Limitations in the CT diagnosis of acute diverticulitis: comparison of CT, contrast enema, and pathologic findings in 16 patients. Am J Roentgenol 1990; 154: 281.
3. Boyd JB, Bradford B, Watne AL. Operative risk factors for colon resection in the elderly. Ann Surg 1980; 192: 743.
4. Chappuis CW, Cohn I Jr. Acute colonic diverticulitis. Surg Clin North Am 1988; 68: 301.
5. Filippini L. Die Divertikelkrankheit des Sigmas. Schweiz Rundschau Med 1977; 66: 295.
6. Herzog P. Sonographie in der Diagnostik und Verlaufsbeobachtung der Kolondivertikulitis. Z Gastroenterol 1989; 27: 426.
7. Pohlman T. Diverticulitis. Gastroenterol Clin North Am 1988; 17: 357.

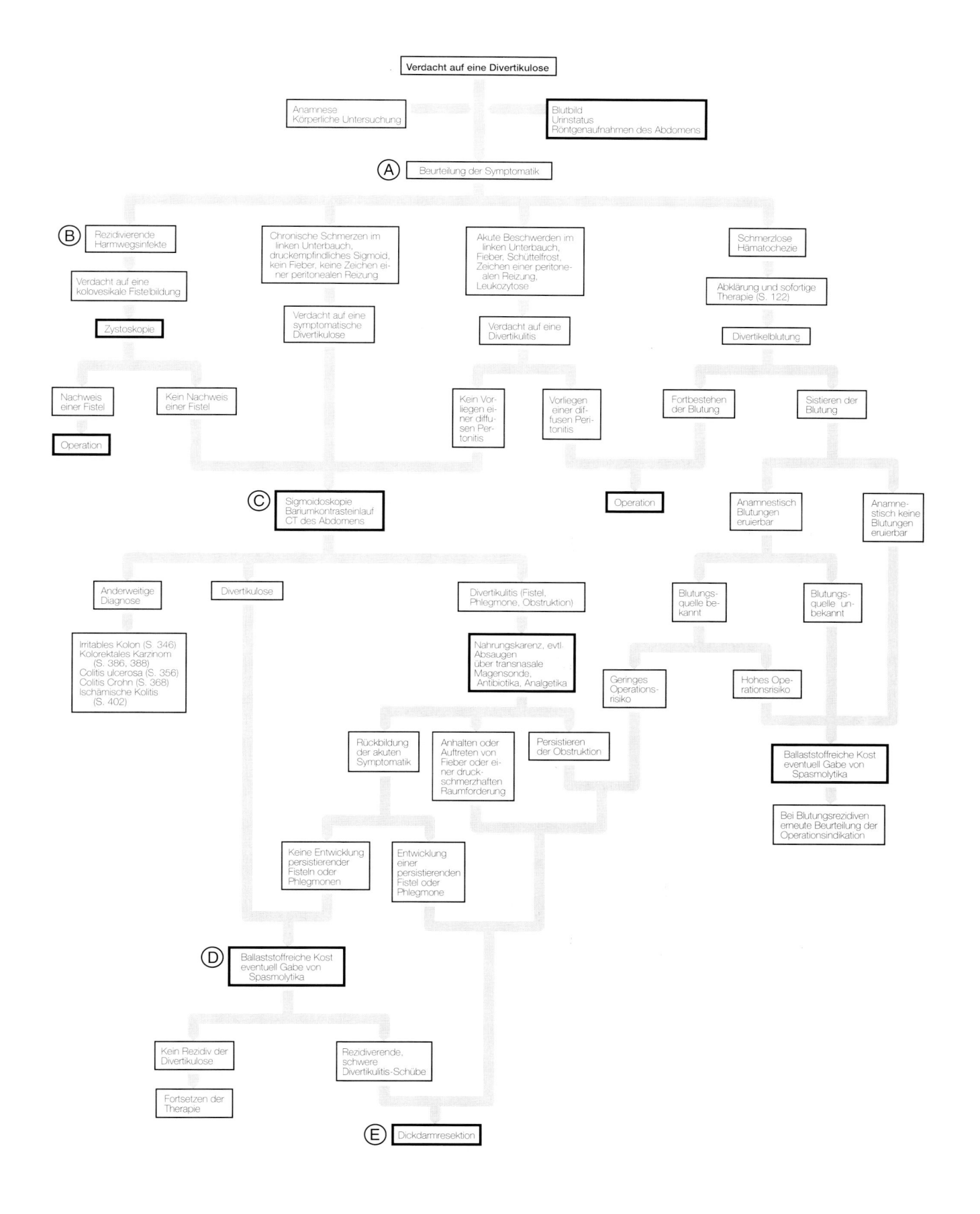

```
                                    Verdacht auf eine Divertikulose
                                                  │
                          ┌───────────────────────┴───────────────────────┐
                   Anamnese                                         Blutbild
                   Körperliche Untersuchung                         Urinstatus
                                                                    Röntgenaufnahmen des Abdomens

                            (A)  Beurteilung der Symptomatik
```

**(B)** Rezidivierende Harnwegsinfekte
- Verdacht auf eine kolovesikale Fistelbildung
- Zystoskopie
  - Nachweis einer Fistel → **Operation**
  - Kein Nachweis einer Fistel

Chronische Schmerzen im linken Unterbauch, druckempfindliches Sigmoid, kein Fieber, keine Zeichen einer peritonealen Reizung
- Verdacht auf eine symptomatische Divertikulose

Akute Beschwerden im linken Unterbauch, Fieber, Schüttelfrost, Zeichen einer peritonealen Reizung, Leukozytose
- Verdacht auf eine Divertikulitis
  - Kein Vorliegen einer diffusen Peritonitis
  - Vorliegen einer diffusen Peritonitis → Operation

Schmerzlose Hämatochezie
- Abklärung und sofortige Therapie (S. 122)
- Divertikelblutung
  - Fortbestehen der Blutung
  - Sistieren der Blutung
    - Anamnestisch Blutungen eruierbar → Blutungsquelle bekannt
    - Anamnestisch keine Blutungen eruierbar → Blutungsquelle unbekannt
      - Geringes Operationsrisiko
      - Hohes Operationsrisiko → **Ballaststoffreiche Kost eventuell Gabe von Spasmolytika** → Bei Blutungsrezidiven erneute Beurteilung der Operationsindikation

**(C)** Sigmoidoskopie, Bariumkontrasteinlauf, CT des Abdomens
- Anderweitige Diagnose:
  - Irritables Kolon (S. 346)
  - Kolorektales Karzinom (S. 386, 388)
  - Colitis ulcerosa (S. 356)
  - Colitis Crohn (S. 368)
  - Ischämische Kolitis (S. 402)
- Divertikulose
- Divertikulitis (Fistel, Phlegmone, Obstruktion)
  - Nahrungskarenz, evtl. Absaugen über transnasale Magensonde, Antibiotika, Analgetika
    - Rückbildung der akuten Symptomatik
    - Anhalten oder Auftreten von Fieber oder einer druckschmerzhaften Raumforderung
    - Persistieren der Obstruktion
      - Keine Entwicklung persistierender Fisteln oder Phlegmonen
      - Entwicklung einer persistierenden Fistel oder Phlegmone

**(D) Ballaststoffreiche Kost eventuell Gabe von Spasmolytika**
- Kein Rezidiv der Divertikulose → Fortsetzen der Therapie
- Rezidivierende, schwere Divertikulitis-Schübe

**(E) Dickdarmresektion**

# Hereditäre Polyposissyndrome

Bei positiver Familienanamnese oder bei Nachweis zahlreicher Darmpolypen besteht der Verdacht auf das Vorliegen eines der hereditären Polyposissyndrome.

(A) Die histologische Klassifizierung der Polypen ist von größter Bedeutung, da die familiären Adenomatosen eine außerordentlich hohe maligne Potenz aufweisen, Hamartome dagegen nicht als Präkanzerosen einzustufen sind. Bei den Hamartomen handelt es sich um polypoide Gewebsveränderungen mit normal erscheinenden Drüsenepithelzellen. Die Drüsen werden von hyperplastischer glatter Muskulatur umgeben, die sich in der Muscularis mucosae zu entwickeln scheint. Bei Patienten mit einem Morbus Recklinghausen können Neurofibrome über den ganzen Darm verteilt vorkommen.

(B) Die zwei häufigsten familiären adenomatösen Polyposissyndrome sind die familiäre Polyposis des Kolons und das Gardner-Syndrom. Für beide Syndrome ist das zahlreiche Auftreten von adenomatösen Dickdarmpolypen (mehr als 100) und die zwangsläufige Fortentwicklung zu einem Dickdarmkarzinom charakteristisch. Das Gardner-Syndrom unterscheidet sich von der familiären Polyposis coli durch das Auftreten extraintestinaler Manifestationen, wie Osteome oder Weichteiltumoren (Dermoidzyste, Lipom, Desmoid, Fibrom). Die familiäre Polyposis coli und das Gardner-Syndrom sind mit Polypen in Magen und Dünndarm vergesellschaftet, so daß bei allen Patienten eine Ösophagogastroduodenoskopie erforderlich ist. Das Gardner-Syndrom ist nach entsprechenden Publikationen mit einem erhöhten Risiko für eine Adenokarzinomentwicklung in der Vater-Papille (S. 272) assoziiert.

(C) Das Risiko einer Karzinomentwicklung, das mit den familiären adenomatösen Polyposissyndromen verbunden ist, beträgt nahezu 100%. Wird eines dieser Syndrome diagnostiziert, ist die Indikation zur Kolektomie gegeben. Obgleich man versucht ist, eine subtotale Kolektomie mit Erhaltung des Rektums durchzuführen, muß berücksichtigt werden, daß dieses Vorgehen bei Patienten, bei denen im Rektum Polypen nachgewiesen wurden, mit dem hohen Risiko (10–50%) einer späteren Karzinomentwicklung im Rektumstumpf einhergeht. Sind im Rektum keine Polypen nachweisbar, kann eine subtotale Kolektomie mit anschließend regelmäßigen endoskopischen Nachuntersuchungen (Durchführung einer Sigmoidoskopie alle 6 Monate) vertreten werden. In dieser Patientengruppe liegt das Risiko einer späteren invasiven Karzinomentwicklung unter 5%.

(D) Sind in der Familie des Patienten keine weiteren Fälle einer hereditären Polypose bekannt, so ist wegen des autosomaldominanten Erbgangs ein Screening der Verwandten ersten Grades unbedingt nötig. Ein solches Screening kann mittels flexibler Sigmoidoskopie durchgeführt werden, da bei allen stark Betroffenen Polypen im distalen Kolon nachweisbar sind. Da Karzinome bereits bei 8jährigen beschrieben worden sind, sollten auch Kinder ab diesem Alter in eine Screening-Untersuchung mit einbezogen werden. Auffällige Augenpigmentation und strahlenundurchlässige Areale im Kiefer-Röntgenbild treten gewöhnlicherweise bei betroffenen Personen auf und können als Hinweis dienen; dennoch läßt sich in der Diagnosestellung die Endoskopie hier nicht durch nichtinvasive Beobachtung ersetzen. Nach Definition des verantwortlichen Genlocus wird in Zukunft ein genetisches Screening möglich sein.

(E) Beim Peutz-Jeghers-Syndrom finden sich neben multiplen Hamartomen in Dünndarm, Dickdarm und Magen Melaninpigmentablagerungen um die Lippen, an der Wangenschleimhaut sowie an Gesicht, Händen und Füßen. Diese Pigmentanomalie führt zu braunschwarzen Flecken an der Haut, die mit Eintritt der Pubertät verblassen. Die Hamartome können rezidivierende Blutungen, Invaginationen und Obstruktionen verursachen. Obgleich die Inzidenz von Karzinomen bei Patienten mit Peutz-Jeghers-Syndrom mit 2 bis 3% angegeben wird, ist eine Polypektomie im Hinblick auf die zahlreich überall im Darm auftretenden Polypen nicht immer möglich. Die Indikation für die Entfernung von Polypen oder eine Resektion ist nur gegeben, falls die Polypen spezifische Symptome hervorrufen.

(F) Die juvenilen Polyposissyndrome können ausschließlich den Dickdarm oder auch den gesamten Dünndarm befallen. Diese Syndrome sind daran erkennbar, daß die Polypen solitär oder in geringer Anzahl auftreten. Außerdem wurden herdförmige adenomatöse Veränderungen innerhalb der Polypen beschrieben, und das Karzinomrisiko scheint erhöht zu sein. Bei isolierten juvenilen Polypen sollte daher nach Möglichkeit eine Polypektomie erfolgen.

## Literatur

1. Burdick D, Prior JT. Peutz-Jeghers syndrome. Cancer 1982; 50: 2139.
2. Erbe RW. Inherited gastrointestinal polyposis syndromes. N Engl J Med 1976; 294: 1101.
3. Fehmann HC, Göke B. Identifizierung des Gens verantwortlich für die familiäre Polyposis coli. Z Gastroenterol 1992; 30: 41.
4. Foley TR, McGarrity TJ, Abt AB. Peutz-Jeghers syndrome: a clinicopathologic survey of the "Harrisburg Family" with a 49-year follow-up. Gastroenterology 1988; 95: 1535.
5. Ilida M, Yao T, Itoh H, et al. Natural history of duodenal lesions in Japanese patients with familial adenomatosis coli (Gardner's syndrome). Gastroenterology 1989; 96: 1301.
6. Offerhaus GJA, Levin LS, Giardiello FM, et al. Occult radiopaque jaw lesions in familial adenomatous polyposis coli and hereditary nonpolyposis rectal cancer. Gastroenterology 1987; 93: 490.
7. Prechtel K. Der sog. juvenile Rektumpolyp. Münch Med Wochenschr 1970; 112: 102.
8. Romania A, Zakov ZN, McGannon E, et al. Congenital hypertrophy of the retinal pigment epithelium in familial adenomatous polyps. Ophthalmology 1989; 96: 879.
9. Rösch W. Erbliche Adenomerkrankungen des Dickdarms. Dtsch Med Wochenschr 1973; 98: 2373.

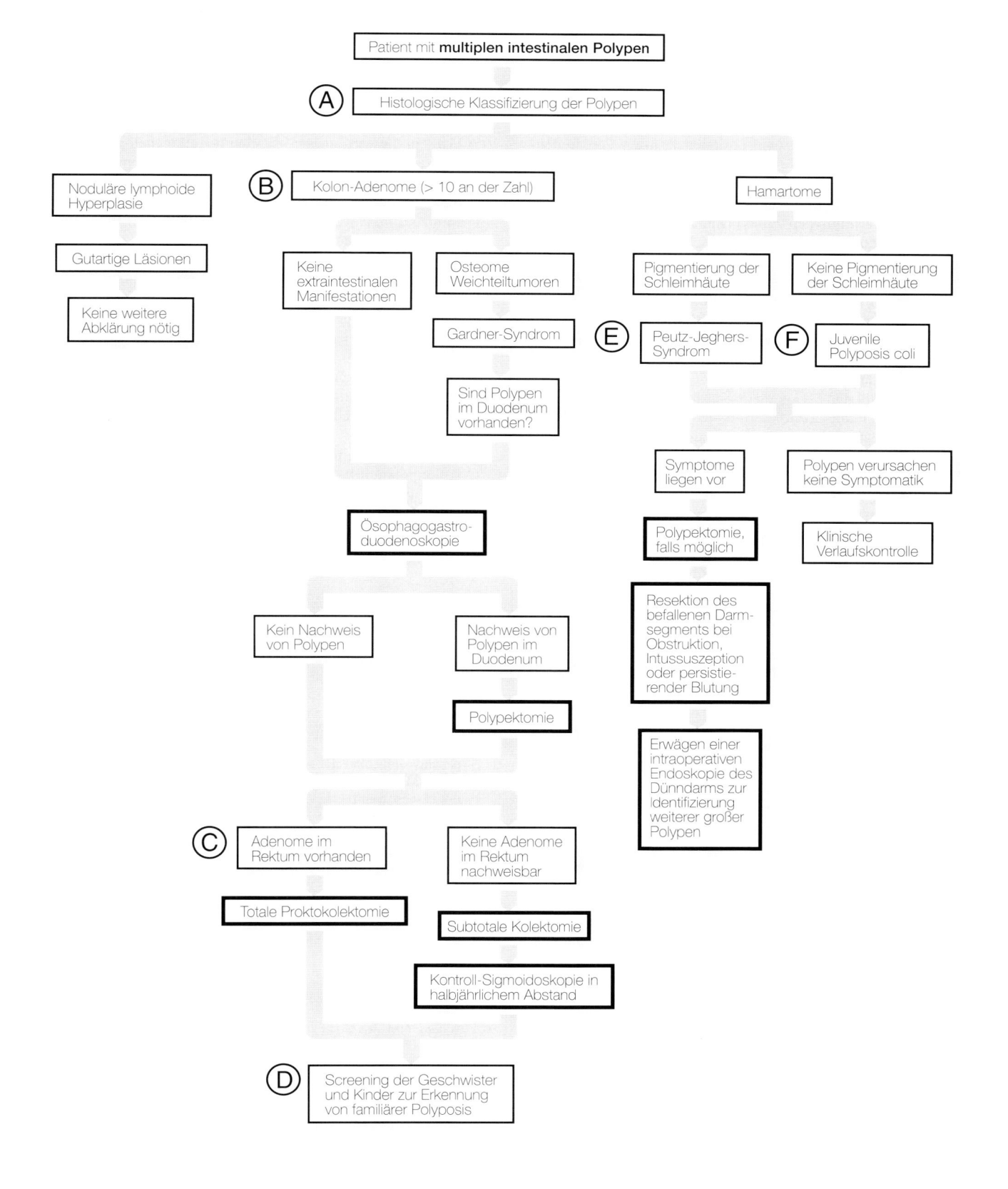

```
Patient mit multiplen intestinalen Polypen
                    │
              (A) Histologische Klassifizierung der Polypen
        ┌───────────┼────────────────────────┐
Noduläre lymphoide  (B) Kolon-Adenome        Hamartome
Hyperplasie         (> 10 an der Zahl)       ┌─────────┴──────────┐
                    ┌───────┬────────┐       Pigmentierung der    Keine Pigmentierung
Gutartige Läsionen  Keine    Osteome         Schleimhäute         der Schleimhäute
                    extraintestinalen Weichteiltumoren
Keine weitere       Manifestationen          (E) Peutz-Jeghers-   (F) Juvenile
Abklärung nötig              Gardner-Syndrom     Syndrom              Polyposis coli
                             │                   │
                    Sind Polypen                 ┌─────────┬──────────┐
                    im Duodenum                  Symptome             Polypen verursachen
                    vorhanden?                   liegen vor           keine Symptomatik
                             │                   │
                    Ösophagogastro-              Polypektomie,        Klinische
                    duodenoskopie                falls möglich        Verlaufskontrolle
                    ┌────────┴────────┐          │
                    Kein Nachweis    Nachweis von   Resektion des befallenen Darm-
                    von Polypen      Polypen im     segments bei Obstruktion,
                                     Duodenum       Intussuszeption oder persistie-
                                     │              render Blutung
                                     Polypektomie
                                                    Erwägen einer intraoperativen
                                                    Endoskopie des Dünndarms zur
                    ┌────────┴────────┐             Identifizierung weiterer großer
                (C) Adenome im   Keine Adenome      Polypen
                    Rektum       im Rektum
                    vorhanden    nachweisbar
                    │                │
                    Totale           Subtotale Kolektomie
                    Proktokolektomie │
                                     Kontroll-Sigmoidoskopie in
                                     halbjährlichem Abstand
                    │
                (D) Screening der Geschwister
                    und Kinder zur Erkennung
                    von familiärer Polyposis
```

# Kolonpolypen

(A) Kolonpolypen sind aus zwei Gründen klinisch von Bedeutung: **(a)** Es kann in ihnen und durch sie zu Symptomen (Blutung) kommen; **(b)** manche der Dickdarmpolypen entwickeln sich zu einem Adenokarzinom. Zu den nichtneoplastischen Dickdarmpolypen zählen Hamartome, hyperplastische Polypen, Pseudopolypen, «entzündliche» Polypen (Granulationsgewebspolypen) und eine ganze Anzahl submuköser Tumoren, wie z.B. Lipome. Diese nicht zur Tumorbildung tendierenden Polypen erfordern keine Therapie, es sei denn, sie verursachen eine anhaltende Symptomatik, wie z.B. Blutungen oder Invaginationen. Bei den neoplastischen Dickdarmpolypen unterscheidet man benigne Adenome und polypoide Karzinome (S. 382, 388).

(B) Bei Patienten mit adenomatösen Kolonpolypen sollte eine sorgfältige Familienanamnese in bezug auf ein Polyposissyndrom (S. 380) oder ein Karzinom erfolgen. Die klinische Bedeutung der nicht hereditären adenomatösen Polypen des Dickdarms liegt in erster Linie in ihrer Tendenz zur späteren malignen Entartung. Eine ganze Anzahl indirekter Hinweise läßt darauf schließen, daß sich die meisten Dickdarmkarzinome in solchen gutartigen adenomatösen Polypen entwickeln; deshalb sollten diese Polypen entfernt werden.

(C) Das sensitivste Untersuchungsverfahren zur zahlenmäßigen Erfassung der Polypen ist die Koloskopie. Mit Hilfe der retrograden Doppelkontrastdarstellung gelingt es, große Adenome festzustellen. Kleine Adenome (unter 1 cm) lassen sich jedoch unter Umständen radiologisch nicht nachweisen. Die Anzahl der vorhandenen Polypen bestimmt die Art der Resektion. Bei Vorliegen zahlreicher Polypen (mehr als 100) handelt es sich höchstwahrscheinlich um eine hereditäre Polypose. Das Entartungsrisiko benigner Adenome steigt in Abhängigkeit von ihrer Größe. Bei Adenomen mit einem Durchmesser von weniger als 1 cm beträgt das Risiko einer malignen Entartung annähernd 1%. Das Risiko erhöht sich auf etwa 10% bei Adenomen von 1 bis 2 cm Durchmesser und auf 45% bei Adenomen, die einen Durchmesser von mehr als 2 cm aufweisen. Das Risiko einer invasiven Karzinomentwicklung ist in villösen Adenomen, unabhängig von ihrer Größe, höher als in tubulären Adenomen. Bei Patienten mit nichthereditären multiplen adenomatösen Kolonpolypen (10–100) wird unter Umständen eine subtotale oder totale Kolektomie erforderlich, da das koloskopische Abtragen multipler Polypen mit Hilfe einer Elektroresektionsschlinge schwierig ist und das insgesamt hohe Risiko einer Kolonkarzinomentwicklung berücksichtigt werden muß. Falls das Rektum nicht mit entfernt wird, sind halbjährliche Kontrollsigmoidoskopien notwendig. Die koloskopische Polypektomie sollte bei Patienten durchgeführt werden, die weniger als 10 Adenome aufweisen.

(D) Wird in Gewebsproben, die den abgetragenen Polypen entnommen wurden, ein invasives Karzinom nachgewiesen, so muß entschieden werden, ob zusätzlich eine Resektion des Kolonabschnitts indiziert ist. Die Resektion ist indiziert, wenn das invasive Karzinom in einem breitbasig aufsitzenden Polypen festgestellt wird oder das Karzinom den Stiel des Polypen im Bereich des Resektionsrandes infiltriert hat, eine mangelnde Differenzierung aufweist oder sich ein Einbruch in Lymph- bzw. Blutgefäße nachweisen läßt. Liegt keines dieser ungünstigen histologischen Kriterien vor, so ist das Risiko eines Lokalrezidivs oder einer Metastasierung gering (weniger als 1%). Die Entscheidung, eine Dickdarmresektion vorzunehmen, hängt im wesentlichen vom relativen Operationsrisiko des einzelnen Patienten ab, aber auch von seiner Angst hinsichtlich eines Rezidivs (Risiko unter 1%).

(E) Bei Patienten mit diagnostisch gesicherten adenomatösen Kolonpolypen besteht ein hohes Risiko für die spätere Bildung weiterer Polypen (10–30%) oder für die Entwicklung eines Dickdarmkarzinoms (2- bis 5fach erhöhtes Risiko). Diese Patienten sollten daher in regelmäßigen Abständen mit Koloskopien untersucht werden.

## Literatur

1. Brünner H, Ekkert CP, Loth R. Submuköse Lipome des Dickdarms. Dtsch Med Wochenschr 1973; 98: 1064.
2. Cranley JP, Petras RE, Carey WD, et al. When is endoscopic polypectomy adequate therapy for colonic polyps containing invasive carcinoma? Gastroenteroloy 1986; 91: 419.
3. Lambert R, Sobin LH, Waye JD, Stalder GA. The management of patients with colorectal adenomas. CA 1984; 34: 167.
4. Lotfi AM, Spencer RJ, Ilstrup DM, Melton LJ 3d. Colorectal polyps and the risk of subsequent carcinoma. Mayo Clin Proc 1986; 61: 337.
5. Nguyen HN, Walker S, Fritz P, Kreichgauer HP, Baum KD, Bode JC. Lokalisation kolorektaler Polypen und Karzinome in Abhängigkeit von Größe und histologischem Befund. Dtsch Med Wochenschr 1991; 116: 1041.
6. O'Brien MJ, Winawer SJ, Zauber AG, et al. The national polyp study. Patient and polyp characteristics associated with high-grade dysplasia in colorectal adenomas. Gastroenterology 1990; 98: 371.
7. Provenzale D, Garrett JW, Condon SE, Sandler RS. Risk for colon adenomas in patients with rectosigmoid hyperplastic polyps. Ann Intern Med 1990; 113: 760.
8. Ransohoff DF, Lang CA, Huo HS. Colonoscopic surveillance after polypectomy: considerations of cost effectiveness. Ann Intern Med 1991; 114: 177.
9. Wilcox GM, Beck JR. Early invasive cancer in adenomatous colonic polyps ("malignant polyps"). Gastroenterology 1987; 92: 1159.
10. Winawer SJ, Sherlock P. Surveillance for colorectal cancer in average risk patients, familial high risk groups in patients with adenomas. Cancer 1982; 50: 2609.

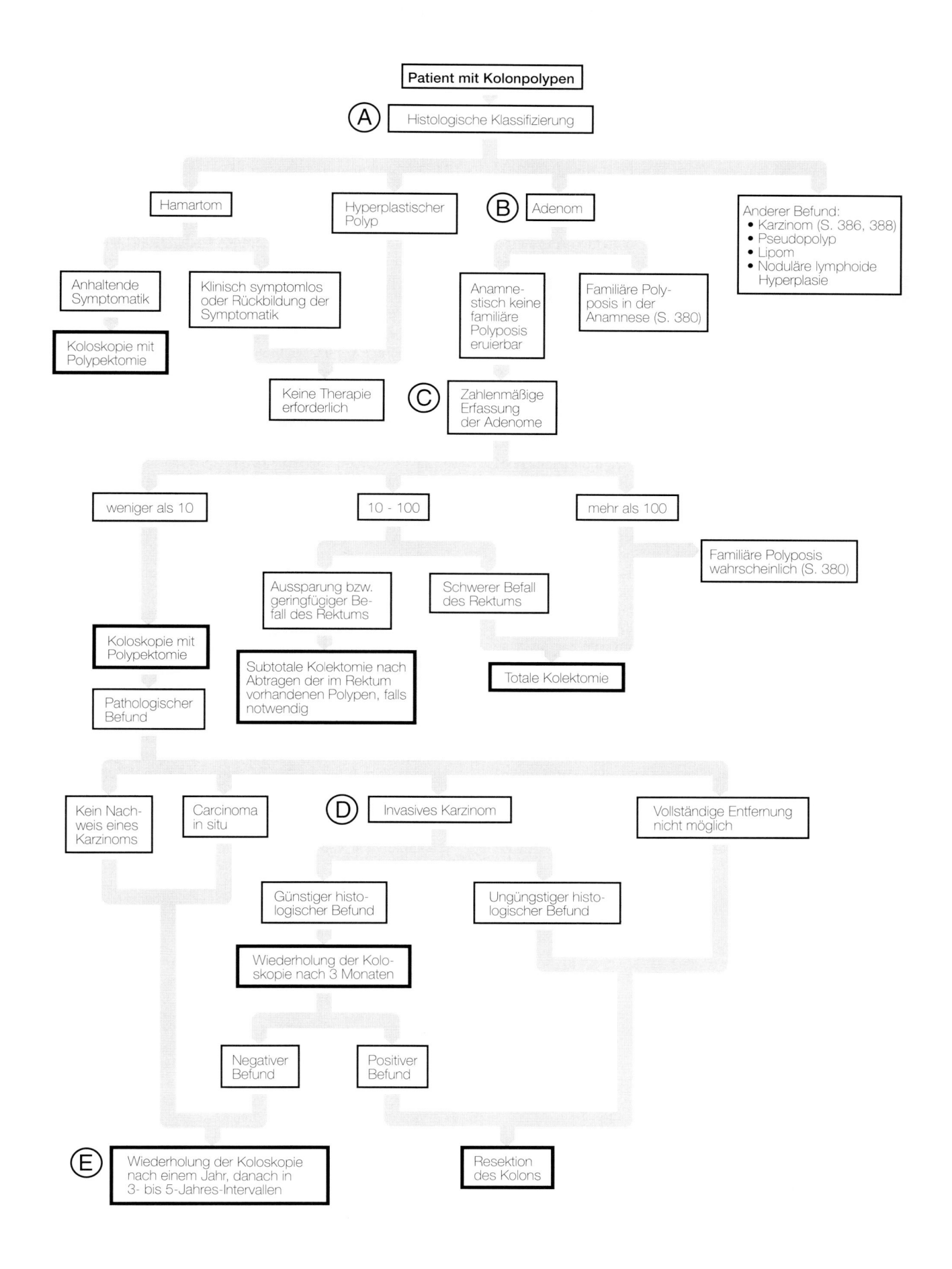

```
Patient mit Kolonpolypen
            │
           (A) Histologische Klassifizierung
            │
   ┌────────┼────────┬──────────────┬──────────────────────────┐
Hamartom   Hyperplastischer  (B) Adenom        Anderer Befund:
            Polyp                              • Karzinom (S. 386, 388)
                                               • Pseudopolyp
                                               • Lipom
                                               • Noduläre lymphoide
                                                 Hyperplasie
```

- **Hamartom**
  - Anhaltende Symptomatik → **Koloskopie mit Polypektomie**
  - Klinisch symptomlos oder Rückbildung der Symptomatik → Keine Therapie erforderlich

- **Adenom (B)**
  - Anamnestisch keine familiäre Polyposis eruierbar → (C) Zahlenmäßige Erfassung der Adenome
  - Familiäre Polyposis in der Anamnese (S. 380)

**(C) Zahlenmäßige Erfassung der Adenome:**

- **weniger als 10** → **Koloskopie mit Polypektomie** → Pathologischer Befund
- **10 – 100**
  - Aussparung bzw. geringfügiger Befall des Rektums → **Subtotale Kolektomie nach Abtragen der im Rektum vorhandenen Polypen, falls notwendig**
  - Schwerer Befall des Rektums → **Totale Kolektomie**
- **mehr als 100** → Familiäre Polyposis wahrscheinlich (S. 380)

**Pathologischer Befund:**
- Kein Nachweis eines Karzinoms
- Carcinoma in situ
- (D) Invasives Karzinom
  - Günstiger histologischer Befund → **Wiederholung der Koloskopie nach 3 Monaten**
    - Negativer Befund → (E) **Wiederholung der Koloskopie nach einem Jahr, danach in 3- bis 5-Jahres-Intervallen**
    - Positiver Befund → Resektion des Kolons
  - Ungünstiger histologischer Befund → Resektion des Kolons
- Vollständige Entfernung nicht möglich → Resektion des Kolons

# Screening kolorektaler Karzinome

In den Vereinigten Staaten entfallen, jährlich mehr als 70 000 Todesfälle auf das kolorektale Karzinom. Die Früherkennung der malignen Dickdarmtumoren führt zu einer erheblich günstigeren Prognose (s. Abb.). Die Therapie eines fortgeschrittenen kolorektalen Karzinoms ist hingegen enttäuschend ineffektiv. Aus diesen Gründen scheinen Vorsorgeuntersuchungen, die im Rahmen der vorhandenen medizinischen Versorgung durchgeführt werden können, sinnvoll, auch wenn derartige Screenings bisher noch nicht kostengünstig genug durchgeführt werden können.

(A) Die Patientengruppen mit einem besonders hohen Risiko für die Entwicklung eines kolorektalen Karzinoms sind klar definiert. Die größte Risikogruppe stellen klinisch symptomlose Patienten beiderlei Geschlechts, die das 40. Lebensjahr überschritten haben. Die Karzinominzidenz verdoppelt sich nach dem 40. Lebensjahr alle 10 Jahre und erreicht ihren Höhepunkt etwa um das 75. Lebensjahr. Da die Inzidenz des kolorektalen Karzinoms zwischen dem 40. und 50. Lebensjahr verhältnismäßig wenig zunimmt, empfehlen manche Autoren, mit den Vorsorgeuntersuchungen ab dem 50., und nicht schon ab dem 40. Lebensjahr zu beginnen. Bei Patienten, die seit mehr als 8 Jahren an einer Colitis ulcerosa leiden, steigt das Risiko, an einem kolorektalen Karzinom zu erkranken, jährlich um 1%. Das Risiko einer Karzinomentwicklung scheint auch bei Patienten mit einer Colitis Crohn erhöht zu sein; über die Größenordnung dieses Risikos existieren allerdings keine genauen Angaben. Patienten, die in der Vorgeschichte an einem Dickdarmkarzinom oder Adenomen erkrankt waren, sind ebenfalls vermehrt gefährdet (S. 382, 386, 388). Bei Patienten mit familiärer Polypose (S. 380) liegt das Risiko einer Dickdarmkarzinomentwicklung bei annähernd 100%. Ein gehäuftes Auftreten von Kolonkarzinomen ohne Vorliegen einer hereditären Polypose sollte zu einer engmaschigen Überwachung aller Familienmitglieder veranlassen. Patienten mit einem Verwandten ersten Grades, der an einem kolorektalen Karzinom erkrankt ist, weisen ein erhöhtes Karzinomrisiko auf (3-8%). Darüber hinaus setzt bei diesen Patienten die Karzinomentwicklung in jüngeren Jahren ein.

(B) Die Stuhluntersuchung auf okkultes Blut unter Verwendung von Guajak-präparierten Filterstreifen hat die weiteste Verbreitung gefunden. Das Standardvorgehen bei diesem Testverfahren besteht darin, an drei aufeinanderfolgenden Tagen zwei Stuhlproben auf einen Teststreifen aufzubringen. Nahrungsmittel mit hohem Peroxidasegehalt (rohes Fleisch, Rüben, Meerrettich) und eine Behandlung mit nichtsteroidalen Antiphlogistika, die einen gastrointestinalen Blutverlust verursachen können, verringern die Spezifität dieses Tests. Auf entsprechende Nahrungsmittel bzw. Medikamente sollte daher 3 Tage vor und während der Stuhluntersuchung verzichtet werden. Vitamin C hemmt die Testreaktion, eine Einnahme muß daher ebenfalls vermieden werden. Die Teststreifen dürfen nicht nochmals mit Wasser in Berührung kommen (Zunahme falsch positiver Resultate) und sollten möglichst innerhalb von 4 Tagen nach Auftragen der Stuhlproben untersucht werden. Jedes einzelne positive Resultat bei einer Stuhluntersuchung auf okkultes Blut muß diagnostisch abgeklärt werden (S. 148), da bei 30 bis 80% dieser Patienten (erhöhter Prozentsatz mit zunehmendem Alter) ein Adenom oder ein potentiell kurables Kolonkarzinom im Frühstadium nachgewiesen werden kann. Stuhluntersuchungen auf okkultes Blut ergeben jedoch bei 30% der Patienten mit einem Dickdarmkarzinom und bei 70% der Patienten mit einem Adenom ein negatives Resultat.

(C) Der hohe Prozentsatz falsch negativer Ergebnisse, der sich bei Stuhluntersuchungen auf okkultes Blut findet, hat die Mehrzahl der Autoren zu der Empfehlung veranlaßt, zur Vorsorge Sigmoido- bzw. Koloskopien bereits ab dem 50. Lebensjahr durchzuführen. Man geht davon aus, daß sich das kolorektale Karzinom in benignen Adenomen entwickelt, und es ist bekannt, daß die Adenom-Karzinom-Sequenz durchschnittlich 6 bis 8 Jahre in Anspruch nimmt. Zum Nachweis solcher Adenome sind daher Kontrollendoskopien in 3- bis 5-Jahres-Abständen empfehlenswert. Dabei weist die flexible Sigmoidoskopie (S. 34) gegenüber der starren Rektosigmoidoskopie viele Vorteile auf.

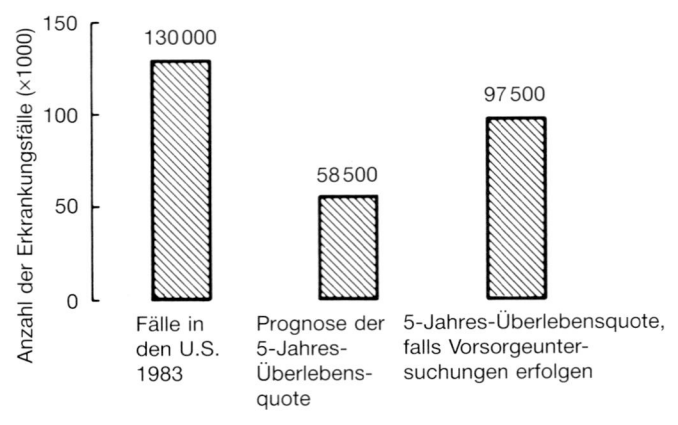

Aus dem Diagramm wird ersichtlich, wie sachgerecht durchgeführte Vorsorgeuntersuchungen die voraussichtliche 5-Jahres-Überlebensrate (75% gegenüber 45%) der 130 000 neuen Fälle eines kolorektalen Karzinoms beeinflussen würden, die im Jahre 1983 durch herkömmliche Untersuchungstechniken diagnostiziert wurden.

## Literatur

1. Eddy DM. Screening for colorectal cancer. Ann Intern Med 1990; 113: 373.
2. Fleischer DE, Golberg SB, Browning TH, et al. Detection and surveillance of colorectal cancer. JAMA 1989; 261: 580.
3. Gnauck R. Früherkennung kolorektaler Karzinome. Therapiewoche 1986; 36: 1527. .
4. Grossman S, Milos ML, Tekawa JS, Jewell NP. Colonoscopic screening of persons with suspected risk factors for colon cancer: II. Past history of colorectal neoplasms. Gastroenterology 1989; 96: 299.
5. Neugut AI, Pita S. Role of sigmoidoscopy in screening for colorectal cancer: a critical review. Gastroenterology 1988; 95: 492.
6. Porschen R, Strohmeyer G. Prophylaxe des kolorektalen Karzinoms durch endoskopische Untersuchungen. Z Gastroenterol 1992; 30: 823.
7. Ransohoff DF, Lang CA. Small adenomas detected during fecal occult blood test screening for colorectal cancer. The impact of serendipity. JAMA 1990; 264: 76.
8. Sherlock P, Lipkin M, Winawer SJ. The prevention of colon cancer. Am J Med 1980; 68: 917.
9. Winawer SJ, Fleisher M, Baldwin M. Current status of fecal occult blood testing and screening for colorectal cancer. CA 1982; 32: 100.
10. Winawer SJ. Screening for colorectal cancer: An overview. Cancer 1980; 45: 1093.

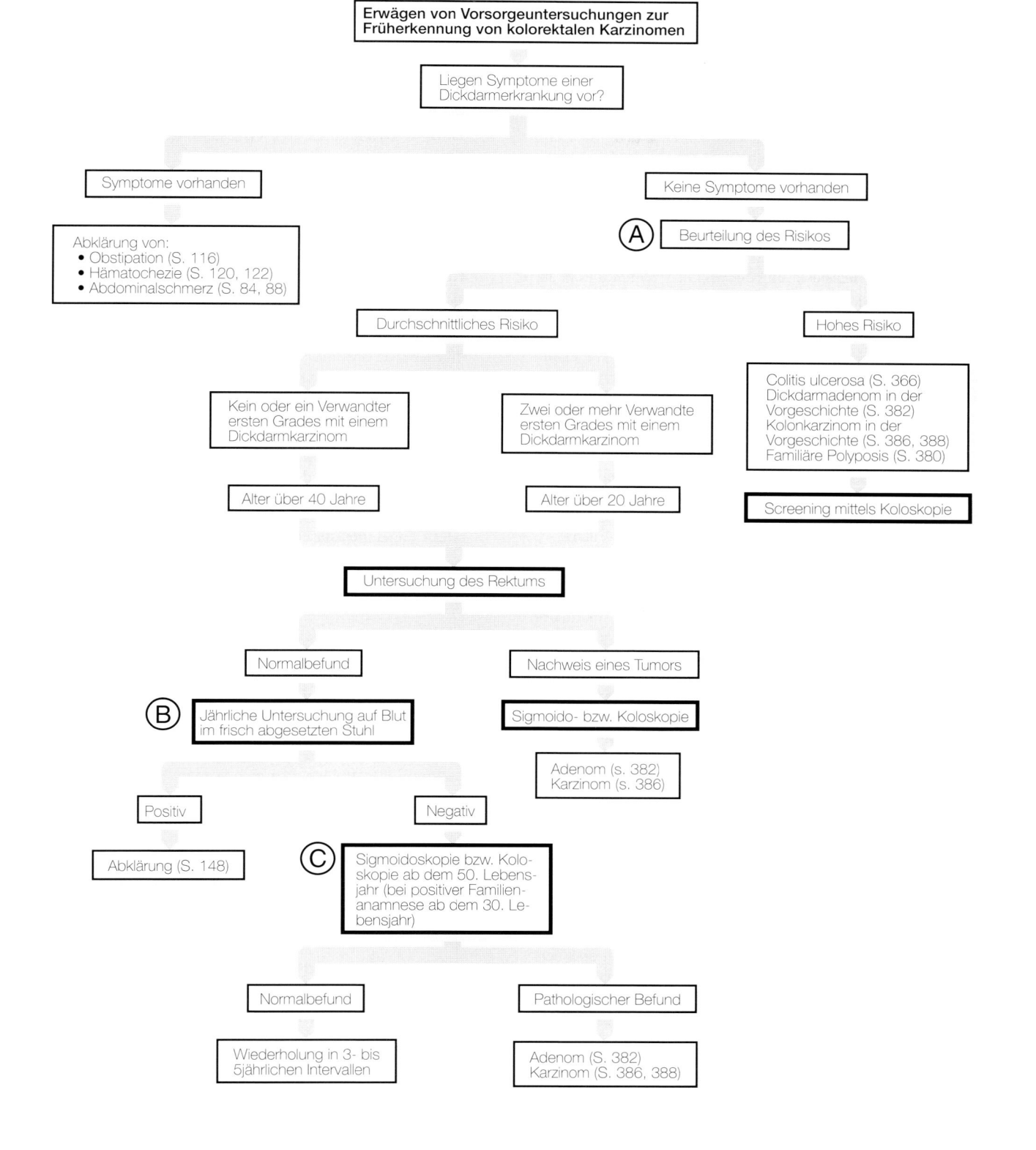

```
                    ┌──────────────────────────────────────┐
                    │ Erwägen von Vorsorgeuntersuchungen zur│
                    │ Früherkennung von kolorektalen Karzinomen│
                    └──────────────────────────────────────┘
                                     │
                    ┌──────────────────────────────┐
                    │ Liegen Symptome einer        │
                    │ Dickdarmerkrankung vor?      │
                    └──────────────────────────────┘
```

- **Symptome vorhanden**
  - Abklärung von:
    - Obstipation (S. 116)
    - Hämatochezie (S. 120, 122)
    - Abdominalschmerz (S. 84, 88)

- **Keine Symptome vorhanden**
  - (A) Beurteilung des Risikos

  - **Durchschnittliches Risiko**
    - Kein oder ein Verwandter ersten Grades mit einem Dickdarmkarzinom
      - Alter über 40 Jahre
    - Zwei oder mehr Verwandte ersten Grades mit einem Dickdarmkarzinom
      - Alter über 20 Jahre

    - **Untersuchung des Rektums**
      - **Normalbefund**
        - (B) Jährliche Untersuchung auf Blut im frisch abgesetzten Stuhl
          - Positiv → Abklärung (S. 148)
          - Negativ → (C) Sigmoidoskopie bzw. Koloskopie ab dem 50. Lebensjahr (bei positiver Familienanamnese ab dem 30. Lebensjahr)
            - Normalbefund → Wiederholung in 3- bis 5jährlichen Intervallen
            - Pathologischer Befund → Adenom (S. 382), Karzinom (S. 386, 388)
      - **Nachweis eines Tumors**
        - Sigmoido- bzw. Koloskopie
          - Adenom (S. 382)
          - Karzinom (S. 386)

  - **Hohes Risiko**
    - Colitis ulcerosa (S. 366)
    - Dickdarmadenom in der Vorgeschichte (S. 382)
    - Kolonkarzinom in der Vorgeschichte (S. 386, 388)
    - Familiäre Polyposis (S. 380)
    - **Screening mittels Koloskopie**

# Rektumkarzinom

(A) Die Ausdehnung der lokalen Tumorerkrankung wird am besten durch eine sorgfältige rektale Untersuchung beurteilt, womit sich Größe und Beweglichkeit des rektalen Primärtumors festlegen lassen. Bei großen, auf der Unterlage fixierten Tumoren kann man davon ausgehen, daß sich die Geschwulst durch die Darmwandschichten hindurch ausgedehnt und auf benachbarte Strukturen übergegriffen hat. Tastet man im Rektum eine derbe Resistenz (Blumer-Zeichen), zeigt dies eine regionale Metastasierung des rektalen Primärtumors an. Die endoskopische Ultrasonographie ist eine zuverlässige Methode, die lokale Ausdehnung eines Rektumkarzinoms festzustellen. Fernmetastasen manifestieren sich in der Regel in Form eines Lymphknotenbefalls oder einer Hepatomegalie (S. 154). Zum Nachweis von Metastasen erfolgen routinemäßig eine Leberfunktionsdiagnostik und Thorax-Röntgenaufnahmen. Die quantitative Bestimmung des karzinoembryonalen Antigens (CEA) verschafft prognostische Aufschlüsse und erweist sich bei der späteren Verlaufskontrolle von Patienten mit kolorektalem Karzinom als hilfreich. Da die Inzidenz synchroner Zweittumoren (Adenome oder Karzinome) mindestens bei 20% liegt, muß zum Zeitpunkt der Diagnosestellung eine Koloskopie durchgeführt werden.

(B) Die operative Entfernung des Primärtumors ist bislang die einzige Therapiemöglichkeit mit guten Aussichten auf eine Heilung. Eine Anastomosierung mit dem unteren Rektumabschnitt kann erfolgen, falls distal des Karzinoms eine 4 cm breite tumorfreie Sicherheitszone vorhanden ist. Eine abdominoperineale Resektion mit einer permanenten Kolostomie kann somit meist vermieden werden. Bei Patienten, die ein hohes Operationsrisiko aufweisen oder eine Kolostomie ablehnen, kann entweder eine lokale Exzision oder eine Fulguration vorgenommen werden.

(C) Die Prognose des Rektumkarzinoms hängt unmittelbar vom Tumorstadium ab. Bei der Stadieneinteilung, die im Flußdiagramm verwendet wird, handelt es sich um die modifizierte Klassifikation nach *Dukes*, wie sie von *Astler* und *Coller* vorgeschlagen wurde. Bei Stadium A (5-Jahres-Überlebensrate 95%) ist der Tumor auf die Mukosa begrenzt. Bei Stadium B (5-Jahres-Überlebensrate 65%) hat sich der Tumor bis in die Muscularis propria ausgedehnt, diese Schicht jedoch nicht durchbrochen. Bei Stadium $B_2$ (5-Jahres-Überlebensrate 50%) hat der Tumor die Muscularis propria vollständig durchdrungen. Bei Stadium C (5-Jahres-Überlebensrate 15-40%) finden sich Lymphknotenmetastasen. Stadium D (5-Jahres-Überlebensrate unter 5%) bezieht sich allgemein auf Patienten mit Fernmetastasen.

(D) Eine Strahlentherapie ist bei 50 bis 60% der Patienten mit nicht resezierbaren Rezidiven im Bereich von Becken oder Skelett von palliativem Nutzen. Es zeigte sich, daß durch eine adjuvante Strahlentherapie bei Rektalkarzinomen des Stadiums $B_2$, $C_1$ und $C_2$ die Inzidenz von Rezidiven im Bereich des Beckens von 40 bis 50% auf etwa 10% reduziert werden kann. Dieses Verfahren wird daher bei entsprechend disponierten Patienten als Standardtherapie empfohlen. In neueren Studien wurde festgestellt, daß die postoperative Gabe von *Fluorouracil* und *CCNU* insgesamt die Lebenserwartung erhöht.

(E) Die Kontrolluntersuchungen im Lauf der ersten zwei Jahre nach der Operation erfolgen derzeit in mindestens 3monatigen Intervallen, danach werden über weitere zwei Jahre halbjährliche Nachuntersuchungen vorgenommen. Bei jeder Konsultation wird eine gezielte Anamnese erhoben und eine körperliche Untersuchung durchgeführt. Zur Inspektion der Anastomose erfolgt eine Proktosigmoidoskopie. Weiterhin wird der Stuhl auf okkultes Blut hin untersucht und eine quantitative Bestimmung des karzinoembryonalen Antigens vorgenommen. Ein ansteigender CEA-Spiegel ist bei 60 bis 70% der Patienten mit rezidivierendem kolorektalem Karzinom der früheste Hinweis auf ein Tumorrezidiv.

(F) Die Wahl der Therapie bei rezidivierendem Rektumkarzinom hängt von der Art und der Ausdehnung des Rezidivs ab. Ein Lokalrezidiv im Resektionsbereich kann bei 25 bis 40% der Patienten mit Erfolg operativ entfernt werden. Solitäre Leber- oder Lungenmetastasen werden ebenfalls mit einer 5-Jahres-Überlebensrate von etwa 25% reseziert. Bei nicht resezierbaren Rezidiven besteht die Möglichkeit einer palliativen Strahlentherapie zur Linderung der Symptomatik.

(G) Die chirurgische Resektion ist nach wie vor das effektivste Verfahren, um bei Patienten mit metastasierendem Rektumkarzinom langfristig eine Kontrolle der lokalen Tumorerkrankung zu erreichen. Bei Patienten, die durch eine Operation stark gefährdet wurden oder die ausgedehnte unresezierbare rektale Primärtumoren aufweisen, kommt als therapeutische Alternative eine lokale Tumorexzision, eine Fulguration, eine Koagulation mit Laserstrahlen oder eine primäre Strahlentherapie zur Behandlung der Lokalerkrankung in Frage.

## Literatur

1. Beynon J, Mortensen NJ, Foy DM, et al. The detection and evaluation of locally recurrent rectal cancer with rectal endosonography. Dis Colon Rectum 1989; 32: 509.
2. Ditfurth B v, Buhl K, Friedl P. Palliative endoscopic therapy for rectal cancer with neodymium: YAG laser. Eur J Surg Oncol 1990; 16: 376.
3. Goldenberg DM, Neville AM, Carter AC, Go VLW, Holyoke ED, Isselbacher KJ, Scheen PS, Schwartz M. CEA (carcinoembryonic antigen): its role as a marker in the management of cancer. J Cancer Res Clin Oncol 1981; 101: 239.
4. Griem KL. Radiation therapy in the management of rectal cancer. Hematol Oncol Clin North Am 1989; 3: 103.
5. Hammes PH, Gnauck R, Hawle H. Screening nach kolorektalen Neoplasien: Vergleich von Hemdetec und Haemoccult. Z Gastroenterol 1989; 27: 611.
6. Localio SA, Eng K, Coppa GF. Abdominosacral resection for midrectal cancer. A 15 year experience. Ann Surg 1983; 198: 320.
7. NIH consensus conference. Adjuvant therapy for patients with colon and rectal cancer. JAMA 1990; 264: 1444.

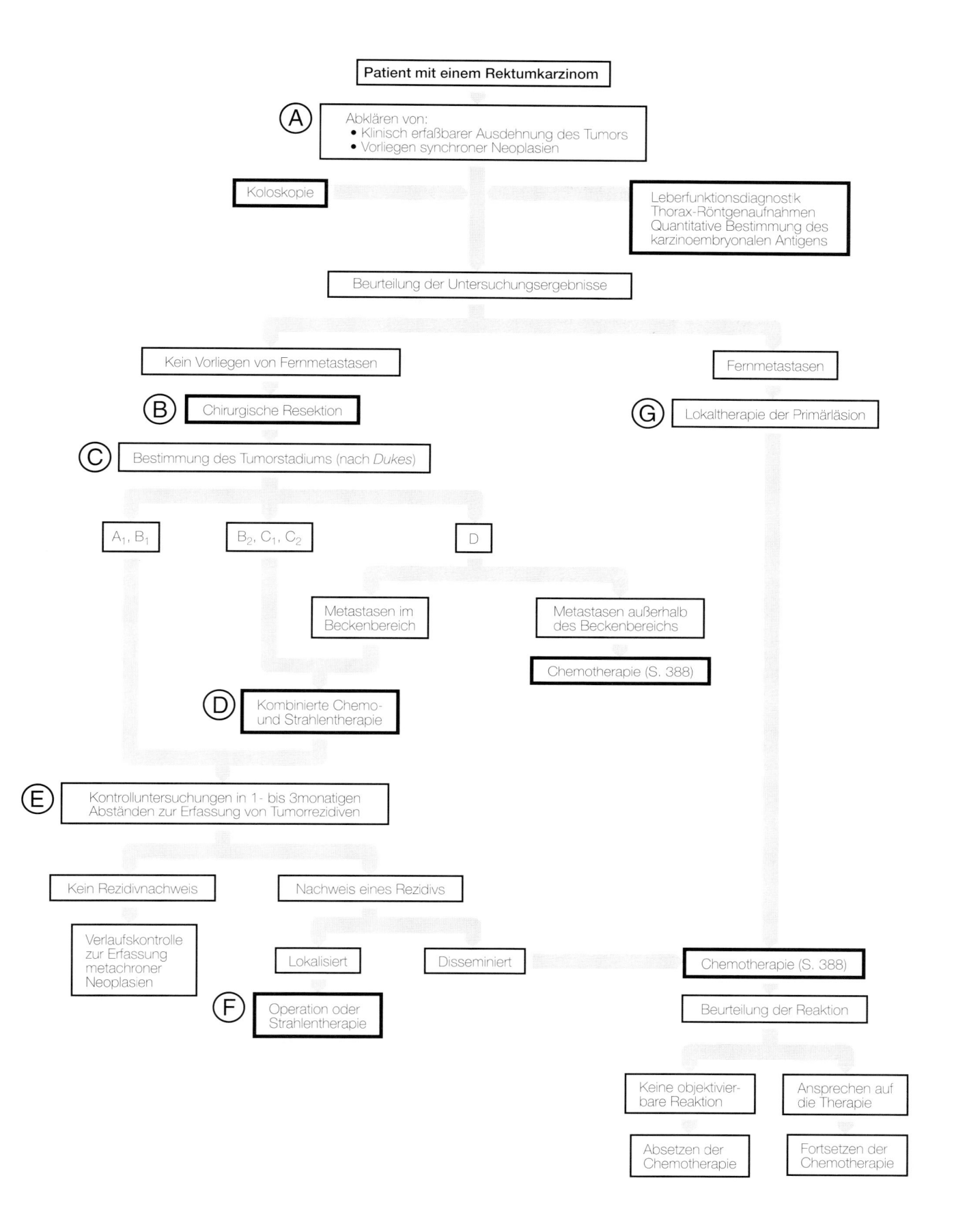

```
                        Patient mit einem Rektumkarzinom
                                     │
                    (A) Abklären von:
                        • Klinisch erfaßbarer Ausdehnung des Tumors
                        • Vorliegen synchroner Neoplasien
                                     │
        ┌────────────────────────────┼────────────────────────────────┐
     Koloskopie                                              Leberfunktionsdiagnostik
                                                             Thorax-Röntgenaufnahmen
                                                             Quantitative Bestimmung des
                                                             karzinoembryonalen Antigens
        └────────────────────────────┬────────────────────────────────┘
                          Beurteilung der Untersuchungsergebnisse
                                     │
              ┌──────────────────────┴──────────────────────┐
       Kein Vorliegen von Fernmetastasen              Fernmetastasen
              │                                              │
        (B) Chirurgische Resektion                    (G) Lokaltherapie der Primärläsion
              │
        (C) Bestimmung des Tumorstadiums (nach Dukes)
              │
      ┌───────┼──────────────┬────────────┐
    A₁, B₁           B₂, C₁, C₂             D
                          │                    │
                    Metastasen im        Metastasen außerhalb
                    Beckenbereich        des Beckenbereichs
                          │                    │
                                        Chemotherapie (S. 388)
                          │
                    (D) Kombinierte Chemo-
                        und Strahlentherapie

        (E) Kontrolluntersuchungen in 1- bis 3monatigen
            Abständen zur Erfassung von Tumorrezidiven
              │
      ┌───────┴──────────────┐
  Kein Rezidivnachweis   Nachweis eines Rezidivs
        │                      │
   Verlaufskontrolle      ┌────┴────┐
   zur Erfassung       Lokalisiert  Disseminiert         Chemotherapie (S. 388)
   metachroner            │                                      │
   Neoplasien        (F) Operation oder                    Beurteilung der Reaktion
                         Strahlentherapie                         │
                                                    ┌─────────────┴─────────────┐
                                              Keine objektivier-         Ansprechen auf
                                              bare Reaktion              die Therapie
                                                    │                          │
                                              Absetzen der              Fortsetzen der
                                              Chemotherapie             Chemotherapie
```

# Kolonkarzinom

Das klinische Erscheinungsbild eines Kolonkarzinoms bei Diagnosestellung hat oft auch prognostischen Wert. Die Prognose ist für die Patienten besser, bei denen das asymptomatische Karzinom im Rahmen einer Screening-Untersuchung gefunden wurde; vergleichsweise schlechter ist sie bei Karzinomen, die bei der diagnostischen Abklärung einer Obstruktion oder Perforation entdeckt wurden. Eine vollständige Koloskopie sollte nach der Diagnosestellung durchgeführt werden, da in 5% der Fälle zeitgleich weitere Karzinome und in 30-40% Adenome vorliegen.

(A) Die Prognose beim primären Kolonkarzinom hängt unmittelbar von den Ausdehnung des Lokaltumors sowie vom Ausmaß seiner Metastasierung ab. Ob lediglich palliative oder aber kurative Therapiemaßnahmen ergriffen werden können, stellt sich frühestens dann heraus, wenn Fernmetastasen nachgewiesen bzw. ausgeschlossen sind. Fernmetastasen können durch den Befall von intraabdominellen Lymphknoten, Lymphknoten im Beckenraum oder supraklavikulären Lymphknoten klinisch in Erscheinung treten. Am häufigsten metastasiert das Dickdarmkarzinom in die Leber. Es sollte daher eine sorgfältige Untersuchung der Lebergröße, die Bestimmung der Leberenzyme (alkalische Phosphatase, Transaminasen) sowie Sonogramm und Computertomogramm zum sicheren Ausschluß von Lebermetastasen erfolgen.

(B) Da Dickdarmkarzinome häufig Komplikationen wie Blutung, Perforation oder Obstruktion verursachen, muß der Primärtumor durch entsprechende Therapiemaßnahmen unter Kontrolle gebracht werden; dafür bieten sich verschiedene Verfahren an. Auch bei gesicherten Fernmetastasen ist die beste Art der lokalen Tumorkontrolle die chirurgische Resektion der Primärgeschwulst. Gelegentlich kann bei Patienten mit hohem Operationsrisiko eine lokale Strahlentherapie oder eine systemische Chemotherapie ohne primäre Resektion durchgeführt werden.

(C) Der Lymphabfluß aus dem Kolon erfolgt über benachbarte Lymphknoten (Nodi lymphatici colici), welche entlang der innerhalb des Mesenteriums verlaufenden Blutgefäße lokalisiert sind. Aus diesem Grund wird bei Dickdarmresektionen mit angestrebter Heilung empfohlen, die Resektion den anatomischen Verhältnissen entsprechend bis zur Radix mesenterii auszudehnen. Solche Resektionen gehen mit keiner größeren Morbidität einher als vergleichsweise weniger radikale Resektionen.

(D) Die kombinierte Gabe von *Ergamisol* und *Fluorouracil* senkt bei Patienten mit einem Karzinom vom Typ Duke C nach kurativer Resektion die Rezidivrate um 41% und die Todesrate um 33%. Bei Läsionen vom Typ $B_2$ sind die Ergebnisse weniger eindeutig. Gegenwärtig gibt es keine Anhaltspunkte dafür, daß eine adjuvante Strahlentherapie bei primären Kolonkarzinomen von therapeutischem Nutzen ist.

(E) Das therapeutische Vorgehen bei verbliebenen unresezierbaren oder rezidivierenden Dickdarmkarzinomen hängt davon ab, ob es sich um eine lokalisierte oder disseminierte Tumorerkrankung handelt. Bei Vorliegen solitärer Leber- oder Lungenmetastasen führt die chirurgische Resektion zu einer 5-Jahres-Überlebensrate von 25 bis 35% und sollte daher in Betracht gezogen werden. Leider erweist sich die Mehrzahl der Lungen- oder Lebermetastasen als nicht solitär. Bei lokalisierten Becken- oder Knochenmetastasen ist eine wirkungsvolle Palliativbehandlung mit Hilfe der Radiotherapie möglich.

(F) Die Chemotherapie bei metastasierendem Dickdarmkarzinom ist nicht kurativ. Es kann daher bei Patienten mit klinisch symptomlosen metastasierenden Dickdarmkarzinomen angebracht sein, diese Therapie zunächst nicht durchzuführen, um feststellen zu können, wie schnell der Tumor sich weiterentwickelt. Bei Nachweis einer fortschreitenden Vergrößerung der Metastasen oder bei Einsetzen von Symptomen kann die Chemotherapie dann eingeleitet werden. Da nur etwa 20% der Patienten auf eine zytostatische Therapie ansprechen, ist ein objektivierbarer Tumorherd für die Beurteilung des Therapieerfolgs unabdingbare Voraussetzung. Inzwischen wurden vielversprechende Berichte über Immuntherapie und über intraarterielle Therapie (regionale Chemotherapie) bei Lebermetastasen veröffentlicht; allerdings ist noch ungewiß, inwiefern diese neuen Ansätze die Überlebenszeit wirklich verbessern können. Gegebenenfalls wäre ein Therapieversuch im Rahmen einer kontrollierten Untersuchung zu erwägen.

## Literatur

1. Butler J, Attiyeh FF, Daly JM. Hepatic resection for metastases of the colon and rectum. Surg Gynecol Obstet 1986; 162: 109.
2. Chu DZ, Giacco G, Martin RG, Guinee VF. The significance of synchronous carcinoma and polyps in the colon and rectum. Cancer 1986; 57: 445.
3. Gastrointestinal Tumor Study Group. Adjuvant Therapy of Colon Cancer - Results of a Prospectively Randomized Trial. N Engl J Med 1984; 310: 737.
4. Kemeny N, Daly J, Reichman B, et al. Intrahepatic or systemic infusion of fluorodeoxyuridine in patients with liver metastases from colorectal carcinoma. Ann Intern Med 1987; 107: 459.
5. Moertel CG, Fleming TR, MacDonald JS, et al. Levamisole and fluorouracil for adjuvant therapy of resected colon carcinoma. N Engl J Med 1990; 322: 352.
6. Moertel CG, Thynne GS. Large bowel. In: Cancer Medicine. Holland JF, Frei E III (eds). Philadelphia: Lea & Febiger 1982; p. 1830.
7. Porschen P, Stremmel W. Adjuvante Chemotherapie verbessert die Überlebenschancen beim kurativ operierten Kolokarzinom im Stadium Dukes C. Z Gastroenterol 1990; 28: 375.
8. Scheele J, Gall FP, Wapfner F, Altendorf A, Hoferichter S. Chirurgische Behandlung von Lebermetastasen kolorektaler Karzinome. Fortschr Med 1985; 103: 577.
9. Steffen R. Die Therapie von Metastasen kolorektaler Karzinome. Schweiz Rundschau Med 1986; 75: 1258.
10. Steinberg SM, Barkin JS, Kaplan RS, Stablein DM. Prognostic indicators of colon tumors. Cancer 1986; 57: 1866.

```
                    Diagnose eines Kolonkarzinoms

Obstruktion oder Perforation              Kein Vorliegen einer tumorbedingten
durch den Tumor                            Obstruktion oder Perforation

Vorbereitungen für eine                   Koloskopie zum Ausschluß eines synchronen
chirurgische Intervention                  Kolonkarzinoms oder -adenoms

              (A)  Prä- und intraoperativ: Abklären der
                   klinischen Ausdehnung des Tumors

(B) Nachweis von Fernmetastasen            Keine Fernmetastasen nachweisbar

    Resektion des Primärtumors        (C) Den anatomischen Verhältnissen angepaßte
                                          Resektion des Primärtumors

    Resektion isolierter                  Festlegen des Tumorstadiums (S. 386)
    Lebermetastasen,
    sofern vorhanden

                                Stadium A, B₁, B₂, C₁,           Stadium D
                                C₂ (nach Dukes)
                                                             (F) Chemotherapie

                                Stadium A, B₁        Stadium B₂,
                                                     C₁ oder C₂

                                             (D) Adjuvante Therapie mit
                                                 Ergamisol und Fluoruracil

                                    Verlaufskontrolle zur Erfassung von
                                    Rezidiven (S. 386)

                            Eintreten eines Rezidivs    Kein Rezidiv

(E) Ausdehnung von verbliebenen oder
    rezidivierenden Tumorherden abklären

   Lokalisierter Tumor       Disseminierte
                             Tumorerkrankung

   Operation oder            Chemotherapie
   Strahlentherapie
```

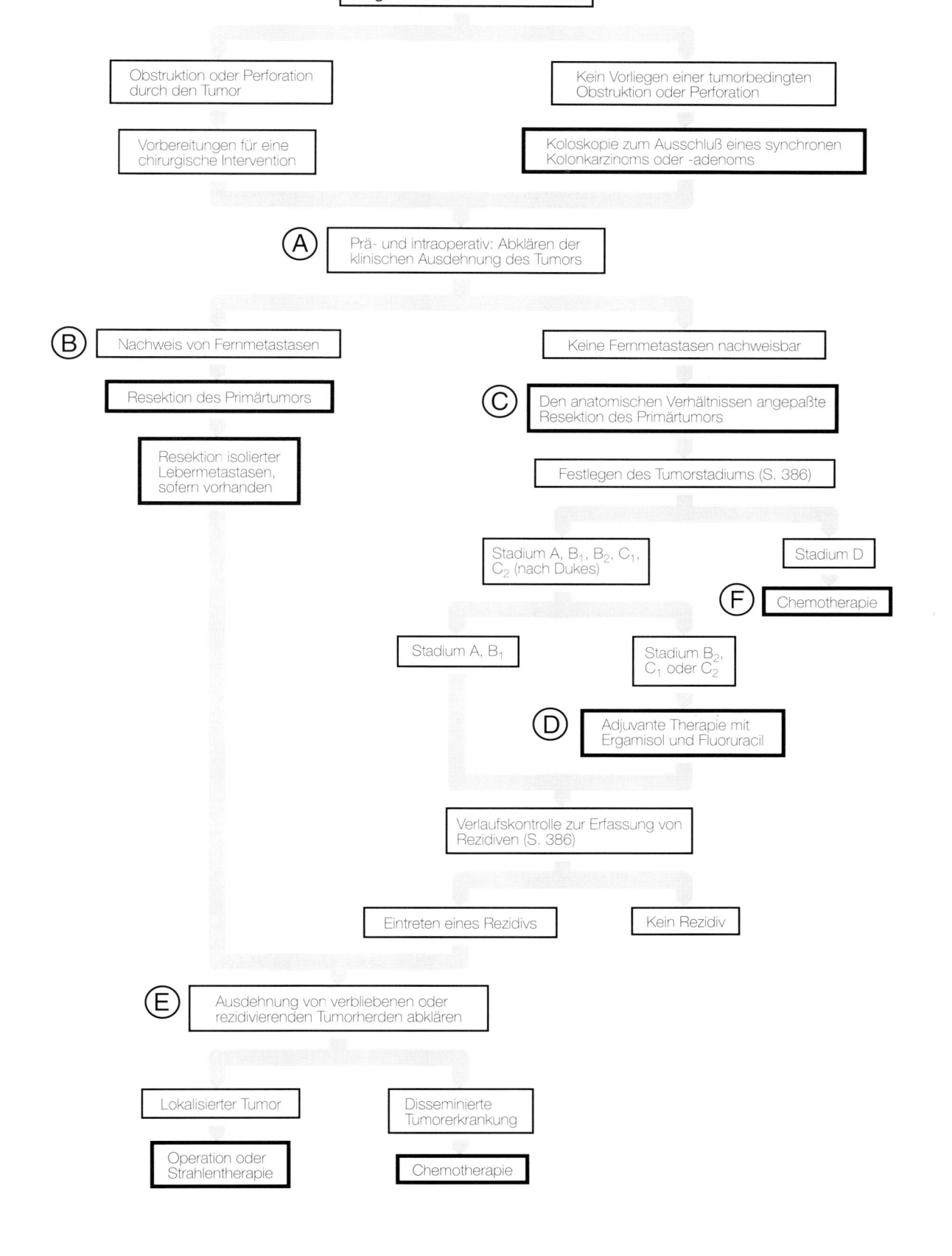

# Plattenepithelkarzinom des Anus

Häufigstes Symptom eines Plattenepithelkarzinoms des Anus ist die Rektalblutung, die bei mehr als 50% dieser Patienten auftritt. Anfangs ist der Blutabgang gewöhnlich geringfügig. Der Stuhl erscheint dann blutdurchsetzt, und auf dem Toilettenpapier werden möglicherweise Blutstreifen bemerkt. Häufig führen Patient und Arzt die Blutung auf gutartige Erkrankungen des Anorektalbereichs, wie beispielsweise Hämorrhoiden zurück. Etwa ein Drittel der Patienten mit einem Karzinom des Anus klagt über einen Dauerschmerz im After oder in der Dammregion, und annähernd 20% der Patienten konsultieren den Arzt, nachdem sie selbst einen perianalen Tumor bemerkt haben.

(A) Schlüssel zu der Diagnose eines Analkarzinoms ist die sorgfältig durchgeführte rektale Untersuchung, einschließlich Anoskopie und Proktoskopie. Bei nahezu allen Patienten gelingt es, den Tumor festzustellen. Die rektale Untersuchung bereitet jedoch unter Umständen Schwierigkeiten, falls der Patient aufgrund karzinomatöser Fistelungen oder Fissuren starke Schmerzen verspürt. Kann die rektale Untersuchung nicht sachgerecht durchgeführt werden, so sollte man sie unter Sedierung oder in Vollnarkose wiederholen, um zu vermeiden, daß die Symptome eines Analkarzinoms einer gutartigen Erkrankung zugeschrieben werden oder überhaupt keine Diagnose gestellt wird. Durch Untersuchung von Biopsien, die dem Analtumor entnommen werden, wird die Diagnose gesichert.

(B) Das Plattenepithelkarzinom des Anus entwickelt sich in der Region, die proximal durch den Anorektalring (Übergang vom Zylinderepithel in das kubische Epithel im Bereich der Columnae anales Morgagni) abgegrenzt wird und bis zu der perianalen Hautzone reicht, die den Abschnitt von etwa 10 cm Durchmesser vom Analrand entfernt umfaßt. Die vom kubischen Epithel des proximalen Anus ausgehenden Karzinome werden zwar als kloakogene Karzinome bezeichnet, natürlicher Verlauf und Therapie dieses Tumors entsprechen jedoch dem des Plattenepithelkarzinoms. Analtumoren scheinen in engem Zusammenhang mit Papillomviren, welche auch Warzenbildung in der Genitalregion verursachen, zu stehen; sie treten auch häufiger in denjenigen Gruppen auf (Personen mit häufig wechselnden Geschlechtspartnern, HIV-positive Homosexuelle), die ein höheres Risiko für die Entstehung solcher Warzen tragen. Rauchen und Infektionen durch Herpesviren scheinen weitere Risikofaktoren darzustellen.

(C) Plattenepithelkarzinome der Perianalhaut und des Analrandes können oft unter Erhaltung der Sphinkterfunktion durch Lokalexzision behandelt werden. Die Heilungsrate für Tumoren im Stadium T1 bis T3 beträgt nach alleiniger Exzision 80%; allerdings ist bei manchen Patienten mehr als ein Eingriff notwendig. Eine abdominoperineale Resektion ist indiziert, wenn das Karzinom stark invasiv wächst (T4) oder die Sphinkteren mitbetroffen sind; neuerdings wurde jedoch anstelle einer solchen Resektion eine Kombination von Strahlen- und Chemotherapie angewandt. Die bisherige Überlebensrate beträgt hierbei 85%; diese Alternative kann z.B. bei Patienten, die eine Kolostomie umgehen möchten, in Erwägung gezogen werden.

(D) Das therapeutische Vorgehen beim Plattenepithelkarzinom des Anus hat sich in den letzten 5 Jahren dramatisch verändert. Früher war die chirurgische Exzision der einzige Behandlungsansatz. Bei Läsionen mit einer Ausdehnung von weniger als 2 $cm^2$ ist eine lokale Exzision unter Erhaltung der Analsphinkteren möglich; ein Lokalrezidiv tritt bei weniger als 10% der so behandelten Patienten auf. Der Großteil der Tumoren ist jedoch bei Diagnosestellung bereits größer als 2 $cm^2$; bisher war hierbei die abdominoperineale Resektion die Standardtherapie. Inzwischen hat sich jedoch für die Behandlung dieser Patienten eine Kombination aus Strahlen- und Chemotherapie durchgesetzt; die Heilungsraten liegen nach Literaturangaben zwischen 65% und 85%.

## Literatur

1. Hubener KH. Radiochemotherapie beim Analkarzinom: Radiatio plus 5-FU mit und ohne Cisplatin-Dauerinfusion. Strahlenther Onkologie 1993; 169: 689.
2. Knecht BH. Combined chemotherapy and radiotherapy for carcinomas of the anus. Am J Surg 1990; 159: 518.
3. Leichman LP, Cummings BJ. Anal carcinoma. Curr Probl Cancer 1990; 14: 117.
4. Palefsky JM, Gonzale J, Greenblatt RM, et al. Anal intraepithelial neoplasia and anal papillomavirus infection among homosexual males with group IV HIV disease. JAMA 1990; 263: 2911.
5. Shepherd NA, Sholefield JH, Love SB, et al. Prognostic factors in anal squamous carcinoma: a multivariate analysis of clinical, pathological, and flow cytometric parameters in 235 cases. Histopathology 1990; 16: 545.

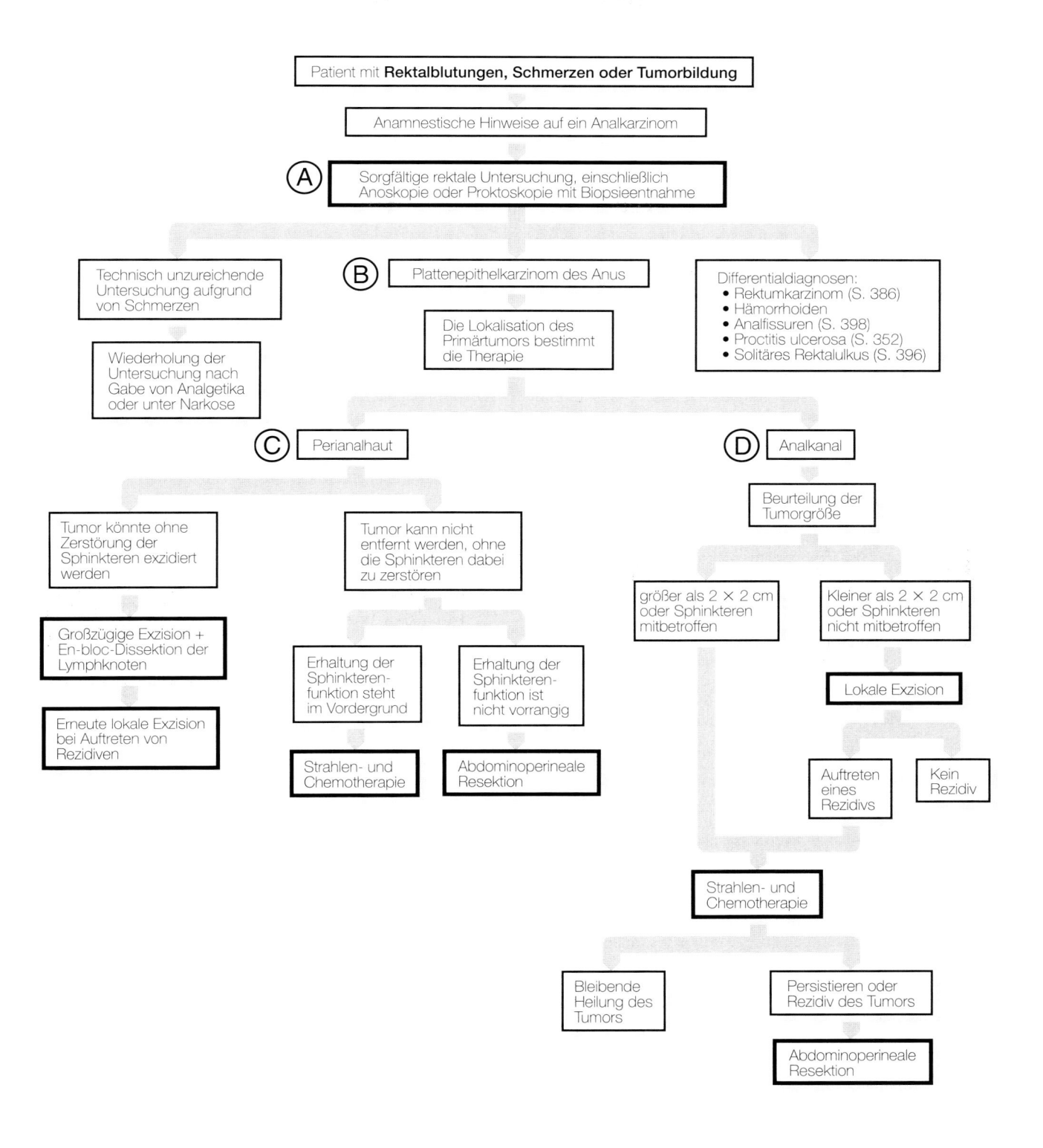

```
Patient mit Rektalblutungen, Schmerzen oder Tumorbildung
              │
Anamnestische Hinweise auf ein Analkarzinom
              │
(A) Sorgfältige rektale Untersuchung, einschließlich
    Anoskopie oder Proktoskopie mit Biopsieentnahme
```

- **Technisch unzureichende Untersuchung aufgrund von Schmerzen**
  - Wiederholung der Untersuchung nach Gabe von Analgetika oder unter Narkose

- **(B) Plattenepithelkarzinom des Anus**
  - Die Lokalisation des Primärtumors bestimmt die Therapie

- **Differentialdiagnosen:**
  - Rektumkarzinom (S. 386)
  - Hämorrhoiden
  - Analfissuren (S. 398)
  - Proctitis ulcerosa (S. 352)
  - Solitäres Rektalulkus (S. 396)

### (C) Perianalhaut

- **Tumor könnte ohne Zerstörung der Sphinkteren exzidiert werden**
  - Großzügige Exzision + En-bloc-Dissektion der Lymphknoten
  - Erneute lokale Exzision bei Auftreten von Rezidiven

- **Tumor kann nicht entfernt werden, ohne die Sphinkteren dabei zu zerstören**
  - Erhaltung der Sphinkterenfunktion steht im Vordergrund → Strahlen- und Chemotherapie
  - Erhaltung der Sphinkterenfunktion ist nicht vorrangig → Abdominoperineale Resektion

### (D) Analkanal

Beurteilung der Tumorgröße

- **größer als 2 × 2 cm oder Sphinkteren mitbetroffen** → Strahlen- und Chemotherapie
- **Kleiner als 2 × 2 cm oder Sphinkteren nicht mitbetroffen** → Lokale Exzision
  - Auftreten eines Rezidivs → Strahlen- und Chemotherapie
  - Kein Rezidiv

Nach Strahlen- und Chemotherapie:
- Bleibende Heilung des Tumors
- Persistieren oder Rezidiv des Tumors → Abdominoperineale Resektion

# Akute Appendizitis

Ⓐ Die akute Appendizitis ist mit einer Inzidenz von 7 bis 12% der häufigste Notfall in der Abdominalchirurgie und sollte daher bei der Differentialdiagnose akuter Abdominalbeschwerden stets in Betracht gezogen werden. Die Diagnose stützt sich gewöhnlich auf die Anamnese und die körperliche Untersuchung. Das charakteristische klinische Bild bei akuter Appendizitis ist von anfänglich im Epigastrium oder periumbilikal lokalisierten Bauchschmerzen geprägt, die über mehrere Stunden an Heftigkeit zunehmen, dann unter Umständen nachlassen, im weiteren Verlauf erneut auftreten und sich in den rechten Unterbauch verlagern. Meist (in 95% der Fälle) besteht gleichzeitig Appetitlosigkeit, Übelkeit und Erbrechen. Differentialdiagnostisch wichtig ist jedoch, daß Übelkeit und Erbrechen eher nach Einsetzen der Schmerzen auftreten als zuvor. Leichtes Fieber kommt häufig vor, hohes Fieber und Schüttelfrost lassen jedoch auf Komplikationen, wie z.B. eine Perforation, oder auf eine andere Erkrankung schließen. Umschriebene Schmerzen im rechten Unterbauch beim Husten, Schmerzen bei Druck auf den McBurney-Punkt und kontralateraler Loslaßschmerz bestätigen den klinischen Verdacht auf eine akute Appendizitis. Bei den meisten Patienten (95%) kann entweder eine Leukozytose oder eine Linksverschiebung bzw. beides nachgewiesen werden. Bei älteren Patienten können diese klinischen Zeichen und Symptome weit weniger deutlich ausfallen. Röntgenaufnahmen des Abdomens weisen bei etwa 50% der Patienten mit akuter Appendizitis pathologische Veränderungen auf. Spezifische Befunde, wie z.B. ein im rechten unteren Quadranten lokalisierter Ileus oder ein Weichteiltumor, sind jedoch weitaus seltener nachweisbar. Kotsteine im Wurmfortsatz bekommt man ebenfalls äußerst selten zu sehen. Dieser Befund ist jedoch ein zuverlässiges diagnostisches Zeichen bei Verdacht auf eine akute Appendizitis. Die Röntgenaufnahmen geben möglicherweise auch Hinweise auf anderweitige Erkrankungen, wie beispielsweise Organperforationen oder eine Darmobstruktion oder Gallensteine. Bei Frauen im fortpflanzungsfähigen Alter ist ein Schwangerschaftstest angebracht, da eine rupturierte Extrauteringravidität gelegentlich mit ähnlichen Symptomen wie die akute Appendizitis einhergeht.

Ⓑ Bei Patienten mit der klassischen Symptomatik einer akuten Appendizitis bereiten Diagnose und Therapie keine Schwierigkeiten. Die Appendizitis kann jedoch mit atypischen Symptomen in Erscheinung treten bzw. bei Kindern oder älteren Patienten diagnostische Schwierigkeiten bereiten. Patienten, deren Symptomatik mit einer Appendizitis im Frühstadium vereinbar ist, bei denen jedoch der typische Druckschmerz fehlt, sollten sorgfältig überwacht und engmaschig untersucht werden. Die akute Appendizitis ist eine progrediente Erkrankung, und wiederholte Untersuchungen über einen Zeitraum von 6 bis 12 Stunden führen in der Regel zu einer Klärung des verwirrenden klinischen Bildes. Bei abklingender oder veränderlicher Symptomatik ist eine sorgfältige Verlaufskontrolle vertretbar.

Ⓒ In einer Reihe von Studien hat sich gezeigt, daß die hochauflösende Sonographie in den Fällen zur Klärung beitragen kann, in denen auch nach Beobachtung über 6 bis 12 Stunden noch ungewiß ist, ob die Ursache ihrer Symptomatik tatsächlich eine akute Appendizitis ist. Mit dem hochauflösenden Schallkopf kann der Darm komprimiert werden, wobei störende Gase aus dem rechten Unterbauch ausweichen. Der entzündete Blinddarm kann mit einer Sensitivität von 80 bis 95% dargestellt werden, wobei die Spezifität 95 bis 100% und die Genauigkeit 91 bis 95% beträgt. Durch Einsatz der Sonographie kann die Anzahl der »erfolglosen« Laparotomien um die Hälfte gesenkt werden; dies kommt vor allem jungen Patientinnen mit einer möglichen Salpingitis zugute.

Ⓓ Bei Patienten mit verwirrendem klinischem Bild, das jedoch mit einer akuten Appendizitis vereinbar ist, hat sich die Laparoskopie als nützlich erwiesen. Die Laparoskopie ist vor allem dann aufschlußreich, wenn eine akute Appendizitis differentialdiagnostisch von akuten Erkrankungen des Beckens (z.B. akute Salpingitis oder stielgedrehte Ovarialzyste) abgegrenzt werden muß. Die Laparoskopie gestattet den zuverlässigen Nachweis von Erkrankungen der Beckenorgane. Darüber hinaus kann während der Laparoskopie bei etwa zwei Drittel der Patienten der Wurmfortsatz inspiziert werden. Sofern eine Inspektion des gesamten Appendix möglich ist und der Wurmfortsatz keine pathologischen Veränderungen zeigt, kann eine Appendizitis ausgeschlossen werden. Bei akuter Appendizitis stellt man unter Umständen ein Ödem oder eine Entzündung bzw. eine Verklebung des Netzes mit dem akut entzündeten Wurmfortsatz fest. Falls die Appendix laparoskopisch nicht einsehbar ist und keine anderweitigen Erkrankungen festgestellt werden, die das klinische Bild erklären, ist eine Laparotomie indiziert. In ausgewählten Fällen kann bei unklarer Symptomatik ein Bariumkontrasteinlauf diagnostisch von Nutzen sein. Der Nachweis einer Raumforderung in der Umgebung der Appendix und die fehlende Kontrastdarstellung der Appendix bestätigen die Diagnose einer akuten Appendizitis. Falls eine Kontrastmittelfüllung der Appendix aufgezeigt werden kann, ist die Diagnose einer akuten Appendizitis unwahrscheinlich. Gelegentlich kann bei Entzündungen, die nur den distalen Anteil der Appendix betreffen, eine teilweise Füllung mit Bariumkontrastmittel beobachtet werden.

### Literatur

1. Abu-Yosef MM, Phillips ME, Franken EA Jr, et al. Sonography of acute appendicitis: a critical review. Crit Re Diagn Imaging 1989; 29: 381.
2. el Ferzli G, Ozuner G, Davidson PG, et al. Barium enema in the diagnosis of acute appendicitis. Surg Gynecol Obstet 1990; 171: 40.
3. Horattas MC, Guyton DP, Wu D. A reappraisal of appendicitis in the elderly. Am J Surg 1990; 160: 291.
4. Leape LL, Ramenossky ML. Laparoscopy for questionable appendicitis, can it reduce the negative appendectomy rate? Ann Surg 1980; 191: 410.
5. Riesener KP, Tittel A, Truong SN, Schumpelick V. Der Wert der Sonographie in der Routinediagnostik der akuten Appendizitis – Eine retrospektive Studie. Leber Magen Darm 1994; 24: 16.
6. Schwerk WB, Wichtrup B, Rothmund M, Ruschoff J. Ultrasonography in the diagnosis of acute appendicitis: a prospective study. Gastroenterology 1989; 97: 630.

```
                        ┌─────────────────────────────────┐
                        │ Verdacht auf eine akute Appendizitis │
                        └─────────────────────────────────┘
                                         │
        ┌────────────────────────────────┼──────────────────────────────────┐
   (A)  Anamnese                                                   Blutbild
        Körperliche Untersuchung                                   Urinstatus
                                                                   Röntgenaufnahmen des Abdomens
                                                                   Schwangerschaftstest bei fertilen Frauen
```

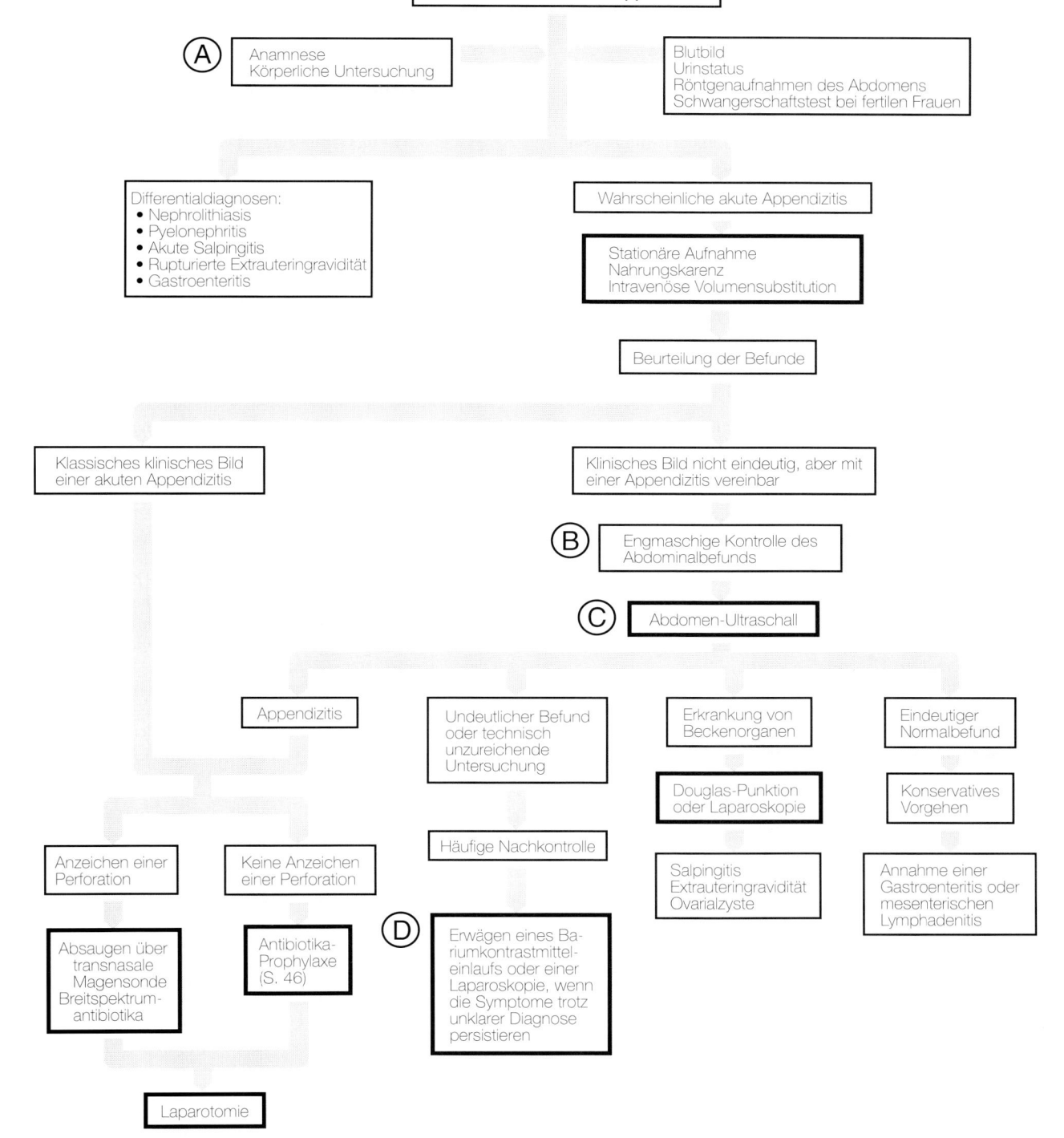

| | |
|---|---|
| Differentialdiagnosen:<br>• Nephrolithiasis<br>• Pyelonephritis<br>• Akute Salpingitis<br>• Rupturierte Extrauteringravidität<br>• Gastroenteritis | Wahrscheinliche akute Appendizitis<br><br>**Stationäre Aufnahme<br>Nahrungskarenz<br>Intravenöse Volumensubstitution** |

Beurteilung der Befunde

| Klassisches klinisches Bild einer akuten Appendizitis | Klinisches Bild nicht eindeutig, aber mit einer Appendizitis vereinbar |
|---|---|

(B) Engmaschige Kontrolle des Abdominalbefunds

(C) **Abdomen-Ultraschall**

| Appendizitis | Undeutlicher Befund oder technisch unzureichende Untersuchung | Erkrankung von Beckenorganen | Eindeutiger Normalbefund |
|---|---|---|---|
| | | **Douglas-Punktion oder Laparoskopie** | Konservatives Vorgehen |
| | Häufige Nachkontrolle | Salpingitis<br>Extrauteringravidität<br>Ovarialzyste | Annahme einer Gastroenteritis oder mesenterischen Lymphadenitis |

| Anzeichen einer Perforation | Keine Anzeichen einer Perforation | (D) **Erwägen eines Bariumkontrastmitteleinlaufs oder einer Laparoskopie, wenn die Symptome trotz unklarer Diagnose persistieren** |
|---|---|---|
| **Absaugen über transnasale Magensonde Breitspektrumantibiotika** | Antibiotika-Prophylaxe (S. 46) | |

**Laparotomie**

# Akute Pseudoobstruktion des Kolons

(A) An eine akute Pseudoobstruktion des Kolons sollte bei jedem schwerkranken Patienten mit aufgetriebenem Abdomen gedacht werden. Diese Dehnung des Abdomens bildet sich unterschiedlich schnell aus; im allgemeinen ist der Verlauf nicht fulminant, sondern vollzieht sich im Lauf von mehreren Tagen. Die meisten Patienten mit einer Pseudoobstruktion des Kolons weisen geringfügige Schmerzen und Druckempfindlichkeit im Abdomen auf; dies zu erkennen wird jedoch dadurch erschwert, daß viele dieser Patienten beatmet werden oder unter Analgesie stehen. Als Differentialdiagnosen kommen eine akute Darmobstruktion, ein generalisierter Ileus auf dem Boden einer Peritonitis oder Pankreatitis oder ein Aszites in Frage; oft reicht zur Unterscheidung die körperliche Untersuchung des Patienten nicht aus.

(B) Eine technisch adäquate Röntgenaufnahme des Abdomens ist für die diagnostische Abklärung eines aufgetriebenen Abdomens ausschlaggebend. Zur Darstellung von freier Luft bzw. Luft-Flüssigkeits-Grenzflächen sind Aufnahmen aus der Waagerechten sowie aus leicht schräger Lage notwendig. Eine Pseudoobstruktion des Kolons ist durch eine Erweiterung des Kolons in der Liegend-Aufnahme gekennzeichnet; sie kann durch das Fehlen einer Erweiterung des Dünndarms oder distalen Kolons von einem generalisierten Ileus unterschieden werden. Typischerweise sind das Caecum und das proximale Kolon erweitert, wobei die Luftfüllung bis zur linken oder rechten Kolonflexur reicht.

(C) Bei einer akuten Pseudoobstruktion des Kolons finden sich meist Caecum-Durchmesser von 8 bis 17 cm. Oft liegen gleichzeitig noch andere schwerwiegende Erkrankungen vor: z.B. Karzinom, mechanische Beatmung wegen Atemstillstand, Sepsis, Frakturen oder eine arzneimitteltoxische Reaktion. Als gemeinsamen Nenner finden sich fast immer Bettlägerigkeit, Opiat-Analgesie oder Multimorbidität. In diesem Zusammenhang ist es wichtig, sich zu vergewissern, daß die Ursache der Pseudoobstruktion nicht bei einem die Darmmotilität beeinträchtigenden Medikament liegt. Hierzu gehören die trizyklischen Antidepressiva, Anticholinergika, Antidiarrhoika (z.B. *Loperamid*) und Opiatanalgetika. Ein Hinweis auf die Beziehung zwischen der Gabe von Opiatanalgetika und dem Auftreten dieses Syndroms liefert die Tatsache, daß eine Stimulation der Opiatrezeptoren die (im Colon ascendens ausgelöste) Massenbewegung des Koloninhalts unterbindet. In seltenen Fällen konnte eine Pseudoobstruktion aber auch auf *Vincristin* zurückgeführt werden. Als therapeutische Maßnahme empfiehlt sich die Korrektur der Elektrolytspiegel (einschließlich des Magnesiums) und das Absaugen über eine transnasale Magensonde. Zur Förderung der Peristaltik sollten über einen Rektaltubus Einläufe durchgeführt werden; wenn möglich, sollte der Patient außerdem umgelagert werden, damit Luft vom Colon ascendens in das Colon descendens übertreten kann.

(D) Nach der Diagnosestellung ist es am wichtigsten, die Pseudoobstruktion des Kolons in Hinsicht auf eine mögliche Perforation bei fortschreitender Zäkumerweiterung zu überwachen. Früher wurde bei Beobachtung eines dilatierten Caecum sofort eine Zäkostomie angelegt; im letzten Jahrzehnt wurde jedoch zunehmend auf die Druckentlastung auf endoskopischem Wege ausgewichen. Bei Vorliegen einer Pseudoobstruktion kann eine Koloskopie relativ gefahrlos und auch ohne vorbereitende Darmreinigung durchgeführt werden; eine effektive Druckentlastung ist möglich, wenn das Endoskop bis ins Colon ascendens vorgeschoben werden kann. Oft sind jedoch mehrfache Koloskopien zur Druckentlastung nötig. Neben der Druckentlastung erlaubt die Koloskopie auch eventuelle Veränderungen der Mukosa im Sinne einer Ischämie festzustellen. Für das Ausmaß der Erweiterung des Caecum, ab der eine Koloskopie unternommen werden sollte, gibt es keine festgelegten Richtwerte; ab einem Durchmesser von 12 cm (trotz entsprechender Behandlung) ist sie jedoch auf jeden Fall angemessen. In der Behandlung dieser Störung könnten in Zukunft neuere motilitätsfördernde Mittel, wie z.B. das *Cisaprid*, zur Anwendung kommen.

## Literatur

1. Fausel CS, Goff JS. Nonoperative management of acute idiopathic colonic pseudo-obstruction (Ogilvie's syndrome). West J Med 1985; 143: 50.
2. MacColl C, MacCannell KL, Baylis B, Lee SS. Treatment of acute colonic pseudo-obstruction (Ogilvie's syndrome) with cisapride. Gastroenterology 1990; 98: 773.
3. Martin FM, Robinson AM Jr, Thimpson WR. Therapeutic colonoscopy in the treatment of colonic pseudo-obstruction. Am Surg 1988; 54: 519.
4. Martin WR, Weber J, Riemann JF. Koloskopie Absaugung bei der akuten Pseudoobstruktion des Kolons. Med Klinik 1990; 85: 187.

```
                    Auftreten eines aufgetriebenen Abdomens mit
                    oder ohne Schmerzen bei stationärem Patienten
                                        │
    (A)  Anamnese                       │
         Körperliche Untersuchung       │              Aszites (S. 126)
                                        │
    (B)  Abdomenübersicht-
         aufnahme im Stehen oder
         in Linksseitenlage
            │
    ┌───────┼────────────────────────┐
Generalisierter Ileus      Isolierte Dilatation      Obstruktion des
oder Megakolon             des Caecum und            Dünndarms (S. 302)
                           Colon ascendens

Postoperative Sepsis   (C)  Akute Pseudoobstruktion
Erkrankung im Thoraxbereich  des Kolons
Peritonitis
                              │
                    Absaugen über transnasale Magensonde
                    Darmrohr (bei Stuhlverlegung)
                    Verringern oder absetzen:
                      • Opiatanalgetika
                      • Antidiarrhoika
                    Verbesserung der Stoffwechsellage bei:
                      • Hypokaliämie
                      • Hypomagnesiämie
                      • Hypokalzämie
                              │
                ┌─────────────┴─────────────┐
         Dilatation              Dilatation bleibt bestehen
         geht zurück             oder verschlechtert sich
                                 innerhalb von 6–12 Std.
                                          │
                          ┌───────────────┴───────────────┐
                  Umfang des Caecum < 10 cm       Umfang des Caecum > 10 cm
                              │
                  Weiterführen der Therapie
                  Verlaufskontrolle mittels
                  Röntgenaufnahmen des Abdomens
                              │
                ┌─────────────┴─────────────┐
         Dilatation              Dilatation bleibt bestehen oder
         geht zurück             verschlechtert sich weiter
                                          │
                                  (D)  Koloskopie zur Diagnose
                                       und zur Druckentlastung
                                          │
                          ┌───────────────┴───────────────┐
                  Diagnosestellung                Normale Mukosa
                                                         │
                  Ischämie (S. 402)              ┌───────┴───────┐
                  Kolitis                  Druckentlastungs-   Erfolgreiche
                  Obstruktion              versuch erfolglos   Druckentlastung
                                                  │                 │
                                             Zäkostomie        Bei Bedarf
                                                               Wiederholung
```

# Solitäres rektales Ulkus

(A) Das Solitärgeschwür des Rektums verursacht gewöhnlich Rektalblutungen, Tenesmen und Schmerzen im Bereich des Beckens. Typisch sind geringe Blutmengen, die dem Stuhl aufgelagert oder mit Schleim vermischt sind. Der Schmerz, den das Ulkus hervorruft, ist in der Regel in der Dammgegend oder im Kreuz lokalisiert und weist gewöhnlich den Charakter eines dumpfen, bohrenden Dauerschmerzes auf. Manche Patienten leiden an Tenesmen, empfinden einen Stuhldrang im Mastdarm und haben bei der Defäkation das Gefühl einer unvollständigen Entleerung. Diese Symptomatik läßt auf eine rektale Entstehungsursache schließen. Stuhluntersuchungen auf enteropathogene Keime, Wurmeier und Parasiten sind angezeigt, falls Tenesmen und Schleimabsonderungen aus dem Rektum im Vordergrund der Beschwerden stehen oder ein Kontakt mit sexuell übertragbaren Erregern bekannt ist (S. 100).

(B) Die Diagnose eines solitären Rektalulkus kann durch die Sigmoidoskopie gesichert werden. Das Geschwür ist im allgemeinen an der Rektumvorderwand 6 bis 12 cm oberhalb des Analrandes gelegen. Es handelt sich in der Regel um einzeln stehende, flache Ulzera von unterschiedlicher Form und Größe (0,5 mm bis 6 cm). Das Solitärgeschwür des Rektums unterscheidet sich von anderen ulzerierenden Läsionen dadurch, daß es isoliert auftritt und nicht mit den Befunden einer Proktitis einhergeht. Die Untersuchung von Biopsien aus dem Rektalulkus ist zum Ausschluß anderweitiger Erkrankungen, insbesondere eines Rektumkarzinoms (S. 386) wichtig. Außerdem beobachtet man bei einer ganzen Reihe von Patienten mit unspezifischen Rektalgeschwüren charakteristische histologische Befunde. Kennzeichnend für diese pathologischen Veränderungen ist eine fibromuskuläre Hyperplasie der Rektumschleimhaut, die zu einer Obliteration der normalen zellulären Elemente in der Lamina propria führt.

(C) Bei den idiopathischen Solitärgeschwüren des Rektums scheint es sich um ein eigenständiges klinisches Krankheitsbild zu handeln. Über die Ätiologie dieser Geschwürserkrankung gibt es keine gesicherten Kenntnisse. Bei einigen Patienten wurde jedoch eine druckbedingte Ischämie und Nekrose aufgrund einer Funktionsstörung des *M. puborectalis* aufgezeigt. Diese Ulzera treten am häufigsten bei Patienten in der dritten Lebensdekade auf.

(D) Alle Patienten mit einem Solitärgeschwür des Rektums müssen nach einer vorangegangenen Verletzung befragt werden. Traumen, die von einem Analverkehr oder in das Rektum eingebrachten Fremdkörpern herrühren, können solitäre Ulzerationen verursachen. Das histologische Erscheinungsbild entspricht bei verletzungsbedingten Ulzerationen jedoch in der Regel einer akuten oder chronischen Entzündung ohne Hypertrophie von Fibroblasten oder Muskelgewebe. Ein rektales Lymphogranuloma venereum kann z.B. große Rektalulzera hervorrufen.

(E) Bei Anwendung empfindlicher Untersuchungen kann man bei vielen Patienten mit einem solitären Rektalulkus einen mäßigen bis ausgeprägten Rektalprolaps nachweisen. In diesem Zusammenhang ist die Defäkographie die Methode der Wahl, da sie eine höhere Sensitivität aufweist als die üblichen Bariumkontrasteinläufe.

(F) Ein Schleimhautprolaps kann symptomatisch behandelt werden, der vollständige Rektalprolaps erfordert jedoch eine operative Therapie. Bei Patienten, die harte Stühle absetzen oder bei denen rektale Blutungen auftreten, empfiehlt sich die Verordnung von Mitteln, die den Stuhl erweichen. Analgetikahaltige Suppositorien helfen bei Schmerzen im Mastdarm und/oder Tenesmen. Wichtig ist es, die Patienten darüber aufzuklären, daß sie während der Defäkation nicht zu forciert die Bauchpresse betätigen sollen. Dadurch wird versucht, die Drucknekrose im Rektalabschnitt auf ein Minimum zu reduzieren. Typisch für Solitärgeschwüre des Rektums ist die Indolenz und die mangelnde therapeutische Beeinflußbarkeit. Bei leichter oder mittelschwerer Symptomatik ist der Versuch einer konservativen Langzeitbehandlung vertretbar, da eine Spontanheilung möglich ist. Bei ausgeprägten und anhaltenden Beschwerden ist eine chirurgische Exzision des Rektalulkus indiziert.

## Literatur

1. Du Boulay CEH, Fairbrother J, Isaacson PG. Mucosal prolapse syndrome - a unifying concept for solitary ulcer syndrome and related disorders. J Clin Pathol l983; 36: 1264.
2. Ford MJ, Anderson JR, Gilmour HM, Holt S, Sircus W, Heading RC. Clinical spectrum of "solitary ulcer" of the rectum. Gastroenterology 1983; 84: 1533.
3. Goei R, Baeten C, Arends JW. Solitary rectal ulcer syndrome: findings at barium enema study and defecography. Radiology 1988; 168: 303.
4. Heintz A, Braunstein S, Menke H. Lokale Exzision von Rektumtumoren. Indikation, präoperative Diagnostik, Operationstechnik und Ergebnisse. Med Klin 1992; 87: 236.
5. Levine DS. »Solitary« rectal ulcer syndrome. Gastroenterology 1987; 92: 243.
6. Sun WM, Read NW, Donnelly TC, et al. A common pathophysiology for full thickness rectal prolapse, anterior mucosal prolapse, and solitary rectal ulcer. Br J Surg 1989; 76: 290.

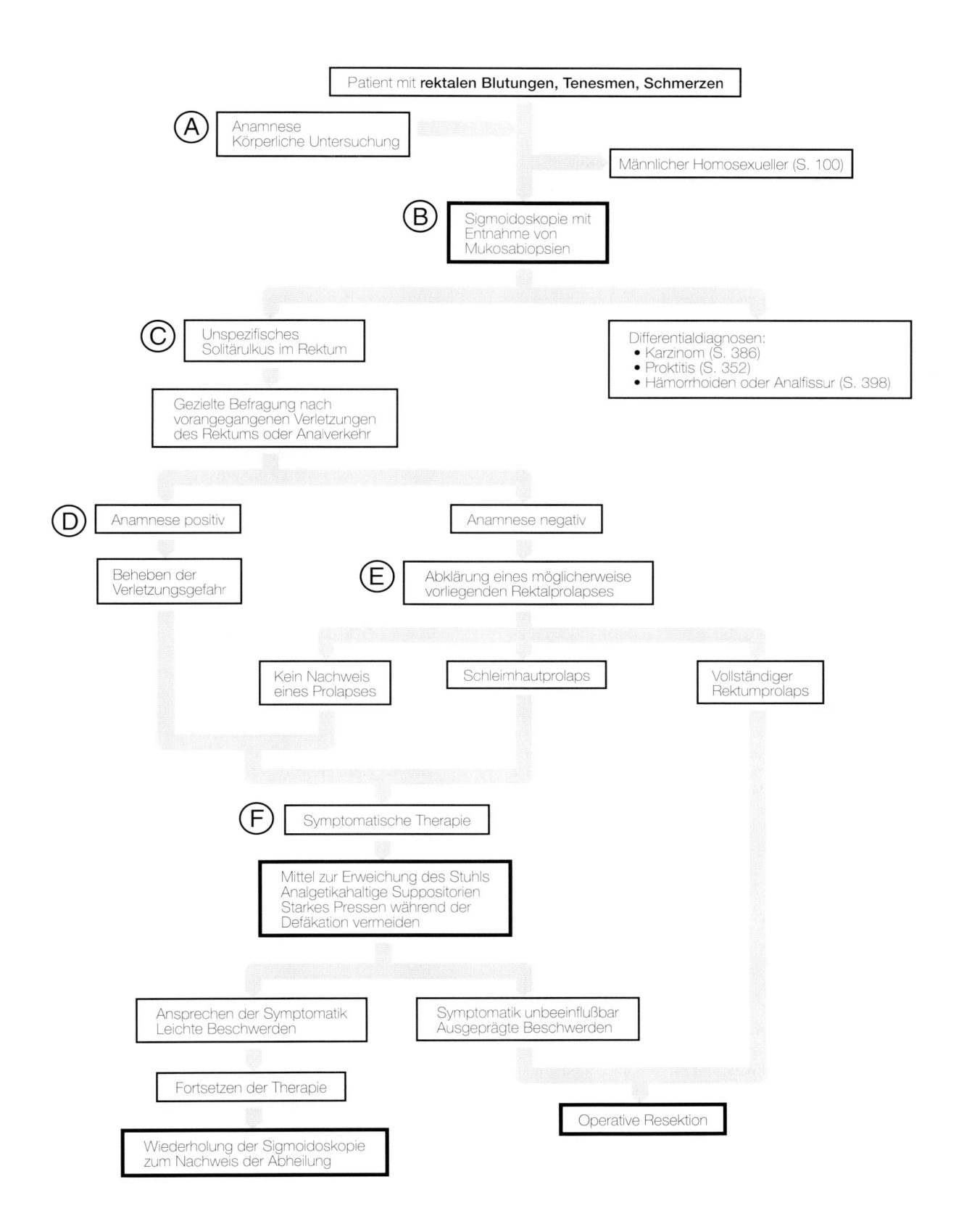

```
Patient mit rektalen Blutungen, Tenesmen, Schmerzen
                │
   (A) Anamnese
       Körperliche Untersuchung
                                          Männlicher Homosexueller (S. 100)
            │
       (B) Sigmoidoskopie mit
           Entnahme von
           Mukosabiopsien
                │
   (C) Unspezifisches           Differentialdiagnosen:
       Solitärulkus im Rektum    • Karzinom (S. 386)
                                 • Proktitis (S. 352)
                                 • Hämorrhoiden oder Analfissur (S. 398)

       Gezielte Befragung nach
       vorangegangenen Verletzungen
       des Rektums oder Analverkehr

   (D) Anamnese positiv         Anamnese negativ

       Beheben der              (E) Abklärung eines möglicherweise
       Verletzungsgefahr            vorliegenden Rektalprolapses

       Kein Nachweis      Schleimhautprolaps     Vollständiger
       eines Prolapses                           Rektumprolaps

   (F) Symptomatische Therapie

       Mittel zur Erweichung des Stuhls
       Analgetikahaltige Suppositorien
       Starkes Pressen während der
       Defäkation vermeiden

       Ansprechen der Symptomatik    Symptomatik unbeeinflußbar
       Leichte Beschwerden           Ausgeprägte Beschwerden

       Fortsetzen der Therapie
                                          Operative Resektion
       Wiederholung der Sigmoidoskopie
       zum Nachweis der Abheilung
```

# Hämorrhoiden und Analfissuren

(A) Analfissuren verursachen brennende oder reißende Schmerzen, die mit der Defäkation beginnen und einige Minuten bis Stunden danach abklingen. Im Gegensatz dazu rufen nichtthrombosierte Hämorrhoiden keine Schmerzen hervor und manifestieren sich in der Regel durch rektale Blutungen oder Knoten im Anus, die sich während der Defäkation vorwölben und sichtbar werden. Durch hervorstehende Hämorrhoiden kann es zu Kotstreifen an der Unterwäsche und einem perianalen Juckreiz kommen. Charakteristisch für Hämorrhoidalblutungen ist der Abgang von hellrotem Blut, das auf dem Toilettenpapier sichtbar wird, dem Stuhl aufgelagert sein kann oder nach der Defäkation aus dem After tropft bzw. spritzt. Man darf sich nicht damit begnügen, die rektale Blutung auf Hämorrhoiden zurückzuführen, ohne eine Untersuchung zum Ausschluß von Entzündungen oder Neoplasien als Blutungsursache durchzuführen. Thrombosierte Hämorrhoidalknoten gehen mit ausgeprägten, anhaltenden Schmerzen und Druckempfindlichkeit in der Analregion einher. Die Beschwerden werden durch lokale Druckeinwirkung, wie sie beim Sitzen, Gehen oder während der rektalen Untersuchung entsteht, verschlimmert.

(B) Die Diagnose einer Analfissur, eines prolabierten inneren oder äußeren Hämorrhoidalknotens wird ausschließlich durch die rektale Untersuchung gesichert. Bei allen Patienten mit perirektalen Beschwerden sollte jedoch eine Sigmoidoskopie durchgeführt werden, um entzündliche oder tumoröse Erkrankungen des Rektums auszuschließen, die eine ähnliche Symptomatik hervorrufen können. Bei manchen Patienten verursachen die Analfissuren oder thrombosierten Hämorrhoiden so starke Schmerzen, daß es ratsam ist, die akuten Beschwerden vor dem Versuch einer Sigmoidoskopie zu behandeln.

(C) Über die Pathogenese der Hämorrhoiden besteht noch Unklarheit. Es kann sich bei den Hämorrhoidalknoten um varikös veränderte Venen handeln. Jede Drucksteigerung in den Beckenvenen, wie sie beispielsweise durch aufrechte Körperhaltung, eine Schwangerschaft oder starkes Pressen beim Stuhlgang zustande kommt, führt möglicherweise zu einer Dilatation der Hämorrhoidalvenen und damit zu Hämorrhoiden. Eine neuere Hypothese zur Pathogenese erklärt die Hämorrhoidenentstehung durch einen zweistufigen Vorgang. Zuerst erfolgt eine Lockerung der Rektummukosa, da beim Pressen die sie verankernden Fasern zunehmend zerrissen werden. Infolgedessen kann es zum Prolaps und Einklemmen der losen Mukosa in den Analsphinkteren kommen; dadurch resultiert der venöse Stau.

(D) Thrombosierte externe Hämorrhoiden treten akut als eine schmerzhafte, pralle Vorwölbung im Analbereich in Erscheinung. Es handelt sich um druckempfindliche, runde, bläuliche Knoten, die sich unterhalb der Hilton-Linie entwickeln und von weißlichem Plattenepithel bedeckt sind. Bei Fortbestehen der Beschwerden trotz konservativer Behandlung mit kalten Kompressen, Analgetika, Weichhaltung des Stuhls und Bettruhe sollte das thrombosierte Gefäß unter Lokalanästhesie exzidiert werden. Prolabierte und thrombosierte interne Hämorrhoiden können dadurch von externen unterschieden werden, daß sie zum Teil von roter Rektalschleimhaut überzogen sind. Thrombosierte, interne Hämorrhoiden müssen fast immer chirurgisch entfernt werden.

(E) Die weitere Behandlung von Hämorrhoiden, die trotz medikamentöser Therapie weiterhin Beschwerden verursachen, hängt vom Ausmaß des Prolapses ab. Nicht prolabierende Hämorrhoiden oder solche mit spontan sich rückbildendem Prolaps sprechen im allgemeinen gut auf eine Reihe von etwas kostspieligeren Therapien an, so z.B. Infrarot-, Laser-, oder Gleichstromkoagulation. Hämorrhoiden dritten oder vierten Grades müssen auf chirurgischem Wege (durch Ligatur oder Exzision) entfernt werden. Bei allen operativen Eingriffen in diesem Gebiet muß das langfristige Risiko eines verminderten Sphinktertonus mit einhergehendem Schmieren bedacht werden; von daher empfiehlt sich eine chirurgische Therapie nur in ansonsten refraktären Fällen.

(F) Bei Analfissuren handelt es sich um traumatisch bedingte Risse in der Analschleimhaut (Abgang von harten Kotballen, Analverkehr). Mehr als 90% dieser Analfissuren entstehen in der hinteren Medianlinie. Das Vorliegen multipler Analfissuren oder von Fissuren, die nicht im Bereich der Medianlinie lokalisiert sind, sollte als Hinweis aufgefaßt werden, daß es sich möglicherweise um sekundäre Fissuren auf dem Boden eines Morbus Crohn, einer Infektion oder eines Analkarzinoms handelt. Selten verhält sich die Symptomatik einer konservativen Therapie gegenüber refraktär; in diesen Fällen ist die seitliche Durchtrennung des Sphincter internus eine 100%ig effektive Maßnahme.

## Literatur

1. Buchmann P. Lehrbuch der Proktologie. Bern: Huber 1985.
2. Dennison AR, Whiston RJ, Rooney S, Morris DL. The management of hemorrhoids. Am J Gastroenterol 1989; 84: 475.
3. Fischer M, Thermann M, Trobisch M, Strum R, Hamelmann H. Die Behandlung der primär-chronischen Analfissur durch Dehnung des Analkanals oder Sphinkterotomie. Langenbecks Arch Chir 1976; 343: 35.
4. Hansen HH. Neue Aspekte zur Pathogenese und Therapie des Hämorrhoidalleidens. Dtsch Med Wochenschr 1977; 102: 1244.
5. Jaspersen D, Körner T, Schorr W, Wzatek J, Hammar CH. Die proktoskopische Dopplersonographie in Diagnostik und Therapie symptomatischer erstgradiger Hämorrhoiden. Z Gastroenterol 1992; 30: 854.
6. Liebermann DA. Common anorectal disorders. Ann Intern Med 1984; 101: 837.
7. Marshman D, Huber PJ Jr, Timmerman W, et al. Hemorrhoidal ligation. A review of efficacy. Dis Colon Rectum 1989; 32: 369.
8. Notaras MJ. Anal fissure and stenosis. Surg Clin North Am 1988; 68: 1427.
9. Wienert V. Einführung in die Proktologie. Stuttgart: Schattauer 1985.
10. Zinberg SS, Stern DH, Furman DS, Wittles JM. A personal experience in comparing three nonoperative techniques for treating internal hemorrhoids. Am J Gastroenterol 1989; 84: 488.

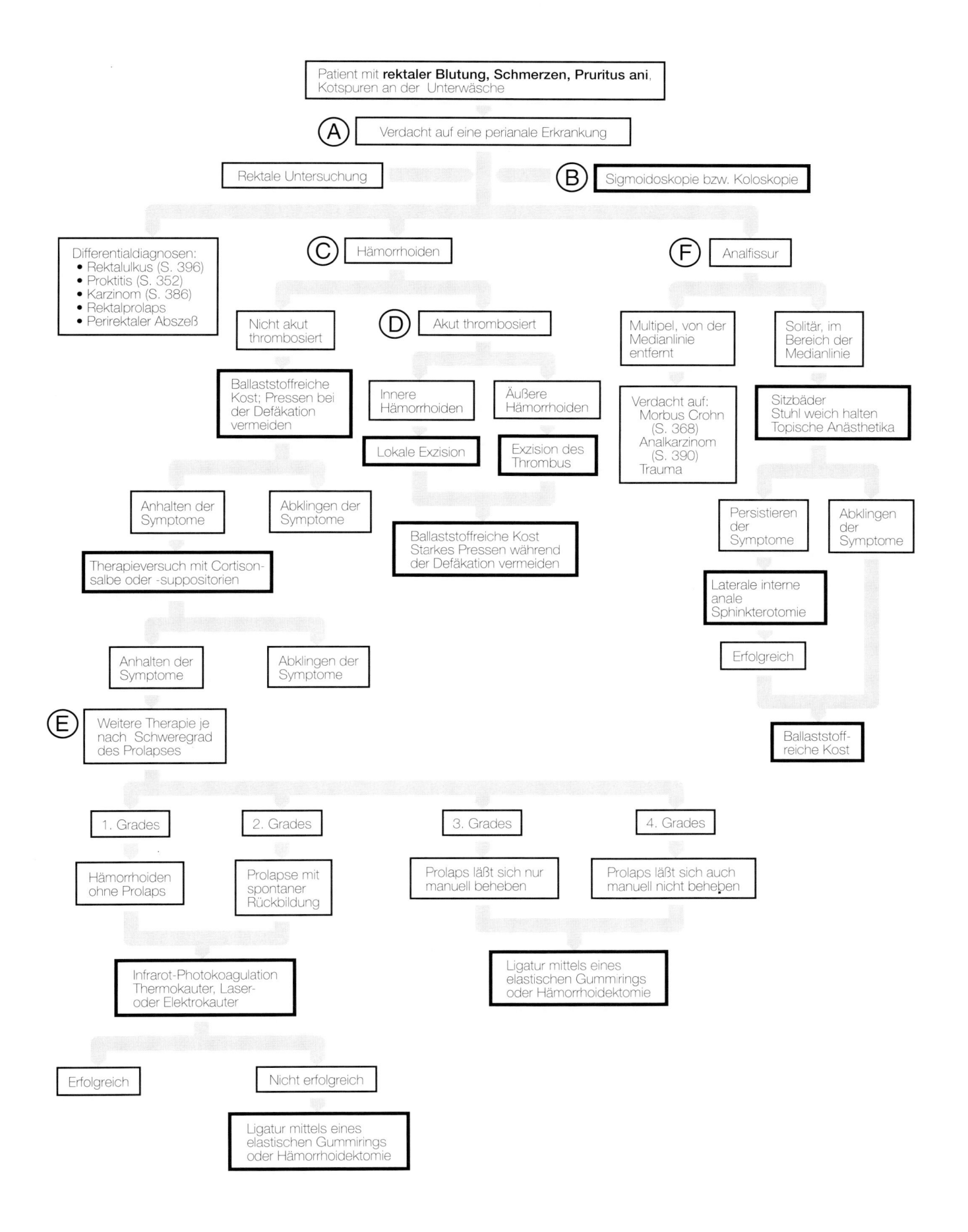

Patient mit **rektaler Blutung, Schmerzen, Pruritus ani**, Kotspuren an der Unterwäsche

**(A)** Verdacht auf eine perianale Erkrankung

Rektale Untersuchung

**(B)** Sigmoidoskopie bzw. Koloskopie

Differentialdiagnosen:
- Rektalulkus (S. 396)
- Proktitis (S. 352)
- Karzinom (S. 386)
- Rektalprolaps
- Perirektaler Abszeß

**(C)** Hämorrhoiden

**(F)** Analfissur

Nicht akut thrombosiert

**(D)** Akut thrombosiert

Multipel, von der Medianlinie entfernt

Solitär, im Bereich der Medianlinie

Ballaststoffreiche Kost; Pressen bei der Defäkation vermeiden

Innere Hämorrhoiden

Äußere Hämorrhoiden

Verdacht auf:
Morbus Crohn (S. 368)
Analkarzinom (S. 390)
Trauma

Sitzbäder
Stuhl weich halten
Topische Anästhetika

Lokale Exzision

Exzision des Thrombus

Anhalten der Symptome

Abklingen der Symptome

Ballaststoffreiche Kost
Starkes Pressen während der Defäkation vermeiden

Persistieren der Symptome

Abklingen der Symptome

Therapieversuch mit Cortisonsalbe oder -suppositorien

Laterale interne anale Sphinkterotomie

Anhalten der Symptome

Abklingen der Symptome

Erfolgreich

**(E)** Weitere Therapie je nach Schweregrad des Prolapses

Ballaststoffreiche Kost

1. Grades

2. Grades

3. Grades

4. Grades

Hämorrhoiden ohne Prolaps

Prolapse mit spontaner Rückbildung

Prolaps läßt sich nur manuell beheben

Prolaps läßt sich auch manuell nicht beheben

Infrarot-Photokoagulation Thermokauter, Laser- oder Elektrokauter

Ligatur mittels eines elastischen Gummirings oder Hämorrhoidektomie

Erfolgreich

Nicht erfolgreich

Ligatur mittels eines elastischen Gummirings oder Hämorrhoidektomie

# 13 Erkrankungen der Abdominalgefäße und des Peritoneums

# Intestinale Ischämie und Infarzierung

(A) Die Differenzierung zwischen Darminfarzierung und anderen Ursachen von Abdominalbeschwerden einschließlich der intestinalen Mangeldurchblutung bereitet große Schwierigkeiten. Eine intestinale Ischämie muß erkannt werden, bevor sie sich in eine Gangrän mit Perforation, Sepsis und einer hohen Mortalität entwickeln kann. Derzeit gibt es keinerlei krankheitsspezifische klinische, anamnestisch oder biochemische Befunde, und die Diagnosestellung hängt stark vom klinischen Verdachtsmoment ab. Bei einem Patienten mit Schmerzen im Abdomen sollte das Vorliegen folgender Situationen einen solchen Verdacht wecken: **(a)** verringertes Herzzeitvolumen; **(b)** Vorhofflimmern oder Endokarditis und Embolierisiko; **(c)** vor kurzer Zeit erfolgte kardiovaskuläre Wiederbelebung; **(d)** ein Aortenaneurysma oder eine Arterienplastik; **(e)** bekannte kollagene Gefäßerkrankung; **(f)** Einnahme von Östrogenen oder Cocain. Typischerweise äußern die Patienten während der Untersuchung weniger Schmerzen, als dies anhand der Anamnese zu erwarten wäre. Röntgenuntersuchungen und Labordiagnostik dienen in erster Linie dem Ausschluß anderer Erkrankungen, der Feststellung, ob eine Infarzierung bereits eingetreten ist und der leichteren Überwachung bei der Volumen- und Elektrolytsubstitution zur Behandlung vitaler Störungen. Zu den häufigsten Frühsymptomen gehören Schmerzen und blutige Diarrhö. Zeichen einer peritonealen Reizung, die auf eine Perforation schließen lassen, treten oft erst dann auf, wenn bereits eine irreparable Schädigung des Darmgewebes eingetreten ist und zuweilen auch das Leben des Patienten nicht mehr gerettet werden kann. Zu den häufigsten Ursachen einer akuten Ischämie gehören die Atherosklerose, Embolien, Thrombosen oder ein Blutdruckabfall. Die Einnahme oraler Kontrazeptiva oder ein Antithrombin-III-Mangel kann bei jungen Frauen bzw. bei jungen Patienten beiderlei Geschlechts mit einer akuten Ischämie assoziiert sein.

(B) Bei Auftreten von blutigen Stühlen werden flexible Sigmoidoskopie oder Koloskopie eingesetzt, um die Dickdarmschleimhaut nach Zeichen einer Ischämie abzusuchen (Ulzerationen, Pseudomembranen, hämorrhagische Blasenbildung, blaue Verfärbung) und andere Erkrankungen auszuschließen. Da das Rektum aufgrund seiner separaten Blutversorgung von der ischämischen Kolitis oftmals nicht betroffen ist, eignet sich eine starre Proktoskopie meistens nicht. Ein Bariumkontrastmittel-Einlauf kann bei den Patienten von Nutzen sein, bei denen die Sigmoidoskopie keine Diagnosestellung erlaubte, aber eine Koloskopie nicht durchgeführt werden kann. Der Nachweis von Ödemen in der Darmwand (Daumenabdruck, «Thumbprinting») oder Ulzerationen an der Grenze zwischen zwei Versorgungsgebieten (Flexura coli sinistra oder die Grenze Colon descendens ≈ Sigmoid) ist ein deutlicher Hinweis auf eine intestinale Ischämie. Bei klinisch stabilen Patienten, deren Untersuchung des Kolons keine pathologischen Befunde lieferte, kann mittels Magen-Darm-Passage die Darstellung der für intestinale Ischämie typischen ödematösen, steifen Darmwand gelingen.

(C) Die Abheilung einer ischämisch bedingten Darmschädigung dauert 7 bis 60 Tage. In den Fällen, in denen die Diagnose nicht eindeutig gestellt werden konnte, erlaubt eine Koloskopie nach 2 bis 3 Monaten eine definitive Differenzierung zwischen ischämischer und idiopathisch-entzündlicher Kolitis. Mitunter ist die Gewebeschädigung so stark ausgeprägt, daß es zur Bildung einer Striktur kommt. Bei den betroffenen Patienten kann sich im weiteren Verlauf eine Darmobstruktion entwickeln, die einer chirurgischen Therapie bedarf.

(D) Die Angiographie kann zur Sicherung der Diagnose und Steuerung der anschließenden Therapie herangezogen werden, da durch dieses Untersuchungsverfahren oftmals eine Unterscheidung zwischen einer Okklusion der A. mesenterica superior (50% der Fälle, je zur Hälfte embolischer bzw. thrombotischer Gefäßverschluß), einem nichtokklusiven Infarkt (25% der Fälle), dem Verschluß der A. mesenterica inferior, einer Mesenterialvenenthrombose oder einer Vaskulitis (25% der Fälle) möglich ist. Mittels transluminaler Angioplastik oder durch vasodilatatorische Therapie (z.B. mit Papaverin) kann versucht werden, die Durchblutung wiederherzustellen.

(E) Als Hauptindikation für einen operativen Eingriff gilt ein ausreichend schwerwiegender klinischer Verdacht. Sofern lediglich der Verdacht auf eine Infarzierung besteht, die Diagnose jedoch nicht gesichert ist, wird der Entschluß zur Operation durch die Entwicklung einer anhaltenden metabolischen Azidose oder einer Verschlimmerung des Befunds in der körperlichen Untersuchung bestärkt. Das Verzögern einer Operation bis zum Eintreten einer dramatischen klinischen Verschlechterung führt zu ungünstigerem Verlauf; es kann zum unnötigen zusätzlichen Verlust von Darmgewebe oder gar zum Tod des Patienten führen.

(F) Auch mit Hilfe der modernen Doppler-Ultraschalldiagnostik ist eine sichere Aussage über die Lebensfähigkeit des Darmgewebes in den Randbezirken des Infarkts sehr schwierig. Aus diesem Grund wird in der Regel etwa 24 Stunden nach der Resektion von infarziertem Darm eine Relaparotomie vorgenommen, um sicherzugehen, daß kein weiterer Infarkt, eventuell mit begleitender Perforation, stattgefunden hat.

## Literatur

1. Altaras J. Radiologischer Atlas. Kolon und Rektum. München: Urban & Schwarzenberg 1982.
2. Batellier J, Kieny K. Superior mesenteric artery embolism: eighty two cases. Ann Vasc Surg 1990; 4: 112.
3. Boley SJ, Sprayregan S, Siegelman SS, Veith FJ. Initial results from an aggressive roentgenological and surgical approach to acute mesenteric ischemia. Surgery 1977; 82: 848.
4. Cooke M, Sande MA. Diagnosis and outcome of bowel infarction on an acute medical service. Am J Med 1983; 75: 984.
5. Feurle GE, Haag B. Der akute, nicht transmurale Infarkt des Dünndarms. Z Gastroenterol 1991; 29: 349.
6. Gorey TF, O'Sullivan M. Prognostic factors in extensive mesenteric ischemia. Ann R Coll Surg Engl 1988; 70: 191.
7. Hermanek P, Tonak J. Ischämische Kolitis. Klinikarzt 1976; 5: 88.
8. Hunter GC, Guernsey JM. Mesenteric ischemia. Med Clin North Am 1988; 72: 1091.
9. Levy PJ, Krausz MM, Manny J. Acute mesenteric ischemia: improved results – a retrospective analysis of 92 patients. Surgery 1990; 108: 372.
10. Ottinger LW, Austen WG. A study of 136 patients with mesenteric infarction. Surg Gynecol Obstet 1967; 124: 251.
11. Schneidermann DJ, Cello JP. Intestinal ischemia and infarction associated with oral contraceptives. West J Med 1986; 145: 350.
12. Scowcroft CW, Sanowski RA, Kozarek RA. Colonoscopy in ischemic colitis. Gastrointest Endosc 1981; 27: 156.

```
                    Patient mit akuten oder subakuten Abdominalbeschwerden
                                          │
                 ┌────────────────────────┴────────────────────────┐
          Anamnese                                          Labordiagnostik
          Körperliche Untersuchung                          Röntgenaufnahmen des Abdomens
```

(A) Verdacht auf eine intestinale Ischämie oder Infarzierung

**Nahrungskarenz, sorgfältige Überwachung, intravenöse Volumensubstitution**

Zeichen einer peritonealen Reizung
Laktatazidose
Hyperamylasämie
Freie Luftansammlung in der Peritonealhöhle
Luft in der Darmwand oder im Pfortadersystem

Patient in klinisch stabilem Zustand

Patient in klinisch instabilem Zustand

Progressiv sich verschlechternde Peritonitis
Hypotonie

Darminfarzierung oder Darmperforation wahrscheinlich

Abklingen der Symptome

Anhaltende Schmerzen oder Hämatochezie

**Absaugen über transnasale Magensonde, intravenöse Volumensubstitution und Gabe von Plasmaersatzmitteln, Breitspektrumantibiotika**

Abklärung der Symptome

(B) **Sigmoidoskopie/ Koloskopie**

Normaler oder diagnostisch nicht aufschlußreicher Befund

**Notoperation**

**Bariumkontrasteinlauf**

Normalbefund

Ischämische Kolitis

**Magen-Darm-Passage**

Patient in stabilem Zustand

Klinische Destabilisierung des Patienten

Normalbefund

Befund mit einer Ischämie vereinbar

(C) Überwachung zur Erfassung von Komplikationen

(E) Verdacht auf eine Infarzierung

Überwachung

(D) **Angiographie zur Festlegung der Ursache**

**Nach Möglichkeit Durchführung einer präoperativen Angiographie zum Nachweis therapeutisch behebbarer Arterienerkrankungen**

Rezidiv der Symptome

Kein Arterienverschluß | Partieller oder vollständiger embolischer Verschluß | Vaskulitits (S. 172) | Obliterierende Atherosklerose

Möglichkeit einer Angina abdominalis in Betracht ziehen (S. 404)

**Therapie mit Vasodilatatoren**

**Notoperation**

(F) **Resektion des infarzierten Darmgewebes**

Erfolgreich

Nicht erfolgreich

Erwägen: Relaparotomie 24 Std. postoperativ zur Beurteilung der Vitalität des verbliebenen Darmgewebes

Verlaufskontrolle

**Perkutane Angioplastik oder operative Revaskularisation**

# Chronische intestinale Ischämie

(A) Die Diagnose »Angina abdominalis« oder »chronische intestinale Ischämie« wird meist aufgrund von klinischen Befunden gestellt. Gewöhnlicherweise beklagen die Patienten Schmerzen im Abdominalbereich, die 15 bis 30 Minuten nach einer Mahlzeit einsetzen und dann ungefähr eine Stunde lang anhalten; entsprechend entwickeln sie oft eine Abneigung gegen das Essen und reduzieren auch ihre Nahrungsaufnahme. Die Schmerzen entstehen wahrscheinlich durch eine Mangeldurchblutung des Darms während einer Phase gesteigerter Aktivität und erhöhtem Sauerstoffbedarf. Aufgrund der verminderten Nahrungsaufnahme und einer die Ischämie begleitenden Malabsorption verlieren die Patienten oft deutlich an Gewicht. Die Ursachen für diese Malabsorption sind nicht völlig geklärt, aber man vermutet einen Verlust an resorbierender Oberfläche als Folge der ischämischen Mukosaschäden. Eine Arteriosklerose der peripheren Gefäße spricht stark für die Verdachtsdiagnose, ist jedoch nicht beweisend; auch Geräusche über dem Abdomen (S. 150) treten nicht nur bei drastisch verminderter Durchblutung der Eingeweide auf. Vor einer weiteren diagnostischen Abklärung der Ischämie sollten zuerst häufigere Ursachen postprandialer Schmerzen, wie z.B. Ulzera, Karzinome und Gastritis, ausgeschlossen werden.

(B) In den vergangenen Jahren war Angiographie die einzige Methode, mit der sich intestinale Ischämien beurteilen ließen. Inzwischen ist es durch nichtinvasive Duplex-Sonographie möglich, vor und nach dem Essen den arteriellen Blutfluß des *Truncus coeliacus* und der *A. mesenterica superior* zu messen. Sofern die Untersuchung technisch adäquat erfolgt, rückt bei normalen Durchblutungsbefunden die intestinale Ischämie als Ursache für die Schmerzen in den Hintergrund.

(C) Mittels Angiographie läßt sich zwar eine Atherosklerose bestätigen, nicht jedoch die Diagnose einer Angina abdominalis stellen, weil sie das Ausmaß der Stenosierung, nicht jedoch die tatsächliche Durchblutung dokumentiert. Im allgemeinen bedarf es einer mehr als 50%igen Verengung der Arteria mesenterica superior, bevor eine postprandiale Ischämie als Ursache für die Beschwerden angenommen werden darf. Eine derartige Stenose der A. mesenterica superior liegt bei 10 bis 25% älterer Männer mit Atherosklerose der Aorta vor, ohne daß Symptome bestehen.

(D) Der Nachweis einer normalen oder nur gering abweichenden Gefäßanatomie schließt eine Angina abdominalis mit hoher Wahrscheinlichkeit aus; in diesem Fall sollte anderen möglichen Ursachen nachgegangen werden (S. 88).

(E) Die Behandlung einer Angina abdominalis stellt ein Problem bei Patienten dar, deren Atherosklerose inoperabel ist oder die wegen Begleiterkrankungen nicht operationsfähig sind. Kleinere Mahlzeiten sind u.U. erforderlich, müssen dabei aber zur Gewährleistung der Kalorienversorgung entsprechend häufig erfolgen. Eine Supplementation mit einer Elementardiät könnte vonnöten sein, wenn die Malabsorption Schwierigkeiten bereitet; außerdem bedarf es oft der Gabe von Analgetika, damit die Patienten beschwerdefrei essen können. Welche Wirkung medikamentöse Vasodilatation (mittels Nitroglyzerin oder Kalziumantagonisten) bei diesen Patienten spielt, ist noch nicht näher untersucht worden; von daher sollten Therapieversuche nur mit großer Vorsicht unternommen werden.

(F) Eine schwere lokalisierte Läsion des Truncus coeliacus oder der A. mesenterica superior kann mittels transluminaler Ballondilatation behoben werden. Hiermit kann in 90% der Fälle die Durchblutung wieder verbessert werden; allerdings machen Restenosierungen bei 25% letztlich eine Angioplastik notwendig. Eine chirurgische Therapie kann bei vereinzelten Patienten zum Erfolg führen; in diesem Zusammenhang sind sowohl Endarteriektomie oder Reimplantation als auch Bypass-Prozeduren eingesetzt worden.

## Literatur

1. Flinn R, Rizzo RJ, Park JS, Sanager GP. Duplex scanning for assessment of mesenteric ischemia. Surg Clin North Am 1990; 70: 99.
2. Hallet JW Jr, James ME, Ahlquist DAH, et al. Recent trends in the diagnosis and management of chronic intestinal ischemia. Ann Vasc Surg 1990; 4: 126.
3. Menge H. Chronische Durchblutungsstörungen des Darmes. In: Innere Medizin der Gegenwart, Gastroenterologie. Goebell H (Hrsg). München, Wien, Baltimore: Urban & Schwarzenberg 1992; S. 716.
4. Odurny A, Sniderman KW, Colapinto RF. Intestinal angina: percutaneous transluminal angioplasty of the celiac and superior mesenteric arteries. Radiology 1988; 167: 59.
5. Reinus JF, Brandt LJ, Boley SJ. Ischemic diseases of the bowel. Gastroenterol Clin North Am 1990; 19: 319.

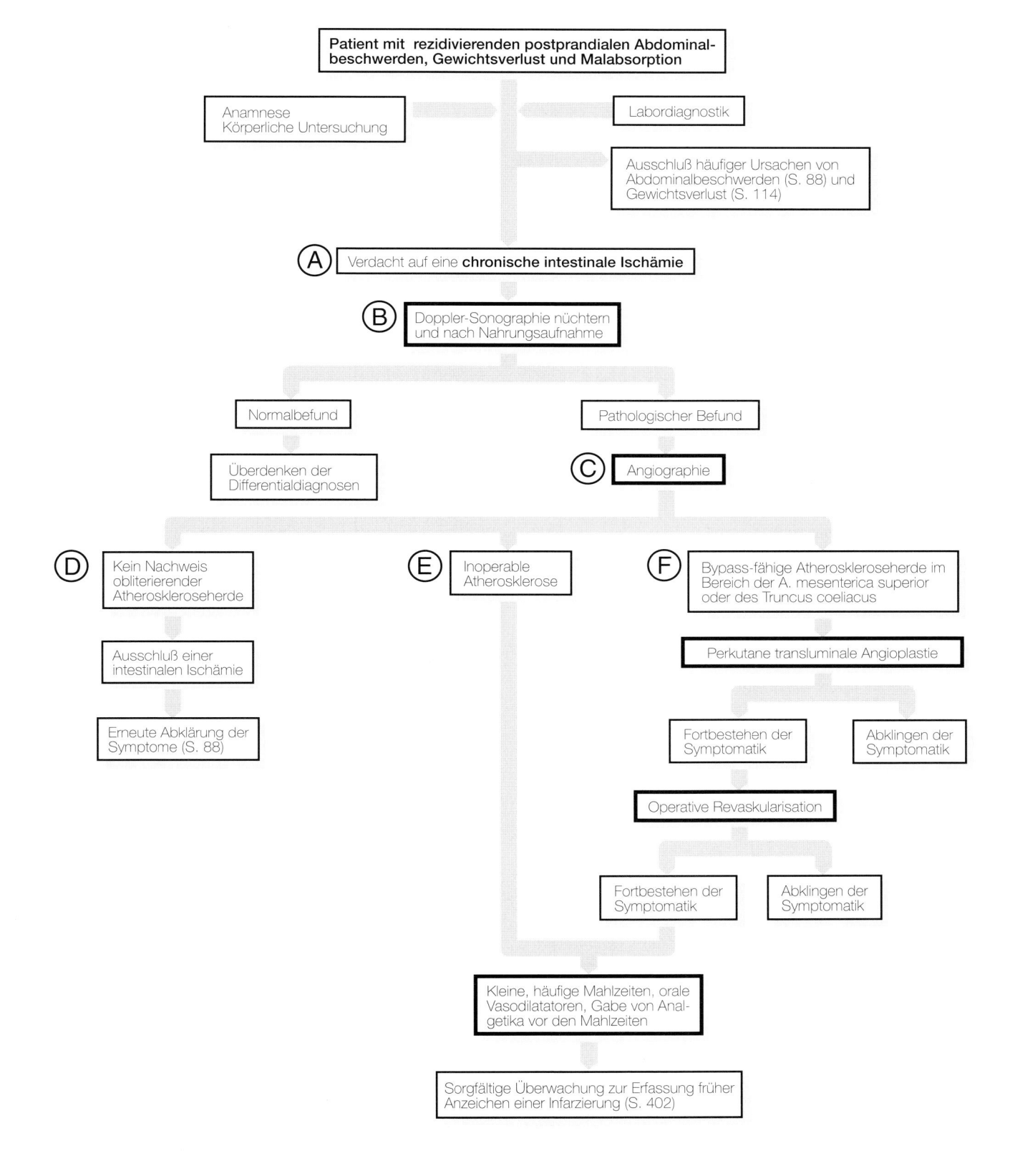

```
                    ┌─────────────────────────────────────────┐
                    │ Patient mit rezidivierenden postprandialen Abdominal- │
                    │ beschwerden, Gewichtsverlust und Malabsorption       │
                    └─────────────────────────────────────────┘
```

- Anamnese / Körperliche Untersuchung
- Labordiagnostik
- Ausschluß häufiger Ursachen von Abdominalbeschwerden (S. 88) und Gewichtsverlust (S. 114)

**(A)** Verdacht auf eine **chronische intestinale Ischämie**

**(B)** Doppler-Sonographie nüchtern und nach Nahrungsaufnahme

- Normalbefund → Überdenken der Differentialdiagnosen
- Pathologischer Befund → **(C)** Angiographie

**(D)** Kein Nachweis obliterierender Atheroskleroseherde
- Ausschluß einer intestinalen Ischämie
- Erneute Abklärung der Symptome (S. 88)

**(E)** Inoperable Atherosklerose

**(F)** Bypass-fähige Atheroskleroseherde im Bereich der A. mesenterica superior oder des Truncus coeliacus
- **Perkutane transluminale Angioplastie**
  - Fortbestehen der Symptomatik
  - Abklingen der Symptomatik
- **Operative Revaskularisation**
  - Fortbestehen der Symptomatik
  - Abklingen der Symptomatik

**Kleine, häufige Mahlzeiten, orale Vasodilatatoren, Gabe von Analgetika vor den Mahlzeiten**

Sorgfältige Überwachung zur Erfassung früher Anzeichen einer Infarzierung (S. 402)

# Neoplasmen des Peritoneums

(A) Bei jedem Patienten, der an einem Aszites im Zusammenhang mit Gewichtsverlust, abdominellen Beschwerden oder Fieber erkrankt, muß eine stationäre Abklärung zum Nachweis eines malignen Peritonealtumors erfolgen. Die Verdachtsdiagnose läßt sich durch Befunde erhärten, die mit Hilfe der Aszitespunktion erhoben werden. Eine weitere Diagnostik erübrigt sich, falls die Zytologie zum Nachweis eines Karzinoms positive Resultate ergibt; ein negativer Zytologiebefund erlaubt jedoch nicht den Ausschluß einer Peritonealkarzinose.

(B) Aszitesflüssigkeit mit einem Eiweißgehalt von mehr als 2,5 bis 3 g% und einem Serum-Aszites-Albumingradienten von < 1,1 entspricht einem exsudativen Aszites, der bei Malignomen des Peritoneums, Peritonealtuberkulose, bakterieller oder mykotischer Peritonitis, konstriktiver Perikarditis, Budd-Chiari-Syndrom und Lymphomen (S. 294) vorgefunden wird. Nach Ausschluß einer bakteriellen Infektion ist die Laparoskopie das Untersuchungsverfahren der Wahl, um zwischen anderen möglichen Erkrankungen zu differenzieren, es sei denn, es lassen sich in der Aszitesflüssigkeit maligne Zellen nachweisen.

(C) Die Laparoskopie (S. 32) kann nach leichter Sedation unter Lokalanästhesie vorgenommen werden, nachdem mittels Luft oder Stickoxydul ein Pneumoperitoneum angelegt wurde. Die Untersuchung erfordert ein steriles Vorgehen, d.h., der Patient muß mit sterilen Tüchern abgedeckt werden, der Arzt trägt sterile Kleidung. Es ist jedoch nicht nötig, den Eingriff in einem Operationssaal durchzuführen. Bei der Mehrzahl entsprechender Untersuchungen konnte ein exsudativer Aszites zu 70 bis 80% durch eine Laparoskopie ätiologisch geklärt werden. Zu den Komplikationen der Laparoskopie gehören Organperforationen, Blutungen, Pneumothorax, Pneumomediastinum, Infektionen, undichte Stellen, durch die Aszitesflüssigkeit austreten kann, und Luftembolien; die Komplikationsrate liegt jedoch unter 5%.

(D) Die Inzidenz peritonealer Mesotheliome steigt; es scheint ein direkter Zusammenhang zwischen dem Auftreten dieses Tumors und einer Asbestexposition in industrialisierten Ländern vorzuliegen. Das histologische Erscheinungsbild des Mesothelioms kann variieren und u.U. die Morphologie anderer Malignome, auch von Adenokarzinomen, Fibrosarkomen, Karzinosarkomen oder Synovialomen imitieren. Die elektronenmikroskopische Untersuchung der Gewebsbiopsie bietet oft differentialdiagnostische Hinweise auf die Art des Malignoms. Bei etwa 90% der Patienten manifestiert sich die Tumorerkrankung in Form von Schmerzen und einer Aszitesbildung; seltener wird als Erstbefund eine abdominelle Raumforderung festgestellt. Gelegentlich kommt es zu Hypoglykämien, die jedoch ätiologisch nicht geklärt sind (erhöhte Glukosekonsumption durch den Tumor vs. Produktion einer insulinähnlichen Substanz). Eine wirksame Chemotherapie des Mesothelioms steht derzeit nicht zur Verfügung.

(E) Falls sich der Aszites durch die üblichen Therapiemaßnahmen (S. 438) nicht unter Kontrolle bringen läßt und eine kurative Behandlung nicht mehr zweckmäßig erscheint, kann ein peritoneovenöser Shunt (LeVeen-Shunt) angelegt werden. Hierdurch werden Beeinträchtigung der Atemfunktion, Ruptur einer Umbilikalhernie und das drängende, verfrühte Sättigungsgefühl verhindert. Durch den Shunt wird eine wirksame Druckentlastung des Abdomens und damit eine Verbesserung der Lebensqualität für den Patienten erzielt.

(F) Kennzeichnend für einen Transsudationsaszites ist ein Eiweißgehalt unter 2,5 bis 3 g% und ein Serum-Aszites-Albumingradient von > 1,1. Sofern der Patient nicht an einer Leberzirrhose leidet, spricht dieser Befund dafür, daß aller Wahrscheinlichkeit nach kein maligner Peritonealtumor vorliegt. In außergewöhnlichen Fällen wird ein exsudativer Aszites, der durch Implantationsmetastasen des Peritoneums hervorgerufen wird, durch eine transsudative Aszitesflüssigkeit (verursacht durch eine portale Hypertension) genügend «verdünnt», so daß die übliche biochemische Diagnose nicht mehr möglich ist. Unter diesen Umständen ist man auf weitere objektive und subjektive klinische Symptome (Schmerzen, Fieber oder Gewichtsverlust) angewiesen, um die Verdachtsdiagnose eines Peritonealtumors zu stellen und die Diagnostik mit einer Laparoskopie fortzuführen.

(G) Auch wenn man in Biopsien, die bei einer Laparoskopie entnommen wurden, keinen malignen Tumor nachweisen kann, besteht noch eine geringe Möglichkeit für das Vorliegen eines Peritonealmalignoms. Eine Probelaparotomie zur Sicherung der Diagnose ist indiziert, falls eine ganze Reihe von typischen Symptomen gleichzeitig vorliegt (Gewichtsverlust, Schmerzen, Fieber) oder der Biopsiebefund keine eindeutigen Schlüsse zuläßt. Besteht aufgrund positiver Hauttests, pathologischer Thorax-Röntgenaufnahmen oder bioptisch nachgewiesener Granulome in Leber oder Peritoneum (ohne Nachweis von Bakterien) der Verdacht auf eine Tuberkulose, sollte man die Kulturergebnisse abwarten oder eine empirische Therapie der Tuberkulose durchführen, ehe als nächster diagnostischer Schritt eine Laparotomie vorgenommen wird.

## Literatur

1. Antman K, Shemin R, Ryan L, et al. Malignant mesothelioma: prognostic variables in a registry of 180 patients, the Dana-Farber Cancer Institute and Women's Hospital experience over two decased, 1965-1985. J Clin Oncol 1988; 6: 147.
2. Cali RW. Laparoscopy. Surg Clin North Am 1980; 60: 407.
3. Coupland GAE, Townend DM, Martin CJ. Peritoneoscopy - Use in assessment of intra-abdominal malignancy. Surgery 1981; 89: 645.
4. Friedmann W, Minguillon C, Wessel J, Lichtenegger W, Pickel H. Pseudomyxoma peritonei durch ein proliferierendes muzinöses Adenom der Fimbrienschleimhaut. Geburtshilfe Frauenheilk 1990; 50: 579.
5. Hall TJ, Donaldson DR, Brennan TG. The value of laparoscopy under local anaesthesia in 250 medical and surgical patients. Br J Surg 1980; 67: 751.
6. Mörl M, Bohle U. Indikationen der internistischen Laparoskopie. Dtsch Med Wochenschr 1993; 118: 1649.
7. Moertel CG. Peritoneal mesothelioma. Gastroenterology 1972; 63: 346.
8. O'Neil JD, Ros PR, Storm BL, et al. Cystic mesothelioma of the peritoneum. Radiology 1989; 170: 333.
9. Piccigallo E, Jeffers LJ, Reddy KR, et al. Malignant peritoneal mesothelioma. A clinical and laparoscopic study of ten cases. Dig Dis Sci 1988; 33: 633.
10. vanGelder T, Hoogsteden HC, Versnel MA, et al. Malignant peritoneal mesothelioma: a series of 19 cases. Digestion 1989; 43: 222.

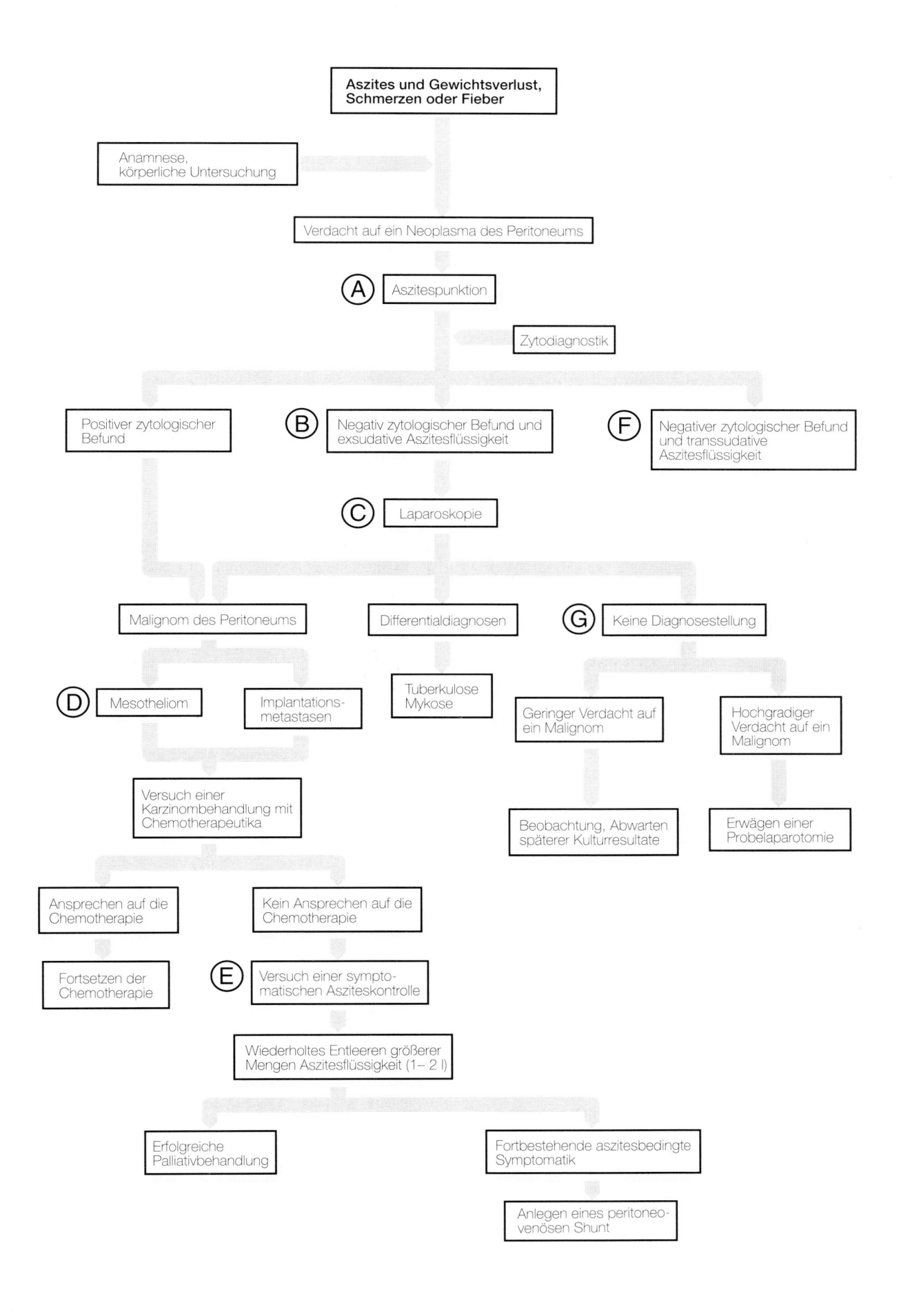

```
                    ┌─────────────────────────────┐
                    │ Aszites und Gewichtsverlust,│
                    │ Schmerzen oder Fieber       │
                    └─────────────────────────────┘
                                 │
         ┌──────────────────────┐│
         │ Anamnese,            ││
         │ körperliche Untersuchung │
         └──────────────────────┘│
                                 ▼
                    ┌─────────────────────────────────┐
                    │ Verdacht auf ein Neoplasma des  │
                    │ Peritoneums                     │
                    └─────────────────────────────────┘
                                 │
                      (A) ┌──────────────┐
                          │ Aszitespunktion │
                          └──────────────┘
                                 │
                                 ▼
                          ┌──────────────┐
                          │ Zytodiagnostik │
                          └──────────────┘
```

Entscheidungsbaum:

- **(A)** Aszitespunktion
- **(B)** Negativ zytologischer Befund und exsudative Aszitesflüssigkeit
- Positiver zytologischer Befund
- **(F)** Negativer zytologischer Befund und transsudative Aszitesflüssigkeit
- **(C)** Laparoskopie

Ergebnisse der Laparoskopie:
- Malignom des Peritoneums
  - **(D)** Mesotheliom
  - Implantationsmetastasen
- Differentialdiagnosen
  - Tuberkulose
  - Mykose
- **(G)** Keine Diagnosestellung
  - Geringer Verdacht auf ein Malignom → Beobachtung, Abwarten späterer Kulturresultate
  - Hochgradiger Verdacht auf ein Malignom → Erwägen einer Probelaparotomie

Behandlung:
- Versuch einer Karzinombehandlung mit Chemotherapeutika
  - Ansprechen auf die Chemotherapie → Fortsetzen der Chemotherapie
  - Kein Ansprechen auf die Chemotherapie → **(E)** Versuch einer symptomatischen Aszitkontrolle
    - Wiederholtes Entleeren größerer Mengen Aszitesflüssigkeit (1–2 l)
      - Erfolgreiche Palliativbehandlung
      - Fortbestehende aszitesbedingte Symptomatik → Anlegen eines peritoneovenösen Shunt

# Angiodysplasie

(A) Bei ungeklärten gastrointestinalen Blutungen sollte man stets eine Angiodysplasie in Betracht ziehen, vor allem wenn der Blutverlust bei älteren Patienten auftritt. Das Durchschnittsalter der Patienten mit entsprechenden submukösen Gefäßanomalien liegt bei 60 Jahren. Die Veränderungen sind in der Regel im rechten Kolon lokalisiert, können jedoch auch in allen übrigen Bereichen des Darms auftreten. Bei jüngeren Patienten finden sich die Gefäßanomalien eher im Magen oder im Dünndarm. Bei einer kongenitalen Form der arteriovenösen Fehlbildungen treten die Anomalien im Darm (S. 174) und an der Haut auf. In einigen Publikationen wurde ein Zusammenhang zwischen Aortenstenose und gastrointestinaler Angiodysplasie aufgezeigt. Die Daten anderer Untersuchungen lassen jedoch darauf schließen, daß es sich hierbei nur um ein zufälliges Zusammentreffen handelt. Vereinzelt wurde die Kombination eines v. Willebrand-Jürgens-Syndroms mit gastrointestinalen Gefäßdysplasien beschrieben. Die Gefäßerkrankung wird angiographisch oder endoskopisch diagnostiziert.

(B) Durch eine endoskopische Untersuchung von Magen oder Kolon kann bei sorgfältiger Suche eine Gefäßdysplasie entdeckt werden. Nicht alle Angiodysplasien sind als kirschrote punktförmige Herde oder als spinnenförmige Läsionen makroskopisch sichtbar, da die pathologischen Veränderungen oftmals zu tief in der Schleimhaut liegen, um erkannt zu werden. Endoskopische Untersuchungen sollte man prinzipiell nur vornehmen, wenn der Darm frei von Blut, Nahrungsbestandteilen und Stuhl ist, da die winzigen Läsionen sonst verdeckt werden. Darüber hinaus muß man darauf achten, Saugmarken nicht mit Gefäßanomalien zu verwechseln. Arteriovenöse Mißbildungen im Magenbereich hängen oft mit gastrointestinalen Blutungen bei Nierenversagen zusammen.

(C) Entdeckt man bei der endoskopischen Untersuchung multiple Gefäßdysplasien, so hängt das weitere Vorgehen davon ab, ob es sich um lokalisierte oder diffuse Läsionen handelt. Umschriebene Herde (z.B. multiple Angiodysplasien im Zäkum) können erfolgreich reseziert werden. Bei diffuser Verteilung ist die Resektion jedoch unter Umständen nicht zweckmäßig, da für eine kurative Behandlung ein zu langer Darmabschnitt entfernt werden müßte. Bei diesen Patienten beschränkt sich die Behandlung auf einen bedarfsweisen Blutersatz und eine Koagulationsbehandlung, um die Herde zahlenmäßig zu verringern. Mit dem Alter des Patienten, der Zahl der Angiodysplasien und dem Vorliegen einer Koagulopathie steigt die Wahrscheinlichkeit eines Blutungsrezidivs nach einer solchen Behandlung. In dieser Situation konnten durch die Gabe von Östrogen-Progesteron die Blutungsrezidive reduziert werden.

(D) Einige einzeln stehende Läsionen (oder ein Haupterd) werden am besten endoskopisch behandelt. Am einfachsten ist die Unterspritzung mit Sklerosierungsmittel. Der bipolaren Elektrokoagulation wird gegenüber der monopolaren der Vorzug gegeben, da sich die Läsionen besser unter Kontrolle bringen lassen. Die Laserkoagulation mit dem Argonionen- oder Neodym-YAG-Lasersystem ist gleichermaßen wirksam. Bei Einsatz dieser Therapiemethoden beginnt man mit der Behandlung der Angiodysplasien in den Randbezirken und arbeitet sich langsam zum Zentrum der Läsionen vor, um exzessive und unkontrollierbare Blutungen zu vermeiden.

(E) Falls die endoskopische Untersuchung bei Patienten mit seltenen Episoden einer intermittierenden Blutung einen negativen Befund ergibt, wartet man am besten bis zur nächsten aktiven Blutung, ehe man versucht, eine Angiographie durchzuführen. Ist diese nicht durchführbar oder der Blutverlust so hoch, daß eine Anämie entstehen kann, obwohl keine stärkeren gastrointestinalen Blutungen auftreten, sollte eine elektive Angiographie zum Nachweis von Angiodysplasien versucht werden.

(F) Der szintigraphische Blutungsnachweis mit Technetium-markierten Erythrozyten wird am besten vor der Notangiographie durchgeführt, da hierdurch festgestellt werden kann, ob noch eine aktive Blutung besteht. Die Wahrscheinlichkeit, ein aussagefähiges Angiogramm zu erhalten, ist dann erheblich größer.

(G) Die Angiographie ist bei der Diagnose von Gefäßdysplasien die Untersuchungsmethode der Wahl. Typische Befunde sind die vorzeitige Füllung von Venen, reiche Verästelungen von Gefäßen oder ein verspäteter venöser Abfluß. In manchen Fällen kann die Angiodysplasie angiographisch durch eine Embolisation therapiert werden. Eine akute Blutung läßt sich ferner durch selektive Infusion von Vasopressin oder durch Embolisation der blutenden Arterie unter Kontrolle bringen.

## Literatur

1. Baum S, Athanasoulis CA, Waltman AC, Galdabini J, Schapiro RH, Warshaw AL, Ottinger LW. Angiodysplasia of the right colon: a cause of gastrointestinal bleeding. Am J Roentgenol 1977; 129: 789.
2. Imperiale TF, Ransohoff DF. Aortic stenosis, idiopathic gastrointestinal bleeding, and angiodysplasia: is there an association? A methodologic critique of the literature. Gastroenterology 1988; 95: 1670.
3. Meyer CT, Troncale FJ, Galloway S, Sheahan DG. Arteriovenous malformations of the bowel: an analysis of 22 cases and a review of the literature. Medicine 1981; 60: 36.
4. Naveau S, Aubert A, Poynard T, Chaput JC. Long-term results of treatment of vascular malformations of the gastrointestinal tract by neodymium YAG laser photocoagulation. Dig Dis Sci 1990; 35: 821.
5. Richter JM, Christensen MR, Colditz GA, Nishioka NS. Angiodysplasia. Natural history and efficacy of therapeutic intervention. Dig Dis Sci 1989; 34: 1542.
6. Römer W, Burk M, Schneider W. Hereditäre hämorrhagische Teleangiektasie (Morbus Osler). Dtsch Med Wochenschr 1992; 117: 669.
7. Rösch W. Angiodysplasie. Z Gastroenterol 1983; 21: 556.
8. Zillessen E, Zimmermann D, Fenn K. Gastrointestinale Angiodysplasie - prophylaktische Sklerosierungsbehandlung. Dtsch Med Wochenschr 1984; 109: 1942.

# Patient mit unerklärlichem gastrointestinalen Blutverlust

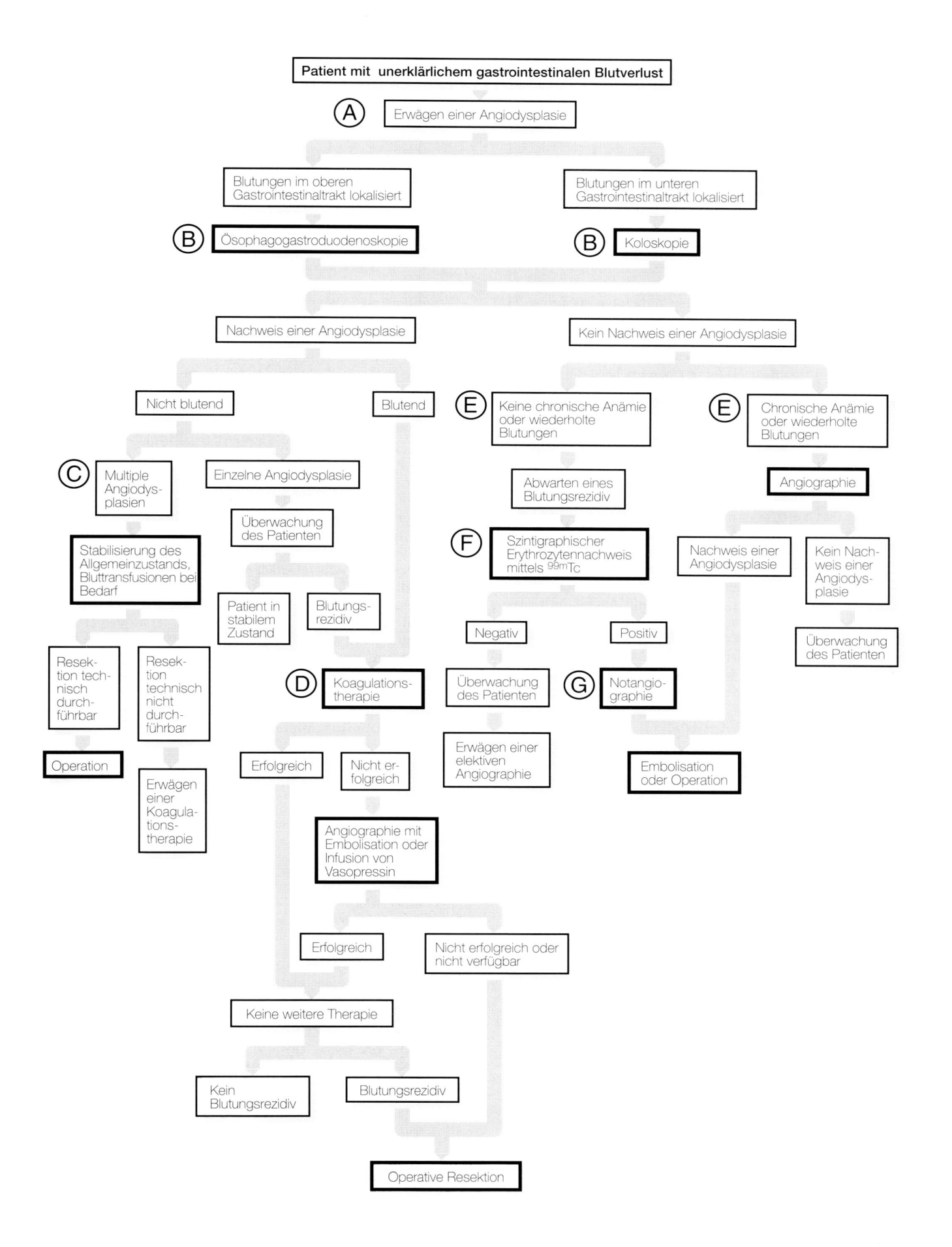

**Ⓐ** Erwägen einer Angiodysplasie

- Blutungen im oberen Gastrointestinaltrakt lokalisiert
  - **Ⓑ** Ösophagogastroduodenoskopie
- Blutungen im unteren Gastrointestinaltrakt lokalisiert
  - **Ⓑ** Koloskopie

## Nachweis einer Angiodysplasie

### Nicht blutend
- **Ⓒ** Multiple Angiodysplasien
  - Stabilisierung des Allgemeinzustands, Bluttransfusionen bei Bedarf
    - Resektion technisch durchführbar → Operation
    - Resektion technisch nicht durchführbar → Erwägen einer Koagulationstherapie
- Einzelne Angiodysplasie
  - Überwachung des Patienten
    - Patient in stabilem Zustand
    - Blutungsrezidiv

### Blutend
- **Ⓓ** Koagulationstherapie
  - Erfolgreich
  - Nicht erfolgreich → Angiographie mit Embolisation oder Infusion von Vasopressin
    - Erfolgreich → Keine weitere Therapie
      - Kein Blutungsrezidiv
      - Blutungsrezidiv → Operative Resektion
    - Nicht erfolgreich oder nicht verfügbar → Operative Resektion

## Kein Nachweis einer Angiodysplasie

- **Ⓔ** Keine chronische Anämie oder wiederholte Blutungen
  - Abwarten eines Blutungsrezidiv
  - **Ⓕ** Szintigraphischer Erythrozytennachweis mittels $^{99m}$Tc
    - Negativ → Überwachung des Patienten → Erwägen einer elektiven Angiographie
    - Positiv → **Ⓖ** Notangiographie → Embolisation oder Operation
- **Ⓔ** Chronische Anämie oder wiederholte Blutungen
  - Angiographie
    - Nachweis einer Angiodysplasie
    - Kein Nachweis einer Angiodysplasie → Überwachung des Patienten

# Aortointestinale Fistelbildungen

(A) Bei Blutungen aus dem oberen Gastrointestinaltrakt, die nach gefäßchirurgischen Eingriffen mit Einsatz einer Kunststoffprothese (siehe Abbildung) oder bei Patienten mit einer ausgeprägten Arteriosklerose (vor allem bei bekannten Bauchaortenaneurysmen) auftreten, muß so lange eine Fistelbildung zwischen Blutgefäß und Darmlumen als Blutungsursache in Erwägung gezogen werden, bis diese Verdachtsdiagnose widerlegt werden kann. Primäre Fistelungen entwickeln sich ohne vorherigen operativen Eingriff, die häufigeren sekundären Fisteln entstehen bei Patienten mit Gefäßprothesen. Am häufigsten beobachtet man die aortoduodenale Fistel (80%); es wurden jedoch alle möglichen Arten von Fistelbildungen beschrieben. Bei bis zu 2% der Patienten, denen ein Transplantat eingesetzt wurde, bilden sich postoperativ Fistelungen. Man geht davon aus, daß die Fisteln entweder durch das mechanische Trauma oder eine Infektion der Gefäßprothese verursacht werden und schließlich in die Darmlichtung einbrechen.

(B) Fistelungen zwischen Aorta und Darmlumen kündigen sich häufig durch eine oder mehrere geringe Blutungen an, denen (einen Tag oder mehrere Monate später) eine exzessive Blutung folgt. Die diagnostische Abklärung sollte bei diesen Patienten daher trotz ihres stabilen Zustands ohne allzu großen Aufschub erfolgen. Das beste Untersuchungsverfahren zur Diagnose einer Fistelung und zum Ausschluß anderer, häufigerer Blutungsursachen scheint die unverzüglich durchgeführte Endoskopie zu sein, wobei durch sorgfältige Inspektion des distalen Duodenums (dritter Abschnitt) aktive Blutungen, gallig gefärbte Ulzera, die alle Wandschichten erfassen, oder sichtbares Prothesenmaterial nachgewiesen werden können.

(C) Bei einem Patienten, der zu verbluten droht, stehen natürlich Wiederbelebung und der Transfer in den Operationssaal vor jeder weiteren Diagnostik an erster Stelle. Ist der klinische Zustand stabil, so kann man zu Beginn der Operation eine Endoskopie durchführen.

(D) Sofern sich endoskopisch keine Blutungsquelle ausmachen läßt, kann sich auf Röntgenaufnahmen des oberen Gastrointestinaltrakts unter Umständen ein Ulkus im distalen Duodenum oder ein Kompressionseffekt im Bereich des dritten Duodenumabschnitts zeigen, wodurch die Diagnose einer Fistelung zwischen Aorta und Darmlumen erhärtet wird. Ehe man sich aufgrund dieser Befunde zur Operation entschließt, sollte man eine Gefäßdarstellung durchführen und nach weiteren klinischen Befunden fahnden, welche die Diagnose stützen (siehe Abschnitt A).

(E) Nach vorangegangenen gefäßchirurgischen Eingriffen, bei denen eine Gefäßprothese eingesetzt wurde, kann bei hochgradigem Verdacht auf eine aortointestinale Fistel eine Relaparotomie vorgenommen werden, auch wenn bei der Ösophagogastroduodenoskopie keine pathologischen Veränderungen festgestellt wurden. Falls bei der operativen Exploration eine Fistelung zwischen Gefäßprothese und Darmlumen entdeckt wird, sollte die gesamte Prothese entfernt werden. Die präoperative Diagnose einer Fistelung hat den Vorteil, daß vor dem Eingriff ein synthetisches Bypass-Transplantat vorbereitet werden kann. Von der entfernten Gefäßprothese sollten Kulturen angelegt werden; eine antibiotische Behandlung ist indiziert. Die postoperative Mortalitätsrate liegt bei 50%; bei 30% der Patienten, die den chirurgischen Eingriff überleben, kommt es im weiteren Verlauf zu einer Ruptur des proximalen Aortenstumpfes.

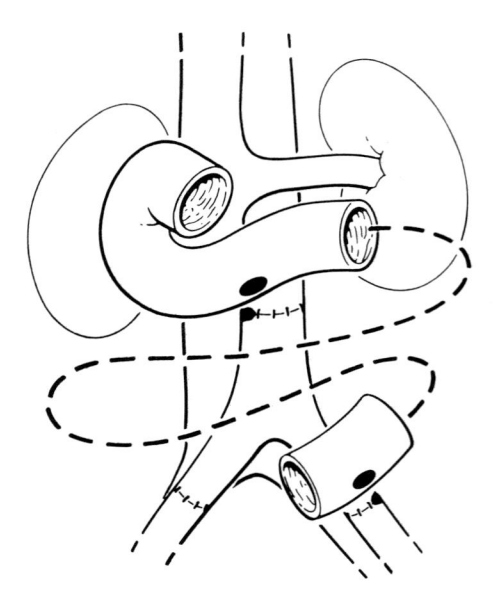

Anatomische Lokalisation (schwarze Markierungen) der Stellen, an denen sich nach Einsetzen einer aortoiliakalen Gefäßprothese Fistelungen zwischen Blutgefäß und Darmlumen entwickeln.

## Literatur

1. Bower TC, Cherry KJ Jr Pairolero PC. Unusual manifestations of abdominal aortic aneurysms. Surg Clin North Am 1989; 69: 745.
2. Champion M, Sullivan S, Coles J, Goldbach M, Watson W. Aortoenteric fistula, incidence, presentation, recognition, and management. Ann Surg 1982; 195: 314.
3. Connolly J, Dwaan J, McLart M, Brownelu D, Levine E. Aortoenteric fistula. Ann Surg 1981; 194: 402.
4. Grande JP, Ackermann DM, Edwards WD. Aortoenteric fistulas. A study of 28 autopsied cases spanning 25 years. Arch Pathol Lab Med 1989; 113: 1271.
5. Lenzen R, Hengels KJ, Kniemeyer HW, Berges W. Die aortoenterische Fistel – eine seltene, aber wichtige Ursache oberer gastrointestinaler Blutungen. Z Gastroenterol 1989; 27: 267.
6. Low RN, Wall SD, Jeffrey RB, et al. Aortoenteric fistula and perigraft infection: evaluation with CT. Radiology 1990; 175: 157.
7. Nevitt MP, Ballad DJ, Hallett JW. Prognosis of abdominal aortic aneurysms. A population based study. N Engl J Med 1989; 321: 1009.
8. O'Donnell TF Jr, Scott G, Shepard A, et al. Improvements in the diagnosis and management of aortoenteric fistula. Am J Surg 1985; 149: 481.

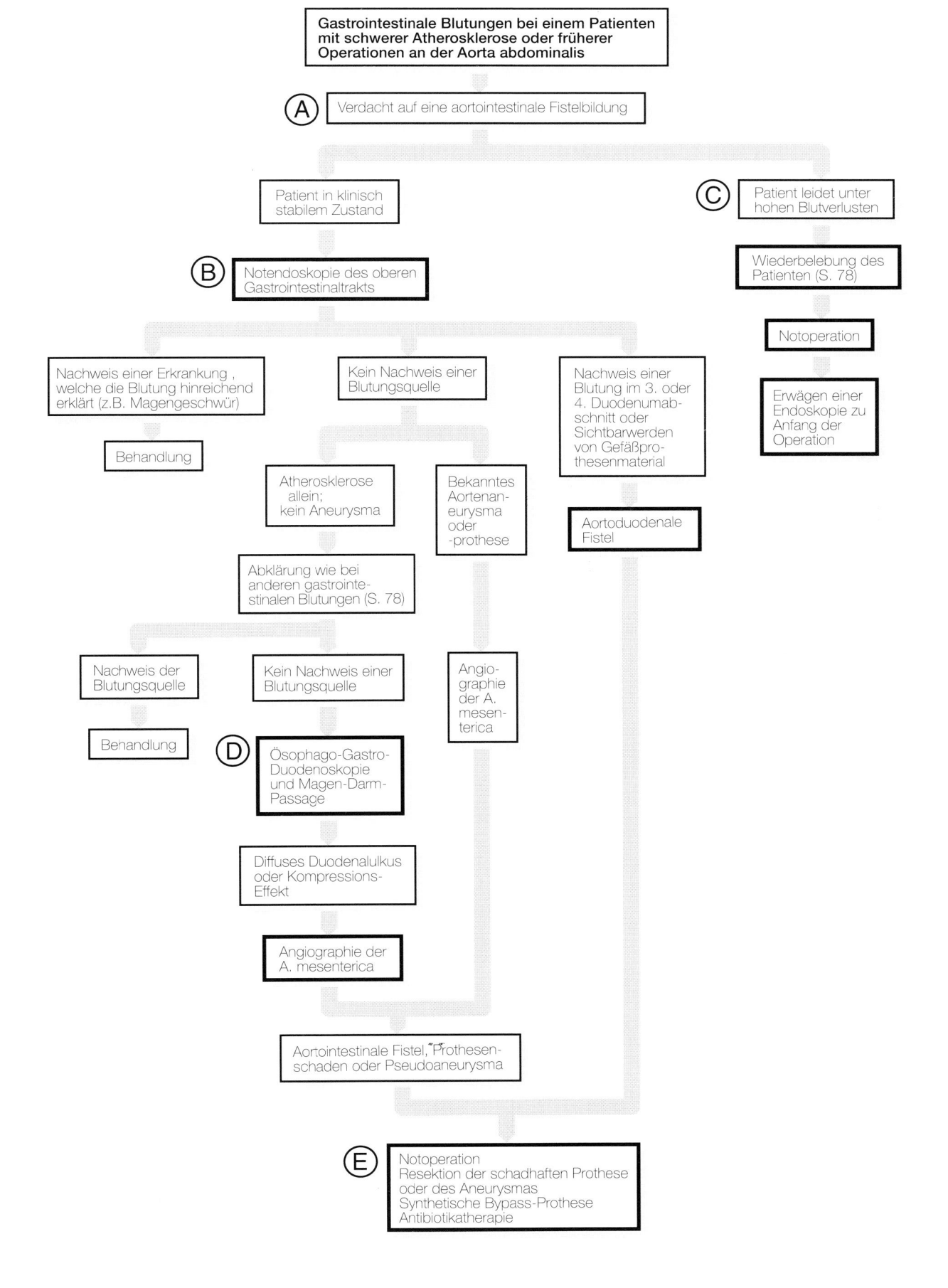

**Gastrointestinale Blutungen bei einem Patienten mit schwerer Atherosklerose oder früherer Operationen an der Aorta abdominalis**

(A) Verdacht auf eine aortointestinale Fistelbildung

- Patient in klinisch stabilem Zustand
  - (B) Notendoskopie des oberen Gastrointestinaltrakts
    - Nachweis einer Erkrankung, welche die Blutung hinreichend erklärt (z.B. Magengeschwür)
      - Behandlung
    - Kein Nachweis einer Blutungsquelle
      - Atherosklerose allein; kein Aneurysma
        - Abklärung wie bei anderen gastrointestinalen Blutungen (S. 78)
          - Nachweis der Blutungsquelle
            - Behandlung
          - Kein Nachweis einer Blutungsquelle
            - (D) Ösophago-Gastro-Duodenoskopie und Magen-Darm-Passage
              - Diffuses Duodenalulkus oder Kompressions-Effekt
                - Angiographie der A. mesenterica
      - Bekanntes Aortenaneurysma oder -prothese
        - Angiographie der A. mesenterica
    - Nachweis einer Blutung im 3. oder 4. Duodenumabschnitt oder Sichtbarwerden von Gefäßprothesenmaterial
      - Aortoduodenale Fistel
- (C) Patient leidet unter hohen Blutverlusten
  - Wiederbelebung des Patienten (S. 78)
  - Notoperation
  - Erwägen einer Endoskopie zu Anfang der Operation

Aortointestinale Fistel, Prothesenschaden oder Pseudoaneurysma

(E) Notoperation
Resektion der schadhaften Prothese oder des Aneurysmas
Synthetische Bypass-Prothese
Antibiotikatherapie

# 14 Erkrankungen der Leber

# Operationsrisiko bei Patienten mit einer Lebererkrankung

(A) Es ist schwer zu quantifizieren, inwieweit die Mortalität einer Operation ansteigt, wenn bei einem Patienten zusätzlich eine akute Leberkrankheit vorliegt. Bei manchen Patienten, die an einer schweren akuten Virushepatitis oder einer dekompensierten, alkoholinduzierten Lebererkrankung leiden, bedeutet eine Operation jedoch ein nichttragbares Risiko. Durch eine ganze Reihe von Untersuchungen wurde bestätigt, daß die Operationsmortalität bei aktiver Alkoholhepatitis sehr hoch ist. Operative Eingriffe sollten bei akuter Leberkrankung prinzipiell aufgeschoben werden, sofern es sich nicht um Notindikationen aus vitalen Gründen handelt. Das Operationsrisiko bei Patienten mit einem chronischen Leberleiden ist sehr unterschiedlich, je nach Art, Ausdehnung und entzündlicher Aktivität des Krankheitsprozesses. Am geläufigsten ist die Beurteilung der Operationsmortalität in Anlehnung an die leicht modifizierten »Child-Turcotte-Kriterien«. Diese Kriterien wurden ursprünglich entwickelt, um das Risiko einer portosystemischen Shunt-Operation bei Zirrhose-Patienten einzuschätzen. Grundlage dieser Beurteilung sind einfache klinische Parameter und Laboruntersuchungen. Eine vor kurzem durchgeführte Studie zeigte, daß mit Hilfe des $^{14}$C-Aminopyrin-Atemtests, der auf der Enzymaktivität der Lebermikrosomen basiert, eine genauere prognostische Aussage über die Operationsmortalität bei Patienten mit einer Lebererkrankung möglich ist. Mit diesem vielversprechenden Test kann die funktionelle Leistungsreserve des Leberparenchyms beurteilt werden. Für eine allgemeine Empfehlung dieser Testmethode reichen jedoch die bisher durchgeführten Studien noch nicht aus.

(B) Bei einem Patienten der in die Child-Klasse A eingestuft wird, sind Ikterus, Aszites und Enzephalopathie nicht nachweisbar. Sein Ernährungszustand ist gut, der Bilirubinspiegel liegt unter 2,0 mg/dl, die Serumalbuminkonzentration beträgt mehr als 3,5 g/dl. Im allgemeinen haben Patienten mit einer alkoholischen Lebererkrankung, die in Klasse A eingestuft werden können, über einen längeren Zeitraum Alkoholabstinenz eingehalten, während bei Patienten der Klasse A mit einer chronisch aktiven Hepatitis der Krankheitsprozeß durch eine immunsuppressive Therapie gut unter Kontrolle ist.

(C) Obgleich es nicht schwierig ist, den Schweregrad von Lebererkrankungen zu klassifizieren und diese Beurteilung mit der Mortalitätsrate von Patienten mit inaktiver oder sehr schwerer Erkrankung in Beziehung zu setzen, muß berücksichtigt werden, daß die Mehrzahl der Patienten eine intermittierende und wechselnde Symptomatik aufweist. Bei diesen Patienten der Klasse B kann es bei der Einschätzung des Operationsrisikos zu beträchtlichen Diskrepanzen kommen; vielfach wird der Klassifikationsbuchstabe durch ein »plus« oder ein »minus« ergänzt. Das Operationsrisiko wird bei Patienten der Klassifikation B ferner durch den unmittelbar präoperativen, klinischen Krankheitsverlauf beeinflußt. So kann man bei zwei Patienten die gleichen Befunde erheben, und dennoch ist der eine Patient auf dem Wege der Besserung, während sich der Zustand des zweiten Patienten im Vergleich zu früheren Befunden verschlechtert hat. Offensichtlich weist der Patient, der sich auf dem Wege der Besserung befindet, ein geringeres Operationsrisiko auf.

(D) Für Patienten der Child-Klasse C ist das Vorliegen eines Ikterus, eines Aszites, einer Enzephalopathie und eines reduzierten Ernährungszustands kennzeichnend. Der Serumbilirubinspiegel liegt über 3 mg/dl, die Serumalbuminkonzentration ist auf Werte unterhalb 3 g/dl abgesunken. Ein operativer Eingriff sollte unter diesen Umständen nur bei akut lebensbedrohlichen Erkrankungen erwogen werden. Das Operationsrisiko auch von leichteren, elektiven Eingriffen ist bei den meisten Patienten der Klassen B und C so hoch, daß die 1-Jahres-Mortalität nach einer Lebertransplantation von 15 bis 20% vergleichsweise gering erscheint. Entsprechend stellt bei vielen dieser Patienten eine Lebertransplantation noch eine relativ schonende Therapiemöglichkeit dar.

(E) Sofern sich ein chirurgischer Eingriff nicht umgehen läßt, ist es ratsam, Chirurg und Anästhesist über Art und Schweregrad der Lebererkrankung in Kenntnis zu setzen. Die häufig mit einem Leberleiden einhergehenden krankhaften Veränderungen, wie z.B. Störungen des Elektrolythaushalts (hypokaliämische Alkalose), pathologisch verändertes zirkulierendes Blutvolumen und eine Koagulopathie (S. 442) sollten präoperativ soweit wie möglich korrigiert werden. Bei Eingriffen im Bauchraum empfiehlt es sich, prinzipiell von 6 bis 10 Einheiten Blut die Blutgruppe zu bestimmen und die Kreuzprobe durchzuführen. Bei Vorliegen einer Koagulopathie oder einer portalen Hypertension ist eine Prognose über den voraussichtlichen Blutverlust nicht möglich. Postoperativ ist unter Umständen eine Modifikation der intravenösen Volumensubstitution und der Analgetikadosierung erforderlich. Mit dem möglichen Beginn einer hepatischen Enzephalopathie (S. 440) muß gerechnet und dementsprechend eine frühzeitige Therapie eingeleitet werden. Bei manchen Patienten mit anamnestisch eruierbarem Leberkoma sollte die Behandlung in Belastungssituationen bereits prophylaktisch erfolgen.

## Literatur

1. Cello JP, Deveney KE, Trunkey DD, Heilbron DC, Stoney RJ, Ehrenfeld WK, Way LW. Factors influencing survival after therapeutic shunts. Am J Surg 1981; 141: 257.
2. Conn HO. Editorial. A peck at the Child-Turcotte classification. Hepatology 1981; 1: 673.
3. Doberneck RC, Sterling WA, Allison DC. Morbidity and mortality after operation in non-bleeding cirrhotic patients. Am J Surg 1983; 146: 306.
4. Gill RA, Goodman MW, Golfus GR, Onstad GR, Bubrick MP. Aminopyrine breath test predicts surgical risk for patients with liver disease. Ann Surg 1983; 198: 701.
5. Gholson CF, Provenza JM, Bacon BR. Hepatologic considerations in patients with parenchymal liver disease undergoing surgery. Am J Gastroenterol 1990; 85: 487.
6. Paquet K, Koussouris P, Kalik J, Janson R, Biersack H. Spätergebnisse nach semiselektivem und selektivem splenorenalen und mesokavalem Shunt bei Leberzirrhotikern über einen Zeitraum von 2–16 Jahren: Zum Wert verschiedener Selektionskriterien. Akt Chir 1986; 21: 252.

```
┌─────────────────────────────────────────┐
│ Anstehende elektive Operation bei einem │
│ Patienten mit einer Lebererkrankung     │
└─────────────────────────────────────────┘
                    │
  (A) Schweregrad der Lebererkrankung beurteilen
      Einstufung des Patienten nach der Klassifikation von Child
                    │
      Anamnese, körperliche Untersuchung und
      Leberfunktionsdiagnostik
```

- Bilirubin < 2,0 mg/dl
- Albumin > 3,5 g/dl
- Kein Aszites
- Keine Enzephalopathie
- Guter Ernährungszustand

(B) Klasse A nach Child

Geringe operative Mortalitätsrate (unter 5%)

(E) Operation erst nach Korrektur von Koagulopathien, Nierenfunktions-, Säure-Basen- oder Elektrolytstörungen

---

- Bilirubin zwischen 2 und 3 mg/dl
- Albumin zwischen 3 und 3,5 g/dl
- Behandelbarer Aszites
- Beeinflußbare Enzephzalopathie
- Reduzierter Ernährungszustand

(C) Klasse B nach Child

Mittlere operative Mortalitätsrate (5 - 40%)

---

- Bilirubin > 3 mg/dl
- Albumin < 3 g/dl
- Aszites
- Enzephalopathie
- Schlechter Ernährungszustand

(D) Klasse C nach Child

Untragbar hohe operative Mortalitätsrate (über 40%)

---

Abklären, inwiefern eine Lebertransplantation für diesen Patienten in Frage kommt (S. 470)

- Patient wird als Transplantationskandidat eingestuft → Lebertransplantation → Elektive Operation nach Rekonvaleszenz oder während der Transplantations-OP
- Eine Transplantation kommt nicht in Frage → (E) Operation nur bei vitaler Indikation

# Akute Virushepatitis

(A) Die Diagnose einer akuten Virushepatitis stützt sich auf eine allgemein anerkannte Kombination aus klinischen und laborchemischen Befunden. Zu den charakteristischen Symptomen gehören Abgeschlagenheit, Inappetenz, Übelkeit, Erbrechen und dumpfe Schmerzen im rechten Oberbauch. Bei manchen Patienten treten urtikarielle Exantheme, Gelenkschmerzen oder eine manifeste Arthritis auf. Häufig finden sich ein leichter Ikterus und eine vergrößerte, druckempfindliche Leber. Die Serumtransaminasen sind in der Regel über das 10fache der Normwerte erhöht; alkalische Phosphatase und Bilirubin steigen nur geringfügig an. Gewisse epidemiologische Hinweise (Bluttransfusionen) oder klinische Befunde (Arthritis) lassen unter Umständen auf die Art der Virushepatitis schließen; die Bestätigung der Diagnose hängt jedoch von spezifischen serologischen Untersuchungen ab.

(B) Im Anfangsstadium besteht das serologische Diagnoseprogramm aus der Bestimmung von Akute-Phase-Antikörpern gegen das Hepatitis-A-Virus (Anti-HAV/IgM) und dem Nachweis des Hepatitis-B-Surface-Antigen (HBsAg) oder des gegen das Hepatitis-B-core-Antigen gerichteten IgM-Subklassen-Antikörpers (Anti-HBc/IgM). Der Anti-HBc/IgM-Test ist besonders geeignet, da er bei akuter Hepatitis B durchwegs positiv ist und bei den 5% der Patienten, bei denen nachweisbares Surface-Antigen bereits in der Frühphase des klinischen Verlaufs aus dem Serum eliminiert wird, die Feststellung der Infektion ermöglicht. HBsAg und Anti-HBc/IgM sind ferner bei chronischer Hepatitis B nachweisbar. Mit dem momentan erhältlichen Testkit zur Diagnose von Hepatitis C (C-100-Antikörper-Test) erhält man bei nur 15% der Patienten mit akuter Hepatitis ein positives Resultat. Bei einer Nachuntersuchung (ein halbes Jahr später) lassen sich jedoch bei bis zu 90% dieser Patienten HCV-C-100-Antikörper nachweisen. Aus diesem Grund empfiehlt es sich, Patienten mit negativem Testergebnis für HAV-IgM und Anti-HBc/IgM anfangs, aber auch nach 6 Monaten auf HCV hin zu testen. Mittlerweile sind weitere Tests (ELISA der 2. Generation, RIBA II [Rekombinanter Immuno-Blot-Assay], HCV-R NA) verfügbar, die dann auch die Diagnose einer akuten Hepatitis C bereits früher ermöglichen.

(C) Durch den Nachweis des Hepatitis-A-Virus-Antikörpers der Klasse IgM wird die Diagnose einer akuten Hepatitis A bestätigt. Anti-HAV/IgM wird bereits im Frühstadium einer akuten Hepatitis im Serum gefunden, der Antikörpertiter sinkt jedoch bei nahezu allen Patienten innerhalb von 3 bis 6 Monaten auf nicht mehr nachweisbare Konzentrationen. Während der Rekonvaleszenz erreichen weitere Hepatitis-A-Antikörper der IgG-Klasse ihren maximalen Titeranstieg; diese Antikörper bleiben unbegrenzt lange im Serum und verleihen Immunität gegen erneute Infektionen mit dem Hepatitis-A-Virus. Der Übertragungsweg erfolgt bei der Hepatitis A fäkal-oral; von der Erkrankung sind vornehmlich Kinder, Urlauber und Homosexuelle betroffen. Im Anschluß an eine Hepatitis A entwickelt sich kein chronisches Leberleiden, und auch Dauerträger des Virus sind nicht bekannt. Durch Gabe von Standard-Immunglobulin (0,02-0,06 ml/kg) kurz nach Bekanntwerden einer entsprechenden Exposition kann der Ausbruch der Erkrankung in 90% der Fälle wirksam verhütet werden. Eine wirksame aktive Hepatitis-A-Schutzimpfung ist seit kurzem verfügbar.

(D) Zu den Risikogruppen für die Erkrankung an einer Hepatitis B zählen medizinisches Personal, Patienten, die mehrfach Blut bzw. Blutderivate erhalten (Dialyse-Patienten, Patienten mit einer Hämophilie), Drogenabhängige (Fixer) und Homosexuelle mit häufigem Partnerwechsel. Häufiger Partnerwechsel und winzige Verletzungen der Schleimhaut während des Koitus (inapparente parenterale Übertragung) sind angeblich für die hohe Inzidenz von Hepatitis-B-Erkrankungen bei Homosexuellen verantwortlich. HBsAg wird in der späten Inkubationsphase gebildet und persistiert in der Regel über eine unterschiedlich lange Zeitdauer im Verlauf der akuten Erkrankung. Bei 90% der Patienten wird das Surface-Antigen innerhalb von 3 bis 4 Monaten aus dem Serum eliminiert. Verläßt man sich ausschließlich auf den Nachweis von HBsAg, so ist dies gelegentlich irreführend; 1 bis 2% der Bevölkerung in den Vereinigten Staaten sind HBs-Antigen-Dauerträger, was bei späterer Erkrankung an einer akuten Hepatitis zu einer Fehldiagnose führen kann. Die Elimination des HBsAg kann bei annähernd 5% der Patienten bereits erfolgt sein, ehe sie sich in ärztliche Behandlung begeben. Zu einem Anstieg von Anti-HBs kommt es in der Spätphase der Rekonvaleszenz (protektiver Antikörper). Bei der Hepatitis B gibt es Virusdauerträger; die Erkrankung geht bei 5 bis 10% in eine chronische Hepatitis über und ist für die Mehrzahl der Erkrankungsfälle an einer virusinduzierten fulminanten Hepatitis verantwortlich. Hepatitis-B-Immunglobulin (0,06 ml/kg, nochmalige Verabreichung dieser Dosis nach Ablauf von 30 Tagen) bietet eine wirksame Prophylaxe bei bekannter Hepatitis-B-Exposition infolge von Nadelstichverletzungen, Verletzungen der Schleimhaut sowie sexuellen und perinatalen Kontaminationen (S. 418). Häufig wird die gleichzeitige aktive Hepatitis-B-Schutzimpfung empfohlen. Die Immunreaktion auf den Impfstoff wird durch das Hepatitis-B-Immunglobulin (HBIG) nicht vermindert.

(E) Die Non-A-Non-B-Hepatitis macht über 90% der Posttransfusionshepatitiden aus, und in 90% handelt es sich dabei um eine Hepatitis C. Diese führt sehr häufig zu einer chronischen Hepatitis (in 40–60% der Fälle), und bei einer ganzen Reihe der betroffenen Patienten mündet die Erkrankung in einer Zirrhose. Die Epidemiologie der Non-A-Non-B-Hepatitis gleicht derjenigen bei Hepatitis B. Der Nutzen einer Standard-Immunglobulin-Gabe ist bisher noch nicht stichhaltig bewiesen worden; dennoch wird es oft bei der Hepatitis B entsprechenden Expositionssituationen häufig verabreicht.

## Literatur

1. Alter HJ, Purcell RH, Shih JW, et al. Detection of antibody to hepatitis C virus in prospectively followed transfusion recipients with acute and chronic non-A, non-B hepatitis. N Engl J Med 1989; 321: 494.
2. Chau KH, Hargie MP, Decker RH, Mushahwar NK, Overby LR. Serodiagnosis of recent hepatitis B infection by IgM class anti-HBc. Hepatology 1983; 3: 142.
3. Hess G, Rossol S, Voth R, Schütt H, Meyer zum Büschenfeld KH. Diagnose der Hepatitis C-Virus-Infektion: Diagnostische Wertigkeit des Anti-HCV-Tests. Z Gastroenterol 1990; 28: 251.
4. Lauts R, Polywka S, Feuch HH, Ebeling M, Iske L, Friedrich K, Oehler G, Keitel M, Nolta H, Thiele B. Was bedeutet der Befund "HCV-Antikörper positiv"? Dtsch Ärzteblatt 1994; 91: 238.
5. Martin P. Hepatitis C: from laboratory to bedside. Mayo Clin Proc 1990; 65: 1372.

```
Patient mit Mattigkeit, Ikterus, Krankheitsgefühl
und erhöhten Transaminasespiegeln
```

**A** — Verdacht auf eine akute Virushepatitis

Ausschluß von:
- Hepatotoxischer Arzneimittelreaktion (S. 424)
- Alkoholbedingter Hepatitis (S. 434)
- Morbus Wilson (S. 452)
- Budd-Chiari-Syndrom (S. 460)
- Schwangerschaft (S. 418)
- Erkrankungen der Gallenwege (S. 330)

**B** — Anti-HAV / IgM
Anti-HB$_C$ / IgM
Anti-HB$_S$ Ag

Vorsichtsmaßnahmen zum Schutz vor viraler Infektion ergreifen

---

### Anti-HAV/IgM (+)

**C** — Akute Hepatitis A

Beim Patienten:
i.d.R. Spontanheilung
Rezidive selten
Keine Chronizität

Bei Kontaktpersonen des Patienten:
Standard-Immunserumglobulin, 0,2–0,6 ml / kg i.m.

---

### Anti-HB$_C$/IgM (+) und/oder HB$_S$ Ag (+)

**D** — Akute Hepatitis B

Beim Patienten:
10%iges Risiko für die Entwicklung einer chronischen Hepatitis
Erhöhtes Langzeitrisiko für Hepatombildung bei HB$_S$-Ag-Positiven

Bei Kontakt mit infektiösem Blut, parenteral oder über Schleimhautverletzungen, beim Sexualpartner:
Hepatitis-B-Immunglobulin + Hepatitis-B-Vakzine

Verlaufskontrolle über längere Zeit erforderlich (S. 420)

---

### Anti-HAV/IgM (−) Anti-HB$_C$ (−) HB$_S$ Ag (−)

Monospot- oder Paul-Bunnell-Test

**Negativ**

Normale Immunitätslage

**E** — Akute Non-A-Non-B-Hepatitis

Test auf Hepatitis C positiv

Beim Patienten:
40%iges Risiko für die Entwicklung einer chronischen Hepatitis
20%iges Risiko für die Entwicklung einer Zirrhose, falls Infektion per Transfusion erfolgte

Bei Kontakt mit infektiösem Blut, parenteral oder über Schleimhautverletzungen, beim Sexualpartner:
evtl. Immunglobulin, 0,6 ml/kg i.m.

**Positiv**

Mononukleose (Epstein-Barr-Virus-Hepatitis)

Vorliegen einer Immunschwäche

Erwägen:
- Herpes
- Zytomegalie-Virus
- Toxoplasmose

# Virushepatitis während der Schwangerschaft

(A) Eine Schwangerschaft verschlimmert in zivilisierten Ländern weder den Verlauf einer Virushepatitis noch erhöht sie das Erkrankungsrisiko; dies gilt für die Mutter und für den Feten. In Entwicklungsländern geht die akute Virushepatitis während der Schwangerschaft jedoch insbesondere im letzten Trimenon mit erhöhter Fehlgeburtsrate und letal verlaufender fulminanter Hepatitis einher. Vielen dieser Fälle liegt anscheinend eine Infektion mit einem fäkal-oral übertragenen Non-A-Non-B-Hepatitis-Virus (Hepatitis-E-Virus) zugrunde. Welche Faktoren hierfür verantwortlich sind, ist nicht geklärt. Die unzureichende pränatale medizinische Versorgung und eine Mangelernährung scheinen hier eine Rolle zu spielen.

(B) Die Hepatitis B ist zwar die häufigste und am umfassendsten untersuchte Infektionserkrankung, die von der Mutter auf das neugeborene Kind übertragen werden kann, es ist jedoch auch eine Übertragung der Hepatitis A bzw. der Non-A-Non-B-Hepatitis auf das Neugeborene möglich. Falls die Mutter zum Zeitpunkt der Entbindung an einer akuten Hepatitis A erkrankt ist, sollte dem Neugeborenen 0,5 ml Standard-Immunglobulin intramuskulär verabreicht werden.

(C) Die Art der Auseinandersetzung des mütterlichen Organismus mit der Hepatitis bestimmt das Ausmaß des Risikos, die Erkrankung auf das Neugeborene zu übertragen. Im allgemeinen kann jede Virushepatitis B, mit persistierendem Surface-Antigen im Serum [HBsAg (+)], zum Zeitpunkt der Entbindung übertragen werden. Das Risiko ist am größten bei Müttern, die im letzten Trimenon an einer akuten Virushepatitis erkrankt sind, sowie bei Müttern, die an einer chronischen Hepatitis B leiden oder klinisch symptomlose HBsAg-Dauerträger sind, vor allem wenn sich das e-Antigen ebenfalls nachweisen läßt [HBeAg (+)].

(D) Die vertikale Infektionsübertragung der Hepatitis B auf das Neugeborene beruht anscheinend auf einer Kontamination des Kindes mit infektiösem mütterlichem Blut während der Geburt. Eine transplazentare Infektion gilt als ungewöhnlich; diesem Infektionsmodus sind weniger als 5% der Erkrankungsfälle zuzuschreiben. Die neonatale Hepatitis B führt in den meisten Fällen zu einem klinisch symptomlosen HBsAg-Dauerträgerstatus. Die Neugeborenen können aber auch an einer leichten bis schweren akuten und chronischen Hepatitis erkranken sowie im späteren Lebensalter ein primäres hepatozelluläres Karzinom entwickeln.

(E) Den Kindern von HBsAg-positiven Müttern sollte bei der Geburt sowie 1, 3 und 5 Monate post partum 0,5 ml Hepatitis-B-Immunglobulin intramuskulär verabreicht werden. Zusätzlich muß während der ersten Lebenstage des Neugeborenen die erste von insgesamt drei Hepatitis-B-Schutzimpfungen erfolgen. Durch diese Maßnahmen kann eine Hepatitis-B-Infektion in mehr als 90% wirksam verhütet werden.

(F) Eine vertikale Übertragung des Hepatitis-C-Virus scheint möglich zu sein, erfolgt aber wesentlich seltener als beim Hepatitis-B-Virus. In neueren Untersuchungen konnte bei ansonsten gesunden HCV-Trägerinnen überhaupt keine Übertragung auf das Neugeborene nachgewiesen werden. Im Gegensatz dazu liegt die Übertragungsrate für HCV bei 10%, wenn die Mutter neben der HCV-Infektion auch mit HIV infiziert ist. Da der therapeutische Nutzen einer Immunglobulintherapie bezüglich der vertikalen Übertragung weder für Hepatitis C noch für die Non-A-Non-B-Hepatitis erwiesen ist, gibt es keine allgemeine Empfehlung zur Verabreichung von Standard-Immunglobulin an das Neugeborene. Nach den neuesten Richtlinien des Public Health Service der USA wird sogar bei Kindern von Non-A-Non-B- oder HCV-infizierten Müttern davon abgeraten. Weitere Studien sind notwendig, um endgültig den Nutzen einer solchen Immunglobulingabe und das Risiko der Übertragung fundiert zu belegen.

(G) Es hat immer wieder, wenn auch sehr selten, Berichte über eine Herpesvirus-bedingte Hepatitis im letzten Trimenon der Schwangerschaft gegeben. Das Vorhandensein von Herpesbläschen am Genitale kann als Hinweis dienen, zur Sicherung der Diagnose bedarf es jedoch klarer histologischer oder mikrobiologischer Befunde. Obwohl auch hier der therapeutische Nutzen nicht belegt ist, empfiehlt sich das Einleiten einer Therapie mit Aciclovir und die Entbindung per Kaiserschnitt.

## Literatur

1. Beasley RP, Hwang L-Y, Lee GC-Y, Lan C-C, Roan C-H, Huang F-Y, Chen C-L. Prevention of perinatally transmitted hepatitis B virus infections with hepatitis B immune globulin and hepatitis B vaccine. Lancet l983; II: 1099.
2. Jilg W. Die aktive Schutzimpfung gegen Hepatitis B. Internist 1985; 26: 633.
3. Lee S, Chun C, Wang Y, et al. Seroepidemiology of hepatitis C virus infection in Taiwan. Hepatology 1991; 13: 830.
4. Seef LB, Koff RS. Passive and active immunoprophylaxis of hepatitis B. Gastroenterology 1984; 86: 958.
5. Wertheim R, Brooks B, Rodriguez F, et al. Fatal herpetic hepatitis in pregnancy. Obstet Gynecol 1983; 62: 38.
6. Wirsing von König CH. Hepatitisviren und Schwangerschaft. Immunität und Infektion 1993; 21: 16.
7. Wong VCW, Ip H, Reesink HW, Leslie PN, Reerink-Bronges E, Yeung CY, Ma HK. Prevention of the HBsAg carrier stage in newborn infants of mothers who are chronic carriers of HBsAG and HBeAG by administration of hepatitis B vaccine and hepatitis B immunoglobulin. Lancet 1984; I: 921.

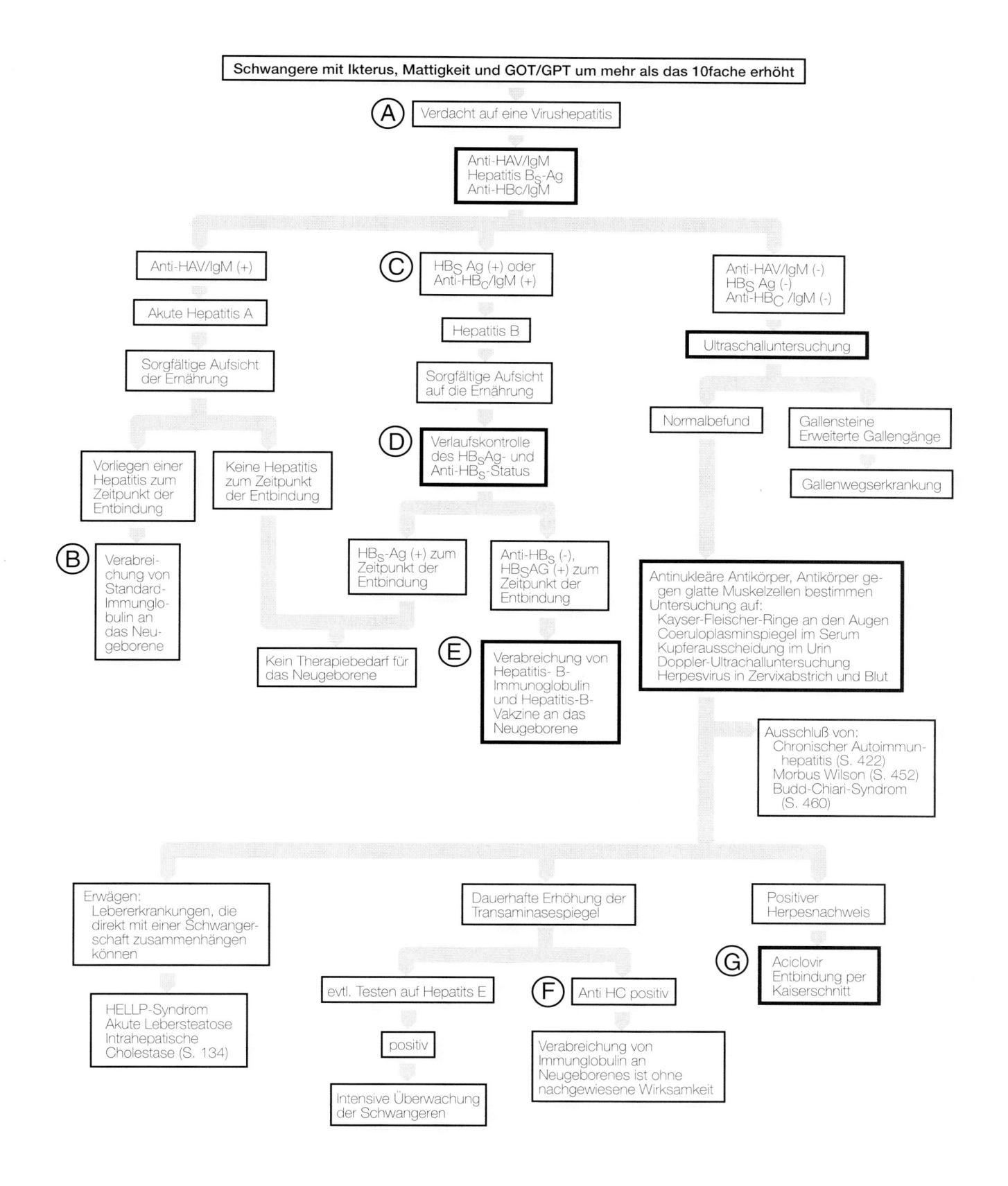

**Schwangere mit Ikterus, Mattigkeit und GOT/GPT um mehr als das 10fache erhöht**

(A) Verdacht auf eine Virushepatitis

Anti-HAV/IgM
Hepatitis B$_S$-Ag
Anti-HBc/IgM

---

**Anti-HAV/IgM (+)**

Akute Hepatitis A

Sorgfältige Aufsicht der Ernährung

- Vorliegen einer Hepatitis zum Zeitpunkt der Entbindung
- Keine Hepatitis zum Zeitpunkt der Entbindung

(B) Verabreichung von Standard-Immunglobulin an das Neugeborene

---

(C) **HB$_S$ Ag (+) oder Anti-HB$_C$/IgM (+)**

Hepatitis B

Sorgfältige Aufsicht auf die Ernährung

(D) Verlaufskontrolle des HB$_S$Ag- und Anti-HB$_S$-Status

- HB$_S$-Ag (+) zum Zeitpunkt der Entbindung
- Anti-HB$_S$ (-), HB$_S$AG (+) zum Zeitpunkt der Entbindung

Kein Therapiebedarf für das Neugeborene

(E) Verabreichung von Hepatitis-B-Immunoglobulin und Hepatitis-B-Vakzine an das Neugeborene

---

**Anti-HAV/IgM (-)**
**HB$_S$ Ag (-)**
**Anti-HB$_C$/IgM (-)**

Ultraschalluntersuchung

- Normalbefund
- Gallensteine / Erweiterte Gallengänge
- Gallenwegserkrankung

Antinukleäre Antikörper, Antikörper gegen glatte Muskelzellen bestimmen
Untersuchung auf:
 Kayser-Fleischer-Ringe an den Augen
 Coeruloplasminspiegel im Serum
 Kupferausscheidung im Urin
 Doppler-Ultraschalluntersuchung
 Herpesvirus in Zervixabstrich und Blut

Ausschluß von:
 Chronischer Autoimmunhepatitis (S. 422)
 Morbus Wilson (S. 452)
 Budd-Chiari-Syndrom (S. 460)

---

Erwägen: Lebererkrankungen, die direkt mit einer Schwangerschaft zusammenhängen können

HELLP-Syndrom
Akute Lebersteatose
Intrahepatische Cholestase (S. 134)

Dauerhafte Erhöhung der Transaminasespiegel

- evtl. Testen auf Hepatits E
  - positiv
  - Intensive Überwachung der Schwangeren

(F) Anti HC positiv

Verabreichung von Immunglobulin an Neugeborenes ist ohne nachgewiesene Wirksamkeit

Positiver Herpesnachweis

(G) Aciclovir
Entbindung per Kaiserschnitt

# Chronische Hepatitis: Diagnosestellung

(A) Eine chronische Hepatitis ist gekennzeichnet durch eine mehr als 6 Monate anhaltende Leberentzündung, die sich laborchemisch als eine Erhöhung der Serum-Transaminasen (GOT, GPT) ausdrückt. Gelegentlich (in weniger als 5% der Fälle) bestehen bei der Erstuntersuchung bereits ein fortgeschrittenes Krankheitsbild oder Anzeichen einer Dekompensation (Aszites, Ikterus, Enzephalopathie oder Ösophagusvarizenblutung). Der erste Schritt in der Therapie von Patienten mit chronischer Hepatitis ist die Sicherung der Diagnose. Zum Ausschluß z.B. einer hepatotoxischen Arzneimittelreaktion oder von Erkrankungen der Gallenwege sind üblicherweise die Anamneseerhebung, körperliche Untersuchung und Routinelabor ausreichend. Zur differentialdiagnostischen Abgrenzung von infiltrativen Prozessen wie einem Tumor oder einer Infektion ist eventuell eine Sonographie nötig.

(B) Die serologische Untersuchung ist ein Grundstein der diagnostischen Abklärung von Viruserkrankungen. Patienten mit einer chronischen Hepatitis B sind HBsAg-positiv, und solche mit einer Hepatitis C zu 80 bis 90% Anti-HCV-C-100-positiv. Bei den aggressiveren Formen der chronischen Hepatitis B kann eine Koinfektion mit dem Delta-Agens, einem RNA-Virus, vorliegen. Bleiben die Tests auf Hepatitis B und C negativ, so wird die Hepatitis als Non-A-Non-B-Hepatitis eingestuft. Weitere Untersuchungen sollten folgen, um andere Ursachen für eine chronische Hepatitis auszuschließen. Hierzu gehören Untersuchungen des Kupferhaushalts zum Ausschluß eines Morbus Wilson (S. 452), die Bestimmung von $\alpha_1$-Antitrypsin und des Pi-Typus (Ausschluß eines $\alpha_1$-Antitrypsin-Mangels; s. S. 454) und die Untersuchung auf antimitochondriale Antikörper zum Ausschluß einer primär biliären Zirrhose (S. 436).

(C) Der Anti-HCV-Test erfaßt ca. 90% der Fälle und ist spezifisch für die chronische Hepatitis C. Falsch positive Resultate können sich bei Patienten mit einer chronischen Autoimmunhepatitis durch die ausgeprägte Hypergammaglobulinämie (IgA) ergeben. Der bestimmte Titer ist in diesen Fällen jedoch meist recht niedrig; der Test fällt negativ aus, wenn infolge einer immunsuppressiven Therapie die IgG-Spiegel wieder sinken. Hepatitis-C-Tests der zweiten Generation, so z.B. RIBA II, liefern in diesem Zusammenhang keine falsch positiven Resultate. Sollte der Anti-HCV-Titer bei Patienten mit einer apparenten chronischen Autoimmunhepatitis jedoch trotz Immunsuppression hoch liegen (oder der RIBA-II-Nachweis positiv ausfallen), so kann tatsächlich eine Infektion durch das Hepatitis-C-Virus vorliegen. Ein hochempfindlicher und -spezifischer Test zum Nachweis von HCV-RNA ist die Polymerase-Kettenreaktion (PCR); hierbei werden auch noch kleinste Mengen an zirkulierenden Viruspartikeln erfaßt. Der Test liefert positive Resultate, wenn sich (bei sowohl akuter als auch chronischer Hepatitis) Viruspartikel im Serum befinden; im Lauf einer effektiven Therapie wird das Resultat negativ.

(D) Die chronische Autoimmunhepatitis tritt typischerweise bei Frauen auf, die auch weitere Immunphänomene wie Schilddrüsenerkrankungen, hämolytische Anämie, Arthritis oder Exantheme aufweisen können. Eine Hypergammaglobulinämie (IgG), antinukleäre Antikörper und Antikörper gegen glatte Muskelzellen sind ebenfalls häufig. Die chronische Autoimmunhepatitis wird jedoch nicht bei allen Patienten von solchen immunpathologischen Erscheinungen begleitet. Manche Gruppen weisen keine, andere Gruppen hingegen ganz bestimmte Autoimmunitätsmarker auf. Eine solche Gruppe wird z.B. durch serologische (Antikörper gegen «soluble liver antigen» [SLA], gegen Leber- und Nierenmikrosomen oder gegen Aktin) und ein typisches klinisches Bild charakterisiert. Der Krankheitsverlauf scheint bei der Gruppe mit Anti-SLA-Antikörpern generell schwerer zu sein, bis hin zu akuter oder fulminanter Hepatitis.

## Literatur

1. Czaja AJ, Rakela J, Luowig J. Features reflective of early prognosis in corticosteroid-treated severe autoimmune chronic active hepatitis. Gastroenterology 1988; 95: 448.
2. Dienstag JL. Hepatitis non-A, non-B: C at last. Gastroenterology 1990; 99: 1177.
3. Hess G, Rossol S, Voth R, Schütt H, Meyer zum Büschenfelde KH. Diagnose der Hepatitis C Virus (HCV) Infektion: Diagnostische Wertigkeit des Anti-HCV-Tests. Z Gastroenterol 1990; 28: 251.
4. Hoofnagle JH, Shafritz DA, Popper H. Chronic type B hepatitis and the »healthy« HBsAg carrier state. Hepatology 1987; 7: 758.
5. Maddrey WC. Subdivision of idiopathic autoimmune chronic active hepatitis. Hepatology 7: 1372.
6. Meifort R, Vogel HM, Henning H. Duplexsonographische Pfortaderflußmessung bei Lebergesunden und Patienten mit chronischer Hepatitis nach Verabreichung einer vollresorbierbaren Testmahlzeit. Z Gastroenterol 1990; 28: 291.
7. Mills CT, Lee E, Perrillo R. Relationship between histology, aminotransferase levels, and viral replication in chronic hepatitis B. Gastroenterology 1990; 99: 519.

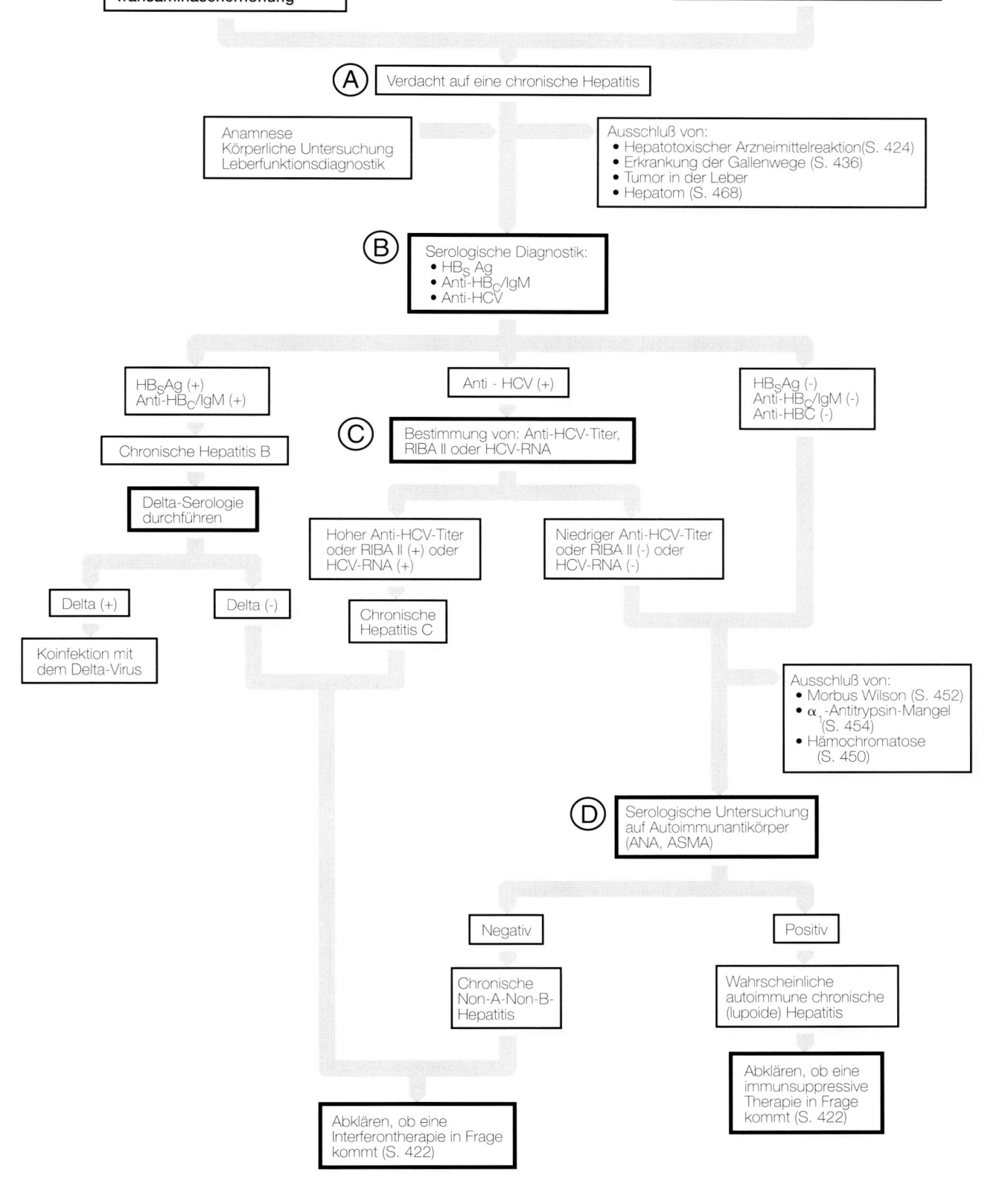

```
┌─────────────────────────────────┐                                    ┌─────────────────────────────────┐
│ Mehr als 6 Monate anhaltende    │                                    │ Dekompensierte Lebererkrankung  │
│ Transaminasenerhöhung           │                                    │                                 │
└─────────────────────────────────┘                                    └─────────────────────────────────┘
```

(A) Verdacht auf eine chronische Hepatitis

Anamnese
Körperliche Untersuchung
Leberfunktionsdiagnostik

Ausschluß von:
- Hepatotoxischer Arzneimittelreaktion (S. 424)
- Erkrankung der Gallenwege (S. 436)
- Tumor in der Leber
- Hepatom (S. 468)

(B) Serologische Diagnostik:
- $HB_S\ Ag$
- Anti-$HB_C$/IgM
- Anti-HCV

$HB_SAg$ (+)
Anti-$HB_C$/IgM (+)

Anti-HCV (+)

$HB_SAg$ (−)
Anti-$HB_C$/IgM (−)
Anti-$HB_C$ (−)

Chronische Hepatitis B

(C) Bestimmung von: Anti-HCV-Titer, RIBA II oder HCV-RNA

Delta-Serologie durchführen

Hoher Anti-HCV-Titer oder RIBA II (+) oder HCV-RNA (+)

Niedriger Anti-HCV-Titer oder RIBA II (−) oder HCV-RNA (−)

Delta (+)

Delta (−)

Koinfektion mit dem Delta-Virus

Chronische Hepatitis C

Ausschluß von:
- Morbus Wilson (S. 452)
- $\alpha_1$-Antitrypsin-Mangel (S. 454)
- Hämochromatose (S. 450)

(D) Serologische Untersuchung auf Autoimmunantikörper (ANA, ASMA)

Negativ

Positiv

Chronische Non-A-Non-B-Hepatitis

Wahrscheinliche autoimmune chronische (lupoide) Hepatitis

Abklären, ob eine Interferontherapie in Frage kommt (S. 422)

Abklären, ob eine immunsuppressive Therapie in Frage kommt (S. 422)

# Chronische Hepatitis: Therapie

(A) Zur Beurteilung der Läsionen bei einer chronischen Hepatitis wird eine Gewebsprobe von mindestens 2 cm Durchmesser benötigt; der histologische Befund kann therapeutisches Vorgehen und Prognose mitbestimmen. Die chronisch persistierende Hepatitis ist dadurch charakterisiert, daß sich die entzündliche Aktivität auf die Portalfelder der Leber beschränkt, ohne auf angrenzende Läppchen überzugreifen. Es liegen weder Brückennekrosen noch Mottenfraßnekrosen oder Fibrose vor. Im allgemeinen verläuft diese Erkrankung verhältnismäßig gutartig, wobei die Wahrscheinlichkeit einer Progression hin zu schwereren Entzündungen oder einer Zirrhose relativ gering ist. Demgegenüber stellt die chronisch aggressive (oder chronisch aktive) Hepatitis eine entzündlich-nekrotisierende Erkrankung dar, die letztlich in Zirrhose und Leberinsuffizienz mündet und damit tödlich enden kann. Die Erkrankung bleibt selten klinisch stumm; die Patienten leiden an Fieber, Arthralgie, Abgeschlagenheit, einem Ikterus oder an anderen Folgen einer Leberinsuffizienz). Manchmal wechselt der histologische Befund zwischen dem einer chronisch persistierenden und einer chronisch aggressiven Hepatitis hin und her (sog. »Pendeltypen«), vor allem bei Patienten mit Non-A-Non-B-Hepatitis oder Hepatitis C, und es kann zur Ausbildung einer Leberzirrhose kommen. Therapeutisches Eingreifen ist nur bei Patienten mit chronisch aggressiver Hepatitis geboten; eine chronisch persistierende Hepatitis sollte in ihrem Verlauf klinisch beobachtet werden.

(B) Die am meisten versprechende Therapie chronischer Virushepatitiden ist gegenwärtig der Einsatz von *Interferon*. Nach einem 4monatigen Behandlungsintervall mit *Interferon* (3mal wöchentlich 5 Millionen Einheiten) wurden bei rund einem Drittel der Patienten mit chronischer Hepatitis B das e-Antigen aus dem Plasma eliminiert und Anti-e-Antikörper gebildet. Das HBsAg selbst wurde allerdings nur bei einem wesentlich kleineren Prozentsatz (5–10%) eliminiert. Neueren Ergebnissen zufolge folgt jedoch möglicherweise die Elimination von HBsAg und HBV-DNA auf die Interferonbedingte Anti-e-Antikörperbildung. Diejenigen Hepatitis-B-Patienten, die auf die *Interferon*-Therapie ansprechen, durchlaufen oft vor der Konversion e-Antigen/Anti-e-AK noch eine Exazerbation ihrer Hepatitis. Diese Konversion geht mit einer verringerten entzündlich-nekrotisierenden Aktivität und mit einer Senkung der Leberwerte einher. Im Falle der chronischen Hepatitis C sinken die Leberwerte im Serum nach einer *Interferon*-Therapie (3mal wöchentlich 3–5 Millionen Einheiten s.c. über 6 Monate) bei 50% der Behandelten in den Normbereich. Diese Verbesserung der Enzymwerte wird von einer histologisch beobachtbaren Reduktion der entzündlichen Aktivität begleitet. Allerdings ist die Rezidivrate hoch: innerhalb von 6 Monaten nach Ende der *Interferon*-Therapie entwickeln die Hälfte der Responder ein Rezidiv. Gegenwärtig wird die Wirksamkeit von Langzeit- und Erhaltungstherapie mit Interferon erprobt. HIV-positive Patienten sprechen auf eine *Interferon*therapie nicht an und sollten auch keine solche Therapie durchlaufen; die vorgelegte Daten beziehen sich hauptsächlich auf Hepatitis-B-Patienten. Wegen der häufig zu beobachtenden Exazerbation der Hepatitis unter *Interferon* sollte eine solche Therapie auch nur bei Patienten mit gut kompensierter Leberfunktion unternommen werden. Patienten mit dekompensierter Hepatitis oder immunsupprimierte Patienten sollten, wenn überhaupt, nur im Rahmen sorgfältig überwachter klinischer Studien mit *Interferon* behandelt werden. Als Nebenwirkung kann das *Interferon* grippeähnliche Symptome verursachen (tritt in ungefähr 50% der Patienten bei einer Dosierung von 3–5 Millionen Einheiten auf); Hypersensibilitätsreaktionen und die Induktion von Schilddrüsenerkrankungen (sowohl Hypo- als auch Hyperthyreose) sind selten.

(C) *Prednisolon* ist der Eckstein in der Therapie der chronisch autoimmunen Hepatitis. Die meisten Patienten sprechen bereits auf niedrige Dosierungen an (20–30 mg), und 10–20 mg/Tag reichen als Erhaltungsdosis meist aus. Bei Nichtansprechen auf *Prednisolon* kann auf *Azathioprin* ausgewichen werden. Wenn weder *Prednisolon* noch die Kombination mit *Azathioprin* zum Erfolg führen, kann man einen Therapieversuch mit anderen Immunsuppressiva, z.B. *Cyclosporin*, erwägen. Dies sollte jedoch nur im Rahmen engmaschig überwachter Untersuchungen geschehen, wobei die Betreuer gut mit dem Toxizitätsprofil des Medikaments vertraut sein sollten. Spricht der Patient auf diese Therapie an, sollte eine graduale Dosisreduktion versucht werden. Trotz dauerhafter Remission ist bei diesen Patienten weiterhin eine sorgfältige klinische Verlaufskontrolle notwendig. Bei Auftreten eines Rezidivs sollte wieder das zuletzt wirksame Medikament eingesetzt werden (meistens *Prednisolon*). Sollte hochdosiertes *Prednisolon* zur Erhaltungstherapie notwendig sein, kann durch zusätzlichen Einsatz von *Azathioprin* versucht werden, die Steroiddosis etwas zu verringern.

## Literatur

1. Boyer JL. Chronic hepatitis – a perspective on classification and determinants of prognosis. Gastroenterology 1976; 70: 1161.
2. Davis GL, Balart LA, Schiff ER, et al. Treatment of chronic hepatitis C with recombinant interferon alpha. A multi-center, randomized, controlled trial. N Engl J Med 1989; 321: 1501.
3. DiBisceglie AM, Martin P, Kassianides C, et al. Recombinant interferon alpha therapy for chronic hepatitis C. N Engl J Med 1989; 321: 1506.
4. Korenman J, Baker B, Waggoner J, et al. Long-term remission of chronic hepatitis B after alpha-interferon therapy. Ann Intern Med 1991; 114: 629.
5. Maier KP. Chronische Hepatitiden. In: Maier KP. Hepatitis, Hepatitisfolgen. 3. Aufl. Stuttgart: Thieme 1991.
6. Perrillo RP, Schiff ER, Davis GL, et al. A randomized, controlled trial of interferon alpha-2b alone and after prednisone withdrawal for the treatment of chronic hepatitis B. N Engl J Med 1990; 323: 295.
7. Wright EC, Seefe LB, Berk PD, et al. Treatment of chronic active hepatitis. An analysis of three controlled trials. Gastroenterology 1977; 1422.

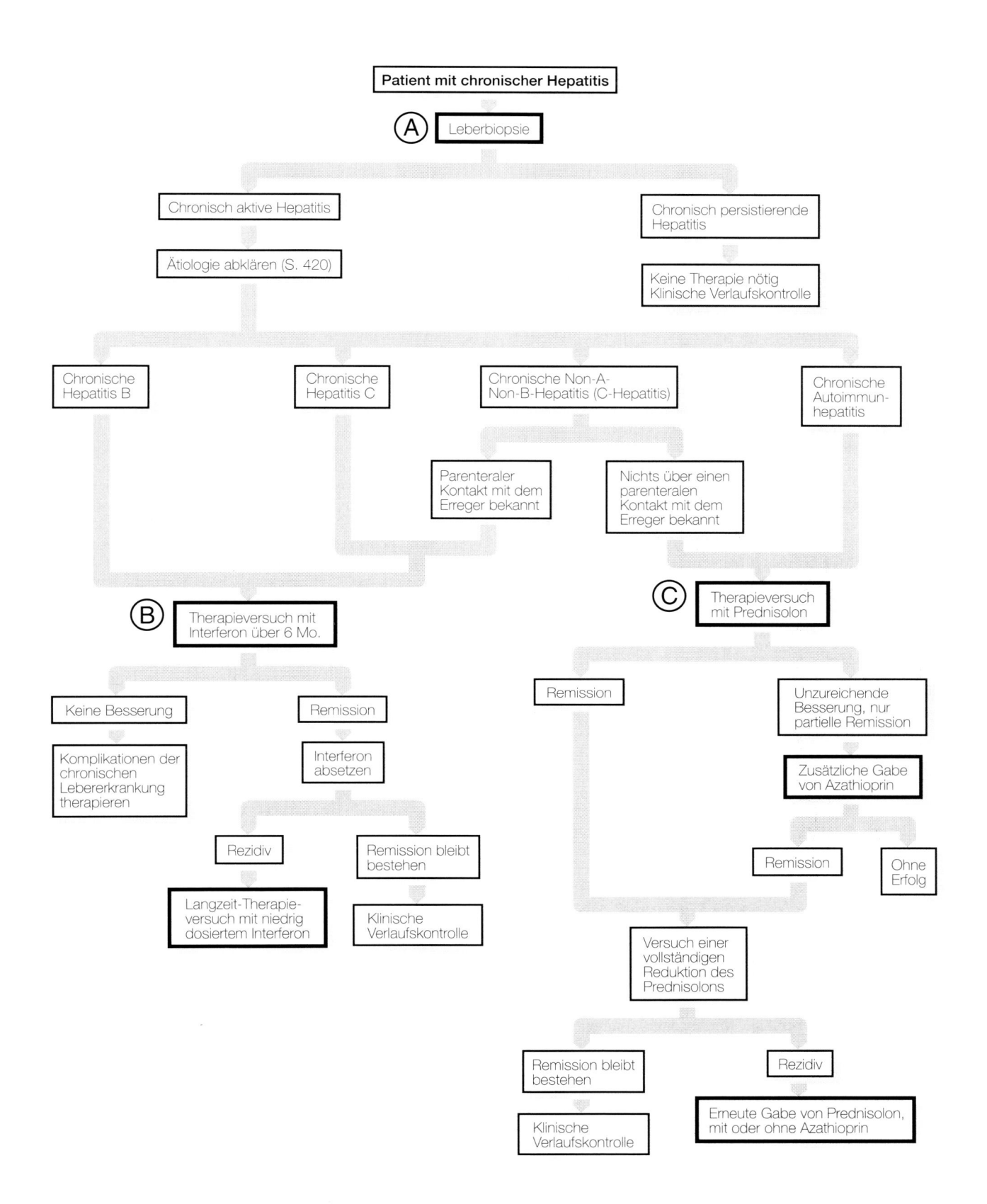

```
                        Patient mit chronischer Hepatitis
                                    │
                              Ⓐ  Leberbiopsie
                                    │
                ┌───────────────────┴───────────────────┐
      Chronisch aktive Hepatitis               Chronisch persistierende
                │                                       Hepatitis
      Ätiologie abklären (S. 420)                         │
                │                               Keine Therapie nötig
                │                               Klinische Verlaufskontrolle
     ┌──────────┼──────────────┬──────────────┐
Chronische   Chronische   Chronische Non-A-        Chronische
Hepatitis B  Hepatitis C  Non-B-Hepatitis (C-Hepatitis)  Autoimmun-
                                                         hepatitis
                              │              │
                        Parenteraler    Nichts über einen
                        Kontakt mit dem parenteralen
                        Erreger bekannt Kontakt mit dem
                                        Erreger bekannt
                                                │
     Ⓑ  Therapieversuch mit              Ⓒ  Therapieversuch
         Interferon über 6 Mo.                mit Prednisolon
                │                                   │
        ┌───────┴───────┐                  ┌────────┴────────┐
   Keine Besserung   Remission         Remission      Unzureichende
        │               │                               Besserung, nur
  Komplikationen der  Interferon                        partielle Remission
  chronischen         absetzen                                │
  Lebererkrankung        │                           Zusätzliche Gabe
  therapieren            │                           von Azathioprin
                   ┌─────┴─────┐                            │
                Rezidiv   Remission bleibt           ┌──────┴──────┐
                   │       bestehen              Remission       Ohne
           Langzeit-Therapie-    │                                Erfolg
           versuch mit niedrig  Klinische
           dosiertem Interferon Verlaufskontrolle
                                                   Versuch einer
                                                   vollständigen
                                                   Reduktion des
                                                   Prednisolons
                                                        │
                                              ┌─────────┴─────────┐
                                        Remission bleibt       Rezidiv
                                         bestehen                 │
                                              │            Erneute Gabe von Prednisolon,
                                         Klinische         mit oder ohne Azathioprin
                                         Verlaufskontrolle
```

# Hepatotoxische Arzneimittelreaktionen

(A) Die Inzidenz arzneimittelbedingter toxischer Leberschäden steigt. Der Schweregrad hepatotoxischer Arzneimittelreaktionen reicht von benignen, reversiblen und sogar subklinisch verlaufenden Erkrankungen bis hin zur fulminanten Lebernekrose mit Todesfolge. Eine vorbestehende Lebererkrankung verändert den Metabolismus von Medikamenten, prädisponiert den Patienten jedoch in der Regel nicht für eine hepatotoxische Arzneimittelreaktion. Eine medikamenteninduzierte Schädigung von Lebergewebe muß bei jedem Patienten mit einer aktiven Lebererkrankung, der kurz zuvor Medikamente eingenommen hat, in Erwägung gezogen werden. Entwickeln sich pathologische Leberbefunde, so sollten mit Ausnahme der dringendst notwendigen Medikamente alle Arzneimittel abgesetzt werden. Sofern eine weitere medikamentöse Behandlung erforderlich ist, muß man sich um einen Ersatz durch andere Pharmaka bemühen. Ist ein entsprechender Ersatz nicht möglich, so empfiehlt es sich, das potentiell hepatotoxische Pharmakon nach Rückbildung der Leberschädigung vorsichtig wieder einzusetzen, um eine schwere, lebensbedrohende Reaktion zu verhüten. Leberbiopsien sind bei der diagnostischen Abklärung hepatotoxischer Arzneimittelreaktionen von begrenztem Nutzen. An histopathologischen Befunden findet man unter anderem eine akute und chronische Hepatitis mit fokaler oder zonaler Nekrose, eine Cholestase, Fettinfiltrationen, Granulombildung und Gefäßanomalien. Einige dieser morphologischen Befunde sind für eine arzneimittelbedingte Schädigung charakteristisch; für eine endgültige Diagnose reicht die Spezifität der feingeweblichen Befunde jedoch selten aus.

(B) Ansonsten unschädliche Medikamente können durch ihre Metaboliten beträchtliche Schäden anrichten, wenn aufgrund von Überdosierung die natürliche Entgiftungskapazität der Leber überfordert ist. *Paracetamol* in Dosen über 12 g ist hierfür ein Beispiel. Bei gleichzeitigem Alkoholgenuß kann eine Potenzierung der Toxizität auftreten und so auch bei Dosierungen im therapeutischen Bereich (3–6 g über 24 Stunden) zu schweren und sogar letalen Leberschäden führen. Die Behandlung mit *N-Acetylcystein* innerhalb von 16 Stunden nach Einnahme von *Paracetamol* kann die Kumulation der toxischen Metaboliten verringern und die Leberschädigung abschwächen. Einen vollständigen Schutz bietet *N-Acetylcystein*, wenn es innerhalb von 8 Stunden nach folgendem Schema verabreicht wird: zuerst eine Initialdosis (140 mg/kg), per os oder über eine Magensonde verabreicht; dann 17 weitere Dosen (à 70 mg/kg) in jeweils 4stündlichen Abständen.

(C) Das Ausmaß der durch *Isoniazid* oder *Halothan* verursachten hepatozellulären Nekrose läßt sich nicht vorhersagen. Es kann sich dabei um eine leichte und vorübergehende oder aber um eine massive und letal verlaufende Schädigung von Lebergewebe handeln. Ausgeprägte Reaktionen verlaufen ähnlich wie eine fulminante Virushepatitis. Die meisten solcher »indirekten« hepatotoxischen Reaktionen (so z.B. die auf *Phenytoin*) sind fakultativ, werden selten beobachtet und sind in der Regel tierexperimentell nicht reproduzierbar. Der Wirkungsmechanismus konnte bisher nicht geklärt werden. Da häufig eine Eosinophilie, Exantheme oder Fieber vorhanden sind, wird eine Allergie bzw. eine Überempfindlichkeitsreaktion postuliert, definitive Befunde eines Immunmechanismus fehlen jedoch. Man vermutet als Ursache entweder die Bildung eines toxischen Pharmakonmetaboliten auf dem Boden einer Idiosynkrasie oder das Unvermögen, diesen Metaboliten zu entgiften. Eine leichtere Leberschädigung wird gelegentlich bei medikamentöser Behandlung mit *Acetylsalicylsäure* oder halbsynthetischen Penicillinen beobachtet. Diese Medikamente verursachen eine gutartig erscheinende, unspezifische Entzündung der Portalfelder und lediglich fokale hepatozelluläre Nekrosen. Das klinische und histologische Bild einer chronisch aktiven Hepatitis beobachtet man bei Patienten, die Medikamente wie z.B *a-Methyldopa* oder *Nitrofurantoin* einnehmen. Die Läsionen verschwinden erst, wenn das schädigende Pharmakon abgesetzt wird.

(D) Es gibt zwei Arten der cholestatischen Leberschädigung. Eine ganze Reihe verschiedener Medikamente, zu deren typischen Vertretern *Chlorpromazin* gehört, verursacht eine Cholestase mit Entzündung der Portalfelder und der Leberläppchen. Die cholestatische Leberschädigung verläuft niemals letal, und sie bildet sich langsam zurück, sobald die Medikamente abgesetzt werden. Es dauert unter Umständen 3 bis 12 Monate, ehe sich die klinisch-chemischen Abweichungen auf dem Boden einer *Chlorpromazin*-induzierten Cholestase normalisieren. Häufige Untersuchungen zur Erfassung einer extrahepatischen Obstruktion (S. 130) sind erforderlich.

(E) Arzneimittelnebenwirkungen gehen mit verschiedenen Arten der vaskulären Schädigung einher. Nach Anwendung von *6-Thioguanin* kommt es zu diffus verteilten Verschlüssen der Zentralvenen der Leberläppchen ähnlich der Venenverschlußkrankheit bei Vergiftungen mit Buschtee. Die Behandlung mit anabolen oder androgenen Hormonen kann eine Peliosis hepatis verursachen. Hierbei handelt es sich um eine asymptomatische histologische Veränderung der Leber. Kennzeichnend für die Schädigung sind disseminierte Areale dilatierter Sinusoide und blutgefüllter Räume, die mit einer Atrophie der Hepatozyten einhergehen. Zu einer wesentlichen Leberfunktionsstörung kommt es nicht. Die Inzidenz von Angiosarkomen der Leber ist bei Arbeitern mit Vinylchlorid-Exposition erhöht.

## Literatur

1. Benson BD. Acetaminophen in chronic liver disease. Clin Pharm Ther 1983; 33: 95.
2. Bode JC. Arzneimittelschäden der Leber. Dtsch Med Wochenschr 1985; 110: 1543.
3. Kaplowitz N, Aw TY, Simon F, Stolz A. Drug-induced hepatotoxicity. Ann Intern Med 1986; 104: 826.
4. Levine JS. Drug-induced liver disease. In: Schrier RW, Gambertoglio JG (eds.) Handbook of Drug Therapy in Liver and Kidney Disease. Boston: Little, Brown 1991.
5. Prescott LF. Paracetamol overdosage. Pharmacological considerations and clinical management. Drugs 1983; 25: 290.
6. Seeff LB, Cuccherini BA, Zimmerman HJ, et al. Acetaminophen hepatotoxicity in alcoholics. Ann Intern Med 1986; 104: 399.
7. Smilkstein M, Knapp G, Kulig K, Rumack B. Efficacy of oral N-acetylcystine in the treatment of acetaminophen overdose. N Engl J Med 1988; 319: 1557.
8. Thaler H. Hepatotoxizität. Dtsch Med Wochenschr 1979; 104: 1642.
9. Zala G, Schmid M, Bühler H. Fulminante Hepatitis durch Disulfiram. Dtsch Med Wochenschr 1993; 118: 1355.
10. Zanfrani ES. Drug-induced vascular lesions of the liver. Arch Intern Med 1983; 143: 495.

```
                    ┌─────────────────────────────────────────┐
                    │ Ausbildung eines Ikterus oder pathologischer │
                    │ Leberwerte während einer Medikamenteneinnahme │
                    └─────────────────────────────────────────┘

   ┌──────────────────────┐                    ┌──────────────────────┐
   │ Anamnese             │                    │ Leberfunktionsdiagnostik │
   │ Körperliche Untersuchung │                │ Hepatitis-Serologie  │
   └──────────────────────┘                    └──────────────────────┘
                                                          │
                                               ┌──────────────────────┐
                                               │ Ausschluß von:       │
                                               │ Virushepatitis (S. 146) │
                                               └──────────────────────┘
```

**(A) Verdacht auf eine hepatotoxische Arzneimittelreaktion**

| Hepatozellulär | Kombinierte hepatozelluläre Schädigung | (D) Reine Cholestase | Chronische Hepatitis | Steatose | (E) Gefäßverletzung |
|---|---|---|---|---|---|
| GOT/GPT erhöht | GOT/GPT erhöht Alkalische Phosphatase erhöht | Normale GOT/GPT Alkalische Phosphatase erhöht | GOT/GPT über Monate hinweg erhöht | Geringgradige Erhöhungen von GOT/GPT und alkalischer Phosphatase | Budd-Chiari-Syndrom / Venookklusive Erkrankung der Leber / Peliosis |
| (B) Acetaminophen (C) Isoniazid, Halothan, Phenytoin | Phenothiazine Sulfonamide | Östrogene | Nitrofurantoin α-Methyldopa | Amiodaron Valproinsäure | Östrogene / Alkylanzien / Anabole Steroide |

**Das klinische Bild geht mit den bekannten, charakteristischen hepatotoxischen Auswirkungen der betreffenden Substanz einher**
→ Absetzen des Medikaments
→ Absetzen der Medikation führt wahrscheinlich zur Spontanremission

**Das klinische Bild ist nicht typisch für eine hepatotoxische Reaktion auf die betreffende Substanz**

- Medikation ist unentbehrlich und kann nicht substituiert werden
- Medikation ist nicht unentbehrlich oder kann durch ein Alternativpräparat ersetzt werden
  → Versuchsweises Absetzen der Medikation
    - Persistieren oder Verschlechterung
    - Abklingen der Symptome

Fahndung nach anderen Ursachen von:
- Akuter Hepatitis (S. 416)
- Chronischer Hepatitis (S. 420)
- Budd-Chiari-Syndrom (S. 460)
- Ikterus / Cholestase (S. 130)

# Akute Leberinsuffizienz (akutes Leberversagen)

**A** Eine akute Leberinsuffizienz ist durch eine akute Leberzellnekrose gekennzeichnet, die mit hepatischer Enzephalopathie einhergeht und innerhalb von 8 Wochen nach dem Auftreten erster Symptome einsetzt. Zu dieser Definition gehört, daß keine Lebererkrankung vorbestand. Ätiologisch lassen sich drei Kollektive beobachten: ein Drittel der Fälle ist virusbedingt (vor allem Hepatitis B, mit oder ohne Koinfektion durch das Delta-Agens) und ein weiteres Drittel durch Medikamente verursacht. Für die verbleibenden Fälle lassen sich eine Reihe von Ursachen eruieren; hierzu gehören Morbus Wilson, akute Steatose der Leber in der Schwangerschaft, das Reye-Syndrom, «Schockleber», Sepsis und Karzinome. Das pathologische Pendant der akuten Leberinsuffizienz ist die massive Lebernekrose. Die Verdachtsdiagnose wird gestellt, wenn im Verlauf einer akuten Lebererkrankung neurologisch-psychische Veränderungen auftreten. Der früheste, durch Laboruntersuchungen erfaßbare Hinweis ist ein Abfall des Quick-Werts (unter 20% des Kontrollwerts), der auf Vitamin K nicht anspricht. Die Entwicklung eines tiefen Komas, der Ausfall der Hirnstammreflexe, eine Abnahme der Lebergröße und das Auftreten von Komplikationen sprechen für eine schlechte Prognose. Die Mortalität liegt bei komatösen Patienten über 75%; bei den Überlebenden normalisieren sich neurologische und hepatische Funktionen gewöhnlich wieder.

**B** Die Lebernekrose kann normalerweise nicht zum Stillstand gebracht werden, weil effektive Systeme zur Unterstützung der Leberfunktion bisher nicht entwickelt wurden. Durch eine sorgfältige allgemein symptomatische Therapie und sofortige Behandlung von Komplikationen in einer Intensivpflegeabteilung konnte die Überlebensrate von Patienten mit Enzephalopathie im Stadium III und IV im Verlauf der letzten Jahrzehnte auf 25% verdoppelt werden. Bei allen Patienten ist ein zentralvenöser Zugang erforderlich; es muß mit einer nasogastralen Sonde (NG) abgesaugt und ein Blasenkatheter gelegt werden. Weiterhin notwendig sind die Zufuhr von Sauerstoff, die intravenöse Gabe von Glukose und die Verabreichung von *Neomycin* oder *Laktulose* via NG-Sonde. Bei komatösen Patienten kann eine endotracheale Intubation notwendig werden. *Diphenhydramin* i.v. bzw. *Oxazepam* erwiesen sich bei ausgeprägtem Delir möglicherweise als hilfreich. Die prophylaktische Gabe eines $H_2$-Rezeptorenblockers reduziert die Häufigkeit von Blutungen aus einer erosiven Gastritis. Die Gefahr einer Hämorrhagie und die Schwere ihrer Ausprägung werden durch die reduzierte Synthese der Gerinnungsfaktoren in der Leber und das Vorliegen einer Thrombozytopenie verstärkt. Falls es zu einer Hämorrhagie kommt, ist die Verabreichung von tiefgefrorenem Frischplasma und von Thrombozytentransfusionen vorteilhaft. Häufig bestehen Zeichen einer disseminierten intravasalen Gerinnung (DIC). Eine Sepsis kann ohne die üblichen Symptome auftreten; sie ist eine häufige Todesursache. Die Überwachung mit täglichen Blutkulturen, häufigen Thorax- Röntgenaufnahmen, Urinstatus und Kontrollen der Venenkatheterpunktionsstellen ist notwendig. Eine prophylaktische Antibiotikagabe ist nicht ratsam. Häufig kommt es zum Nierenversagen oder zu Elektrolytstörungen; beobachtet werden auch akute Tubulusnekrosen und das funktionelle hepatorenale Syndrom. Gelegentlich ist bei jungen Patienten mit potentiell reversibler Nierentubulusnekrose eine Hämodialyse indiziert. Alle Patienten erhalten kontinuierlich 5- bis 10%ige Glukoselösungen i.v. Infolge des Mangels an Leberglykogen und der beeinträchtigten Glukoneogenese kann eine plötzliche Hypoglykämie auftreten. Die klinische Diagnose wird möglicherweise verschleiert. Der Blutzucker sollte häufig kontrolliert werden. Fallen die Werte unter 100 mg/dl, so ist eine Infusion mit 50%iger Glukose indiziert. Die intravenöse Gabe von Kalium kann auch dann notwendig sein, wenn die Nierenfunktion ausreichend ist.

**C** Neueren Studien zufolge verbessert sich die Überlebensrate bei Patienten mit akuter Leberinsuffizienz und Enzephalopathie im Stadium III oder IV durch eine Lebertransplantation von ungefähr 25 auf 60%. Zur Transplantation angenommene Patienten sollten eine optimale Versorgung erfahren; hierzu gehören Beatmung (sofern nötig), Überwachung des Hirndrucks, Hämodialyse und eine genaue Kontrolle der Herz- und Lungenfunktion (ggf. Reanimation).

**D** Die Diagnose eines Hirnödems und einer intrakraniellen Drucksteigerung ist ohne direkte Druckmessungen schwierig. Ein Papillenödem tritt nicht auf. Zu den klinischen Symptomen können eine plötzliche Verschlechterung des neurologisch-psychiatrischen Status, eine Abschwächung der Mittelhirnreflexe, ein Blutdruckanstieg zusammen mit einer Bradykardie und eine unregelmäßige Atmung gehören. Eine intravenöse Bolusinjektion von 40 bis 80 g *Mannit* senkt den intrakraniellen Druck. Sowohl Kortikosteroide als auch die Hämoperfusion mit Aktivkohle sind unwirksam. Die Prognose hängt eng mit dem Stadium der Enzephalopathie zusammen: Patienten, deren Enzephalopathie sich nicht über das Stadium II hinaus entwickelt, haben eine sehr gute Prognose.

## Literatur

1. Bihari DS, Gimson AES, Williams R. Cardiovascular, pulmonary and renal complications of fulmimant hepatic failure. Semin Liver Dis 1986; 6: 119.
2. Canalese J, Gimson AES, Davis C, Mellon PJ, Davis M, Williams R. Controlled trial of dexamethasone and mannitol for the cerebral edema of fulminant hepatic failure. Gut 1982; 23: 625.
3. Eckert P, Liehr H. Akutes und chronisches Leberversagen. Stuttgart: Thieme, 1981.
4. Egbring R, Seitz R. Günstiger Verlauf des akuten Leberversagens unter Plasmaderivatsubstitution: Nachweis gesteigerter Proteolyse mittels Proteinase-Inhibitor-Komplexe. Z Gastroenterol 1990; 28: 104.
5. Emond JC, Aran PP, Whittington PF, et al. Liver transplantation in the management of fulminant hepatic failure. Gastroenterology 1989; 96: 1583.
6. Jones EA, Schafer DF. Fulminant hepatic failure. In: Zakim D, Boyer TD (eds). Hepatology. A Textbook of Liver Disease. Philadelphia: Saunders, 1982; p. 415.
7. Rizzetto M. The delta agent. Hepatology 1983; 3: 729.
8. Stieber AC, Iwatswki S, Starzl TE. Orthotopic liver transplantation for fulminant and subacute hepatic failure. ASAIO Trans 1988; 34(4): 959.

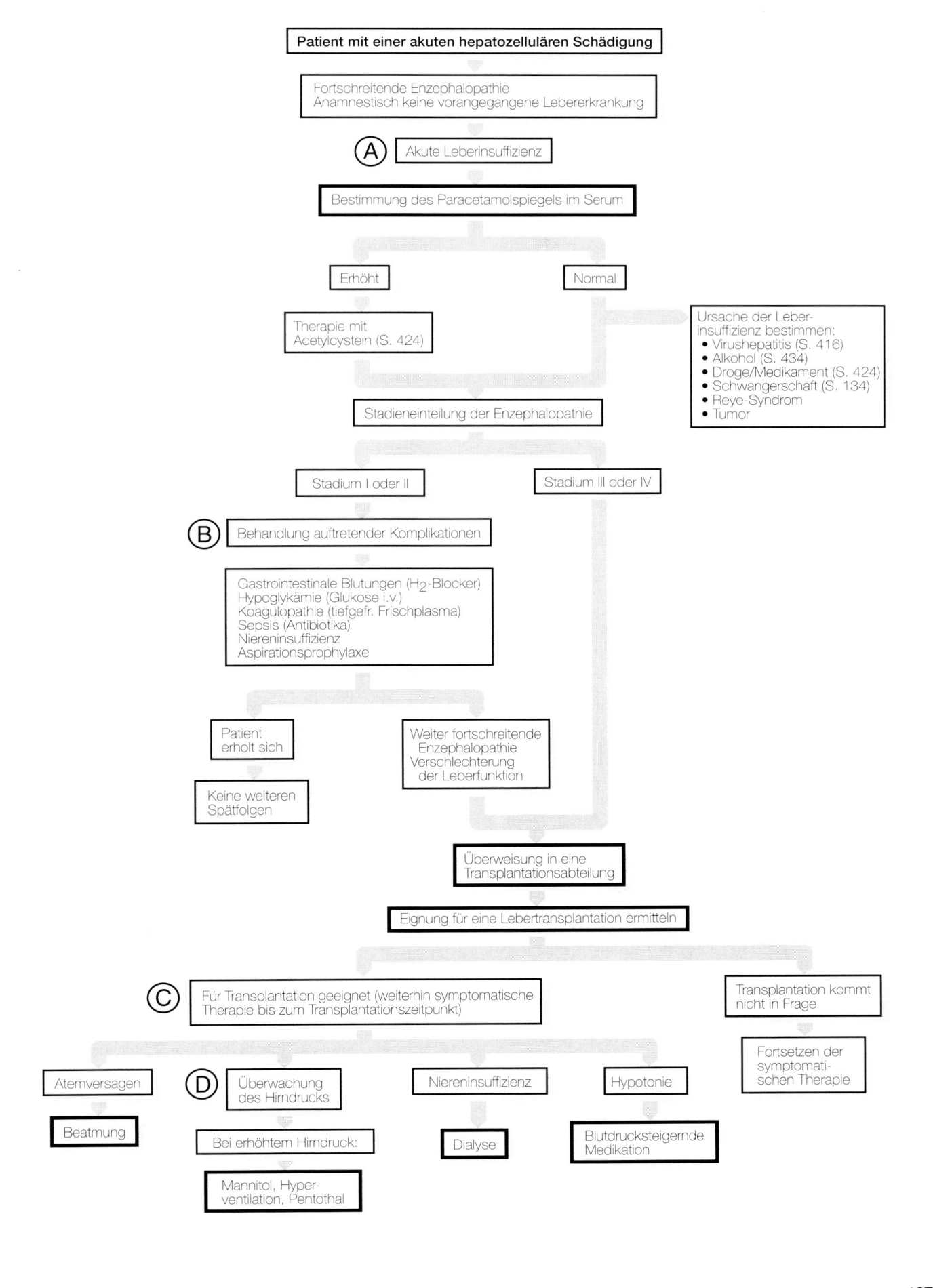

```
┌─────────────────────────────────────────────────┐
│ Patient mit einer akuten hepatozellulären Schädigung │
└─────────────────────────────────────────────────┘
                        │
      ┌─────────────────────────────────────┐
      │ Fortschreitende Enzephalopathie     │
      │ Anamnestisch keine vorangegangene   │
      │ Lebererkrankung                     │
      └─────────────────────────────────────┘
                        │
               (A) Akute Leberinsuffizienz
                        │
      ┌─────────────────────────────────────┐
      │ Bestimmung des Paracetamolspiegels  │
      │ im Serum                            │
      └─────────────────────────────────────┘
              │                    │
           Erhöht                Normal
              │                    │
    ┌──────────────────┐    ┌──────────────────────────┐
    │ Therapie mit     │    │ Ursache der Leber-       │
    │ Acetylcystein    │    │ insuffizienz bestimmen:  │
    │ (S. 424)         │    │ • Virushepatitis (S. 416)│
    └──────────────────┘    │ • Alkohol (S. 434)       │
              │             │ • Droge/Medikament (S.424)│
              │             │ • Schwangerschaft (S. 134)│
              │             │ • Reye-Syndrom           │
              │             │ • Tumor                  │
              │             └──────────────────────────┘
              │                    │
      ┌─────────────────────────────────────┐
      │ Stadieneinteilung der Enzephalopathie│
      └─────────────────────────────────────┘
              │                    │
       Stadium I oder II     Stadium III oder IV
              │                    │
   (B) Behandlung auftretender Komplikationen
              │
    ┌────────────────────────────────────┐
    │ Gastrointestinale Blutungen        │
    │  (H₂-Blocker)                      │
    │ Hypoglykämie (Glukose i.v.)        │
    │ Koagulopathie (tiefgefr. Frischplasma)│
    │ Sepsis (Antibiotika)               │
    │ Niereninsuffizienz                 │
    │ Aspirationsprophylaxe              │
    └────────────────────────────────────┘
              │                    │
     Patient erholt sich    Weiter fortschreitende
              │              Enzephalopathie
    Keine weiteren           Verschlechterung
     Spätfolgen              der Leberfunktion
                                   │
                   ┌─────────────────────────────┐
                   │ Überweisung in eine         │
                   │ Transplantationsabteilung   │
                   └─────────────────────────────┘
                                   │
                   ┌─────────────────────────────┐
                   │ Eignung für eine            │
                   │ Lebertransplantation ermitteln│
                   └─────────────────────────────┘
                          │                │
  (C) Für Transplantation geeignet      Transplantation kommt
      (weiterhin symptomatische          nicht in Frage
      Therapie bis zum                        │
      Transplantationszeitpunkt)       Fortsetzen der
                                       symptomatischen
                                       Therapie
        │         │            │            │
  Atemversagen  (D) Überwachung  Niereninsuffizienz  Hypotonie
        │      des Hirndrucks        │              │
   Beatmung         │              Dialyse     Blutdrucksteigernde
              Bei erhöhtem                      Medikation
              Hirndruck:
              Mannitol, Hyper-
              ventilation, Pentothal
```

# Granulomatöse Hepatitis

(A) Granulombildungen in der Leber kommen häufig vor. Patienten mit granulomatöser Lebererkrankung weisen oftmals persistierendes Fieber und eine Hepatosplenomegalie auf. Eine ausgeprägte Funktionsstörung der Leber wird jedoch selten beobachtet. Die beständigste klinisch-chemische Abweichung ist ein Anstieg der alkalischen Phosphatase auf das 2- bis 5fache der Norm. Granulomatöse Herde in der Leber sind in der Regel Ausdruck einer schweren generalisierten Erkrankung. Häufig findet man sie in Zusammenhang mit einer disseminierten Tuberkulose oder einer Sarkoidose. Ätiologisch ungeklärte Lebergranulome werden etwas seltener diagnostiziert. Zahlreiche Infektionskrankheiten können eine Lebergranulombildung verursachen, wobei die jeweilige Inzidenz in den verschiedenen geographischen Regionen der Welt und selbst innerhalb der Vereinigten Staaten unterschiedlich hoch ist.

(B) Lebergranulome sind disseminiert über das Lebergewebe verteilt und anhand perkutaner Leberbiopsien leicht diagnostizierbar. Der histologische Befund ist hinsichtlich der Ätiologie unspezifisch, bestimmte Befunde sind jedoch charakteristisch. Der Nachweis verkäsender Nekrosen spricht für eine Tuberkulose, bei der Sarkoidose findet man oftmals eine Anhäufung multipler Granulome. Eine primär intrahepatische Erkrankung, die mit einer bioptisch nachweisbaren Granulombildung einhergeht, ist die primäre biliäre Zirrhose (S. 436). Die Granulome sind stets im Bereich der Portalfelder lokalisiert und häufen sich in der Umgebung pathologisch veränderter Gallengänge. Spezialfärbungen können die Diagnose erleichtern. Tuberkulosebakterien, vor allem in verkäsenden Granulomen, lassen sich gelegentlich durch eine Differentialfärbung zum Nachweis säurefester Bakterien oder mit Hilfe fluoreszierender Farbstoffe darstellen. Durch Methenamin-Silber-Färbungen und Perjodsäure-Schiff-Reaktion können die charakteristischen Zellwandstrukturen der Erreger der Histoplasmose und Kokzidioidomykose dargestellt werden. Die Anwendung fluoreszierender Färbungen und mehrfache Serienschnitte erhöhen unter Umständen die positive diagnostische Ausbeute. Eine in jüngster Zeit durchgeführte Untersuchung weist darauf hin, daß Lipogranulome eventuell durch eine Q-Fieber-Hepatitis entstehen. Sobald der klinische Verdacht auf eine granulomatöse Hepatitis besteht, sollte Leberbiopsiematerial routinemäßig zum Nachweis von Bakterien, Tuberkelbazillen und Pilzen kultiviert werden. Durch den Erregernachweis anhand eines positiven Kulturresultats kann die Diagnose ätiologisch gesichert werden.

(C) Bei Patienten mit AIDS treten typischerweise im Lauf der Erkrankung pathologische Leberwerte auf. Der häufigste Biopsiebefund bleibt hierbei eine unspezifische portale und periportale Entzündung, aber auch opportunistische Infektionen, Neoplasien oder Erkrankungen der Gallenwege werden oft diagnostiziert. In manchen Fällen lassen sich Granulome in der Leber nachweisen. Der häufigste Erreger ist *Mycobacterium avium-intracellulare* (in 42% des Biopsie- oder Autopsiematerials vorgefunden); Granulome können außerdem durch eine Tuberkulose, Histoplasmose, Toxoplasmose oder das Zytomegalie-Virus bedingt sein. Gelegentlich können lymphomartige Zellaggregate ein Granulom vortäuschen.

(D) Hauttestungen haben sich entgegen früheren Meinungen als wenig nützlich erwiesen. Bei disseminierten Erkrankungen können die Testresultate falsch negativ ausfallen, und positive Ergebnisse lassen nicht unbedingt auf eine zum Zeitpunkt der Testung aktive Erkrankung schließen. Kutantests zum Nachweis von Mykosen können eine Antikörperbildung stimulieren und die Interpretation der serologischen Pilzdiagnostik verwirren. Zur diagnostischen Abklärung einer ganzen Reihe infektiöser Ursachen einer granulomatösen Hepatitis stehen verschiedene serologische Untersuchungsverfahren zur Verfügung. Der Nachweis eines ansteigenden Antikörpertiters ist besonders aussagekräftig und kann in bestimmten Fällen die einzige Möglichkeit sein, die spezifische Erkrankungsursache zu diagnostizieren.

(E) Lebergranulome treten unter Umständen als unspezifischer Befund z.B. bei Patienten mit einem Morbus Hodgkin auf. In solchen Fällen kann der histologische Befund der Grunderkrankung anhand von Knochenmark- oder Lymphknotenbiopsien aufgezeigt werden. Sofern die betroffenen Patienten zum Zeitpunkt der Biopsieentnahme an einer nicht diagnostizierten fieberhaften Erkrankung leiden, sollte das gewonnene Gewebematerial zusätzlich kultiviert werden. Bei Patienten mit einer granulomatösen Hepatitis und langanhaltendem Fieber, bei denen trotz umfassender Diagnostik kein Befund erhoben werden konnte, wird meistens die Verdachtsdiagnose Sarkoidose gestellt und mit Steroiden therapiert.

(F) Die *Candida*-Hepatitis wird zunehmend bei Patienten mit anhaltendem Fieber und Neutropenie diagnostiziert, so z.B. bei Krebspatienten, die über lange Zeit mit Immunsuppressiva in Kombination mit Antibiotika therapiert werden. Das Risiko durch die begleitende Koagulopathie macht oft eine Sicherung der Diagnose durch Nachweis der Pilze in Biopsiegewebe unmöglich (es sei denn, eine transvenöse Biopsieentnahme wäre möglich). Nach Normalisierung der Neutrophilenzahl können oft im Ultraschall oder Computertomogramm charakteristische «Bull's eye»-Läsionen dargestellt werden.

## Literatur

1. Clarke J, Craig RM, Saffro R, Murphy P, Yokoo H. Cytomegalovirus granulomatous hepatitis. Am J Med 1979; 66: 264.
2. Harrington PT, Gutierrez JJ, Ramirez-Ronda CH, Quinones-Soto R, Bermudez RH, Chaffey J. Granulomatous hepatitis. Rev Inf Dis 1982; 4: 638.
3. Hoffmann CE, Heaton JW Jr. Q fever hepatitis. Gastroenterology 1982; 83: 474.
4. Klatskin G. Hepatic granulomata: Problem in interpretation. Ann NY Acad Sci 1976; 278: 427.
5. Maier KP. Chronische Hepatitis. In: Innere Medizin der Gegenwart. Hepatologie. Gerok W (Hrsg). München, Wien, Baltimore: Urban & Schwarzenberg 1987.
6. McMaster KR, Hennigar GR. Drug-induced granulomatous hepatitis. Lab Invest 1981; 44: 61.
7. Müting D, Fischer R. Leber- und Gallenwegserkrankungen. Stuttgart: Schattauer 1982.
8. Schneiderman D, Arenson D, Cello J, et al. Hepatic disease in patients with the acquired immune deficiency syndrome (AIDS). Hepatology 1987; 7: 925.
9. Simon HB, Wolff SM. Granulomatous hepatitis and prolonged fever of unknown origin: a study of 13 patients. Medicine 1973; 52: 1.
10. Thaler M, Pastika B, Shawker TH, et al. Hepatic candidiasis in cancer patients: the evolving picture of the syndrome. An Intern Med 1988; 108: 88.

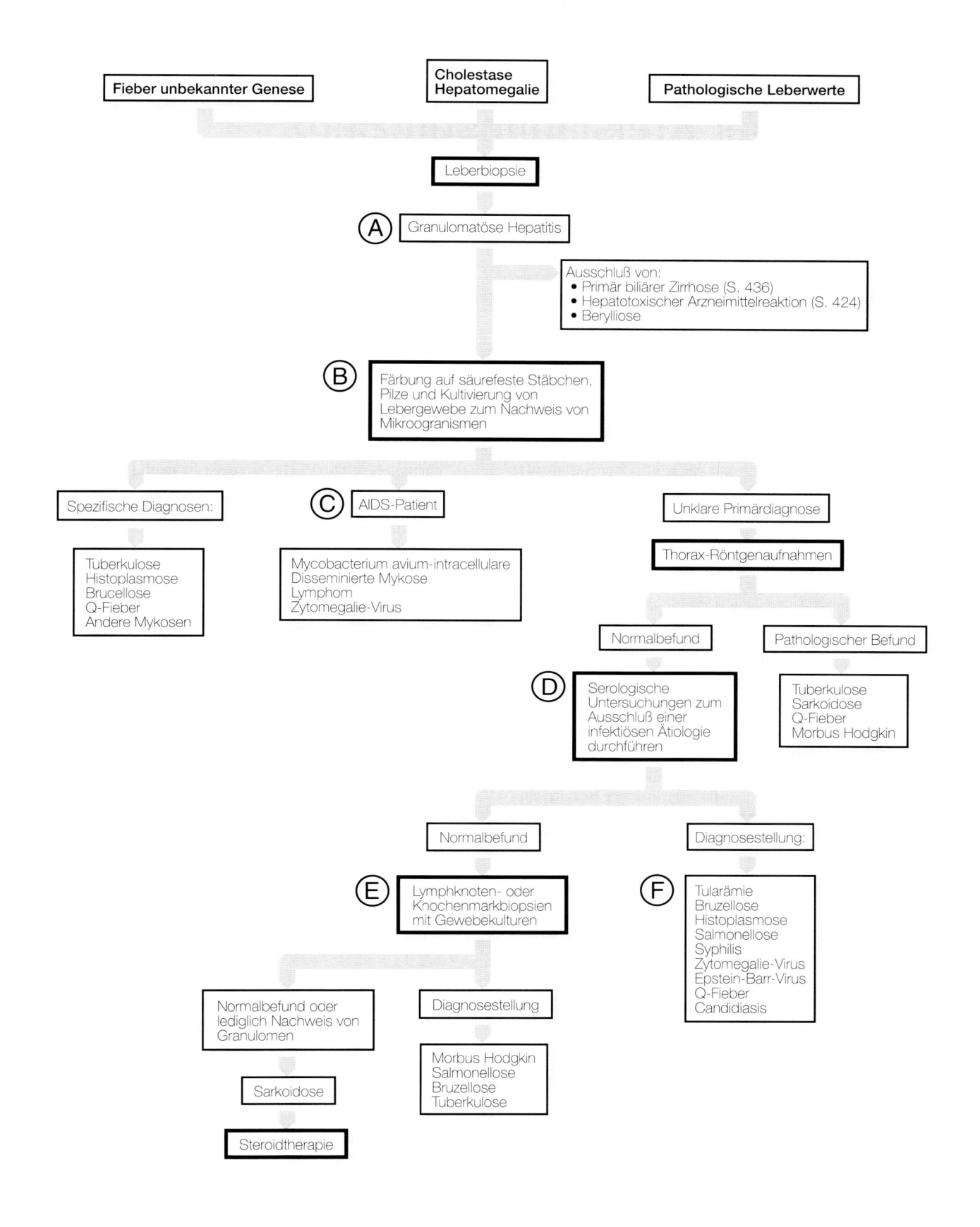

```
Fieber unbekannter Genese          Cholestase              Pathologische Leberwerte
                                   Hepatomegalie
                                        │
                                        ▼
                                   Leberbiopsie
                                        │
                                        ▼
                    (A) Granulomatöse Hepatitis
                                        │
                                        ├──────────► Ausschluß von:
                                        │            • Primär biliärer Zirrhose (S. 436)
                                        │            • Hepatotoxischer Arzneimittelreaktion (S. 424)
                                        │            • Berylliose
                                        ▼
                    (B) Färbung auf säurefeste Stäbchen,
                        Pilze und Kultivierung von
                        Lebergewebe zum Nachweis von
                        Mikroorganismen
```

Verzweigungen:

- **Spezifische Diagnosen:**
  - Tuberkulose
  - Histoplasmose
  - Brucellose
  - Q-Fieber
  - Andere Mykosen

- **(C) AIDS-Patient**
  - Mycobacterium avium-intracellulare
  - Disseminierte Mykose
  - Lymphom
  - Zytomegalie-Virus

- **Unklare Primärdiagnose** → Thorax-Röntgenaufnahmen
  - **Normalbefund**
  - **Pathologischer Befund**
    - Tuberkulose
    - Sarkoidose
    - Q-Fieber
    - Morbus Hodgkin

(D) Serologische Untersuchungen zum Ausschluß einer infektiösen Ätiologie durchführen

- **Normalbefund**
  - (E) Lymphknoten- oder Knochenmarkbiopsien mit Gewebekulturen
    - Normalbefund oder lediglich Nachweis von Granulomen → Sarkoidose → Steroidtherapie
    - Diagnosestellung:
      - Morbus Hodgkin
      - Salmonellose
      - Bruzellose
      - Tuberkulose

- **(F) Diagnosestellung:**
  - Tularämie
  - Bruzellose
  - Histoplasmose
  - Salmonellose
  - Syphilis
  - Zytomegalie-Virus
  - Epstein-Barr-Virus
  - Q-Fieber
  - Candidiasis

# Lebererkrankungen infolge einer Kreislaufinsuffizienz

Bekanntlich kommt es bei Patienten mit dekompensierter Herzinsuffizienz zu Leberfunktionsstörungen. Als Pathogenese wird allgemein die Entwicklung einer chronischen Stauungsleber angenommen. Dies scheint mit den häufig feststellbaren Befunden einer Hepatomegalie und einer zentrolobulären Stauung vereinbar. Gelegentlich bestehen zwischen dem klinischen Schweregrad der dekompensierten Herzinsuffizienz, dem Ausmaß der hepatozellulären Funktionsstörung und dem Grad der zentrolobulären Stauung große Diskrepanzen. Einer Erklärung dieser offensichtlichen Abweichungen, zumindest was Teilaspekte anbelangt, ist man nun nähergekommen. Mit Hilfe moderner hämodynamischer, kardiovaskulärer Untersuchungstechniken konnte die Leberfunktionsstörung, die mit einer überwiegend links- oder rechtsventrikulären Insuffizienz und der häufiger anzutreffenden diventrikulären Herzinsuffizienz einhergeht, besser abgeklärt werden.

(A) Eine Rechtsherzinsuffizienz und ein zentralvenöser Druckanstieg gehen mit einer chronischen Stauungsleber einher. Das feingewebliche Bild zeigt eine zentrolobuläre Erweiterung der Lebersinusoide und eine Atrophie der Hepatozyten mit geringer oder fehlender Parenchymzellnekrose. Die Leberfunktion ist geringfügig beeinträchtigt, wobei der Anstieg der Serumtransaminasen das 5fache der Normwerte nicht übersteigt und die Serumbilirubinkonzentration nur selten über 3 mg/dl erhöht ist.

(B) Eine isolierte Linksherzinsuffizienz und selbst eine klinisch inapparente Reduktion des Herzminutenvolumens können eine zentrolobuläre Nekrose der Hepatozyten verursachen. Die Leberfunktionsstörung reicht von leichten Beeinträchtigungen bis hin zur schweren Dysfunktion mit Serumtransaminasewerten von mehr als 1000 U/l und einer Hyperbilirubinämie von mehr als 10 mg/dl. Die ischämische Schädigung steht in Zusammenhang mit einer verminderten arteriellen Durchblutung der Leber, wobei diese proportional zur Reduktion des Herzminutenvolumens abnimmt. Stauungsleber und zentrolobuläre Nekrose haben zwar verhältnismäßig klar voneinander abgegrenzte, hämodynamische Ursachen, bei einer globalen Herzinsuffizienz werden die pathologischen Befunde jedoch häufig gemeinsam beobachtet. Tatsächlich besteht die Möglichkeit, daß sich die krankhaften Veränderungen gegenseitig in ihren schädigenden Wirkungen verstärken. Die globale Herzinsuffizienz kann somit eine schwere Lebergewebsschädigung induzieren.

(C) Ein akutes Herzversagen führt zu verschiedenen Arten der Leberschädigung sowie zu klinisch-chemischen Abweichungen, die vom Schweregrad und der Dauer der Herzinsuffizienz abhängen. Eine schwere Herzinsuffizienz kann ähnlich wie eine virale oder medikamentenbedingte Hepatitis oder eine Cholangitis mit einer deutlichen Erhöhung der Transaminasen einhergehen. Die Prothrombinzeit ist häufig verlängert, aber diese Koagulopathie läßt sich im Gegensatz zu der bei akuter Leberinsuffizienz auftretenden (S. 426) durch parenterale Gabe von Vitamin K beheben. Bei reversibler Kreislaufinsuffizienz bilden sich die Befunde einer Leberschädigung schnell und vollständig zurück. Wenn die zirkulatorische Insuffizienz monatelang anhält, kann im weiteren Verlauf eine zentrolobuläre Fibrose oder eine kardiale Zirrhose entstehen. Bei den betroffenen Patienten entwickelt sich häufig ein chronischer Aszites und eine Splenomegalie.

## Literatur

1. Arcidi JM, Moore GW, Hutchins GM. Hepatic morphology in cardiac dysfunction. A clinicopathologic study of 1000 subjects at autopsy. Am J Path 1981; 104: 159.
2. Bynum TE, Boetnott JK, Maddrey WC. Ischemic hepatitis. Dig Dis Sci 1979; 24: 129.
3. Caeser W, Kaufmann W. Leber und Herz-Kreislauf-System. In: Klinische Hepatologie. Kuhn HA, Wernze H (Hrsg). Stuttgart: Thieme 1979.
4. Gerok W. Innere Medizin der Gegenwart. Hepatologie. Gerok W (Hrsg). München, Wien, Baltimore: Urban & Schwarzenberg 1987.
5. Gibson PR, Dudley FJ. Ischemic hepatitis: clinical features, diagnosis, and prognosis. Aust N Z J Med 1984; 14: 822.
6. Kubo SH, Walter BA, John DHA, et al. Liver function abnormalities in chronic heart failure. Influence of systemic hemodynamics. Arch Intern Med 1987; 147: 1227.

```
┌─────────────────────────────────────────────────┐
│ Entwicklung von Leberfunktionsstörungen bei einem│
│ Patienten mit einer kardialen Erkrankung         │
└─────────────────────────────────────────────────┘
```

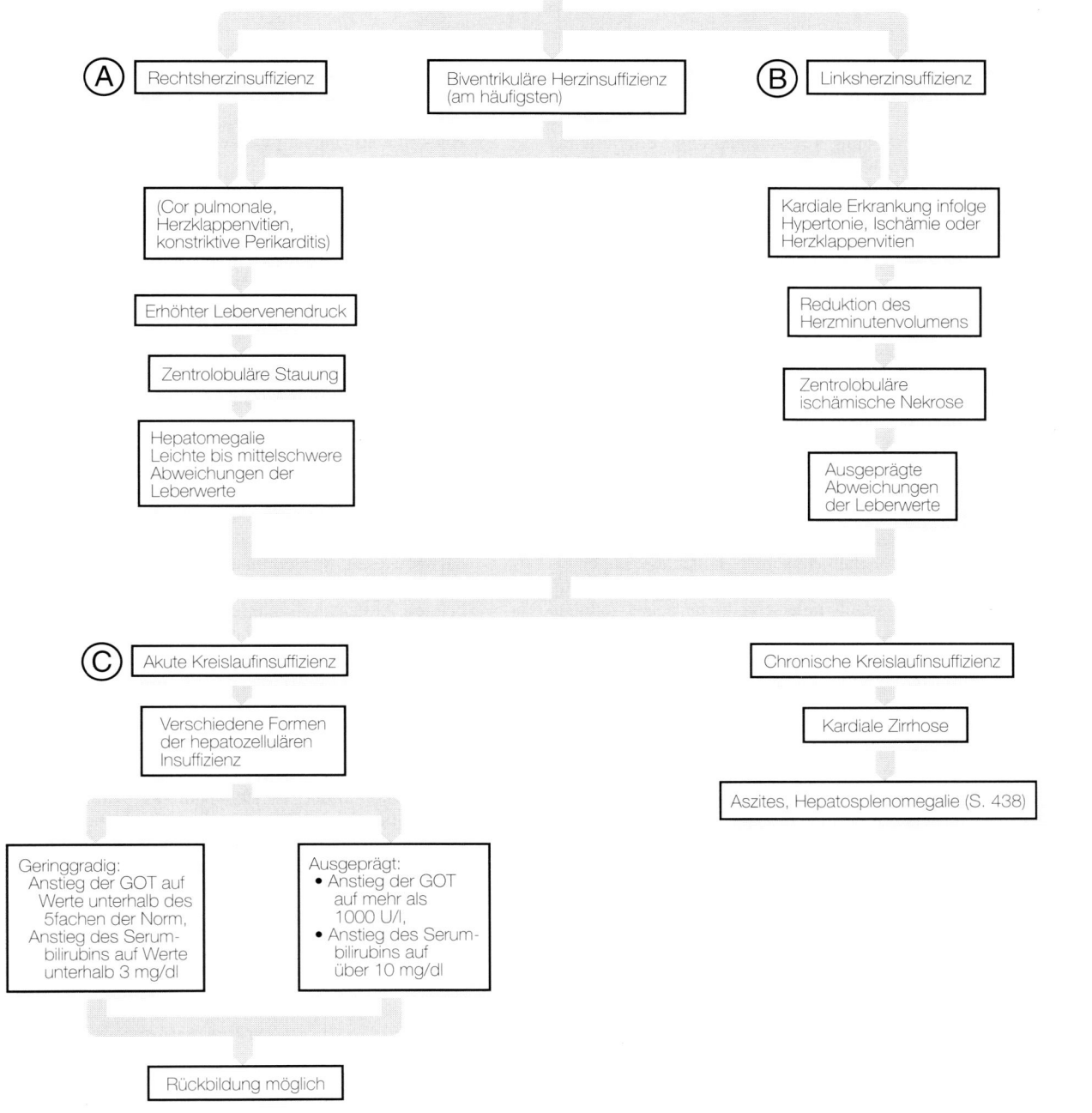

- **(A) Rechtsherzinsuffizienz**
- Biventrikuläre Herzinsuffizienz (am häufigsten)
- **(B) Linksherzinsuffizienz**

**Rechtsherzinsuffizienz-Pfad:**
- (Cor pulmonale, Herzklappenvitien, konstriktive Perikarditis)
- Erhöhter Lebervenendruck
- Zentrolobuläre Stauung
- Hepatomegalie, Leichte bis mittelschwere Abweichungen der Leberwerte

**Linksherzinsuffizienz-Pfad:**
- Kardiale Erkrankung infolge Hypertonie, Ischämie oder Herzklappenvitien
- Reduktion des Herzminutenvolumens
- Zentrolobuläre ischämische Nekrose
- Ausgeprägte Abweichungen der Leberwerte

**(C) Akute Kreislaufinsuffizienz**
- Verschiedene Formen der hepatozellulären Insuffizienz

- Geringgradig: Anstieg der GOT auf Werte unterhalb des 5fachen der Norm, Anstieg des Serumbilirubins auf Werte unterhalb 3 mg/dl
- Ausgeprägt:
  - Anstieg der GOT auf mehr als 1000 U/l,
  - Anstieg des Serumbilirubins auf über 10 mg/dl

- Rückbildung möglich

**Chronische Kreislaufinsuffizienz**
- Kardiale Zirrhose
- Aszites, Hepatosplenomegalie (S. 438)

# Fettleber (Steatosis hepatis)

(A) Eine Steatosis hepatis wird anhand von Biopsien nachgewiesen. Die histologische Untersuchung gibt Aufschluß über eine Reihe wichtiger morphologischer Kriterien und ermöglicht eine quantitative Erfassung von Ausmaß und Verteilung der Fettansammlungen sowie begleitender Zellnekrosen, Entzündungsreaktionen und Bindegewebsvermehrungen. Mit Hilfe des feingeweblichen Bildes kann die Einteilung in eine großtropfige Leberzellverfettung (Verdrängung des Zellkerns durch die im Zytoplasma abgelagerten Fettvakuolen) und eine feintropfige Fettansammlung (Ablagerung feiner Fetttröpfchen im Zytoplasma, die den Zellkern nicht verdrängen) erfolgen. Die Überlegungen zur Durchführung einer Biopsie im Rahmen von erhöhten Transaminasen oder erhöhter alkalischer Phosphatase werden auf S. 162 bzw. S. 160 dargestellt.

(B) Die Leber spielt hinsichtlich des Fettstoffwechsels eine zentrale Rolle. Die Abläufe sind kompliziert, und eine Vielzahl von der Norm abweichender biochemischer Reaktionen leisten einer Fettansammlung in der Leber Vorschub. Fettleber oder Steatosis ist häufig anzutreffen; die klinischen Folgen können harmlos sein, unter Umständen jedoch auch ein lebensbedrohliches Ausmaß annehmen. Fettablagerungen bis zu 40% des Lebergewichts können eine ausgeprägte Hepatomegalie und eine graduell unterschiedliche hepatozelluläre Funktionsstörung verursachen (alkalische Phosphatase und Transaminasen in der Regel auf das 2- bis 3fache erhöht).

(C) Toxische Arzneimittelwirkungen können eine Fettinfiltration der Leber verursachen. Der Metabolismus von Alkohol führt unweigerlich zu einer Triglyzeridretention in der Leber. Die Steatose wird in erster Linie durch eine verminderte Fettsäureoxidation hervorgerufen, da Alkohol den Zitronensäurezyklus hemmt. Durch Alkoholabstinenz bilden sich diese Fettansammlungen zurück. Fortgesetzter Alkoholabusus führt jedoch zu Leberzellnekrosen und entzündlicher Gewebsreaktion (»Alkoholhepatitis«) und im weiteren Verlauf zu einer alkoholinduzierten Zirrhose. *Amiodaron* kann eine verfettende Nekrotisierung auslösen, die von alkoholbedingter Hepatitis kaum zu unterscheiden ist und bis zur Zirrhose fortschreiten kann. Allgemein gilt es, die Exposition gegenüber lebertoxischen Stoffen zu minimieren. *Tetrachlorkohlenstoff* und *weißer Phosphor* wirken direkt hepatotoxisch und verursachen eine Zellschädigung. Die konsekutiv beeinträchtigte Proteinsynthese führt zu einem Mangel an Apolipoproteinen und zu Fettablagerungen in Hepatozyten.

(D) Eiweiß- und Kalorienmangel, wie man sie bei Kindern mit Kwashiorkor findet, führen zu einer verminderten Synthese von Apoproteinen und einer Triglyzeridretention in der Leberzelle mit nachfolgender Steatosis hepatis. Die Leberfunktion ist häufig gestört, ein Ikterus und eine Zirrhose entwickeln sich jedoch nicht. Durch eine ausreichende Kalorien- und Eiweißzufuhr kann diese Erkrankung zur Rückbildung gebracht werden. Ileojejunale Bypass-Operationen zur Behandlung der krankhaften Adipositas verursachen eine iatrogene Malabsorption und Mangelernährung. Im Laufe der ersten 3 bis 6 Monate, in denen die Patienten an Gewicht verlieren, kann sich eine progressive Funktionsstörung der Hepatozyten mit zunehmender Leberzellverfettung, Zellnekrose und Fibrose entwickeln. Diese schwere und gelegentlich letal verlaufende Leberinsuffizienz wurde einer Eiweißmangelernährung mit verminderter Zufuhr essentieller und nichtessentieller Aminosäuren angelastet. Bei frühzeitiger Diagnose kann der Krankheitsprozeß durch die Beseitigung des intestinalen Bypass zur Rückbildung gebracht werden.

(E) Für die feintropfige Leberzellverfettung (Reye-Syndrom, toxische Leberschädigung durch *Tetrazykline* und *Natriumvalproat*, Jamaikanische Brechkrankheit) ist eine Triglyzeridablagerung in den Hepatozyten kennzeichnend. Die Veränderungen finden sich überwiegend in der Läppchenperipherie. Die Zellnekrosen sind geringfügig ausgeprägt. Diese Erkrankungen spiegeln eine zugrundeliegende Stoffwechselstörung in der Leber wider, von der vor allem die Enzyme der Mitochondrien und des Krebs-Zyklus betroffen sind. Sobald sich diese Stoffwechselstörungen klinisch manifestieren, ist die Mortalitätsrate hoch.

(F) In verschiedenen Berichten wurde darauf hingewiesen, daß bei 60 bis 90% der adipösen Patienten (häufig in Zusammenhang mit einem Diabetes mellitus und einer Hyperlipidämie Typ IV) bioptisch ein gewisses Maß der Leberzellverfettung nachgewiesen werden kann. Im allgemeinen bieten diese Patienten keine Symptome; die Leberwerte liegen im Normbereich. Auf eine sehr kleine Gruppe dieser Patienten wird der Arzt jedoch aufgrund einer Hepatomegalie und pathologischer Leberwerte aufmerksam, die zur Durchführung einer Leberbiopsie veranlassen. Bei einem Teil der Patienten kann bioptisch eine lobuläre Nekrose nachgewiesen werden, die sich von Parenchymnekrosen, wie sie bei einer »Alkoholhepatitis« beobachtet werden, nicht unterscheiden läßt. Einige dieser Patienten weisen eine kleinknotige Zirrhose auf (»nichtalkoholische Steatohepatitis«). Diese nichtalkoholische Steatohepatitis hat neueren Untersuchungen zufolge meist einen mäßig schweren, nur langsam progredienten Verlauf. Eine Spontanheilung erfolgt oft, wenn dem Patienten eine deutliche Gewichtsreduktion gelingt. Bei adipösen Patienten mit geringfügig pathologischen Leberwerten tritt oft eine Normalisierung nach Gewichtsverlust ein und macht somit eine Leberbiopsie überflüssig.

## Literatur

1. Adler M, Schaffner F. Fatty liver hepatitis and cirrhosis in obese patients. Am J Med 1979; 67: 811.
2. Bach N, Schultz BL, Cohen BL, et al. Amiodarone hepatotoxicity: progression from steatosis to cirrhosis. Mt Sinai J Med 1989; 56: 293.
3. Brown RG, O'Leary JP, Woodward ER. Hepatic effects of jejunoileal bypass for morbid obesity. Am J Surg 1974; 127: 53.
4. Diehl AM, Goodman Z, Ishak KG. Alcohol-like liver disease in nonalcoholics. A clinical and histologic comparison with alcohol-induced liver injury. Gastroenterology 1988; 95: 1056.
5. Hoyumpa AM, Greene HL, Dunn GD, Schenker S. Fatty liver: biochemical and clinical considerations. Dig Dis 1975; 20: 1142.
6. Ludwig J, Viggiano Tr, McCill DB, Ott BJ. Nonalcoholic steatonecrosis. Mayo Clin Proc 55: 434.
7. Meythaler JM, Varma RR. Reye's syndrome in adults. Arch Intern Med 1987; 147: 61.
8. Ødegaard S, Busch D. Hat Hepavis® einen Stellenwert in der Therapie der äthyltoxischen Fettleber? Z Gastroenterol 1989; 27: 91.
9. Palmer M, Schaffner F. Effect of weight reduction on hepatic abnormalities in overweight patients. Gastroenterology 1990; 99: 1408.
10. Powell E, Cooksley G, Hanson R, et al. The natural history of nonalcoholic steatohepatitis: a follow-up study of 42 patients for up to 21 years. Hepatology 1990; 11:74.

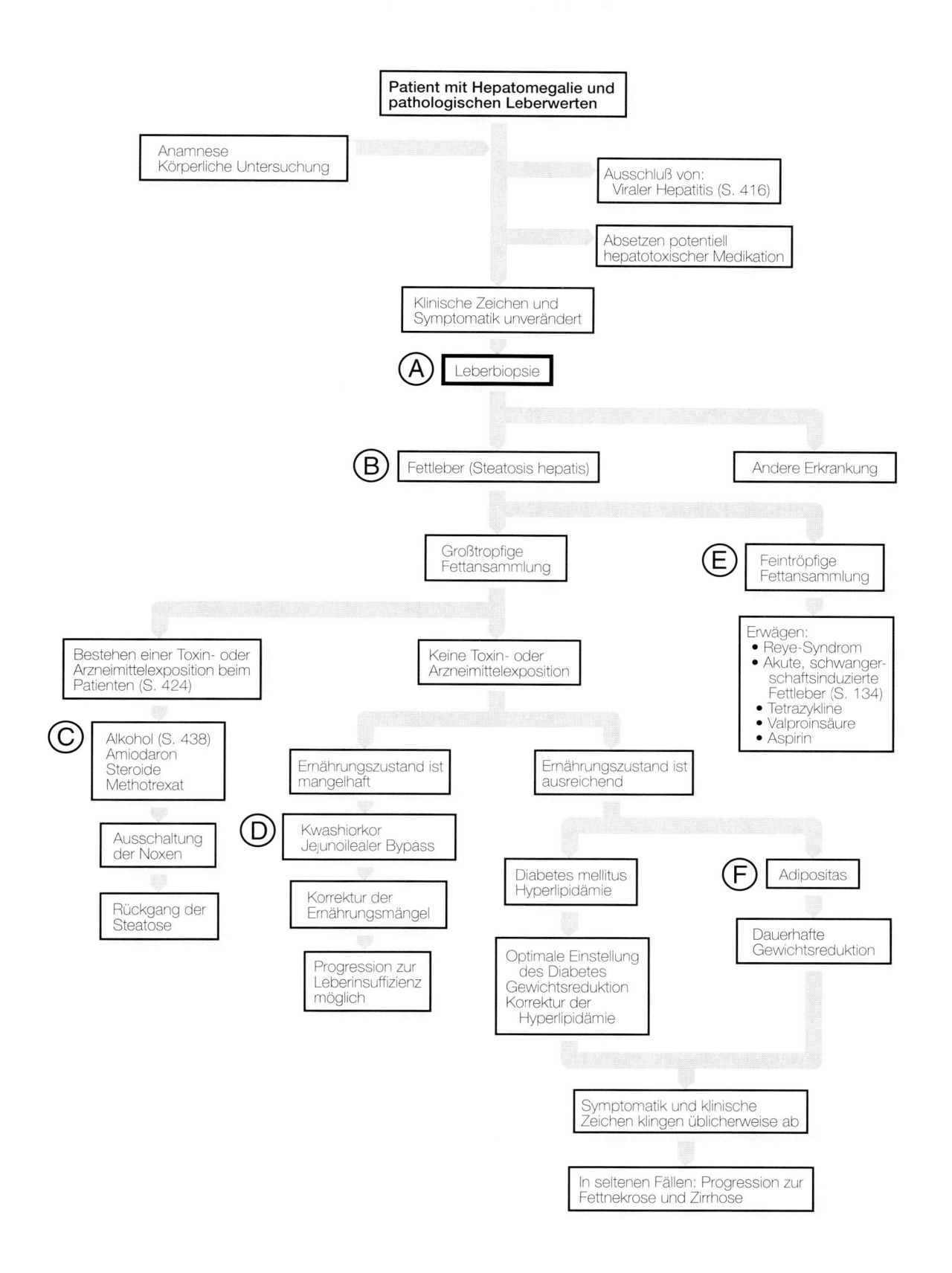

```
                    ┌─────────────────────────────┐
                    │ Patient mit Hepatomegalie und│
                    │ pathologischen Leberwerten  │
                    └─────────────────────────────┘
```

- Anamnese / Körperliche Untersuchung
- Ausschluß von: Viraler Hepatitis (S. 416)
- Absetzen potentiell hepatotoxischer Medikation
- Klinische Zeichen und Symptomatik unverändert

**(A) Leberbiopsie**

- **(B) Fettleber (Steatosis hepatis)**
- Andere Erkrankung

**Großtropfige Fettansammlung** / **(E) Feintröpfige Fettansammlung**

Erwägen:
- Reye-Syndrom
- Akute, schwangerschaftsinduzierte Fettleber (S. 134)
- Tetrazykline
- Valproinsäure
- Aspirin

Bestehen einer Toxin- oder Arzneimittelexposition beim Patienten (S. 424) / Keine Toxin- oder Arzneimittelexposition

**(C) Alkohol (S. 438), Amiodaron, Steroide, Methotrexat**

- Ausschaltung der Noxen
- Rückgang der Steatose

Ernährungszustand ist mangelhaft / Ernährungszustand ist ausreichend

**(D) Kwashiorkor, Jejunoilealer Bypass**
- Korrektur der Ernährungsmängel
- Progression zur Leberinsuffizienz möglich

Diabetes mellitus / Hyperlipidämie  —  **(F) Adipositas**

- Optimale Einstellung des Diabetes, Gewichtsreduktion, Korrektur der Hyperlipidämie
- Dauerhafte Gewichtsreduktion

- Symptomatik und klinische Zeichen klingen üblicherweise ab
- In seltenen Fällen: Progression zur Fettnekrose und Zirrhose

# Alkoholbedingte Lebererkrankung

(A) Bei einem täglichen Konsum von etwa 1 Whisky, 1 Südwein oder 2 l Bier über eine Zeitdauer von 15 Jahren besteht das Risiko einer Zirrhoseentwicklung. Im allgemeinen ist die Zeitspanne bis zur klinischen Manifestation der Erkrankung um so kürzer, je mehr Alkohol konsumiert wird. Bei Frauen liegt die »Zirrhoseschwelle« niedriger. Die Zirrhose kann sich aus verschiedenen klinischen Krankheitsbildern entwickeln. In manchen Fällen entsteht die Zirrhose bei offensichtlich chronischem und übermäßigem Alkoholkonsum nach rezidivierenden schweren Schüben einer Alkoholhepatitis. Seltener entwickelt sich die Zirrhose bei unerkanntem Alkoholismus, also bei heimlichen Trinkern, schleichend ohne vorhergehende manifeste Alkoholhepatitis. Der Metabolismus von Alkohol führt stets zur Fettspeicherung. Eine vergrößerte Fettleber ist die früheste und leichteste Manifestation der alkoholinduzierten Lebererkrankung. In diesem Stadium weisen die Patienten in der Regel keine Symptome auf. Die klinisch-chemische Diagnostik ergibt im wesentlichen normale Werte. Bei pathologischen Leberwerten ist fraglich, ob die Abweichungen auf eine schwere Form der Fettleber oder auf das Frühstadium einer Alkoholhepatitis hinweisen. Durch Alkoholabstinenz kann die fettige Degeneration vollständig zur Rückbildung gebracht werden.

(B) Das klinische Krankheitsbild variiert in Abhängigkeit vom Schweregrad der Alkoholhepatitis; einige Befunde sind jedoch charakteristisch: Die Leber ist vergrößert, von derber Konsistenz und häufig druckempfindlich; die Serum-Glutamat-Oxalazetat-Transaminase (GOT) steigt selten über 300 U/l an, der Anstieg beträgt jedoch das Mehrfache der Serum-Glutamat-Pyruvat-Transaminase (GPT); die $\gamma$-Glutamyltranspeptidase ist deutlich erhöht; die alkalische Phosphatase ist um das 2- bis 4fache erhöht; häufig findet sich eine makrozytäre Anämie. Prognostisch ungünstige Befunde sind ein ausgeprägter Ikterus (Bilirubinspiegel über 15 mg/dl), eine anhaltende Erniedrigung des Quick-Werts (unter 60%), ein Anstieg des Serumkreatinins ohne Vorliegen einer Hypovolämie (S. 444) und die Entwicklung einer Enzephalopathie, ohne daß eine Auslösung durch exogene Ursachen vorhanden wäre (S. 440). Zusätzliche Komplikationen, wie z.B. Sepsis, Aspiration oder Blutung, führen häufig zu letalem Verlauf.

(C) Bei mittelschweren Krankheitsverläufen kann durch die Leberbiopsie die Diagnose einer alkoholbedingten Lebererkrankung gesichert und das Erkrankungsstadium objektiviert werden. Das histologische Bild ist durch Verfettung, Zellnekrosen mit polymorphkernigen Infiltraten, alkoholisches Hyalin (Mallory-Körperchen), zentrolobuläre und periportale Fibrose oder eine vollausgebildete kleinknotige Zirrhose gekennzeichnet. Bei 10 bis 20% der Patienten, die einer Biopsie unterzogen werden, findet man eine unerwartete, nicht durch Alkohol induzierte Form der Lebererkrankung.

(D) Abgesehen von der portalen Hypertension steht die Mehrzahl der klinischen Manifestationen einer dekompensierten, alkoholinduzierten Lebererkrankung in engem Zusammenhang mit der fortschreitenden, toxisch bedingten Funktionsstörung der Hepatozyten. Durch Alkoholabstinenz kann sich die hepatozelluläre Funktion nahezu vollständig normalisieren, die Leistungsreserve der Leber bleibt jedoch eingeschränkt. Die portale Hypertension ist andererseits meistens mit einem irreversiblen fibrotischen Umbau der Organarchitektur verbunden. Obwohl die Leberfunktion durch die Alkoholabstinenz günstig beeinflußt wird, kann sich die portale Hypertension durch die fortschreitende Fibrose mit Schrumpfung und die Ausdehnung von Regenerationsknötchen verschlimmern. Der abstinente Alkoholiker weist zu einem späteren Zeitpunkt evtl. eine weitgehend normale Leberfunktion auf und leidet gleichzeitig an einer schweren portalen Hypertension, an Hypersplenismus und Varizenblutungen.

(E) Die Wirksamkeit von *Methylprednisolon* in der Therapie der schweren Alkoholhepatitis wurde neuerdings in einer randomisierten, kontrollierten Multicenter-Studie an 66 Patienten untersucht. Unter *Methylprednisolon*-Behandlung lag die Mortalität niedriger (6% gegenüber 35% in der Kontrollgruppe, $p < 0,01$). Sie scheint vor allem bei Patienten mit einer spontan auftretenden hepatischen Enzephalopathie als Manifestation der Alkoholhepatitis günstige Wirkungen zu zeigen und ist wohl besonders in diesen Fällen indiziert.

(F) Da nur eine kleine Anzahl von Alkoholikern den Alkoholkonsum einstellt, nimmt die alkoholinduzierte Lebererkrankung in der Regel einen progredienten Verlauf. Die meisten Patienten versterben unweigerlich in frühen Jahren an einer Leberinsuffizienz oder an einer der bekannten Komplikationen der Zirrhose. Die 5-Jahres-Überlebensrate bei nicht abstinenten Alkoholikern nach Diagnose einer alkoholbedingten Lebererkrankung liegt bei etwa 40%. Nach Entwicklung eines Aszites beträgt die 5-Jahres-Überlebensrate 30%; nach erfolgter Varizenblutung ist sie mit 20% anzusetzen. Die Überlebensquoten steigen nach Alkoholabstinenz.

## Literatur

1. Akriviadis LA, Steindel H, Pinto PC, et al. Failure of colchicine to improve short-term survival in patients with alcoholic hepatitis. Gastroenterology 1990; 99: 811.
2. Bode C., Kolepke P, et al. Messung der H2-Exhalation bei Patienten mit alkoholbedingter Lebererkrankung – Hinweise für eine bakterielle Fehlbesiedelung des Dünndarms. Z Gastroenterol 1993; 31: 3.
3. Carithers RL Jr, Herlong HF, Diehl AM, et al. Methylprednisolone therapy in patients with severe alcoholic hepatitis. A randomized multicenter trial. Ann Intern Med 1989; 110: 685.
4. Depew W, Boyer T, Omata M, Redeker A, Reynolds T. Doubleblind controlled trial of prednisolone therapy in patients with severe acute alcoholic hepatitis and spontaneous encephalopathy. Gastroenterology 1980; 78: 524.
5. Diehl AM. Alcoholic liver disease. Med Clin North Am 1989; 73: 815.
6. Hall PM. The pathological spectrum of alcoholic liver disease. Pathology 1985; 17: 209.
7. Lieber CS. Alcohol, protein metabolism, and liver injury. Gastroenterology 1980; 79: 373.
8. Orrego H, Blake JE, Blendis LM, Medline A. Prognosis of alcoholic cirrhosis in the presence and absence of alcoholic hepatitis. Gastroenterology 1987; 92: 208.
9. Patek AJ Jr, Hermos JA. Recovery from alcoholism in cirrhotic patients. A study of 45 cases. Am J Med 1981; 70: 782.
10. Teschke R, Rauen J, Gellert J, Stutz G, Strohmeyer C. Klinik alkoholbedingter Leberschäden. Leber Magen Darm 1978; 8: 727.

```
Auftreten von Anzeichen einer Lebererkrankung/
Leberfunktionsstörung bei einem Patienten mit
chronischem Alkoholabusus
```

Ausschluß von:
- Hepatom (S. 468)
- Hämochromatose (S. 450)
- Chronischer Hepatitis (S. 420)

**(A)** Verdacht auf eine alkoholbedingte Lebererkrankung

Isolierte Enzymveränderung (z.B. der γ-GT)

**Alkoholabstinenz Teilnahme an einem Entzugsprogramm**

Fieber
Ikterus
Leukozytose
Schmerzhafte Hepatomegalie
GOT-Wert mehr als das 2fache des GPT-Werts

Aszites (S. 438)
Koagulopathie (S. 442)
Enzephalopathie (S. 440)
Varizenblutung (S. 448)
Spontane bakterielle Peritonitis (S. 446)

**(B)** Wahrscheinliche Alkoholhepatitis

Unterstützende Therapie

Patient überlebt — Exitus

Dekompensierte alkoholbedingte Zirrhose

**Alkoholabstinenz Teilnahme an einem Entzugsprogramm**

Keine Besserung oder weitere Verschlechterung der Leberfunktion

Langsame Besserung der Leberfunktion

Patient bleibt abstinent

Erneuter Alkoholabusus

**(C)** **Leberbiopsie (sofern keine schwere Koagulopathie vorliegt)**

**(F)** Leberversagen, hohe Mortalität

Andere Lebererkrankung — Alkoholhepatitis

Fortschreitende Enzephalopathie

**(D)** Graduelle Besserung der Leberfunktion

**(E)** **Therapieversuch mit Steroiden**

Kein Erfolg — Besserung der Leberfunktion

Hohe Mortalität

Schwerpunkt sollte nach wie vor Abstinenz und Rehabilitation sein

Patient bleibt abstinent; keine Progression oder zusätzliche Krankheitserscheinungen

Fortgesetzter Alkoholabusus

Patient bleibt abstinent, jedoch weiterhin deutliche Leberfunktionsstörung

Klinische Verlaufskontrolle

Progression und Tod infolge Leberinsuffizienz wahrscheinlich

Ermitteln, ob eine Lebertransplantation in Frage kommt (S. 470)

# Primäre biliäre Zirrhose

(A) Früher wurde die primäre biliäre Zirrhose hauptsächlich bei Frauen im mittleren Lebensalter diagnostiziert, die an einem Pruritus litten und eine Hepatosplenomegalie sowie einen cholestatischen Ikterus aufwiesen. Derzeit wird die primäre biliäre Zirrhose häufig festgestellt, nachdem bei mehrfachen klinisch-chemischen Untersuchungen eine Erhöhung der alkalischen Phosphatase nachgewiesen wurde. Bei einer ganzen Reihe dieser Patienten verläuft die Erkrankung symptomlos. Dieses asymptomatische Erkrankungsstadium entspricht entweder der Anfangsphase einer später symptomatisch verlaufenden primären biliären Zirrhose oder einer Variante mit sehr langsamer Progredienz und besserer Langzeitprognose. Bei allen betroffenen Patienten ist der sorgfältige Ausschluß einer arzneimittelinduzierten Cholestase erforderlich (S. 424).

(B) Die primäre biliäre Zirrhose tritt bei Frauen und Männern in einem Verhältnis von 9 : 1 auf; in der Regel beginnt die Erkrankung im 5. oder 6. Lebensjahrzehnt. Der Nachweis von antimitochondrialen Antikörpern im Serum (AMA) eignet sich sehr gut zur Früherkennung. Bei mehr als 90% der Patienten, die an einer primären biliären Zirrhose erkrankt sind, können antimitochondriale Antikörper nachgewiesen werden. Das Untersuchungsverfahren ergibt in weniger als 25% falsch positive Resultate bei anderen Formen chronischer Lebererkrankungen. In vielen Fällen ist der IgM-Spiegel im Serum erhöht. Gewöhnlich findet man bei der primären biliären Zirrhose eine nichteitrige oder granulomatöse Destruktion der kleinen Gallengänge (chronische nichteitrige destruierende Cholangitis, CNDC). Histologisch lassen sich vier Stadien festlegen, die einen zunehmenden Schweregrad der morphologischen Veränderungen zeigen. Die pathologischen Veränderungen reichen von einer Entzündung der Portalfelder bis zur voll ausgebildeten Zirrhose. Das Ausmaß der pathologischen Veränderungen kann jedoch in den verschiedenen Leberbezirken variieren. Eine Korrelation mit dem Schweregrad des klinischen Bildes ist nicht obligat.

(C) Der Nachweis von antimitochondrialen Antikörpern sowie von charakteristischen laborchemischen und histologischen Befunden, insbesondere einer nichteitrigen Destruktion kleiner Gallengänge, ist für die Diagnose einer primären biliären Zirrhose bei Frauen in der Postmenopause hinreichend. Bei nicht klassisch ausgeprägtem Krankheitsbild ist zur Sicherung der Diagnose der Nachweis normaler, nichtobliterierter extrahepatischer Gallenwege erforderlich. Für diesen Nachweis eignet sich am besten die endoskopisch-retrograde Cholangiopankreatikographie (ERCP) (S. 30).

(D) Bisher sind viele verschiedene Wirkstoffe, darunter *D-Penicillamin*, *Chlorambucil*, *Azathioprin*, Steroide, *Cyclosporin*, *Colchicin* und *Ursodeoxycholsäure*, in randomisierten, kontrollierten Studien zur primären biliären Zirrhose untersucht worden. Von all diesen konnte lediglich für *Colchicin* eine Besserung der Überlebensrate nachgewiesen werden. Trotz eintretender Besserung sowohl der Leberwerte als auch des histologischen Befundes hat eine Therapie mit *Ursodeoxycholsäure* keine nachweisliche günstige Auswirkung auf das Überleben. *Cyclosporin* verbessert ebenfalls sowohl Laborwerte als auch das histologische Bild; allerdings treten häufig in Zusammenhang mit *Cyclosporin*-Gabe eine deutliche Beeinträchtigung der Nierenfunktion sowie Hypertonie auf.

Aus diesen Gründen kommt für Patienten mit einer primären biliären Zirrhose allenfalls eine Therapie mit *Colchicin*, evtl. *Ursodeoxycholsäure* in Frage; im allgemeinen empfiehlt sich jedoch die Überweisung an spezialisierte Zentren.

(E) Eine vor kurzem durchgeführte Studie läßt darauf schließen, daß Patienten mit asymptomatisch verlaufender, primärer biliärer Zirrhose eine normale Lebenserwartung haben. Bei symptomatischem Verlauf liegt die durchschnittliche Überlebenszeit bei 6 bis 12 Jahren vom Beginn der Erkrankung an. Die ungünstigste Prognose weisen ältere Patienten mit einem Ikterus (Bilirubinspiegel über 5 mg%) und voll ausgebildeter Zirrhose auf. Als Ursache der primären biliären Zirrhose wird eine Schädigung der Gallengänge auf dem Boden eines Autoimmunprozesses vermutet. In etwa 25% der Fälle beobachtet man eine Assoziation mit anderen Autoimmunerkrankungen, wie z.B. der Sklerodermie (CREST-Syndrom: Calcinosis, Raynaud-Symptomatik, Motilitätsstörung des Ösophagus, Sklerodaktylie und Teleangiektasien) und dem Sjögren-Syndrom. Die Behandlung besteht aus einer symptomatischen, allgemein stützenden Therapie. Die intrahepatische Cholestase verursacht eine Verminderung der Gallensäurekonzentration im Jejunum und eine Steatorrhö. Eine Substitution mit fettlöslichen Vitaminen ist erforderlich. Der Juckreiz (S. 128) spricht unter Umständen auf die perorale Gabe gallensäurebindender Substanzen an (*Colestyramin*, 4mal täglich 5 g, oder *Phenobarbital*, 120 mg vor dem Zubettgehen). Ist nach entsprechenden Beurteilungen das Stadium der terminalen Leberinsuffizienz erreicht, so kann eine Lebertransplantation erwogen werden.

(F) Die Erfolgsrate für Lebertransplantationen bei Patienten mit einer primären biliären Zirrhose liegt sehr hoch (80–90% Langzeit-Überlebensrate). Der Großteil der Manifestationen der primär biliären Zirrhose verschwindet; es kann sogar zu einem Rückgang der Knochenerscheinungen kommen. Mit Rezidiven der primären biliären Zirrhose im Transplantat ist generell nicht zu rechnen.

## Literatur

1. Dickson ER, Grambsch PM, Fleming TR, et al. Prognosis in primary biliary cirrhosis: model for decision making. Hepatology 1989; 10: 1.
2. Jones EA. Primary biliary cirrhosis and liver transplantation. N Engl J Med 1982; 306: 41.
3. Kaplan MM, Alling DW, Zimmerman JH, et al. A prospective trial of colchicine for primary biliary cirrhosis. N Engl J Med 1986; 315: 1448.
4. Kaplan MM. Primary biliary cirrhosis. N Engl J Med 1987; 316: 521.
5. Lotterer E, Hahn EG. Antimitochondriale Antikörper als sensitiver Parameter für die Prognose der primär biliären Zirrhose. Z Gastroenterol 1989; 29: 665.
6. Markus BH, Bickson ER, Grambsch PM, et al. Efficacy of liver transplantation in patients with primary biliary cirrhosis. N Engl J Med 1989; 320: 1709.
7. Matloff DS, Alpert E, Resnick RH, et al.. A prospective trial of D-penicillamine in primary biliary cirrhosis. N Engl J Med 1982; 306: 319.
8. Poupon RE, Balkau B, Eschwege E, Poupon R, and the UDCA-PBC Study Group. A multicenter, controlled trial of ursodiol for the treatment of primary biliary cirrhosis. N Engl J Med 1991; 324: 1548.
9. Riemann JF, Schmidt H, Flügel H. Zur Frühdiagnostik der primär biliären Zirrhose. Dtsch Med Wochenschr 1981; 106: 933.
10. Roll J, Boyer JL, Barry D, Klatskin G. The prognostic importance of clinical and histologic features in asymptomatic and symptomatic primary biliary cirrhosis. N Engl J Med 1983; 308: 1.

```
┌─────────────────────────────────────────┐          ┌─────────────────────────────────────┐
│ Patient mit asymptomatischen Erhöhungen │          │ Patient mit cholestatischer         │
│ der alkalischen Phosphatase und der γ-GT│          │ Lebererkrankung                     │
│ (S. 158, 160)                           │          │  • Ikterus                          │
└─────────────────────────────────────────┘          │  • Pruritus                         │
                                                     │  • Erhöhte alkalische Phosphatase   │
                                                     └─────────────────────────────────────┘
```

- Ausschluß von:
  - Arzneimittelinduzierter Cholestase (S. 424)
  - Chronischer Hepatitis (S. 420)

**(A)** Verdacht auf eine primäre biliäre Zirrhose (PBC)

Sonographie
Untersuchung auf antimitochondriale Antikörper
Leberbiopsie

**(B)** Charakteristische radiologische, serologische und histologische Befunde

Keine Diagnosestellung

**(C)** ERCP

Unauffällige extrahepatische Gallenwege

Erkrankung der extrahepatischen Gallenwege

Primäre sklerosierende Cholangitis (S. 332)
Gallengangskarzinom (S. 334)
Pankreaskarzinom (S. 272)
Choledocholithiasis (S. 328)

PBC

**(D)** Therapieversuch mit Colchicin, UDCA oder Teilnahme an kontrollierter Studie zu neuen Therapien

**(E)** Beobachtung des Krankheitsverlaufs
Behandlung auftretender Komplikationen

| Ikterus | Mangel an fettlöslichen Vitaminen | Pruritus | Knochenerkrankung | Fortgeschrittene Lebererkrankung |
|---|---|---|---|---|
| Ursodeoxycholsäure | Substitution von Vitamin A, D, E, K | Colestyramin Ursodeoxycholsäure Rifampin Phenobarbital | Osteopenie / Knochenfrakturen | |
| Ermitteln, ob eine Lebertransplantation in Frage kommt (S. 470) | Bei Bedarf Gabe von mittelkettigen Triglyzeriden | Erfolg / Therapierefraktärer Pruritus | Kalzium Vitamin D / Kalzium Vitamin D Etidronat | |

**(F)** Ermitteln, ob eine Lebertransplantation in Frage kommt (S. 470)

# Aszites bei Lebererkrankungen

Die Aszitesbildung bei Patienten mit chronischer Lebererkrankung ist, was die genauen pathogenetischen Faktoren anbelangt, noch Gegenstand der Diskussion. Der führenden Theorie zufolge kommt es zunächst unter dem kombinierten Einfluß der portalen Hypertension und der Verminderung des kolloidosmotischen Plasmadrucks zu einer Flüssigkeitstranssudation von der Leberoberfläche und dem peritonealen Kapillarbett. Die Flüssigkeitssequestration in die Bauchhöhle führt zu einer Verminderung des effektiven, zirkulierenden Blutvolumens und verursacht eine renale Natriumretention. Eine andere Hypothese schreibt der renalen Natriumretention mit konsekutiver Vermehrung des Plasmavolumens die Hauptrolle bei der Pathogenese zu. Im weiteren Verlauf entwickelt sich dann ein Aszites, da es aufgrund der portalen Hypertension zu einem Einstrom von Flüssigkeit in die Peritonealhöhle kommt. In jedem Fall findet man bei diesen Patienten häufig eine vermehrte Sekretion und einen verminderten Abbau von Aldosteron sowie eine erhöhte Sekretion von antidiuretischem Hormon.

(A) Zur Ermittlung der Ursache eines Aszites ist eine Aszitespunktion mit Untersuchung der gewonnenen Flüssigkeit unumgänglich. Zur Routine gehören hierbei die Bestimmung von Zellzahl, Proteingehalt, Albuminspiegel und eine Erregerkultur; gegebenenfalls kommen noch Bestimmung der LDH- und Serumamylasespiegel und Zytodiagnostik hinzu. Der pH-Wert und Glukosegehalt der Aszitesflüssigkeit sind wenig aufschlußreich. Ist die Punktionsflüssigkeit deutlich mit Blut vermengt, obwohl bei der Entnahme keine entsprechende Gefäßverletzung erfolgt war, liegen möglicherweise eine Peritonealkarzinose, ein Hepatom oder eine Peritonitis tuberculosa vor. Eine milchige Trübung kann auf einen chylösen Aszites aufgrund von Ruptur mesenterialer Lymphgefäße hinweisen. Bei einer spontanen bakteriellen Peritonitis (S. 446) ist die Leukozytenzahl stark erhöht (> 250 polymorphkernige Granulozyten/mm$^3$). Ein nur durch Pfortaderhochdruck bedingter Aszites zeichnet sich durch einen geringen Gehalt an Protein, Albumin und Leukozyten aus; zudem beträgt das Verhältnis von Albumin im Serum zu Albumin im Aszites weniger als 1,1.

(B) Die diuretischen Therapiemaßnahmen bei einem Aszites stützen sich in erster Linie auf die Verordnung einer salzarmen Kost und in manchen Fällen auf eine Wasserrestriktion (falls das Serumnatrium 130 mmol/l unterschreitet). Sofern die Natriumkonzentration im Harn anfangs unter einem Wert von 10 mmol/l liegt, ist eine spontane Diurese unwahrscheinlich.

(C) Neueren Studien zufolge können bei Patienten mit einem massiven Aszites bei einer Punktion gefahrlos größere Volumina (5–8 l) entnommen werden. Bei den meisten dieser Studien bestanden gleichzeitig massive Ödeme an den Extremitäten; vor oder während der Punktion wurden 50 g Albumin i.v. verabreicht. Bei Vorliegen eines massiven Aszites kann also die Entnahme großer Volumina bei der Punktion dem Patienten durchaus schnell zugute kommen.

(D) Bei normaler Nierenfunktion und Ausbleiben einer spontanen Diurese nach einer Beobachtungszeit von 24 bis 48 Stunden kann die Behandlung mit einem Aldosteronantagonisten (*Spironolacton*, 2mal täglich 50 mg) eingeleitet werden. Da es bis zu zwei Tage dauert, ehe die Wirkung einer verabreichten Dosis *Spironolacton* erkennbar wird, sofern überhaupt eine Wirkung eintritt, sollte eine Dosiserhöhung (zunächst auf 100 mg, dann auf 200 mg, 2mal täglich) in 2tägigen Abständen erfolgen. Durch diese Behandlungsmaßnahmen erreicht man bei mehr als 50% der Patienten eine Diurese. Der Erfolg der diuretischen Behandlung läßt sich am besten durch tägliches Wiegen der Patienten beurteilen. Bei für den Patienten gefahrloser Diurese erzielt man einen Gewichtsverlust von 0,5 bis 1,5 kg/Tag, dies entspricht einer maximalen Aszitesausschwemmung von täglich 700 bis 900 ml. Gleichzeitig bestehende Ödeme werden schneller ausgeschwemmt, wodurch ein rascherer Gewichtsverlust zustande kommt.

(E) Bei ausgeprägter Natriumrückresorption in den proximalen Tubuli muß zusätzlich ein Diuretikum verabreicht werden, das seinen wesentlichen Angriffspunkt vorzugsweise in den proximalen Anteilen des Nephrons hat, wie z.B. *Furosemid*. Eine zusätzliche Behandlung mit *Furosemid* (mit einer Anfangsdosis von 40 mg/Tag) sollte erst dann erfolgen, wenn sich die Leberfunktion stabilisiert hat oder sich zu bessern beginnt.

(F) Bei sachgerechter Anwendung von Diuretika erweist sich ein Aszites bei Patienten mit chronischem Leberleiden selten als therapierefraktär. Beim Großteil dieser Patienten sollte geklärt werden, inwiefern eine Lebertransplantation möglich ist (S. 470). Bei den übrigen Patienten kann die Anlage eines peritoneovenösen Shunt erfolgen (sofern die Leberfunktion stabil ist). Ein derartiger Shunt sollte nicht im Frühstadium einer dekompensierten alkoholinduzierten Lebererkrankung angelegt werden. Die Mehrzahl dieser Patienten spricht letzten Endes doch noch auf die Diuretikatherapie an, und bei Anlage eines Shunt kann es zu einer Reihe von Komplikationen, wie beispielsweise einer disseminierten intravaskulären Gerinnung und Blutungen aus Ösophagusvarizen kommen.

## Literatur

1. Epstein M. Peritoneovenous shunt in the management of ascites and the hepatorenal syndrome. Gastroenterology 1982; 82: 790.
2. Gines P, Arroyo V, Quintero E, et al. Comparison of paracentesis and diuretics in the treatment of cirrhotics with tense ascites. Gastroenterology 1987; 93: 234.
3. Gines P, Tito L, Arroyo V, et al. Randomized comparative study of therapeutic paracentesis with and without intravenous albumin in cirrhosis. Gastroenterology 1988; 94: 1493.
4. Linas SL, Anderson RJ, Miller PD, Schrier R. The rational use of diuretics in cirrhosis. In: The Kidney in Liver Disease. Epstein M (ed). New York: Elsevier, North-Holland, 1978; 313.
5. Pinto PC, Amerian J, Reynolds TB. Large-volume paracentesis in nonedematous patients with tense ascites: its effect on intravascular volume. Hepatology 1988; 8: 207.
6. Probst T, Probst A, Schauer G, Judmaier G, Vogel W, Braunsteiner H. Spontane bakterielle Peritonitis bei chronischer Lebererkrankung mit Aszites. Dtsch Med Wochenschr 1993; 118: 943.
7. Rocco VK, Ware AJ. Cirrhotic ascites. Ann Intern Med 1986; 105: 573.
8. Stanley MM, Ochi S, Lee KK, et al. Peritoneovenous shunting as compared with medical treatment in patients with alcoholic cirrhosis and massive ascites. N Engl J Med 1989; 321: 1632.

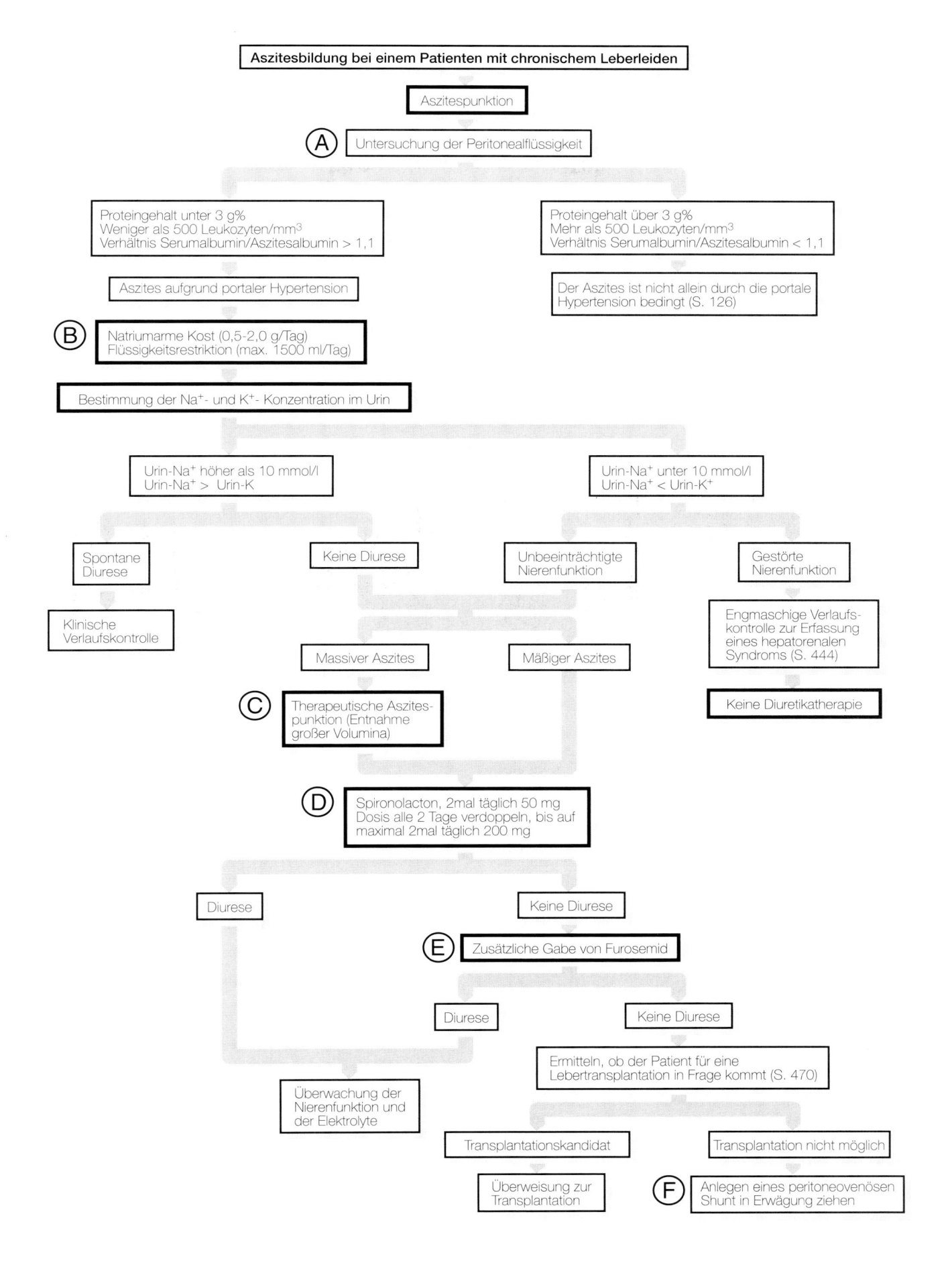

## Aszitesbildung bei einem Patienten mit chronischem Leberleiden

**Aszitespunktion**

(A) Untersuchung der Peritonealflüssigkeit

- Proteingehalt unter 3 g%
- Weniger als 500 Leukozyten/mm³
- Verhältnis Serumalbumin/Aszitesalbumin > 1,1

→ Aszites aufgrund portaler Hypertension

- Proteingehalt über 3 g%
- Mehr als 500 Leukozyten/mm³
- Verhältnis Serumalbumin/Aszitesalbumin < 1,1

→ Der Aszites ist nicht allein durch die portale Hypertension bedingt (S. 126)

(B) Natriumarme Kost (0,5–2,0 g/Tag)
Flüssigkeitsrestriktion (max. 1500 ml/Tag)

Bestimmung der Na⁺- und K⁺- Konzentration im Urin

**Urin-Na⁺ höher als 10 mmol/l; Urin-Na⁺ > Urin-K**
- Spontane Diurese → Klinische Verlaufskontrolle
- Keine Diurese

**Urin-Na⁺ unter 10 mmol/l; Urin-Na⁺ < Urin-K⁺**
- Unbeeinträchtigte Nierenfunktion
- Gestörte Nierenfunktion → Engmaschige Verlaufskontrolle zur Erfassung eines hepatorenalen Syndroms (S. 444); Keine Diuretikatherapie

- Massiver Aszites → (C) Therapeutische Aszitespunktion (Entnahme großer Volumina)
- Mäßiger Aszites

(D) Spironolacton, 2mal täglich 50 mg
Dosis alle 2 Tage verdoppeln, bis auf maximal 2mal täglich 200 mg

- Diurese
- Keine Diurese → (E) Zusätzliche Gabe von Furosemid
  - Diurese → Überwachung der Nierenfunktion und der Elektrolyte
  - Keine Diurese → Ermitteln, ob der Patient für eine Lebertransplantation in Frage kommt (S. 470)
    - Transplantationskandidat → Überweisung zur Transplantation
    - Transplantation nicht möglich → (F) Anlegen eines peritoneovenösen Shunt in Erwägung ziehen

# Hepatische Enzephalopathie

Bei der hepatischen Enzephalopathie handelt es sich um ein neuropathologisches Syndrom, das bei Patienten mit Leberparenchymerkrankung und portosystemischer Shunt-Bildung beobachtet wird. Das Krankheitsbild kann bei massiver Lebernekrose plötzlich auftreten oder sich bei chronischem Leberleiden – in erster Linie bei Zirrhosen – schleichend entwickeln. Die Erkrankung manifestiert sich anfangs durch kaum wahrnehmbare psychopathologische Veränderungen, die sich bis zu Verwirrtheit, Apathie und Koma entwickeln können. Bei einigen Patienten gelingt es nur mit Hilfe psychometrischer Tests (z.B. Streichholztest, Unfähigkeit zu figürlicher Nachbildung), eine diskrete pathologische Veränderung festzustellen. Die neurologische Symptomatik ist unterschiedlich ausgeprägt und unbeständig. In der Regel finden sich jedoch eine Asterixis (unspezifischer Flattertremor), eine Reflexsteigerung, klonische Krämpfe und ein positiver Babinski. Bei Patienten mit akuter Leberinsuffizienz kommt es zu Agitiertheit und deliranten Zuständen. Diese Form der akuten hepatischen Enzephalopathie ist häufig auch mit einem Hirnödem und einer intrakraniellen Drucksteigerung verbunden (S. 440). Die hepatische Enzephalopathie ist eine metabolische Störung, die potentiell reversibel ist, ohne Dauerschäden zu hinterlassen. Eine bleibende Schädigung des Zentralnervensystems tritt nur in seltenen Fällen auf.

(A) Die Pathogenese der hepatischen Enzephalopathie ist noch nicht völlig geklärt. Ein pathogenetischer Hauptfaktor ist die Intoxikation des Gehirns durch Stickstoffmetaboliten, die im Darm entstehen, wegen des Umgehungskreislaufs an der Leber vorbeigeleitet werden und direkt in den Systemkreislauf gelangen. Es mehren sich die Belege dafür, daß eine erhöhte Aktivität Gammaaminobuttersäure-vermittelter (GABAerger), hemmender Neurone im Zustandekommen der hepatischen Enzephalopathie eine Rolle spielt. Diese These wird durch die Beobachtung gestützt, daß unter Behandlung mit dem Benzodiazepin-Rezeptor-Antagonisten *Flumazenil* eine Besserung der kognitiven Fähigkeiten von Patienten mit hepatischer Enzephalopathie erfolgt.

(B) Die Basistherapie der hepatischen Enzephalopathie richtet sich auf Elimination der ätiologischen Faktoren und auf eine Reduktion der im Kolon entstehenden, toxischen Eiweißmetaboliten. Die Eiweißzufuhr muß eingeschränkt oder völlig unterbunden werden. Eine Umstellung von tierischen Proteinen auf Proteine pflanzlicher Herkunft kann sich ebenfalls günstig auswirken. Ferner verabreicht man *Laktulose* (ein Disaccharid, das durch die Disaccharidasen des Dünndarms nicht abgebaut werden kann) in Dosen von 30 bis 45 ml, 3mal täglich bis zur Auslösung einer Diarrhö. Sorbitol ist ein etwas kostengünstigeres Alternativmittel. Die im Dickdarm erfolgende bakterielle Spaltung von Laktulose führt zur Bildung organischer Säuren und somit zur Ansäuerung des Darminhalts. In der Folge kommt es zu einer erwünschten Darmentleerung und wegen des niedrigen pH-Werts zu einer Bindung von Ammoniak im Dickdarmlumen; so gelangen weniger Stickstoffverbindungen in das Pfortaderstromgebiet.

(C) Oftmals läßt sich bei Patienten mit einem chronischen Leberleiden ein Krankheitsprozeß nachweisen, der die Entwicklung der hepatischen Enzephalopathie beschleunigt. Blutungen im oberen Gastrointestinaltrakt gehören zu den häufigen auslösenden Ursachen einer hepatischen Enzephalopathie. Durch die Blutung kommt es zu einer starken Eiweißbelastung des Intestinaltrakts (100 ml Blut entsprechen 15–20 g Eiweiß). Die hepatozelluläre Funktion kann ferner durch eine begleitende Hypotonie verschlechtert werden. Kleine Dosen Sedativa, Tranquilizer und Analgetika können bei Patienten mit schwerer Lebererkrankung Verwirrtheit und komatöse Zustände verursachen. Hier ist therapeutisch lediglich das Absetzen der Medikamente sowie eine Allgemeinbehandlung und Pflege erforderlich. Bei Patienten mit chronischem Leberleiden besteht eine Immunschwäche und somit eine Prädisposition für Infektionen, die zu einem erhöhten Eiweißabbau und zu toxischen Konzentrationen von Stickstoffmetaboliten führen. Bei einer Niereninsuffizienz diffundiert nichteliminierter Harnstoff in den Intestinaltrakt. Hier entsteht durch bakterielle Einwirkung eine Ammoniakbelastung für die Leber. Elektrolytstörungen, insbesondere eine Alkalose, begünstigen die Diffusion von Ammoniak durch biologische Membranen einschließlich der Blut-Hirn-Schranke und müssen korrigiert werden. Die Rückbildung der Enzephalopathie kann nach Korrektur des auslösenden Pathomechanismus in über 80% erreicht werden.

(D) Zur Reduktion der Bakterienflora, die resorbierbare Stickstoffverbindungen bildet, kann man *Neomycin* (2–4 g) per os oder über eine transnasale Magensonde verabreichen. Bei therapierefraktären Fällen besteht die Möglichkeit einer kombinierten Therapie mit *Laktulose* und *Neomycin*. Die Behandlung mit intravenöser Infusion verzweigtkettiger Aminosäuren bleibt umstritten; allerdings deutet eine Metaanalyse bisheriger Studien an, daß die Mortalität hierdurch gesenkt werden kann. Die Remissionsquote nach spontaner hepatischer Enzephalopathie aufgrund einer progredienten Leberinsuffizienz liegt unter 25%.

## Literatur

1. Bansky G, Meier PJ, Riederer E, et al. Effects of the benzodiazepine receptor antagonist flumanezil in hepatic encephalopathy in humans. Gastroenterology 1989; 97: 744.
2. Crossley IR, Williams R. Progress in the treatment of chronic portosystemic encephalopathy. Gut 1984; 25: 85.
3. Holm E, Striebel JP, Münzenmaier R, Kattermann R. Pathogenese der hepatischen Enzephalopathie. Leber Magen Darm 1977; 7: 241.
4. Hoyumpa AM, Desmond PV, Avant GR, Roberts RK, Schenker S. Hepatic encephalopathy. Gastroenterology 1979; 76: 184.
5. Jones EA, Skolnick P, Gammal SH, et al. The gamma-aminobutyric acid A (GABAA) receptor complex and hepatic encephalopathy. Ann Intern Med 1989; 110: 532.
6. Koch H, Schauder P, Schäfer G, Dahme B, Ebel W, Vahldieck B, König F, Henning H. Untersuchungen zur Diagnose und Prävalenz der latenten hepatischen Enzephalopathie. Z Gastroenterol 1990; 28: 610.
7. Naylor CD, O'Rourke K, Detsky AS, Baker JP. Parenteral nutrition with branched-chain amino acids in hepatic encephalopathy. A meta-analysis. Gastroenterology 1989; 97: 1033.
8. Nelson DC, McGrew WRG, Hoyumpa AM. Hypernatremia and lactulose therapy. JAMA 1983; 249: 1295. 7. Zieve L, Nicoloff DM. Pathogenesis of hepatic coma. Ann Rev Med 1975; 26: 143.
9. Uribe M, Campollo O, Vargas F, et al. Acidifying enemas (lactilol and lactulose) vs. nonacidifying enemas (tap water) to treat acute portal-systemic encephalopathy: a double-blind, randomized clinical trial. Hepatology 1987; 7: 639.

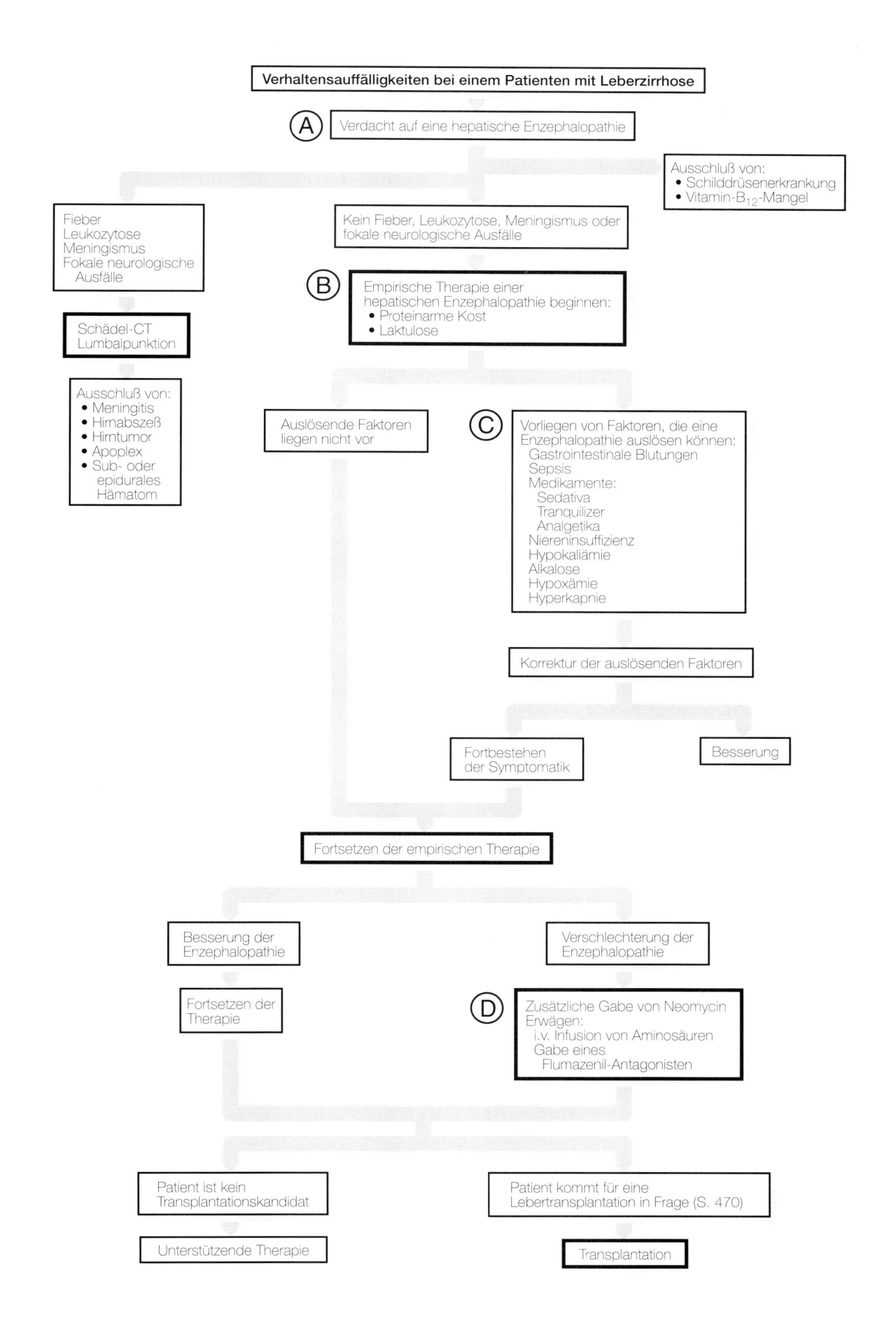

## Verhaltensauffälligkeiten bei einem Patienten mit Leberzirrhose

**(A)** Verdacht auf eine hepatische Enzephalopathie

Ausschluß von:
- Schilddrüsenerkrankung
- Vitamin-B$_{12}$-Mangel

Fieber
Leukozytose
Meningismus
Fokale neurologische Ausfälle

Kein Fieber, Leukozytose, Meningismus oder fokale neurologische Ausfälle

**Schädel-CT Lumbalpunktion**

Ausschluß von:
- Meningitis
- Hirnabszeß
- Hirntumor
- Apoplex
- Sub- oder epidurales Hämatom

**(B)** Empirische Therapie einer hepatischen Enzephalopathie beginnen:
- Proteinarme Kost
- Laktulose

Auslösende Faktoren liegen nicht vor

**(C)** Vorliegen von Faktoren, die eine Enzephalopathie auslösen können:
Gastrointestinale Blutungen
Sepsis
Medikamente:
 Sedativa
 Tranquilizer
 Analgetika
Niereninsuffizienz
Hypokaliämie
Alkalose
Hypoxämie
Hyperkapnie

Korrektur der auslösenden Faktoren

Fortbestehen der Symptomatik

Besserung

**Fortsetzen der empirischen Therapie**

Besserung der Enzephalopathie

Verschlechterung der Enzephalopathie

Fortsetzen der Therapie

**(D)** Zusätzliche Gabe von Neomycin Erwägen:
 i.v. Infusion von Aminosäuren
 Gabe eines Flumazenil-Antagonisten

Patient ist kein Transplantationskandidat

Patient kommt für eine Lebertransplantation in Frage (S. 470)

Unterstützende Therapie

**Transplantation**

# Koagulopathie bei Lebererkrankungen

(A) In der Leber werden mit Ausnahme des antihämophilen Faktors (F.VIII) alle Gerinnungsfaktoren (und ihre Inhibitoren) gebildet. Bei akuten und chronischen Lebererkrankungen besteht daher ein hohes Risiko für die Entwicklung von Koagulopathien. Bei Verdacht auf eine Koagulopathie sind verschiedene einfache Suchtests von Nutzen. Dazu gehören die Bestimmung der Einstufen-Prothrombinzeit (Quick-Wert) und der partiellen Thromboplastinzeit (zur Beurteilung des exogenen bzw. endogenen Gerinnungssystems) sowie die Thrombozytenzählung. Die Thrombozytenfunktion kann durch Messung der Blutungszeit beurteilt werden.

(B) Eine ausschließliche Verlängerung der partiellen Thromboplastinzeit läßt auf einen ausgeprägten Mangel eines Gerinnungsfaktors in der ersten Phase des endogenen Gerinnungssystems oder auf die Zirkulation eines Hemmkörpers gegen die Gerinnungsfaktoren schließen. Eine spezifische Diagnose wird ermöglicht durch die quantitative Erfassung der Gerinnungsfaktoren oder Erfassung des gerinnungshemmenden Faktors mittels spezifischer Hemmtests. Zirkulierende gerinnungshemmende Faktoren treten Berichten zufolge bei der chronisch aktiven Hepatitis mit Autoimmunpathogenese auf und hindern unter Umständen daran, durch Entnahme einer Leberbiopsie eine spezifische Diagnose zu stellen.

(C) Eine Thrombozytopenie wird bei Patienten mit einem Leberleiden häufig beobachtet. Sobald die Thrombozytenzahl unter 50 000/µl absinkt, können Blutungen, Petechien und eine Purpura auftreten. Die Blutungszeit ist verlängert, die Blutgerinnselretraktion gestört. In der Mehrzahl weisen Patienten mit einer Lebererkrankung jedoch trotz erniedrigter Thrombozytenzahl keine entsprechenden Symptome auf. Bei Leberzirrhose ist die Ursache einer reduzierten Thrombozytenzahl häufig eine stauungsbedingte Splenomegalie und ein Hyperspleniesyndrom. Therapeutische Maßnahmen sind bei diesen Patienten äußerst selten erforderlich; bei Blutungen sollte die Gabe von Thrombozytenkonzentraten nur in Betracht gezogen werden, falls die Blutungszeit von der Norm abweicht. Man nimmt an, daß die zirkulierenden Thrombozyten jünger und relativ funktionstüchtig sind. Zu den häufigen Ursachen einer Thrombozytopenie bei Patienten mit alkoholinduzierter Lebererkrankung gehören auch der Folsäuremangel und die alkoholbedingt herabgesetzte Thrombozytenbildung. Durch Folsäuresubstitution und Alkoholkarenz kommt es rasch zur Erholung der Thrombozytensynthese. In einer Reihe von Untersuchungen wurde aufgezeigt, daß Alkoholexzesse eine Störung der Thrombozytenfunktion verursachen; diese Funktionsstörung entsteht möglicherweise auf dem Boden einer Veränderung der Serumosmolalität, die sich nach Alkoholentzug rasch normalisiert. Bei fulminanter Hepatitis kann die Thrombozytopenie Ausdruck einer disseminierten intravasalen Gerinnung sein. Hier zielt die Therapie auf die Elimination der auslösenden Faktoren ab (z.B. Antibiose). Die disseminierte intravasale Gerinnung (DIC) oder Verbrauchskoagulopathie ist mit einem Absturz des ATIII verbunden. Eine AT-III-Substitution ist daher therapeutisch sinnvoll.

(D) Die Verlängerung der Prothrombinzeit (d.h. eine Quick-Wert-Erniedrigung) ist bei Leberkranken ein häufiger Befund. Sie wird verursacht durch eine schwere hepatozelluläre Funktionsstörung mit verminderter Synthese von Gerinnungsfaktoren. Durch parenterale Gabe von Vitamin K läßt sich die Koagulopathie nicht beeinflussen. Bei aktiven Blutungen, oder falls der Patient operiert bzw. zahnärztlich behandelt werden muß, kann die Gerinnungsstörung durch eine initiale Gabe von 1000 ml tiefgefrorenem Frischplasma günstig beeinflußt werden. Wegen der kurzen Halbwertszeit der Gerinnungsfaktoren, vor allem des Faktor VII, ist eine Erhaltungsinfusion von 250 ml Frischplasma in 4- bis 6stündigen Abständen erforderlich. Bei Patienten mit einer cholestatischen Lebererkrankung auf dem Boden einer intra- oder extrahepatischen Gallenwegsobstruktion kann es ebenfalls zu einer Verlängerung der Prothrombinzeit kommen. Aufgrund der verminderten Gallensäurekonzentration im Darmlumen ist bei diesem Krankheitsbild die Resorption von fettlöslichem Vitamin K unzureichend. Der Quick-Wert normalisiert sich bei den betroffenen Patienten innerhalb von 12 bis 24 Stunden nach parenteraler Gabe von Vitamin K (10 mg).

## Literatur

1. Dymock IW, Tucker JS, Woolf IL, Poller L, Thomson JM. Coagulation studies as a prognostic index in acute liver failure. Br J Haematol 1975; 29: 385.
2. Flute PT. Clotting abnormalities in liver disease. Prog Liver Dis 1979; 6: 301.
3. Gerok W. Leber, hämatopoetisches System und Hämostasesystem. In: Innere Medizin der Gegenwart, Hepatologie. Gerok W (Hrsg). München, Wien, Baltimore: Urban & Schwarzenberg 1987.
4. Haut MJ, Cowan DH. The effect of ethanol on hemostatic properties of human blood platelets. Am J Med 1974; 56: 22.
5. Hillenbrand P, Parbhoo SP, Jedrychowski A, Sherlock S. Significance of intravascular coagulation and fibrinolysis in acute hepatic failure. Gut 1974; 15: 83.
6. Kelly DA, Tuddenham EGD. Hemostatic problems in liver disease. Gut 1986; 27: 339.
7. Lechner K, Niessner H, Thaler E. Coagulation abnormalities in liver disease. Semin Thromb Hemostas 1977; 4: 40.
8. Oehler G, Heckers H. Hämostase bei gestörter Leberfunktion. Hämostaseologie 1985; 5: 75.
9. Oehler G. Die hepatische Gerinnungs-Störung. Mat Med Nordm 1980; 32: 279.

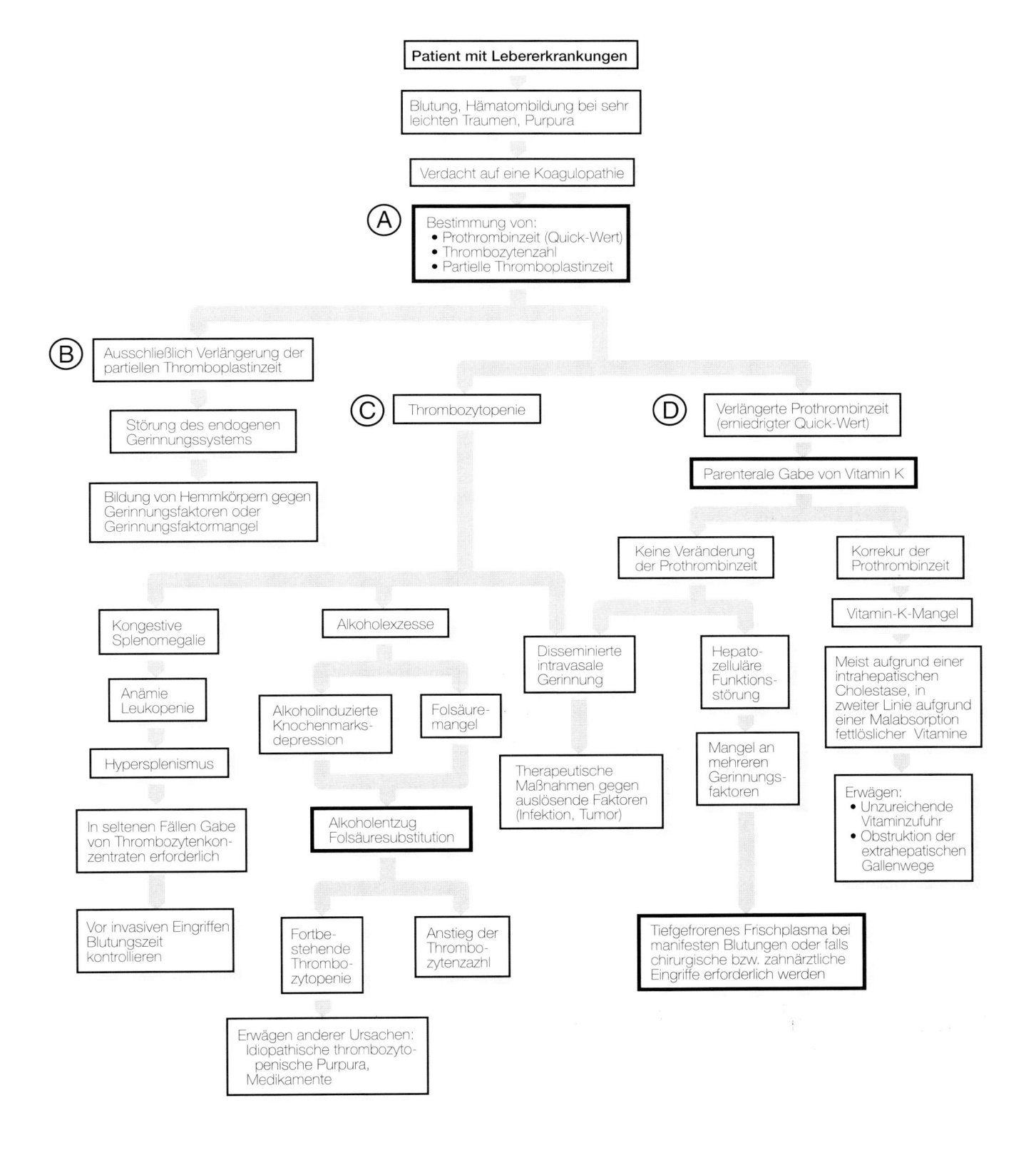

```
                    ┌─────────────────────────────┐
                    │ Patient mit Lebererkrankungen│
                    └─────────────────────────────┘
                                   │
                    ┌─────────────────────────────┐
                    │ Blutung, Hämatombildung bei │
                    │ sehr leichten Traumen, Purpura│
                    └─────────────────────────────┘
                                   │
                    ┌─────────────────────────────┐
                    │ Verdacht auf eine Koagulopathie│
                    └─────────────────────────────┘
                                   │
            (A)     ┌─────────────────────────────┐
                    │ Bestimmung von:              │
                    │ • Prothrombinzeit (Quick-Wert)│
                    │ • Thrombozytenzahl           │
                    │ • Partielle Thromboplastinzeit│
                    └─────────────────────────────┘
```

**(A)** Bestimmung von:
- Prothrombinzeit (Quick-Wert)
- Thrombozytenzahl
- Partielle Thromboplastinzeit

**(B)** Ausschließlich Verlängerung der partiellen Thromboplastinzeit
- Störung des endogenen Gerinnungssystems
- Bildung von Hemmkörpern gegen Gerinnungsfaktoren oder Gerinnungsfaktormangel

**(C)** Thrombozytopenie
- Kongestive Splenomegalie
- Anämie Leukopenie
- Hypersplenismus
- In seltenen Fällen Gabe von Thrombozytenkonzentraten erforderlich
- Vor invasiven Eingriffen Blutungszeit kontrollieren

Alkoholexzesse
- Alkoholinduzierte Knochenmarksdepression
- Folsäuremangel
- **Alkoholentzug Folsäuresubstitution**
- Fortbestehende Thrombozytopenie
- Anstieg der Thrombozytenzahl
- Erwägen anderer Ursachen: Idiopathische thrombozytopenische Purpura, Medikamente

Disseminierte intravasale Gerinnung
- Therapeutische Maßnahmen gegen auslösende Faktoren (Infektion, Tumor)

**(D)** Verlängerte Prothrombinzeit (erniedrigter Quick-Wert)
- Parenterale Gabe von Vitamin K

Keine Veränderung der Prothrombinzeit
- Hepatozelluläre Funktionsstörung
- Mangel an mehreren Gerinnungsfaktoren

Korrektur der Prothrombinzeit
- Vitamin-K-Mangel
- Meist aufgrund einer intrahepatischen Cholestase, in zweiter Linie aufgrund einer Malabsorption fettlöslicher Vitamine
- Erwägen:
  - Unzureichende Vitaminzufuhr
  - Obstruktion der extrahepatischen Gallenwege

**Tiefgefrorenes Frischplasma bei manifesten Blutungen oder falls chirurgische bzw. zahnärztliche Eingriffe erforderlich werden**

# Hepatorenales Syndrom

(A) Falls es im Verlauf einer dekompensierten Lebererkrankung zu Oligurie und zum Anstieg des Serumkreatinins kommt, beginnt die diagnostische Abklärung mit der Urinanalyse, die sehr einfach in der Durchführung und überall schnell verfügbar ist. Bei prärenaler Azotämie, das hepatorenale Syndrom eingeschlossen, ist der Urinstatus im wesentlichen unauffällig mit Ausnahme von gelegentlich nachweisbaren granulierten und hyalinen Zylindern, die jedoch nur Ausdruck des verminderten Harnflusses sind.

(B) Klinisch-chemische Analysen von Harn und Serum sind für die Differentialdiagnose von Nutzen. Bei prärenaler Insuffizienz und hepatorenalem Syndrom wird anhand der niedrigen Natriumkonzentration im Harn von weniger als 20 mmol/l, häufig weniger als 10 mmol/l, eine ausgeprägte Natriumretention ersichtlich. Die Aufrechterhaltung einer ausreichenden tubulären Konzentrationsfunktion erkennt man an einem Urinkreatinin/Plasmakreatinin-Quotienten von über 40. Aus diesen Werten kann ein Niereninsuffizienz-Index (Niereninsuffizienz-Index = Urin-Natrium/ Urin-Kreatinin : Plasmakreatinin) von unter 1 ermittelt werden. Diese klinisch-chemischen Befunde unterscheiden sich zuverlässig von den Befunden bei einer Niereninsuffizienz, die durch eine akute Tubulusnekrose verursacht wird.

(C) Sofern anamnestisch ein Flüssigkeitsverlust oder eine stark eingeschränkte Flüssigkeitszufuhr eruiert werden kann und sich eine Verminderung der Schweißproduktion, weiche Bulbi sowie lagebedingte Veränderungen von Blutdruck, Puls etc. nachweisen lassen, deutet dies auf eine reversible prärenale Azotämie aufgrund eines verringerten zirkulierenden Blutvolumens hin. Bei Zirrhose-Patienten mit Ödemen ist eine diskrete Hypovolämie jedoch unter Umständen klinisch nicht nachweisbar, und anhand der Urinanalyse ist eine Differenzierung zwischen reversibler prärenaler Azotämie und hepatorenalem Syndrom nicht möglich. Es empfiehlt sich daher der empirische Versuch einer Volumenexpansion (s. Abb.). Patienten mit einem hepatorenalen Syndrom reagieren nur geringfügig und vorübergehend oder überhaupt nicht, während sich Oligurie und klinisch-chemische Abweichungen bei Patienten mit einer Hypovolämie zurückbilden lassen.

(D) Die Pathogenese des hepatorenalen Syndroms ist nicht völlig geklärt. Man vermutet eine funktionelle, lokal gesteuerte renale Vasokonstriktion, wobei der Blutstrom vorzugsweise von der Nierenrinde weggeleitet wird. Die Verminderung der effektiven Nierendurchblutung und der glomerulären Filtration führt zu einer ausgeprägten Natriumretention, Oligurie und Azotämie. Es ist zu beachten, daß bei Zirrhose-Patienten mit einer Flüssigkeitsretention keine Therapie mit nichtsteroidalen Antiphlogistika erfolgen darf. Diese Medikamente bewirken eine Hemmung der Prostaglandine, die ja potente renale Vasodilatatoren sind, und können somit eine vorbestehende renale Vasokonstriktion auch bei Fehlen einer manifesten Niereninsuffizienz verstärken. Die konservative Behandlung des hepatorenalen Syndroms beinhaltet die umsichtige diätetische Beschränkung von Mineralien, Wasser und Eiweiß wie bei jeder anderen Form der Niereninsuffizienz. Bei Entwicklung einer hepatischen Enzephalopathie wird die Verabreichung von *Laktulose* der Gabe von *Neomycin* vorgezogen. Das hepatorenale Syndrom kann durch eine Hämodialyse nicht zur Rückbildung gebracht werden. Die Dialyse ist in erster Linie zum einen den Zirrhose-Patienten vorbehalten, bei denen andere Ursachen einer Niereninsuffizienz nicht ausgeschlossen werden können, und zum anderen den Patienten, die Kandidaten für eine Lebertransplantation sind (S. 470). Patienten mit rasch fortschreitenden Symptomen einer Leber- und Niereninsuffizienz versterben nahezu immer an dieser Erkrankung. Bei langsamer Progredienz besteht in 10 bis 20% der Fälle die Aussicht auf eine Spontanremission des hepatorenalen Syndroms.

(E) In ausgewählten Fällen kann durch Anlage eines peritoneovenösen Shunt eine Remission des hepatorenalen Syndroms erzielt werden. Bislang liegt lediglich eine kontrollierte Studie über peritoneovenöse Shunts in der Behandlung des hepatorenalen Syndroms vor. Bei Shunt-Empfängern verbessern sich Nierenfunktion und Diureserate. Die Überlebensrate selbst konnte jedoch durch das Anlegen eines solchen Shunt insgesamt nicht gebessert werden, da bei diesen Patienten schwerste Lebererkrankungen im Endstadium bestanden; die Patienten erlagen anderen Komplikationen der Leberinsuffizienz. Entsprechend sollte ein peritoneovenöser Shunt nur bei den Patienten mit einem hepatorenalen Syndrom angelegt werden, deren Lebererkrankung potentiell reversibel ist.

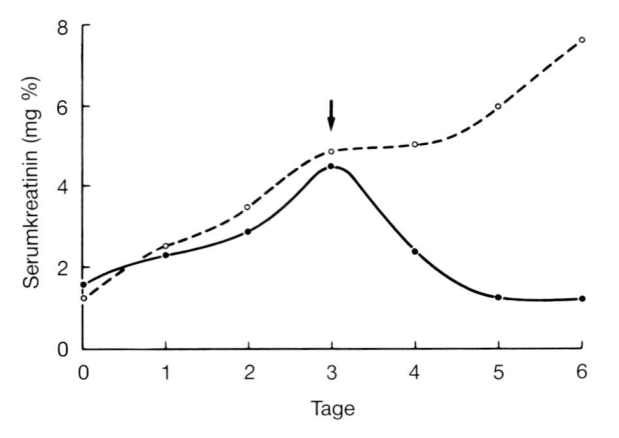

Auswirkung einer Volumenbelastung mit 2 l Kochsalzlösung (Pfeil) auf das Serumkreatinin bei einem Patienten mit einer Hypovolämie (durchgezogene Linie) und einem Patienten mit hepatorenalem Syndrom (gestrichelte Linie)

## Literatur

1. Boyer TD, Zia P, Reynolds TB. Effect of indomethacin and prostaglandin A on renal function and plasma renin activity in alcoholic liver disease. Gastroenterology 1979; 77: 215.
2. Cade R, Wagemaker J, Vogel S, et al. Hepatorenal syndrome. Am J Med 1987; 82: 427.
3. Epstein M. Derangements of renal water handling in liver disease. Gastroenterology 1985; 89: 1415.
4. Epstein M. Peritoneovenous shunt in the management of ascites and the hepatorenal syndrome. Gastroenterology 1982; 82: 790.
5. Feussner H, Weiser HF. Peritoneovenöse Shunts in der chirurgischen Therapie des Aszites. Leber Magen Darm 1986; 16: 230.
6. Gordon JA, Anderson RJ. Hepatorenal syndrome. Sem Nephrol 1981; 1: 37.
7. Iwatsuki S, Popovitzer MM, Corman JL, et al. Recovery from »hepatorenal syndrome« after orthotopic liver transplantation. N Engl J Med 1973; 289: 1155.
8. Kipnowski JR, Düsing R, Kromer HJ. Hepatorenales Syndrom. Klin Wochenschr 1981; 59: 415.

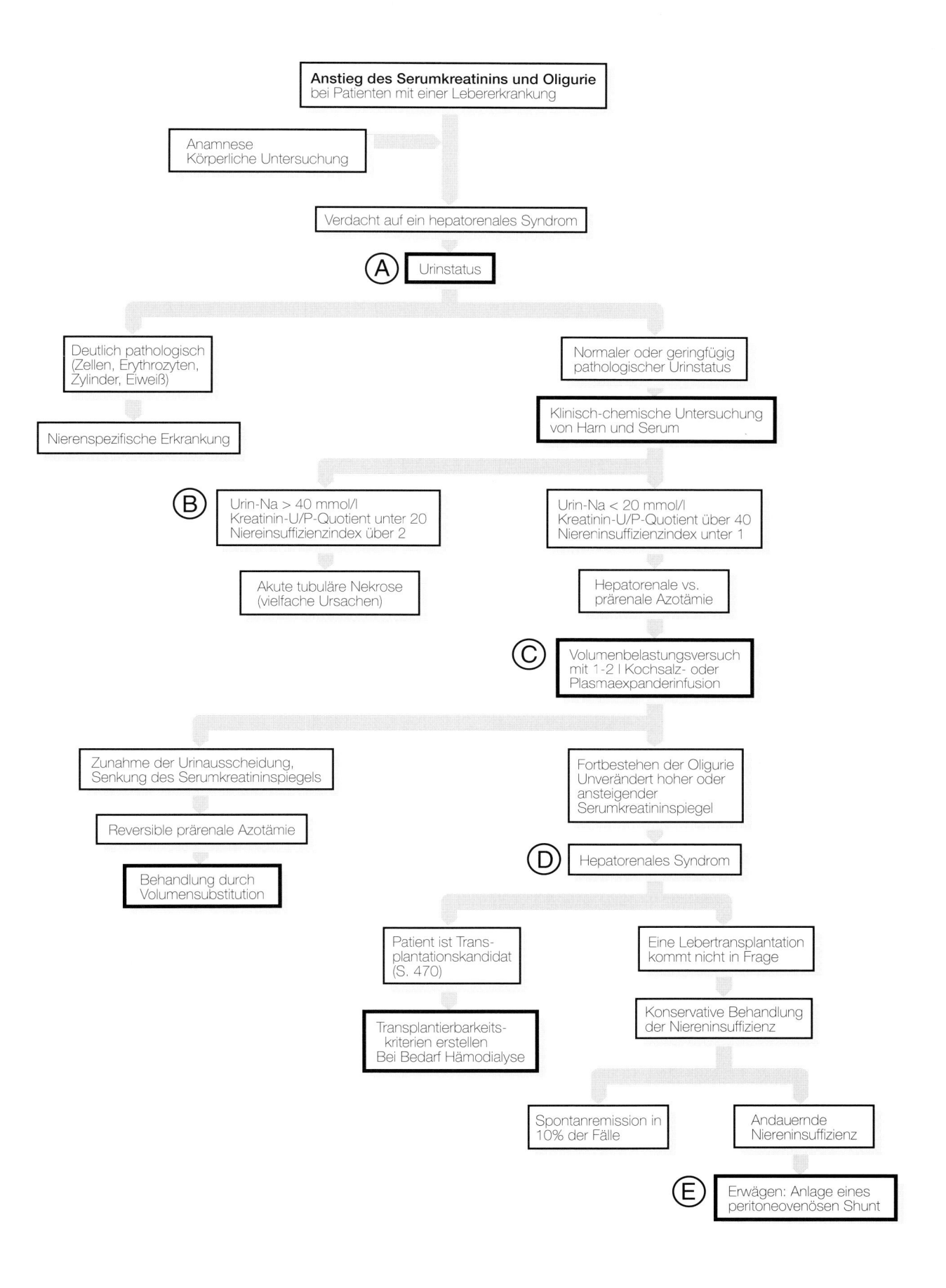

**Anstieg des Serumkreatinins und Oligurie**
bei Patienten mit einer Lebererkrankung

- Anamnese
- Körperliche Untersuchung

Verdacht auf ein hepatorenales Syndrom

(A) Urinstatus

- Deutlich pathologisch (Zellen, Erythrozyten, Zylinder, Eiweiß)
  - Nierenspezifische Erkrankung

- Normaler oder geringfügig pathologischer Urinstatus
  - Klinisch-chemische Untersuchung von Harn und Serum

(B) Urin-Na > 40 mmol/l
Kreatinin-U/P-Quotient unter 20
Niereninsuffizienzindex über 2
- Akute tubuläre Nekrose (vielfache Ursachen)

Urin-Na < 20 mmol/l
Kreatinin-U/P-Quotient über 40
Niereninsuffizienzindex unter 1
- Hepatorenale vs. prärenale Azotämie

(C) Volumenbelastungsversuch mit 1-2 l Kochsalz- oder Plasmaexpanderinfusion

- Zunahme der Urinausscheidung, Senkung des Serumkreatininspiegels
  - Reversible prärenale Azotämie
  - **Behandlung durch Volumensubstitution**

- Fortbestehen der Oligurie. Unverändert hoher oder ansteigender Serumkreatininspiegel
  - (D) Hepatorenales Syndrom

- Patient ist Transplantationskandidat (S. 470)
  - **Transplantierbarkeitskriterien erstellen. Bei Bedarf Hämodialyse**

- Eine Lebertransplantation kommt nicht in Frage
  - Konservative Behandlung der Niereninsuffizienz
  - Spontanremission in 10% der Fälle
  - Andauernde Niereninsuffizienz
    - (E) **Erwägen: Anlage eines peritoneovenösen Shunt**

# Spontane bakterielle Peritonitis

(A) Eine spontane bakterielle Peritonitis tritt, wie aus entsprechenden Arbeiten hervorgeht, bei 3 bis 8% der stationären Patienten auf, die einen Aszites oder andere Befunde einer dekompensierten Lebererkrankung aufweisen. Die meisten Patienten leiden an einer Alkoholhepatitis und einer Zirrhose. Es kann sich das typische klinische Bild einer Peritonitis mit diffusem Abdominalschmerz, Druckempfindlichkeit des Abdomens, Fieber und Leukozytose einstellen. Die objektive Symptomatik der Peritonitis kann jedoch auch sehr diskret ausgeprägt sein oder sogar völlig fehlen. Bei der Diagnose der spontanen bakteriellen Peritonitis ist man auf die Befunde einer Aszitespunktion angewiesen.

(B) Die aussagefähigste, rasch verfügbare diagnostische Information erhält man durch die Leukozytenzählung und -differenzierung in Aszitesflüssigkeit. Bei unkomplizierter Zirrhose mit nicht infizierter Aszitesflüssigkeit variiert die Leukozytenzahl. Sie liegt jedoch in der Regel unter 500/µl, wobei Monozyten vorherrschen. Höhere Leukozytenzahlen mit einem Überwiegen von polymorphkernigen Granulozyten weisen auf die Möglichkeit einer Infektion des Aszites oder auf eine Aszitesbildung mit ungewöhnlicher Ursache hin (S. 126). Eine sorgfältig ausgewertete Gram-Färbung aus Aszitesflüssigkeit ergibt bei etwa 25% der Patienten mit spontaner bakterieller Peritonitis ein positives Resultat. Die Verdachtsdiagnose einer bakteriellen Peritonitis und die Einleitung einer Therapie mit Breitspektrumantibiotika ist gerechtfertigt, sobald die Leukozytenzahl in der Aszitesflüssigkeit 500/µl überschreitet und der Anteil polymorphkerniger Granulozyten über 50% liegt. Bei hochgradigem klinischen Verdacht auf eine bakterielle Peritonitis kann die antibiotische Therapie auch eingeleitet werden, wenn die Zellzahl in der Aszitesflüssigkeit unter 500/µl liegt. Die Bestimmung des pH und der Glukosekonzentration im Aszites hat für die Diagnose einer spontanen bakterielle Peritonitis keine Bedeutung.

(C) Besteht der Verdacht auf eine Peritonitis, sollte die Therapie durch das Abwarten der Ergebnisse einer Kultivierung von Aszitesflüssigkeit nicht verzögert werden. Obgleich eine Beurteilung anhand einer randomisierten Prospektivstudie bisher nicht vorliegt, wird allgemein anerkannt, daß der Nutzen einer empirischen Behandlung der spontanen bakteriellen Peritonitis den Kostenaufwand einer antibiotischen Kurzzeittherapie bei den Patienten überwiegt, bei denen sich später ein negatives Kulturresultat ergibt. Bisher beinhalteten die Empfehlungen eine anfängliche Behandlung mit Aminoglykosiden und *Ampicillin*, welche dann eventuell nach Erhalt des Kulturergebnisses modifiziert werden kann. Neueren Studien zufolge besteht jedoch eine gewisse Anfälligkeit schwer leberkranker Patienten gegenüber den potentiell nephrotoxischen Wirkungen der Aminoglykoside. Aus diesem Grund sollte ggf. ein Cephalosporin der 2. oder 3. Generation (*Cefotaxim*) oder ein Chinolon-Präparat initial zur Anwendung kommen. Die Zusammensetzung der Antibiotika wird dann entsprechend dem Kulturresultat auf den Erreger zugeschnitten. Bei negativem Kulturresultat kann die Antibiotikatherapie abgesetzt werden, bei positivem Resultat wird die 10tägige Antibiotikabehandlung abgeschlossen. Zwei Drittel aller Fälle von spontaner bakterieller Peritonitis werden durch aerobe Darmbakterien verursacht, wobei *E. coli* am häufigsten anzutreffen ist. Grampositive Kokken werden ebenfalls häufig nachgewiesen, Anaerobier finden sich jedoch selten. Als pathogenetischen Faktor nimmt man bei spontaner bakterieller Peritonitis eine langanhaltende Bakteriämie mit bakterieller Besiedelung des ödematösen, für eine Infektion empfänglichen Peritoneums bei immungeschwächten Patienten an.

(D) Normalerweise wird die spontane bakterielle Peritonitis durch eine einzelne Bakterienart verursacht, es wurde jedoch auch über Infektionen mit mehreren Erregerarten berichtet. Falls in den Kulturen mehrere Erregerarten nachweisbar sind, insbesondere anaerobe Darmkeime, sollte dies der Anlaß zu einer erneuten Abklärung des Patienten im Hinblick auf eine perforierende Läsion des unteren Intestinaltrakts sein.

## Literatur

1. Akriviadis EA, Runyon BA. Utility of an algorithm in differentiating spontaneous from secondary bacterial peritonitis. Gastroenterology 1990; 98: 127.
2. Bar-Meir S, Lerner SF, Conn HO. Analysis of ascitic fluid in cirrhosis. Am J Dig Dis 1979; 24: 136.
3. Felisart J, Rimola A, Arroyo V, et al. Cefotaxime is more effective than is ampicillin-tobramycin in cirrhotics with severe infections. Hepatology 1985; 5: 457.
4. Gitlin N, Stauffer JL, Silvester SR. The pH of ascitic fluid in the diagnosis of spontaneous bacterial peritonitis in alcoholic cirrhosis. Hepatology 1982; 2: 408.
5. Hoefs JC. Diagnostic paracentesis. A potent clinical tool. Gastroenterology 1990; 98: 230.
6. Hoefs JC. Increase in ascites white blood cell and protein concentration during diuresis in patients with chronic liver disease. Hepatology 1981; 1: 249.
7. Höring E, Kubin S, Gaisberg U von. Spontane bakterielle Peritonitis: Untersuchungen zur Inzidenz sowie zu klinischen und laborchemischen Parametern. Z Gastroenterol 1990; 28: 339.
8. Runyon BA. Spontaneous bacterial peritonitis: an explosion of information. Hepatology 1988; 8 : 171.
9. Tito L, Rimola A, Gines P, et al. Recurrence of spontaneous bacterial peritonitis in cirrhosis: frequency and predictive factors. Hepatology 1988; 8: 27.

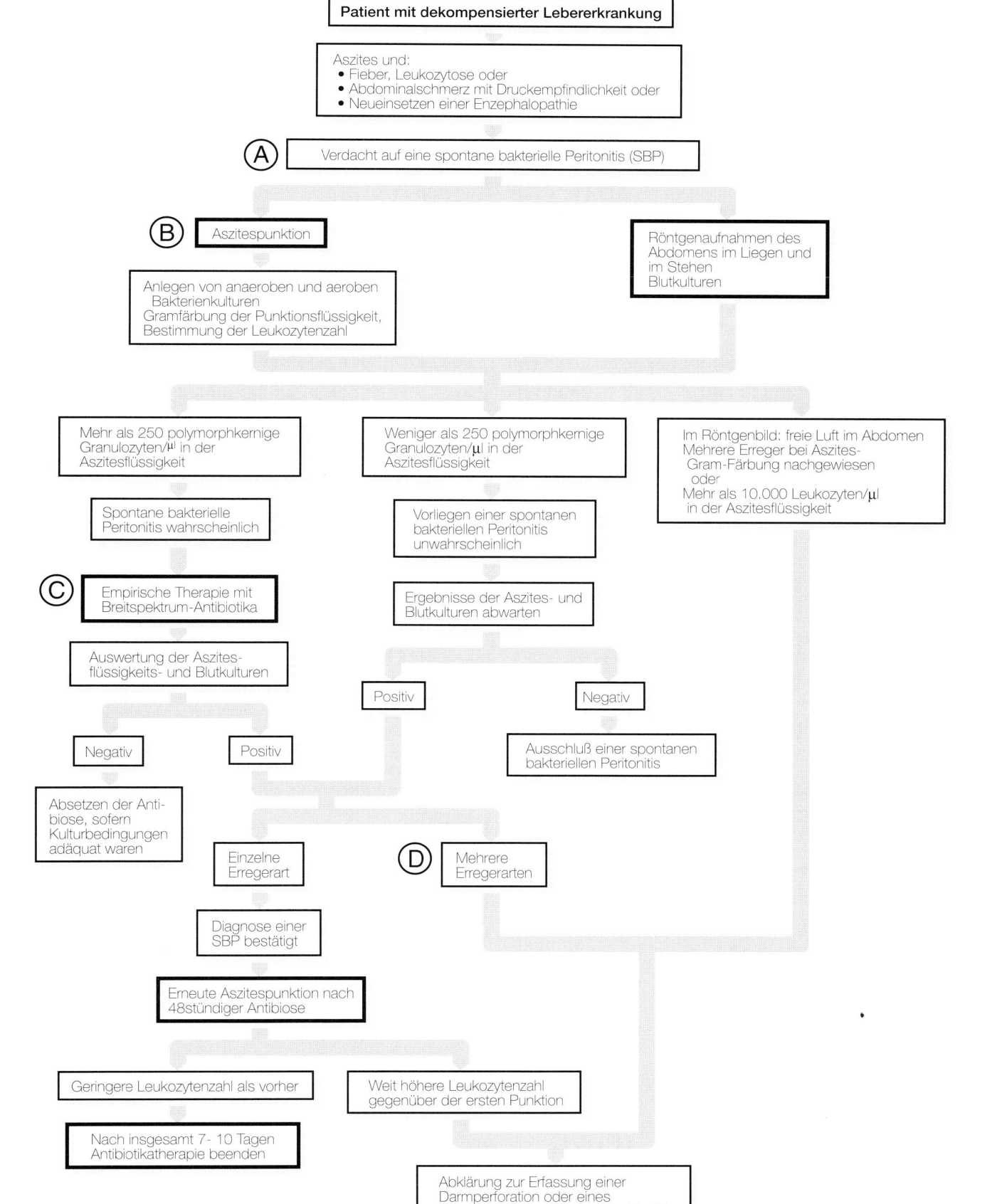

```
                    Patient mit dekompensierter Lebererkrankung

                    Aszites und:
                    • Fieber, Leukozytose oder
                    • Abdominalschmerz mit Druckempfindlichkeit oder
                    • Neueinsetzen einer Enzephalopathie
```

**(A)** Verdacht auf eine spontane bakterielle Peritonitis (SBP)

**(B)** Aszitespunktion
- Anlegen von anaeroben und aeroben Bakterienkulturen
- Gramfärbung der Punktionsflüssigkeit, Bestimmung der Leukozytenzahl

Röntgenaufnahmen des Abdomens im Liegen und im Stehen
Blutkulturen

---

**Mehr als 250 polymorphkernige Granulozyten/µl in der Aszitesflüssigkeit**
→ Spontane bakterielle Peritonitis wahrscheinlich
→ **(C)** Empirische Therapie mit Breitspektrum-Antibiotika
→ Auswertung der Aszitesflüssigkeits- und Blutkulturen

- **Negativ**: Absetzen der Antibiose, sofern Kulturbedingungen adäquat waren
- **Positiv**:
  - Einzelne Erregerart → Diagnose einer SBP bestätigt
  - **(D)** Mehrere Erregerarten

Erneute Aszitespunktion nach 48stündiger Antibiose
- Geringere Leukozytenzahl als vorher → Nach insgesamt 7-10 Tagen Antibiotikatherapie beenden
- Weit höhere Leukozytenzahl gegenüber der ersten Punktion → Abklärung zur Erfassung einer Darmperforation oder eines intraabdominellen Abszesses (S. 48)

---

**Weniger als 250 polymorphkernige Granulozyten/µl in der Aszitesflüssigkeit**
→ Vorliegen einer spontanen bakteriellen Peritonitis unwahrscheinlich
→ Ergebnisse der Aszites- und Blutkulturen abwarten
- Positiv
- Negativ → Ausschluß einer spontanen bakteriellen Peritonitis

---

**Im Röntgenbild: freie Luft im Abdomen**
Mehrere Erreger bei Aszites-Gram-Färbung nachgewiesen
oder
Mehr als 10.000 Leukozyten/µl in der Aszitesflüssigkeit

# Ösophagusvarizenblutung

(A) Eine Ösophagusvarizenblutung muß bei jedem Patienten mit einer Blutung aus dem oberen Gastrointestinaltrakt in Betracht gezogen werden, der klinische oder laborchemische Befunde einer chronischen Lebererkrankung und einer portalen Hypertension aufweist. Man nimmt an, daß es nur bei einem Drittel aller Patienten mit Ösophagusvarizen im Lauf ihres Lebens zu einer Blutung kommt; die Blutungen sind nicht vorhersehbar. Im allgemeinen ist das Risiko einer Blutung bei großen Varizen höher als bei kleinen.

(B) Mittels therapeutischer Endoskopie (Sklerosierung und Ligatur) läßt sich eine akute Varizenblutung unter Kontrolle bringen, die Rate von Blutungsrezidiven verringern und somit die benötigte Menge an Bluttransfusionen herabsetzen. Einer neueren Metaanalyse zufolge scheint die wiederholte endoskopische Varizenverödung eine bessere Langzeit-Überlebensrate zu ermöglichen. Die Ligatur von Varizen ist ein neuer, aber vielversprechender Ansatz in der endoskopischen Therapie. Eine prophylaktische Sklerosierung nicht blutender Varizen kann jedoch nicht empfohlen werden, da sie mit einer höheren Mortalität und einer geringeren Überlebensrate verbunden ist.

(C) Bei Patienten mit einer nachgewiesenen oder vermuteten Varizenblutung und keinen bekannten kardiovaskulären Kontraindikationen kann als initiale Therapiemaßnahme eine *Vasopressin*-Dauerinfusion mit 0,2–0,8 IE pro Minute eingesetzt werden. Obwohl die intravenöse Therapie mit *Vasopressin* leicht verfügbar und bequem in der Handhabung ist, werden Wirkungsmechanismus und Effizienz noch diskutiert. Bei erfolgreicher Vasopressinbehandlung sollte innerhalb von 30 Minuten bei Spülung mit einem großkalibrigen Magenschlauch (Durchmesser etwa 8–11 mm) kein frisches Blut mehr zutage gefördert werden.

(D) Falls die Varizenblutung trotz einer intravenösen Vasopressin-Therapie fortbesteht, sollte durch einen Arzt, der den Umgang mit der Ösophaguskompressionssonde beherrscht, eine Sengstaken-Blakemore-Sonde gelegt werden. Bei sachgerechter Plazierung (s. Abb.) erweist sich die Sondenkompression bei der Stillung der Varizenblutung als annehmbar sicheres und sehr wirksames Therapieverfahren. Zur Verhütung von Drucknekrosen im Ösophagus sollte nach 24 bis 36 Stunden eine Druckentlastung erfolgen.

(E) Gelingt es nicht, die Blutung zum Stillstand zu bringen, so ist bei Patienten mit offensichtlich guter Operationsfähigkeit (Child-Klasse A oder nahezu A; s. S. 414) ein Noteingriff mit portosystemischer Druckentlastung indiziert. Patienten, die ein hohes Operationsrisiko aufweisen, kann durch eine endoskopische Sklerosierung der Ösophagusvarizen oder durch Langzeittherapie mit Betarezeptorenblockern geholfen werden. Bei diesen Patienten sollte außerdem geklärt werden, inwiefern eine Lebertransplantation in Frage kommt. Ein elektiver Eingriff mit Anlage eines portosystemischen Shunt wird bei Patienten mit guter Operabilität und gesicherter rezidivierender Ösophagusvarizenblutung empfohlen. Im Anschluß an die erste Varizenblutung ist eine konservative Behandlung ratsam, da bei annähernd 30% der Patienten kein Blutungsrezidiv auftritt. Bei Patienten mit nicht durch Alkohol induzierter Zirrhose und guter Leberfunktion kann durch eine konservative Behandlung mit Betarezeptorenblockern die Inzidenz von Blutungsrezidiven aus Ösophagusvarizen verringert werden.

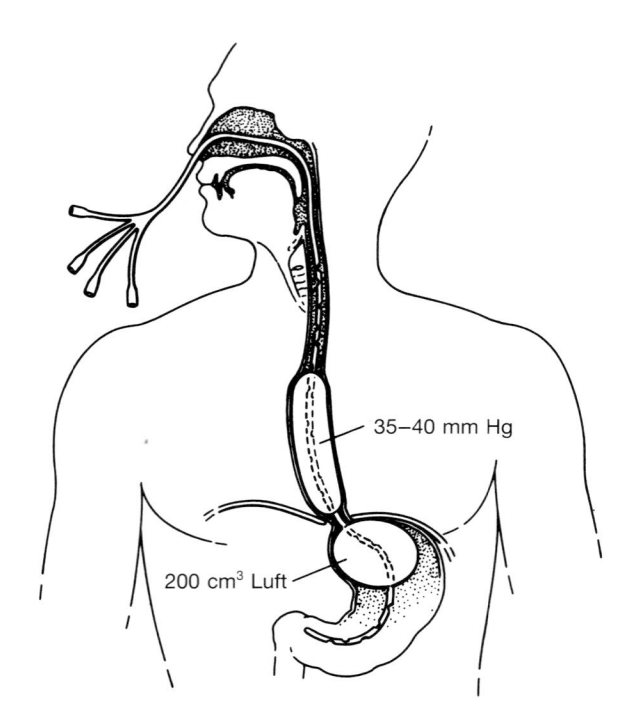

Sachgerechte Plazierung einer 4läufigen Sengstaken-Blakemore-Sonde; Ösophagus- und Magenballon sind mit Luft auf den geeigneten Kompressionsdruck aufgeblasen. Zwei Zufuhrwege ermöglichen das Aufblasen der Ballons, die beiden anderen Zufuhrwege dienen der Absaugung von Ösophagus und Magen.

## Literatur

1. Haddock G, Garden OJ, McKee RF, et al. Esophageal tamponade in the management of acute variceal hemorrhage. Dig Dis Sci 1989; 34: 913.
2. Hayes PC, Davis JM, Lewis JA, Bouchier IAD. Meta-analysis of value of propranolol in prevention of variceal hemorrhage. Lancet 1990; 336: 153.
3. Henderson JM, Kutner MH, Millikan WJ Jr, et al. Endoscopic variceal sclerosis compared with distal splenorenal shunt to prevent recurrent variceal bleeding in cirrhosis. Ann Intern Med 1990; 112: 262.
4. Holstege A, Schölmerich J. Therapie und Prophylaxe der Ösophagusvarizenblutung. Z Gastroenterol 1990; 28: 302.
5. Pitcher J. Safety and effectiveness of the modified Sengstaken-Blakemore tube: a prospective study. Gastroenterology 1971; 61: 29.
6. Sochendra N. Prophylaktische Ösophagusvarizensklerosierung. Dtsch Med Wschr 1986; 111: 1692.
7. Stray N, Jacobsen CD, Rosseland A. Injection sclerotherapy of bleeding oesophageal and gastric varices using a flexible endoscope. Acta Med Scand 1982; 211: 125.
8. Teltscher UK, Wallner S, Bode JC. Ösophagusvarizensklerosierung: Methoden und Ergebnisse. Med Klinik 1987; 82: 30.
9. Teres J, Planas R, Panes J, et al. Vasopressin/nitroglycerin infusion vs esophageal tamponade in the treatment of acute variceal bleeding: a randomized controlled trial. Hepatology 1990; 11: 964.
10. Veterans Affairs Cooperative Variceal Sclerotherapy Group. Prophylactic sclerotherapy for esophageal varices in men with alcoholic liver disease. N Engl J Med 1991; 324: 1779.

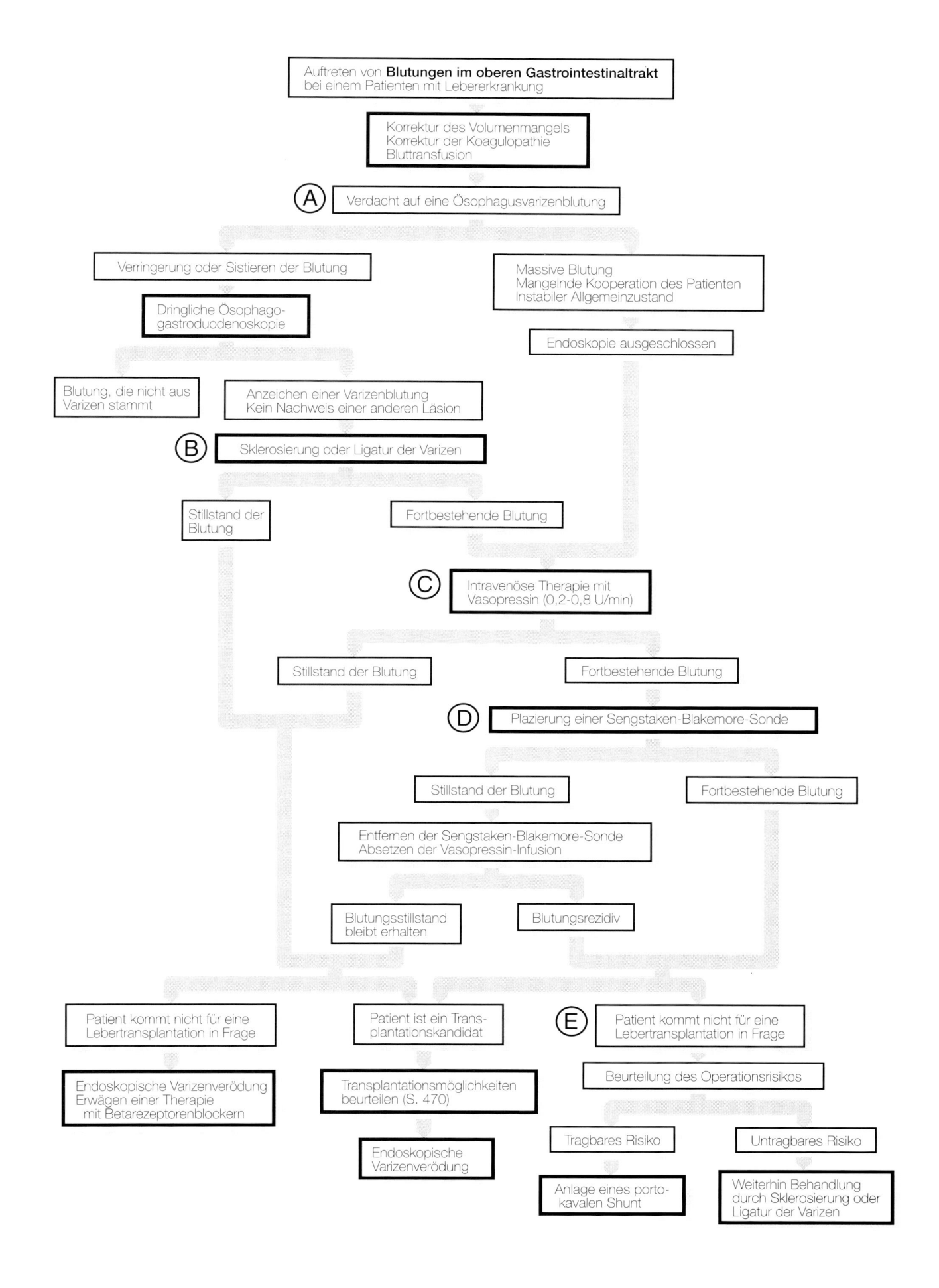

```
                    Auftreten von Blutungen im oberen Gastrointestinaltrakt
                              bei einem Patienten mit Lebererkrankung
                                              │
                              ┌───────────────┴───────────────┐
                              │ Korrektur des Volumenmangels  │
                              │ Korrektur der Koagulopathie   │
                              │ Bluttransfusion               │
                              └───────────────┬───────────────┘
                                              │
                      (A)  Verdacht auf eine Ösophagusvarizenblutung
                                              │
                ┌─────────────────────────────┴──────────────────────────────┐
        Verringerung oder Sistieren der Blutung          Massive Blutung
                        │                                Mangelnde Kooperation des Patienten
                 Dringliche Ösophago-                    Instabiler Allgemeinzustand
                 gastroduodenoskopie                              │
                        │                                Endoskopie ausgeschlossen
        ┌───────────────┼───────────────┐
Blutung, die nicht      Anzeichen einer Varizenblutung
aus Varizen stammt      Kein Nachweis einer anderen Läsion
                        │
                 (B)  Sklerosierung oder Ligatur der Varizen
                        │
            ┌───────────┴────────────┐
      Stillstand der            Fortbestehende Blutung
       Blutung                        │
                             (C)  Intravenöse Therapie mit
                                  Vasopressin (0,2–0,8 U/min)
                                       │
                         ┌─────────────┴──────────────┐
                   Stillstand der Blutung       Fortbestehende Blutung
                                                      │
                                        (D)  Plazierung einer Sengstaken-Blakemore-Sonde
                                                      │
                                        ┌─────────────┴─────────────┐
                                  Stillstand der Blutung      Fortbestehende Blutung
                                                      │
                                        Entfernen der Sengstaken-Blakemore-Sonde
                                        Absetzen der Vasopressin-Infusion
                                                      │
                                        ┌─────────────┴─────────────┐
                                  Blutungsstillstand         Blutungsrezidiv
                                  bleibt erhalten
```

| Patient kommt nicht für eine Lebertransplantation in Frage | Patient ist ein Transplantationskandidat | (E) Patient kommt nicht für eine Lebertransplantation in Frage |
|---|---|---|
| Endoskopische Varizenverödung Erwägen einer Therapie mit Betarezeptorenblockern | Transplantationsmöglichkeiten beurteilen (S. 470) | Beurteilung des Operationsrisikos |
|  | Endoskopische Varizenverödung | Tragbares Risiko → Anlage eines portokavalen Shunt / Untragbares Risiko → Weiterhin Behandlung durch Sklerosierung oder Ligatur der Varizen |

# Hämochromatose

(A) Bei der primären (idiopathischen) Hämochromatose handelt es sich um ein autosomal rezessives Erbleiden, das durch einen Genlocus determiniert wird, der mit dem A3-Locus des HLA-Komplexes an Chromosom 6 eng gekoppelt ist. In einer neueren Studie an gesunden Blutspendern wurde eine Genfrequenz von 6,7% ermittelt; die Prävalenz homozygoter Träger liegt bei 4,5/1000. Bei allen homozygoten Männern und 90% der homozygoten Frauen kommt es im Alter von etwa 60 Jahren zur Manifestation des klinischen Krankheitsbildes. Aufgrund des Eisenverlusts durch die Menstruation ist die phänotypische Ausprägung bei Frauen verzögert. Die initiale Symptomatik ist unspezifisch und entwickelt sich häufig schleichend. Eine Pseudogicht, die Arthritiden verursacht, ist jedoch ein häufiges Frühsymptom. Bei 25% der heterozygoten Männer lassen sich zwar laborchemisch gewisse Abweichungen des Gesamtkörpereisengehalts nachweisen (s. Abschnitt B), die Entwicklung einer Organschädigung wurde jedoch im Lauf einer 10jährigen Verlaufskontrolle nicht festgestellt. Die sekundäre (erworbene) Hämochromatose tritt seltener auf. Sie steht in der Regel in Zusammenhang mit einer ineffektiven Erythropoese oder einer alkoholinduzierten Lebererkrankung.

(B) Bei der Hämochromatose ist der Serumeisenspiegel auf 180 bis 200 µg/dl erhöht (Normwerte 50–150 µg/dl), wobei mehr als 80% der Gesamteisenbindungskapazität gesättigt sind (Normalwert 20–50%). Das Ferritin ist stark erhöht; es werden Werte von 900 bis 6000 µg/l erreicht (Normwerte 10-200 µg/l). Wie bei den meisten Screening-Untersuchungen ist bei der Interpretation Vorsicht geboten, da erhöhte Werte auch bei Patienten mit anderen Formen einer aktiven Lebererkrankung beobachtet werden. Dies gilt insbesondere für die Alkoholhepatitis.

(C) Falls die Labortests positiv ausfallen, ist eine Leberbiopsie indiziert, um den Lebereisengehalt quantitativ zu bestimmen, die Verteilung des Eisens festzulegen und das Ausmaß der Fibrose oder Zirrhose einzustufen. Der Lebereisengehalt liegt bei einer Hämochromatose in einem Bereich von 600 bis 1800 µg/100 mg Trockengewicht (Normalwert 30–140 µg/100 mg Trockengewicht). Da die Eisenakkumulation im Körper altersabhängig ist, sollte der Leber-Eisenindex berechnet werden (Eisenkonzentration in der Leber [µmol/g Trockengewicht] : Alter). Bei homozygoten Trägern liegt der Index über 1.9, bei Heterozygoten unter 1.5.

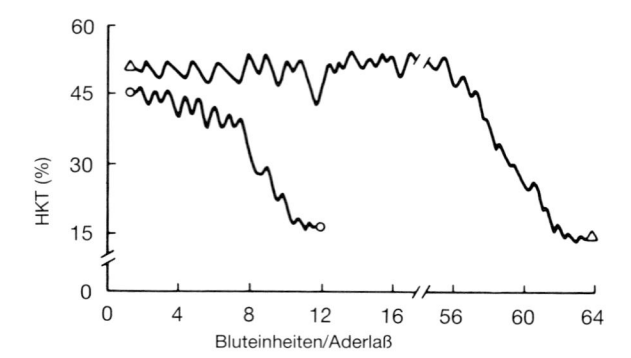

Folgen einer wiederholten Aderlaßbehandlung bei einem Alkoholiker mit Hämosiderose (Kreise) und bei einem homozygoten Hämochromatose-Patienten (Dreiecke)

(D) Das aus exogenen Quellen vermehrt anfallende Eisen wird in erster Linie im retikuloendothelialen System verteilt; Gewebeschädigungen werden kaum verursacht. Entsprechende Eisenablagerungen bezeichnet man als hepatische Hämosiderose. Vereinzelt kann exogenes Eisen mit oder seltener ohne begleitende Erkrankung eine sekundäre Hämochromatose hervorrufen.

(E) Bei der Hämochromatose beträgt der Gesamteisengehalt der Leber mehr als 20 g. In Einzelfällen entsteht bei Patienten mit alkoholinduzierter Leberzirrhose eine sekundäre Hämochromatose. Sie läßt sich von der primären Hämochromatose durch die frühzeitige Entwicklung eines Eisenmangels unterscheiden, der anhand wöchentlich durchgeführter Aderlässe beurteilt werden kann (s. Abb.). Eine symptomatische Besserung und die Verhütung weiterer Gewebsschädigungen erzielt man durch Entleerung exzessiver Gewebeeisendepots. Das Risiko für die Entwicklung eines primären hepatozellulären Karzinoms ist hoch und stellt bei unbehandelter idiopathischer Hämochromatose die häufigste alleinige Todesursache dar.

(F) Sobald bei einem Patienten eine idiopathische Hämochromatose diagnostiziert wurde, müssen die übrigen Familienmitglieder unbedingt einem Screening unterzogen werden. Bei den Geschwistern des erkrankten Probanden ist eher mit einer Erkrankung zu rechnen als bei seinen Eltern oder Kindern. Falls der Patient, dessen Erkrankung auf das Erbleiden aufmerksam gemacht hatte, noch am Leben ist, sollte eine HLA-Typisierung des Patienten und seiner Familienmitglieder vorgenommen werden, um Homozygote und Heterozygote von nichtbetroffenen Familienmitgliedern zu trennen. Für die Screening-Tests kann die Bestimmung des Ferritins oder des Quotienten aus Serumeisen und Eisenbindungskapazität herangezogen werden. Positive Befunde sind jedoch auch bei einer kleinen Anzahl heterozygoter Männer nachweisbar und geben unter Umständen Anlaß zu einer unnötigen Leberbiopsie. Der Nachweis einer latenten Hämochromatose bei den Familienmitgliedern ist wichtig, weil 4 bis 6 Jahrzehnte vergehen können, ehe der Stoffwechseldefekt (übermäßige intestinale Resorption des mit der Nahrung zugeführten Eisens) klinisch manifest wird.

## Literatur

1. Bonkovsky HL, Slaker DP, Bills EB, Wolf DC. Usefulness and limitations of laboratory and hepatic imaging studies in iron-storage disease. Gastroenterology 1990; 99: 1079.
2. Brüschke G, Mücke W. Die Hämochromatose. Z Klin Med 1985; 20: 1489.
3. Chapman RW, Morgan MY, Laulicht M, Hoffbrand Av, Sherlock S. Hepatic iron stores and markers of iron overload in alcoholics and patients with idiopathic hemochromatosis. Dig Dis Sci 1982; 27: 900.
4. Edwards CQ, Griffen LM, Goldgar D, et al. Prevalence of hemochromatosis among 11,065 presumably healthy blood donors. N Engl J Med 1988; 318: 1355.
5. Fehr J. Idiopathische Hämochromatose: derzeitige Problematik in Diagnose und Therapie. Schweiz Med Wochenschr 1979; 109: 633.
6. Powell LW, Summers KM, Board PG, et al. Expression of hemochromatosis in homozygous subjects. Gastroenterology 1990; 98: 1625.
7. Schwabe U, Friedrich K. Die Bedeutung des Eisen- und Kupfergehaltes der Leber für die Differentialdiagnose chronischer Lebererkrankungen. Z Gastroenterol 1990; 28: 353.

```
┌─────────────────────────────────────┐                    ┌─────────────────────────────────────┐
│ Symptomloses Auftreten von          │                    │ Patient mit Hepatomegalie,          │
│ pathologischen Leberwerten und      │                    │ Kardiomyopathie, Diabetes mellitus, │
│ erhöhter Transferrinsättigung bei   │                    │ Pseudogicht und bronzefarbener Haut │
│ einem Patienten mit Hämochromatose  │                    │                                     │
│ in der Familienanamnese             │                    │                                     │
└─────────────────────────────────────┘                    └─────────────────────────────────────┘
```

**(A)** Verdacht auf eine Hämochromatose

**(B)** Bestimmung von:
Serumeisen, Eisenbindungskapazität, Prozentwert der Transferrinsättigung, Ferritin im Serum
HLA-Typisierung bei einzelnen Patienten

**Pathologische Ergebnisse**

**(C)** Leberbiopsie mit Eisenbestimmung

- Eisengehalt unter 10 mg/g Trockengewicht, Eisenablagerung vorwiegend in Zellen des retikuloendothelialen Systems
- Eisengehalt über 10 mg/g Trockengewicht, Eisenablagerung vorwiegend in den Hepatozyten

**(D)** Verursacht durch vermehrt anfallendes Eisen aus exogenen Quellen:
- Längerfristige Eisentherapie
- Bluttransfusionen
- Eisenüberangebot mit der Nahrung (Bantu)

Wahrscheinliche Hämochromatose

**(E)** Therapeutische Aderlaßtherapie

- Entwicklung einer Anämie nach Aderlaß von 8–12 Konserven Blut (vermehrte Eisenablagerung von 2–4 g)
  - Heterozygote Hämochromatose
  - Alkoholische Zirrhose mit Hämosiderose
- Entwicklung einer Anämie erst nach Aderlaß von 80–120 Konserven Blut (vermehrte Eisenablagerung von über 20 g)

**Hämochromatose**

- Vorliegen einer Zirrhose mit Komplikationen → Beurteilen, inwiefern eine Lebertransplantation in Frage kommt (S. 470)
- Stabiler klinischer Zustand → Zur Kontrolle in jährlichem Abstand: Sonographie und Bestimmung des α-Fetoprotein (AFP)

Erneute Aderlässe bei Anstieg des Ferritinspiegels

**Normalbefund**

- Alter unter 18, menstruierende Frau → Wiederholung der Untersuchungen nach 5 Jahren
- Alter über 18, Männlicher Patient oder nichtmenstruierende Frau → Geringe Wahrscheinlichkeit einer Hämochromatose

**(F)** Screening-Untersuchungen der Familie

Bestimmung von:
Eisenspiegel, Eisenbindungskapazität, Ferritin
HLA-Typisierung nur bei Geschwistern des Patienten

# Morbus Wilson

(A) Bei Vorliegen einer fulminanten Hepatitis ist die Diagnose eines Morbus Wilson schwer zu stellen. Die typische Kayser-Fleischer-Ringe sind nicht immer ausgebildet, und laborchemische Parameter (Kupfer im Serum und Urin, Coeruloplasminspiegel) sind in dieser Situation wenig spezifisch und somit wenig aufschlußreich. Interessanterweise besteht bei denjenigen Patienten, deren fulminanter Hepatitis ein M.Wilson zugrundeliegt, typischerweise ein hoher Gesamt-Bilirubinspiegel (durch Hämolyse und Leberversagen bedingt) bei niedriger oder nicht meßbarer alkalischer Phosphatase. Man hat in einer Studie versucht, diese Tatsache diagnostisch zu nutzen. Der Quotient von alkalischer Phosphatase zum Gesamtbilirubin scheint einen Hinweis auf die jeweilige Ätiologie des fulminanten Leberversagens zu liefern: alle Patienten mit Morbus-Wilson-bedingtem Leberversagen wiesen einen Quotienten unter 2,0, alle mit einer anderweitigen Ursache einen Quotienten über 4,0 auf. Trotz dieser Daten sollte sich die Diagnose vor allem auf den Kupfergehalt der Leber stützen. Das Morbus-Wilson-bedingte fulminante Leberversagen führt unweigerlich zum Tod des Patienten; es besteht daher die Indikation zu einer Lebertransplantation, sobald ein Morbus Wilson diagnostiziert worden ist.

(B) Bei der Wilson-Krankheit handelt es sich um eine seltene Kupferstoffwechselstörung. Die Erkrankung beruht auf der verminderten hepatischen Synthese von Coeruloplasmin, dem Transportglobulin für Kupfer im Serum, und einer herabgesetzten Kupferausscheidung in der Galle. Zu Beginn kommt es zu exzessiven Kupferablagerungen in der Leber, im weiteren Verlauf lagert sich das Kupfer auch in anderen Organen wie Gehirn, Nieren und der Kornea des Auges ab. Die Erkrankung kann sich erstmals durch Leberveränderungen oder neuropsychiatrische Symptome bzw. durch beides manifestieren. Die Funktionsstörung der Leber tritt gewöhnlich in der Adoleszenz oder im frühen Erwachsenenalter mit akuten Symptomen, die dem Krankheitsbild einer Virushepatitis ähneln, oder den Befunden einer chronisch aktiven Lebererkrankung in Erscheinung. Bei Nachweis einer Hämolyse im Verlauf einer akuten Hepatitis sollte stets die Verdachtsdiagnose einer Wilson-Erkrankung erhoben werden. Dieser Befund erfordert einem Notfall entsprechend eine unverzügliche diagnostische Abklärung und Therapie.

(C) Zur Diagnostik der Wilson-Krankheit steht eine Anzahl von nichtinvasiven Screening-Untersuchungen zur Verfügung. Ein Coeruloplasminspiegel im Serum von weniger als 20 mg/100 ml zusammen mit dem Nachweis eines Kayser-Fleischer-Kornealrings bei der Untersuchung mit der Spaltlampe ist praktisch diagnostisch beweisend. Leider kann man bei Patienten mit M. Wilson Coeruloplasminspiegel oder andere Laborwerte finden, die keine Diagnosestellung ermöglichen, und der Kayser-Fleischer-Ring kann im frühen Erkrankungsstadium fehlen oder schwer feststellbar sein.

(D) Falls die klinisch-chemischen Untersuchungsergebnisse auf eine Kupferspeicherkrankheit schließen lassen, zieht es die Mehrzahl der Ärzte vor, den Kupfergehalt der Leber zu bestimmen, ehe sie den Patienten auf eine lebenslange Therapie festlegt. Bei der Entnahme der Leberbiopsie sollten strenge Richtlinien eingehalten werden (Einwegnadel, Vermeiden einer Berührung von Lebergewebe mit Metall oder Glas). Die Kupferanalyse muß von einem Labor durchgeführt werden, das über Erfahrungen mit dieser Untersuchung verfügt. Eine Kupferkonzentration in der Leber von mehr als 250 µg/g Trockengewicht beweist die Diagnose eines M. Wilson, sofern eine chronische cholestatische Lebererkrankung, vor allem eine primäre biliäre Zirrhose (S. 436), ausgeschlossen werden kann. Die Wilson-Krankheit ist ein autosomal rezessives Erbleiden. Es müssen daher bei allen Geschwistern des Patienten Screening-Tests zur Erfassung einer symptomfreien Erkrankung im Frühstadium durchgeführt werden.

(E) Bei heterozygoten Patienten kann zwar ein pathologisch erniedrigter Coeruloplasminspiegel im Serum nachweisbar sein, vermehrte Kupferablagerungen entwickeln sich jedoch nicht. Eine Therapie ist nicht erforderlich.

(F) Das Mittel der Wahl für die Behandlung der Wilson-Erkrankung ist *D-Penicillamin*, ein Kupfer-Chelatbildner. Die Durchschnittsdosis bei Erwachsenen beträgt 3mal täglich 500 mg per os. Bei den meisten Patienten kann mit einer allmählichen Besserung der hepatischen und neurologischen Funktionsstörungen gerechnet werden. Allerdings ist eine lebenslange Behandlung mit niedrigeren Dosen erforderlich. Bei *Penicillamin*-Unverträglichkeit oder dem Auftreten einer Überempfindlichkeit bieten sich u.a. *Zink* und *Trientin* (über internationale Apotheke) als Alternativen an. Die klinischen Manifestationen der Wilson-Erkrankung können durch eine prophylaktische Therapie symptomfreier Familienmitglieder, die anläßlich einer Screening-Untersuchung entdeckt wurden, verhindert werden. Diese Untersuchung sollte eine neurologische und ophthalmologische Untersuchung, die Bestimmung der Leberenzyme, des Coeruloplasminspiegels im Serum und die Messung der Kupferausscheidungsrate im Urin einschließen. Bei Patienten, die auf die Therapie mit *D-Penicillamin* nicht ansprechen oder bei denen sich die schwerwiegenden Nebenwirkungen des Medikaments entwickeln, sollte eine Lebertransplantation erwogen werden.

## Literatur

1. Berman DH, Leventhal RI, Gavalier JS, et al. Clinical differentiation of fulminant Wilsonian hepatitis from other causes of hepatic failure. Gastroenterology 1991; 100: 1129.
2. Dobyns WB, Goldstein NP, Gordon H. Clinical spectrum of Wilson's disease (hepatolenticular degeneration). Mayo Clin Proc 1979; 54: 35.
3. Hill GH, Brewer GJ, Prasad AS, et al. Treatment of Wilson's disease with zinc. I. Oral zinc therapy regimens. Hepatology 1987; 7: 522.
4. Scheinberg IH, Jaffe ME, Sterlieb I. The use of trientine in preventing the effects of interrupting penicillamine therapy in Wilson's disease. N Engl J Med 1987; 317: 209.
5. Schilsky ML, Scheinberg IH, Sternlieb I. Prognosis of Wilsonian chronic active hepatitis. Gastroenterology 1991; 100: 762.
6. Sternlieb I. Copper and the liver. Gastroenterology 1980; 78: 1615.
7. Stremmel W. Diagnostische Merkmale des akuten Leberversagens bei fulminant verlaufendem M. Wilson. Z Gastroenterol 1992; 30: 162.
8. Strickland GT, Leu M. Wilson's disease. Clinical and laboratory manifestations in 40 patients. Medicine 1975; 54: 113.
9. Walshe JM. Wilson's disease presenting with features of hepatic dysfunction: a clinical analysis of eighty-seven patients. Q J Med 1989; 70: 253.

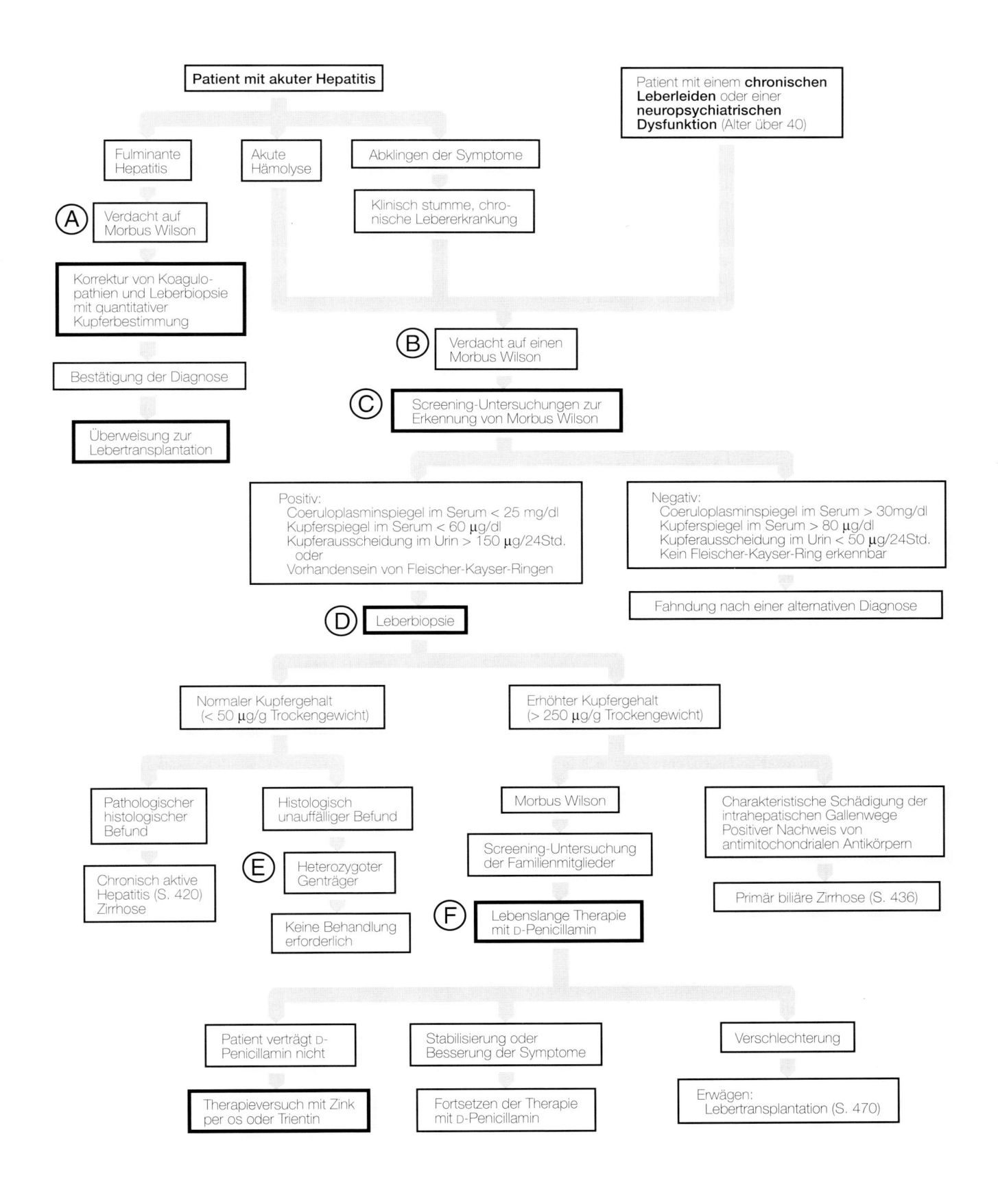

```
┌─────────────────────────────┐                              ┌──────────────────────────────────┐
│ Patient mit akuter Hepatitis│                              │ Patient mit einem chronischen    │
└─────────────────────────────┘                              │ Leberleiden oder einer           │
                                                             │ neuropsychiatrischen             │
                                                             │ Dysfunktion (Alter über 40)      │
                                                             └──────────────────────────────────┘
```

- Fulminante Hepatitis
- Akute Hämolyse
- Abklingen der Symptome
- Klinisch stumme, chronische Lebererkrankung

**(A) Verdacht auf Morbus Wilson**

**Korrektur von Koagulopathien und Leberbiopsie mit quantitativer Kupferbestimmung**

Bestätigung der Diagnose

**Überweisung zur Lebertransplantation**

**(B) Verdacht auf einen Morbus Wilson**

**(C) Screening-Untersuchungen zur Erkennung von Morbus Wilson**

Positiv:
- Coeruloplasminspiegel im Serum < 25 mg/dl
- Kupferspiegel im Serum < 60 μg/dl
- Kupferausscheidung im Urin > 150 μg/24Std.
  oder
- Vorhandensein von Fleischer-Kayser-Ringen

Negativ:
- Coeruloplasminspiegel im Serum > 30 mg/dl
- Kupferspiegel im Serum > 80 μg/dl
- Kupferausscheidung im Urin < 50 μg/24Std.
- Kein Fleischer-Kayser-Ring erkennbar

Fahndung nach einer alternativen Diagnose

**(D) Leberbiopsie**

Normaler Kupfergehalt (< 50 μg/g Trockengewicht)

Erhöhter Kupfergehalt (> 250 μg/g Trockengewicht)

- Pathologischer histologischer Befund
- Histologisch unauffälliger Befund

Chronisch aktive Hepatitis (S. 420) Zirrhose

**(E) Heterozygoter Genträger**

Keine Behandlung erforderlich

Morbus Wilson

Screening-Untersuchung der Familienmitglieder

Charakteristische Schädigung der intrahepatischen Gallenwege Positiver Nachweis von antimitochondrialen Antikörpern

Primär biliäre Zirrhose (S. 436)

**(F) Lebenslange Therapie mit D-Penicillamin**

- Patient verträgt D-Penicillamin nicht
- Stabilisierung oder Besserung der Symptome
- Verschlechterung

**Therapieversuch mit Zink per os oder Trientin**

Fortsetzen der Therapie mit D-Penicillamin

Erwägen: Lebertransplantation (S. 470)

# $\alpha_1$-Antitrypsin-Mangel

(A) $\alpha_1$-Antitrypsin ist ein Glykoprotein, das in der Leber synthetisiert wird und eine Hemmung von Trypsin und anderen proteolytischen Enzymen bewirkt. Bei einem $\alpha_1$-Antitrypsin-Mangel verhindert eine Störung in der Zusammensetzung des Polypeptids und des Kohlenhydratanteils im Molekül vermutlich den normalen Transport aus den Hepatozyten in das Plasma. Der hereditäre Defekt führt zu einer Verminderung der Serumspiegel von $\alpha_1$-Antitrypsin und zu einer Retention des Glykoproteins im rauhen endoplasmatischen Retikulum der Hepatozyten. $\alpha_1$-Antitrypsin ist in Form von Diastaseresistenten, PAS-positiven globulären Einlagerungen im Zytoplasma periportaler Hepatozyten erkennbar. Ein ausgeprägter $\alpha_1$-Antitrypsin-Mangel kann durch eine deutliche Verminderung oder das völlige Fehlen der $\alpha_1$-Globulinfraktion im Serumeiweiß-Elektrophorese-Diagramm nachgewiesen werden. Ferner ist es möglich, die Serumkonzentrationen von $\alpha_1$-Antitrypsin zu bestimmen; der Normbereich liegt zwischen 140 und 300 mg/100 ml.

(B) Die Bildung von $\alpha_1$-Antitrypsin wird von kodominanten Genen kontrolliert, wobei der normale Phänotyp, als PI MM (PI = Proteinase-Inhibitor) bezeichnet, bei über 95% der amerikanischen Bevölkerung nachweisbar ist. Lebererkrankungen und Lungenemphysem werden nahezu ausschließlich bei den für das abnorme Gen homozygoten Individuen mit dem Phänotyp PI ZZ beobachtet, die einen Serum-$\alpha_1$-Antitrypsin-Spiegel von weniger als 15% der Norm aufweisen. Es gibt viele andere Phänotypen, und bei einigen Heterozygoten, wie z.B. PI MZ und PI SZ mit intermediären $\alpha_1$-Antitrypsin-Serumkonzentrationen soll angeblich ein Zusammenhang mit einer Lebererkrankung bestehen. Obwohl sich bei allen Patienten mit Pi ZZ $\alpha_1$-Antitrypsin-Einlagerungen in den Hepatozyten nachweisen lassen, entwickelt sich nur bei 10 bis 15% eine klinisch bedeutsame Lebererkrankung. Sollte für die Initiierung einer Lebererkrankung ein zusätzlicher Faktor notwendig sein, so konnte er bis jetzt noch nicht nachgewiesen werden. Die Einlagerungen in den Leberzellen sind auch bei symptomfreien Heterozygoten vorhanden. Bei Rauchern mit PI ZZ soll die Wahrscheinlichkeit eines früh entstehenden Lungenemphysems mehr als 70% betragen, verglichen mit einer Inzidenz von 55% bei Nichtrauchern. Bei heterozygoten Trägern des abnormen Gens findet sich keine Emphysementwicklung.

(C) Der Phänotyp PI ZZ zählt zu den wichtigen Ursachen (bis zu 30–40%) des neonatalen cholestatischen Ikterus. Der klinische Verlauf ist bei diesen Kindern sehr unterschiedlich. Bei einer kleinen Zahl entwickelt sich eine progressive Leberinsuffizienz, woran die Kinder frühzeitig versterben. Meistens klingt der Ikterus nach 2 bis 4 Monaten ab, und es kommt zu einer offensichtlichen Besserung des klinischen Bildes oder aber zum Übergang in das symptomfreie Stadium einer sich langsam verschlimmernden Lebererkrankung. Bei vielen Patienten der letztgenannten Gruppe (präzise Zahlenangaben stehen noch aus) entwickelt sich in der späten Kindheit oder im jungen Erwachsenenalter eine Zirrhose und eine portale Hypertension. Die folgenden, im Verlauf der frühen Kindheit erhobenen Befunde lassen auf die spätere Entwicklung einer Zirrhose schließen: persistierende Hepatomegalie mit derber Konsistenz der Leber, Splenomegalie, pathologische Leberwerte und eine nachweisbare portale Fibrose. Bei Erwachsenen mit $\alpha_1$-Antitrypsin-Mangel kann sich auch dann eine Zirrhose entwickeln, wenn anamnestisch kein neonataler Ikterus eruierbar ist.

(D) Sobald eine Zirrhose entsteht, muß mit allen bekannten Komplikationen gerechnet werden. Varizenblutungen werden auf die übliche Weise therapiert (s. S. 448). Lebertransplantationen wurden bei Patienten mit terminalem Leberversagen und aufgepfropftem hepatozellulärem Karzinom durchgeführt (die Inzidenz von hepatozellulären Karzinomen ist bei Zirrhosen aufgrund eines $\alpha_1$-Antitrypsin-Mangels erhöht). Interessanterweise normalisieren sich nach der Transplantation die Serumwerte von $\alpha_1$-Antitrypsin, und der Empfänger nimmt den Phänotyp des Leberspenders an.

## Literatur

1. Alagille D. $\alpha_1$-antitrypsin deficiency. Hepatology 1984; 4: 115.
2. Deutsch J, Becker H, Dubs R, Mutz I, Paschke F, Schober P, Maurer G, Fueger GF. Lebererkrankungen bei Kindern und deren Verwandten mit homozygotem und heterozygotem $\alpha_1$-Antitrypsinmangel. Wien Klin Wochenschr 1987; 99: 84.
3. Eriksson S, Carlson J, Velez R. Risk of cirrhosis and primary liver cancer in alpha-1-antitrypsin deficiency. N Engl J Med 1986; 314: 736.
4. Ghishan FK, Greene HL. Liver disease in children with Pi ZZ $\alpha_1$-antitrypsin deficiency. Hepatology 1988; 8: 307.
5. Hodges JR, Millward-Sadler GH, Barbatis C, Wright R. Heterozygous MZ alpha-1-antitrypsni deficiency in adults with chronic active hepatitis and cryptogenic cirrhosis. N Engl J Med 1981; 304: 557.
6. Hood JM, Koep LJ, Peters RL, et al. Liver transplantation for advanced liver disease with alpha-1-antitrypsin deficiency. N Engl J Med 1980; 302: 272.
7. Hood JM, Koep LJ, Peters RL, Schroter GP, Weil R, Redeker AG, Starzl TE. Liver transplantation for advanced liver disease with alpha-1-antitrypsin deficiency. N Engl J Med 1980; 302: 272.
8. Nebbin G, Hadchouel M, Odievre M, Alagille D. Early assessment of evolution of liver disease associated with a1 antitrypsin deficiency in childhood. J Pediatr 1983; 102: 661.
9. Perlmutter DH. The cellular basis for liver injury in $\alpha_1$-antitrypsin deficiency. Hepatology 1991; 13: 172.
10. Schneider M, Pott G, Gerlach U. $\alpha_1$-Antitrypsin-Mangel. Klin Wochenschr 1986; 64: 197.
11. Schönfeld J von, Breuer N. $\alpha_1$-Antitrypsin-Mangel und Erkrankungen der Leber. Dtsch Med Wochenschr 1993; 118: 1819.
12. Sharp HL. The current status of alpha-1 antitrypsin, a protease inhibitor, in gastrointestinal disease. Gastroenterology 1976; 70: 611.
13. Svegar T. Prospective study of children with $\alpha_1$ antitrypsin deficiency: eight-year-old follow-up. J Pediatr 1984; 104: 91.

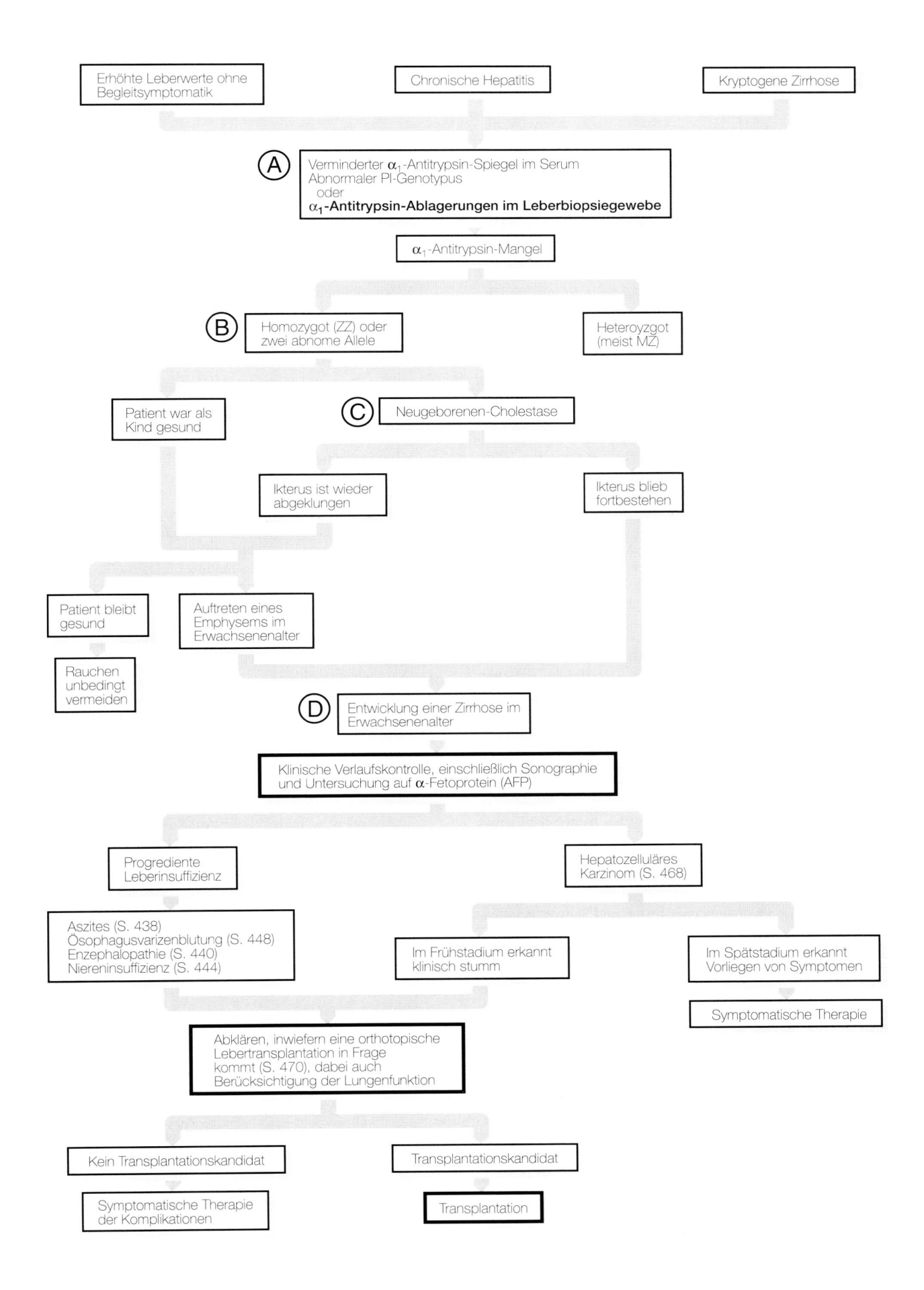

```
┌─────────────────────────┐      ┌─────────────────────┐      ┌─────────────────────┐
│ Erhöhte Leberwerte ohne │      │ Chronische Hepatitis│      │ Kryptogene Zirrhose │
│ Begleitsymptomatik      │      └─────────────────────┘      └─────────────────────┘
└─────────────────────────┘
```

(A) Verminderter α₁-Antitrypsin-Spiegel im Serum
Abnormaler PI-Genotypus
 oder
**α₁-Antitrypsin-Ablagerungen im Leberbiopsiegewebe**

α₁-Antitrypsin-Mangel

(B) Homozygot (ZZ) oder zwei abnome Allele

Heteroyzgot (meist MZ)

Patient war als Kind gesund

(C) Neugeborenen-Cholestase

Ikterus ist wieder abgeklungen

Ikterus blieb fortbestehen

Patient bleibt gesund

Auftreten eines Emphysems im Erwachsenenalter

Rauchen unbedingt vermeiden

(D) Entwicklung einer Zirrhose im Erwachsenenalter

**Klinische Verlaufskontrolle, einschließlich Sonographie und Untersuchung auf α-Fetoprotein (AFP)**

Progrediente Leberinsuffizienz

Hepatozelluläres Karzinom (S. 468)

Aszites (S. 438)
Ösophagusvarizenblutung (S. 448)
Enzephalopathie (S. 440)
Niereninsuffizienz (S. 444)

Im Frühstadium erkannt klinisch stumm

Im Spätstadium erkannt Vorliegen von Symptomen

Symptomatische Therapie

**Abklären, inwiefern eine orthotopische Lebertransplantation in Frage kommt (S. 470), dabei auch Berücksichtigung der Lungenfunktion**

Kein Transplantationskandidat

Transplantationskandidat

Symptomatische Therapie der Komplikationen

**Transplantation**

# Porphyrien

Bei den Porphyrien handelt es sich um seltene Erkrankungen mit gestörter Hämbiosynthese. Ein Enzymdefekt im Bereich einer der zahlreichen Stufen der Hämosynthese verursacht eine abnorme Ablagerung von Hämmetaboliten, Porphyrinogenen oder Porphyrinvorläufern in den Geweben. Diese Substanzen sind toxisch und rufen klinische Manifestationen unterschiedlichen Schweregrads hervor, wie beispielsweise Lichtdermatosen, abdominelle Beschwerden sowie neurologische und psychische Störungen. Bei den meisten Patienten liegt ein genetisch fixierter Enzymdefekt vor; eine enzymatische Störung kann jedoch auch durch Chemikalien- oder Schwermetallexposition erworben werden. Eine ganze Reihe von Medikamenten, insbesondere Barbiturate, stimulieren die Hämbiosynthese und können bei genetisch prädisponierten Patienten akute Porphyrieanfälle auslösen. Die meisten Kliniker begnügen sich damit, die Verdachtsdiagnose einer Porphyrie zu stellen und konsultieren dann einen Spezialisten, oder sie informieren sich anhand veröffentlichter Tabellen, mit welcher Hämmetabolitbestimmung die Erkrankung am besten diagnostisch gesichert werden kann. Zur Differentialdiagnose der akuten Porphyrien wird zuerst ein qualitativer Nachweis von Porphobilinogen (PBG) im Urin und die quantitative Bestimmung von PBG und δ-Aminolävulinsäure (ALA) im 24-Stunden-Urin benötigt. Die akuten Porphyrien lösen ohne Ausnahme größere Anstiege der PBG- und ALA-Spiegel aus (meist um das 5- bis 10fache); bleiben diese Werte im Normbereich, so rühren die Symptome des Patienten aller Wahrscheinlichkeit nach nicht von einer akuten Porphyrie her. Die Porphyria cutanea tarda (PCT) geht nicht mit akuten Anfällen neurologischer und viszeraler Störungen einher und kann auch laborchemisch durch deutlichen Anstieg der Uroporphyrine bei normalen ALA- und PBG-Konzentrationen im Urin von den akute Porphyrien unterschieden werden. Nach dem mutmaßlich vorrangig gestörten enzymatischen Schritt in der Hämsynthese erfolgt die Einteilung in erythropoetische und hepatische Porphyrien. Eine Reihe von Störungen kann zu leichten Anstiegen (um weniger als das 3fache der Norm) der Porphyrine, insbesondere des Koproporphyrins, im Urin führen. Hierzu gehören: die aplastische, hämolytische und perniziöse Anämie; lymphoproliferative Neoplasien; Lebererkrankungen; kongenitale Hyperbilirubinämien (Dubin-Johnson-Syndrom sowie Rotor-Syndrom); Diabetes mellitus; Schwangerschaft; Mangelernährung; Herzinfarkt; Intoxikation mit Alkohol, Benzol, halogenierten Kohlenwasserstoffen und Schwermetallen.

(A) Es werden zwei Hauptformen der erythropoetischen Porphyrie unterschieden: Die kongenitale erythropoetische Porphyrie und die erythropoetische Protoporphyrie. Die kongenitale erythropoetische Porphyrie ist eine seltene Erkrankung, die sich im Kindesalter manifestiert. Im Vordergrund der klinischen Symptome stehen blasenbildende Dermatosen mit narbiger Abheilung, die zu Verstümmelungen führt, eine rote Verfärbung der Zähne, Alopezie mit Narbenbildung und eine Hämolyse mit einer Vergrößerung der Milz. Die erythropoetische Protoporphyrie kommt häufiger vor; die Symptomatik ist in der Regel nicht so stark ausgeprägt. Die Lichtdermatose verläuft milder, eine Narbenbildung bleibt aus. Beobachten kann man jedoch eine charakteristische wächserne Verdickung der Haut im Bereich der Knöchel und der Nase. Es existieren Berichte über Lebererkrankungen mit ungeklärter Ätiologie, die zur Leberinsuffizienz führen. Bei beiden Krankheitsbildern ist Schutz vor direkter Sonnenbestrahlung von Nutzen. Durch intravenöse Verabreichung von *Hämatin* (einmal täglich 200–300 mg in Kochsalzlösung) wird die Bildung von Porphyrinogenen gehemmt, wodurch eine günstige Beeinflussung der kongenitalen erythropoetischen Porphyrie erzielt werden kann. β-*Carotin*, das in einer Tagesdosis von 60 bis 180 mg peroral verabreicht wird, verringert die Lichtempfindlichkeit der Haut bei erythropoetischer Protoporphyrie. Bei Patienten mit einer Protoporphyrie kann es zu schwerer Lebererkrankung mit Progression bis hin zur Zirrhose kommen. Die Lebertransplantation ist eine therapeutische Option; allerdings konnten hierzu bisher wenige Erfahrungen gesammelt werden.

(B) Die häufigste Form der adulten hepatischen Porphyrie ist die Porphyria cutanea tarda. Die Symptomatik ist gekennzeichnet durch Photosensibilität mit langsam heilender Blasenbildung und Verletzlichkeit der Haut, vermehrter oder verminderter Hautpigmentierung, Hypertrichose im Gesichtsbereich und sklerodermieartigen Verhärtungen von Hautbezirken. In vielen Fällen besteht eine Erkrankung der Leber. Diagnostisch richtungsweisend ist die Rotfluoreszenz des Lebergewebes (Stanzzylinder) unter UV-Licht; häufig lassen sich in der Leber vermehrte Eisenablagerungen nachweisen. In 25% der Fälle wird ein Diabetes mellitus festgestellt. Wiederholte Aderlaßbehandlungen zur Reduzierung der zirkulierenden Porphyrine und Entleerung der Eisendepots in der Leber wirken sich günstig aus. Orale Gabe von *Chloroquin* führte zu Remissionen der Symptomatik. Die Patienten sollten auslösende Faktoren, wie Alkoholkonsum und Behandlung mit Östrogenen, meiden.

(C) Die akute intermittierende Porphyrie ist die einzige Form der Porphyrie, bei der keine Photosensibilität der Haut besteht. Eine Ablagerung von Porphyrinogenen in der Haut, welche die Photosensibilität induzieren, ist nicht vorhanden. Der Erkrankung liegt vielmehr eine Vermehrung der Porphyrinvorläufer Porphobilinogen und δ-Aminolävulinsäure zugrunde, insbesondere während akuter Attacken. Akute Schübe gehen mit abdominellen Beschwerden und eventuell mit peripheren und autonomen Neuropathien, Anfällen, Schwäche, Atemdepression einher; der akute Schub kann auch zum Tod des Patienten führen. Eine spezifische Therapie der akuten intermittierenden Porphyrie gibt es nicht, die Patienten bedürfen jedoch einer intensiven, allgemeinstützenden Behandlung. Therapieversuche mit Glukoseinfusionen (300–500 g/Tag) und intravenöser Gabe von Hämatin sind indiziert.

## Literatur

1. Bloomer JR, Weimer MK, Bossenmaier IC, et al. Liver transplantation in a patient with protoporphyria. Gastroenterology 1989; 97: 188.
2. Kushner JP. Laboratory diagnosis of the porphyrias. N Engl J Med 1991; 324: 1432.
3. Lübbecke F. Über einen Fall von Porphyria variegata. Med Welt 1986; 37: 116.
4. Meister F, Reichen J. Quantitative Leberfunktionstests bei Porphyria cutanea tarda: Verbesserung unter Therapie mit Phlebotomie. Schweiz Med Wochenschr 1986; 116: 341.
5. Siepmann M, Stölzel V, et al. Cimetidin in der Behandlung der akuten intermittierenden Porphyrie. Z Gastroenterol 1993; 31: 246.

# Verdacht auf das Vorliegen einer Porphyrie

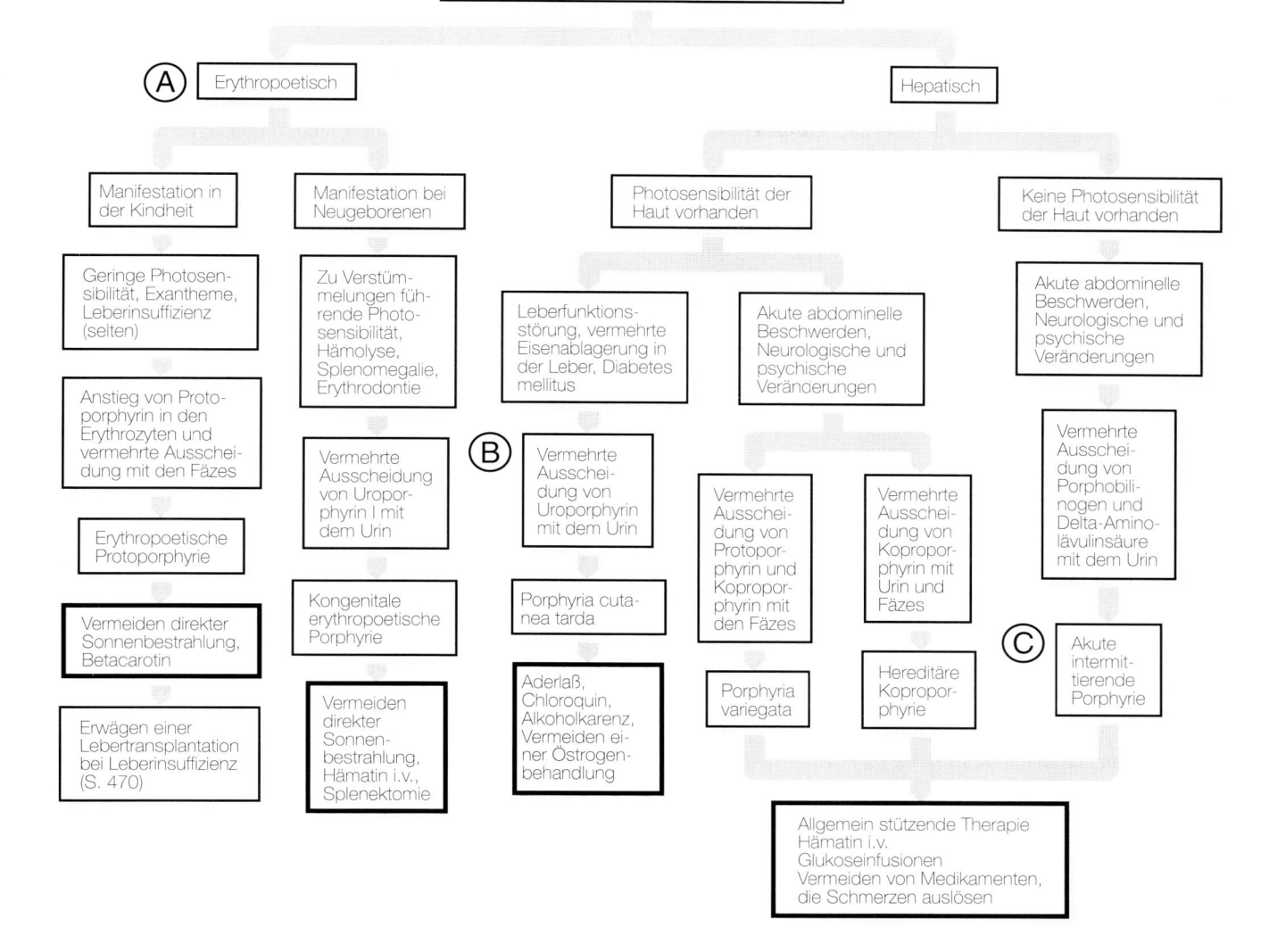

## (A) Erythropoetisch

### Manifestation in der Kindheit

- Geringe Photosensibilität, Exantheme, Leberinsuffizienz (selten)
- Anstieg von Protoporphyrin in den Erythrozyten und vermehrte Ausscheidung mit den Fäzes
- Erythropoetische Protoporphyrie
- **Vermeiden direkter Sonnenbestrahlung, Betacarotin**
- Erwägen einer Lebertransplantation bei Leberinsuffizienz (S. 470)

### Manifestation bei Neugeborenen

- Zu Verstümmelungen führende Photosensibilität, Hämolyse, Splenomegalie, Erythrodontie
- Vermehrte Ausscheidung von Uroporphyrin I mit dem Urin
- Kongenitale erythropoetische Porphyrie
- **Vermeiden direkter Sonnenbestrahlung, Hämatin i.v., Splenektomie**

## Hepatisch

### Photosensibilität der Haut vorhanden

- Leberfunktionsstörung, vermehrte Eisenablagerung in der Leber, Diabetes mellitus
- (B) Vermehrte Ausscheidung von Uroporphyrin mit dem Urin
- Porphyria cutanea tarda
- **Aderlaß, Chloroquin, Alkoholkarenz, Vermeiden einer Östrogenbehandlung**

- Akute abdominelle Beschwerden, Neurologische und psychische Veränderungen
- Vermehrte Ausscheidung von Protoporphyrin und Koproporphyrin mit den Fäzes
- Porphyria variegata

- Vermehrte Ausscheidung von Koproporphyrin mit Urin und Fäzes
- Hereditäre Koproporphyrie

### Keine Photosensibilität der Haut vorhanden

- Akute abdominelle Beschwerden, Neurologische und psychische Veränderungen
- Vermehrte Ausscheidung von Porphobilinogen und Delta-Aminolävulinsäure mit dem Urin
- (C) Akute intermittierende Porphyrie

**Allgemein stützende Therapie Hämatin i.v. Glukoseinfusionen Vermeiden von Medikamenten, die Schmerzen auslösen**

# Kongenitale Hyperbilirubinämie

(A) Bilirubin entsteht beim Abbau von Hämoglobin, das hauptsächlich aus alten Erythrozyten stammt, die durch das retikuloendotheliale System eliminiert werden. Das zu Beginn gebildete unkonjugierte Bilirubin wird an Serumalbumin gebunden und zur Leber transportiert. Dieses proteingebundene Bilirubin kann als indirekt reagierendes Bilirubin bestimmt werden. Die Serumkonzentration liegt unter 1 mg/dl. Indirektes Bilirubin wird rasch durch die Leber aufgenommen und mit Glukuronsäure konjugiert. Konjugiertes Bilirubin, im Serum als direkt reagierendes Bilirubin bestimmbar, wird von den Hepatozyten in die Gallengänge ausgeschieden. Die Übertrittsrate ist dabei kapazitiv begrenzt. Die normale Serumkonzentration von direktem Bilirubin beträgt weniger als 0,25 mg/dl.

(B) Ein Anstieg des unkonjugierten Bilirubins beruht entweder auf einer gesteigerten Produktion von Bilirubin, wie dies bei einer manifesten Hämolyse der Fall ist, oder auf einer Störung der Bilirubinaufnahme in die Leber bzw. der Bilirubinkonjugation. Die Hämolyse muß relativ stark ausgeprägt sein, um das Potential der Bilirubinaufnahme in die Leber zu überlasten. Der hämolytische Prozeß kann gewöhnlich durch den Anstieg der Retikulozytenzahl und einen erniedrigten Hämatokritwert nachgewiesen werden. Sofern keine begleitende Lebererkrankung vorliegt, überschreitet die Gesamtbilirubinkonzentration im Serum bei einer Hämolyse selten Werte von 3 bis 5 mg/dl, und der Anteil von konjugiertem Bilirubin am Gesamtbilirubin bleibt unter 15%.

(C) Die Konjugation von Bilirubin mit Glukuronsäure in der Leber hängt von dem mikrosomalen Enzym Glukuronyltransferase ab. Die häufigste Ursache einer indirekten Hyperbilirubinämie, das Gilbert-Syndrom, ist auf eine verminderte Aktivität der Glukuronyltransferase zurückzuführen. Manche der betroffenen Patienten weisen ferner eine leichte, kompensierte Hämolyse und eine Störung der Bilirubinaufnahme in die Leber auf. Die indirekte Hyperbilirubinämie – die Werte liegen in der Regel unter 6 mg/dl – kann unter bestimmten Umständen Schwankungen unterliegen. Durch Induktion mikrosomaler Enzyme mittels oraler Gabe von täglich 180 mg *Phenobarbital* (abends) über einen Zeitraum von 2 Wochen wird das Bilirubin auf nahezu normale Konzentrationen reduziert. Eine 24stündige Fastenperiode oder i.v. Gabe von *Nicotinsäure* kann eine Verdoppelung des Serumbilirubins provozieren. Das Gilbert-Syndrom ist eine völlig harmlose Störung, die nicht behandelt werden muß.

(D) Bei dem Crigler-Najjar-Syndrom Typ II handelt es sich um eine seltene Erkrankung mit deutlich verringerter Glukuronyltransferaseaktivität und ausgeprägtem Anstieg des unkonjugierten Bilirubins auf Werte zwischen 6 und 25 mg/dl. Durch *Phenobarbital* kann es zur Induktion der extrem verminderten Glukuronyltransferase und damit zu einer Senkung der Bilirubinspiegel kommen. Im allgemeinen werden die Patienten durch die Erkrankung kaum beeinträchtigt. Nur in Ausnahmefällen entwickelt sich aufgrund der Hyperbilirubinämie eine Erkrankung des Zentralnervensystems.

(E) Das Crigler-Najjar-Syndrom Typ I ist eine sehr seltene Erkrankung bei Kindern, die durch das völlige Fehlen der Glukuronyltransferase gekennzeichnet ist. Stets kommt es durch die ausgeprägte Hyperbilirubinämie zu neurologischen Störungen und zum frühzeitigen Tod des Patienten. Bei Kindern ist die Differenzierung zwischen einem Crigler-Najjar-Syndrom Typ I und Typ II durch das unterschiedliche Ansprechen auf *Phenobarbital*-Therapie und durch eine Analyse der Gallenpigmente möglich. Typ-I-Patienten weisen keinerlei Senkung des Serumbilirubins auf *Phenobarbital*-Gabe hin auf; 90% des Bilirubins in der Galle liegt in unkonjugierter Form vor. Bei Typ-II-Patienten bewirkt die *Phenobarbital*-Gabe eine Senkung des Serumbilirubins, eine Senkung des unkonjugierten Bilirubins in der Galle von 33 auf 13% und eine Zunahme des konjugierten Bilirubins von 57 auf 72% auf.

(F) Ursache des Dubin-Johnson-Syndroms ist eine Störung des Transports von konjugiertem Bilirubin aus den Hepatozyten in die Galle. In den Hepatozyten kommt es zur Ablagerung von schwarzen, melaninartigen Pigmenten. Die *Bromthalein*-Clearance zeigt nach 45 Minuten normale Werte. Nach Ablauf von 95 bis 120 Minuten läßt sich jedoch aufgrund einer Rückstauung von konjugiertem Bromthalein in das Plasma ein zweiter Anstieg nachweisen. Es gelingt nicht, die normale Gallenblase durch eine orale Cholezystographie darzustellen. Das Rotor-Syndrom wird in erster Linie durch eine Störung der hepatischen Speicherkapazität für Bilirubin verursacht. Es kommt zu einer Rückstauung von konjugiertem Bilirubin ins Blut. Die Aufnahme von *Bromthalein* in die Leber ist leicht vermindert, ein zweiter Anstieg läßt sich jedoch nicht nachweisen. Pigmentablagerungen fehlen, und das Cholezystogramm ist unauffällig. Beide Erkrankungen sind gutartig; eine Therapie ist weder verfügbar noch erforderlich.

## Literatur

1. Berk PD, Martin JF, Blaschke TF, et al. Unconjugated hyperbilirubinemia: physiologic evaluation and experimental approaches to therapy. Ann Intern Med 1975; 82: 552.
2. Gerok W. Ikterus. In: Innere Medizin der Gegnwart. Hepatologie. Gerok W (Hrsg). München, Wien, Baltimore: Urban & Schwarzenberg 1987; S 49.
3. Schmid R. Bilirubin metabolism: state of the art. Gastroenterology 1978; 74: 1307.
4. Sinaasappel M, Jansen PL. The differential diagnosis of Crigler-Najjar-disease, type 1 and 2, by bile pigment analysis. Gastroenterology 1991; 100: 783.
5. Stiehl A. Hyperbilirubinämie bei Lebererkrankungen. Fortschr Med 1982; 100: 842.

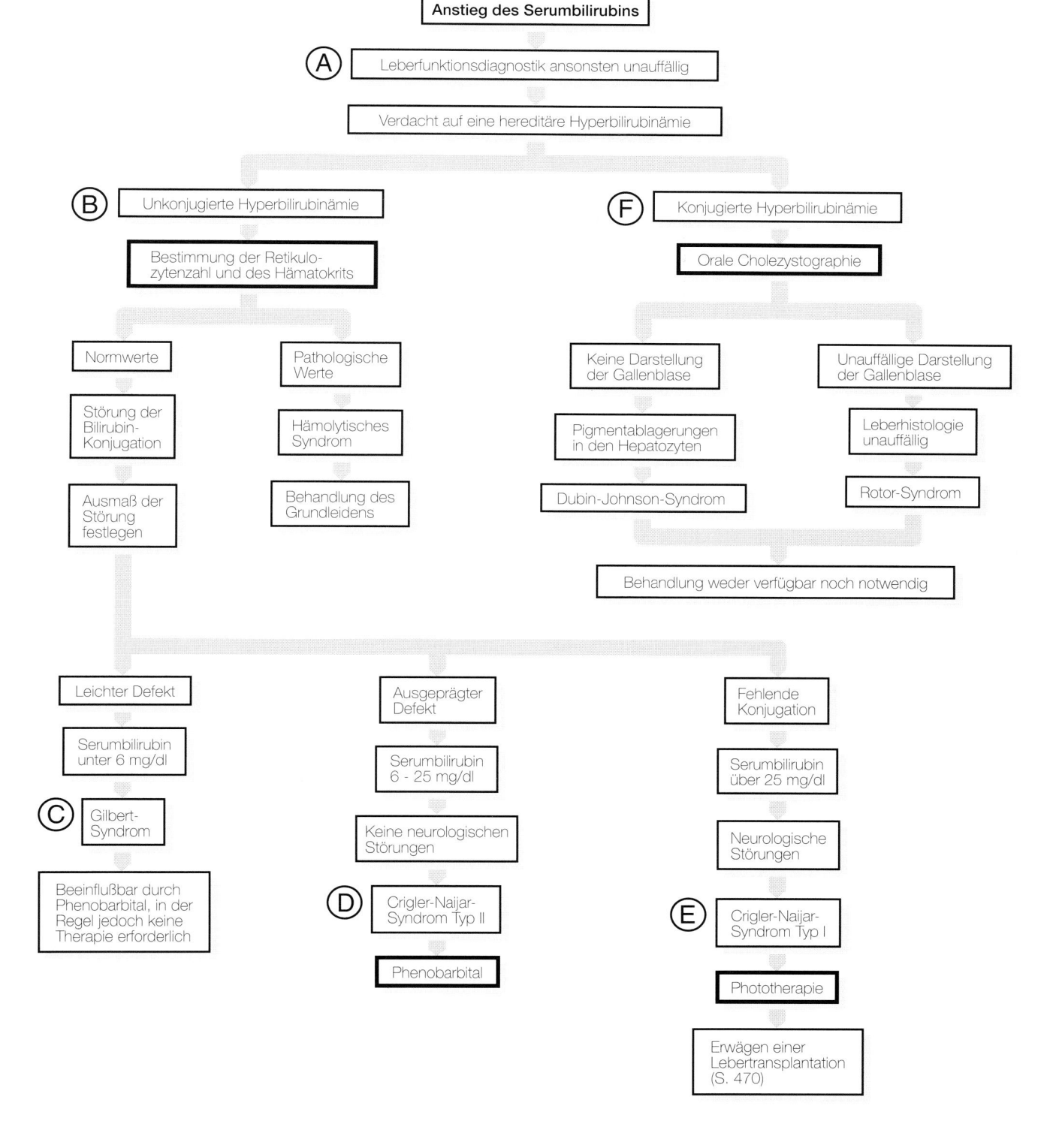

```
                        Anstieg des Serumbilirubins
                                    │
                    (A) Leberfunktionsdiagnostik ansonsten unauffällig
                                    │
                    Verdacht auf eine hereditäre Hyperbilirubinämie
                           │                              │
            (B) Unkonjugierte Hyperbilirubinämie    (F) Konjugierte Hyperbilirubinämie
                           │                              │
            Bestimmung der Retikulo-                Orale Cholezystographie
            zytenzahl und des Hämatokrits
                    │           │                    │                    │
              Normwerte    Pathologische      Keine Darstellung    Unauffällige Darstellung
                           Werte              der Gallenblase      der Gallenblase
                    │           │                    │                    │
            Störung der    Hämolytisches      Pigmentablagerungen   Leberhistologie
            Bilirubin-     Syndrom            in den Hepatozyten    unauffällig
            Konjugation        │                    │                    │
                    │      Behandlung des      Dubin-Johnson-Syndrom  Rotor-Syndrom
            Ausmaß der     Grundleidens
            Störung
            festlegen
                                               Behandlung weder verfügbar noch notwendig
```

| Leichter Defekt | Ausgeprägter Defekt | Fehlende Konjugation |
|---|---|---|
| Serumbilirubin unter 6 mg/dl | Serumbilirubin 6 - 25 mg/dl | Serumbilirubin über 25 mg/dl |
| (C) Gilbert-Syndrom | Keine neurologischen Störungen | Neurologische Störungen |
| Beeinflußbar durch Phenobarbital, in der Regel jedoch keine Therapie erforderlich | (D) Crigler-Naijar-Syndrom Typ II | (E) Crigler-Naijar-Syndrom Typ I |
| | **Phenobarbital** | **Phototherapie** |
| | | Erwägen einer Lebertransplantation (S. 470) |

# Lebervenenthrombose (Budd-Chiari-Syndrom)

(A) Die Lebervenenthrombose (Budd-Chiari-Syndrom) ist eine seltene Erkrankung. Das klinische Bild ist meist von akuten Schmerzen im rechten Oberbauch, einer Hepatomegalie mit derber Konsistenz der Leber (S. 126) und einem Aszites (S. 154) gekennzeichnet. Bei manchen Patienten manifestiert sich der Venenverschluß durch eine sich langsam entwickelnde Aszitesbildung und Vergrößerung der Leber. Das Auftreten eines Ikterus ist ungewöhnlich. Klinisch-chemische Untersuchungsergebnisse weichen nur geringfügig von der Norm ab und sind diagnostisch nicht beweisend. Die Aszitesflüssigkeit ist in der Regel ein Transsudat, der Eiweißgehalt kann bei manchen Patienten jedoch 3 g/dl oder mehr betragen.

(B) Eine Untersuchung mit hoher Spezifität und einer Sensitivität von 88% ist die Doppler-Ultraschalluntersuchung der Lebervenen. Bei Vorliegen eines Budd-Chiari-Syndroms kann dabei ein Stillstand oder rückwärtiger Blutstrom in der Lebervene beobachtet werden. Der Lobus caudatus wird wegen des gesonderten venösen Abflusses über die *Vena cava inferior* häufig von dem Krankheitsprozeß ausgespart. Der klinische Verdacht auf eine Lebervenenthrombose wird durch ein Computertomogramm oder ein Leber-Milz-Szintigramm erhärtet, das eine verminderte, inhomogene Kolloidaufnahme mit charakteristischer Konzentration der Radioaktivität im Bereich der Mittellinie zeigt (Sensitivität = 75%). Dieses Verteilungsmuster ist auf eine vermehrte Isotopenanreicherung im hypertrophierten Lobus caudatus zurückzuführen. Ein solcher Befund ist, sofern vorhanden, zwar diagnostisch aufschlußreich; oft bedarf es jedoch zusätzlich weiterer Untersuchungen. Histologisch läßt sich, sofern die Biopsieentnahme wegen eines massiven Aszites mit Bauchdeckenspannung oder einer Koagulopathie nicht kontraindiziert ist, das charakteristische Bild einer ausgeprägten zentrolobulären sinusoidalen Stauung mit Zellatrophie, Nekrose und geringfügiger Entzündungsreaktion nachweisen. In späteren Erkrankungsstadien kann eine zentrozonale Fibrose erkennbar werden. Durch sachgerechte venographische Untersuchungen und Druckmessung in der *V. cava inferior*, dem rechten Vorhof, den Lebervenen und der Pfortader kann die Lebervenenthrombose diagnostisch gesichert werden. Von ausschlaggebender Bedeutung ist der Ausschluß einer begleitenden Thrombosierung der *V. cava inferior* und der Pfortader, da ein entsprechender Befund die Therapiemaßnahmen modifizieren kann.

(C) Bei 30 bis 50% der Patienten mit Lebervenenthrombose liegt ein Grundleiden vor, das für die Venenthrombose prädisponiert. Das Krankheitsbild wird am häufigsten im Zusammenhang mit einer Polycythaemia (rubra) vera, einer paroxysmalen nächtlichen Hämoglobinurie, während der Schwangerschaft und bei Einnahme oraler Kontrazeptiva beobachtet. Diese Zustände sind mit einer gesteigerten Gerinnungsneigung des Blutes (Hyperkoagulabilität) verbunden. Thrombosierungen, die in Zusammenhang mit einer Membranbildung in der *V. cava inferior* stehen, kommen im Orient häufig, in den USA nur selten vor. Die assoziierte Erkrankung muß diagnostiziert und nach Möglichkeit behandelt werden. Eine direkte Therapie der Primärerkrankung erweitert die Möglichkeiten für die Behandlung der Lebervenenthrombose.

(D) Eine Spontanremission ist ungewöhnlich. Bei den meisten Patienten kommt es zu einer progressiven Verschlechterung der Leberfunktion. Sofern *V. cava inferior* und Pfortader durchgängig sind, sollten die Patienten in Hinsicht auf eine orthotope Lebertransplantation beurteilt werden. Bei Patienten, für die eine Transplantation nicht in Frage kommt, empfiehlt sich das Anlegen eines druckentlastenden Shunt. Hierbei handelt es sich meistens um einen laterolateralen portokavalen oder mesenterikokavalen Shunt. Die Shunt-Verfahren wandeln die Pfortader in eine Abflußbahn um, führen so zu einer Druckentlastung der Stauungsleber und können die Progredienz der hepatozellulären Schädigung zum Stillstand bringen.

(E) Bei gleichzeitigem Verschluß der *Vena cava inferior* verbietet sich oft aus technischen Gründen eine Lebertransplantation. In dieser Situation ist eine Therapie geboten, die auf die Reduktion der Komplikationen abzielt. Eine Linderung der Symptomatik kann bei Patienten mit stabiler Leberfunktion und massivem Aszites, der durch eine diuretische Therapie nicht beeinflußbar ist, durch die palliative Anlage eines peritoneovenösen Shunt erzielt werden. Mesoatriale Shunts ermöglichen zwar eine ausreichende Druckentlastung der Stauungsleber, aber durch die große Länge des Shunt besteht gleichzeitig ein höheres Risiko der Shunt-Thrombose. Falls noch Teile der Lebervenen durchgängig sind, bietet sich die Einlage eines transjugulären intrahepatischen portokavalen Shunt (TIPS) als neue Möglichkeit zur Druckentlastung der Pfortader an.

## Literatur

1. Bolondi L, Gaiani S, Bassi SL, et al. Diagnosis of Budd-Chiari syndrome by pulsed doppler ultrasound. Gastroenterology 1991; 100: 1324.
2. Cameron JL, Herlong HF, Sanfey H, Boitnott J, Kaufman SL, Gott VL, Maddrey WC. The Budd-Chiari syndrome. Treatment by mesenteric-systemic venous shunts. Ann Surg 1983; 198: 335.
3. Campbell DA Jr, Rolles K, Jamieson N, et al. Hepatic transplantation with perioperative and long-term anticoagulation as treatment for Budd-Chiari syndrome. Surg Gynecol Obstet 1988; 166: 511.
4. Eckardt VF, Ewe K. Shunt-Therapie bei portaler Hypertension? Dtsch Med Wochenschr 1981; 106: 387.
5. Henderson JM, Warren WE, Millikan WJ Jr., et al. Surgical options, hematologic evaluation, and pathologic changes in Budd-Chiari syndrome. Am J Surg 1990; 159: 41.
6. Klein AS, Cameron JL. Diagnosis and management of the Budd-Chiari syndrome. Am J Surg 1990; 160: 128.
7. Lopez RR Jr, Benner KG, Hall L, et al. Expandable venous stents for treatment of the Budd-Chiari syndrome. Gastroenterology 1991; 100: 1435.
8. Meyer S, Turina T, Schumacher HG, Weigand K. Dorso-kranielle Leberresektion mit hepato-atrialer Anastomose. Dtsch Med Wochenschr 1988; 113: 1022.
9. Maddrey WC. Hepatic vein thrombosis (Budd-Chiari syndrome). Hepatology 1984; 4: 445.
10. Mitchell MC, Boitnott JK, Kaufman S, Cameron JL, Maddrey WC. Budd-Chiari syndrome: etiology, diagnosis and management. Medicine 1982; 61: 199.
11. Ruckert JC, Wolff H, Redelski K, Rudolf B, Staffa G, Romaniuk P. Erfahrungen mit der chirurgischen Therapie des Budd-Chiari-Syndroms. Zentralbl Chir 1992; 117: 282.
12. Zühlke HV, Häring R, Semsch B. Der peritoneovenöse Shunt zur Behandlung des therapieresistenten Aszites. Chirurg 1984; 55: 253.

```
┌─────────────────────────────────────┐                    ┌─────────────────────────────────────┐
│ Akut auftretende Schmerzen im rechten│                    │ Langsame Entwicklung von            │
│ Oberbauch, Aszites und Hepatomegalie │                    │ Hepatomegalie und Aszites           │
└─────────────────────────────────────┘                    └─────────────────────────────────────┘
```

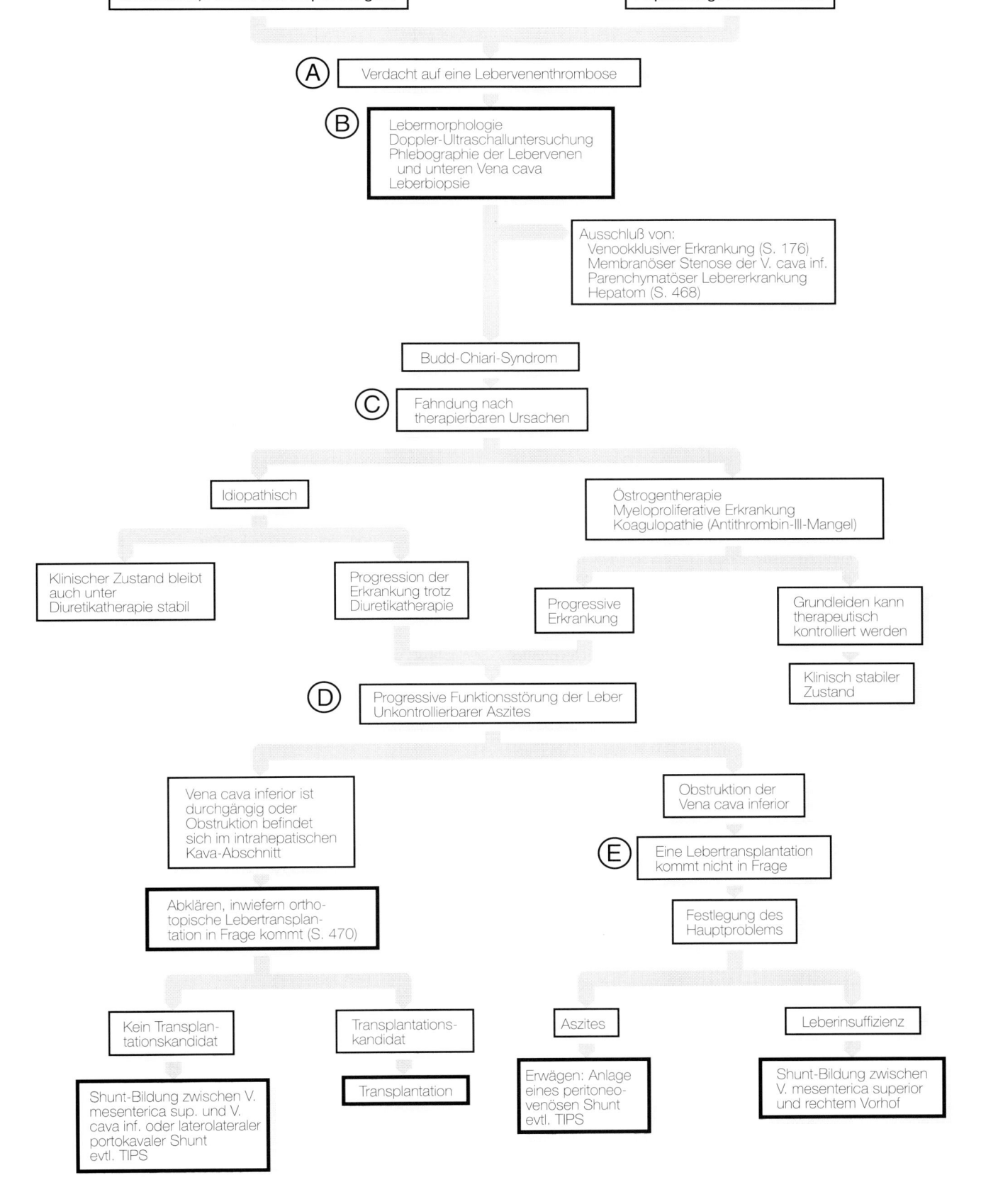

(A) Verdacht auf eine Lebervenenthrombose

(B) Lebermorphologie
Doppler-Ultraschalluntersuchung
Phlebographie der Lebervenen und unteren Vena cava
Leberbiopsie

Ausschluß von:
Venookklusiver Erkrankung (S. 176)
Membranöser Stenose der V. cava inf.
Parenchymatöser Lebererkrankung
Hepatom (S. 468)

Budd-Chiari-Syndrom

(C) Fahndung nach therapierbaren Ursachen

Idiopathisch

Östrogentherapie
Myeloproliferative Erkrankung
Koagulopathie (Antithrombin-III-Mangel)

Klinischer Zustand bleibt auch unter Diuretikatherapie stabil

Progression der Erkrankung trotz Diuretikatherapie

Progressive Erkrankung

Grundleiden kann therapeutisch kontrolliert werden

Klinisch stabiler Zustand

(D) Progressive Funktionsstörung der Leber
Unkontrollierbarer Aszites

Vena cava inferior ist durchgängig oder Obstruktion befindet sich im intrahepatischen Kava-Abschnitt

Obstruktion der Vena cava inferior

(E) Eine Lebertransplantation kommt nicht in Frage

Abklären, inwiefern orthotopische Lebertransplantation in Frage kommt (S. 470)

Festlegung des Hauptproblems

Kein Transplantationskandidat

Transplantationskandidat

Aszites

Leberinsuffizienz

Shunt-Bildung zwischen V. mesenterica sup. und V. cava inf. oder laterolateraler portokavaler Shunt evtl. TIPS

Transplantation

Erwägen: Anlage eines peritoneovenösen Shunt evtl. TIPS

Shunt-Bildung zwischen V. mesenterica superior und rechtem Vorhof

# Portalvenenthrombose

(A) Der Patient mit einer idiopathischen Portalvenenthrombose leidet nicht an einer chronischen Lebererkrankung oder Hypalbuminämie; zum Zeitpunkt der Diagnosestellung liegen die Symptome eines Pfortaderhochdrucks vor: Hypersplenismus, Splenomegalie, Varizen oder eine Varizenblutung. Zum klinischen Bild können auch ein Aszites und Enzephalopathie gehören, wobei diese allerdings zumeist doch Manifestationen einer zugrundeliegenden Zirrhose sind.

(B) Die Portalvenenthrombose wird häufig mittels Doppler-Ultrasonographie und Angiographie, seltener durch Computertomographie oder MRT diagnostiziert. Der angiographische Befund bestimmt sowohl konservative (Lyse des Thrombus) als auch chirurgische Therapie (Anlegen eines portosystemischen Shunt). Der klassische Befund einer Portalvenenthrombose im Doppler-Ultrasonogramm ist eine fehlende oder rückwärtige Strömung in der Vena portae, mit oder ohne Darstellung des Thrombus selbst. Der Goldstandard in der Diagnosestellung bleibt die Angiographie der Lebergefäße. Dabei gibt es drei verschiedene Techniken: **(a)** Injektion von Kontrastmittel in die *A. mesenterica superior* und *Truncus coeliacus* mit darauf folgender Darstellung des Abflusses entlang dem Portalgebiet; **(b)** transhepatische Punktion der *Vena portae* mit einer Kanüle und direkte Darstellung; **(c)** Milzpunktion und Darstellung des Abflusses über die Milzvenen zur Pfortader. Obgleich bisher noch keine vergleichende Studie zur Genauigkeit dieser einzelnen Verfahren erschienen ist, scheint die beste Darstellung bei minimaler Kontrastmittelapplikation über den transhepatischen Zugang zu gelingen. Der transhepatische Weg ist gegenüber der Milzpunktur möglicherweise auch weniger riskant, da bei Vorliegen einer Portalvenenthrombose eine Splenomegalie mit beträchtlicher Drucksteigerung bestehen kann.

(C) Für die Portalvenenthrombose lassen sich altersabhängig unterschiedliche Ursachen eruieren. Bei Kindern (Alter unter 18) liegt am häufigsten anamnestisch eine Sepsis oder Transfusion in die *Vena umbilicalis* und eine idiopathische Erweiterung der Portalvene vor. Bei Erwachsenen hingegen gehören Zirrhose, Traumen, intraabdominelle Sepsis, Pankreaskarzinom, chronische Pankreatitis, myeloproliferative Erkrankungen, Östrogeneinnahme, Schwangerschaft, Hepatom und vorangegangene Operation an den Gallenwegen zu den Hauptursachen. Trotz dieser bekannten Zusammenhänge müssen 30 bis 50% der Fälle bei Erwachsenen als idiopathisch eingestuft werden.

(D) Welches Vorgehen bei einer Varizenblutung auf dem Boden einer Portalvenenthrombose am günstigsten ist, bleibt bislang unklar. In früheren Untersuchungsreihen wurde die Bedeutung von portosystemischen Shunts in der Behandlung betont. Diese Empfehlungen wurden unter der Annahme ausgesprochen, daß Patienten mit einer idiopathischen Portalvenenthrombose keine Beeinträchtigung der Leberfunktion aufweisen und ein Leberversagen oder Aszites entsprechend unwahrscheinlich ist. Darauf folgende Studien konnten jedoch zeigen, daß Blutungsrezidive nach Anlegen eines portosystemischen Shunt durchaus häufig sind und daß die Komplikationen bei einigen Patienten bis hin zum Leberversagen führen. Im Gegensatz dazu konnte neuerdings in Studien zur endoskopischen Therapie an kleinen Patientenkollektiven geringe Blutungsrezidivraten demonstriert werden. Entsprechend sollte gegenwärtig zuerst endoskopisch mittels Varizenligatur oder -sklerosierung therapiert werden; die Anlage eines Shunt sollte solchen Varizenblutungen, die nicht auf endoskopischem Wege unter Kontrolle gebracht werden können, vorbehalten bleiben.

(E) Es ist bemerkenswert, daß diese Erkrankung, die früher eine Kontraindikation für eine Lebertransplantation darstellte, heute durch eben diese therapiert werden kann. Die Lebertransplantation sollte denjenigen vorbehalten bleiben, bei denen eine Shunt-Anlage kontraindiziert ist und eine Enzephalopathie oder anderweitige Manifestationen schwerer Lebererkrankungen im Endstadium vorliegen. Ein portosystemischer Shunt würde bei diesen Patienten zu einer Exazerbation der Enzephalopathie führen und ein Leberversagen auslösen. Vor der Transplantation müssen mittels Angiographie die Gefäßverhältnisse aufgeklärt werden. Eine Ausdehnung der Thrombose jenseits des Zusammenflusses der *Vena lienalis* und *V. mesenterica superior* kann eine Transplantation technisch unmöglich machen. Eine Thrombose, die auf die *Vena portae* selbst oder gar ihre intrahepatisch gelegenen Äste beschränkt ist, läßt sich während der Transplantationsoperation leicht beheben.

## Literatur

1. Storitz M. Portale Hypertension. In: Hepatologie in Klinik und Praxis. Meyer zum Büschenfeld KH (Hrsg). Stuttgart New York: Thieme 1989; S. 299.
2. Valla D, Casadeval N, Huisse MG, et al. Etiology of portal vein thrombosis in adults. Gastroenterology 1988; 94: 1063.
3. Van Gansbeke S, Avni EF, et al. Sonographic features of portal vein thrombosis. Am J Roentgenol 1985; 144: 749.
4. Van Steigmann G. Endoscopic sclerosis of esophageal varices in children. Gastrointest Endosc 1985; 31: 137.
5. Warren K. Noncirrhotic portal vein thrombosis, physiology before and after shunts. Ann Surg 1980; 192: 341.
6. Webb L, Sherlock S. The aetiology, presentation and natural history of extrahepatic portal venous obstruction. Q J Med 1979; 192: 627.

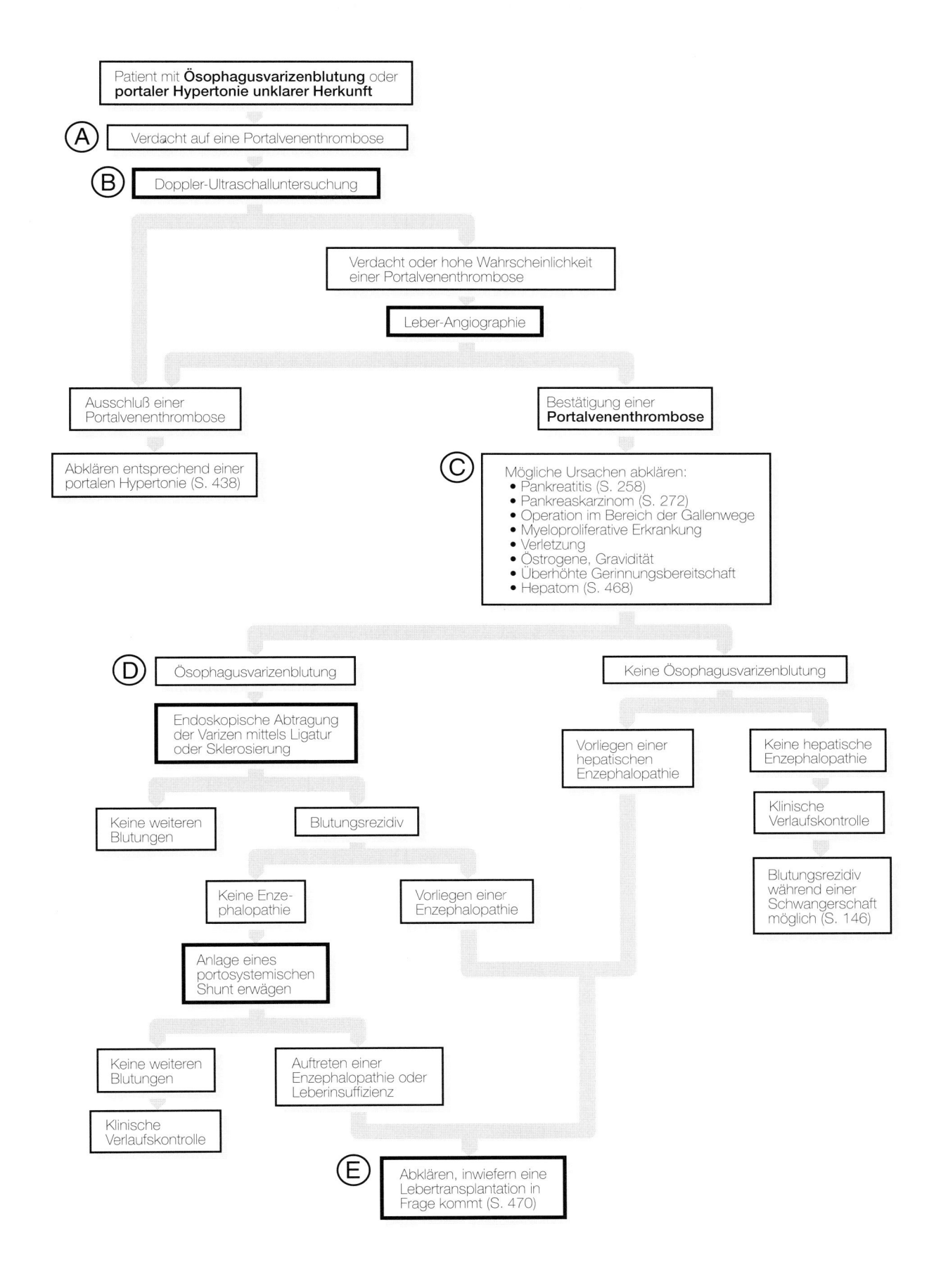

```
Patient mit Ösophagusvarizenblutung oder
portaler Hypertonie unklarer Herkunft
```

- (A) Verdacht auf eine Portalvenenthrombose
- (B) **Doppler-Ultraschalluntersuchung**
  - Verdacht oder hohe Wahrscheinlichkeit einer Portalvenenthrombose
    - **Leber-Angiographie**
      - Ausschluß einer Portalvenenthrombose
        - Abklären entsprechend einer portalen Hypertonie (S. 438)
      - Bestätigung einer **Portalvenenthrombose**
        - (C) Mögliche Ursachen abklären:
          - Pankreatitis (S. 258)
          - Pankreaskarzinom (S. 272)
          - Operation im Bereich der Gallenwege
          - Myeloproliferative Erkrankung
          - Verletzung
          - Östrogene, Gravidität
          - Überhöhte Gerinnungsbereitschaft
          - Hepatom (S. 468)

- (D) Ösophagusvarizenblutung
  - **Endoskopische Abtragung der Varizen mittels Ligatur oder Sklerosierung**
    - Keine weiteren Blutungen
    - Blutungsrezidiv
      - Keine Enzephalopathie
        - Anlage eines portosystemischen Shunt erwägen
          - Keine weiteren Blutungen
            - Klinische Verlaufskontrolle
          - Auftreten einer Enzephalopathie oder Leberinsuffizienz
      - Vorliegen einer Enzephalopathie

- Keine Ösophagusvarizenblutung
  - Vorliegen einer hepatischen Enzephalopathie
  - Keine hepatische Enzephalopathie
    - Klinische Verlaufskontrolle
    - Blutungsrezidiv während einer Schwangerschaft möglich (S. 146)

- (E) **Abklären, inwiefern eine Lebertransplantation in Frage kommt (S. 470)**

# Leberabszeß

Ⓐ Da Leberabszesse unbehandelt nahezu in allen Fällen tödlich verlaufen, ist die frühzeitige und genaue Diagnose von ausschlaggebender Bedeutung. Durch Drainage und geeignete antibiotische Therapie kann meist eine Heilung erzielt werden. Der Verdacht auf einen Leberabszeß besteht bei jedem septischen Patienten mit Schmerzen im rechten Oberbauch und einer druckempfindlichen vergrößerten Leber. Die klinisch-chemische Leberfunktionsdiagnostik kann zwar von der Norm abweichen, häufig sind die Untersuchungsergebnisse jedoch unspezifisch und diagnostisch wenig aufschlußreich. Da sich die meisten Abszesse im rechten Leberlappen entwickeln, beobachtet man oftmals rechtsseitige Pleuraergüsse und einen Hochstand bzw. eine Fixation der rechten Zwerchfellhälfte. Bei Vorliegen einer Sepsis sollte sofort nach Abnahme der Blutkultur mit einer Breitspektrumantibiose (S. 52) begonnen werden.

Ⓑ Durch den frühzeitigen Einsatz moderner bildgebender Untersuchungsverfahren in der Abklärung von Lebererkrankungen ist heute eine Diagnosestellung ohne großen Zeitverlust möglich. Mit Hilfe der Sonographie und in verstärktem Maß auch der Computertomographie gelingt der Nachweis von Leberabszessen ab einem Durchmesser von 2 cm mit hoher Genauigkeit. Die szintigraphische Untersuchung ist weitaus unspezifischer, kann jedoch als Screening-Untersuchung zu Beginn der Diagnostik bei klinisch stabilen Patienten ohne typische Symptomatik eingesetzt werden.

Ⓒ Da sich im Sonogramm Gallensteine oder eine Gallengangserweiterung nachweisen lassen, bietet die Ultraschalldiagnostik einen zusätzlichen Vorteil. Akute abdominelle Beschwerden, Fieber und Schüttelfrost sowie ein deutlicher Anstieg der Serumtransaminasen weisen bei Patienten mit einer Cholelithiasis auf eine akute Cholangitis hin. Blutkulturen fallen häufig positiv aus. Die Patienten sprechen auf Antibiotika und allgemein stützende Therapiemaßnahmen in der Regel rasch an. Eine verzögerte Reaktion auf die Therapie oder das Rezidivieren der Symptomatik lassen auf einen Leberabszeß oder eine eitrige Cholangitis (S. 330) schließen; hier muß eine unverzügliche endoskopische oer chirurgische Exploration und eine Drainage der Gallenwege erfolgen.

Ⓓ Falls die Befunde darauf hindeuten, daß die Entstehungsursache des Leberabszesses ein entzündlicher Prozeß im Bauchraum ist (Appendizitis, Divertikulitis), muß der Patient frühzeitig operiert werden. Eine antibiotische Therapie mit Abdeckung aerober und anaerober Keime (S. 48) ist erforderlich. Die operative Exploration ermöglicht eine Drainage des Abszesses sowie die Abklärung und Behandlung der zugrundeliegenden abdominellen Erkrankung. Insgesamt läßt sich bei weniger als 50% der Patienten mit pyogenem Leberabszeß eine abdominelle Entstehungsursache nachweisen.

Ⓔ Die Diagnose eines Amöbenabszesses stützt sich gewöhnlich auf serologische Untersuchungsmethoden. Das Standarduntersuchungsverfahren ist der indirekte Hämagglutinationstest. Dieser Test weist bei invasiver Amöbiasis eine hohe Zuverlässigkeit auf, die Testergebnisse stehen jedoch häufig erst nach 1 bis 2 Wochen zur Verfügung. Bei hochgradigem Verdacht auf eine Amöbiasis (kürzlich erfolgte Reise in ein Endemiegebiet) sollte vor Erhalt der Untersuchungsergebnisse die Therapie mit *Metronidazol* eingeleitet werden.

Ⓕ Falls sich serologisch eine Amöbeninfektion nachweisen läßt, beginnt man die Behandlung mit *Metronidazol*, 3mal täglich 750 mg per os über einen Zeitraum von 10 Tagen. Im Anschluß daran empfiehlt sich die Gabe von *Diiodohydroxyquin* (*Iodoquinol*, über internationale Apotheke), einem intestinalen Amöbizid, in einer Dosierung von 3mal täglich 650 mg über 20 Tage. Eine Nadelaspiration oder eine operative Drainage ist nur vereinzelt erforderlich, es sei denn, der Abszeß bricht an der Brustwand durch oder droht den Pleuraraum zu infiltrieren.

Ⓖ Nach Ausschluß einer Amöbeninfektion mittels serologischer Diagnostik kann man davon ausgehen, daß es sich höchstwahrscheinlich um einen idiopathischen pyogenen Abszeß handelt. Die zu Diagnosezwecken vorgenommene Nadelaspiration kann die Abklärung erleichtern. Eine Behandlung mit Breitspektrumantibiotika ist unverzüglich einzuleiten. Meist ist zusätzlich eine Abszeßdrainage erforderlich. Früher wurde die offene chirurgische Drainage bevorzugt. In jüngster Zeit gelingt die perkutane Drainage durch einen Katheter, der unter sonographischer Führung plaziert wurde.

## Literatur

1. Bozkurt T, Butsch B, Langer M, Lux G. Perkutane, sonographisch gesteuerte Feinnadelpunktion und Drainage pyogener Abszesse. Dtsch Med Wochenschr 1991; 116: 1943.
2. Giorgio A, Amorosa P, Francica G, et al. Echo-guided percutaneous puncture: a safe and valuable therapeutic tool for amebic liver abscesses. Gastrointest Radiol 1988; 13: 336.
3. Halvorsen RA Jr, Forster WL Jr, Wilkinson RH Jr, et al. Hepatic abscess: sensitivity of imaging tests and clinical findings. Gastrointest Radiol 1988; 13: 135.
4. Katzenstein D, Rickerson V, Braude A. New concepts of amebic liver abscess derived from hepatic imaging, serodiagnosis, and hepatic enzymes in 67 consecutive cases in San Diego. Medicine 1982; 61: 237.
5. Klatchko BA, Schwartz SI. Diagnostic and therapeutic approaches to pyogenic abscesses of the liver. Surg Gynecol Obstet 1989; 168: 332.
6. Patterson M, Healy GR, Shabot JM. Serologic testing for amoebiasis. Gastroenterology 1980; 78: 136.
7. Pitt HA. Surgical management of hepatic abscesses. World J Surg 1990; 14: 498.
8. Rustgi AK, Richter JM. Pyogenic and amebic liver abscess. Med Clin North Am 1989; 73: 847.
9. Schwerk WB, Maroske D, Roth S, Arnold R. Ultraschall-geführte Feinnadelpunktionen in der Diagnostik und Therapie von Leber- und Milzabszessen. Dtsch Med Wochenschr 1986; 111: 847.
10. VanSonnenberg E, Ferucci JT, Mueller PR, Wittenberg J, Simone JF. Percutaneous drainage of abscess and fluid collections: technique, results and applications. Radiology 1982; 142: 1.
11. Vögtlin J, Büche D, Gyr K. Der pyogene Leberabszeß. Schweiz Med Wochenschr 1986; 35: 1166.

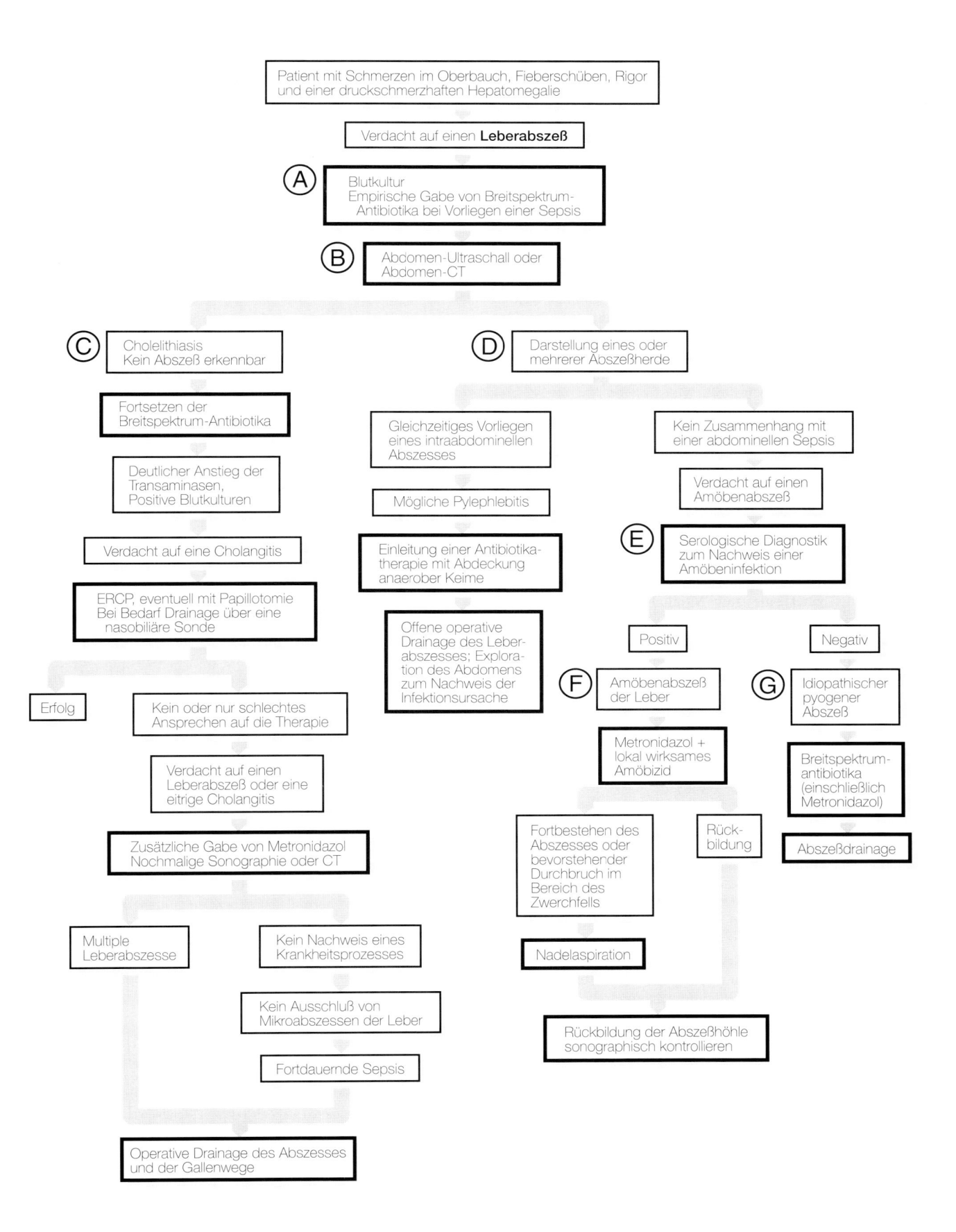

```
Patient mit Schmerzen im Oberbauch, Fieberschüben, Rigor
und einer druckschmerzhaften Hepatomegalie
              │
              ▼
    Verdacht auf einen **Leberabszeß**
              │
              ▼
(A)  Blutkultur
     Empirische Gabe von Breitspektrum-
     Antibiotika bei Vorliegen einer Sepsis
              │
              ▼
(B)  Abdomen-Ultraschall oder
     Abdomen-CT
```

- (C) Cholelithiasis, Kein Abszeß erkennbar
  - Fortsetzen der Breitspektrum-Antibiotika
  - Deutlicher Anstieg der Transaminasen, Positive Blutkulturen
  - Verdacht auf eine Cholangitis
  - ERCP, eventuell mit Papillotomie; Bei Bedarf Drainage über eine nasobiliäre Sonde
    - Erfolg
    - Kein oder nur schlechtes Ansprechen auf die Therapie
      - Verdacht auf einen Leberabszeß oder eine eitrige Cholangitis
      - Zusätzliche Gabe von Metronidazol; Nochmalige Sonographie oder CT
        - Multiple Leberabszesse
        - Kein Nachweis eines Krankheitsprozesses
        - Kein Ausschluß von Mikroabszessen der Leber
        - Fortdauernde Sepsis
      - Operative Drainage des Abszesses und der Gallenwege

- (D) Darstellung eines oder mehrerer Abszeßherde
  - Gleichzeitiges Vorliegen eines intraabdominellen Abszesses
    - Mögliche Pylephlebitis
    - Einleitung einer Antibiotikatherapie mit Abdeckung anaerober Keime
    - Offene operative Drainage des Leberabszesses; Exploration des Abdomens zum Nachweis der Infektionsursache
  - Kein Zusammenhang mit einer abdominellen Sepsis
    - Verdacht auf einen Amöbenabszeß
    - (E) Serologische Diagnostik zum Nachweis einer Amöbeninfektion
      - Positiv → (F) Amöbenabszeß der Leber
        - Metronidazol + lokal wirksames Amöbizid
          - Fortbestehen des Abszesses oder bevorstehender Durchbruch im Bereich des Zwerchfells
            - Nadelaspiration
          - Rückbildung
        - Rückbildung der Abszeßhöhle sonographisch kontrollieren
      - Negativ → (G) Idiopathischer pyogener Abszeß
        - Breitspektrumantibiotika (einschließlich Metronidazol)
        - Abszeßdrainage

# Gutartige Lebertumoren

Mehr als 80% der gutartigen Lebertumoren werden bei Frauen festgestellt. Man kennt eine ganze Reihe seltener benigner Lebertumorarten. Zu den wichtigsten Tumoren zählen jedoch fokale noduläre Hyperplasie, Leberadenom und kavernöses Hämangiom. Die Tumoren können sich durch akute Abdominalschmerzen manifestieren, die im Zusammenhang mit einer Blutung in den Tumor oder in die Peritonealhöhle auftreten. In vielen Fällen rufen die Tumoren jedoch keine Symptome hervor und werden während eines operativen Eingriffs entdeckt, der wegen einer anderweitigen Erkrankung erfolgt. Seltener wird eine Resistenz zufällig bei der körperlichen Untersuchung oder anläßlich bildgebender Untersuchungen, die wegen unbestimmter Symptome vorgenommen wurden, festgestellt. Meist bieten Anamnese, körperliche Untersuchung und klinisch-chemische Parameter keine Auffälligkeiten bzw. erlauben bei geringfügigen Abweichungen von der Norm keine Differenzierung der verschiedenen Krankheitsprozesse. Bei deutlich pathologischen Leberwerten besteht der Verdacht auf ein zugrundeliegendes chronisches Leberleiden oder ein primäres bzw. sekundäres Lebermalignom (S. 468).

(A) Mit Hilfe bildgebender Untersuchungsverfahren kann der Tumor in vielen Fällen nachgewiesen werden, eine Sicherung der Diagnose ist jedoch meist nicht möglich. Die Ultraschalluntersuchung bietet eine gute Möglichkeit, zwischen einem Tumor und einer Zyste zu unterscheiden. Hinter einer stark echogenen Struktur verbirgt sich meist ein Hämangiom. Die Szintigraphie erweist sich bei der Markierung umschriebener Tumore, welche die für die Speicherung des radioaktiv markierten Schwefelkolloids notwendigen Kupffer-Sternzellen enthalten, als sehr zuverlässiges Untersuchungsverfahren. Im Computertomogramm oder im Sonogramm lassen sich die Tumoren in der Regel darstellen (Sensitivität 80-90%); gelegentlich werden jedoch auch große Herde mit gleichem Dichtewert nicht erfaßt.

(B) Sobald ein Tumor durch ein bildgebendes Verfahren festgestellt worden ist, gilt es, zwischen einem Hämangiom und anderen umschriebenen Tumoren zu unterscheiden. Die Diagnose eines Hämangioms kann meistens durch Computertomographie, MRT, Erythrozyten-Szintigraphie oder Angiographie der Lebergefäße gesichert werden. Gelegentlich bleibt der Befund jedoch trotz dieser Untersuchungen unklar, d.h., die Unterscheidung zwischen Adenom, fokaler nodulärer Hyperplasie und Hepatom ist nicht möglich. In diesem Fall kann eine Biopsieentnahme unter computertomographischer Sichtkontrolle oder im Rahmen einer Laparoskopie nötig sein.

(C) Die bevorzugte Methode zur Gewinnung von Biopsien aus einer isolierten Läsion ist die Feinnadelaspiration und Biopsie unter sonographischer oder computertomographischer Sichtkontrolle. Die Überwachung per CT erlaubt es, mit der Aspirationsnadel genau die Läsion zu treffen; sie hält auch bei Vorliegen eines Hämangioms das Risiko recht gering. Die laparoskopische Biopsiegewinnung ist nur in den Fällen vorzuziehen, in denen entweder die Läsion sehr leicht zugänglich liegt oder wo eine größere Menge an Biopsiegewebe zur Diagnosestellung benötigt wird.

(D) Die häufigsten benignen Lebertumoren sind kavernöse Hämangiome. In der überwiegenden Zahl sind sie jedoch klein, verursachen keine Symptome und werden als Zufallsbefund bei operativen Eingriffen im Bauchraum entdeckt, die wegen anderweitiger Erkrankungen durchgeführt werden. Große Hämangiome können aufgrund von Tumorthrombosierungen und -blutungen Beschwerden hervorrufen. Derartige Tumoren sollten, falls möglich, entfernt werden. Ist eine Resektion nicht durchführbar, so kann eine Strahlentherapie die Tumorerkrankung günstig beeinflussen.

(E) Das Leberadenom wird überwiegend bei jungen Frauen diagnostiziert, die unter abdominellen Beschwerden leiden; Ursache der Abdominalschmerzen sind in 60 bis 70% der Fälle Tumorblutungen. In Anbetracht der hohen Inzidenz von Blutungen und der Möglichkeit der späteren Entwicklung eines assoziierten primären hepatozellulären Karzinoms sollte jede Anstrengung unternommen werden, die Tumorherde zu resezieren. Es besteht kaum ein Zweifel daran, daß die Einnahme oraler Kontrazeptiva Inzidenz, Größe und Vaskularisation der Leberadenome ungünstig beeinflußt; entsprechende Medikamente sollten abgesetzt werden.

(F) Bei bioptisch gesicherter, fokaler nodulärer Hyperplasie ist keine Resektion erforderlich, es sei denn, die Tumorbildung ruft Symptome hervor. Weniger als 20% dieser Tumoren manifestieren sich durch Blutungen; ein malignes Entartungspotential besteht nicht. Ein Zusammenhang mit der Einnahme oraler Kontrazeptiva ist nicht so gesichert wie bei Leberadenomen.

(G) Das zuverlässigste diagnostische Verfahren ist die Probelaparotomie. Ein erfahrener Chirurg kann anhand des charakteristischen makroskopischen Aspekts der Tumorbildung auf die korrekte Diagnose schließen; für die endgültige Diagnosestellung ist jedoch die Untersuchung einer großen, keilförmigen Biopsie aus dem soliden Tumor notwendig. Das Leberadenom läßt Zellschichten aus verhältnismäßig normalen Hepatozyten erkennen; die normale Läppchenarchitektur, Kupffer-Sternzellen und Gallengänge fehlen jedoch. Häufig finden sich Zeichen einer älteren oder frischen Blutung. Das typische feingewebliche Bild bei fokaler nodulärer Hyperplasie besteht aus normal aussehenden Leberparenchymarealen, die durch Bindegewebszüge voneinander getrennt sind. Die Fasersepten enthalten zahlreiche Gallengänge und chronische Entzündungszellen.

## Literatur

1. Brecht-Krauß D, König KP, Adam WE. Wertigkeit und Stellenwert der Blutpool-Szintigraphie bei Leberhämangiomen. Nuklearmedizin 1986; 25: 114.
2. Horn J. Lebertumoren und Leberzysten. Therapiewoche 1986; 36: 2977.
3. Klatskin G. Hepatic tumors: possible relationship to use of oral contraceptives. Gastroenterology 1977; 73: 386.
4. Leese T, Farges O, Bismouth J. Liver cell adenomas. A 12 year surgical experience from a specialist hepatobiliary unit. Am Surg 1988; 208: 558.
5. Lie TS. Lebererkrankungen durch hormonelle Kontrazeptiva. Münch Med Wochenschr 1982; 124: 489.
6. Rommeny E, Weissleder R, Stark DD, et al. Primary liver tumors: diagnosis by MR imaging. Am J Roentgenol 1989; 152: 63.
7. Weiler H, Fröhlich E, Hackelsberger A, Frühmorgen P, Teichel J. Kavernöse Leberhämangiome mit arterioportaler Fistel. Z Gastroenterol 1992; 30: 329.

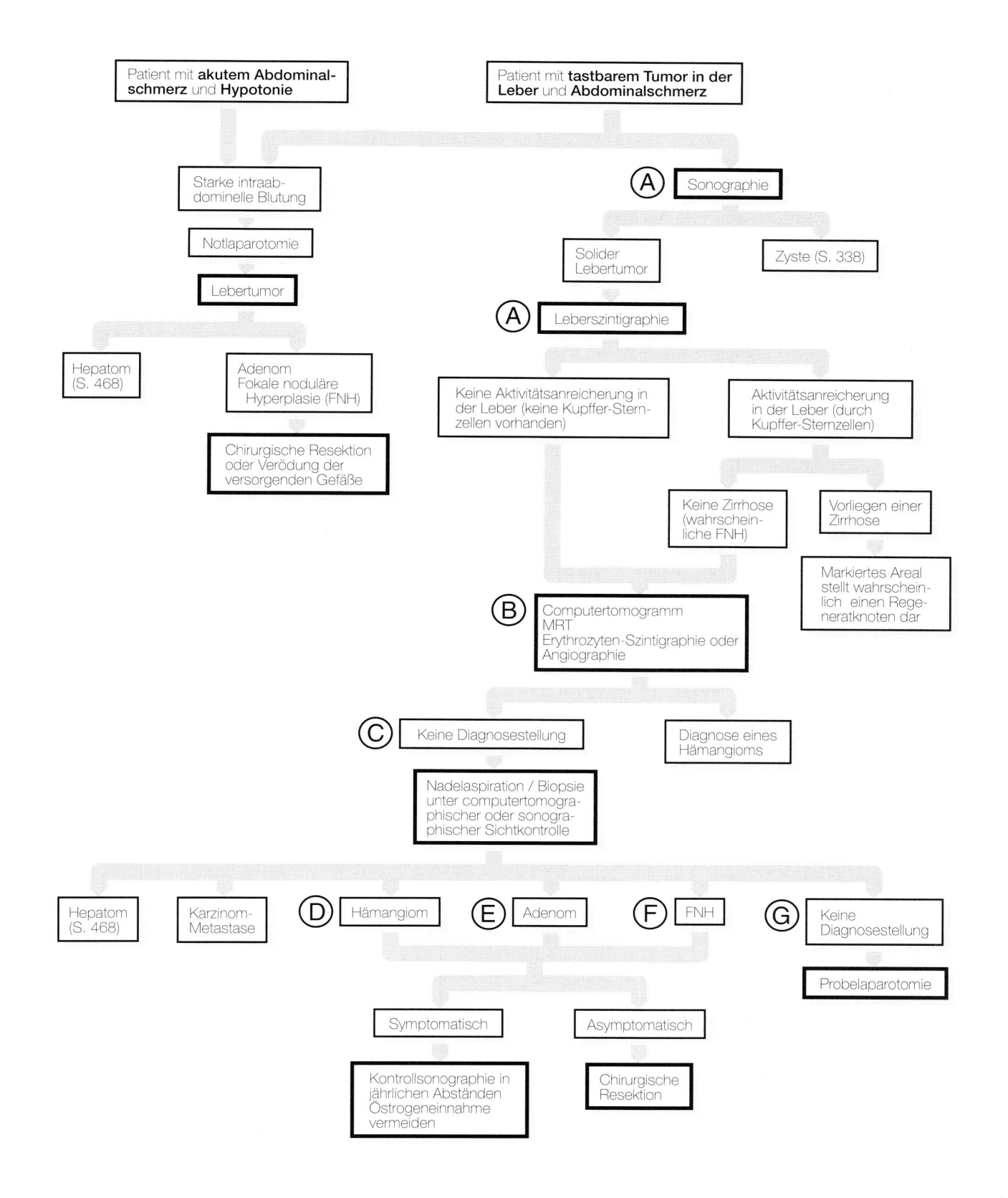

```
┌─────────────────────────┐                          ┌─────────────────────────┐
│ Patient mit akutem      │                          │ Patient mit tastbarem   │
│ Abdominal-              │                          │ Tumor in der Leber und  │
│ schmerz und Hypotonie   │                          │ Abdominalschmerz        │
└─────────────────────────┘                          └─────────────────────────┘
```

- Patient mit **akutem Abdominalschmerz** und **Hypotonie**
  - Starke intraabdominelle Blutung
  - Notlaparotomie
  - **Lebertumor**
    - Hepatom (S. 468)
    - Adenom / Fokale noduläre Hyperplasie (FNH)
      - **Chirurgische Resektion oder Verödung der versorgenden Gefäße**

- Patient mit **tastbarem Tumor in der Leber** und **Abdominalschmerz**
  - (A) **Sonographie**
    - Solider Lebertumor
      - (A) **Leberszintigraphie**
        - Keine Aktivitätsanreicherung in der Leber (keine Kupffer-Sternzellen vorhanden)
        - Aktivitätsanreicherung in der Leber (durch Kupffer-Sternzellen)
          - Keine Zirrhose (wahrscheinliche FNH)
          - Vorliegen einer Zirrhose
            - Markiertes Areal stellt wahrscheinlich einen Regeneratknoten dar
    - Zyste (S. 338)

- (B) **Computertomogramm MRT Erythrozyten-Szintigraphie oder Angiographie**
  - (C) Keine Diagnosestellung
    - **Nadelaspiration / Biopsie unter computertomographischer oder sonographischer Sichtkontrolle**
  - Diagnose eines Hämangioms

- Hepatom (S. 468)
- Karzinom-Metastase
- (D) Hämangiom
- (E) Adenom
- (F) FNH
- (G) Keine Diagnosestellung
  - **Probelaparotomie**

- Symptomatisch
  - **Kontrollsonographie in jährlichen Abständen Östrogeneinnahme vermeiden**
- Asymptomatisch
  - **Chirurgische Resektion**

# Hepatozelluläres Karzinom

(A) Das hepatozelluläre Karzinom ist ein ausgesprochen maligner Tumor mit sehr schlechter Prognose. In den hochentwickelten Ländern der westlichen Hemisphäre ist das Leberkarzinom eine seltene Erkrankung, die vor allem bei älteren Patienten mit chronischem Leberleiden beobachtet wird. Im Fernen Osten und in Südafrika findet man das Leberkarzinom gehäuft bei jüngeren Männern im Zusammenhang mit einer chronischen Hepatitis-B-Virus-Infektion. Bei den Fällen von Hepatitis-B-assoziiertem hepatozellulärem Karzinom läßt sich im umgebenden Lebergewebe histologisch am häufigsten eine chronische Hepatitis, seltener eine Zirrhose feststellen. Bei chronischen Hepatitis-B-Virus-Trägern besteht jedoch auch bei histologisch unauffälligem Lebergewebe eine erhöhte Neigung zur Entwicklung eines hepatozelluären Karzinoms. Dies trifft in ganz besonderem Maß für Kinder zu, welche durch vertikale Übertragung mit dem Virus infiziert worden sind. Durch Chromosomenuntersuchungen, die in letzter Zeit durchgeführt wurden, wird die Hypothese, wonach die Inkorporation der Hepatitis-B-Virus-DNS in die DNS (Desoxyribonukleinsäure) der Zellen des Tumorträgers Ursache dieses Malignoms ist, stark erhärtet. In den Vereinigten Staaten manifestiert sich das hepatozelluläre Karzinom gewöhnlich in Form einer unerklärlichen Verschlechterung einer zuvor beständigen chronischen Lebererkrankung oder durch ein paraneoplastisches Syndrom (Hyperkalzämie, Hypoglykämie, Polyzythämie). Die schleichende Entwicklung von rechtsseitigen Oberbauchbeschwerden, Gewichtsverlust sowie der Nachweis eines arteriellen Gefäßgeräusches über der Leber (S. 150) sind diagnostisch hilfreiche Befunde. Gelegentlich manifestiert sich das Karzinom durch akute Abdominalschmerzen und ein Reibegeräusch, das über der Leber auskultiert werden kann. Dieses Auskultationsphänomen ist auf eine Kapselinfiltration oder Blutung in den Tumor oder in die Peritonealhöhle zurückzuführen. Sobald sich eine tumorassoziierte Symptomatik entwickelt, befindet sich das Karzinom gewöhnlich in einem weit fortgeschrittenen Stadium und spricht auf Therapiemaßnahmen kaum noch an.

(B) Ein aussagefähiger Test zur Früherkennung des hepatozellulären Karzinoms ist die Bestimmung des α-Fetoproteins mittels Radioimmunoassay. Bei 60 bis 80% der Patienten mit der Symptomatik eines Leberzellkarzinoms lassen sich praktisch diagnostisch beweisende α-Fetoprotein-Serumspiegel von mehr als 500 ng/ml nachweisen. Leider sind die α-Fetoprotein-Spiegel bei asymptomatischer Leberkarzinomerkrankung im Frühstadium niedriger; sie bewegen sich in einem Bereich, der sich mit Werten überlappt, die mitunter bei entzündlichen Lebererkrankungen gefunden werden. Eine Diagnosestellung ist somit nicht möglich. Bildgebende Verfahren weisen bei der Diagnose eines hepatozellulären Karzinoms eine hohe Sensitivität auf. Die Sensitivität der Sonographie und der Computertomographie ist höher als 80 bis 90% anzusetzen; gelegentlich werden auch kleine Tumoren entdeckt. Die Ultraschalluntersuchung ist leichter verfügbar und kostengünstiger; eine Strahlenbelastung entfällt. Durch die Arteriographie der Leber können Tumorbildungen ebenfalls mit hoher Genauigkeit nachgewiesen werden, allerdings handelt es sich hierbei um ein invasives Untersuchungsverfahren (S. 28). Falls eine operative Resektion erwogen wird, kann auf die Angiographie jedoch im allgemeinen nicht verzichtet werden. Aufgrund der inhomogenen Isotopenspeicherung bei Vorliegen einer Leberzirrhose erweist sich die Szintigraphie vor allem für den Nachweis kleiner Tumoren als weitaus weniger zuverlässig.

(C) Die perkutane Leberbiopsie ermöglicht bei symptomatischem hepatozellulärem Karzinom in mindestens zwei Dritteln der Fälle eine histologische Diagnose. Kleinere Tumorherde werden am besten bei einer Laparoskopie gezielt biopsiert, wobei zusätzlich die Beurteilung eine zirrhotischen Grunderkrankung möglich ist. In manchen Fällen kann ein Lebertumor mittels sonographisch oder computertomographisch gesteuerter Feinnadelaspiration und Zytodiagnostik abgeklärt werden.

(D) Das beste Therapieverfahren bei kleineren, lokalisierten Tumoren ist die Segmentresektion, bei Gefährdung der funktionellen Leberreserve durch eine zugrundeliegende Zirrhose kann jedoch die notwendige partielle Resektion kontraindiziert sein. Bei Vorliegen einer Zirrhose oder sofern die Tumorausbreitung so diffus ist, daß eine lokale Resektion nicht in Frage kommt, besteht die einzige Heilungschance in der Lebertransplantation. Die Aussicht auf eine 3-Jahres-Überlebenszeit nach einer Lebertransplantation liegt derzeit unter 20%. Bei unresezierbaren hepatozellulären Karzinomen kann eine Polychemotherapie oder eine Embolisation des Tumors über die A. hepatica durchgeführt werden. Der letztgenannte Eingriff geht mit einer beträchtlichen Morbiditätsrate einher; allerdings ist mit diesem Verfahren über 1-Jahres-Überlebensraten von 40 bis 50% berichtet worden.

## Literatur

1. Cottone M, Virdone R, Fusco G, et al. Asymptomatic hepatocellular carcinoma in child's A cirrhosis, a comparison of natural history and surgical treatment. Gastroenterology 1989; 96: 1566.
2. DiBisceglie AM, Rustgi VK, Hoofnagle JH, et al. Hepatocellular carcinoma. Ann Intern Med 1988; 108: 390.
3. Gerin JL. Hepatitis B virus and primary hepatocellular carcinoma. Gastroenterology 1983; 84: 869.
4. Lin D-Y, Liaw Y-F, Lee T-Y, Lai C-M. Hepatic arterial embolization in patients with unresectable hepatocellular carcinoma: a randomized controlled trial. Gastroenterology 1988; 94: 453.
5. Lok ASF, La C-L. Alpha-fetoprotein monitoring in Chinese patients with chronic hepatitis B virus infection: role in early detection of hepatocellular carcinoma. Hepatology 1989; 9: 110.
6. Ohnishi K, Tanabe Y, Ryu M, et al. Prognosis of hepatocellular carcinoma smaller than 5cm in relation to treatment: study of 100 patients. Hepatology 1987; 7: 1285.
7. Okuda K, Obata H, Nakajima Y, Ohtsuki T, Okazaki N, Ohnishi K. Prognosis of primary hepatocellular carcinoma. Hepatology 1984; 4: 3.
8. Roggendorf M. Die Hepadnaviren und ihre Korrelation zum hepatozellulären Carcinom. Internist 1985; 26: 621.
9. Sangalli G, Livraghi T, Giordano F. Fine needle biopsy of hepatocellular carcinoma: improvement in diagnosis by microhistology. Gastroenterology 1989; 96: 524
10. Schubert GE, Bethke-Bedürftig BA, Bujnoch AW, Diem A. Die Leberzirrhose im Autopsiegut von 48 Jahren. II. Todesursachen, Leberkarzinome, Leber- und Milzgewichte. Z Gastroenterol 1982; 20: 221.
11. Shidijo Y, Inoue Y. Embolisierung der Arteria hepatica bei primären hepatozellulären Karzinomen. Fortschr Röntgenstr 1985; 143: 63.
12. Wehle K, Hyduk K, Pfister P. Feinnadelpunktionszytologie bei metastasierendem hepatozellulären Karzinom. Z Gastroenterol 1989; 27: 225.

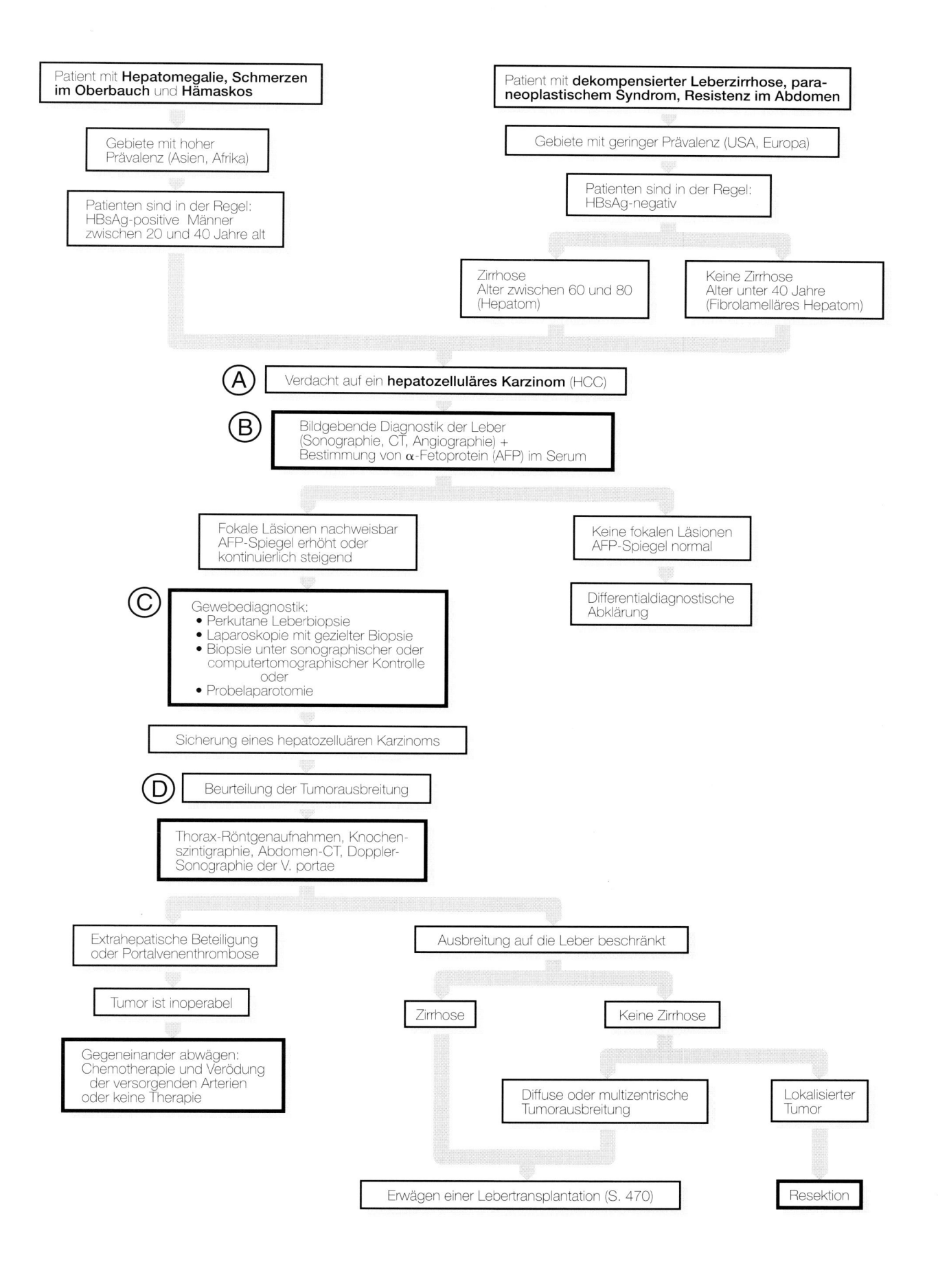

```
┌─────────────────────────────────┐                    ┌─────────────────────────────────────┐
│ Patient mit Hepatomegalie,      │                    │ Patient mit dekompensierter         │
│ Schmerzen im Oberbauch und      │                    │ Leberzirrhose, para-                │
│ Hämaskos                        │                    │ neoplastischem Syndrom,             │
└─────────────────────────────────┘                    │ Resistenz im Abdomen                │
                                                       └─────────────────────────────────────┘
```

- Patient mit **Hepatomegalie, Schmerzen im Oberbauch** und **Hämaskos**
  - Gebiete mit hoher Prävalenz (Asien, Afrika)
    - Patienten sind in der Regel: HBsAg-positive Männer zwischen 20 und 40 Jahre alt

- Patient mit **dekompensierter Leberzirrhose, paraneoplastischem Syndrom, Resistenz im Abdomen**
  - Gebiete mit geringer Prävalenz (USA, Europa)
    - Patienten sind in der Regel: HBsAg-negativ
      - Zirrhose, Alter zwischen 60 und 80 (Hepatom)
      - Keine Zirrhose, Alter unter 40 Jahre (Fibrolamelläres Hepatom)

**A** Verdacht auf ein **hepatozelluläres Karzinom** (HCC)

**B** Bildgebende Diagnostik der Leber (Sonographie, CT, Angiographie) + Bestimmung von α-Fetoprotein (AFP) im Serum

- Fokale Läsionen nachweisbar, AFP-Spiegel erhöht oder kontinuierlich steigend
- Keine fokalen Läsionen, AFP-Spiegel normal
  - Differentialdiagnostische Abklärung

**C** Gewebediagnostik:
- Perkutane Leberbiopsie
- Laparoskopie mit gezielter Biopsie
- Biopsie unter sonographischer oder computertomographischer Kontrolle
oder
- Probelaparotomie

Sicherung eines hepatozellulären Karzinoms

**D** Beurteilung der Tumorausbreitung

Thorax-Röntgenaufnahmen, Knochenszintigraphie, Abdomen-CT, Doppler-Sonographie der V. portae

- Extrahepatische Beteiligung oder Portalvenenthrombose
  - Tumor ist inoperabel
    - Gegeneinander abwägen: Chemotherapie und Verödung der versorgenden Arterien oder keine Therapie

- Ausbreitung auf die Leber beschränkt
  - Zirrhose
    - Diffuse oder multizentrische Tumorausbreitung
      - Erwägen einer Lebertransplantation (S. 470)
  - Keine Zirrhose
    - Lokalisierter Tumor
      - Resektion

# Lebertransplantation – Patientenauswahl

Für ausgewählte Patienten mit schwerer Erkrankung der Leber und der Gallenwege bietet die Lebertransplantation Aussicht auf eine verlängerte Überlebenszeit und eine verbesserte Lebensqualität. Für die Transplantation kommen nur Patienten in Frage, die aufgrund eines fortgeschrittenen Erkrankungsstadiums körperlich schwer beeinträchtigt sind und deren Leiden entweder nicht wirksam behandelt werden kann oder auf eine vorher wirksame konventionelle Therapie nicht mehr anspricht. Eine Transplantation kann auch bei weniger schwer erkrankten Patienten in Betracht gezogen werden, sofern man aus dem Verlauf der Erkrankung schließen kann, daß eine schwerwiegende Komplikation, wie beispielsweise eine irreversible Schädigung des Zentralnervensystems, kurz bevorsteht. Die Lebertransplantation wurde bisher bei einer ganzen Reihe von Lebererkrankungen erfolgreich eingesetzt. Hierzu gehören unter anderem: die primäre biliäre Zirrhose, primäre sklerosierende Cholangitis, die kryptogene, mikronoduläre und makronoduläre Zirrhose, Lebermalignome, $\alpha_1$-Antitrypsin-Mangel, fulminantes Leberversagen, Hämochromatose, Morbus Wilson, kongenitale Erkrankungen der Leber und Gallenwege, das Budd-Chiari-Syndrom und eine Reihe von Erbkrankheiten.

(A) Die Auswahl des optimalen Operationszeitpunkts bereitet häufig Schwierigkeiten. Der Patient muß sich in der präterminalen Phase der Erkrankung befinden bzw. seine Lebensqualität muß untragbar schlecht sein (mit maximaler Überlebenszeit von 6–12 Monaten). Andererseits sollte er nicht so schwer von der Krankheit gezeichnet und anfällig sein, daß hierdurch die Chance für eine erfolgreiche Transplantation und Rehabilitation gefährdet ist. Die Auswahl der geeigneten Patienten wird erschwert durch den Mangel an objektiven Testmethoden, womit der Verlust der funktionellen Leberreserve serienmäßig quantitativ erfaßt werden könnte. Die Entscheidung, eine Lebertransplantation anzubieten, stützt sich daher auf die klinische Beurteilung und sollte vorzugsweise von einem Ärzteteam mit viel Erfahrung auf diesem Gebiet getroffen werden. Eine große Anzahl von Patienten, die für eine Transplantation ausgewählt werden, sterben, ehe eine geeignete Spenderleber zur Verfügung steht. Dieses logistische Problem wird zusätzlich erschwert, weil ein künstliches System zur Unterstützung der Leberfunktion, wie dies die Hämodialyse als temporärer Organersatz bei Nierentransplantationen bietet, bisher nicht entwickelt wurde.

(B) Ein Schritt im Auswahlprozeß ist die Entscheidung darüber, ob ein Patient trotz Alkohol-, Drogen- oder Arzneimittelabusus als Transplantationskandidat in Frage kommt. Im allgemeinen sollte aktiver Mißbrauch ein Ausschlußkriterium sein. «Trockene» Patienten mit anamnestisch bekannter Sucht sollten sorgfältig auf Einhaltung der Abstinenz überwacht werden und an entsprechenden Entzugs- oder Rehabilitationsprogrammen teilnehmen. Für einige wenige Alkoholiker und ehemalige Drogenabhängige ist eine Lebertransplantation dennoch vorstellbar, wenn die soziale Integration sicher ist. Bei diesem sorgfältig ausgewählten Patientenkollektiv sind Rückfälle auch äußerst selten.

(C) Für eine Lebertransplantation bestehen absolute und relative Kontraindikationen. Absolut kontraindiziert ist die Transplantation bei Metastasenbildung in der Leber oder extrahepatischer Metastasierung, schweren extrahepatischen Begleiterkrankungen, Hepatom mit extrahepatischer Metastasierung, Gallengangskarzinomen und bei psychosozialer Labilität, welche Compliance und Kooperation gefährden könnte. Zu den relativen Kontraindikationen zählen Lebensalter über 60 Jahre, vorangegangener operativer Eingriff im rechten Oberbauch, Portalvenenthrombose und aktive Virushepatitis B. In Deutschland wurden zahlreiche Patienten mit chronischer Hepatitis-B- bzw. Hepatitis-C-Virusinfektion und Leberzirrhose erfolgreich transplantiert. Nach der Transplantation muß mit der Reinfektion des Transplantats gerechnet werden. Die bisher wirksamste Gegenmaßnahme ist im Falle der Hepatitis B die Langzeitprophylaxe mit intravenös appliziertem Hepatitis-B-Hyperimmunglobulin.

(D) Die Lebertransplantation ist nach wie vor ein Therapieverfahren, das nur in Ausnahmefällen eingesetzt wird und die Aufklärung und Zustimmung des Patienten bzw. der Familienangehörigen, die sich um ihn kümmern, erfordert. Über alle möglichen Vorteile und Risiken muß ausführlich informiert werden. Vorerst werden wegen des erheblichen Aufwands, der für ein erfolgreiches Transplantationsprogramm notwendig ist, nur große medizinische Zentren in der Lage sein, Lebertransplantationen durchzuführen. Man hofft durch Fortschritte auf dem Gebiet der Koordination zwischen den einzelnen Transplantationsprogrammen ähnliche Erfolge und eine entsprechende Akzeptanz erzielen zu können, wie dies heute bereits bei Nierentransplantationen der Fall ist. Die Langzeit-Überlebensrate schwankt bei der Lebertransplantation zwischen 70 und 90%, je nach der vorangegangenen Lebererkrankung und dem klinischen Zustand des Patienten zum Zeitpunkt der Transplantation. Derart günstige Überlebensraten können nur durch eine sorgfältige Auswahl der Kandidaten gewährleistet werden. Es ist daher erforderlich, daß die Transplantationsfähigkeit eines Patienten in einem interdisziplinären Rahmen beschlossen wird.

## Literatur

1. Barbier P. Heutiger Stand der Lebertransplantation. Schweiz Rundschau Med 1986; 75: 1241.
2. Burdelski M, Schmidt K, Berusou U, Galaske R, Hoyer PF, Brodehl J, Brölsch C, Neuhaus P, Ringe B, Landart W, Wonigeit K, Pichlmayr R. Lebertransplantation im Kindesalter. Wien Klin Wochenschr 1986; 16: 561.
3. Cuervas-Mons C, Millan I, Gavalier JS, et al. Prognostic value of preoperatively obtained clinical and laboratory data in predicting survival following orthotopic liver transplantation. Hepatology 1986; 6: 922.
4. Otto G, Herfarth C. Lebertransplantation. Dtsch Med Wochenschr 1991; 116: 579.
5. Pichlmayr R. Indikation zur Lebertransplantation. Dtsch Med Wochenschr 1987; 112: 20.
6. Rimola A, Gavalier JS, Schade RR, et al. Effects of renal impairment on liver transplantation. Gastroenterology 1987; 93: 148.
7. Shaw BW, Wood RP, Gordon RD, et al. Influence of selected patient variables and operative blood loss on 6-month survival following liver transplantation. Semin Liver Dis 1985; 5: 385.
8. Starzl TE, Demetris AJ, Van Thiel D. Liver transplantation. N Engl J Med 1989; 321: 1014, 1092.
9. Vierling J. Epidemiology and clinical course of liver diseases: identification of candidates for hepatic transplantation. Hepatology 1984; 4: 84S.
10. Williams JW, Vera S, Evans LS. Socioeconomic aspects of hepatic transplantation. Am J Gastroenterol 1987; 82: 1115.

```
                    Patient mit Lebererkrankung im Endstadium

              (A)   Erwägen einer Lebertransplantation
                                   │
              ┌────────────────────┴────────────────────┐
    Drogen- oder Alkoholabusus              Anamnestisch kein Drogen- oder
    in der Anamnese                         Alkoholabusus eruierbar
            │
     ┌──────┴──────┐
 Gegenwärtig    Kein aktueller Abusus
 keine Abstinenz
                     Psychologische und
                     soziologische Bewertung
 Patient muß an      des Patienten
 einem Entzugs-
 programm teil-  (B) Teilnahme an einem Programm für inzwischen
 nehmen und eine     Abstinente; Kontrolle durch stichprobenartige
 bleibende Absti-    Untersuchungen auf Drogen- oder Alkohol-
 nenz vorweisen      einnahme
                                   │
                    Möglichkeiten zur Transplantation abklären

              (C)   Anamnese
                    Körperliche Untersuchung
                    Röntgenaufnahmen des Thorax
                    Lungenfunktionsdiagnostik
                    EKG
                    HIV-Test
                                   │
    ┌──────────────────────────────┴──────────────────────────────┐
 Patient ist ansonsten gesund                       Ausschluß von Patienten mit
                                                    schweren Grundleiden:
    Computertomographie                             • Herzinsuffizienz
                                                    • Schwere koronare
                                                      Herzerkrankung
 Ausschluß von Patienten                            • Schwere chronische obstruk-
 mit einem abdominellen                               tive Lungenerkrankung
 Malignom                                           • AIDS
                    Doppler-Sonographie             • Systemische Erkrankungen,
                    Angiogramm der A. mesenterica sup.  Sepsis, aktive Tbc

 Ausschluß von Patien-  (D) Beurteilung aller vorliegenden medizinischen,
 ten mit vorangegan-        chirurgischen, psychologischen und soziologischen
 genen chirurgischen        Informationen über den Patienten durch ein
 Eingriffen im Bereich      interdisziplinäres Gremium
 der V. portae,
 der Leber oder                    │
 des Abdomens          ┌───────────┴───────────┐
             Patient wird als Transplan-   Patient wird nicht als Trans-
             tationskandidat eingestuft    plantationskandidat eingestuft

             Eintragung in Empfängerlisten, bis eine    Komplikationen der Leber-
             Spenderleber zur Verfügung steht           erkrankung therapieren
```

# Lebertransplantation – postoperative Behandlung

(A) Nach einer erfolgreichen Lebertransplantation sollte der postoperative Verlauf engmaschig durch Kontrolluntersuchungen auf ambulanter Basis verfolgt werden. Die Untersuchungen erfolgen anfänglich 2mal wöchentlich; mit der Stabilisierung und Besserung des klinischen Zustands des Patienten können die Intervalle zwischen einzelnen Terminen dann verlängert werden. Die Komplikationen, die nach der Transplantation auftreten, lassen sich in drei Gruppen einteilen: allgemeine (nichtinfektiöse) Nebenwirkungen der Medikamente, Folgen der Immunsuppression und pathologische Veränderung der Leberwerte. Bei jeder Kontrolluntersuchung werden die Anamnese erhoben und eine körperliche Untersuchung durchgeführt. Außerdem werden folgende Laborparameter bestimmt: Blutbild, Glukose, Harnstoff, Kreatinin, Bilirubin, Leberenzyme, Albumin, Quick-Wert und der *Cyclosporin*-Spiegel. Weitere Untersuchungen erfolgen dann entsprechend des klinischen Status und der Symptomatik des Patienten.

(B) Die drei am häufigsten nach Lebertransplantation angewendeten Immunsuppressiva sind *Cyclosporin*, *Prednison* und *Azathioprin*. Die nephrotoxische Wirkung von *Cyclosporin* zeigt sich in einer verminderten Nierendurchblutung, Tonuserhöhung der renalen Sympathikusanteile, herabgesetzte glomeruläre Filtrationsrate (GFR), Natriumretention, Hyperkaliämie und Hypomagnesiämie. Möglicherweise hängt die *Cyclosporin*-assoziierte Hypertonie mit diesen Auswirkungen auf die Niere zusammen; sie kann aber auch durch die direkte Wirkung von *Cyclosporin* auf die peripheren Arteriolen bedingt sein. Die Einnahme von *Cyclosporin* soll ebenfalls mit verschiedenen neuropsychiatrischen Störungen einhergegangen sein. Krampfanfälle nach Erstgabe von *Cyclosporin* kommen durch zu schnelle i.v.Injektion, Hypomagnesiämie und Hypocholesterinämie zustande. Häufigste neurologische Störung ist ein Tremor, der jedoch zu Anfang der Therapie seine schwerste Ausprägung hat und mit der Zeit allmählich abklingt. Als psychische Auswirkungen sowohl von *Cyclosporin* als auch von *Prednison* können Depressionen und eine Reihe psychiatrischer Syndrome auftreten. Hirsutismus und Hypertrichose sind wohlbekannte Nebenwirkungen von *Cyclosporin*; sie werden mit lokaler Depilation behandelt. Unter Steroidtherapie tritt bekanntlich oft eine Glukoseintoleranz auf, die sich durch *Cyclosporin* verschärfen kann; vereinzelt muß hier mit Insulin therapiert werden. Viele oder sogar alle Patienten, die für eine Lebertransplantation vorgesehen sind, leiden an einer Osteopenie, die sich durch die Tranplantation sogar verschlimmern kann. Einigen Untersuchungen zufolge häufen sich Abnahme der Knochendichte und Frakturen in den ersten 6 Monaten nach einer Lebertransplantation. Die Knochendichte scheint sich im folgenden wieder zu verbessern; es ist jedoch nicht bekannt, ob sie sich wirklich völlig erholt. Die Hauptnebenwirkungen von *Azathioprin* sind Knochenmarkssuppression und Pankreatitis. Die Nebenwirkungen von Immunsuppressiva lassen sich im allgemeinen durch eine Dosisreduktion oder durch Absetzen des Medikaments vermindern. Absetzen kommt jedoch für die meisten Transplantierten nicht in Frage, da ansonsten eine Transplantatabstoßung droht. Von daher ist man oft auf Zusatztherapien zur Reduktion der Nebenwirkungen angewiesen: **(a)** antihypertensive Therapie; **(b)** *Phenytoin* oder *Phenobarbital* gegen Krampfanfälle; **(c)** Kalzium, Fluorid, *Etidronat* und Vitamin-D-Analoga zur Bekämpfung der Osteopenie; **(d)** Insulin oder orale Antidiabetika und diätetische Maßnahmen zur Behandlung des Diabetes mellitus.

(C) Als weitere Nebenwirkungen der Dauertherapie mit Immunsuppressiva können opportunistische Infektionen und Malignome auftreten. *Candida* (im Mundbereich), oraler oder genitaler *Herpes simplex* und Zytomegalie-Virus sind die häufigsten opportunistischen Erreger. Die orale Candidiasis wird am besten topisch mit *Nystatin*-Lösung oder *Clotrimazol* behandelt. Bei oralem oder genitalem Herpes kommt *Aciclovir* (1–4 g/Tag), bei Zytomegalie-Virus *Ganciclovir* (2mal täglich 5 mg/kg) zum Einsatz. Varicella-Zoster-Infektionen können primär oder durch Reaktivierung eines latenten Virus auftreten. Hier hilft bei frühzeitiger Diagnose meist eine Dosisreduktion der Immunsuppressiva, kombiniert mit hochdosiertem *Aciclovir* (4 g/Tag). Es ist jedoch auch schon bei transplantierten Patienten aufgrund einer disseminierten *Herpes-zoster*-Infektion zu Todesfällen gekommen. Zwei weitere opportunistische Infektionen, die in diesem Zusammenhang auftreten können, sind die *Pneumocystis-carinii*-Pneumonie und invasive Mykosen. Diese Erkrankungen treten meist innerhalb der ersten sechs Monaten nach einer Transplantation, manchmal aber auch als Spätfolgen auf.

## Literatur

1. Gorensek MJ, Carey WD, Vogt D, Goormastic M. A multi-variate analysis of risk factors for cytomegalovirus infection in liver-transplant recipients. Gastroenterology 1990; 98: 1326.
2. Kahan BD. Cyclosporine. N Engl J Med 1989; 321: 1725.
3. Kraemer-Hansen H, Henne-Bruns D, Schröder S, Löning T, Dittmer R, Kremer B. Erfahrungen mit dem monoklonalen Antikörper OKT3 nach Lebertransplantation. Z Gastroenterologie 1991; 29: 422.
4. Kusne S, Dummer J, Sing H.l Infections after liver transplantation: an analysis of 101 consecutive cases. Medicine 1988; 67: 132.
5. Starzl TE, Demetris AJ, Van Thiel D. Liver transplantation. N Engl J Med 1989; 321: 1014, 1092.

```
                    ┌─────────────────────────────┐    ┌─────────────────────────────┐
                    │ Guter klinischer Zustand    │───▶│ Ambulante Kontrolluntersuchung│
                    │ des Patienten               │    │ in 1- bis 3monatigen Abständen│
                    └─────────────────────────────┘    └─────────────────────────────┘
```

- **Cyclosporin**: Hirsutismus, Hypertonie, Niereninsuffizienz, Neurotoxizität, Gingivalhyperplasie
- **Steroide**: Diabetes mellitus, Neuropsychiatrisches Syndrom, Osteopenie, Hypertrichose
- **Azathioprin**: Knochenmarksuppression, Pankreatitis

**(B) Auftreten einer Nebenwirkung der Arzneimittel (ausgenommen Infektionen)** → Dosisreduktion, Überwachung zur Erfassung einer Abstoßungsreaktion, Behandlung der Nebenwirkungen

**(C) Auftreten von Komplikationen der Immunsuppression**:
- Dysphagie / Odynophagie → Endoskopie → Candidose, Herpes-simplex-Ösophagitis, Zytomegalie-Virus
- Hautläsionen → Varicella → Aciclovir
- Pneumonie → Bronchoskopie → Pneumocystis carinii → Co-trimoxazol / Häufige Erregerart → Geeignete Antibiotika
- Erhöhtes Risiko für das Auftreten eines sekundären Malignoms → Sorgfältige Beobachtung zur Erfassung von:
  • Hautkrebs
  • Non-Hodgkin-Lymphom
  • Zervix-Karzinom

**Eine klinische Verlaufskontrolle ist nach erfolgreicher Lebertransplantation erforderlich**

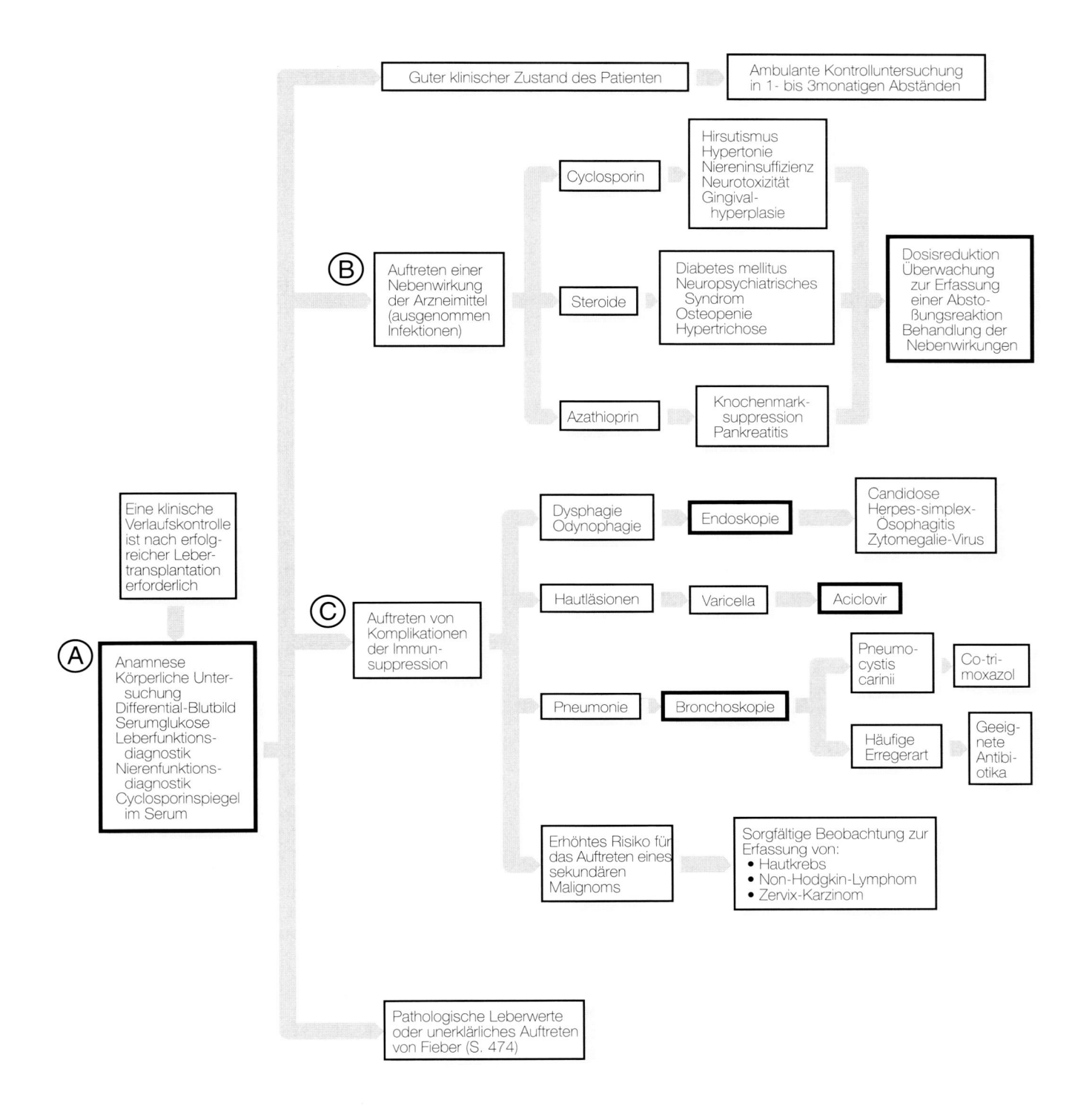

**(A) Anamnese, Körperliche Untersuchung, Differential-Blutbild, Serumglukose, Leberfunktionsdiagnostik, Nierenfunktionsdiagnostik, Cyclosporinspiegel im Serum**

**Pathologische Leberwerte oder unerklärliches Auftreten von Fieber (S. 474)**

# Lebertransplantation – pathologisch veränderte Leberwerte nach der Transplantation

(A) Eine pathologische Veränderung der klinisch-chemischen Leberparameter kann auf eine ganze Reihe von Komplikationen hindeuten: Transplantatabstoßung, Zytomegalie-Virus (CMV)-Infektion, Gefäßschäden, Gallenwegserkrankungen oder arzneimitteltoxische Reaktionen. Die Leberbiopsie ist für die richtige Diagnosestellung, Bestimmung der weiteren Diagnostik und Planung der Therapie von zentraler Bedeutung. Die Biopsie allein erlaubt eine Diagnosestellung bei Transplantatabstoßung oder CMV-Infektion. Aus dem Biopsiebefund läßt sich schließen, ob als nächster diagnostischer Schritt eine Untersuchung der Gefäße (Doppler-Ultrasonogramm, Angiographie) oder der Gallengänge (Perkutane transhepatische Cholangiographie [PTC], ERCP) erfolgen sollte. Deuten die Befunde auf eine Erkrankung der Gallenwege hin, so findet sich am häufigsten eine Cholangitis auf dem Boden einer Striktur der Gallengangsanastomose (tritt bei 5–20% aller Lebertransplantationen auf). Anderweitige Komplikationen (Konkremente, ischämische Striktur, Tumoren) kommen zwar ebenfalls vor, sind aber weniger wahrscheinlich.

(B) Die Portalvenenthrombose ist die häufigste Gefäßerkrankung, die als Komplikation nach einer Lebertransplantation auftritt (bei 3% der Transplantate). Die vorläufige Diagnose erfolgt per Doppler-Ultrasonographie (wenn kein Blutfluß in der *Vena portae* feststellbar ist oder sich ein Thrombus darstellt) und wird ggf. durch eine Angiographie der Mesenterial- und Portalgefäße gesichert. Die Portalvenenthrombose kann klinisch stumm verlaufen; eine unerklärliche Sepsis, pathologische Leberwerte oder Verschlechterung der Leberfunktion sind oft die einzigen Symptome bei Diagnosestellung. Therapeutisch gibt es mehrere Möglichkeiten: Urokinaseinfusion über einen Katheter, der entweder entlang der *Arteria mesenterica superior* oder transhepatisch geführt wird; die Plazierung eines Stents in der *Vena portae*, chirurgische Korrektur der Portalvenen-Anastomose oder erneute Transplantation. Die Thrombose der *Arteria hepatica propria* kündigt sich meist durch einen plötzlichen Verfall der Leberfunktion, begleitet von markanten Anstiegen der Serumtransaminasen, an. Oft ist ein chirurgischer Eingriff mit Plazierung einer Prothese unumgänglich, eventuell muß sogar eine erneute Transplantation erfolgen. Das Budd-Chiari-Syndrom und die Venenverschlußerkrankung stellen seltene Komplikationen einer Lebertransplantation dar.

(C) Zur Feststellung einer Zytomegalie-Virus (CMV)-Infektion muß das Virus histologisch oder durch Kultur in einer Leberbiopsie idenzifiziert werden. Eine CMV-Infektion kann trotz kulturell und histologisch negativer Resultate angenommen werden, wenn der Patient an unerklärlichem Fieber leidet, veränderte Leberwerte und ein positives Kulturresultat zum Nachweis von CMV vorliegen. Zur Therapie der CMV-Infektion erfolgt eine Dosisreduktion der Immunsuppressiva und die Gabe von *Ganciclovir* (2mal täglich 5 mg/kg). Diese Maßnahmen führen in 70 bis 85% der Fälle zum Erfolg. Bei schwereren CMV-Infektionen wird üblicherweise hochdosiert γ-Globulin verabreicht (0,5 g/kg) bzw. spezifisches Immunglobulin (Antikörper gegen Zytomegalie-Virus), wobei der zusätzliche therapeutische Nutzen über die Immunsuppressiva-Reduktion und *Ganciclovir*-Gabe hinaus noch nicht erwiesen ist.

(D) Die Abstoßungsreaktion wird bei den Routine-Laboruntersuchungen am Anstieg der Cholestaseparameter erkannt. Der histologische Befund aus der Leberbiopsie bleibt Grundpfeiler in der Diagnose. Die Abstoßungsreaktion kann in den ersten Monaten bis Jahren nach der Transplantation auftreten und ist durch ein aktives Entzündungsgeschehen (Lymphozyten, Eosinophile, wenige Neutrophile) im Gebiet der Portalfelder gekennzeichnet. Als spezifischster histologischer Befund findet sich eine nichteitrige, destruktive Cholangitis mit Beteiligung der intra- und interlobulären Gallengänge. Außerdem liegt meist eine Entzündung der *Venæ centrales*, der Portalvenolen und der terminalen Leberarteriolen vor. In den Hepatozyten selber lassen sich manchmal Councilman-Körperchen darstellen. Diese akute, aktive zellvermittelte Abstoßungsreaktion spricht therapeutisch auf schubweise Steroidgabe oder Gabe von Antithymozyten-Globulinen (z.B. OKT-3) an. Ein anderes pathologisches Bild bietet das »Vanishing bile duct«-Syndrom. Es vollzieht sich meist im Rahmen einer chronischen Abstoßungsreaktion, tritt aber gelegentlich auch innerhalb des ersten Jahres nach der Transplantation auf. Im histologischen Bild fällt eine Verringerung der Gallengangszahl bei minimaler zellulärer Infiltration auf. In den Portalfeldern finden sich Vernarbungen, degenerierende Gallengänge und Kern- und Zelltrümmer. Diese Art der Abstoßung spricht weniger gut auf Steroid- oder OKT-3-Therapie an als die erstgenannte. Das Auftreten eines »Vanishing bile duct«-Syndroms kündigt oft einen ungünstigen Verlauf an; es kommt gehäuft zu progredienter cholestatischer Lebererkrankung und sekundärer biliärer Zirrhose, welche eine erneute Lebertransplantation erforderlich macht.

## Literatur

1. Bronsther O, Occurrence of cytomegalovirus hepatitis in liver transplant patients. J Med Virol 1988; 24: 423.
2. Kemmitz J, Ringe B, Cohnert T, et al. Bile duct injury as a part of diagnostic criteria for liver allograft rejection. Hum Pathol 1989; 20: 132.
3. Klintmalm GM, Nery J, Husberg B. Rejection in liver transplantation. Hepatology 1989; 10: 978.
4. Paya C, Holley K, Wiesner R, et al. Early diagnosis of cytomegalovirus hepatitis in liver transplant recipients: role of immunostaining, DNA hybridization and culture of hepatic tissue. Hepatology 1988; 12: 119.
5. Snover D. The pathology of acute rejection. Transplant Proc 1986; 18: 123.
6. Theilmann L, Goeser T. Rezidivierende und erworbene Hepatitis C-Virusinfektion bei Patienten nach Lebertransplantation. Z Gastroenterol 1993; 31: 161.

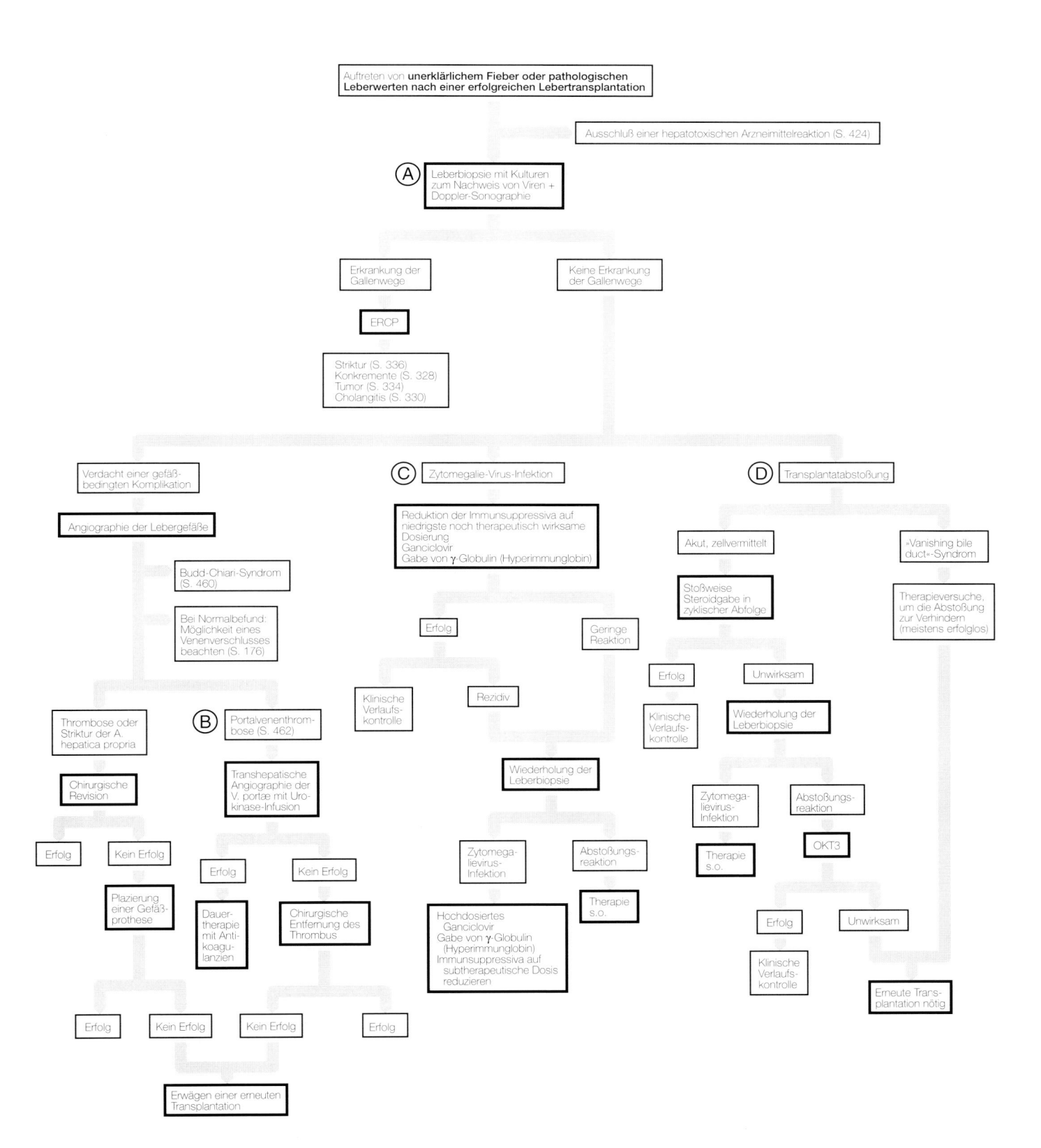

```
Auftreten von unerklärlichem Fieber oder pathologischen
Leberwerten nach einer erfolgreichen Lebertransplantation
                            │
         Ausschluß einer hepatotoxischen Arzneimittelreaktion (S. 424)
                            │
    (A) Leberbiopsie mit Kulturen zum Nachweis von Viren +
        Doppler-Sonographie
                            │
         ┌──────────────────┴──────────────────┐
    Erkrankung der                      Keine Erkrankung
    Gallenwege                          der Gallenwege
         │
        ERCP
         │
    Striktur (S. 336)
    Konkremente (S. 328)
    Tumor (S. 334)
    Cholangitis (S. 330)
```

┌─────────────────────┬─────────────────────────┬─────────────────────────┐
Verdacht einer gefäß-     (C) Zytomegalie-Virus-Infektion    (D) Transplantatabstoßung
bedingten Komplikation

Angiographie der Lebergefäße

Reduktion der Immunsuppressiva auf
niedrigste noch therapeutisch wirksame
Dosierung
Ganciclovir
Gabe von γ-Globulin (Hyperimmunglobin)

Budd-Chiari-Syndrom (S. 460)

Bei Normalbefund: Möglichkeit eines Venenverschlusses beachten (S. 176)

Akut, zellvermittelt

»Vanishing bile duct«-Syndrom

Stoßweise Steroidgabe in zyklischer Abfolge

Therapieversuche, um die Abstoßung zu verhindern (meistens erfolglos)

Erfolg — Geringe Reaktion

Klinische Verlaufskontrolle — Rezidiv

Erfolg — Unwirksam

Klinische Verlaufskontrolle

Wiederholung der Leberbiopsie

Thrombose oder Striktur der A. hepatica propria

(B) Portalvenenthrombose (S. 462)

Chirurgische Revision

Transhepatische Angiographie der V. portæ mit Urokinase-Infusion

Wiederholung der Leberbiopsie

Zytomegalievirus-Infektion — Abstoßungsreaktion

Zytomegalievirus-Infektion

Abstoßungsreaktion

Erfolg — Kein Erfolg

Erfolg — Kein Erfolg

Therapie s.o.

Therapie s.o.

OKT3

Plazierung einer Gefäßprothese

Dauertherapie mit Antikoagulanzien

Chirurgische Entfernung des Thrombus

Hochdosiertes Ganciclovir
Gabe von γ-Globulin (Hyperimmunglobin)
Immunsuppressiva auf subtherapeutische Dosis reduzieren

Erfolg — Unwirksam

Erfolg — Kein Erfolg — Kein Erfolg — Erfolg

Klinische Verlaufskontrolle

Erneute Transplantation nötig

Erwägen einer erneuten Transplantation

# Sachverzeichnis

**Kursiv geschriebene Zahlen weisen auf Abbildungen hin.**

## A

Abdomen, akutes (s.a. Akutes Abdomen)
 nichtoperative Behandlung 84
 operative Behandlung 82
Abdomen, druckschmerzhaftes
 Magenlymphom 226
 toxisches Megakolon 360
Abdomen, Geräusche über 150
 hepatozelluläres Karzinom 468
Abdominalkrämpfe siehe
 Krämpfe im Abdomen
Abdominalzyste 152
Abdominelle Beschwerden siehe
 Schmerzen im Abdomen
Abdominoperineale Resektion
 bei Analkarzinom 390
Abszeß
 der Bauchwand bei M. Crohn 311
 Leberabszeß 464
 Pankreasabszeß 262, 262
 Sonographie 41
Abszeß, abdomineller
 Drainage 314
 postoperativer Staphylococcus-aureus-Abszeß, Antibiotikatherapie 52
 Vergleich mit entzündlicher Phlegmone 314
Abszeß, intrabdomineller 48
Acetaminophen, toxische Wirkung 424
N-Acetylcystein, hepatotoxische Arzneimittelreaktion 424
Acetylsalicylsäure
 Blutungen bei Ösophagogastroduodenoskopie 24
 Magenulkus 232
 Ösophagusstriktur 194
Achalasie 202
 Dysphagie 205
 krikopharyngeale 188
Achlorhydrie des Magens
 bakterielle Überwucherung 286
 Giardiasis 284
Acrodermatitis enteropathica, Zusammenhang mit Zinkmangel 18
Aciclovir
 bei Herpesinfektion 472
 bei Herpes-Ösophagitis 64
 bei Herpesvirus-Hepatitis während der Schwangerschaft 418
Addison-Krise, akutes Abdomen 82
Adenokarzinom
 Barrett-Ösophagus 196
 des Dünndarms 290
 der Gallenwege 334
 bei Morbus Crohn 290
 des Ösophagus 210
Adenom
 Angiographie bei 28
 Definition 380
 geringgradige Hämatochezie 120
 der Leber 466
 des Kolons 382
  kolorektales Karzinom 384
Adhäsionen, Darmobstruktion 302
Adipositas 4
 Fettleber 432
Aeromonas hydrophila, akute Diarrhö 98
Aerophagie 94
AIDS (Acquired Immunodeficiency Syndrome)
 Diarrhö
  in Homosexuellen 100
  Isospora-belli-Infektion 102
 Giardiasis 284
 granulomatöse Hepatitis bei 428
 Mikrosporidiose bei 102
 Soor-Ösophagitis, Therapie mit Ketoconazol 66
Akromegalie, erhöhte alkalische Phosphatase bei 160
Akutes Abdomen 82
 Appendizitis 82
 konservative Behandlung 84
 operative Behandlung 82
 Pneumatosis cystoides intestinalis 82
 Ursachen 84
Albendazol, bei Hydatidenbefall 338
Albumin 164
 Operationsrisiko bei Leberkranken 414
Albuminsubstitution, Aszites 126
Alkalische Phosphatase, erhöhte 160
 Diabetes mellitus 168
 Gallenwegsstriktur 336
 Knochenerkrankungen 160
 Lebererkrankungn 160
 primär-biliäre Zirrhose 432
 Ursachen 160
Alkalische Phosphatase, Referenzbereich 160
Alkalose, hypokaliämische
 chronisches Erbrechen 72
 Schwangerschaftserbrechen 74
Alkoholabusus siehe Alkoholismus
Alkoholbedingte Lebererkrankung
 siehe Lebererkrankung, alkoholbedingte
Alkoholismus
 chronische Pankreatitis 266
 Diarrhö bei 106
 erhöhte γ-GT 158
 erhöhte Serumtransaminasen 162
 Fettleber 432
 Kupfermangel 18
 Lebererkrankung
  siehe Lebererkrankung, alkoholbedingte
Alligatorzange 34
Alpha s.a. beim jeweiligen Hauptbegriff
Alpha-Schwerketten-Krankheit 294
Alter, hohes
 chronische Obstipation 344
 Gallenblasenkarzinom 334
 massive Hämatochezie 122
 Oberflächengastritis 220
 Ösophagusstriktur 194
 Presbyösophagus 204
 Schmerzen im Abdomen 84
Amenorrhö bei Bulimie 8
Amikacin bei gastrointestinalen Infektionen 52
Aminosäuretherapie
 hepatische Enzephalopathie 440
 totale parenterale Ernährung 16
Aminoglykosidantibiotika
 akute Cholezystitis 324
 Morbus Crohn mit Obstruktion 312
 spontane bakterielle Peritonitis 446
$^{14}$C-Aminopyrin-Atemtest, Bestimmung des Operationsrisikos bei Leberkranken 414
5-Aminosalizylsäure (5-ASA)
 Colitis ulcerosa 358
 Morbus Crohn 308, 368
 Proctitis ulcerosa 354
Amiodaron
 Fettleber 432
 toxische Reaktion 425
Amitriptylin, Schmerzen im Abdomen 90
Amöbiasis 372
 Diarrhö 50
Amöbizide, luminale, bei Leberabszeß 464
Amoxicillin
 Endokarditisprophylaxe 45
 Helicobacter-pylori-Infektion 218
Amoxicillin-Clavulansäuretherapie
 bei sklerosierender Cholangitis 332
Amphotericin B bei Candida-Infektion 50
Ampicillin
 bakterielle Überwucherung 286, 288
 Cholangitis 330
 Cholezystitis 324
 Endokarditisprophylaxe 38, 44
 Helicobacter-pylori-Infektion 218
 Infektionen im Gastrointestialtrakt 53
 intraabdomieller Abszeß 48
 Morbus Caroli 340
 Operationen am Gastrointestinaltrakt 47
 Pankreasabszeß 262
 spontane bakterielle Peritonitis 446
Ampullenkarzinom 272
Amylase, Hyperamylasämie 138
Amyloidose
 bakterielle Überwucherung 287
Amyloidose
 Dysphagie 205
 intestinale Pseudoobstruktion 305
Anämie
 Eisenmangel 148
 Sport 58
 nach Gastrektomie 250
 hypertrophische Gastritis 214

Anämie, hämolytische
  chronische asymptomatische Cholelithiasis 320
  chronische Hepatitis 420
  Sport 58
Anämie, perniziöse
  bakterielle Überwucherung 286
  Magenkarzinom 224
Analfissur 398
  geringfügige, Hämatochezie 120
Anastomose, ileoanale, anatomische Verhältnisse bei einer J-Pouch-Schlinge *362*
Angiitis, Churg-Strauss, Vaskulitis 172
Angina pectoris
  Angiographie 28
  Thoraxschmerz 68
Angio-CT 155
Angiodysplasie 408
  massive Hämatochezie 122
  rezidivierende gastrointestinale Blutungen 124
Angiographie
  Angiodysplasie 408
  aortoenterische Fistelbildungen 411
  Hämatochezie
    massive 122
    geringgradige 120
  Indikationen 28
  Inselzelltumoren 274
  intestinale Ischämie
    akute 402
    chronische 404
  kardiale Komplikationen 28
  Komplikationen 28
  der Mesenterialgefäße, rezidivierende gastrointestinalen Blutungen 124
  zum Nachweis abdomineller Raumforderungen 152
  neurologische Komplikationen 28
  Panarteriitis nodosa *28*
  Pankreaskarzinom 272
  Portalvenenthrombose 462, 474
  Vaskulitis 173
Angioplastie, perkutane transluminale
  bei akuter intestinaler Ischämie 403
  bei chronischer intestinaler Ischämie 404
Angiosarkom, hepatisches, Ursachen 424
Anorexia nervosa 6
  Amöbiasis 372
  Appendizitis 392
  Gewichtsverlust 114
  Kotstauung 348
  Laxanzienabusus 350
  Magenlymphom 226
  Spurenelementemangel 18
  Verzerrung des Selbstbildes 6
  Virushepatitis 416
Anoskopie bei Analkarzinom 390
Antazida
  Aluminiumhydroxid, bei alkalischer

  Gastritis nach Magenoperationen 248
  Streßgastritis 216
Anthropometrie zur Beurteilung des Ernährungszustandes 2
Antibiotika
  abdominaler Abszeß 52
  akute Cholangitis 330
  akute Cholezystitis 324
  akute Pankreatitis 258
  Appendizitis 393
  bakterielle Überwucherung 286, 288
  Darmobstruktion 302
  Diarrhö 108
    nach Fernreisen 104
  gastrointestinale Infektionen 52
  Helicobacter-pylori-Infektion 218
  intraabdomineller Abszeß 48
  Leberabszeß 464
  Morbus Caroli 340
  Morbus Crohn 312
    mit Obstruktion 312
    mit Phlegmonenbildung 314
  Morbus Whipple 142
  myotone Dystrophie 180
  Ösophagogastroduodenoskopie 24
  Pankreasabszeß 262
Antibiotika, prophylaktische Gabe
  Endokarditisprophylaxe 38, 44
  ERCP 30, 44
  Herzklappenersatz 44
  Ösophagusdilatation 44
  PTC 44
  Untersuchungen am Gastrointestinaltrakt 44
  Varizensklerosierung 44
Antibiotika, sklerosierende Cholangitis 332
Antibiotika, spontane
  bakterielle Peritonitis 446
Antibiotika, toxisches Megakolon 360
Antibiotika, Verätzungen 206
Anticholinergika
  Dumping-Syndrom 246
  hypertrophische Gastritis 214
  intestinale Pseudoobstruktion 304
  Reizdarmsyndrom 347
  Sodbrennen 70
Antidepressiva, trizyklische
  abdominelle Schmerzen, chronisch-idiopathische 90
  Anorexia nervosa 6
  Bulimie 8
  chronische Pankreatitis 266
  Erbrechen 72
  intestinale Pseudo-Obstruktion 304
Antiemetika
  Chemotherapie-bedingte Übelkeit und Erbrechen 76
  Strahlentherapie-bedingte Übelkeit und Erbrechen 76
Antihistaminika

  eosinophile Gastroenteritis 298
  sklerosierende Cholangitis 332
Antikoagulanzien und Blutungen bei Ösophagogastroduodenoskopie 24
Antikörper, monoklonale, therapeutischer Einsatz bei Graft-versus-Host-Disease 176
Antikonvulsiva und erhöhte γ-GT 158
Antimitochondriale Antikörper (AMA), Bestimmung bei primär biliärer Zirrhose 436
Antrektomie
  Ulcus duodeni 242
  Verätzungen 205
Antirheumatika, nichtsteroidale (NSAR)
  Blutungen bei Ösophagogastroduodenoskopie 24
  chronische Einnahme 234
  entzündliche Darmerkrankungen 110
  Magenulkus 232
  Ösophagusstriktur 194
  Ulkuskrankheit 234
Antithrombin-III-Substitution, bei Verbrauchskoagulopathie 442
Antithymozyten-Globulin
  bei Graft-versus-Host-Diseas 176
$\alpha_1$-Antitrypsin-Mangel 454
  gastrointestinale Blutungen 174
Anus, Plattenepithelkarzinom 390
Aorta abdominalis, postoperative Fistelbildung zum Darm 410
Aphasie, Angiographie 28
Aphthen im oberen Gastrointestinaltrakt, Odynophagie 64
Appendektomie
  akutes Abdomen 82
  Antibiotikaprophylaxe 47
Appendizitis, akute 392
Appendixperforation, operative Maßnahmen 47
Arrhythmien
  Angiographie 28
  Anorexia nervosa 7
  Bulimie 8
  Ösophagogastroduodenoskopie 24
Arteria mesenterica superior und inferior, Angiographie 402
Arterienverschluß, Ballondilatation 28
Arteriographie der Lebergefäße bei hepatozellulärem Karzinom 468
Arthralgie
  chronische Hepatitis 422
  Colitis ulcerosa 364
  Magnesiummangel 18
  Virushepatitis 416
Arthritis
  chronische Hepatitis 420
  Colitis ulcerosa 364
Arthritis
  ulzerierende, bei Chemotherapie 179
  Virushepatitis 416

Aszites 126
  chronisches Nierenversagen 183
  chylöser 296
  Lebervenenthrombose 460
  bei Leberkranken 438
  Operationsrisiko bei Leberkranken 414
  pankreatogener 264
  peritoneale Neoplasmen 406
  Portalvenenthrombose 462
  spontane bakterielle Peritonitis 446
Aszitespunktion
  Aszites 438
    Risiken *126*, 126
  Neoplasmen des Peritoneums 406
Aspiration
  bei enteraler Ernährungstherapie 12
  multiple Sklerose 181
  Nadel- s. Nadelaspiration
Aspirin s. Acetylsalicylsäure
Asthma, spät einsetzendes, und chronische Lungenerkrankung 198
Atemtest
  $^{14}$C-Aminopyrin, Bestimmung des Operationsrisikos bei Leberkranken 414
  Gallensäuren, Sklerodermie 171
  $^{14}$C-Glukocholat bei bakterieller Überwucherung *286*, 286
  $^{14}$C-Harnstoff bei Helicobacter-pylori-Infektion 218
  bei Laktoseintoleranz *282*, 282
  $^{14}$C-Triolein, bei Steatorrhö *142*, 142
  $^{14}$C-Xylose bei bakterieller Überwucherung *286*
Atemwegserkrankungen, chronischer gastroösophagealer Reflux 198
Atherosklerose und aortoenterische Fistelbildungen 410
Atropin
  intestinale Pseudoobstruktion 304
  Ösophagogastroduodenoskopie 24
Aufstoßen, Ursachen 94
Auftreibung des Abdomens
  bakterielle Überwucherung 286
  Chemotherapie 178
  Dumping-Syndrom 246
  Gastroparese 222
  Giardiasis 284
  Kotstauung 348
  Kurzdarmsyndrom 208
  Laktoseintoleranz 282
  Megakolon 360
  Meteorismus 94
  Morbus Crohn 308, 313
  postprandiale Pseudoobstruktion des Kolons 305
  Pseudoobstruktion des Kolons 394
  Schmerzen im Abdomen 88
  Steatorrhö 142
  toxisches Megakolon 360
  Zöliakie 280
Auge, Läsionen am, Colitis ulcerosa 364

Autonome Dysregulation
  s. Dysregulation, autonome
Azathioprin
  akute Pankreatitis 258
  chronische Hepatitis 422
  eosinophile Gastroenteritis 298
  in der Schwangerschaft 144
  Lebertransplantation 472
  Morbus Crohn 308, 368
  Nebenwirkungen 472
  Pankreatitis 179
  primär-biliäre Zirrhose 436
Azidose, Hyperamylasämie 138
Azotämie, prärenale 444

# B
B-Zellen
  gestörte Funktionen bei gastrointestinalen Infektionen 50
Bacillus cereus, Gastroenteritis 96
Bacitracin-Therapie bei Antibiotikaassoziierter Diarrhö 108
Bacteroides fragilis, intraabdomineller Abszeß 48
Bakteriämie, ,als Folge von Untersuchungen am Gastrointestinaltrakt 44
Bakterielle Überwucherung *286*, 286
Ballaststoffreiche Nahrungsmittel 116
Ballondilatation
  perkutane transhepatische, bei Gallenwegsstriktur 335
  stenosierter Arterien 28
  stenosierter portokavaler Shunt-Wege 28
Barbiturate, Porphyrie 456
Bariumbreischluck, Dysphagie 189
Bariumkontrastmitteleinlauf
  Amöbiasis 373
  Blutungen im Gastrointestinaltrakt 36
  Darmobstruktion 302
  Darstellung des Kolon 36
  Divertikulose 378
  Gewichtsabnahme 114
  Kollagen-Kolitis 371
  Kontraindikationen 36
  mäßige Hämatochezie 120
  Morbus Crohn 368
    mit Darmobstrution 313
    mit Fistelbildungen 311
  Sklerodermie 171
Barrett-Ösophagus 196
  Dysphagie 205
  Karzinome 196, 210
  Mukosa- Saugbiopsie 26
Basal metabolic rate (BMR)
  siehe Grundumsatz
Beatmung, assistierte, akute Pankreatitis 258
Beckenbeschwerden, Rektalulzera 396
Benzocain zur Gewichtsabnahme 4
Benzodiazepin-Antagonisten bei hepatischer Enzephalopathie 441

Bernstein-Säureinfusionstest
  gastroösophagealer Reflux 198
  Ösophagospasmus 200
  Thoraxschmerz 68, 200
Beta s. unter dem Hauptbegriff
Bethanechol
  Barrett-Ösophagus 196
  gastroösophagealer Reflux 192
  Gastroparese 223, 230
  intestinale Pseudoobstruktion 304
Bewußtseinslage, veränderte
  akute Cholangitis 330
  hepatische Enzephalopathie 440
Bewußtlosigkeit, Dumping-Syndrom 246
Bezoar, Magen- 230
Bilirubin 458
  Erhöhung, bei kongenitaler Hyperbilirubinämie 458
  Operationsrisiko bei Leberkranken 414
Biofeedback bei Stuhlinkontinenz 118
Biopsie s. a. beim jeweiligen Organ, z.B. Leberbiopsie
  Mukosa-Saugbiopsie 26
Blindheit, Angiographie 28
Blind loop-Syndrom *286*, 286
Blue rubber-bleb naevus-Syndrom
  gastrointestinale Blutungen 174
Blut
  Diarrhö 110
Blut im Stuhl 148
  Abklärung 148
  akutes Abdomen 82
  Morbus Crohn 308
  Proctitis ulcerosa 352
Blutgerinnung bei Lebererkrankungen 442
Blutungen, alkoholische Gastritis 80
Blutungen im Gastrointestinaltrakt
  akute, Überwachung 78
  $\alpha_1$-Antitrypsin 174
  Angiodysplasie 408
  Angiographie 28
  aortointestinale Fistelbildungen 410
  Bariumkontrastmitteleinlauf 36
  Blue-rubber-bleb-naevus-Syndrom 174
  chronisches Nierenversagen 183
  Diagnose 22
  Dünndarmtumoren 290
  Ehlers-Danlos-Syndrom 174
  Embolisation 28
  familiäre Polyposis 174
  Gardner-Syndrom 174
  hepatische Enzephalopathie 440
  hypertrophische Gastritis 214
  Koloskopie 36
  Lymphom 294
  Morbus Fabry 174
  Morbus Osler-Weber-Rendu 174
  Morbus Recklinghausen 174
  Morbus Wilson 174
  nichtsteroidale Antirheumatika 234
  Pseudoxanthoma elasticum 174

Blutungen im Gastrointestinaltrakt
  rezidivierende 124
  Therapie 78
  Ursachen, hereditäre 174
  aus Varizen 448
  Vaskulitis 172
  zystische Fibrose 174
Blutungen aus Hämorrhoiden 398
Blutungen, Koagulopathien
    bei Lebererkrankungen 442
Blutungen, Kolonkarzinom 388
Blutungen, Mukosasaugbiopsie 26
Blutungen,Ösophagogastroduodenoskopie 24
Blutungen nach Polypektomie 38
Blutungen, rektale
  Analkarzinom 390
  rektale Ulzera 396
Blutungen nach Rektumbiopsie 34
Blutungen, Streßgastritis 216
Blutungen, Varizen- 448
  Portalvenenthrombose 462
  therapeutisches Vorgehen 448
  zytische Fibrose 270
Bougierung
  Achalasie 202
  Barrett-Ösophagus 197
  Dysphagie 189
  Ösophagospasmus 200
  Ösophagusstriktur 194
  Ring- und Membranbildung im Ösophagus 187
Bronchitis, chronische, und chronische Lungenerkrankung 198
Bronchospasmus, Dünndarmkarzinoid 292
Brucellose, granulomatöse Hepatitis 429
Brustwand, Erkrankungen, und Schmerzen im Abdomen 88
Budd-Chiari-Syndrom 460
Bürstenabstrich-Zytologie
  Magenkarzinom 224
  Magenlymphom 226
Bulimie 8
  Altersabhängigkeit 8
  Charakteristika 8
  Definition 8
  Diuretikaabusus 8
  Dysmenorrhö 8
  Erbrechen 72
  Eßverhalten 8
  Gastroparese 222
  Gewichtsverlust 8, 114
  Inzidenz 8
  Komplikationen 8
  Laxanzienabusus 8, 350
  Therapie 8
Burkitt-Lymphom 294

# C

CA 19-9 bei Pankreaskarzinom 272
Campylobacter jejuni 50

Campylobacter ssp. jejuni
  akute Diarrhö 98
Campylobacter-Infektion, Erythromycintherapie 104
Candida spec., Ösophagitis 64
Candidiasis, granulomatöse Hepatitis 429
Candidiasis des Ösophagus
  Ketoconazol-Therapie bei AIDS-Patienten 66
Candidiasis, Odynophagie 64
Candidiasis, Therapie 472
Capillariasis, exsudative Enteropathie 296
β-Carotin, Porphyrie 456
Cefotaxim, Gabe bei Operationen am Gastrointestinaltrakt 47
Cephalosporin
  Operationen am Gastrointestinaltrakt 46
  bei spontaner bakterieller Peritonitis 446
Chemotherapie
  Analkarzinom 390
  Aszites 178
  Auftreibung des Abdomens 179
  Burkitt-Lymphom 294
  Darmlymphom, primäres diffuses 294
  Diarrhö 178
  Dysphagie 179
  Erbrechen 76, 179
  hepatozelluäres Karzinom 468
  Karzinoid 292
  Komplikationen, gastrointestinale 178
  Leberwerte, pathologische 178
  Magenkarzinom 224
  Magenlymphom 226
  Mukositis 178
  Non-Hodgkin-Lymphom 294
  Obstipation 179
  Odynophagie 179
  Pankreaskarzinom 272
  Pankreatitis 178
  Rektumkarzinom 386
  Schmerzen im Abdomen 179
  Tuberkulose 126
  Übelkeit 76,179
Chendesoxycholsäure
  Choledochusstein 328
  symptomatische Cholelithiasis 322
Child-Turcotte-Kriterien
  Beurteilung des Operationsrisikos bei Leberkranken 414
  Varizenblutung 448
Chinidin
  Ösophagusstriktur 194
  Singultus 92
Chlamydia trachomatis, akute Diarrhö 100
Chlorambucil, primär biliäre Zirrhose 436
Chloramphenicol, sklerosierende Cholangitis 332
Chloroquin 284
Chlorpromazin
  Singultus 92
  toxische Wirkungen 424

Cholangiographie
  Gallenwegskarzinom 334
  Gallenwegsstriktur 336
  Gallenblasenkarzinom 334
  perkutane transhepatische (PTC)
    Antibiotikaprophylaxe 44
    akute Cholangitis 331
    Erfolgsquote 30
    Ikterus 130
    Komplikationen 30
    Kontraindikationen 30
    sklerosierende Cholangitis 332
    Vergleich mit ERCP 30
    Zystenbildung in den extrahepatischen Gallenwegen 340
    Postcholezystektomie-Syndrom 326
Cholangiokarzinom, Therapie 334
Cholangiopankreatikographie, endoskopische retrograde (ERCP)
  Antibiotikaprophylaxe 44
  Aszites, pankreatogener 264
  chronische Pankreatitis 266
  akute Cholangitis 331
  Cholelithiasis 319
  Colitis ulcerosa 364
  Erfolgsrate 30
  Gallenwegsstriktur 337
  Gewichtsverlust 114
  Ikterus 130
  Komplikationen 30
  Pancreas divisum 256
  Pankreasabszeß 262
  Pankreaskarzinom 272
  pankreokutane Fisteln 276
  Postcholezystektomie-Syndrom 326
  primär biliäre Zirrhose 436
  Schmerzen im Abdomen bei HIV-positiven Patienten 86
  Sklerodermie 171
  sklerosierende Cholangitis 333
  Vergleich mit PTC 30
  Zystenbildung in den extrahepatischen Gallenwegen 340
Cholangitis
  akute 310
  chronische nichteitrige destruierende 436
  Kryptosporidien-, mit Schmerzen im Abdomen bei HIV-Positiven 87
  Leberabszeß 464
  Morbus Caroli 340
  operative Therapie, Antibiotikaprophylaxe 47
  sklerosierende 332
    erhöhte alkalische Phosphatase 160
    Schmerzen im Abdomen bei HIV-positiven Patienten 87
Choledochojejunostomie
  bei Gallengangsstriktur 336
  biliodigestive Anastomose 337
Choledocholithiasis 328
  akute Cholangitis 330

Choledochuskarzinom, Entlastung der Gallenwege *334*
Choledochussteine, 328
  akute Cholangitis 330
Cholelithiasis (s.a. Gallensteine)
  asymptomatische 320
  Diabetes mellitus 168
  Sonographie im Vergleich zur oralen Cholezystographie *318*, 318
  symptomatische 322
  totale parenterale Ernährung 132
Cholestase
  biliäre, erhöhte alkalische Phosphatase 160
  Ikterus 130
  intrahepatische 134
  Neugeborene, $\alpha_1$-Antitrypsinmangel 454
  Pruritus 128
  totale parenterale Ernährung 132
Cholezystektomie
  akute Cholangitis 330
  Antibiotikaprophylaxe 47
  prophylaktische, bei asymptomatischer Cholelithiasis 320
  symptomatische Cholelithiasis 322
Cholezystitis
  akute 324
  Ikterus 132
  konkrementlose, Ursachen 132
  Schmerzen im Abdomen 88
Cholezystographie
  Cholezystokinin, bei Cholelithiasis 318
  orale, bei Cholelithiasis 318
Choriongonadotropin
  zur Gewichtsreduktion 4
Chrommangel 18
Churg-Strauss-Angiitis, Vaskulitis 172
Cimetidin
  hypertrophische Gastritis 214
  Refluxösophagitis 192
  Streßgastritis 216
  Ulcus duodeni 239
  Ulkusrezidiv nach Magenoperation 252
  Zollinger-Ellison-Syndrom 240
Ciprofloxacin
  akute Diarrhö 98
  Diarrhöprophylaxe bei Fernreisen 104
  sklerosierende Cholangitis 332
Cisaprid
  Gastroparese 168, 222, 230
  intestinale Pseudoobstruktion 304
  Reflux, gastroösophagealer 192
  Schmerzen im Abdomen, chronische idiopathische 90
Cis-Platin
  Magenkarzinom 224
  Übelkeit und Erbrechen, chemotherapiebedingt 76
Clindamycin
  Infektionen des Gastrointestinaltrakts 52

sklerosierende Cholangitis 332
Clonidin, intestinale Pseudoobstruktion 304
Clostridium-difficile-Toxin
  Antibiotika-assoziierte Diarrhö 108
  gastrointestinale Komplikationen von Chemotherapie 178
Clostridium perfringens, Gastroenteritis 96
Clotrimazol
  Candida-Ösophagitis 64
  Candidiasis 472
CMV-Infektion s. Zytomegalie-Virus
CNDC (chronische nichteitrige destruierende Cholangitis) 436
Codein
  Diarrhö 168
  sekretorische Diarrhö 300
Coeruloplasmin, bei Morbus Wilson 452
Colchicin bei primär biliärer Zirrhose 436
Colestyramin
  Antibiotika-assoziierte Diarrhö 108
  chronische Diarrhö 112
  Cholestase, intrahepatische, in der Schwangerschaft 134
  Diarrhö nach Ileumresektion 306
  Diarrhö nach Magenoperation 244
  Pruritus, cholestasebedingter 128
  sklerosierende Cholangitis 332
  Strahlenenteritis 376
Colitis s.a. Kolitis
Colitis ulcerosa 364
  Diagnose 356
  klinisches Erscheinungsbild 358
  Kolonkarzinom
    Kontrolluntersuchungen zur Früherkennung 366
    Risikofaktoren 366
  kolorektales Karzinom 384
  operative Maßnahmen *362*, 362
  Schwangerschaft 145
  Symptome 356
  Therapie 358
  Thrombose 364
  toxisches Megakolon *360*, 360
Computertomographie
  chronische Pankreatitis 266
  Divertikulose 378
  Erfassung von Raumforderungen im Abdomen 152
  Gallenwegserkrankungen 30
  Gewichtsverlust 114
  Hepatomegalie 154
  Ikterus 130
  Inselzelltumor 274
  intraabdomineller Abszeß 48
  Karzinoidtumor *292*, 292
  Leberabszeß 464
  Lebererkrankungen 156
  Lebertumor 466
  Lebervenenthrombose 460
  Leberzyste 338

Magenlymphom 226
Magentumor, submuköser 228
Morbus Crohn
  mit Fistelbildungen 311
  mit Obstruktion 313
Pankreasabszeß *262*, 262
Pankreaskarzinom 272
Pankreaspseudozyste 260
Pankreastumor *152*
pankreokutane Fistel 276
Phlegmone *314*, 314
Portalvenenthrombose 462
Zysten in den extrahepatischen Gallenwegen 340
Cortison s. Kortison
CREST-Syndrom, biliäre Zirrhose 170
Crigler-Najjar-Syndrom, Typ I + II 458
Crohn-Erkrankung s. Morbus Crohn
Cromoglycinsäure, chronische erosive Gastritis 220
CT s. Computertomographie
Cushing-Syndrom, Inselzelltumoren 274
Cyclophosphamid
  chemotherapiebedingte Übelkeit und Erbrechen 76
  eosinophile Gastroenteritis 298
  Graft-versus-Host-Disease 177
Cyclosporin
  chronische Hepatitis 422
  Colitis ulcerosa 358
  Graft-versus-Host-Disease 176
  Lebertransplantation 472
  Magnesiummangel 18
  Morbus Crohn 368
  Nebenwirkungen 472
  primär biliäre Zirrhose 436
Cytarabin, Mukositis 178

# D
Darm s. betr. Abschnitt oder Krankheit
Darminfektion
  AIDS 102
  Homosexuelle 100
Darmobstruktion
  durch Adhäsionen 302
  chirurgisches Vorgehen 47
Darmreinigung vor Endoskopie mit PEG-Elektrolytlösung 38
Defäkographie
  chronische Obstipation 344
  rektale Ulzera 396
  Sklerodermie 171
Dekompression
  des Darms, bei Darmobstruktion 302
Delir, hepatische Enzephalopathie 440
Depression
  Cyclosporin 472
  Gewichtsverlust 114
  Pankreaskarzinom 272
Dermatitis herpetiformis Duhring
  Zöliakie 280

Dermatomyositis, gastrointestinale Komplikationen 180
Dexamethason
  chemotherapiebedingte Übelkeit und Erbrechen 76
  strahlentherapiebedingte Übelkeit und Erbrechen 76
Diabetes mellitus 168
  asymptomatische Cholelithiasis 320
  Dysphagie 205
  Fettleber 432
  gastrointestinale Komplikationen 180
  Hämochromatose 451
  intestinale Pseudoobstruktion 305
  Porphyria cutanea tarda 456
  unkontrollierter, Erbrechen 72
Diarrhö
  akute 98
    exsudative Enteropathie 296
    Homosexuelle 100
    Schwangerschaft 145
  Alkoholiker 106
  Amöbiasis 372
  Antibiotika-assoziierte 108
  autonome Dysregulation 181
  bakterielle Überwucherung 286
  blutige 110
    Amöbiasis 50
    Graft-versus-Host Disease 176
  Chemotherapie 178
  chronische 112
  Colitis ulcerosa 356
  Cryptosporidiose 50
  Diabetiker 168
  enterale Ernährung 12
  eosinophile Gastroenteritis 298
  Fernreisende 104
  Giardiasis 50, 284
  HIV-Infektion 102
  hormoninduziert 300
  Ileumresektion 306
  intestinale Pseudoobstruktion 305
  Karzinoidsyndrom 292
  Kurzdarmsyndrom 288
  Laktoseintoleranz 282
  Laxanzienabusus 350
  Lebensmittelvergiftung 96
  Lymphom 294
  nach Magenoperation 244
  Magnesiummangel 18
  Morbus Crohn 308, 311, 368
  myotone Dystrophie 181
  nichtsteroidale Antirheumatika 234
  Nierentransplantation 183
  Proctitis ulcerosa 353, 354
  Reizdarmsyndrom 346
  schlagartig einsetzend,
    Dumping-Syndrom 246
  sekretorische 300
  Sport 58
  Spurenelementemangel 18
  Steatorrhö 142
  Strahlenschädigung 374
  tropische Sprue 104
  Ursachen 50
  Vaskulitis 172
  Zöliakie 280
  Zollinger-Ellison-Syndrom 240
Diazepam, Interaktion mit Cimetidin 236
Diazoxid, Hypoglykämie bei Inselzelltumoren 274
Diclofenac 234
Digoxin, Interaktion mit Sucralfat 236
Diiodohydroxyquin, Amöbiasis 372
Diltiazem
  Nußknacker-Ösophagus 68
  Ösophagospasmus 200
Dimenhydrinat, bei Schwangerschaftserbrechen, Nebenwirkungen 74
Dinatriumcromoglycinat, eosinophile Gastroenteritis 298
Diphenhydramin, Karzinoidsyndrom 292
Diphenoxylat
  Diarrhö nach Magenoperation 244
  Diarrhö als Komplikation enteraler Ernährung 12
  sekretorische Diarrhö 300
Disopyrobezoar 230
Diuretika, Abusus
  Bulimie 8
  sekretorische Diarrhö 300
Diuretika, chronische Diarrhö 112
Divertikel
  Meckel-, Hämatochezie 120
  penetrierende Blutgefäße 378
  Pulsions-, mittlerer Ösophagusabschnitt 190
Divertikulektomie
  Dysphagie 189
  Ösophagusdivertikel 191
Divertikulitis
  diagnostische Abklärung 378
  Schmerzen im Abdomen 89
Divertikulopexie, Dysphagie 189
Divertikulose 378
  diagnostische Abklärung 378
  Obstipation 116
  Ösophagusdivertikel 190
L-Dopa, Anorexia nervosa 6
Douglas-Punktion, Appendizitis 393
Doxepin, chronische idiopathische Schmerzen im Abdomen 90
Doxorubicin, chemotherapiebedingte Übelkeit und Erbrechen 76
Doxycyclin, Diarrhöprophylaxe bei Fernreisenden 104
Druckentlastung
  Gallenwege, Gallenblasenkarzinom *334*, 334
  Lebervenenthrombose 460
  portosystemische, bei Varizenblutung 448
  toxisches Megakolon 360
Drucksteigerung, intrakranielle, Erbrechen 72
Dubin-Johnson-Syndrom 458
Dumping-Syndrom 246
Duodenalulkus s. Ulcus duodeni
Duodenographie, Kontrastmittel-, pankreokutane Fisteln 276
Dünndarm, Erkrankungen 279-315
  Gewichtsverlust 112
  Schmerzen im Abdomen 88
Dünndarm, Obstruktion
  Steatorrhö 142
  Strahlenschädigung 374
  Tumoren 290
Dünndarm-Doppelkontrastuntersuchung (n. Sellink)
  Blut im Stuhl 148
  chronische Diarrhö 113
  Colitis ulcerosa 357
  Dünndarmtumor 290
  massive Hämatochezie 123
  Kolonpolypen 382
  Morbus Crohn mit Obstruktion 312
  Steatorrhö 142
  Vergleich mit Koloskopie 36,36
Dünndarmschleimhaut
  Erkrankung, enterale Ernährung 10
  Saugbiopsie 26
Dyspepsie
  chronische 220
  nichtsteroidale Antirheumatika 234
  Schmerzen im Abdomen 84, 88
Dysphagie 60
  bei HIV-Infektion 66
  Chemotherapie 179
  Diabetes mellitus *168*, 168
  Dysregulation, autonome 181
  Multiple Sklerose 181
  Muskeldystrophie, okulopharyngeale 181
  myotone Dystrophie 181
  ösophageale 188
  Polymyositis 181
  progrediente
    Achalasie 202
    Ösophaguskarzinom 210
  Sklerodermie 170
  unspezifische Motilitätsstörung 204
Dysregulation, autonome
  gastrointestinale Komplikationen 180
  neuromuskuläre Erkrankungen 180

# E

Echinokokkose, Hämagglutinationstest 338
Ehlers-Danlos-Syndrom, Blutungen im Gastrointestinaltrakt 174
Einlauf
  Bariumkontrastmittel s. Bariumkontrastmitteleinlauf
  Obstipation 116
  Proctitis ulcerosa 354

Eisen, Hämochromatose 450
Eisenmangel nach Gastrektomie 250
Elektrokauter, Polypektomie 38
Elektrolytstörungen, hepatische Enzephalopathie 440
Elektromyographie, Stuhlinkontinenz 119
Embolisation, Blutungen im Gastrointestinaltrakt 28
Emphysem
  $\alpha_1$-Antitrypsin-Mangel 454
  mediastinales, Ösophagusperforation 208
  zervikales, Ösophagusperforation 208
Endokarditis
  Antibiotikaprophylaxe 38
    Eingriffe am Gastrointestinaltrakt 24, 28
      Antibiotikaprophylaxe 44
Endoprothese bei Ösophaguskarzinom 210
Endoskopie
  Angiodysplasie 408
  aortoenterische Fisteln 410
  Blut im Stuhl 148
  Blutungen im Gastrointestinaltrakt 78
    rezidivierende 124
  chronische Gastritis 220
  Dysphagie bei HIV-positiven Patienten 66
  Erbrechen 72
  familiäre Polypose 380
  Gastroparese 222
  Gewichtsverlust 114
  hypertrophische Gastritis 214
  intraoperative, des Darms, bei rezidivierenden gastrointestinalen Blutungen 124
  Kaposi-Sarkom 66
  Magenbezoar 230
  Magenkarzinom 224
  Magenlymphom 226
  massive Hämatochezie 122
  Morbus Crohn 308
    mit Fistelbildung 311
  nichtsteroidale Antirheumatika 235
  des oberen Gastrointestinaltrakts
    Dysphagie 60
    Eisenmangelanämie 59
  Odynophagie, HIV-positiver Patient 66
  Ösophagusdivertikel 191
  Ösophagusobstruktion 62
  Ösophagusstriktur 194
  Sklerodermie 171
  Sodbrennen 70
  submuköser Magentumor 228
  Ulcus duodeni 236
  Ulcus ventriculi 232, 232
  Ulkusrezidiv nach Magenoperation 252
  des unteren Gastrointestinaltrakts 38
  Varizenblutung 448
  Vaskulitis 173
Endoskopische retrograde Cholangiopankreatographie siehe Cholangiopankreatographie, endoskopische retrograde (ERCP)
Endosonographie 40
  Ösophaguskarzinom 210
  Rektumkarzinom 386
  submuköser Magentumor 228
Energieverbrauch 2
Entamoeba histolytica
  Amöbiasis 372
  Homosexuelle 100
Enterale Ernährung
  Aspiration 12, 14
  Darmfisteln 10
  Elementardiäten 10
  Erkrankung der Dünndarmmukosa 10
  gastrointestinale Funktion 10, 14
  isotone Nährlösung 10
  Kolitis 10
  Komplikationen 12
  Kurzdarmsyndrom 10, 288
  Nahrungssonden 14
  pankreokutane Fisteln 276
  perkutane endoskopische Gastrostomie 14
  perkutane endoskopische Jejunostomie 14
  Zugänge 14
Enteritis
  klinische Merkmale 100
  strahlenbedingte
    Darmobstruktion 302
    spät einsetzende 376
  Vibrio parahaemolyticus 96
Enterococcus bei gastrointestinalen Infektionen 52
Enterogastrischer Reflux, alkalische Gastritis 248
Enteroklysma, Dünndarm-
  Darmobstruktion 302
  massive Hämatochezie 122
  gastrointestinale Blutungen, rezidivierende 124
  Dünndarmtumoren 290
Enterokolitis, nekrotisierende, Chemotherapie 179
Enteropathie, exsudative 296
Enterotoxin, Clostridium- perfringens-, 96
Entzündliche Darmerkrankung
  chronische Diarrhö 113
  geringgradige Hämatochezie 120
  nichtsteroidale Antirheumatika 110
  Schwangerschaft 144
  sklerosierende Cholangitis 332
  Therapie, Fertilität unter 144
Enzephalopathie
  hepatische 440
  Portalvenenthrombose 462
  Operationsrisiko bei Leberkranken 414
Enzyme, Leberenzyme
   Postcholezystektomie-Syndrom 326

Enzyme, Pankreasenzyme
  Pankreasinsuffizienz 268, 268, 270
Enzympräparate bei Magenbezoaren 230
Epigastrische Schmerzen
  chronische Pankreatitis 266
  Gastritis nach Magenoperation 248
  Ulcus ventriculi 232
Episkleritis, Colitis ulcerosa 365
Epstein-Barr-Virus,
  granulomatöse Hepatitis 429
Erbrechen
  akutes 72
  Appendizitis 392
  autonome Dysregulation 181
  Chemotherapie 178
  chronisches 72
  Darmobstruktion 302
  Definition 72
  diagnostische Abklärung 72
  Dumping-Syndrom 246
  enterale Ernährung 12
  fäkulentes 72
  Gastroparese 222
  hypertrophische Gastritis 214
  intestinale Pseudoobstruktion 305
  Kotstauung 348
  Krebs 76
  Lebensmittelvergiftung 96
  Magenlymphom 226
  Morbus Crohn 311, 313
  myotone Dystrophie 181
  Polymyositis 181
  psychogenes 56
  Schwangerschaft 74
  selbst herbeigeführtes
    Anorexia nervosa 6
    Bulimie 8
  Strahlentherapie 76
  Streß 56
    Bulimie 8, 72
  symptomatische Cholelithiasis 322
  Therapie 72
  Ulkusrezidiv nach Magenoperation 252
  Ursachen 72
  Virushepatitis 416
  vorgreifendes 76
ERCP s. Cholangiopankreatographie, endoskopische retrograde
Ergamisol, Kolonkarzinom 388
Ergonovin 68
Ernährung
  akute Pankreatitis 258
  ballaststoffarme, chronische Obstipation 344
  Diarrhö nach Magenoperation 244
  Divertikulose 378
  Dumpingsyndrom 246
  eosinophile Gastroenteritis 298
  Fettleber 432
  Hämorrhoiden 398
  Ileumresektion 398

Ernährung (Fortsetzung)
  intestinale Pseudoobstruktion 304
  Kotstauung 348
  Kurzdarmsyndrom 288
  Morbus Crohn 312, 368
  Obstipation 116
  Operationsrisiko bei Leberkranken 414
  Pankreasinsuffizienz 268, 270
  Reizdarmsyndrom 346
  Zöliakie 280
Ernährungssonde, kleinlumige,
  bei enteraler Ernährung 14
Ernährungstherapie 1–19
  Adipositas 4
  Anorexia nervosa 6
  anthropometrische Messungen 2
  Beurteilung des Ernährungszustands 2
  Bulimie 8
  enterale 10-15
  Mangelernährung
    Anorexia nervosa 6
    Anzeichen 2
    Überwachung 2
  Operationsrisiko bei Leberkranken 414
  parenterale 16-17
  Zugänge 2
Erregungszustände bei hepatischer Enzephalopathie 440
Erythema nodosum, Colitis ulcerosa 364
Erythromycin
  Campylobacter-Infektion 104
  Diarrhö, akute 98
  Gastroparese 222
  Morbus Whipple 142
  Operationen am Magen-Darm-Trakt 47
Escherichia coli
  enterotoxische, Diarrhö 104
  spontane bakterielle Peritonitis 446
Eßstörung
  Adipositas 4
  Anorexia nervosa 6
  Bulimie 6, 8
  Gewichtsverlust 114
  Streß 58
Eßverhalte bei Bulimie 8
ESWL sieheExtrakorporale Stoßwellenlithotripsie
Etoposid, Magenkarzinom 224
Exanthem
  chronische Hepatitis 420
  makulopapuläres, Graft-versus-Host Disease 176
  Urtikaria, Virushepatitis 416
Extrakorporale Stoßwellenlithotripsie (ESWL)
  Choledochusstein 328
  symptomatische Cholelithiasis 322
Extrauteringravidität
  Hyperamylasämie 138
  Ruptur, akutes Abdomen 82

# F
Familiäre Polyposis coli 380
Famotidin
  gastroösophagealer Reflux 198
  Streßgastritis 216
  Ulcus duodeni 239
  Zollinger-Ellison-Syndrom 240
Fasten, Komplikationen 4
Fehlgeburt, Schwangerschaftserbrechen 74
Fenfluramin, Gewichtsreduktion 4
Fernreisen
  Amöbiasis 372
  asymptomasische Cholelithiasis 320
  Diarrhö 104
Fertilität, Sulfasalazin 144
α-Fetoprotein, Bestimmung durch Radioimmunoassay bei hepatozellulärem Karzinom 468
Fettleber 432
  erhöhte alkalische Phosphatase 160
  alkoholische Lebererkrankung 434
  Schmerzen im Abdomen bei HIV-positiven Patienten 87
  Schwangerschaftsfettleber 134
Fettsäuren, totale parenterale Ernährung 16
Fieber
  akute Cholangitis 330
  akute Cholezystitis 324
  Appendizitis 392
  Colitis ulcerosa 356
  Divertikulose 378
  Hepatitis, chronische 422
  Hepatitis, granulomatöse 428
  Leberabszeß 464
  Meteorismus 94
  Morbus Crohn 368
  Neoplasmen des Peritoneums 406
  Pankreasabszeß 262
  Pankreaspseudozysten 260
  spontane bakterielle Peritonitis 446
  toxisches Megakolon 360
Fisch, Vergiftung durch Verzehr 96
Fissur, Analfissur 398
  geringgradige Hämatochezie 120
Fistel
  aortoenterische *410*, 410
  arteriovenöse, Geräusche über dem Abdomen 150
  Darmfistel, enterale Ernährung 10
  gastrointestinale
    bakterielle Überwucherung 286
    kolovesikale 378
    Morbus Crohn 310
    pankreokutane 276
    perianale 310
Fistulektomie, Morbus Crohn mit Fistelbildung 310
Fistulographie
  Morbus Crohn mit Fistelbildung 311
  pankreokutane Fisteln 276

Fitz-Hugh-Curtis-Syndrom 82
Flatulenz
  bakterielle Überwucherung 286
  Giardiasis 284
  Laktoseintoleranz 283
  Reizdarmsyndrom 346
  Steatorrhö 142
  Ursachen 94
  Zöliakie 280
Fluconazol
  Candida-Infektion 50
  Candida-Ösophagitis 64
  Dysphagie bei HIV-positiven Patienten 66
  Odynophagie bei HIV-positiven Patienten 66
  Soor-Ösophagitis bei AIDS-Patienten 66
Flumazenil 24
Fluorochinolon, spontane bakterielle Peritonitis 446
Fluoroskopie, Dysphagie 60
5-Fluorouracil
  Kolonkarzinom 388
  Magenkarzinom 224
  Mukositis 178
  Rektumkarzinom 386
  Zollinger-Ellison-Syndrom 240
Flush siehe Hautrötung
Folsäure
  Diarrhö, alkoholbedingte 106
  Lebererkrankung, alkoholische 442
  tropische Sprue 104
Fraktur, erhöhte alkalische Phosphatase 160
Fremdkörper, akute Ösophagusobstruktion 62
Frischplasma, tiefgefrorenes, fulminantes Leberversagen 426
Fundoplicatio
  Barrett-Ösophagus 196
  Dysphagie 189
  gastroösophagealer Reflux 198
  nach Nissen
    Ösophagusstriktur 194
    Refluxösophagitis *192*
Furazolidon
  Giardiasis 284
  Helicobacter-pylori-Infektion 218
Furosemid, Aszites bei Lebererkrankung 438

# G
Gallenblase
  Endosonographie 40
  Karzinom 334
Gallengangskarzinom, Entlastung der Gallenwege 334
Gallenkolik, symptomatische Cholelithiasis 322
Gallensäuretherapie
  Steinbildung im Ductus choledochus 328
  bei symptomatischer Cholelithiasis 322

Gallensalze, Pruritus 128
Gallensteine (s.a. Cholelithiasis)
  in ableitenden Gallenwegen, Papillotomie 30
  akute Cholezystitis 324
  akute Pankreatitis 258
  asymptomatische 320
  Cholesterin-Gallensteine
    Gallensäuretherapie 322
    Methyl-tert-Butyläther 322
    nach Resektion des terminalen Ileums 306
  im Ductus choledochus s. Choledocholithiasis
  Gallenblasenkarzinom 334
  Gallenwegskarzinom 334
  röntgennegative, extrakorporale Schockwellenlithotripsie 322
  schwebende, orale Cholezystographie *318*
  sonographische Untersuchung *318*
  symptomatische 322
  Therapie 320, 322
Gallenwege
  Dekompression bei Gallenblasenkarzinom 334
  Karzinom 334
  Obstruktion, akute Cholangitis 330
  Striktur 336
Gallenwegserkrankungen, Postcholezystektomiesyndrom 326
Gallenwegsobstruktion, chronische Pankreatitis 266
Gamma s.a. unter dem jeweiligen Hauptbegriff
Gammaaminobuttersäure (GABA), hepatische Enzephalopathie 440
Ganciclovir
  CMV-Infektion 50, 472, 474
  CMV-Ösophagitis 66
Gardner-Syndrom 380
  gastrointestinale Blutungen 174
Gastrektomie
  alkalische Gastritis 248
  Anämie 250
  Dumpingsyndrom 246
  Eisenmangel 250
  Knochenerkrankungen 250
  Magenkarzinom 225, 250
  Nachsorge 250
  Osteomalazie 250
  Osteoporose 250
  Ulkusrezidiv 252
  Vitamin-$B_{12}$-Mangel 250
  Zollinger-Ellison-Syndrom 240
Gastrin, Nüchtern- 140
Gastritis
  alkalische, nach Magenoperation 248
  alkoholische, Blutungen bei 80
  Antrum-, chronische, Helicobacter pylori 218

Gastritis (Fortsetzung)
  atrophische 220
  chronisch erosive 220
  chronische 220
  hypertrophische 214
  nichterosive 220
  Oberflächen- 220
  Streß 216
Gastroduodenoskopie, Gardner-Syndrom 380
Gastroenteritis
  eosinophile 298
  Gastroparese 222
  Nahrungsmittel- 96
Gastroösophagealer Reflux
  Abklärug 198
  chronische Lungenerkrankung 198
  krikopharyngealer Spasmus 188
  Medikamente 70
  Schwangerschaft 74
  Sport 59
  Symptome 192
  Therapie 192, 198
  Thoraxschmerz 68
  Ursachen 198
Gastrointestinaltrakt
  Blutungen s. Blutungen im Gastrointestinaltrakt
  Chemotherapie, Auswirkungen von 178
  Diabetes mellitus 168
  Erkrankungen
    chronische, Schwangerschaft 144
    Immunschwäche 50
    Streß 56
    Thoraxschmerz 68
  Funktion, enterale Ernährung 10
  Infektionen 43–53
  Nierenerkrankungen 182
  Operationen, Antibiotikaprophylaxe 46
  Sklerodermie 170
  sonographische Untersuchung 40
  Sport 58
  Strahlenschädigung 374
  Strahlentherapie, Übelkeit und Erbrechen 76
  systemische Erkrankungen 167
  Untersuchungen 44
  Vaskulitis
Gastroparese 222
  Anorexia nervosa 7
  diabetische 168
  Streß 57
  Therapie 230
Gastropathie
  hypertrophe 214
  hypertrophe hypersekretorische, Morbus Ménétrier 296
  portalhypertensive 80
  Stauungs- 80
Gastroplastik mit vertikaler Abklammerung eines Magenreservoirs 4

Gastroskopie bei Ulkusrezidiv nach Magenoperation 252
Gastrostomie
  enterale Ernährung 10
  perkutane endoskopische, enterale Ernährung 14
Gedächtnisverlust, Kurzdarmsyndrom 288
Gefäßschäden, medikamentenbedingte 424
Gelenkschmerzen s. Arthralgie
Gentamycin
  akute Cholangitis 330
  Endokarditis-Prophylaxe 38
  Infektionen des Gastrointestinaltrakts 52
  intraabdomineller Abszeß 48
  Operationen am Gastrointestinaltrakt 47
  Pankreasabszeß 262
Geräusche über dem Abdomen 150
  hepatozelluläres Karzinom 468
Gerinnung
  Lebererkrankungen 442
  disseminierte intravasale s. Verbrauchskoagulopathie
Gewichtsverlust
  akute Diarrhö, Homosexuelle 100
  Anorexia nervosa 6, 114
  bakterielle Überwucherung 286
  bei adipösen Patienten *4*, 4
  Beurteilung des Ernährungszustands 2
  Bulimie 8, 114
  chronische intestinale Ischämie 404
  Depression 114
  diagnostische Abklärung 114
  drastischer, Komplikationen 4
  Dünndarmerkrankungen 112
  eosinophile Gastroenteritis 298
  Eßstörungen 114
  Fettleber 432
  Giardiasis 50
  hepatozelluläres Karzinom 468
  hypertrophische Gastritis 214
  intestinale Pseudoobstruktion 305
  Kotstauung 348
  Lymphom 294
  Magenlymphom 226
  Meteorismus 94
  Morbus Crohn 308, 311
  nach Gastrektomie 250
  Pankreasinsuffizienz 268
  Pankreaskarzinom 272
  Peritoneal-Neoplasmen 40
  Steatorrhö 142
  Streß 114
  Ulcus ventriculi 232
  Ulkusrezidiv nach Magenoperation 252
  Ursachen 114
  Zöliakie 280
Giardia lamblia 284
Giardiasis 284
  Diarrhö 50, 104
  exsudative Enteropathie 296

Gewichtsverlust 50
Immundefektsyndrom, gewöhnliches
Immundefektsyndrom, gew. variables 50
Meteorismus 94
Therapie 50
Gilbert-Syndrom, kongenitale Hyperbilirubinämie 458
Gliadin, bei Zöliakie 280
γ–Globulin
    intravenöse Gabe, Graft-versus-Host Disease 177
    Zytomegali-Virus-Infektion 474
Globus hystericus 56
Glukagon, bei Ösophagusobstruktion 62
Glukokortikoide, Graft-versus-Host Disease 177
Glukoseintoleranz, Steroide 472
$^{14}$C-Glykocholat-Atemtest bei bakterieller Überwucherung *286*, 286
γ-Glutamyl-Transpeptidase (γ-GT)
    erhöhter Spiegel 158
    Gallenwegsstriktur 336
Gonorrhö, rektale
    bei Homosexuellen 100
    Therapie 100
Graft-versus-Host Disease (Transplantat-gegen-Empfänger-Reaktion) 176
Gram-Färbung bei gastrointestinalen Infektionen 52
Granulom, Leber- 428
Grundumsatz, Berechnung 2

# H
Hämagglutinationstest, indirekter
    Amöbiasis 372
    Leberabszeß 464
Hämangiom
    Angiographie 29
    kavernöses 466
Hämatemesis
    Definition 78
    Endoskopie 78
    Lebererkrankung 80
    Therapie 78
    ohne Vorliegen einer Lebererkrankug 78
Hämatintherapie, Porphyrie 456
Hämatochezie
    Colitis ulcerosa 357
    geringgradig / mäßige 120
    massive 123
    Proctitis ulcerosa 353, 354
Hämatom, intramurales, und Darmobstruktion 302
Hämochromatose *450*, 450
    Pankreasinsuffizienz 268
Hämodialyse bei fulminantem Leberversagen 426
Hämoglobinurie, paroxysmale nächtliche, Lebervenenthrombose 460
Hämolyse, erhöhte Leberwerte und Thrombozytopenie s. HELLP-Syndrom

Hämorrhagie siehe Blutungen
Hämorrhoiden 398
    mäßige Hämatochezie 120
Hakenwurm, exsudative Enteropathie 296
Halothan
    Hepatitis 132
    postoperativer Ikterus 132
    toxische Wirkung 424
Hamartom, Beschreibung 380
Harris-Benedict-Gleichung 2
Haut
    Faltendicke, Beurteilung des Ernährungszustands 2
    Photosensibilität, Porphyrie 456
    Ulzerationen, Colitis ulcerosa 364
Hautrötung
    Dumpingsyndrom 246
    Karzinoidsndrom 292
Hauttests, Beurteilung des Ernährungszustands 2
Heißhunger, bei Bulimie 8
Helicobacter-pylori-Infektion 218
    Ulcus duodeni 236
    Ulcus ventriculi 232
HELLP-Syndrom
    Definition 74
    Schwangerschaft 74, 134
Hepatitis (s.a. Virushepatitis)
    nach Bluttransfusion 133, 416
    Halothanhepatitis 132
    Herpesvirus-, während der Schwangerschaft 418
    Morbus Wilson 452
    spontane bakterielle Peritonitis 446
    Trimethoprin-Sulfamethoxazol 86
Hepatitis, alkoholische,
    erhöhte alkalische Phosphatase bei 160
Hepatitis, chronische
    $α_1$-Antitrypsinmangel 455
    Definition 420
    Diagnose 420
    erhöhte alkalische Phosphatase 160
    erhöhte Serumtransaminasen 162
    Hypalbuminämie 164
    Leberbiopsie 422
    Symptome 422
    Therapie 422
Hepatitis, granulomatöse 428
Hepatitis E 418
Hepatitis Non-A-Non-B 416
Hepatomegalie 154
    akute Cholangitis 330
    diagnostische Tests 154
    Diabetes mellitus 168
    Fettleber 432
    Hämochromatose 450
    Leberabszeß 464
    Lebervenenthrombose 460
    sklerosierende Cholangitis 332
    Virushepatitis 416
Hepatorenales Syndrom 444

Hepatosplenomegalie
    granulomatöse 428
    Hypernephrom 183
    primär biliäre Zirrhose 436
Hepatozelluläres Karzinom 468
Hernie
    Darmobstruktion 302
    Hiatus-, Mallory-Weiss-Ruptur 80, 80
Herpes-simplex-Proktitis bei Homosexuellen 100
Herpes- simplex-Virus (HSV)- Infektion
    Odynophagie
    Aphthen 64
    Kultur zum Nachweis 64
    Therapie 472
Herpes zoster, akute Abdominalschmerzen 84
Herzerkrankung und Eingriffe am Gastrointestinaltrakt 44
Herzinsuffizienz
    Angiographie 28
    erhöhte alkalische Phosphatase 160
    Folgen für die Leber 430
    Manifestationen an der Leber 430
Herzklappenersatz, Antibiotikaprophylaxe 44
Hirsutismus, Cyclosporin 472
Histoplasmose
    exsudative Enteropathie 296
    granulomatöse Hepatitis 429
HIV-Infektion
    Diarrhö 102
    Dysphagie 66
    Giardiasis 284
    Kaposi-Sarkom 86
    Kryptosporidiose 102
    Leberbiopsie 86
    Odynophagie 66
    Schmerzen im Abdomen 86
    Ulzerationen im Ösophagus 66
Homosexuelle
    akute Diarrhö 100
    Darminfektionen 100
    Gonorrhö 100
    häufig wechselnde Geschlechtspartner 100
    Herpes- simplex-Proktitis 100
Hormone
    Gewichtsreduktion 4
    Peptid-, Inselzelltumoren 274
    Schilddrüsen-, Gewichtsreduktion 4
$H_2$-Rezeptorenblocker
    alkoholische Gastritis 80
    Barrett-Ösophagus 196
    Blutungen 78
    chronisch erosive Gastritis 221
    fulminantes Leberversagen 426
    gastroösophagealer Reflux 198
    hypertrophische Gastritis 214
    Kurzdarmsyndrom 288
    Refluxösophagitis 192

H$_2$-Rezeptorenblocker (Fortsetzung)
Schmerzen im Abdomen
akute 84
chronisch idiopathische 91
Streßgastritis 216
Thoraxschmerz 68
Ulcus duodeni 236
Ulcus ventriculi 232
Ulkusrezidiv nach Magenoperation 252
Zollinger-Ellison-Syndrom 240
Humanes Choriongonadotropin zur Gewichtsreduktion 4
Hydatidenbefall 338
Hydrokortison bei Morbus Crohn mit Darmobstruktion 312
Hypalbuminämie 164
Steatorrhö 142
Vaskulitis 172
X-chromosomale infantile, bei Immunschwäche 51
Hyperamylasämie 138
chronische Pankreatitis 266
chronisches Nierenversagen 183
nichtpankreatischen Ursprungs 138
Pankreatitis 138
Schmerzen im Abdomen 138
Ursachen 138
während der Schwangerschaft 138
Hyperbilirubinämie
Ikterus 130
kongenitale 458
Sepsis 132
Hyperemesis gravidarum
Definition 74
Therapie 74
Hypergammaglobulinämie bei chronischer Hepatitis 420
Hypergastrinämie 140
Hyperglykämie, enterale Ernährung 13
Hyperkalzämie
akute Pankreatitis 258
Pankreasinsuffizienz 268
Hyperlipidämie, Fettleber 432
Hypernephrom 182
Hyperparathyreoidismus, erhöhte alkalische Phosphatase 160
Hyperplasie
fokale noduläre 466
G-Zell-Hyperplasie, Serumgastrinspiegel *140*, 140
Hypersplenismus, Portalvenenthrombose 462
Hypertension, portale
alkoholische Lebererkrankung 434
Aszites 126
Portalvenenthrombose 462
Schwangerschaft 147
Veränderungen der Magenmukosa 80
Hypertonie
Lebertumoren 466
Hypertrichose, Cyclosporin 472

Hypertriglyzeridämie, Pankreasinsuffizienz 268
Hypokaliämie, Anorexia nervosa 7
Hypoparathyreoidismus, intestinale Pseudoobstruktion 305
Hypoproteinämie, exsudative Enteropathie 296
Hypoprothrombinämie, Vitamin-K-Gabe 442
Hypothyreose
Erbrechen 72
intestinale Pseudoobstruktion 305
Hypotonie, Angiographie 28
Hypovolämie, prärenale Azotämie 444, 444
Hypoxämie, Ösophagogastroduodenoskopie 24

# I

Ibuprofen, sekretorische Diarhö 300
Ikterus 130
akute Cholangitis 330
arzneimitteltoxischer Leberschaden 425
cholestatischer
Gallenblasenkarzinom 334
Gallengangsstriktur 337
Therapie 334
chronische Hepatitis 422
Colitis ulcerosa 364
Diabetes mellitus 169
Neugeborenencholestase, $\alpha_1$-Antitrypsin-Mangel 454
Operationsrisiko bei Leberkranken 414
Pankreaskarzinom 272
postoperativer 132
primär biliäre Zirrhose 436
Schwangerschafts- 134
Sepsis 132
sklerosierende Cholangitis 332
Therapie 130
Virushepatitis 416
Ileitis, akute, Ursachen 82
Ileoanales Durchzugsverfahren, anatomische Verhältnisse *362*, 362
Ileostomie, toxisches Megakolon 360
Ileum, distales
noduläre Wandverdickung mit filiformer Stenose *314*
Ileum, terminales
Funktionen 306
Ileumresektion, terminale 306
Ileus, Rückenmarksverletzung 180
Immundefektsyndrom, gewöhnliches variables, Giardiasis 50, 284
Immunglobuline
Hepatitis-B-, bei Neugeborenen 418
IgA-Mangel 50
Immunproliferative Dünndarmerkrankung 294
Immunschwäche, gastrointestinale Erkrankungen bei 50

Immunsuppressiva (s.a. bei den jeweiligen Stoffbezeichnungen)
Graft-versus-Host-Disease 176
nach Lebertransplantation 472
Inkontinenz, Sklerodermie 170
Indium-Leukozyten-Scan bei Pankreasabszeß 262
Indometacin, sekretorische Diarrhö 300
Infektion
des Gastrointestinaltrakts 43
Helicobacter-pylori- 218
Peritoneoskopie 32
totale parenterale Ernährung 16
Inselzelltumor 274
Interferon, chronische Hepatitis 422
Intestinale Pseudoobstruktion 304
chronische Obstipation 345
chronisch idiopathische, bakterielle Überwucherung 286
Ipecacuanha, Bulimie 8
Iritis, Colitis ulcerosa 365
Ischämie, intestinale
akute 402
chronische 404
Heilung 402
Isoniazid, toxische Wirkung 424
Isosorbit
Achalasie 202
Nußknacker-Ösophagus 68
Isospora belli, Diarrhö bei AIDS-Patienten 102

# J

Jejunoileitis ulcerosa
Lymphom 294
Zöliakie 280
Jejunojejunostomie, Roux-Y-, bei alkalischer Gastritis nach Magenoperation *248*, 248
Jejunostomie, perkutane endoskopische, enterale Ernährung 14
Juckreiz siehe Pruritus

# K

Kaliumchlorid, Ösophagusstriktur 194
Kalorienaufnahme, Einschränkung bei Adipositas 4
Kalziumkanalblocker
Achalasie 202
Nußknacker-Ösophagus 68
Sodbrennen 70
Kaopromt, Dumpingsyndrom 246
Kaposi-Sarkom
Beschreibung 86
Endoskopie 66
Kardiomyopathie, Hämochromatose 451
Kardiovaskuläre Erkrankung, Sodbrennen 70
Karzinoidtumor *292*, 292
Karzinom
Aszites 126

Karzinom (Fortsetzung)
  Barrett-Ösophagus 196
  Endosonographie 41
  Gallenblasen- 334
  Gallenwegs- 334
  hepatozelluläres 468
  intestinale Pseudoobstruktion 304
  Kolonkarzinom 388
    Colitis ulcerosa, Früherkennungsuntersuchungen 266
    familiäre Polyposissyndrome 380
  kolorektales
    Obstipation 116
    Früherkennungsuntersuchung *384*, 384
  Magen- s. Magenkarzinom
  Ösophagus- 210
  Pankreas- 272
  Plattenepithel- des Anus 390
  Rektum- 286
  Übelkeit und Erbrechen 76
Kaufähigkeit, eingeschränkte, akute Ösophagusobstruktion 62
Kayser-Fleischer-Ringe, Morbus Wilson 452
Ketoconazol
  Candida-Infektion 50
  Candida-Ösophagitis 64
  Dysphagie bei HIV-positiven Patienten 66
  Odynophagie bei HIV-positiven Patienten 66
  Soor-Ösophagitis bei AIDS-Patienten
Knochenerkrankung
  erhöhte alkalische Phosphatase 160
  nach Magenoperation 250
  primär biliäre Zirrhose 437
Knochenmarkdepression, Azathioprin 472
Knochenmarktransplantation, Graft-versus-Host Disease 176
Knochentumor
  erhöhte alkalische Phosphatase 160
Körpergewichtsfluktuationen, Bulimie 8
Kohlenhydrate, nichtresorbierbare, Meteorismus 94
Kolektomie
  Colitis ulcerosa 358
  familiäre Polyposis-coli-Syndrome 380
  subtotale, bei Colitis ulcerosa 362
  toxisches Megakolon 360
Kolitis (s.a. Colitis)
  Amöben- 356
  Antibiotika-assoziierte, 108
    Nierentransplantation 183
  Clostridium difficile, Chemotherapie 179
  Crohn siehe Morbus Crohn
  enterale Ernährung 10
  entzündliche, mittelgradige Hämatochezie 120
  Kollagen- 112, 370
  lymphozytäre 112, 370
  mikroskopische 112
  Östrogene 110
  segmentale, Verwechslung mit Morbus Crohn 172
  Sigmoidoskopie 34
  Strahlen-, als Spätfolge 376
Kollagenose, Gefäß-, intestinale Pseudo-Obstruktion 305
Kolon-Doppelkontrast s. Bariumkontrastmitteleinlauf
Kolonerkrankungen 343
  bildgebende Verfahren *36*, 36
  Divertikulose 378
  Sigmoidoskopie 34
Kolonischämie, Kolitis 110
Kolonkarzinom 388
  Abklärung 388
  Colitis ulcerosa, Screening-Untersuchungen zur Früherkennung 366
  familiäre Polyposis coli 380
  Therapie 388
Kolonperforation, Endoskopie 38
  Pseudoobstruktion, akute 394
  Strahlenschädigung 374
  Ulzeration nach Candida-Infektion, Therapie 50
Kolonresektion, Divertikulose 378
Kolorektales Karzinom
  Kontrolluntersuchungen 384
  Obstipation 116
  Risikofaktoren 384
  Screening- Untersuchungen *384*, 384
Koloskopie
  akute intestinale Ischämie 402
  Amöbiasis 373
  Angiodysplasie 408
  Blut im Stuhl 148
  Blutungen im Gastrointestinaltrakt 36
  Colitis ulcerosa 357, 366
  Darmobstruktion 302
  Darstellung des Kolons *36*, 36
  Diarrhö, sekretorische 300
  Eisenmangelanämie 59
  Endokarditis 38
  Hämatochezie, geringgradige 120
  Hämatochezie, massive 122
  Indikation 36
  Kolonkarzinom 366, 388
  Kolonpolype 382
  kolorektales Karzinom 384
  Morbus Crohn 368
  Proctitis ulcerosa 354
  Pseudoobstruktion des Kolons 394
  Vaskulitis 173
  Vergleich mit Bariumkontrastmitteleinlauf *36*, 36
Koma
  hepatische Enzephalopathie 440
  Kurzdarmsyndrom 288
Kontrastmittel
  Ösophagusperforation 208
Kotstauung 348
Kontrazeptiva, orale
  Lebervenenthrombose 460
  Pruritus 128
  Sodbrennen 70
Koronare Herzerkrankung, Thoraxschmerz 68
Kortikosteroide
  alkholische Lebererkrankung 434
  anabole, toxische Wirkungen 425
  Colitis ulcerosa 358
  eosinophile Gastroenteritis 298
  Graft-versus-Host Disease 176
  Kollagenkolitis 371
  lymphozytäre Kolitis 112
  Morbus Crohn 308,. 368
    mit Phlegmonen 314
  Nebenwirkungen 472
  Pankreatitis 179
  primär biliäre Zirrhose 436
  Proctitis ulcerosa 354
  Zöliakie 280
Kortison, Hämorrhoiden 399
Kotstauung 348
  Ursachen 118
Krankheitsgefühl
  Amöbiasis 372
  Virushepatitis 416
Kreatinin, Erhöhung *444*, 444
Kreatinin/Körpergröße-Index, Beurteilung des Ernährungszustands 203
Krebs siehe Karzinom
Kreislaufversagen, Auswirkungen auf die Leber 430
Krikopharyngealer Spasmus, gastroösophagealer Reflux 188
Krikopharyngomyotomie
  Dysphagie 189
  bei Zenker-Divertikel 189
Krämpfe im Abdomen
  bakterielle Überwucherung 286
  Darmobstruktion 302
  Dünndarmkarzinoid 292
  eosinophile Gastroenteritis 298
  Kurzdarmsyndrom 288
  Laktoseintoleranz 282
  Megakolon 360
  Morbus Crohn 313
  Sport 58
Krampfanfälle
  Angiographie 28
  Cyclosporin 472
Krokodilzangen für Rektumbiopsien 34
Kryptosporidiose
  Diarrhö 50
  HIV-Infektion 102
Kupfermangel 18
Kupferstoffwechsel, Morbus Wilson 452
Kurzdarmsyndrom 288
  enterale Ernährung 10
Kwashiorkor, Fettleber 432

# L

Läsionen im Mundbereich, Colitis ulcerosa 364
Läsionen des Rektums und Sigmoids 100
Laktose
   Anwendungen 282
   Diarrhö 98
   Meteorismus 94
Laktoseintoleranz 282
   Diarrhö nach Magenoperation 244
   Giardiasis 284
Laktulose
   hepatische Enzephalopathie 440
   hepatorenales Syndrom 444
Laparoskopie
   Appendizitis 392
   Aszites 126
   Hepatomegalie 154
   Lebertumor 466
   Neoplasie des Peritoneums 406
Laparotomie
   akutes Abdomen 82
   Appendizitis 393
   Darmobstruktion 302
   Dünndarmtumor 291
   hypertrophische Gastritis 214
   intraabdomineller Abszeß 48
   Lebererkrankung 32
   Lebertumor 466
   Lymphom 294
   Magenlymphom 226
   Magentumor, submuköser 228
   Pankreaskarzinom 272
   Vaskulitis 173
   Zollinger-Ellison-Syndrom 240
Laryngitis, säurebedingte, Symptome 198
Laser
   Argon-, Angiodysplasie 408
   Neodymium-YAG, Angiodysplasie 408
   Ösophaguskarzinom 210
Laugenverätzung 206
Laxanzienabusus 350
   Anorexia nervosa 350
   Bulimie 8, 350
   diagnostische Abklärung 350
   Diarrhö, chronische 112
   Diarrhö, sekretorische 300
   Malabsorption von Fetten 350
   Obstipation 116, 344
   Osteomalazie 350
   Stuhlinkontinenz 118
   Symptom 350
   Typen 350
Lebensmittelvergiftung, pathogene Mikroorganismen 96
Leber
   Biopsie s. Leberbiopsie
   Endosonographie 40
   Granulom 428
   Kreislaufversagen 430
   Schäden, arzneimitteltoxische 424

Leberabszeß 464
Leberbiopsie
   chronische Hepatitis 422
   Gallengangsobstruktion 30
   Hämochromatose 450
   Kontrainidkatioen 32
   Lebervenenthrombose 460
   Morbus Wilson 452
   nach Lebertransplantation 474
   perkutane
      hepatozelluläres Karzinom 468
      Indikationen 32
      Vergleich mit Peritoneoskopie 32
   transjuguläre 32
Lebererkrankungen 413, 475
(s.a.unter dem jeweiligem Krankheitsbild)
   alkoholische 80, 434
      diagnostische Abklärung 434
      erhöhte Serumtransaminase 162
      klinische Befunde 434
      Leberbiopsie 32
      Manifestationen 434
      Therapie 434
      Thrombozytenzahl 442
      Überlebensrate 434
   $\alpha_1$-Antitrypsin-Mangel 454
   Aszites 438
   chronische, Schwangerschaft 146
   Colitis ulcerosa 364
   diagnostische Abklärung 156
   erhöhte alkalische Phosphatase 160
   erhöhte Serumtransaminasen 162
   Geräusche über dem Abdomen 150
   $\gamma$-Glutamyl-Transpeptidase 158
   Hämatemesis 80
   hepatische Enzephalopathie 440
   Hypalbuminämie 164
   Ikterus 130, 134
   Koagulopathien 442
   Laparotomie 32
   Meläna 80
   Operationsrisiko 414
   Peritoneoskopie 32
   polyzystische
   Porphyria cutanea tarda 456
   Pruritus 128
   Schmerzen im Abdomen 88
   spontane bakterielle Peritonitis 446
   Symptome 32
   terminale, Lebertransplantation 470
   Thrombozytopenie 442
   Ursachen 32
Leberenzyme, Postcholezystektomie-Syndrom 326
Leber-Milz-Scan
   Anwendungen 156
   Lebervenenthrombose 460
Leberscan, Radionuklid-, Leberabszeß 464
Lebertransplantation
   $\alpha_1$-Antitrypsin-Mangel 454
   Aszites bei Lebererkrankung 438

   Auswahl der Patienten 470
   diagnostische Abklärung 470
   fulminantes Leberversagen 426
   hepatozelluläres Karzinom 468
   Komplikationen 474
   Kontraindikationen 470
   Morbus Wilson 452
   operative Nachsorge 472
   orthotopische
      Lebervenenthrombose 460
      sklerosierende Cholangitis 332
   pathologische Leberwerte 474
   Portalvenenthrombose 462
   Risikofaktoren 415
   Transplantatabstoßung 474
   Überlebensrate 470
   Varizenblutung 448
Lebertumor 466
   diagnostische Abklärung 466
   inoperabler
      Angiographie 28
      Definition 28
   Peritoneoskopie 32
   Therapie 466
   Typen 466
Lebervenenthrombose 460
Leberverfettung siehe Fettleber
Leberversagen
   fulminantes 426
      Morbus Wilson 452
   totale parenterale Ernährung 16
Leberwerte, pathologische
   Chemotherapie 178
   Hypernephrom 183
   nach Lebertransplantation 474
   Nierentransplantation 183
Leberzirrhose s. Zirrhose
Leberzysten *338*, 338
Leiomyom
   Endosonographie 41
   gutartiges 290
Leiomyosarkom 290
   Endosonographie 41
Leitungsanästhesie des Phrenicus bei Singultus 92
Lethargie, hepatische Enzephalopathie 440
Leukozyten, akute Diarrhö 98
Leukozytose
   akute Cholezystitis 324
   Appendizitis 392
   Divertikulose 378
   spontane bakterielle Peritonitis 446
Levarterenol 78
Ligatur
   Portalvenenthrombose 462
   Varizenblutung 448
Lipide, totale parenterale Ernährung 16
Lipom
   Computertomographie 228
   Endosonographie 41
Lithium, Anorexia nervosa 6

Lithotripsie, extrakorporale Stoßwellen- s. Extrakorporale Stoßwellenwellenlithotripsie
Loperamid
　Diarrhö 168
　　akute 104
　　alkoholbedingte 106
　　chronische 112
　　bei enteraler Ernährung 12
　　bei HIV-positiven Patienten 102
　　nach Magenoperation 244
　　sekretorische 300
　lymphozytäre Kolitis 112
　Reizdarmsyndrom 347
Lungenerkrankungen, chronische, gastroösophagealer Reflux 198
Lymphangiektasie
　intestinale, Charakteristika 296
　Steatorrhö 142
Lymphom 294
　Dünndarm- 291
　Magen- 226
　Schmerzen im Abdomen bei HIV-positiven Patienten 87
　Steatorrhö 142
　Zöliakie 280
Lymphozytopenie, Vaskulitis 172

# M

Magenausgangsstenose, peptische Ulkuserkrankung 238
Magenbezoar 230
Magenbypass, Adipositas 4, 4
Magen-Darm-Passage
　aortoenterische Fistel 410
　bakterielle Überwucherung 286
　Blut im Stuhl 148
　Dünndarmtumoren 290
　Dysphagie 61
　Erbrechen 72
　exsudative Enteropathie 296
　Gastroparese 222
　Magenbezoare 230
　Ösophagusdivertikel 191
　Pankreaspseudozysten 260
　Schmerzen im Abdomen 22
　Sodbrennen 70
　Ulcus duodeni 236
　Ulcus ventriculi 232
　Vergleich mit Panendoskopie 22
Magenentleerung, Beurteilung, bei Gastroparese 222, 222
Magenfalten, Saugbiopsie 26
Magenkarzinom 224
　inoperables 224
　Magenbezoar 230
　nach Magenoperation 250
　perniziöse Anämie 224
　Zöliakie 280
Magenlymphom 226
Magenmotilität, Störungen, Streß 56

Magenplastik s. Gastroplastik
Magenresektion, Magenkarzinom 224
Magenruptur, Bulimie 8
Magenulkus 232
　nichtsteroidale Antirheumatika 234
Magnesiummangel 18
Magnetresonanztomographie (MRT)
　Lebererkrankung 156
　Lebertumoren 466
　Portalvenenthrombose 462
Makroamylasämie 138
Malabsorptionssyndrome
　bakterielle Überwucherung 286
　chronische intestinale Ischämie 404
　eosinophile Gastroenteritis 298
　Fett-, Laxanzienabusus 350
　D-Xylose-, Laxanzienabusus 350
Mallory-Weiss-Ruptur 80, 80
Mangelernährung
　Diarrhö 18
　Protein-, Fettleber 432
Mannitol, fulminantes Leberversagen 426
Manometrie
　Achalasie 202
　Analsphinkter 118, 118
　anorektal, chronische Obstipation 344
　Ösophagospasmus 201
　Sklerodermie 171
　Sphinkter-Oddi-, Postcholezystektomie-Syndrom 326
Mattigkeit
　chronische Hepatitis 422
　sklerosierende Cholangitis 332
　Virushepatitis 416, 419
Mebenazol, Hydatidenbefall 338
Meckel-Divertikel
　Blut im Stuhl 148
　Hämatochezie 120
Mediterranes Lymphom 294
Megakolon, toxisches 360, 360
Meläna 78
　bei Leberkranken 80
MEN-I-Syndrom s. Multiple-endokrine-Neoplasie-Syndrom Typ I
Menstruationsstörungen, Bulimie 8
Meperidin
　akute Cholezystitis 324
　akute Pankreatitis 258
6-Mercaptopurin
　Colitis ulcerosa 358
　Morbus Crohn 308, 368
　　mit Fistelbildung 310
　Pankreatitis 179
　Proctitis ulcerosa 355
Mesoatrialer Shunt bei Lebervenenthrombose 460
Mesotheliom, peritoneales 406
Meteorismus 94
Methadon, chronische Pankreatitis 266
Methotrexat, Mukositis 178
α-Methyldopa, toxische Wirkung 425

Methoxyfluran, postoperativer Ikterus 132
Methyl-Prednisolon, alkoholische Lebererkrankung 434
Methyl-tert-Butyläther (MTBE), bei symptomatischer Cholelithiasis 322
Metoclopramid
　alkalische Gastritis nach Magenoperation 248
　Barrett-Ösophagus 196
　chemotherapiebedingte Übelkeit und Erbrechen 76
　chronische idiopathische Schmerzen im Abdomen 90
　Darmreinigung vor Endoskopie 38
　gastroösophagealer Reflux 192
　Gastroparese 168, 222, 230
　intestinale Pseudoobstruktion 304
　Singultus 92
Metronidazol
　Amöbiasis 372
　bakterielle Überwucherung 286, 286
　Clostridium-difficile-Kolitis 179
　Diarrhö
　　akute 98
　　Antibiotika-assoziierte 108
　　bei Fernreisenden 104
　Giardiasis 284
　Helicobacter-pylori-Infektion 218
　Infektionen des Gastrointestinaltrakts 52
　intraabdomineller Abszeß 48
　Leberabszeß 464
　Morbus Crohn 308
　　mit Darmobstruktion 312
　Operationen am Gastrointestinaltrakt 47
　Pankreasabszeß 262
　sklerosierende Cholangitis 332
Mezlocillin, akute Cholangitis 330
Mikrosporidiose, Diarrhö bei AIDS-Patienten 102
Milz, Endosonographie 40
Misoprostol
　alkalische Gastritis nach Magenoperation 248
　Streßgastritis 216
Monoctanoin, Choledochusstein 328
Morbus Behçet, Vaskulitis 172
Morbus Caroli 340
Morbus Crohn 308, 368
　abdomineller Abszeß, Drainage 314
　Abklärung 308, 368
　Adenokarzinom 290
　Ähnlichkeit mit segmentaler Kolitis 172
　bakterielle Überwucherung 286
　Charakteristika 356
　Darmobstruktion 302
　Definition 308
　Ikterus 364
　kolorektales Karzinom 384
　Lebererkrankung 364
　mit Fistelbildung 310
　Obstruktion 312

Morbus Crohn (Fortsetzung)
   Phlegmone 314
      Vergleich mit Abszeß 314
      Diagnostik *314*, 314
   rektovaginal 310
   Rezidiv 308, 368
   Schmerzen im Abdomen 89
   Schwangerschaft 145
   Sigmoidoskopie 34
   Steatorrhö 142
   Symptome 308, 368
   systemische Manifestationen 364
   Therapie 308, 368
   Ulzerationen der Haut 364
Morbus Fabry, gastrointestinale Blutungen 174
Morbus Hirschsprung 344
Morbus Hodgkin
   erhöhte alkalische Phosphatase 160
   granulomatöse Hepatitis 428
Morbus Ménétrier 214, 296
   Magenlymphom 226
Morbus Osler-Rendu-Weber, Blutungen im Gastrointestinaltrakt 174
Morbus Ormond 142
Morbus Paget, erhöhte alkalische Phosphatase 160, 169
Morbus Recklinghausen, Blutungen im Gastrointestinaltrakt 174
Morbus Whipple
   klinische Charakteristika 142
   Steatorrhö 142
Morbus Wilson 452
   Blutungen im Gastrointestinaltrakt 174
Morgendliches Erbrechen in der Schwangerschaft 74
Motilitätsstörungen, Dysphagie 204
MTBE siehe Methyl-tert-Butyläther
Mukolytka, Magenbezoar 230
Mukositis, Chemotherapie 178
Multiple-endokrine-Neoplasie-Syndrom
   Inselzelltumoren 274
   Typ I, Zollinger-Ellison-Syndrom 240
Multiple Sklerose, gastrointestinale Komplikationen 180
Muskeldystrophie, okulopharyngeale, gastrointestinale Komplikationen 181
Muskelumfang, Beurteilung des Ernährungszustands 2
Myalgie, Magnesiummangel 18
Mycobacterium avium-intracellulare
   Diarrhö bei HIV-positiven Patienten 102
   granulomatöse Hepatitis 428
   HIV-Infektion 86
Mykose, Aszites 126
Myotomie
   Achalasie 202
   Ösophagusdivertikel 191
   Ösophagospasmus 200
Myotone Dystrophie
   gastrointestinale Komplikationen 180

Myotone Dystrophie (Fortsetzung)
   klinische Merkmale 180

# N

Nadelaspiration
   Leberabszeß 464
   Lebertumoren 466
   Pankreasabszeß 262
   Pankreaskarzinom 272
   perkutane, bei Leberzysten, unter sonographischer Kontrolle 338
Naloxon 24
Nasogastrale Sonde, massive Hämatochezie 122
Neisseria gonorrhoe, Proctitis 100
Nephrolithiasis, Kalzium-Oxalat-, nach Resektion des terminalen Ileum 306
Neomycin
   bakterielle Überwucherung 286
   hepatische Enzephalopathie 440
   Operationen am Gastrointestinaltrakt 47
   Sklerodermie 170
Neoplasmen des Peritoneums 406
Nephrolithiasis, Anorexia nervosa 7
Nervus phrenicus, Blockade bei chronischem Singultus 92
Neugeborenen-Hepatitis, virale, Therapie 418
Neurofibromatose, Blutungen im Gastrointestinaltrakt 174
Neuromuskuläre Erkrankungen
   gastrointestinale Komplikationen 180
   intestinale Pseudoobstruktion 305
Neuropsychiatrische Störungen, Porphyrie 456
Nierenerkrankung
   gastrointestinale Komplikationen 182
   polyzystische 338
Nierensteine, Anorexia nervosa 7
Nierentransplantation 183
Nierenversagen
   Angiographie 28
   chronisches, gastrointestinale Komplikationen 182
   totale parenterale Ernährung 16
Nifedipin
   Achalasie 202
   Nußknacker-Ösophagus 68
   Singultus 92
Nikotinabusus
   Emphysem 454
   Ulcus-duodeni-Rezidiv 239
Nissen-Fundoplicatio s. Fundoplicatio nach Nissen
Nitrate, organische
   Achalasie 202
   Nußknacker-Ösophagus 68
   Ösophagospasmus 200
Nitrofurantoin, toxische Wirkung 425

Nitroglycerin
   Gastritis 80
   Mallory-Weiss-Ruptur 80
   Ösophagusobstruktion 62
   sublingual, bei Ösophagospasmus 200
Nitroglycerinpflaster bei Nußknacker-Ösophagus 68
Nizatidin bei Ulcus duodeni 239
Noradrenalin 78
Norwalk-Virus, akute Diarrhö 98
Nystatin
   Candidiasis 472
   Soor-Ösophagitis 64

# O

Obstipation 116
   Chemotherapie 178
   chronische 344
   chronisches Nierenversagen 183
   enterale Ernährung 13
   Kotstauung 348
   Multiple Sklerose 181
   Myotone Dystrophie 181
   Opiatanalgetika 179
   Reizdarmsyndrom 346
   Rückenmarksverletzungen 181
   Schwangerschaft 145
   Sklerodermie 170
   Stuhlinkontinenz 118
   Sucralfat 239
Octreotid
   Dumpingsyndrom 246
   Karzinoidtumor 292
   sekretorische Diarrhö 300
Odynophagie 64
   Aphthen 64
   Chemotherapie 179
   Diabetes mellitus 168
   diagnostische Abklärung 64
   HIV-Infektion 66
   Ösophagoskopie 64
   Ursachen 64
   Verätzung 206
   Zytomegalie-Virus-Infektion 66
Ödem, hypertrophische Gastritis 214
Ösophagektomie
   Antibiotikaprophylaxe 47
   Magenkarzinom 225
   Ösophaguskarzinom 210
   Ösophagusstriktur 195
Ösophagitis
   Candida-, Therapie 64
   Charakteristika 26
   Diabetes mellitus 168
   Herpes-, Aciclovir-Therapie 64
   Odynophagie 64
   Refluxösophagitis 192
      Barrett-Ösophagus 196
      Dysphagie 205
      Fundoplicatio nach Nissen *192*
   Saugbiopsie der Mukosa 26

Ösophagitis (Fortsetzung)
    Soorösophagitis bei AIDS-Patienten, Ketoconazol-Therapie 66
    strahlenbedingte 374
    Zytomegalie-Virus-Ösophagitis
        Ganciclovir-Therapie 66
        Odynophagie 66
Ösophagogastroduodenoskopie
    Achalasie 202
Ösophagogastroskopie, Verätzung 207
Ösophagographie
    Dysphagie 60, 189
    Ösophagusdivertikel 191
    Ösophagusperforation 209
Ösophagoskopie
    Odynophagie 64
    Ösophagusobstruktion 63
    Refluxösophagitis 192
    Ring- und Membranbildung im Ösophagus 186
Ösophagospasmus *200*
    diffuser
        Achalasie 202
        Dysphagie 205
    Streß 56
Ösophagus
    Barrett-Ösophagus
        siehe Barrett-Ösophagus
    Erkrankung und Thoraxschmerz 68
    Erkrankungen 185–211
    Karzinom 210
    Zöliakie 280
    Nußknacker-Ösophagus *68*, 68
        Definition 68
        Dysphagie 205
        Therapie 68, 200
    Ring- und Membranbildung 186
    Riß, Bulimie 8
    Ruptur, Bulimie 8
    Striktur
        gutartige 194
        Verätzung 206
    Ulkus, HIV-Infektion 66
    webs 186
Ösophagusdilatation
    Achalasie 203
    Antibiotikaprophylaxe 44
    Ösophagusstriktur 195
    Verätzung 206
Ösophagusdivertikel 190
Ösophagusmotilität 200
    Störungen 60
    Streß 56
Ösophagusobstruktion
    akute *62*, 62
    strukturelle, Dysphagie 60
Ösophagusperforation 208
    nach Ösophagusdilatation 202
Östrogen
    Kolitis 110
    toxische Wirkungen 425

Östrogen-Progesteron-Therapie, Angiodysplasie 124
Ogilvie-Syndrom, Koloskopie 36
OKT3-Gabe bei Abstoßungsreaktion nach Lebertransplantation 474
Oligurie, hepatorenales Syndrom 444
Omeprazol
    Barrett-Ösophagus 196
    gastroösophagealer Reflux 198
    hypertrophische Gastritis 214
    Refluxösophagitis 192
    Streßgastritis 216
    Ulcus duodeni 239
    Ulcus ventriculi 232, 234
    Ulkusrezidiv nach Magenoperation 252
    Zollinger-Ellison-Syndrom 240
Ondansetron, Chemotherapie-bedingte Übelkeit und Erbrechen 76
Opiate, Verstopfung 179
Opiumtinktur, sekretorische Diarrhö 300
Osteomalazie
    erhöhte alkalische Phosphatase 160
    Laxanzienabusus 350
    nach Gastrektomie 250
Osteopenie
    nach Lebertransplantation 472
    primär biliäre Zirrhose 437
Osteoporose nach Gastrektomie 250
Oxacillin, bakterielle Überwucherung 286
Oxalat-Resorption nach Resektion des terminalen Ileums 306

# P
Palpitationen, Dumpingsyndrom 246
Panarteriitis nodosa
    Angiographie *28*
    Vaskulitis 172
Pancreas divisum *256*, 256
Panendoskopie
    Blutung im oberen Gastrointestinaltrakt 22
    hypertrophische Gastritis 215
    Vergleich mit Magen-Darm-Passage 22
Pankreas
    Endosonographie 40
    Erkrankungen 255–278
    Inselzelltumore 274
    Karzinom 272
    Normalbefund 256
    Pseudozysten 260, 264
    Tumor
        Computertomographie *152*
        ERCP 30
        inoperabler, Angiographie 28
Pankreasenzyme
    chronische Pankreatitis 266
    Pankreasinsuffizienz 270
Pankreasinsuffizienz 268
    Alkoholiker 106
    diagnostische Abklärung 270
    enterale Ernährung 10

    Substitutionstherapie 270
Pankreatikoduodenektomie, Pankreaskarzinom 272
Pankreatitis
    akute 258
        Abszeß 262
        Pankreas-Pseudozysten 260
        Pankreasinsuffizienz 268
        pankreatogener Aszites 264
        Risikofaktoren 258
        Symptome 258
        Therapie 258
        Ursachen 258
    Azathioprin 472
    Chemotherapie 179
    chronische 266
        Gallengangsstriktur 336
        Ursachen 266
    Diabetes mellitus 169
    Hyperamylasämie 138, 266
    Pankreokutane Fisteln 276
    Rezidiv, Pancreas divisum 256
    Schmerzen im Abdomen 89
    Vaskulitis 172
Pankreokutane Fisteln 276
Pankreolauryltest 268
    chronische Pankreatitis 268
    Pankreasinsuffizienz 270
Papillotomie, endoskopische
    akute Cholangitis 330
    Choledochusstein *328*
    Diagramm *30*
    Pancreas divisum 256
    akute Pankreatitis 258
    Postcholezystektomie-Syndrom 326
Paracetamol, toxische Wirkung 424
Paralyse, Angiographie 28
Parathyroidektomie bei multipler endokrinen Neoplasie Typ I 240
Parazentese siehe Aszitespunktion
Parenterale Ernährung 16
    Aminosäuren 16
    Aszites, pankreatogener 264
    bakterielle Überwucherung 286
    Cholelithiasis 132
    Cholestase 132
    Ikterus 132
    Indikationen 16
    Komplikationen 16
    Kurzdarmsyndrom 288
    Leberversagen 16
    Lipide 16
    Morbus Crohn 310
        mit Darmobstruktion 312
        mit Phlegmonenbildung 314
    Niereninsuffizienz 16
    Ösophaguskarzinom 210
    pankreokutane Fisteln 276
    via peripheren Zugang 16
    Silastic-Katheter-Plazierung *16*
    Spurenelementemangel 18

Parenterale Ernährung (Fortsetzung)
  via Zentralvenenkatheter 16
Paronomycin, Amöbiasis 372
Partielle Thromboplastinzeit (PTT), Koagulopathie 442
PCR, Hepatitis-C-Diagnose 420
PEEP siehe Beatmung, assistierte
Peliosis hepatis, HIV-Infektion 86
D-Penicillamin
  Morbus Wilson 452
  primär biliäre Zirrhose 436
Penicillin G
  Prokain-, bei Herpes-simplex-Proktitis 100
  rektale Gonorrhö 100
Pentagastrin-Test, Hypergastrinämie 140
Peptisches Ulkus (s.a. Ulcus duodeni)
  chronische Gastritis 220
  Komplikationen 238
  Serumgastrin 140
  Streß 56
  Therapie 238
    Schwangerschaft 144
Periactin, Dumpingsyndrom 246
Perianale Absonderungen, Morbus Crohn 311
Perihepatitis
  Chlamydien-, Schmerzen im rechten Oberbauch 82
  Gonokokken-, Schmerzen im rechten Oberbauch 82
Peristaltik, akutes Abdomen 82
Peritoneallavage, akute Pankreatitis 258
Peritonealkarzinose 406
Peritoneal-Neoplasmen 406
Peritoneoskopie
  Indikationen 32
  Kontraindikationen 32
  Vergleich mit perkutaner Leberbiopsie 32
Peritoneovenöser Shunt
  hepatorenales Syndrom 444
  Lebervenenthrombose 460
Peritonitis
  akutes Abdomen 82
  peptische Ulkuskrankheit 238
  spontane bakterielle 446
Perkutane transhepatische Drainage, akute Cholangitis 330
Perniziöse Anämie, Magenkarzinom 224
Pethidin, akute Pankreatitis 258
Peutz-Jeghers-Syndrom 380
  gastrointestinale Blutung 174
Pharmaka
  Anorexia nervosa 6
  hepatische Enzephalopathie 440
  hepatotoxische Reaktionen 424
  intestinale Pseudoobstruktion 304
  Lebererkrankung 32
Phenobarbital
  cholestatischer Pruritus 128

  kongenitale Hyperbilirubinämie 458
Phenolphthalein, Laxanzienabusus 350
Phenothiazin
  Chemotherapie-bedingte Übelkeit und Erbrechen 76
  intestinale Pseudoobstruktion 304
  Schwangerschaftserbrechen 74
  toxische Wirkung 425
Phenylpropanolamin, Gewichtsreduktion 4
Phenytoin
  Ösophagusstriktur 194
  toxische Wirkung 424
Phäochromozytom, intestinale Pseudoobstruktion 305
Phlegmone
  akute Pankreatitis 262
  Definition 262
  Morbus Crohn 314
Phrenikusblockade bei Singultus 92
Phytobezoar 230
Plasmagabe, fulminantes Leberversagen 426
Plattenepithelkarzinom des Ösophagus 210
Pleuraerguß 264
  Ösophagusperforation 208
  Ursachen 264
Pneumatosis cystoides intestinalis 82
Pneumocystis-carinii-Infektion nach Lebertransplantation 472
Polyadenomes en Nappe 296
Polycythaemia rubra vera, Lebervenenthrombose 460
Polymerase-Kettenreaktion (PCR), Hepatitis-C-Diagnose 420
Polymyositis, gastrointestinale Komplikationen 180
Polypektomie 38
  koloskopische 382
  Komplikationen 38
  Nachblutungen 38
  Peutz-Jeghers-Syndrom 380
Polyposis-Syndrome 380
  familiäre 174
    Kolonpolypen 382
    Kolonkarzinom 384
Polypen
  Entfernung, Koloskopie 38
  Kolon- 382
  Typen 380
Polyzystische Lebererkrankung 338
Porphyrie 456
Porphyria cutanea tarda 456
Portalvenenthrombose s. Thrombose, Portalvenen-
Portokavaler Shunt, Ballondilatation nach Okklusion 28
Portosystemischer Shunt, Portalvenenthrombose 462
Positiver endexspiratorischer Druck (PEEP), Beatmung, akute Pankreatitis 258

Postcholezystektomie-Syndrom 326
Prednisolon
  chronisch erosive Gastritis 220
  chronische Hepatitis 422
  eosinophile Gastroenteritis 298
  nach Lebertransplantation 472
  Morbus Crohn 308
    mit Fistelbildung 310
Presbyösophagus 204
Probenecid 100
Prochlorperazin bei Chemotherapie-bedingter Übelkeit und Erbrechen 76
Proctitis
  Chlamydien, Homosexuelle 100
  Herpes simplex, Homosexuelle 100
  Neisseria gonorrhoeae 100
Proctitis ulcerosa
  Definition 354
  Diagnose 352, 354
  Schwangerschaft 145
  Symptome 352
  Therapie 354
  Ursachen 352
  Verlauf 352
Proktektomie bei Colitis ulcerosa 363
Proktitis siehe Proctitis
Proktokolektomie
  Colitis ulcerosa 358, 362
  Komplikationen 362
Proktoskopie, Analkarzinom 390
Prostaglandine, tumoreigene, sekretorische Diarrhö 300
Prostatauntersuchung bei Schmerzen im Abdomen 84
Prostatitis, Therapie 84
Protaminsulfat 38
Prothrombinzeit, Koagulopathie 442
Protonenpumpenhemmer
  Barrett-Ösophagus 196
  exsudative Enteropathie 296
  Gastritis, hypertrophische 214
  gastroösophagealer Reflux 198
  Karzinoidtumor 292
  Kurzdarmsyndrom 288
  Refluxösophagitis 192
  Sklerodermie-bedingte Dysphagie 171
  Streßgastritis 216
  Ulcus duodeni 239
  Ulcus ventriculi 232, 234
  Zollinger-Ellison-Syndrom 240
  Zystische Fibrose 270
Protoporphyrie, erythropoetische 456
Pruritus 128
  primär biliäre Zirrhose 436
  sklerosierende Cholangitis 332
Pseudoanämie, Sport 58
Pseudoobstruktion
  chronisch idiopathische intestinale, Dysphagie 205
  intestinale siehe intestinale Pseudoobstruktion

Pseudoobstruktion (Fortsetzung)
  des Kolons
    akute 394
    koloskopische Druckentlastung 36
  Vincristin 394
Pseudodivertikulose 190
Pseudogicht, Hämochromatose 450
Pseudoxanthoma elasticum,
    Blutungen im Gastrointestinaltrakt 174
Pseudozyste, Pankreas- 260
Psychotrope Pharmaka, Bulimie 8
PTC siehe Cholangiographie, perkutane transhepatische
Pulmonalstenose, Karzinoidsyndrom 292
Purpura Schönlein-Henoch
    Ischämie 172
Purpura, thrombotisch-thrombozytopenische 110
Pyoderma gangraenosum, Colitis ulcerosa 364

# Q
Q-Fieber, granulomatöse Hepatitis 429
Quinacrin, Giardiasis 284

# R
Ranitidin
  Gastritis, hypertrophische 214
  gastroösophagealer Reflux 198
  Reflux-Ösophagitis 192
  Streßgastritis 216
  Ulcus duodeni 239
  Ulkusrezidiv nach Magenoperation 252
  Zollinger-Ellison-Syndrom 240
Rauchen siehe Nikotinabusus
Raumforderung im Abdomen 152
  (s. a. Tumor im Abdomen)
Regurgitation, myotone Dystrophie 181
Reizdarmsyndrom 346
  Ernährung 346
  Meteorismus 95
  Schmerzen im Abdomen 89
  Streß 57
Rekombinanter Immunoblot-Assay (RIBA), Hepatitis-C-Diagnose 416
Rektale Untersuchung, Kotstauung 348
Rektum
  Blutungen 34
    Analkarzinom 390
    Hämorrhoiden 398
    Rektalulkus 396
  Schmerzen, Analkarzinom 390
  Strahlenschädigung 376
Rektumkarzinom 386
Rektumulkus, solitäres 396
Rektumvorfall, Rektalulzera 396
α-Rezeptorenblocker, intestinale Pseudoobstruktion 304
β-Rezeptorenblocker
  Einsatz bei Varizenblutungen 448

RIBA II s. Rekombinanter Immunoblot-Assay
Rifampicin
  Antibiotika-assoziierte Diarrhö 108
  sklerosierende Cholangitis 332
deRitis-Quotient 162
Röntgenaufnahme
  bakterielle Überwucherung 286
  Darmobstruktion 302
  Dünndarmtumoren 290
  intraabomineller Abszeß 48
  Morbus Crohn 308
    mit Fistelbildung 311
  rezidivierende Blutungen im Gastrointestinaltrakt 124
  toxisches Megakolon *360*, 360
Rotor-Syndrom, Poryphyrie 456
Rubin-Sonde für Schleimhautsaugbiopsie 26
Rückenmarksverletzung, gastrointestinale Komplikationen 180
Rückenschmerzen, Sodbrennen 70

# S
Saccharomyces boulardii, therapeutischer Einsatz 108
Säure (s.a. unter engerem Begriff, z.B. Fettsäuren)
  Säuresekretion in Streßsituationen 56
  Verletzung durch -einnahme 206
Salmonella sp., Gastroenteritis 96
Salmonellose, granulomatöse Hepatitis 429
Salpingitis, akute 82
Sauerstoffgabe, akute Pankreatitis 258
Sarkoidose, granulomatöse Hepatitis 429
Scheinmahlzeit, bei Ulkusrezidiv nach Vagotomie *252*, 252
Schilddrüsenhormone
  zur Gewichtsreduktion 4
  Nebenwirkungen 4
Schilling-Test, chronische Gastritis 220
Schistosomiasis, exsudative Enteropathie 296
Schleimhautsaugbiopsie *26*, 26
Schluckauf (s.a. Singultus) 92
Schluckbeschwerden siehe Dysphagie
Schmerzen beim Schlucken
  siehe Odynophagie
Schmerzen im Abdomen
  akute siehe Akutes Abdomen
  Amöbiasis 372
  Appendizitis 82, 392
  bakterielle Überwucherung 286
  Budd-Chiari-Sydrom 460
  Chemotherapie 179
  Cholezystektomie 179
  Cholezystitis 329
  chronische
    Beurteilung der Darmfunktion 88
    episodische 88
    idiopathische 90
    intermittierende 88
    Pankreaskarzinom 272
    ununterbrochene 88
    Ursachen 88
    zeitliche Muster 88
  chronische intestinale Ischämie 404
  Colitis ulcerosa 356
  Darmfunktion 88
  Dumpingsyndrom 246
  eosinophile Gastroenteritis 298
  Erbrechen 72
  Geräusche über dem Abdomen 150
  Hepatitis 86
  hepatozelluläres Karzinom 468
  HIV-Infektion 86
  Hyperamylasämie 138
  hypertrophische Gastritis 214
  im rechten Oberbauch
    bei Cholezystitis 88
    Ursachen 82
  im rechten Unterbauch, Ursachen 82
  im Unterbauch, Ursachen 88
  intestinale Ischämie 402
  Kotstauung 348
  Kurzdarmsyndrom 288
  Laktoseintoleranz 282
  Leberabszeß 464
  Lebertumoren 466
  Lebervenenthrombose 460
  Lymphom 294
  Magenlymphom 226
  Morbus Crohn 308, 312, 368
  myotone Dystrophie 181
  Neoplasmen des Peritoneums 406
  Ösophagogastroduodenoskopie 22
  Pankreasabszeß 262
  Pankreas-Pseudozysten 260
  Porphyrie 456
  Pseudoobstruktion des Kolons 34
  Raumforderung im Abdomen 152
  Reizdarmsyndrom 346
  spontane bakterielle Peritonitis 446
  symptomatische Cholelithiasis 322
  toxisches Megakolon 360
  Tumor im Abdomen 152
  Ulkusrezidiv nach Magenresektion 252
  Untersuchung des Beckens 82
  Zöliakie 280
Schüttelfrost
  cholestatischer Ikterus 130
  Divertikulose 378
Schwächegefühl, Dumpingsyndrom 246
Schwangerschaft
  Alkoholabusus 146
  Colitis ulcerosa 145
Schwangerschaft
  Diarrhö 145
  entzündliche Darmerkrankungen 144
  Erbrechen 74
  Erkrankungen des Gastrointestinaltrakts 144

Schwangerschaft (Fortsetzung)
  Fettleber, akute, HELLP-Syndrom 134
  Giardiasis 284
  HBsAg-Test 146
  HELLP-Syndrom 74
  Hepatitis 147
  Hyperamylasämie 138
  Hypertonie 147
  Ikterus 134
  intrahepatische Cholestase 134
  Lebererkrankungen 146
  Lebervenenthrombose 460
  Leberwerte 135
  Morbus Crohn 145
  morgendliches Erbrechen 74
  Obstipation 145
  Pankreasinsuffizienz 145
  Portalvenenthrombose 146
  Präeklampsie 74
  Proctitis ulcerosa 145
  Pruritus 128
  Säurereflux 145
  Sodbrennen 74
  Ulcus ventriculi 232
  Virushepatitis 418
  Zirrhose 146
Schweißausbrüche, Dumpingsyndrom 246
Schwefelkolloid-Scan bei massiver Hämatochezie 122
Schwindel, Dumpingsyndrom 246
Sedierung für Ösophagogastroduodenoskopie 24
Selenmangel 18
Sellink, Dünndarm-Doppelkontrastuntersuchung siehe Dünndarm-Doppelkontrast
Sengstaken-Blakemore-Sonde, Ösophaguskompression bei Varizenblutung *448*, 448
Sepsis
  Ikterus 132
  Eingriffe am Gastrointestinaltrakt 44
Serologie, Hepatitis- 420, 428
Serotonin-Antagonisten, Dumpingsyndrom 246
Serumalbumin 164
  Operationsrisiko bei Leberkranken 414
Serumamylase, Hyperamylasämie 138
Serumgastrin, Nüchtern- 140
Serumkrankheit, Trimethoprim-Sulfamethoxazol 86
Serumtransaminasen siehe Transaminasen
Serumtransferrin, Beurteilung des Ernährungszustands 2
Shigellose, Trimethoprim-Sulfamethoxazol 104
Shunt
  peritoneovenöser, bei
    Aszites 126
  portokavaler, Dilatation nach Okklusion 28

transjugulärer portsystemischer 28
Sigmavolvulus, Darmobstruktion 302
Sigmoidoskopie
  akute intestinale Ischäie 402
  Amöbiasis 373
  Analfissur 398
  Antibiotika-assoziierte Diarrhö 108
  Colitis ulcerosa 356
  Darmobstruktion 302
  Diarrhö
    akute 98
    bei Fernreisenden 104
  Divertikulose 378
  Endokarditis 38
  familiäre Polyposissyndrome 380
  flexible
    Blut im Stuhl 148
    chronische Diarrhö 112
    Einführtiefe *34*
    Indikationen 35
    Vergleich mit starrer Sigmoidoskopie *34*, 34
  Hämatochezie, geringgradige 120
  Hämatochezie, massive 122
  Hämorrhoiden 398
  Kollagen-Kolitis 371
  kolorektales Karzinom 384
  Morbus Crohn 368
  Proctitis ulcerosa 352, 354
  Pseudoobstruktion des Kolons 396
  Reizdarmsyndrom 346
  Sklerodermie 171
  starre
    Diarrhö bei Homosexuellen 100
    Einführtiefe *34*
    Indikationen 35
    Vergleich mit flexibler Sigmoidoskopie *34*, 34
  Stuhlinkontinenz 118
  toxisches Megakolon 360
Singultus 92
Sinographie, pankreokutane Fisteln 276
Sklerodermie 170
  bakterielle Überwucherung 286
  Diagnostik 170
  Dysphagie 170
  klinisches Erscheinungsbild 170
  Ösophagus-Beteiligung *170*, 170
  Therapie 170
Sklerose, systemische siehe Sklerodermie
Sklerosierung von Varizen 448
  Antibiotikaprophylaxe 44
SLE s. Systemischer Lupus erythematodes
Sondenernährung siehe Enterale Ernährung
Sonographie
  akute Cholangitis 330
  akute Cholezystitis 324
  Appendizitis 393
  asymptomatische Cholelithiasis 320
  Cholelithiasis 318

Cholestase 132
chronische Hepatitis 420
Doppler-Sonographie
  Lebervenenthrombose 460
  Portalvenenthrombose 462, 474
Duplex-Sonographie
  chronische intestinale Ischämie 404
Gallenwegserkrankung 30
Hepatomegalie 154
Ikterus 130
intraabdomineller Abszeß 48
Leberabszeß 464
Lebererkrankungen 156
Lebertumor 466
Leberzyste 338
Magenlymphom 226
Pankreas-Pseudozyste 260
Pankreasabszeß 262
Postcholezystektomiesyndrom 326
sklerosierende Cholangitis 333
Tumor im Abdomen 152
Sodbrennen 70
  Diabetes mellitus 168
  Schwangerschaft 74
Somatostatin
  Diarrhö bei AIDS-Patienten 102
  Dumpingsyndrom 246
  Inselzelltumoren 274
  Karzinoidsyndrom 292
  pankreatogener Aszites 264
Sorbit, hepatische Enzephalopathie 440
Spasmus
  krikopharyngealer, gastroösophagealer Reflux 188
  des Ösophagus s. Ösophagospasmus
Spectinomycin 100
Sphincter-Oddi-Manometrie, Postcholezystektomie-Syndrom 326
Sphinkter-Tonus, Stuhlinkontinenz 118
Spiramycin, Kryptosporidiose 102
Spironolacton, Aszites bei Lebererkrankung 438
Splenomegalie
  Portalvenenthrombose 462
  sklerosierende Cholangitis 332
Spondylitis, ankylosierende, Colitis ulcerosa 364
Sport
  Anorexia nervosa 6
  Leistungs-, schädliche Wirkungen 58
  Sodbrennen 70
Sprue (s.a. Zöliakie)
  therapierefraktäre 370
Spurenelemente
  totale parenterale Ernährung 16
Spurenelementemangel 18
  parenterale Ernährung 18
Staging (Stadieneinteilung) bei Magenlymphom 226
Staphylococcus aureus, Gastroenteritis 96
Steatorrhö 142

Steatorrhö (Fortsetzung)
  autonome Dysregulation 181
  myotone Dystrophie 181
  Pankreaskarzinom 272
Steatosis hepatis siehe Fettleber
Stent-Einlage
  bei chronischer Pankreatitis 264
  bei Ösophaguskarzinom 210
  bei Pancreas divisum 256
Steroide s. Kortikosteroide
Strahlenschädigung 374
  des Rektums 376
  Spätfolgen 376
Strahlentherapie
  Analkarzinom 390
  Erbrechen 72, 76
  Karzinoidsyndrom 292
  Non-Hodgkin-Lymphom 294
  Pankreaskarzinom 272
  Rektumkarzinom 386
  Übelkeit und Erbrechen nach Bestrahlung des Schädels 76
Streptozotocin
  Inselzelltumoren 274
  Zollinger-Ellison-Syndro 240
Streß
  Erbrechen 72
  Erkrankungen des Gastrointestinaltrakts 56
  Eßstörungen 58
  Gastritis 216
  Gewichtsverlust 114
  Motilitätsstörungen 58
  peptische Ulkuskrankheit 56
  Säuresekretion 56
  Übelkeit und Erbrechen 56
Stridor, laryngealer, Verätzungen 206
Strikturoplastik, Morbus Crohn mit Darmobstruktion 313
Stuhl
  Blut im Stuhl 148
    akutes Abdomen 82
    diagnostische Abklärung 148
    Morbus Crohn 308
    Proctitis ulcerosa 352
  Laxanzienabusus 350
Stuhl, fettiger
  Steatorrhö 142
Stuhl, volumiöser,
  Pankreasinsuffizienz 268
Stuhlinkontinenz 118, 118
  Multiple Sklerose 181
  Rückenmarksverletzung 181
Stumpfkarzinom des Magens 250
Sucralfat
  alkalische Gastritis nach Magenoperation 248
  chronisch erosive Gastritis 221
  chronisch idiopathische Schmerzen im Abdomen 91
  Obstipation 239

Ulcus duodeni 239
Ulcus ventriculi 232
Sodbrennen in der Schwangerschaft 74
Streßgastritis 216
Sulfasalazin
  Auswirkungen auf Fruchtbarkeit 144
  Colitis ulcerosa 358
  Kollagen-Kolitis 370
  lymphozytäre Kolitis 112, 370
  Morbus Crohn 308, 368
    mit Fistelbildung 310
  Proctitis ulcerosa 354
Sulfonamide
  akute Pankreatitis 258
  toxische Wirkung 425
β-Sympathomimetika, Sodbrennen 70
Synovitis, migratorische, Colitis ulcerosa 364
Syphilis, granulomatöse Hepatitis 429
Systemischer lupus erythematodes (SLE), Vaskulitis 172
Szintigraphie
  $^{67}$Ga-, intraabdomineller Abszeß 48
  hepatobiliäre, akute Cholezystitis 324
  $^{111}$In-Leukozyten-Scan, intraabdomineller Abszeß 48
  bei Lebertumoren 466

## T
Tachykardie, toxisches Megakolon 360
Technetium-99-Scan, Angiodysplasie 408
Teleangiektasie, Blutung 174
Tenesmen
  Colitis ulcerosa 357
  Proctitis ulcerosa 352, 354
  rektales Ulkus 396
Tetrazyklin
  bakterielle Überwucherung 286, 288
  Helicobacter-pylori-Infektion 218
  Morbus Caroli 340
  Morbus Whipple 142
  Ösophagusstriktur 194
  tropische Sprue 104
Theophyllin
  gastroösophagealer Reflux 198
  Sodbrennen 70
Thiaziddiuretika, akute Pankreatitis 256
6-Thioguanin, toxische Wirkung 424
Thorakotomie bei Achalasie 202
Thorax, Strahlenschädigung 374
Thoraxschmerz 68
  Bernstein-Säureperfusionstest 200
  Ösophaguskarzinom 210
Thrombektomie, Portalvenenthrombose 462
Thrombozyten
  fulminantes Leberversagen 426
  Lebererkrankungen 442
Thrombozytopenie, Lebererkrankung 442

Thrombophlebitis
  migratorische rezidivierende, Pankreaskarzinom 272
  totale parenterale Ernährung 16
Thrombose
  Lebervenenthrombose 460
  Portalvenenthrombose 462
    diagnostische Abklärung 462
    nach Lebertransplantation 474
    Schwangerschaft 146
    Symptome 462
    Therapie 462
    Ursachen 462
Thrombose, venöse, Colitis ulcerosa 364
Tietze-Syndrom, akute Abdominalschmerzen 84
TIPSS siehe Shunt, transjugulärer portosystemischer
TNM-Klassifikation, Endosonographie 40
Tobramycin, Infektionen im Gastrointestinaltrakt 52
Totale parenterale Ernährung 2
Tranquilizer, erhöhte γ-GT 158
Transaminasen, erhöhte
  chronische Hepatitis 420
  diagnostische Abklärung 162
  Lebererkrankung 162
  Virushepatitis 416
Transferrin, Beurteilung des Ernährungszustands 2
Transpeptidase, γ-Glutamyl, erhöhte 158
Transplantation
  Knochenmark siehe Knochenmarktransplantation
  Leber siehe Lebertransplantation
  Niere siehe Nierentransplantation
Tremor, Cyclosporin 472
Trichophytobezoar 230
Trientin, Morbus Wilson 452
Triglyzeride, mittelkettige, Pankreasinsuffizienz 10, 268
Trikuspidalinsuffizienz, Karzinoidsyndrom 292
Trimethobenzamid, Erbrechen während der Schwangerschaft 74
Trimethoprim-Sulfamethoxazol
  bakterielle Überwucherung 286, 288
  Diarrhö
    akute 98
    bei AIDS-Patienten 102
  Diarrhöprophylaxe bei Fernreisen 104
  Morbus Caroli 340
  sklerosierende Cholangitis 332
  serumkrankheitsähnliche Reaktionen 86
  Shigellose 104
Trophozoiten, Giardiasis *284*, 284
Tropische Sprue
  Diarrhö 104
  Therapie 104
Tuberkulose
  Aszites 126

Tuberkulose (Fortsetzung)
   Chemotherapie 126
   exsudative Enteropathie 296
   granulomatöse Hepatitis 429
   Mycobacterium, Schmerzen im Abdomen bei HIV-Kranken 87
Tularämie, ganulomatöse Hepatitis 429
Tumor(en)
   im Abdomen 152
      entzündlicher Art
         bei akuter Pankreatitis, 262
         bei Morbus Crohn, 314
   Dünndarm- 290
   Hyperamylasämie 139
   Inselzell- 274
   Knochen-, erhöhte alkalische Phosphatase 160
   Karzinoid *292*, 292
   Leber- 466
      diagnostische Abklärung 466
      inoperabler
         Angiographie 28
         Definition 28
         Peritoneoskopie 32
      Therapie 466
      Typen 466
   Pankreas- s. Pankreaskarzinom
   sekretorischer, Diarrhö 300
   submuköser, Endosonographie 40
   ZNS-, Strahlentherapie, Übelkeit und Erbrechen 76
T-Zellen, Funktionsstörung und Infektionen des Gastrointestinaltrakts 50

## U
Übelkeit 72
   Appendizitis 392
   Chemotherapie 178
   Darmobstruktion 302
   Dumpingsyndrom 246
   enterale Ernährung 12
   Gastroparese 222
   intestinale Pseudoobstruktion 305
   Kotstauung 348
   Krebs 76
   Lebensmittelvergiftung 96
   Morbus Crohn 313
   nichtsteroidale Antirheumatika 234
   Strahlentherapie 76
   symptomatische Cholelithiasis 322
   Ulkusrezidiv nach Magenoperation 252
   Virushepatitis 416
   vorgreifende 76
Ulcus, Ulkus
   im Ösophagus, HIV-Infektion 66
   peptisches
      Komplikationen 238
      Streß 56
      Therapie 238
         bei Schwangeren 144
   rektales solitäres 396
   Rezidiv
      nach Magenoperation 252
      Therapie 218
   Therapie 234
Ulcus duodeni 236
   Helicobacter pylori 218
   Komplikationen 238
   nichtsteroidale Antirheumatika 234
   operative Therapie 242
   Risikofaktoren 236
   Schmerzen im Abdomen 88
   Serumgastrin 140, 140
   Symptome 238
   Zollinger-Ellison-Syndrom 238, 240
Ulcus ventriculi 232
   nichtsteroidale Antirheumatika 234
Untersuchung des Beckens
   Schmerzen im Abdomen 82, 84
   Tumor im Abdomen 152
Urämie, Erbrechen 72
Urease, Helicobacter-pylori-Infektion 218
Urinuntersuchung
   hepatorenales Syndrom 444
   Schmerzen im Abdomen 84
Urokinaseinfusion, bei Portalvenenthrombose 474
Ursodeoxycholsäure
   alkalische Gastritis nach Magenoperation 248
   Choledochusstein 328
   Gewichtsreduktion 4
   primär biliäre Zirrhose 436
   sklerosierende Cholangitis 332
   symptomatische Cholelithiasis 322

## V
Vaginitis, Morbus Crohn 311
Vagotomie
   Parietalzellen-, 242
   proximal-selektive, Ulcus duodeni *242*, 242
   Scheinmahlzeit, Ulkusrezidiv *252*, 252
   trunkuläre
      mit Antrektomie, Ulcus duodeni 242
      mit Pyloroplastik, Ulcus duodeni 242
   Verätzung 207
   Zollinger-Ellison-Syndrom 240
Valproinsäure
   toxische Wirkung 425
Vancomycin
   Antibiotika-assoziierte Diarrhö 108
   Clostridium-difficile-Kolitis 179
   Endokarditis-Prophylaxe 38, 44
Vanishing bile duct-Syndrom 474
Varizen
   Portalvenenthrombose 462
Varizenblutung 448
Varizenligatur, Antibiotikaprophylaxe 44
Varizensklerosierung, Antibiotikaprophylaxe 44
Vaskulitis 172
Vasodilatatoren, akute intestinale Ischämie 403
Vasopressin
   Gastritis 80
   Mallory-Weiss-Rupturen 80
   Varizenblutung 448
Venookklusive Erkrankung, Chemotherapie 178
Venographie, der Vena cava, Lebervenenthrombose 460
Verätzung des Ösophagus, säure- oder laugenbedingt 206
Verbrauchskoagulopathie
   fulminantes Leberversagen 426
   Schwangerschaft 134
Verdrahtung der Kiefer zur Gewichtsreduktion 4
Verhalten, zwanghaftes, bei Bulimie 8
Verwirrtheit
   Dumpingsyndrom 246
   hepatische Enzephalopathie 440
   Kurzdarmsyndrom 288
Vibrio parahæmolyticus, Gastroenteritis 96
Vincristin, Pseudoobstruktion 178
Vinylchlorid, toxische Wirkung 424
Virus
   -Lebererkrankung 32
   Norwalk-, akute Diarrhö 98
   Rota-, akute Diarrhö 98
   Zytomegalie- s. Zytomegalie-Virus
Virushepatitis
   akute 416
   bei Neugeborenen 418
   chronische, Schwangerschaft 147
   erhöhte alkalische Phosphatase 160
   Schwangerschaft 134, 418
      Schwangerschaftsikterus 134
Visusminderung, Angiographie 28
Vitamin $B_{12}$
   alkoholbedingte Diarrhö 106
   Ileumresektion 306
   -mangel, nach Gastrektomie 250
   -Stoffwechsel
      Magenatrophie 220
      Oberflächengastritis 220
Vitamin C, Ösophagusstriktur 194
Vitamin D, 25-OH, sklerosierende Cholangitis 332
Vitamin K
   Gerinnung 442
   Lebererkrankung 442
Vitaminmangel
   Anorexia nervosa 7
   bakterielle Überwucherung 286
   primär biliäre Zirrhose 437
   totale parenterale Ernährung 16
   Zöliakie 280
Volvulus
   Sigma-, Darmobstruktion 302
   Zäkum-, Darmobstruktion 302

## W

Wasser- und Elektrolytsubstitution toxisches Megakolon 360
WDHA-Syndrom, Ursache 300
webs 186
Whipple-Operation, Pankreaskarzinom 272
von-Willebrand-Jürgens-Syndrom 175
Wismuttherapie, Helicobacter-pylori-Infektion 218
Wismut-Subsalicylat als Diarrhö-Prophylaxe bei Fernreisenden 104

## X

$^{14}$C-D-Xylose-Atemtest, bakterielle Überwucherung *286*, 286

## Y

Yersinia enterocolitica, Gastroenteritis 96

## Z

Zäkostomie bei Pseudoobstruktion des Kolon 394
Zenker-Divertikel 188
   Dysphagie 205
Zinkmangel 18
Zinktherapie bei Morbus Wilson 452
Zigarettenrauchen siehe Nikotinabusus
Zirrhose
(s.a. Lebererkrankung, alkoholbedingte)
   $\alpha_1$-Antitrypsin-Mangel 454
   erhöhte alkalische Phosphatase 160
   Hypalbuminämie 164
   Peritoneoskopie 32
   Schwangerschaft 146
   spontane bakterielle Peritonitis 446
   Ursachen 434
   Veränderungen der Magenmukosa 80
   zystische Fibrose 270
Zirrhose, alkoholische
   Hämochromatose *450*, 450
Zirrhose, biliäre
   Abklärung 436
   CREST-Syndrom 170
   klinische Aspekte 170, 436
   primär-, Pruritus 128
   Symptome 436
Zöliakie 280
   Komplikationen 280
   Lymphom 294
   Steatorrhö 142
Zollinger-Ellison-Syndrom 240
   Serumgastrin *140*, 140
   Ulcus duodeni 238
ZNS-Tumore, Strahlentherapie 76
Zwanghaftes Verhalten, Bulimie 8
Zyanose, Karzinoidsyndrom 292
Zyproheptadin
   Anorexia nervosa 6
   Karzinoidsyndrom 292
Zyste(n)
   abdominelle 152
   Choledochus- 340
   Echinokokken-, der Leber 338
   Endosonographie 41
   Gallenwege, extrahepatischen 340
   Giardiasis *284*,284
   Leber- *338*, 338
   Hydatiden- *338*
   intrahepatische 340
Zystische Fibrose 270
   Blutungen im Gastrointestinaltrakt 174
   Inzidenz 270
   Pankreasinsuffizienz 268
Zystitis, Morbus Crohn 311
Zystoskopie
   Divertikulose 378
   Morbus Crohn mit Fistelbildung 311
Zytologie, Bürstenabstrich-
   Magenkarzinom 224
   Magenlymphom 226
Zytomegalie-Virus-Infektion
   der Leber, Diagnose 474
   granulomatöse Hepatitis 429
   Kulturen zum Nachweis 64
   Odynophagie 66
   Schmerzen im Abdomen bei HIV-positiven Patienten 87
   Therapie 472, 474
   Ursachen 50